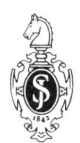

Wolfgang W. Keil
Gerhard Stumm (Hrsg.)

Die vielen Gesichter der
Personzentrierten Psychotherapie

Unter Mitarbeit von Elisabeth Zinschitz

SpringerWienNewYork

Mag. Wolfgang W. Keil
Wien, Österreich

Dr. Gerhard Stumm
Wien, Österreich

Das Werk ist urheberrechtlich geschützt.
Die dadurch begründeten Rechte, insbesondere die der Übersetzung, des Nachdruckes, der Entnahme von Abbildungen, der Funksendung, der Wiedergabe auf photomechanischem oder ähnlichem Wege und der Speicherung in Datenverarbeitungsanlagen, bleiben, auch bei nur auszugsweiser Verwertung, vorbehalten.

Die Wiedergabe von Gebrauchsnamen, Handelsnamen, Warenbezeichnungen usw. in diesem Buch berechtigt auch ohne besondere Kennzeichnung nicht zu der Annahme, dass solche Namen im Sinne der Warenzeichen- und Markenschutz-Gesetzgebung als frei zu betrachten wären und daher von jedermann benutzt werden dürften. Produkthaftung: Sämtliche Angaben in diesem Fachbuch/wissenschaftlichen Werk erfolgen trotz sorgfältiger Bearbeitung und Kontrolle ohne Gewähr. Insbesondere Angaben über Dosierungsanweisungen und Applikationsformen müssen vom jeweiligen Anwender im Einzelfall anhand anderer Literaturstellen auf ihre Richtigkeit überprüft werden. Eine Haftung des Autors oder des Verlages aus dem Inhalt dieses Werkes ist ausgeschlossen.

© 2002 Springer-Verlag/Wien
Printed in Austria

Satz: Integra Software Services Pvt. Ltd, Pondicherry, India
Druck: Manz Crossmedia GmbH, A-1051 Wien
Umschlagbild: Alfons Schilling „Lochblende"

Gedruckt auf säurefreiem, chlorfrei gebleichtem Papier – TCF

SPIN 80032632

Die deutsche Bibliothek – CIP-Einheitsaufnahme
Ein Titelsatz für diese Publikation ist bei
Der Deutschen Bibliothek erhältlich

ISBN 3-211-83665-9 Springer-Verlag Wien New York

Vorwort

Unser Anliegen für die Erstellung der vorliegenden Publikation ist es, einen Überblick über das vielgesichtige Erscheinungsbild des Personzentrierten Ansatzes in der Psychotherapie zu vermitteln. Diese Vielfalt im Profil des Ansatzes dokumentiert sich auf folgenden Ebenen:

- Fülle an Strömungen mit unterschiedlichen theoretischen Perspektiven innerhalb des gemeinsamen Paradigmas (Teil I),
- Vielzahl an Fragestellungen und Aspekten (wie z.B. spezielle Settings), die dabei Berücksichtigung finden (Teil II) und
- schließlich Anwendungsbreite und Einsatzgebiete mit verschiedenen Zielgruppen bzw. für Personen mit unterschiedlichen Störungsformen und Problemstellungen (Teil III).

In der vorangestellten Einführung skizzieren wir den Entwicklungsgang der Personzentrierten Psychotherapie von ihren Anfängen bis zu ihrer heutigen Ausprägung und den nachfolgend dargestellten Diversifikationen. Ferner werden in knapper Form jene Kennzeichen und Konzepte umschrieben und erläutert, auf die in den einzelnen Spezialkapiteln immer wieder Bezug genommen wird. In der allgemeinen Einführung und in der Einleitung zu Teil I findet der Leser auch die inhaltliche Argumentation und Hinweise zu unserer Dreiteilung des ersten Abschnitts:

- Klientenzentrierte Psychotherapie in erster Linie als Beziehungstherapie (I. A.)
- Schwerpunkt auf klinischer Ausrichtung (I. B.)
- Betonung des Experiencing-Konzeptes (I. C.)

Weiters war es uns wichtig, Vorurteile und Missverständnisse in der Rezeption des Ansatzes aufzuzeigen und hier aufklärend zu wirken, indem wir auf wiederholt erhobene Einwendungen eingehen. Darin wird auch unsere Überzeugung sichtbar, dass Vieles, was zu Schwachstellen des Personzentrierten Ansatzes erklärt wurde, sich bei näherer Betrachtung als Vorzug und als unverwechselbare, mit voller Absicht fundierte und kultivierte Eigenheit eines einzigartigen Ansatzes erweist.

So verstehen wir denn auch die Debatte um die Vielfalt im Personzentrierten Ansatz als eine Herausforderung und Einladung, auf der Basis der grundlegenden Leitsätze des Ansatzes diesen pluralistisch und offenherzig weiterzuentwickeln, dies ganz im Sinne der Umsetzung des zugrundeliegenden Konzepts der Aktualisierungstendenz, d.h. im Interesse der prozessorientierten Erhaltung bzw. Entfaltung und Erweiterung des Personzentrierten Ansatzes. Kritisch sehen wir dogmatische Positionen, deren einengende Tendenz wir nicht teilen. Die Vielzahl an im Zuge der Geschichte der Methode bereits erfolgten weitergehenden Konzeptualisierungen und Anwendungsformen, wie sie in diesem Band dargelegt werden, ermutigt u.E. dazu, erfahrungsoffen und kreativ weiter zu forschen und einen weiten Rahmen und nährenden Boden zu bieten, der für viele, die sich von den philosophischen und therapietheoretischen Prämissen der Personzentrierten Psychotherapie angezogen fühlen, Heimat sein kann.

Eine maßgebliche Intention für dieses Buch war auch die Vorstellung einer Brückenfunktion nach außen, d.h gegenüber anderen Methoden, und nach innen, d.h. zwischen den verschiedenen Ausformungen innerhalb der personzentrierten „community". In beiden Fällen sollte Begegnung, Dialog und Austausch bereichernd und befruchtend wirken. Ausgrenzung und Fundamentalismus dagegen ziehen u.E. Abgeschlossenheit und Stagnation nach sich.

Eine Stärke des Buches ist nach unserem Ermessen die internationale Besetzung. Autoren aus den USA, Deutschland, Holland, Belgien, Schweiz und Österreich zeugen von einer illustren und prominenten Auswahl. In allen Fällen handelt es sich um Originalbeiträge, die eigens für diesen Sammelband verfasst wurden. Vier Beiträge (von N. Gaylin, G. Prouty, N. Rogers bzw. R. Van Balen) wurden von Elisabeth Zinschitz aus dem Amerikanischen bzw. aus dem Holländischen ins Deutsche übersetzt. Für diese z.T. aufwendige und mühselige Arbeit ist eine Danksagung an Elisabeth geboten.

Wir sind auch stolz darauf, dass es uns gelungen ist, die Urheber der einzelnen Konzeptbildungen und Akzentuierungen zur Mitarbeit zu gewinnen und damit sozusagen auch in diesem Sinne eine Reihe von

Originalbeiträgen vorstellen zu können, die von den Begründern selbst sowie von namhaften Repräsentanten einzelner Orientierungen stammen. Schließlich zeichnen Autoren/innen für die Ausarbeitung von speziellen Betrachtungsebenen verantwortlich, die sich seit langem als führende Theoretiker/innen und Praktiker/innen mit langjähriger Erfahrung in spezifischen Arbeitsfeldern ausgewiesen haben.

Die Einladung an insgesamt 26 Autoren/innen ist ebenfalls ein Symbol für die Wertschätzung der Mannigfaltigkeit und für wechselseitige Anerkennung. Wir meinen, dass es gelungen ist, unter Einbeziehung von federführenden und mit der Praxis der Personzentrierten Psychotherapie sehr vertrauten Autoren, eine erstaunliche Bandbreite an theoretischen und anwendungsbezogenen Differenzierungen abzudecken. Wir sind sehr froh und dankbar, dass alle Autoren/innen, die mit ihren Beiträgen das Buch ermöglicht haben, unsere Einladung angenommen haben. Wir hatten faktisch keine Absagen. Dies ist angesichts der vielen sonstigen Verpflichtungen und des beachtlichen Zeitaufwandes, der mit der Abfassung von Fachartikeln verbunden ist, nicht selbstverständlich. Erst dadurch und aufgrund der Ausdauer und Geduld, die die Kooperation über eine lange Strecke von weit mehr als zwei Jahren trugen, konnte die vielschichtige Kompetenz in diesem Zusammenhang nutzbar gemacht werden. Wir hoffen, dass die Leser/innen davon profitieren können.

Der von uns erwähnte Brückenschlag kommt auch dadurch zum Ausdruck, dass die beiden Herausgeber aus verschiedenen facheinschlägigen Organisationen bzw. Ausbildungseinrichtungen kommen. Wir haben den Weg zueinander gesucht, über den Diskurs viele Berührungspunkte und Übereinstimmungen gefunden und unsere Freundschaft vertieft.

Zu danken ist dem Springer-Verlag und hier vor allem Raimund Petri-Wieder, der unser Vorhaben von Anfang an unterstützt hat, sowie Wolfgang Dollhäubl, der die Herstellung in bewährter Weise betreut hat. Unser Dank gilt auch Nora Nemeskeri, die uns bei der Endredaktion der Texte sehr behilflich war.

Wien, im Jänner 2002 *Wolfgang W. Keil und Gerhard Stumm*

Inhaltsverzeichnis

Das Profil der Klienten-/Personzentrierten Psychotherapie
(G. Stumm und W.W. Keil) 1

Teil I: Die verschiedenen Strömungen in der Personzentrierten Psychotherapie

Die verschiedenen Strömungen in der Personzentrierten
Psychotherapie: Einleitung
(W.W. Keil und G. Stumm)... 65

A. Die Beziehung als Mittelpunkt

Anspruch und Antwort: Personzentrierte Psychotherapie
als Begegnung von Person zu Person
(P.F. Schmid) 75

Die Interaktionelle Orientierung in der
Klientenzentrierten Psychotherapie
(W. van Kessel und W.W. Keil) 107

B. Die klinische Orientierung

Die entwicklungspsychologische Perspektive
des Klientenzentrierten Konzepts
(E.-M. Biermann-Ratjen) 123

Die störungsspezifische Perspektive
in der Personzentrierten Psychotherapie
(J. Finke und L. Teusch) 147

Das Differenzielle Inkongruenzmodell
der Gesprächspsychotherapie
(G.-W. Speierer) 163

Prozessorientierte Gesprächspsychotherapie
(H. Swildens) 187

C. Experiencing

Die Entwicklung des Experienziellen Ansatzes
(R. Van Balen) 209

Focusing und Focusing-Therapie
(J. Wiltschko) 231

Zielorientierte Gesprächspsychotherapie
(R. Sachse) 265

Teil II: Spezielle Dimensionen und Settings

Spezielle Dimensionen und Settings: Einleitung
(W.W. Keil und G. Stumm) 287

Klientenzentrierte Gruppenpsychotherapie
(G. Lietaer und W.W. Keil) 295

Der Personzentrierte Ansatz in der Familientherapie
(N.L. Gaylin) 319

Personzentrierte Psychotherapie mit Kindern und Jugendlichen
(B. Reisel und C. Fehringer) 335

Klientenzentrierte Krisenintervention in der Psychotherapie
(S. Keil) 353

Zur Einbeziehung des Körpers in die Klientenzentrierte/
Personzentrierte Psychotherapie: Zwei Perspektiven
Perspektive 1: Der einbezogene Körper
(L. Korbei) 377
Perspektive 2: Der einzubeziehende Körper
(B. Teichmann-Wirth) 391

Personzentrierte Expressive Kunsttherapie: Ein Weg zur Ganzheit
(N. Rogers) 411

Der Traum in der Klientenzentrierten Psychotherapie
(W.W. Keil) 427

Kurzzeit- und längerfristige Psychotherapie
(J. Eckert) 445

Teil III: Spezielle Anwendungsbereiche

Spezielle Anwendungsbereiche: Einleitung
(G. Stumm und W.W. Keil) 469

Personzentrierte Psychotherapie in der Psychiatrie
(L. Teusch und J. Finke) 477

Prä-Therapie: Eine Einführung zur Philosophie und Theorie
(G. Prouty) 499

Der Personzentrierte Ansatz in der Arbeit mit geistig
behinderten Menschen
(M. Pörtner) 513

Konzepte der Klientenzentrierten Psychotherapie mit
süchtigen Menschen
(W.W. Keil) 533

Zur Arbeit mit Personen mit psychosomatischen Störungen
(E. Reisch) 551

Der Personzentrierte Ansatz in der Psychoonkologie
(B. Macke-Bruck und N. Nemeskeri) 563

Personzentrierte Trauertherapie und Palliative Care
(C. Metz) 585

Anhang

Stichwortregister 609

Personenregister 617

Autorenverzeichnis 629

Das Profil der Klienten-/ Personzentrierten Psychotherapie

Gerhard Stumm und Wolfgang W. Keil[1]

Mit dieser kompakten Darstellung der Klienten- oder Personzentrierten Psychotherapie verfolgen wir drei Absichten:

1. Eine zusammenfassende Darlegung der wesentlichen Grundzüge der Klienten-/ Personzentrierten Psychotherapie (inklusive eines kurzen historischen Abrisses), auf die in den nachfolgenden Kapiteln immer wieder Bezug genommen wird.
2. Die Begründung für den Zusammenhang und Aufbau des vorliegenden Buches, insbesondere für die Gliederung des ersten Teils, worin wir drei Grundorientierungen in der theoretischen und praktischen Ausfaltung des Ansatzes unterscheiden. Damit soll auch auf die Diversifikation innerhalb des Personzentrierten Ansatzes in der Psychotherapie eingegangen werden.
3. Eine Diskussion der Einwände, die gegen Konzepte der Klienten-/ Personzentrierten Psychotherapie (z.T. auch von anderen psychotherapeutischen Richtungen) vorgebracht werden. Dabei ist es auch unser Anliegen, bestehende Missverständnisse aufzuklären.

1. Grundzüge des Personzentrierten Ansatzes

Im Folgenden werden die grundlegenden Bestimmungsmerkmale des Personzentrierten Ansatzes, wie er im Bereich der Psychotherapie unter dem Titel „Klientenzentrierte Psychotherapie" oder „Person(en)zentrierte Psychotherapie" oder auch „Gesprächspsychotherapie"[2] verankert ist, dargelegt.

---

[1] Wir danken Sylvia Keil für ihre Anregungen.
[2] Im vorliegenden Buch werden diese drei Begriffe trotz ihrer manchmal unterschiedlichen Akzentsetzungen, Selbstverständnisse und Konnotationen synonym verwendet.

Von herausragender Bedeutung für den Personzentrierten Ansatz ist die Annahme einer *Aktualisierungstendenz* im Menschen, die auf seine Erhaltung und Entfaltung ausgerichtet ist. Das heißt auch, dass sie als in jedem Psychotherapieklienten[3] wirksam vorausgesetzt wird. Auf dieser Basis ist die *Therapietheorie* zu verstehen, die auf einem relativ abstrakten Niveau Einstellungen auf Seiten des Psychotherapeuten (*Kongruenz*, nicht an Bedingungen geknüpfte *Wertschätzung* und von *Einfühlung* getragenes Verständnis für den Klienten) und Voraussetzungen auf Seiten des Klienten (*Inkongruenz*) bzw. in der Beziehung zwischen Psychotherapeut und Klient (*psychologischer Kontakt, Wahrnehmung des Beziehungsangebotes des Psychotherapeuten durch den Klienten*) beschreibt, die gegeben sein müssen, damit eine persönliche Entwicklung und damit die Minderung psychischer Störungen des Klienten stattfinden kann (siehe dazu ausführlicher in Kap. 5.1.). Es bedarf dabei keiner systematisch oder gar schematisch zur Anwendung zu bringenden Techniken. Umgekehrt formuliert: Jegliche Technik, die geeignet ist, die notwendigen (und auch als hinreichend betrachteten) Einstellungen des Psychotherapeuten umzusetzen bzw. dem Klienten zu vermitteln, kann grundsätzlich Verwendung finden, sofern sie das Vertrauen in die Selbstregulationsfähigkeit des Klienten nicht untergräbt (person- bzw. beziehungszentriert statt expertenorientiert). Diese Grundannahmen gelten auch weitgehend für die verschiedenen Settings und Anwendungsbereiche. Ungeachtet feldspezifischer Besonderheiten, wie sie in den einzelnen Artikeln in diesem Band aufgezeigt werden, gelten sie übergreifend für jedwede Personzentrierte Psychotherapie.

Diese kurz gefasste Programmatik kann natürlich nur als grober Maßstab gelten, zumal es eben eine weitgespannte und differenzierte personzentrierte Praxis gibt – deren Veranschaulichung ja ein Grundanliegen dieses Buches ist. Aber sie prägt das Selbstverständnis der Personzentrierten Psychotherapie einerseits im Vergleich zu tiefenpsychologisch-analytischen, zu verhaltenstherapeutischen, zu systemischen und anderen humanistisch und existenziell orientierten Verfahren und ist andererseits ein Gradmesser für die Reflexion über einen „common sense" innerhalb des Ansatzes.

Vorweg sei auch gleich auf die entscheidende Rolle des Begründers des Ansatzes, Carl (Ransom) Rogers (1902–1987), bei der Theoriebildung und (weltweiten) Etablierung des Ansatzes hingewiesen. Seinem charismatischen

---

[3] Wenn in den Texten bisweilen nur die männliche oder manchmal auch nur die weibliche Sprachform verwendet wird, so geschieht dies aus Gründen der besseren Lesbarkeit! Es sind aber immer – außer in eigens ausgewiesenen Fällen – Frauen und Männer gemeint.

und emsigen Wirken kommt das Verdienst zu, gemeinsam mit seinen jeweiligen Mitarbeitern ein eigenständiges Paradigma in die Psychotherapie eingebracht zu haben, das vor allem im westlichen Europa eine sehr breite Rezeption und Anwendung erfahren hat.[4]

In der Annahme, dass die Geschichte eines Gegenstandes sehr viel dazu beitragen kann, diesen abzubilden, wollen wir nachfolgend einige Stationen und Phasen in der Entwicklung des Personzentrierten Ansatzes skizzieren:

1.1. Historischer Abriss: Zur Entstehung und Entwicklung des Personzentrierten Ansatzes

Als Geburtsstunde des Personzentrierten Ansatzes gilt (nachträglich) ein Vortrag[5], den Carl Rogers als junger Professor für Psychologie der Ohio State University am 11. Dezember 1940 an der University of Minnesota gehalten hat, der auch in abgewandelter Form in Kapitel 2 seines Buches aus dem Jahre 1942 „Counseling and psychotherapy" veröffentlicht ist („Minnesota-chapter"). Leitend ist dabei die Abgrenzung zu den gängigen Praxisformen und Paradigmen jener Zeit, der Psychoanalyse und des Behaviorismus. Noch weit davon entfernt, damit einen eigenen Ansatz in Beratung und Psychotherapie zu begründen, betonte Rogers – in weiterer Folge in großer Übereinstimmung mit Prinzipien der erst zwanzig Jahre später institutionalisierten Humanistischen Psychologie – u.a. die Erfahrungsnähe in der Konzeptualisierung seines praktischen Vorgehens, die Fähigkeit von Klienten zu Selbstregulation, Wachstum und Selbstverantwortung, die grundsätzliche Vertrauenswürdigkeit von Klienten als Experten ihrer eigenen Probleme und Lösungen. So lautete denn seine damalige Eingangsthese, die das „non-direktive" Element seiner Auffassung von Beratung und Psychotherapie hervorhebt: „Wirksame Beratung besteht aus einer eindeutig strukturierten, gewährenden Beziehung, die es dem Klienten ermöglicht, zu einem Verständnis seiner selbst in einem Ausmaß zu gelangen, das ihn befähigt, aufgrund dieser neuen Orientierung positive Schritte zu unternehmen" (Rogers, 1942/1972, 28). Ihm war insbesondere daran gelegen, repressiven und autoritären Tendenzen sowohl hinsichtlich der Behandlungsziele wie auch der Mittel in der therapeutischen Praxis gegenzusteuern. Da eine Beeinflussung von Seiten des Psychotherapeuten

---

[4] Zu seiner Person und zu seinem Werk siehe z.B. Evans, 1975; Kirschenbaum, 1979; 1995; Thorne, 1992; Cohen, 1997; aus autobiografischer Sicht: Rogers, 1961a; 1980a; 1980c.
[5] Eine deutsche Übersetzung des unveröffentlichten Manuskripts findet sich in Stipsits und Hutterer (1992, 15–38).

auch beim besten Willen nie ganz auszuschalten ist, hat Rogers aber bald wieder vom Terminus der „Nicht-Direktivität" zugunsten des Begriffes „klientenzentriert" Abstand genommen.

Rogers selbst kam in den 20er Jahren mit der Psychoanalyse am „Child Guidance Center" in New York City in Berührung. Zwar war er angetan vom Augenmerk, das auf die Innenwelt der Klienten gelegt wurde, jedoch erschien ihm die Arbeitsweise des Analytikers als „kalt", unnahbar und zu „detektivisch" sowie die therapeutische Beziehung als zu einseitig. Während in Bezug auf „Nicht-Direktivität" und relative Unstrukturiertheit der therapeutischen Situation sowie emotionales Mitschwingen („gleichschwebende Aufmerksamkeit" als phänomenologische Unvoreingenommenheit) und z.T. Einsichtsorientierung noch Ähnlichkeiten zwischen psychoanalytischer und klientenzentrierter Praxis auszumachen sind, legte Rogers u.a. beeinflusst von Otto Rank und dessen Schule (vgl. Pfeiffer, 1990) mehr Wert auf: Hier-und-Jetzt, emotionale Involvierung, korrigierende Beziehungserfahrungen der Klienten mit einem realen Gegenüber, Eigenwille des Klienten und die Abschwächung der „Deutungsmacht" des Psychotherapeuten[6]. Dem triebtheoretischen Modell steht eine milieutheoretische Position gegenüber, die die Bedeutung der Beziehungserfahrungen für die Entstehung und die Aufhebung bzw. Verringerung psychopathologischer Symptome unterstreicht, ohne eine Determiniertheit durch die ersten Lebensjahre anzunehmen. Der pessimistischen Perspektive in der klassischen Psychoanalyse bezüglich der Natur des Menschen setzt Rogers eine bis an sein Lebensende ungebrochene Überzeugung von den organismischen Entfaltungspotenzialen des Menschen entgegen, die „nur" eines bestimmten Beziehungsklimas bedürfen, damit sie auch aktualisiert werden können (vgl. z.B. Rogers, 1957b). Statt einer systematischen Analyse der Übertragungs-/Gegenübertragungsdynamik sieht er in der Übertragung ein Phänomen, das keiner besonderen Betrachtung unterzogen werden muss. Wie anderen Erscheinungen auch sollte diesem mit derselben Grundhaltung begegnet werden. Zum eigentlichen therapeutischen Wirkfaktor wird die reale Beziehungserfahrung als solche erhoben. Auch an dieser Position hält er Zeit seines Lebens fest (vgl. dazu 1951; 1987). Allgemein lässt sich hier anmerken, dass das klientenzentrierte Projekt einer spekulativen Metapsychologie (wie sie in der Psychoanalyse z.B. in Form von Strukturmodell bzw. psychischen

---

[6] Zum Nachweis, dass Rogers bereits in seinem ersten Buch „The clinical treatment of the problem child" (1939) wesentliche personzentrierte Elemente vorweggenommen hat, siehe Reisel und Fehringer in diesem Band sowie Thorne (1992, 12).

Instanzen, Libidotheorie, Todestrieb, Ödipuskomplex vorliegt) sehr kritisch gegenüber steht.

Im Gegensatz zum Behaviorismus mit seinen mechanistischen Zügen, wie sie im früheren Black-box- bzw. Maschinenmodell sowie in den lerntheoretisch fundierten Konditionierungskonzepten zum Ausdruck kamen, wird der Mensch als ein schöpferisches und zu freier Entscheidung fähiges Wesen betrachtet. Dementsprechend wurde einer Individuumszentrierung statt einer Problemzentrierung und der Betonung persönlicher Entwicklung statt einer Verhaltensregulierung der Vorzug eingeräumt. Die naturwissenschaftlich-experimentelle Ausrichtung unter Vernachlässigung zutiefst menschlicher Qualitäten wie z.B. Erleben, Phantasien und persönliche Motive wurde als zu eng, zu starr und dem menschlichen Wesen nicht genügend Rechnung tragend zurückgewiesen. Die therapeutische Praxis sollte – in phänomenologischer Tradition – einen Raum für die Erfahrungswelt der Klienten eröffnen. Die empirisch-statistische Tradition sollte der Psychotherapieforschung vorbehalten sein, als deren Pionier Rogers betrachtet werden kann.

Somit lässt sich resümieren, dass Rogers in seinen frühen Schriften bereits die Richtung seiner weiteren Theoriebildung z.B. in Bezug auf Prämissen in seinem Menschenbild, also vor allem das Postulat der Aktualisierungstendenz, aber auch in Hinblick auf Persönlichkeitstheorie und Therapietheorie angedeutet, wenn auch noch nicht ausformuliert hat. Diese Entwicklungslinien werden noch deutlicher anhand der einzelnen theoretischen Konzepte erkennbar, wie sie im Folgenden skizziert werden.

Es gibt eine Reihe von Vorschlägen, anhand signifikanter Wandlungen und wesentlicher Theorieschübe *Entwicklungsphasen* des Personzentrierten Ansatzes zu unterscheiden (vgl. Hart, 1970; Pavel, 1978; Pfeiffer, 1977; Van Balen, 1992; Swildens, 1992; Schmid und Keil, 2001). Zu beachten ist, dass diese nicht strikt getrennt aufeinanderfolgen, sondern fließende Übergänge und Überlappungen zeigen. Lietaer (1992b) hat die Entwicklung des Kernkonzepts als Entwicklung von der Nicht-Direktivität hin zur Erfahrungsgerichtetheit als Mittelpunkt beschrieben. In Übereinstimmung mit einigen bereits erwähnten Charakteristika des Ansatzes und seiner Geschichte lassen sich folgende Abschnitte in der Ausformung der Personzentrierten Psychotherapie zusammenfassen:

1. *„Nicht-direktive" Phase* (ca. 1940–1950) (vgl. dazu Rogers, 1940; 1942/1973): Sie ist eher negativ definiert, d.h. dadurch, was der Ansatz

nicht ist, und auch dadurch, was nicht sein soll, nämlich direktiv bzw. klassisch analytisch zu sein. An Techniken sind zu nennen: „clarification of feelings" (Klarstellung), Rapport (Akzeptierung), Katharsis und Einsicht in Bezug auf das Selbst auf der Basis von Gefühlen sowie Interpretationen, die der Klient sich zu eigen macht.

2. *„Klientenzentrierte"* Phase (ca. 1950–1960) (vgl. dazu Rogers, 1951/1972): Hier liegt der Fokus auf der Selbstexploration (des Klienten), seinem Selbstkonzept, phänomenalen Feld bzw. inneren Bezugsrahmen und den Bedeutungen, die mit den Gefühlen des Klienten verbunden sind. „Der Therapeut dient nicht mehr nur als Spiegel, sondern wird zu einem Gefährten, der den Klienten bei seiner Suche in einem tiefdunklen und dicht verwachsenen Wald begleitet.... Bisweilen ist der Berater bei dem Klienten, mitunter ist er ihm vielleicht voraus, und manchmal hinkt er mit seinem Verstehen hinterher... Der Therapeut (sagt) generell: ‚Ich versuche, mich in Ihrer Nähe aufzuhalten'" (Rogers, 1951/1972, 114). Dies ist ein Beispiel mehr, wie problematisch schematische Einteilungen sind: Zwar werden spezifische Einstellungen des Psychotherapeuten als ausschlaggebend angesehen und das Zitat zeigt schon eine Perspektive an, die Jahre später noch dezidierter vertreten wird, doch steht die (oftmals stereotyp angewandte) Technik des „reflection of feelings" (vertieftes Spiegeln von Gefühlen vor allem durch Verbalisierung) gleichfalls hoch im Kurs. In diesen Fällen handelt es sich eher um eine *„instrumentelle Empathie"*. Der Psychotherapeut selbst ist noch kaum selbstoffenbarend, sondern ein „depersonalisiertes alter-ego" des Klienten.

Die Ablehnung von psychologischer Diagnostik, aber auch des Übertragungskonzepts wird selbstbewusst vertreten. Gestalt nimmt ein durchgehender, in sich konsistenter Gesamtentwurf an, der auch eine eigenständige Persönlichkeitstheorie sowie motivations-, entwicklungstheoretische und ätiologische Überlegungen einschließt. Damit einher gehen Anwendungen jenseits der Psychotherapie im Einzelsetting mit Erwachsenen (z.B. Kinderpsychotherapie, Gruppenarbeit, Umsetzung im Bildungsbereich). Der Personzentrierte Ansatz als Überbegriff für die Anwendung des Klientenzentrierten Konzepts in verschiedenen Berufsfeldern und gesellschaftlichen Bereichen zeichnet sich ab.

3. *„Erlebnisorientierte Phase"* (*„Experiencing"*) (ca. ab 1960) (vgl. Rogers, 1957; 1959/1987; 1961/1973): Zunehmend ist die Offenheit (Transparenz) des Psychotherapeuten sowie eine *fundamentalere* Form der *Empathie* bzw. eine noch unmittelbarere Bezugnahme auf die Erfahrungswelt, auf das „innere Gespür" des Klienten gefragt. In diesem

Zusammenhang wird auch der Einfluss von Eugene Gendlin, einem Mitarbeiter Rogers' an der University of Chicago, sichtbar, der den experienziellen Aspekt in der Psychotherapie besonders elaboriert hat. Methodisch gesehen tritt mehr Flexibilität und ein größeres Repertoire an Interventionen zur Realisierung der Grundhaltungen in den Vordergrund (z.B. Nachfragen, Spiegeln, Ausdruck eigener Gefühle, nichtverbale Kommunikation). „Sich selbst einbringen, ohne sich aufzuerlegen", heißt das Motto für den Psychotherapeuten (siehe Van Balen, 1992). Nun kommt auch der innere Bezugsrahmen des Psychotherapeuten zu seinem Recht, indem dieser sein (Selbst)Erleben oder auch seine Wertschätzung für den Klienten offenkundig macht. Dementsprechend setzt Rogers in seinem historischen Artikel (1957) über die „notwendigen und hinreichenden Bedingungen für Persönlichkeitsentwicklung durch Psychotherapie" bei der Therapeutenhaltung die Kongruenz an die oberste Stelle. Hier macht sich die Begegnungsphilosophie Martin Bubers, mit dem Rogers im Jahre 1957 einen denkwürdigen Dialog führte, bemerkbar (vgl. dazu Kirschenbaum und Henderson, 1990, 41–63; GwG, 1992; Beck, 1991). Aber es gibt noch andere Gründe für diese allmähliche „Wende": Die (stationäre) Arbeit mit schizophrenen Patienten im Rahmen des „Wisconsin-Projektes" (1957–1963) erfordert ein Überdenken des gefühlsreflektierenden Vorgehens. An Selbstexploration des Klienten ist hier nur sehr entfernt zu denken. Vielmehr braucht es die Selbsteinbringung des Psychotherapeuten. Auch eine Anfang der 50er Jahre durch die therapeutische Arbeit mit einer Klientin ausgelöste persönliche Krise von Rogers selbst und eine daran anknüpfende Eigentherapie mögen eine Rolle in der methodischen Neubewertung gespielt haben (vgl. Pfeiffer, 1977; Kirschenbaum, 1995, 28f.).

Der Personzentrierte Ansatz etabliert sich mit seinem umfassenderen Anspruch einer personzentrierten Kommunikationstheorie (vgl. Rogers, 1987, 61), also allgemein für den Bereich zwischenmenschlicher Beziehungen, über das psychotherapeutische Einsatzgebiet, das nur als Sonderfall betrachtet wird, hinaus (z.B. Erziehung, Familie, Selbsterfahrungs-/Encountergruppen, interkulturelle Konflikte).

4. *Phase der Diversifikation* (ca. ab 1980): Viele Praktiker, die sich auf den Personzentrierten Ansatz berufen, fühlen sich von den einfach scheinenden Grundaussagen (vor allem dem humanistischen Menschenbild und der Therapietheorie) der Personzentrierten Psychotherapie angezogen. Dabei wurden und werden aber naturgemäß eine Fülle von Ergänzungen und Abwandlungen des klassischen Konzeptes vorgenommen, das ja seinerseits, wie wir eben demonstriert haben, selber einen längeren Entfaltungsprozess

hinter sich hat. Der Tod von Rogers (1987) hat diese Entwicklung wohl auch mitbedingt, ist jedoch nicht ursächlich dafür. Derartige Auffächerungen sind in der Psychotherapiegeschichte durchgehend in allen Ansätzen erkennbar, auch wenn die Gründerpersönlichkeiten noch am Leben waren. Sie gehören sozusagen zum Wesen der Psychotherapie.

Ein anschauliches Beispiel für die inhaltliche Diversifikation der Personzentrierten Psychotherapie stellt die im deutschen Sprachraum immer noch virulente Polarisierung zwischen einer „existentialistischen Erlebenstherapie" und einer „naturwissenschaftlich orientierten Gesprächspsychotherapie" (Pavel, 1975) dar. In prägnanter Weise sind diese Unterschiede in der Debatte über „Beziehung und Technik in der Klientenzentrierten Therapie" (Tscheulin, 1983) zum Ausdruck gekommen. Darüber hinaus können neben methodenintegrativen (oder eklektischen) Verknüpfungen mit (Parametern aus) anderen Ansätzen[7] wie z.B. der Lerntheorie (Martin, 1975) oder Entspannungstechniken (z.B. Tausch, 1989) und Verhaltenstherapie (Tausch, 1994) eine Reihe von Spielarten der Personzentrierten Psychotherapie, die sich teilweise auch durch ihre philosophisch-wissenschaftstheoretische Ausgangslage unterscheiden, festgestellt werden (siehe dazu APG, 1990; Finke, 1994; Sachse, 1999a; Schmid und Keil, 2001).

Wir schlagen eine systematische Unterscheidung von drei Grundorientierungen des therapeutischen Vorgehens vor, wie sie in Punkt 2 dieser Einführung begründet wird (siehe dazu auch Keil, 1997b und die Einleitung zu Teil I):

– Die klassische Variante mit ihrer starken Orientierung auf das phänomenale Feld des Klienten bzw. auf die Präsenz des Psychotherapeuten (Bozarth, Brodley). Das Verständnis der therapeutischen Beziehung als „personaler Begegnung" wird vor allem von Schmid vertreten. Ebenfalls die Beziehung in den Mittelpunkt stellt die „Interaktionelle Orientierung" nach van Kessel und van der Linden, wobei hier aber die Beziehungsgestaltung durch den Klienten der Schlüssel für die therapeutische Arbeit ist.
– Phasen- und störungsspezifische Ausdifferenzierungen: a) mit einem expliziten existenzphilosophischen Hintergrund (*Prozessorientiertes Vorgehen* bei Swildens), b) auf der Basis des Inkongruenzkonzepts und einer phänomenologisch-deskriptiven bzw. empirisch gefärbten Position (z.B. Teusch oder Speierer) sowie c) Protagonisten, die eher einen phänomenologisch-hermeneutischen Standpunkt einnehmen (Finke,

---

[7] Ein Überblick über Integrative Ansätze findet sich in Sachse (1999a, 15).

Biermann-Ratjen, Höger) bzw. mit einer dezidiert interaktionell-dialogischen Gewichtung (Pfeiffer).
- Weiterführung des von Gendlin betonten experenziellen Einschlags, insbesondere mit Bezugnahme auf den „Felt Sense", auf das Implizite, in Form des *Focusing* und der Focusing-orientierten Psychotherapie, z.T. mit strukturierenden, erlebnisaktivierenden und prozessdirektiven Interventionen („guiding"). Eingang gefunden hat dieser Schwerpunkt auch – erweitert um kognitiv-informationstheoretische Konzepte – im *„Process-Experiential"-Ansatz* von Wexler, Rice, Greenberg, Elliott und – erweitert um allgemeinpsychologische Konzepte – in der *Zielorientierten Gesprächspsychotherapie* nach Sachse.

1.2. Zur Philosophie des Ansatzes: Menschenbild und wissenschaftstheoretischer Standort

1.2.1. Zur Philosophie der Personzentrierten Psychotherapie

Der Personzentrierte Ansatz hat eine Reihe von Wurzeln, die sich zum Teil direkt in der Biografie Rogers' finden lassen. Von großer Bedeutung sind neben der bereits genannten analytischen Schule Rankscher Prägung, neben dem Pragmatismus und der Gestaltpsychologie vor allem drei philosophische Traditionen:

Phänomenologie: Gemäß der Devise „Jeder Mensch ist Mittelpunkt seiner Welt und Wirklichkeit" und der Leitlinie, die subjektive Realität jedes Menschen radikal ernst zu nehmen, ist eine möglichst große Unvoreingenommenheit in der Betrachtung von – auch klinischen – Phänomenen gefragt. Diese sollen sozusagen aus sich heraus erkannt werden, aus dem Bezugsrahmen des Klienten heraus verstanden werden. Darüber hinaus bildet das durch unsere Leiblichkeit bedingte „Vorwissen" von der Welt im Sinne von Merleau-Ponty den Ausgangspunkt für Gendlins Experiencing-Konzept.

Existenzialismus: Betonung von Authentizität, Wahlfreiheit und Selbstverantwortung; Rogers war mit Kierkegaard vertraut, aber auch Gendlin bezieht sich mehrfach auf die Existenzphilosophie. Am konsequentesten ist die existenzielle Perspektive von Swildens (1991) eingearbeitet. Er greift dabei ausdrücklich auf Heideggers Werk zurück.

Begegnungsphilosophie: Vor allem von Bubers Ich-Du-Begegnung war Rogers sehr beeindruckt. Psychotherapie als Encounter („a way of being with"), Beziehungsangewiesenheit als grundlegende menschliche Bedingung und Gegenwärtigkeit als therapeutisches Agens bezeichnen nachdrückliche Markierungen in der Eigentümlichkeit der Personzentrierten Psychotherapie. Der Begegnungsbegriff ist unter anderem auch im Rahmen der personzentrierten Encountergruppe aufgegriffen und in die Praxis umgesetzt worden.

Aktualisierungstendenz
Grundlegend für das Menschenbild des Personzentrierten Ansatzes ist die Annahme einer *Aktualisierungstendenz* als Lebenskraft, als Entwicklungsprinzip, als Prinzip der Selbstorganisation. Darunter ist das Streben des Organismus zu verstehen, sich zu erhalten und sich in die Richtung von Wachstum, Differenzierung, Autonomie und sozial-konstruktiver Werthaltung zu entfalten (Rogers, 1959/1987; 1977/1978; 1979/1981; Hutterer, 1992; Höger, 1993). Dies gilt auch für das relativ autonome Subsystem des Organismus, das „Selbst", das mit einer Selbstaktualisierungstendenz, einem Teilaspekt der Aktualisierungstendenz, ausgestattet ist. Diese relative Unabhängigkeit der Eigendynamik des Selbst kann aber zu einer Diskrepanz von Aktualisierungstendenz in Form von Selbstentwicklung und Selbstentfaltung einerseits und Selbstaktualisierung in Form von Selbsterhaltung und Selbstverteidigung (im Sinne von Beharrung) andererseits führen. Daher sprechen Biermann-Ratjen et al. (1995, 82 und 87) in diesem Zusammenhang von einer Selbstentfaltungstendenz im ersten Fall und einer Selbstbehauptungstendenz im zweiten.

Mit der obigen Umschreibung der Aktualiserungstendenz sind sowohl „Defizitbedürfnisse" wie auch „Wachstumsbedürfnisse" im Sinne von Maslow erfasst. Das Konzept geht auf die „organismische Theorie der Selbstverwirklichung" von Kurt Goldstein zurück. Es ist das einzige Axiom des Ansatzes. Es ist ein philosophisches und kein psychologisches Konstrukt. Es zählt zum anthropologischen Fundament des Ansatzes und kennzeichnet dessen Auffassung von der Natur des Menschen. In diesem Kontext wird zum Beispiel kein Aggressionstrieb angenommen. Destruktive Aggressionen werden als reaktive, sekundäre Phänomene aufgefasst.

Hinweise aus den modernen Naturwissenschaften und der Systemtheorie legen übrigens nahe, dass Systeme spezifische Eigenschaften der Art haben, wie sie oben beschrieben sind. Von besonderem Interesse dabei ist – speziell für die Psychotherapie –, dass dieses Streben nicht von außen erzeugt werden kann und dass die Richtung nicht von außen gesteuert werden kann. Hier trifft sich die existenziell-humanistische Idee vom Menschen als Schöpfer seiner Existenz mit dem konstruktivistischen Paradigma, insofern es die externe Systemsteuerung zugunsten einer Anstiftung zur Selbstorganisation fallen lässt.

Im Sinne einer universellen Gültigkeit (also über den organismischen Bereich hinaus) des Leitsatzes von der Selbstorganisation hat Rogers (1979/1981) von einer *formativen Tendenz* gesprochen.

Der Mensch als soziales Wesen
Ist mit dem Axiom der Aktualisierungstendenz vor allem eine vitalistische bzw. konstruktivistische Perspektive akzentuiert, so ist mit dem „Bedürfnis nach positiver Beachtung" (siehe auch Punkt 1.3.1.) die Beziehungsangewiesenheit als zutiefst menschliche Kondition einbezogen. Neben dem zur Autonomie fähigen Menschen kommt sein sozialer Charakter zum Tragen: Rogers sieht ihn als „unheilbar sozial", als „social animal". Schmid (1991) zeigt denn auch auf, dass im Personzentrierten Ansatz ein individualistischer und ein relationaler Personbegriff dialektisch miteinander verschränkt sind. Sowohl aus entwicklungs- wie aus therapietheoretischer Sicht hat das Bedürfnis nach wertschätzender Anerkennung durch andere eine ganz außerordentlich wichtige Bedeutung. So hängen die Selbstentwicklung, die Kongruenz einer Person und der Fortschritt der Psychotherapie ganz entscheidend davon ab, inwieweit die soziale Bedürftigkeit eines Individuums anerkannt und adäquat beantwortet wird.

1.2.2. Forschungsansatz

Grundlage für die Theorienbildung sind sowohl die klinische Beobachtung als auch – ganz im Zeichen der existenziell-humanistischen Überzeugung – eigene subjektive Erfahrungen des Forschers, die für die Auswahl der zu untersuchenden Fragestellung und für die Hypothesenformulierung bewusst zu Hilfe genommen werden sollen. In dieser Hinsicht überwiegt ein phänomenologisches Forschungsverständnis. Skepsis besteht in Hinblick auf kontrollierte Beobachtung, auf laborartige Experimente und objektive Wahrheit. Für die Überprüfung der subjektiv generierten Thesen und auch die Evaluation der therapeutischen Praxis hat freilich die objektivierende empirische Auswertung im Sinne von Rogers eine lange Tradition[8].

---

[8] Deutschsprachige zusammenfassende Darstellungen der empirischen Forschung zur Personzentrierten Psychotherapie finden sich in Auckenthaler und Helle (2001), Sauer (1993), Sachse (1999b) sowie in Grawe et al. (1994).

1.3. Persönlichkeits-, Motivations- und Entwicklungstheorie

1.3.1. Persönlichkeitstheorie

Zur „Grundausstattung" des Menschen als eines lebenden, d.h. Erfahrungen machenden Organismus zählen die eben zuvor charakterisierte Aktualisierungstendenz und das mit ihr gegebene Kriterium der organismischen Bewertung. Die Aktualisierungstendenz beinhaltet auch das Gewahrwerden des eigenen Seins und Handelns, d.h. die Entwicklung eines Selbst. Das Grundbedürfnis in Hinblick auf das Selbst ist das Bedürfnis nach positiver Beachtung. Eine Folge der Selbstreflexivität ist die grundsätzliche Möglichkeit der Nicht-Übereinstimmung von organismischer Erfahrung und Selbstgewahrsein.

Organismus
Damit ist beim Menschen die gesamte Person in ihrer psychischen, geistigen und somatischen Einheit bezeichnet, wobei der innere, biologische Kern von besonderer Relevanz ist, aus dem heraus die Aktualisierungstendenz ihre Wirkung entfaltet (vgl. Höger, 1993; Quitmann, 1991, 128ff.). Das personzentrierte Organismuskonzept ist ein psychologisches. Physiologische und neuronale wie hormonelle Faktoren, die der bewussten Wahrnehmung nicht zugänglich sind, sondern nur indirekt erschlossen werden können, sind darunter nicht subsummiert. Der organismischen Weisheit kann vertraut werden, sie beruht auf der Fähigkeit des Organismus, Erfahrungen zu machen und als innere Bewertungsinstanz autonom zu beurteilen, ob diese der Erhaltung und konstruktiven Weiterentwicklung des Organismus als Ganzem dienen oder nicht, vorausgesetzt, dass alle relevanten Informationen, Sinneserfahrungen von außen (sensorische Kanäle) und Körperfahrungen von innen (viszeraler Kanal) zur Verfügung stehen. Es bedarf dazu keiner Instruktion oder Steuerung von außen. Maßgeblich für die psychotherapeutische Arbeit ist demnach, bei den Klienten eine Suchhaltung zu fördern, die darauf hinausläuft, den Ort der Bewertung in sich selbst zu finden und den inneren Wertungsprozess zu nützen.

Organismische Erfahrungen können jedoch in einen Gegensatz zum Selbst(konzept) einer Person geraten. Werden sie – weil bedrohlich für die Konsistenz des Selbstkonzepts – verzerrt repräsentiert oder verleugnet, somit nicht exakt symbolisiert, dann besteht Inkongruenz. Der Organismus entzieht dann – sozusagen aus Rücksichtnahme auf die Aufrechterhaltung des Selbstkonzepts – Inhalte dem (vollen) Gewahrwerden (siehe dazu auch die Erläuterungen zur Inkongruenz weiter unten). Die Veränderungsschritte, die *wie von selbst* passieren, wenn es gelingt, sich in zunächst abgewehrten

Erfahrungen zu akzeptieren und zu verstehen, können als Wirkung einer – wieder – unblockierten Aktualisierungstendenz erklärt werden.

Kritisch zu diskutieren ist die Gleichsetzung von Organismus und Person. Es bedarf hier einer weiten Fassung des Organismus-Begriffes, um neben dem organismischen Erleben auf körpernaher Ebene, dem Horchen nach innen, auch die initiative und reflexive Seite, sozusagen die Willens-, Entscheidungs- und Handlungsdimension in die Persönlichkeitstheorie zu integrieren (vgl. Spielhofer, 2001).

Selbst
Darunter ist – im Sinne einer phänomenologischen Begriffsbildung – eine organisierte Gestalt von sich selbst im Wahrnehmungsfeld der Person gemeint, sozusagen das Bild, das eine Person von sich selbst hat. Das Selbst als Struktur der symbolisierten Erfahrungen umfasst die bewusstseinsfähigen aktuellen Erfahrungen sowie die sich selbst zugeschriebenen charakteristischen Eigenschaften und Werthaltungen. Das Selbst ist im personzentrierten Verständnis kein (instanzenartiges, strukturelles) Zentrum der Persönlichkeit, es ist weder handlungsaktiv noch das Totale der Persönlichkeit, das z.B. das Ich, den Organismus und andere Konstrukte umfasst. Eingeschlossen in den Selbstbegriff sind aber die Wahrnehmung der Beziehungen mit anderen und der Umwelt sowie die Bewertungen der Erfahrungen der Person. Als Synonyme werden daher die Begriffe *Selbstkonzept* oder von außen betrachtet auch *Selbststruktur* verwendet (Rogers, 1959/1987). Das Selbst ist vom *Selbst-Ideal* beeinflusst, aber nicht damit zu verwechseln. Wie eine Person sich selbst erlebt, kann sehr verschieden davon sein, wie sie gerne sein möchte. Vom „wahren Selbst" ist dann auszugehen, wenn sich das Selbstkonzept (in möglichst vielen und den entscheidenden Gesichtspunkten) mit dem organismischen Sein deckt bzw. wenn damit das tendenziell dem Gewahrsein zugängliche organismische Erleben und Sein gemeint ist.

Das Selbst als Konfiguration von zahlreichen Aspekten der eigenen Person unterliegt einem ständigen Wandel. Die Flexibilität der Selbstwahrnehmung kann sogar als Zeichen für Gesundheit angesehen werden, wie auch ein starres, strukturgebundenes, „gefrorenes" Selbst eine Einschränkung von Lebendigkeit bedeutet. Die Offenheit für immer neue Erfahrungen legt ein „prozessuales Selbst" nahe, ein dynamisches Selbst, das sich in Fluss und ständiger Entwicklung befindet. Die Kehrseite eines fluktuierenden Selbst ist die Gefahr der Überwältigung, Überforderung oder Verwirrung durch (neue) Erfahrungen, die dann nicht in das Selbstkonzept integriert werden können und somit eine doch auch notwendige Kontinuität im Selbstempfinden verunmöglichen.

Die persönlichkeitstheoretische Konzeption im Personzentrierten Ansatz stellt insbesondere auf das Selbst als Objekt ab. Es wurde vielfach Kritik daran geübt, dass die Person als Subjekt mit einer stellungnehmenden, zur Reflexion fähigen Instanz (wie z.B. das Ich in der Psychoanalyse) bzw. im Sinne eines sinnstiftenden Zentrums hierbei nicht konzeptualisiert ist (vgl. Spielhofer, 2001).

Bedürfnis nach positiver Beachtung
Dem Bedürfnis nach positiver Beachtung (*„unconditional positive regard"*) durch wichtige andere kommt im Persönlichkeitsmodell eine zentrale Stellung zu. Es ist das *einzige* übergeordnete verhaltensbestimmende Bedürfnis im Klientenzentrierten Konzept (Biermann-Ratjen et al., 1995, 82ff.). Als Konsequenz der menschlichen Fähigkeit zur Selbstreflexivität entwickelt sich daraus das „Bedürfnis nach positiver Selbstbeachtung". Die Person wird gewissermaßen ihr eigenes Gegenüber und kann sich selbst akzeptieren oder nicht, wodurch eine gewisse, aber nie vollkommene Unabhängigkeit von äußerer Bewertung erreicht wird. Das „need for positive regard" entscheidet maßgeblich, welche Erfahrungen bewusst werden können und damit als Selbsterfahrungen zunächst das Selbstkonzept bilden und in der Folge dieses weiterentwickeln können. Der Prozess des ständig Erfahrungen machenden Organismus einerseits und die Integration bzw. Nicht-Integration (Abwehr) von Erfahrungen ins Selbstkonzept andererseits bestimmt die Persönlichkeit und ihr Verhalten.

Erfahrung (Erleben)
Die Persönlichkeitstheorie bezieht sich auch auf die Bedeutung von *Erfahrungen* im und für das menschliche Leben. Erfahrungen sind die körperlich spürbaren Reaktionen des Organismus auf die Umwelt und sich selbst im Beziehungskontext. Sie treten unmittelbar im jeweiligen Moment auf, auch wenn sie sich als Erinnerungen auf Vergangenes beziehen. Sie können grundsätzlich bewusst werden, sind von Emotionen begleitet, werden gefühlsmäßig bewertet und beinhalten Kognitionen, visuelle oder auditive Repräsentationen und sinnvolle Bedeutungen. Gendlin spricht vom körperlich spürbaren Erlebensstrom (*experiencing*), der u.a. im Prozess des Focusing über verschiedene Repräsentationssysteme (verbale Sprache, Körpersprache, Imaginationen, Emotionen, kreative Gestaltungen) symbolisiert werden kann.

Wie bereits oben angedeutet, ist der Organismus der Ort, an dem Erfahrungen, vor allem auch jene mit gefühlsmäßiger Bedeutung, gemacht werden. Im günstigen Falle, d.h. bei einem hohen Ausmaß an Wahrnehmung,

Das Profil der Klienten-/ Personzentrierten Psychotherapie 15

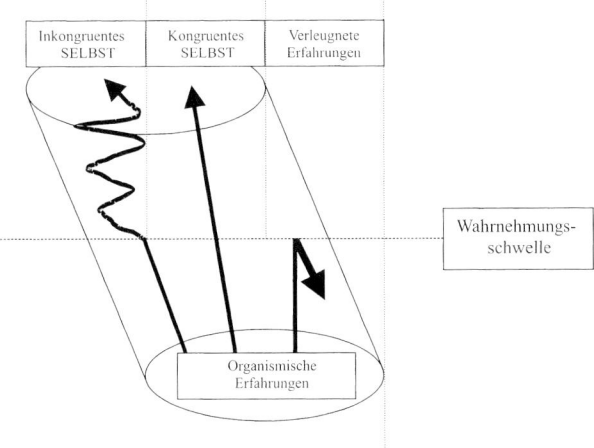

Abb. 1. Grundsätzliche Beziehung von Erfahrung und Selbst

Awareness (Gewahrsein) und exakter Symbolisierung, deckt sich die Repräsentation der Erfahrungen mit den Erfahrungen selbst. Es besteht Kongruenz von Erfahrung und Selbstkonzept, von organismischem Erleben und bewusstem Verhalten, von unwillkürlichem Verhalten und bewusstem Selbst, global zwischen Aktualisierungstendenz und Selbstaktualisierung. Kommt es aber zur Abwehr von Erfahrungen, dann können diese nicht als Selbsterfahrungen in das Selbstkonzept integriert werden. Gleichwohl nimmt der Organismus die Erfahrungen unterschwellig wahr. Auf der psychologischen Ebene kommt es zu genereller Irritierbarkeit und Verletzlichkeit bzw. zu genereller Angst, wenn die Diskrepanz ahnungsweise gewahr wird.

Die Graphik verdeutlicht die kongruente bzw. inkongruente Beziehung zwischen diesen: Erfahrungen, die nicht in das Selbstkonzept aufgenommen sind, werden entweder verleugnet (sozusagen nicht-validiertes Segment der organismischen Erfahrung) oder in verzerrter Weise im Selbstkonzept repräsentiert (nicht-kongruentes Segment des Selbstkonzepts). Werden Erfahrungen exakt symbolisiert, besteht Kongruenz zwischen Organismus und Selbst.

Das Unbewusste
Der Personzentrierte Ansatz greift Unbewusstes weder als archaisches noch als topisches Unbewusstes auf, sondern als Unbemerktes, als Sich-dessen-

nicht-bewusst-Sein, das außerhalb des Gewahrseins liegt, aber unterschwellig vom Gesamtorganismus wahrgenommen wird. Demgemäß ist eine psychodynamische bzw. tiefenpsychologische Komponente zu erkennen, die allerdings mit der Tiefenpsychologie i.S. der analytischen Ansätze nicht gleichgesetzt werden kann. Das biographisch, zumal in früher Kindheit, Verdrängte hat im Therapiegeschehen einen wesentlichen Stellenwert, vor allem soweit es im Hier-und-Jetzt aufgehoben ist, es wird aber in der Regel nicht einer gesonderten Behandlung unterzogen. Vielmehr werden darin eben nicht exakt symbolisierte bzw. gänzlich verleugnete Erfahrungen gesehen, was oft mit Bewertungen dieser Erfahrungen durch wichtige Andere zusammenhängt (siehe in Punkt 1. 4. die Ausführungen zur Ätiologie).

1.3.2. Motivationstheoretische Überlegungen

Wie schon erwähnt, ist das Postulat der Aktualisierungstendenz zugleich das grundlegende Entwicklungsprinzip. Einzelne Motive wie sexuelle oder aggressive, Effektanz- oder Kompetenzmotive sind im Rahmen des Personzentrierten Ansatzes nicht eigens benannt. Sie werden im Kontext der „Tendenz zur Erfüllung" gesehen. Zugleich treten mit der Annahme eines „need for positive regard" und eines „need for positive self-regard" Bedürfnisse bzw. spezifisch menschliche Motive auf, die geradezu zum Gegenspieler der aktualisierenden Tendenz werden können. Daraus ergibt sich auch eine gewisse Nähe zur Narzissmustheorie, wie sie u.a. vor allem von Kohut ausgearbeitet wurde.

1.3.3. Entwicklungstheorie

Ähnlich wie die motivationale Ebene ist auch die Frage der ontogenetischen Entwicklung im Personzentrierten Ansatz unter weitgehendem Verzicht auf die Bildung von theoretischen Kategorien wie z.B. Phasenabfolgen abgehandelt. U.a. Biermann-Ratjen (vgl. ihren Beitrag in diesem Band) kommt das Verdienst zu, unter Beachtung von Erkenntnissen der modernen Säuglingsforschung (u.a. Daniel Stern) Phasen der Selbstentwicklung aus einem klientenzentrierten Blickwinkel zu formulieren, die auch Implikationen für eine störungsspezifische Betrachtung bieten.

1.4. Störungslehre

Gesundheitsbegriff
Analog zur Relativierung einer defizitorientierten Betrachtung des Menschen sei zunächst der Gesundheitsbegriff des Personzentrierten Ansatzes vorangestellt, das Konzept der „fully functioning person". Diese ist

sozial, konstruktiv, kreativ und selbstaktualisiert (Rogers, 1959/1987, 59). Die „voll entwickelte Persönlichkeit" kann Erleben bewusst werden lassen, wenn es notwendig ist. Sie kann sich dem Prozess des Seins und Werdens hingeben. Angemessener erscheint es uns, von einer „sich voll *entwickelnden* Persönlichkeit" auszugehen, da dieser Prozess ja nie abgeschlossen ist, sondern auf der Basis von Erfahrungsoffenheit und Mut zur existenziellen Wahl immer wieder aufs Neue gewagt werden muss. Rogers selbst betont bei diesem Konzept dessen hypothetischen, utopischen Charakter, das fiktive Ideal. Der Symbolisierungsprozess funktioniert umso besser, je mehr die Bedingung der positiven Wertschätzung für die Person erfüllt ist. Zum einen ist also auch die *fully functioning person* auf positive Beachtung durch die relevante Mitwelt angewiesen. Aufgrund der wechselseitigen mitmenschlichen Abhängigkeit gelingt es ihr durch ihre Fähigkeit zur Kongruenz aber auch, mit ihrer Umwelt derart in Kontakt zu sein, dass sie eben positive Wertschätzung erfährt.

Krankheitsbegriff
Wie auch noch weiter unten im Abschnitt über Diagnostik ausgeführt wird, hat eine systematische Nosologie einen geringen Stellenwert im Personzentrierten Ansatz. Angemessener erscheint die laufende erfahrungsnahe, phänomenologische Zustandsbeschreibung. Aus diesem Grunde und auch, weil das medizinische Krankheitsmodell für das Klientenzentrierte Modell als inadäquat betrachtet wird, ist die Grenze zwischen gesund und krank unscharf. Gleichzeitig können nicht nur subjektive Kategorien wie Leidenszustände oder Krankheitseinsicht für die Abschätzung des Grades an gesundheitlicher Beeinträchtigung maßgeblich sein. Wesentlich ist das organismische Erleben und dessen Repräsentation im Selbstkonzept bzw. der Grad an Nicht-Übereinstimmung zwischen (bewusstem) subjektivem Erleben und tatsächlich gegebenem Erleben des Gesamtorganismus. Die Nicht-Übereinstimmung ist auch an Symptomen und durch die Resonanz der Umwelt abzulesen. Die Inkongruenz zwischen Selbst und organismischer Erfahrung spielt eine pathogenetische Rolle für die meisten psychischen Störungen und bildet somit die Basis des Verständnisses von Krankheit in der Personzentrierten Psychotherapie. Aus diesem Blickwinkel lässt sich das personzentrierte Störungskonzept als Negativ des Gesundheitsbegriffes begreifen. Krankheit wird als Stagnation oder Verhinderung der Selbstaktualisierung verstanden. Pathologische Entwicklung verläuft also mehr oder weniger ausgeprägt in die Richtung zum Gegenpol der „sich voll entwickelnden Person". Krankheit sollte trotzdem weniger als Defizit, sondern vielmehr als Chance zur Entwicklung bewertet werden. Durch die Inkongruenz, die ja immer auch eine kreative Überlebensstrategie

darstellt, meldet sich unverstandenes Erleben, das nach Verstandenwerden drängt.

Finke (1992) sieht die neurotische Person durch folgende Aspekte charakterisiert:

a) Werdenshemmung: Stagnation von Erlebensfluss und Wachstum
b) Verschlossensein: nach außen und sich selbst gegenüber
c) Einschränkung personaler Freiheit: Entscheidungskraft und Verantwortung sind herabgesetzt; die „Angst vor Freiheit" hindert daran, seine organismische Natur immer wieder aufs Neue zu erschließen und durch personale Akte wie Wertungen und Sinnfindung zu integrieren.
d) Beziehungsstörung: Der dialogische Austausch mit der Mitwelt ist eingeschränkt.
e) Inkongruenz: Abwehrprozesse führen zu einem Mangel an Echtheit.

Inkongruenz
Wie bereits dargelegt, müssen das wahrgenommene bzw. aktualisierte Selbst und die tatsächliche organismische Erfahrung nicht übereinstimmen. Im Falle einer Diskrepanz zwischen organismischer Erfahrung und Selbstkonzept besteht intrapsychische Inkongruenz. Die aktualisierten Strukturen der organismischen Erfahrung sowie des Verhaltens und die aktualisierten Strukturen des Selbst folgen dann teilweise Eigendynamiken und dem Menschen ist seine eigene Erfahrung bzw. das Verhalten in diesen Aspekten – unter Umständen völlig – unverständlich. Symptome sind daher ein Hinweis darauf, dass etwas nicht vollständig symbolisiert wurde und daher nicht assimiliert ist.

Inkongruenz ist spürbar. Die Ahnung von Inkongruenz und mehr noch eine gerade bewusst werdende Inkongruenz zwischen Selbst und Erfahrung erzeugt mehr oder weniger unterschwellige Angst bzw. Gefühle der Bedrohung (Gedanken, die nicht zur Ruhe kommen, Leeregefühle, Selbstzweifel, Minderwertigkeits- und Schuldgefühle, Depression, ggf. Desorganisation). Hat die Person keinerlei bewusste Wahrnehmung darüber, so befindet sich aber doch der Organismus insgesamt unterschwellig in einem Zustand der Spannung und Verletzlichkeit. Um sich vor den unterschwellig gebliebenen Erfahrungen zu schützen, werden (weitere) Abwehrprozesse aktiviert, die Aufwand erfordern und Energie binden. Je näher die Inkongruenz der Gewahrwerdung ist, umso mehr muss die Person diese Unvereinbarkeit verarbeiten.

Inkongruenz ist zwar Grundlage und Begleiterscheinung von psychopathologischen Phänomenen, doch nicht damit gleichzusetzen. Nicht jede Inkongruenz ist pathologisch bzw. pathogen. Rogers (1977/1978, 272) nennt Neurosen, Psychosen und „Fehlanpassungen, die jeder von uns aufweist", als Folgen der Inkongruenz. Ebenso kann Inkongruenz Leidensdruck hervorrufen, deutlicher oder diffuser sein, erlebensnäher oder -ferner.

Im interpersonalen Kontakt offenbart sich die Inkongruenz oft auch als Diskrepanz zwischen verschiedenen Verhaltensweisen (zumeist zwischen willkürlich-sprachlich-konzeptuellem und unwillkürlich körperlichem Ausdruck, aber auch zwischen absichtlichem und unabsichtlichem Verhalten). Wesentlich ist dabei, dass die Inkongruenz eines Erlebens, einer Handlung oder der Person als Ganzer von dieser selbst tendenziell nicht bzw. nicht klar genug wahrgenommen wird, während Kommunikationspartner davon bewusst oder unterschwellig negativ berührt werden. Rogers (1959) hat diese Zusammenhänge in seiner Theorie der zwischenmenschlichen Beziehungen ausformuliert. Auf der Tatsache, dass Inkongruenz vom Kommunikationspartner treffender wahrgenommen werden kann, beruht u.a. die Möglichkeit von Psychotherapie. Es kann unter bestimmten (therapeutischen) Bedingungen die Tendenz der Abwehrprozesse durchbrochen, das Gewahrwerden von Inkongruenz ermöglicht und die Reorganisation der Kongruenz von Selbst und Organismus eingeleitet werden.

Speierer (1994) grenzt in seinem Inkongruenzmodell (vgl. seinen Beitrag in diesem Buch) einige Formen der Inkongruenz voneinander ab: Neben der sozial bedingten Inkongruenz sei eine angeborene Inkongruenz bzw. Kongruenzunfähigkeit und eine nicht sozial, sondern aufgrund von Lebensereignissen wie z.B. Schicksalsschlägen hervorgerufene Inkongruenz, die nicht kompensiert werden könne, zu postulieren. Daraus wiederum folge: Nicht jede, sondern in erster Linie die sozial bedingte Inkongruenz ist psychotherapierbar (ebd., 60f.). Zu diesem Modell ist anzumerken, dass der Begriff der Inkongruenz hier nicht eine Diskrepanz zwischen bewusstem Gewahrsein und unterschwellig bleibender organismischer Erfahrung beinhaltet, sondern „nur" eine Diskrepanz auf der (der empirischen Forschung zugänglichen) Ebene des Bewusstseins. Damit ist die tiefenpsychologische Komponente, die Rogers' Begriff der Inkongruenz ja kennzeichnet, ausgeschaltet. Diese grundlegende Veränderung im Verständnis des Begriffs der Inkongruenz wird bei Speierer weiter nicht erörtert.

Abwehr
Das Abwehrkonzept ist in erster Linie durch die Leugnung von Erfahrungen und die Wahrnehmungsverzerrung zum Zwecke der Sicherung des Selbst(konzepts) konstituiert. Rogers benennt Abwehrmechanismen (Leugnung, Verzerrung) und Abwehrverhalten (Rationalisieren, Intensionalität, Phobien, Zwänge, Projizieren) sowie desorganisiertes Verhalten. Die Abwehr von Erfahrungen ist ein „Notaggregat der Person" (Panagiotopoulos, 1993, 51), sie dient als „symbolisierungshemmende" (ebd., 47) Schutzfunktion, vor allem um das Selbstkonzept vor Bedrohung und Desorganisation zu bewahren, und stellt eine Leistung des Gesamtorganismus dar. Abwehr ist somit die Antwort des Organismus auf die Bedrohung des Selbst, Angst eine Reaktion auf die unterschwellige Wahrnehmung der Bedrohung. Da die organismische Erfahrung „notgedrungen" der bewussten Wahrnehmung und damit dem Selbst vorenthalten wird, wird daher – in Hinblick auf das tatsächliche Erleben – das Selbst getäuscht, die Neurose gerät zur „existentiellen Lüge" (ebd., 53).

Zur Entstehung von psychischen Störungen
Wir haben weiter oben das „Bedürfnis nach positiver Beachtung" durch andere als unaufhebbares Bedürfnis des Menschen charakterisiert. Zu seiner Erfüllung bedarf es sowohl der Wertschätzung wie auch des empathischen Verstandenwerdens von wichtigen Anderen.

Ist nun die positive Beachtung seitens Anderer an bestimmte Bedingungen geknüpft, d.h. ist die Person einer selektiven Bewertung ausgesetzt, so stellt dies den Nährboden für die verzerrte Wahrnehmung von Erfahrungen und Eigenschaften dar, die nicht bedingungslos wertgeschätzt werden. Es kommt dabei dazu, dass Erfahrungen nicht mehr als Selbsterfahrungen gewahr werden, weil sie der Selbst(be)achtung nicht mehr entsprechen. Angst, Scham- und Schuldgefühle, generell Bewertungsgefühle, stellen sich ein und erschweren den Zugang zum eigentlichen Erleben. Es entsteht eine „Diskrepanz zwischen der Bedeutung (s)einer Erfahrung für (den eigenen) Organismus und der symbolischen Repräsentation dieser Erfahrung in seinem Bewußtsein" (Biermann-Ratjen et al., 1995, 112). Diese Inkongruenz geht somit auf unterschiedliche Wertungen zurück, und zwar der organismischen Wertungen (des Kindes) in Diskrepanz zu (im Kind entstandenen) „conditions of worth", die ihrerseits von der Fremdbewertung wichtiger anderer Bezugspersonen her bestimmt ist. Zusammenfassend lässt sich sagen, dass aufgrund des Bedürfnisses nach positiver Beachtung bedeutsame Aspekte des eigenen Erlebens nicht mehr adäquat wahrgenommen werden.

Unter förderlichen Beziehungsbedingungen sind Aktualisierungstendenz und Selbstaktualisierung nicht in Konflikt bzw. nicht dissoziiert, aufgrund der relativen Autonomie der Selbstaktualisierung kommt es hingegen unter weniger günstigen Umständen (Bewertungsbedingungen) zu einer Inkongruenz der beiden Tendenzen. Dies stellt ein Grundgerüst der klientenzentrierten Ätiologiekonzeption dar. Biermann-Ratjen (vgl. ihren Beitrag in diesem Buch) unterscheidet dabei Entwicklungsphasen, in denen frühe Störungen (wie Selbstpathologien, Persönlichkeits- und Borderline-Störungen, schwere Depression u.a.m.) bzw. spätere Störungen (wie Neurosen u.a.m.) grundgelegt werden. In der früheren Lebensphase können die Bewertungsbedingungen den Entwicklungs- und Integrationsprozess des Selbst als solchen blockieren, während in den späteren Phasen bestimmte Erfahrungsbereiche und -aspekte von der Integration in das Selbst ausgeschlossen oder dabei behindert werden.

1.5. Therapietheorie

1.5.1. Das Therapiemodell

Grundlegend für die psychotherapeutische Arbeit ist – wie bereits oben erwähnt – die Skepsis gegenüber Expertentum und Techniken im engeren Sinn, also Handlungsanweisungen. Demgegenüber vertrat Rogers die Überzeugung, dass leidende Personen, die er schon früh Klienten (statt Patienten) nannte, unter geeigneten psychologischen bzw. Beziehungsbedingungen, wie sie im therapeutischen Modell konzeptualisiert sind, in der Lage sind, aus sich selbst heraus zu Problemlösungen zu gelangen.

Die notwendigen und hinreichenden Bedingungen
Das Therapiemodell ist der am meisten überprüfte Teil der Klientenzentrierten Psychotherapie. Es beschreibt sechs notwendige und hinreichende Bedingungen für eine hilfreiche Beziehung. Diese Bedingungen für therapeutische Veränderung haben einen allgemeinen Gültigkeitsanspruch, d.h. sie sind für Psychotherapie insgesamt formuliert und sie sind als Kernstück der klientenzentrierten Therapietheorie zu verstehen:

1. Zwei Personen haben wirklichen psychologischen Kontakt miteinander.
Psychologischer Kontakt bedeutet in diesem Zusammenhang, dass die beteiligten Personen einander emotional berühren. Kontakt ist hier als Synonym für Beziehung zu verstehen: Die therapeutische Beziehung wird als das eigentliche Agens der Veränderung angesehen. Prouty (1994; 1998; sowie sein Beitrag in diesem Buch) hat im Übrigen erst das Wesen,

die Phänomenologie und die therapeutische Praxis von Kontaktnahme (deren Definition und Darstellung Rogers schuldig geblieben ist; auch die Mittel zu ihrer Herstellung sind von ihm nicht benannt worden) anhand der tief greifenden Problematik von psychotischer Kommunikation theoretisch und methodisch ausgearbeitet.

2. Eine Person (Klient) ist im Zustand der Inkongruenz, d.h. mit einem Erleben beschäftigt, das nicht zu ihrem Selbstbild passt, und daher generell in Spannung oder in Angst.
„Rogers nimmt an, dass jeder Mensch eine Selbstrepräsentanz hat, ein Abbild vom eigenen Erleben, in die nicht jede Erfahrung…integriert wird; er nennt einen Zustand, in dem die Integration einer Erfahrung in das Selbstbild nicht gelingt, einen Zustand von Inkongruenz." (Biermann–Ratjen et al., 1995, 11). Dieser Zustand kann bewusst (generelle Angst) oder unbewusst (generelle Spannung) sein; wesentlich ist, dass der Klient mit einem derartigen Erleben befasst ist. Nur wenn der Klient einen wenigstens ahnungsweisen Zugang zu seiner Inkongruenz hat, ist Psychotherapie indiziert.

3. Die andere Person (Therapeut) ist mit sich selbst kongruent (d.h. mindestens im Bereich der Beziehung zum Klienten offen für das eigene Erleben).
Für Rogers ist die Kongruenz des Therapeuten die entscheidendste Bedingung. Der Therapeut soll „in diesem besonderen Augenblick der unmittelbaren Beziehung" mit diesem spezifischen Klienten „ganz und gar er selbst sein", „ohne Täuschung und Fassade sein", seiner gegenwärtigen organismischen Erfahrungen exakt gewahr werden und sie in sein Selbst integrieren können.

Biermann–Ratjen et al. (1995) weisen darauf hin, dass Kongruenz nicht als ausschließliche „Input–Variable" zu verstehen ist. Zwar muss von Anfang an ein genügendes Maß an Offenheit gegenüber den eigenen Impulsen gegeben sein, andererseits genügt es aber, wenn der Therapeut sich immer von Neuem persönlich einlassen bzw. eigene Nichtstimmigkeiten durch Reflexion und Supervision wahrnehmen und überwinden kann.

4. Der Therapeut erlebt unbedingte Wertschätzung für das gesamte Erleben des Klienten.
Es geht bei der bedingungsfreien Wertschätzung nicht um ein Akzeptieren des Verhaltens und Handelns; sie richtet sich vielmehr primär auf das Erleben des Klienten. Rogers betont, dass Wertschätzung immer in einem funktionalen Zusammenhang mit empathischem Verstehen zu sehen ist:

„Akzeptieren bedeutet wenig, solange es nicht Verstehen enthält" (1961/ 1973, 48). Biermann–Ratjen, Eckert und Schwartz (1995, 26) haben dies noch zugespitzt, indem sie Wertschätzung als eine Art „Kontrollvariable" für die Empathie definiert: „Der Therapeut kann an seiner Unbedingten Wertschätzung des Klienten ermessen, wie weit er im Stande ist, dem Klienten empathisch zu folgen.". Somit stellt auch die Empathie keine reine „Input–Variable" dar: Neben einem genügenden Respektieren und Schätzen des Klienten von Anfang an kann das Akzeptieren allen Erlebens des Klienten im Lauf der Therapie zunehmend umfassender werden.

5. *Der Therapeut kann den Klienten von dessen innerem Bezugsrahmen her empathisch verstehen.*
In Rogers' Auffassung von Empathie ist eine wichtige Weiterentwicklung zu beachten. Zunächst verstand er den Therapeuten als „Alter Ego" des Klienten. Zentral war dabei, „den inneren Bezugsrahmen des anderen möglichst exakt wahrzunehmen, mit all seinen emotionalen Komponenten und Bedeutungen, gerade so, als ob man die andere Person wäre, jedoch ohne jemals die 'Als-ob'-Position aufzugeben" (Rogers, 1959/1987, 37). Später schreibt Rogers (1975/1980, 79) dann: „Ich möchte nicht mehr von einem 'Zustand der Empathie' sprechen, denn ich glaube, dass es sich hier eher um einen Prozess als einen Zustand handelt.... Empathie bedeutet …in jedem Augenblick ein Gespür zu haben für die sich ändernden Bedeutungen in dieser Person,…Bedeutungen zu erahnen, deren sie sich selbst kaum gewahr wird…Sie schließt ein, daß man die eigenen Empfindungen über die Welt dieser Person mitteilt, da man mit frischen und furchtlosen Augen auf Dinge blickt, vor denen sie sich fürchtet". Therapeutisches Verstehen geht also über eine „eins zu eins-Relation" (therapeutisches Verstehen ist gleich Selbstverstehen des Klienten) hinaus und ist vorzugsweise „am Rande des Gewahrseins" des Klienten orientiert! (vgl. Keil, 1997a).

6. *Der Klient kann wenigstens ansatzweise wahr- und annehmen, dass der Therapeut ihn ohne Bedingungen wertschätzt und empathisch versteht.*
Die therapeutischen Grundhaltungen können nichts bewirken, wenn sie nicht vom Klienten als solche erlebt werden. Biermann-Ratjen et al. (1995) sehen dabei neben der Kontaktfähigkeit des Klienten auch dessen Wahrnehmungs- und Realitätsprüfungsfähigkeit als eine Vorbedingung für Psychotherapie. Im Unterschied zu diesen eher kognitiven Dimensionen betont Gendlin (1990) hingegen das Erleben im Sinne eines Empfangens („*receive*") der Beziehung als primären Faktor der Veränderung, wobei deren Wahrnehmung („*perceive*") eventuell überhaupt erst im Nachhinein stattfindet.

Ein Beziehungsmodell, keine Handlungsanweisung

Bedingung 1, 2 und 6 sind Anforderungen, die *Erfahrungen* des Klienten voraussetzen, Bedingung 1, 3, 4 und 5 verlangen *Erfahrungen* des Therapeuten, – wohlgemerkt: Erfahrungen – keine Aktivitäten! Die Bedingungen sind außerdem voneinander abhängig formuliert und bedingen einander. Sie sind nicht von einer Person willentlich herstellbar, da sie nicht von einer Person allein kontrollierbar sind. Es wird eine Atmosphäre beschrieben, die sich *zwischen* beiden Personen – sozusagen systemisch – entwickelt.

Das Therapiemodell ist als Wenn-dann-Aussage formuliert, das heißt: *Wenn* diese Bedingungen vorhanden sind, *dann* verändert sich der Klient, indem er sich selbst in seinen Erfahrungen besser versteht. Die Veränderung im Sinn von besserer Anpassung geschieht schließlich *wie von selbst*. Rogers betont, es handle sich bei diesem Vorgang um ein Phänomen, das – wie eine chemische Reaktion – passiert, unabhängig davon, wie man es erklärt (Rogers, 1957/1991, 177).

Das Therapiemodell stellt also eine komplexe Beziehungsregel dar, die eine genaue Beschreibung dafür liefert, welche Qualität eine Beziehung haben muss, damit persönliche Veränderung passiert. Es legt damit gleichzeitig fest, dass Problemlösung oder Linderung von psychischem Leid durch *Persönlichkeitsveränderung* im Rahmen des beschriebenen Beziehungsklimas erfolgt.

Das Klientenzentrierte Modell verbindet radikale Subjektivität mit radikaler Abhängigkeit von anderen, aber auch von eigenen Erfahrungen, über die man letztlich keine Kontrolle hat. Die Wahl besteht darin, die Beziehung, den Austausch, im Dienst der Selbsterhaltung zu verweigern oder sich auf den anderen bzw. auf die eigenen Erfahrungen einzulassen und sich in diesem Prozess verändern zu lassen.

Das Klientenzentrierte Konzept ist *keine* Handlungsvorschrift. Klientenzentrierte Therapeuten orientieren sich an der Therapietheorie insofern, dass sie die Beziehung, die sich zwischen ihnen und ihren Klienten entwickelt, unter diesem Bezugspunkt reflektieren. Die Abweichungen lösen eine intensive persönliche Auseinandersetzung aus, in der sie lernen, ihr Verhalten dem Klienten gegenüber so zu verändern, dass sie sich und ihn mehr akzeptieren und damit genauer verstehen können. Der Therapieprozess besteht aus dem konsequenten Bemühen, das geforderte Beziehungsklima herzustellen. Ein kontinuierliches Erfüllen der Bedingungen markiert gleichzeitig das Ende einer Klientenzentrierten Psychotherapie.

1.5.2. Zur personzentrierten Grundhaltung

Die von Rogers (1957) formulierten Grundhaltungen, die vom Psychotherapeuten erlebt werden müssen, stellen konzeptuelle Verdichtungen dar, die sich im Rahmen der psychotherapeutischen Praxis, Forschung und Lehre bewährt haben, aber auch weit über den Bereich der Psychotherapie hinaus großen Nachhall erfahren haben. Manche Autoren (z.B. Höger) erachten eine Zerlegung in drei Elemente für künstlich und plädieren daher dafür, von *einer* Grundhaltung auszugehen, in der die einander bedingenden einzelnen Dimensionen zusammenfließen. Die einzelnen Haltungen seien zwar aus didaktischen Gründen getrennt voneinander zu veranschaulichen, sie stellen aber ein komplexes, ineinander verwobenes Geflecht dar. In den Beziehungen und Wechselwirkungen zwischen den grundlegenden Haltungen lassen sich ein Fülle von Zusammenhängen herausstellen (vgl. dazu auch die Erörterung von kausalen, interdependenten und moderierenden Einflüssen der Variablen aufeinander bei Biermann-Ratjen et al. , 1995, 56f.):

- Kongruenz des Therapeuten, aber auch des Klienten, als Voraussetzung, um etwas besser bei sich verstehen (Selbstempathie) und sich ändern zu können
- Kongruenz des Therapeuten, um etwas bei sich – als Reaktion auf noch nicht vom Klienten Verstandenes – besser verstehen zu können und damit weiterhin den Klienten besser verstehen zu können (Kongruenz des Therapeuten als Grenze, den Klienten hilfreich zu begleiten)
- Transparentsein als Empathischsein
- Inkongruenz vermindert (kausal) die Fähigkeit der Wertschätzung
- Zulassen von (neuen) Erfahrungen und Verstehen derselben bedarf einer Haltung der Wertschätzung diesem Erleben gegenüber
- Verstehen als Hilfe für die unbedingte Wertschätzung (Interdependenz zwischen Empathie und Wertschätzung), als berührende Bereicherung einer basalen Wertschätzung (Akzeptieren ohne Verstehen bedeutet wenig)
- Wirkung der Empathie dem Klienten gegenüber hängt auch vom (moderierenden) Ausmaß der Wertschätzung ab
- Grad der Wertschätzung und Anteilnahme ist für die Wirkung der transparenten Kongruenz des Therapeuten von eminenter Bedeutung
- Wirkung der Empathie auf die Selbstempathie des Klienten
- Wirkung der Wertschätzung des Therapeuten auf die Selbst-Wertschätzung des Klienten
- Wirkung der Kongruenz (Transparenz) des Therapeuten auf den Mut zur Kongruenz beim Klienten.

Zentral erscheint uns die *dynamische Balance von Empathie und Transparenz* des Psychotherapeuten, ein ausgewogenes Pendeln und Oszillieren zwischen dem Fokus der Einfühlung in den Klienten und dem Fokus des eigenen Erlebens, auch um die Welt des Klienten besser verstehen zu können. Rogers hat gelegentlich darauf hingewiesen, dass hierbei zwischen therapeutischen und anderen Beziehungen zu unterscheiden ist: „In der Therapie ist wahrscheinlich Empathie das herausragende Charakteristikum, das die Therapie vorantreibt. Im Alltagsleben ist es die Kongruenz, seine Echtheit, die häufiger offensichtlich wird, wenn es ein Beziehungsproblem gibt" (1982, 26). Die Kunst der Zurückhaltung und der Mut zur Selbstoffenbarung in der Therapie sind zumeist Ingredienzen einer guten Mischung. Programmatisch kommt diese Dialektik auch im Buchtitel von Finke (1994) zum Ausdruck: *Empathie und Interaktion*.

In einigen Spätschriften schildert Rogers nach der Darstellung der drei Grundhaltungen ein „weiteres Merkmal" der therapeutischen Beziehung, das er „presence" („Gegenwärtigkeit") nennt. „Ich stelle fest, dass von allem, was ich tue, eine heilende Wirkung auszugehen scheint, wenn ich meinem inneren, intuitiven Selbst am nächsten bin, wenn ich gewissermaßen mit dem Unbekannten in mir in Kontakt bin, wenn ich mich vielleicht in einem etwas veränderten Bewusstseinszustand befinde. Dann ist allein schon meine *Anwesenheit* für den anderen befreiend und hilfreich." (Rogers, 1980/1981, 80). Wood (1988) interpretiert „presence" so, dass Empathie zu einem anderen Bewusstseinszustand, zum Kontakt mit einer „transpersonalen Bewusstheit" führen kann, wobei – uns noch unklare – Selbstheilungsfähigkeiten des Klienten angesprochen werden. Schmid (1994) hat ausführlich dargestellt, dass die Gegenwärtigkeit keine vierte Grundhaltung, sondern die gemeinsame Vorbedingung für ein authentisches Verwirklichen der drei Grundhaltungen bildet. Dies ist ein weiterer Hinweis auf die funktionale gegenseitige Verschränktheit und damit Ganzheit der drei Grundhaltungen.

Kongruenz (Authentizität) und Transparenz des Psychotherapeuten
Kongruenz (als Innenseite der Echtheit) meint das „Selbst-Gewahrsein", im Fluss der Erfahrung sein, „Offensein für das eigene, tiefe Erleben", somit das Gegenstück von defensiver Bewahrung. Transparenz (als Außenseite der Echtheit) ist die explizite Kommunikation des Erlebten (vgl. Lietaer, 1992a, 92–116).

Rogers hat nach der anfänglichen Betonung einer eher instrumentellen Empathie und der Wertschätzung des Klienten in weiterer Folge die Kongruenz als wichtigste Haltung angesehen. Dies eröffnet eine große (reflektierte) Freiheit für den unverwechselbaren Stil jedes einzelnen Therapeuten, der auch seine (reflektierten) Grenzen hat („disziplinierte Spontaneität").

Es lassen sich Abstufungen und Ebenen der Transparenz unterscheiden: z.B. Mitteilung über momentanes oder grundsätzlicheres Empfinden unabhängig vom Klienten, über (ideologische) Einstellungen oder über Lebenszusammenhänge (z.B. Erfahrung als Therapeut, familiärer Hintergrund), Mitteilung über momentanes oder grundsätzlicheres Empfinden gegenüber dem Klienten oder auch Phantasien, die in Bezug auf den Klienten auftauchen, Einbringen von (ähnlichen) Erfahrungen (ev. auch länger zurückliegendes Biographisches). Grundsätzlich ist nicht maximale, sondern optimale Transparenz angezeigt. Während die Kongruenz in ihrer intrapsychischen Bedeutung nicht groß genug sein kann, noch dazu da Inkongruenz auch nach außen hin als Unstimmigkeit und unecht wirkt, sollte die Transparenz des Psychotherapeuten in der Regel an der spezifischen Situation des Klienten orientiert sein. D.h. nach Ruth Cohn, dass eine „selektive Authentizität" als optimales Maß einer maximalen Offenheit vorzuziehen ist.

Transparenz, d.h. die (unaufdringliche, u.U. non-verbale) Mitteilung über Persönliches durch den Therapeuten (z.B. Gefühle, Phantasien, Bilder, Körperempfindungen, Erinnerungen, Werthaltungen, Lebensgeschichte) sollte sich immer auf den therapeutischen Prozess bzw. den Entwicklungsprozess des Klienten beziehen; mit anderen Worten: Es ist darauf zu achten, dass der Psychotherapeut mit seinem Erlebnisrahmen den Bezugsrahmen des Klienten nicht aus den Augen verliert. Transparentsein kann heißen, gerade damit empathisch oder auch gerade damit nicht empathisch zu sein.

Für den Therapeuten ist die Auseinandersetzung mit sich selbst (ggf. mithilfe eines Supervisors) dann unabdingbar, wenn er/sie sich nicht (mehr) empathisch und wertschätzend erleben kann. Die emotionale Resonanz und v.a. anhaltende Gefühle des Therapeuten bilden eine wertvolle Quelle der Information für und über den Klienten. Die (von Respekt für den Klienten getragene) Mitteilung an den Klienten dient dann dazu, das Hindernis „Nicht-Verstehen" und „bedingte Wertschätzung" aus dem Weg zu räumen.

Weiters überbrückt die Selbsteinbringung, Selbstöffnung, Selbstoffenbarung des Therapeuten die Distanz zum Klienten, er zeigt sich als (sich selbst entidealisierender) „Mensch", geht einen Schritt, den der Klient selber gehen will, und hat damit Modellfunktion.

Technisch geht die (empathische und wertschätzende) transparente Kongruenz mit Selbsteinbringung, Prozessvorschlägen, Konfrontationen, Aufforderungen zur Beziehungsklärung und Interpretationen einher (vgl. dazu auch Finke, 1994, 67).

Wertschätzung (positive Beachtung) bzw. Bedingungsfreies Akzeptieren
Die unbedingte Wertschätzung setzt sich aus dem grundsätzlichen Wertschätzen („prizing") und aus dem aktiven, sorgenden Anteilnehmen („caring") zusammen. Damit sind weder eine „Laisser-faire"-Haltung, noch Gutheißen und Zustimmen im Sinne einer Beurteilung gemeint.

Das Wertschätzen des Klienten hat die Funktion, dessen Offenheit zu sich selbst, seinen inneren Erlebensstrom in Gang zu bringen (dazu Rogers, 1961a, 33: „Wenn ich mich, so wie ich bin, akzeptiere, dann ändere ich mich."). Es ist somit ein Indikator dafür, inwieweit die Selbstexploration des Klienten unterstützt wird, d.h. umgekehrt, dass anhand der Selbstexploration des Klienten geprüft werden kann, wie sehr man die unbedingte Wertschätzung tatsächlich erlebt oder sich nur etwas vormacht.

Finke (1994, 31) nennt Anerkennen, Bestätigen und Solidarisieren, auch Bekunden von Interesse und Sorge, als praktische Umsetzungen dieses Therapieprinzips.

Empathie (Einfühlendes Verstehen)
Empathie umfasst Einfühlen und Verstehen. Keinesfalls bedeutet Empathie rein kognitives Verständnis, sondern ein möglichst ganzheitliches, leibnahes „sich (partiell) Identifizieren" (und nicht sich „Eins-fühlen"), das aus schrittweiser Annäherung beim Klienten selbst zu „Aha"-Einsichten (zunächst oft nur durch körperliche Veränderungen angedeutet) führen soll.

Finke (1994, 49) unterscheidet 5 Formen (Stufen) des Einfühlenden Verstehens: Einfühlendes Wiederholen, Konkretisierendes Verstehen, Selbstkonzeptbezogenes Verstehen, Organismusbezogenes Verstehen, Interpretieren. Von praktischer Relevanz erscheint uns, dass es oft zuerst die Bewertungen, die der Klient gegenüber seinen Gefühlen bzw. seinem Erleben hat, zu verstehen gilt (Biermann-Ratjen et al., 1995, 122). Das selbstkonzeptbezogene Verstehen ist dann eine Vorstufe des organismischen Verstehens. Erst mit der Abnahme der bedingten Wertschätzung, die der Klient für sich empfindet, kann dann eine Ausweitung seiner Selbstakzeptierung erfolgen.

Keil (1997a) führt den Begriff „Hermeneutische Empathie" ein, worin er über das vom Therapeuten „Nicht-Akzeptierte" und „Nicht-empathisch-Verstandene" (als ein Signal, als eine Spur, als ein Wegweiser) zunächst Rückschlüsse auf die Inkongruenz des Klienten zieht, die sodann auf ihre lebensgeschichtliche Bedeutung hin zu verstehen sei, was zuletzt den Weg zu einem kongruenten Erleben ebnen kann.

1.5.3. Das Experiencing-Konzept von Gendlin

Für Gendlin ist ein zentraler Faktor für persönliche Veränderung in der Art und Weise zu sehen, wie die Person „innerlich mit sich umgeht". Eine bestimmte Art des inneren Umgangs mit sich hat Gendlin mit dem Begriff „Experiencing" gefasst. Dieser Begriff wurde auch von Rogers übernommen. Gendlin sah aber in der Folge die wesentliche Bedingung für Persönlichkeitsveränderung nicht mehr in den (dennoch weiter wichtigen) therapeutischen Grundhaltungen, sondern darin, dass ein bestimmter Erlebensprozess (implizit wirksames Experiencing) in der Person selbst angestoßen bzw. vertieft wird. Das direkte Eingreifen in das Erleben der Klienten wollte Rogers aber gerade vermeiden.

„Experiencing" und „Felt Sense"
Beim „Experiencing" handelt es sich um ein präkonzeptuelles und im Körperlichen („in der eigenen Mitte") spürbares, noch undifferenziertes, aber vieldimensionales Erleben, aus dem in der Folge (persönliche) Bedeutungen, Gefühle und Kognitionen expliziert werden können. Das einzelne Element dieses Erlebens, auf das man sich im jeweiligen Moment bezieht, wird „Felt Sense" genannt. Wesentlich ist dabei, dass es sich nicht um explizite Gefühle oder gar gewohnheitsmäßige Erlebensmuster handelt, sondern um spontan hervorkommendes Erleben. Es muss Platz da sein, damit der Felt Sense „sein eigenes Leben führen" und sich in seiner reichen impliziten Komplexität entfalten kann.

„Carrying forward" als Authentizitätskriterium für das Erleben
Der laufende Strom des Erlebens hat seine spezifische Ordnung, nach der sein authentisches oder „falsches" Weiterströmen unterschieden werden kann. Das spontane und authentische Fühlen zeichnet sich dadurch aus, dass es die nächsten Entwicklungsschritte schon in sich impliziert. Ein „given feeling" ist somit nie „purely present", sondern trägt ein „carrying forward" in sich. (Beispiel: ein unbehagliches Hitze-Empfinden impliziert Impulse wie etwa: das Unbehagen auszudrücken, sich eine kühle Brise zu fantasieren, ein Fenster zu öffnen, sich zu bewegen, die Jacke auszuziehen u.v.a.m.). Daraus ergibt sich, dass das Empfinden (und die Ausführung) von nicht schon im vorhergehenden Erleben implizierten Schritten (steps) als

nicht authentisch anzusehen ist. Die Schritte hingegen, die im Experiencing schon implizit enthalten waren, stellen eine authentische Entfaltung des Empfindens dar.

Implizit wirksames Experiencing, Explikation und „felt shift"
Die Explikation der implizierten Schritte (bzw. der persönlichen Bedeutung) erklärt Gendlin als Interaktion (Zusammenfügen) des jeweiligen Experiencing mit zu ihm passenden „Symbolen" (Bilder, Sprache, Handlungen). Ohne eine solche Symbolisierung sind die „gefühlten Bedeutungen" unvollständig. Umgekehrt gilt, dass jeder Felt Sense noch viele andere mögliche Bedeutungen enthält, die unter anderen Umständen eben ganz anders symbolisiert werden. Für jede stimmige Explikation gibt es aber ein Signal: die gelungene Symbolisierung äußert sich im „felt shift", d.h. in einer körperlich spürbaren Entspannung.

Strukturgebundenes Erleben
Das Gegenteil von authentischem Erleben nennt Gendlin strukturgebundenes Erleben. Dabei findet ein Zusammentreffen von Experiencing und passenden Symbolen entweder gar nicht statt (ist eventuell gar nicht möglich) oder der Explikationsprozess bleibt unvollständig, wird blockiert oder übersprungen. Es handelt sich dann um starre, immer von Neuem wiederholte Erlebensmuster oder um Erleben, das jedenfalls nicht wirklich berührt oder sogar Ich-fremd anmutet. Es fühlt sich zwar wie der (fließende) Erlebensstrom an, ist aber ohne „implizite Wirksamkeit", ohne „carrying forward". Neurotisches und psychotisches Erleben sowie Erleben unter Hypnose oder im Traum haben eine ähnliche Struktur.

Wiederherstellung des authentischen Erlebensprozesses
Direktes Bezugnehmen auf Experiencing ist grundsätzlich immer möglich. Gendlin hat dafür eine Methode entwickelt, die unterrichtet werden kann: das Focusing. Das ist aber kein Ersatz für Therapie. Bei der direkten Bezugnahme gilt zweierlei: Zum einen kann immer nur auf *gegenwärtiges* Erleben Bezug genommen werden. Und weiters: Bezugnehmen auf strukturgebundenes Erleben kann nichts erbringen, weil dieses kein „carrying forward" enthält. Es können sich aber Kommunikationspartner auf implizit wirksame Aspekte eines Erlebens beziehen, auf die die Person selbst sich nicht von sich aus einlassen kann. Diese Wiederherstellung des implizit wirksamen Erlebensprozesses geschieht dabei nicht, indem die Person sich bestimmter Erlebensinhalte, sondern indem sie der Art gewahr wird, wie sie gerade mit sich (bzw. dem eigenen inneren Erleben) umgeht. Die Wiederherstellung des implizit wirksamen Experiencing-Prozesses ist

somit auf Anstöße angewiesen, wie sie nur von Kommunikationspartnern – bzw. genauer gesagt innerhalb von emotional bedeutsamen (z.B. therapeutischen) Beziehungen – erfolgen können. Das Selbst ist dementsprechend für Gendlin nicht eine Sammlung von Inhalten (Persönlichkeitsmerkmale, Repertoire gelernter Reaktionen o.Ä.), sondern ein Prozess, der Prozess des „Auf-sich-(sein-Experiencing)-Antwortens". Je nach dem Ausmaß des „Auf-sich-Antwortens" gibt es also ein Selbst, das mehr oder weniger „sich selbst ist" bzw. „nicht sich selbst ist". Daher kann ein Klient zeitweise (eben im Bereich der „Wiederherstellung") nur dann intensiver „er selbst" sein, wenn er in der therapeutischen Beziehung ist.

1.5.4. Zum Verhältnis von Beziehung und Technik

Rogers hat in der Psychotherapie einen Paradigmenwechsel herbeigeführt, indem er dabei von der Grundfrage, mit welchen Mitteln, Fachkenntnissen und Expertisen einem Menschen zu persönlicher Veränderung verholfen werden könne, zum Grundanliegen, eine bestimmte Beziehung herzustellen, innerhalb derer die Person ihr eigenes Potenzial zur persönlichen Veränderung finden und nutzen könne, übergegangen ist. Für das Herstellen einer solchen Beziehung ist das Vorhandensein bestimmter Einstellungen auf Seiten des Therapeuten wesentlich. Bei diesen Einstellungen handelt es sich um einen *„way of being with persons"*. „Diese Lebensweise vertraut dem konstruktiven, zielgerichteten Fluss des Menschen zu immer komplexerer und vollständigerer Entwicklung." (Rogers, 1986/1991, 241). Auf der Basis einer solchen Lebensweise versucht der Therapeut eine Beziehung mit dem Klienten zu erreichen, in welcher er kongruent, bedingungsfrei wertschätzend und empathisch verstehend sein kann. Das aus dieser Grundhaltung heraus jeweils individuell zu gestaltende „Beziehungsangebot" stellt für die Personzentrierte Psychotherapie keine allgemeine Menschenfreundlichkeit oder eine unspezifische Einflussgröße, sondern einen spezifischen therapeutischen Wirkfaktor dar.

Zugleich ist Psychotherapie per definitionem eine strukturierte, auf einem Vertrag basierende und auf bestimmte Ziele ausgerichtete Situation. Dies erfordert u.a. zweckentsprechende Vorgehensweisen. Auch Rogers weist explizit darauf hin, dass die Grundeinstellungen allein ohne passende Methoden nichts bewirken. Es „kann der Berater, dessen Einstellungen so beschaffen sind, dass sie die Therapie fördern, nur teilweise erfolgreich sein, wenn sich seine Einstellungen nur unzulänglich in geeigneten Methoden und Techniken durchführen lassen." (1951/1973, 34). Zu diesen Techniken und Methoden gelangt der Therapeut, indem er (wie ein Wissenschaftler seine Hypothesen) geduldig die Grundeinstellungen fortlaufend anwendet, auf ihre Auswirkungen hin untersucht und so zielführende und inadäquate Elemente dabei unterscheiden lernt.

Professionelle Kompetenz, Methoden und Techniken müssen in der Personzentrierten Psychotherapie aus den Grundeinstellungen hervorgehen. Dies ist aber keineswegs so zu verstehen, als ob das Rogers'sche Therapiekonzept direkte Handlungsanweisungen enthalte und die therapeutischen Interventionen sich demnach ausschließlich auf explizites Kongruent-, Wertschätzend- und Empathisch-Sein beschränken müssten. Derartig eingeschränkte Vorgehensweisen missraten zu den berüchtigten „Basisvariablen" in der Personzentrierten Psychotherapie. Diese „Basisvariablen" bedürften dann natürlich entsprechend der jeweiligen therapeutischen Situation einer Ergänzung durch „Zusatzvariablen" oder „differenzielle Interventionen".

Alle diese, oft hartnäckig sich haltenden, Missverständnisse können aufgeklärt werden, wenn beachtet wird, auf welcher Abstraktionsebene Rogers sein Therapiekonzept formuliert hat und auf welcher Abstraktionsebene konkrete therapeutische Handlungsanweisungen anzusiedeln sind. Dies hat vor allem Höger (1989; 2000) getan, der die folgenden Abstraktionsebenen unterschieden hat:

1. *Die Ebene der allgemeinen Charakterisierung:* z.B. die therapeutische Beziehung im Unterschied zu anderen Beziehungsformen
2. *Die Ebene zusammenfassender Merkmale einer Beziehung:* z.B. für die therapeutische Beziehung die Therapietheorie von Rogers
3. *Die Ebene zusammenfassender Klassifikationen spezifischer Verhaltensformen:* z.B. Konfrontation als therapeutisches Verhalten
4. *Die Ebene konkreter einzelner Verhaltensweisen in bestimmten Situationen.*

Bei der Beschreibung und Bestimmung therapeutischen Verhaltens müssen diese Ebenen sorgfältig auseinander gehalten bzw. die Regeln ihres Zusammenhangs beachtet werden. Diese Ebenen stehen in einer hierarchisch-logischen Beziehung zueinander. Verhalten auf den Ebenen C und D muss mit den Prinzipien der höheren Ebenen übereinstimmen. Umgekehrt gilt aber, dass Konkretisierungen aus den höheren Ebenen nicht eindeutig ableitbar sind; hier entscheidet die jeweilige Situation (wann z.B. eine „Verbalisierung emotionaler Erlebensinhalte" oder eine Konfrontation ein Ausdruck der Empathie ist und wann gerade nicht)! Wenn diese Abstraktionsebenen beachtet werden, dann braucht es keine eigene „differenzielle Klientenzentrierte Therapie", die von einer „Basisvariablentherapie" unterschieden werden muss. Die Grundhaltungen sind dann abstrakt gefasste Therapieprinzipien (Finke, 1994), aus denen je nach Situation die erforderlichen konkreten Vorgangsweisen (Therapietechniken) hervorgehen müssen. Diese Zusammenhänge sollen in der folgenden Grafik veranschaulicht werden.

Ebene der grundsätzlichen Art der Beziehung	Professionelle psychotherapeutische Beziehung		
Ebene der übergreifenden Merkmale des Beziehungsangebots *(Therapieprinzipien)*	Kongruenz	Bedingungsfreie Wertschätzung	Empathie
Ebene der zusammenfassenden Klassifikation von spezifischen Verhaltensformen *(Therapietechniken)*	Konfrontieren Beziehungsklären Selbsteinbringen	Anerkennen Solidarisieren Bestätigen	Einfühlendes Wiederholen Konkretisieren Selbstkonzeptbezogenes Verstehen Organismusbezogenes Verstehen Interpretieren
Ebene der konkreten Verhaltensweisen	Konkrete therapeutische Intervention in einer bestimmten Situation		

Abb. 2. Abstraktionsebenen des therapeutischen Beziehungsangebots in Anlehnung an Höger (1989; 2000) sowie Finke (1994)

Methoden und Techniken müssen in der Personzentrierten Psychotherapie einerseits aus der Grundhaltung des Therapeuten ableitbar und andererseits für die konkrete Situation, d.h. vor allem für den Klienten, jeweils passend sein. Dies ermöglicht viele, wenn nicht unendliche Möglichkeiten von konkreten therapeutischen Verhaltensweisen. Methodenspezifische Techniken sind in der Personzentrierten Psychotherapie aber eher nur prinzipiell-implizit und nicht in explizit gefassten Formen entwickelt worden. Um die Bedeutung der Grundhaltung zu sichern, werden Techniken bisweilen sogar abgewertet (Bozarth, 1996) oder gänzlich abgelehnt (Frenzel, 1992; Schmid in seinem Beitrag in diesem Buch). Dem ist entgegenzuhalten, dass es in professioneller wie in ethischer Hinsicht unvertretbar ist, den Anschein zu erwecken, Personzentrierte Therapie könne ohne methodische Kompetenz oder in (vielleicht authentischer, aber doch) naiver Absichtslosigkeit betrieben werden. Auch wenn es nicht darum geht, bestimmte einzelne Techniken zu verwenden, kann die Entwicklung konkreter Interventionsformen nicht einfach nur der beliebigen Intuition des Augenblicks bzw. der privaten Spontaneität des einzelnen Therapeuten überlassen werden. Abgesehen davon, dass dies auch eine ungerechte Überforderung darstellen würde, muss gerade intuitives therapeutisches Handeln *theoriegeleitet* sein. Dies erfordert eine Fähigkeit bzw. professionelles „Handwerkszeug", das erst gelernt und ausgebildet werden muss. Professionelles Handwerkszeug ist vonnöten, um die Grundhaltungen funktional, nämlich zur Ermöglichung und Förderung von Selbstexploration und Selbstempathie des Klienten, vermitteln zu können. Es geht hier nicht um eine alltägliche, sondern um eine kunstvolle und zielorientierte Kommunikation.

Eine zentrale methodische Fähigkeit des Personzentrierten Therapeuten kann darin gesehen werden, den therapeutischen Kontakt so intensivieren zu können, dass die für persönliche Veränderung notwendige Tiefe des Erlebens erreicht und gehalten wird. Gendlin hat diese Erlebenstiefe treffend mit seinen prozessualen Begriffen des *Experiencing* bzw. des *Felt Sense* beschrieben. Therapeutisches Tun besteht im Wesentlichen darin, zu diesem Spüren zu gelangen und dieses Spüren zu explizieren bzw. adäquat zu symbolisieren – ungeachtet dessen, ob Personzentrierte Therapeuten dies bewusst (in den Termini von Gendlin) intendieren oder nicht. Die Schritte vom noch vagen, unklar-bedeutungsvollen Felt Sense zum vollen, sprachlich ausdrückbaren Bewusstsein persönlicher Bedeutung stellen dabei die umfassendste Symbolisierung inneren Erlebens dar. Neben diesem vollen Gewahrwerden sind auch alle Zwischenstufen von Symbolisierung bzw. alle Zwischenstufen des Gewahrens innerer Erfahrung zu beachten. Dazu zählen die Symbolisierungen in den Formen und Zuständen des eigenen Körpers, in allen nonverbalen persönlichen Ausdrucksformen, in den eigenen Träumen, in allen Formen von eigener imaginativer Gestaltung (einschließlich kreativer und spielerischer Gestaltung, fantasierter Szenen, Personifizierung innerer Impulse u.v.a.m.), in den Formen und Strukturen der eigenen Emotionalität, in den Formen und Strukturen des eigenen Denkens und schließlich auch in den Formen der eigenen Gestaltung von zwischenmenschlichen Beziehungen und der Gestaltung und Beeinflussung der gesamten eigenen Umwelt. Die therapeutische Kommunikationsfähigkeit besteht demnach methodisch darin, tendenziell mit allen diesen Ebenen von Symbolisierung arbeiten zu können (dazu ausführlich Keil, 1998; 2002).

Neben der Behandlungstechnik, die im Personzentrierten Ansatz – wie eben dargestellt – in ein Beziehungsangebot eingebettet verstanden wird, lässt sich therapeutische Technik auch auf der Ebene des Rahmens und der äußeren Bedingungen reflektieren. Pawlowsky (1992, 163) vertritt den Standpunkt, dass der Rahmen der therapeutischen Arbeit im Personzentrierten Ansatz relativ vernachlässigt wurde (z.B. Regelung bezüglich Frequenz, Sitzungsdauer und Kosten, Urlaubsregelung, ausgefallene bzw. versäumte Stunden, Doppelstunde, zusätzliche Treffen, Treffen außerhalb der Therapiestunde, telefonische Kontakte, Umgang mit Geschenken, Du-Wort, Sitzanordnung, Hinlegen, stärkere Einbeziehung des körperlichen Ausdrucks, Einsatz kreativer Mittel, körperliche Berührungen). Neben der Einbettung in das Beziehungsangebot ist das Passen eines Settings dabei auch in Hinblick auf eine hinreichende Sicherheit für den Psychotherapeuten zu reflektieren, die ihrerseits eine Voraussetzung dafür bildet, Klienten hilfreich sein zu können.

1.5.5. Der therapeutische Prozess

An Entwicklung und Wachstum sehr interessiert, hat sich Rogers vielfach mit dem Prozess der Veränderung befasst. Bereits 1942 beschreibt er eine Abfolge von (zwölf) charakteristischen Schritten im Laufe einer Psychotherapie: z.B. Hilfsbedürfnis des Klienten, definierte Therapiesituation, zunehmender freier Ausdruck von Gefühlen des Klienten, akzeptierende und klärende Haltung des Psychotherapeuten, gesteigerte Einsichten, Wahlmöglichkeiten, Handlungskompetenz und Unabhängigkeit des Klienten.

1951 beleuchtet Rogers Ebenen, auf denen sich therapeutisch bedingte Wandlungen abzeichnen: vorgelegtes Material, Einstellung zum Selbst, Wahrnehmung und Bewusstheit von Erfahrungen, Wertungsprozess, therapeutische Beziehung, Persönlichkeitsstruktur und Verhaltensebene. Dies mündet in das von Rogers (1961/1973, 135–159; 1977, 143–149) skizzierte *Prozesskontinuum*, ein Modell mit diagnostischen Anklängen, das in sieben Prozessphasen die Bandbreite von völliger Stagnation bis zur „fully functioning person" und auch den durch therapeutische Arbeit erreichbaren Zuwachs an persönlicher Entfaltung veranschaulicht: Starre Konzepte, eine objekthafte Beziehung zu sich selbst, strukturgebundene Zuschreibungen, fehlende Verantwortung für das eigene Erleben charakterisieren den einen Pol. Unmittelbarkeit, Flexibilität in den persönlichen Konstrukten, ungehinderter Erfahrungsfluss, Vertrauen in den eigenen Wertungsprozess, Offenheit hinsichtlich des Selbsterlebens und gegenüber anderen sowie Wahlfreiheit kennzeichnen den Pol, wie er durch das obere Ende des Kontinuums beschrieben ist.

Der zentrale Lehrsatz, die Prozessgleichung, lautet: „Je mehr der Klient den Therapeuten als real oder echt, als empathisch und ihn bedingungsfrei akzeptierend wahrnimmt, desto mehr wird sich der Klient von einem statischen, gefühlsarmen, fixierten, unpersönlichen Zustand psychischer Funktionen auf einen Zustand zu bewegen, der durch ein fließendes, veränderliches, akzeptierendes Erleben differenzierter persönlicher Gefühle gekennzeichnet ist" (1961b; zit. nach Rogers, 1977, 128).

Barrett-Lennard (1990) geht von fünf an Rogers angelehnte Phasen aus:

1. Eingangsphase: Verantwortung des Klienten als Basis für Auseinandersetzung mit eigenen emotionalen Prozessen
2. Therapeutische Beziehung und Selbstexploration des Klienten
3. Selbstverstehen, Reorganisation des Selbst und neu aufkommende Entscheidungsperspektiven
4. Zunehmende praktische Umsetzung der gewonnenen Einsichten, Neustrukturierung der persönlichen Eigenheiten und zunehmendes partnerschaftliches Verhältnis zwischen Klient und Psychotherapeut
5. Abschied und Trennung.

Swildens (1991; sowie sein eigener Beitrag in diesem Buch) versteht die klassischen psychischen Störungen zugleich als Blockaden und Stagnationen des existenziellen Prozesses. Um sich überhaupt wieder auf den eigenen existenziellen Prozess einlassen und damit zu einer adäquaten Selbstexploration kommen zu können, muss der Klient im Therapieverlauf zuerst mehrere – jeweils anders strukturierte – Phasen durchlaufen. Von daher unterscheidet Swildens die gewöhnliche Klientenzentrierte Therapie von der „Prozessorientierten Gesprächspsychotherapie".

Die Phasen eines derartigen Therapieprozesses sind:

1. Prämotivationsphase (Erarbeiten der Therapiemotivation)
2. Symptomphase (Erarbeiten der psychologischen und existenziellen Bedeutung des Symptoms)
3. Problem-/Konfliktphase (Arbeit am Widerstand und auch am Problem)
4. Existenzielle Phase (Selbstexploration zum Sinn des eigenen Daseins, personale Begegnung)
5. Abschiedsphase.

Allgemein kann als Ziel des therapeutischen Prozesses aus personzentrierter Sicht formuliert werden, dass der Klient zunehmend jene Haltungen sich selbst gegenüber entwickelt, die er als heilsame therapeutische Grundhaltung von Seiten des Psychotherapeuten erfährt.

Schließlich sei hier noch ein von Finke (1999) nach verschiedenen Beziehungsformen geordnetes Verlaufsmuster vorgestellt: Auf der Basis der *Arbeitsbeziehung*, des professionellen Rahmens, der die Zusammenarbeit zwischen Psychotherapeut und Klient regelt und sichert, treten je nach Therapiephase einzelne Beziehungsformen stärker hervor: Dominiert am Anfang die „*Alter-ego-Beziehung*" mit ihrem Schwerpunkt auf empathischem Verstehen, so zeigen sich mit zunehmender Dauer verstärkt Übertragungsphänomene, die je nach theoretischer Orientierung auch in eine *Übertragungsbeziehung* übergehen können. Erst gegen Ende der therapeutischen Kooperation überwiegt dann ein mutueller Beziehungscharakter: Der gemeinsame Austausch zeigt an, dass die zuvor doch eher einseitige Rollenverteilung nunmehr in der *Dialogbeziehung*, in der realen Begegnung von zwei Partnern, die beide mit existenziellen Fragen konfrontiert sind, aufgehoben ist.

1.5.6. Widerstand, Übertragung und Gegenübertragung

Widerstand im Sinne von unbewusster Opposition, „Manöver" und „Sabotagekraft" gegen den „Behandlungsfortschritt" ist ein *interpersonal* angelegtes Konstrukt, das weder empirisch noch phänomenologisch offenkundig ist und dementsprechend von vielen als überflüssig angesehen wird. Dazu kommt, dass eine „Entlarvungsideologie", eine „Spürhundhaltung", ein „Kampf oder Ringen zwischen Therapeut und Klient"

Arbeitsbeziehung (als Basis) ─────────
Alter-Ego-Beziehung ....
Übertragungsbeziehung ─ ─ ─ ─ ─
Dialogbeziehung ─ · ─ · ─

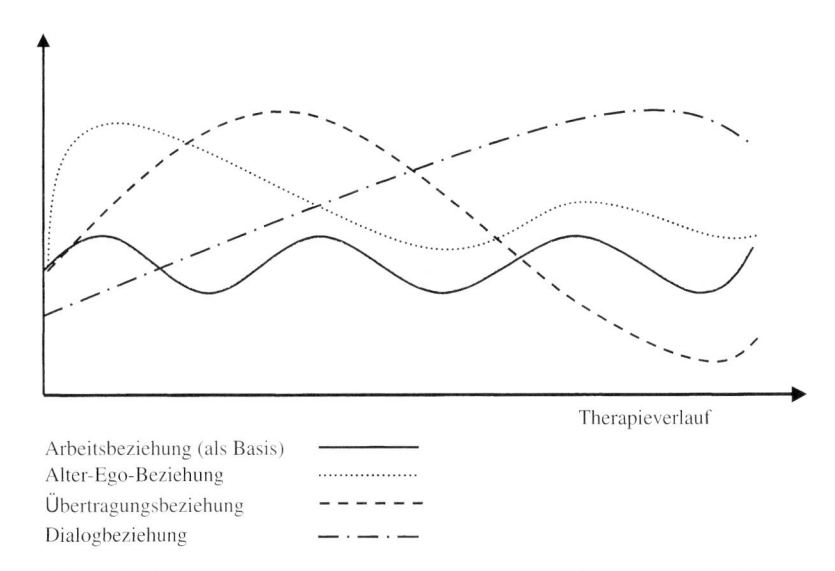

Abb. 3. Beziehungsformen in der Psychotherapie (in Anlehnung an Finke, 1999)

nicht mit dem humanistischen Menschenbild vereinbar ist (vgl. Finke, 1989, 54ff.). Rogers (1942, 139) hat Widerstand „weder als wünschenswert noch als unvermeidlich" angesehen, sondern als „in erster Linie auf mangelhafte Techniken zur Handhabung des Ausdrucks von Problemen und Gefühlen des Klienten zurückzuführen". Widerstand entstünde dann, wenn der Therapeut versucht, „den therapeutischen Prozeß durch Diskussion von emotionalisierten Einstellungen zu beschleunigen, mit denen sich auseinanderzusetzen der Klient noch nicht bereit ist" (ebd.).

Diskutierbar ist freilich eine Selbsttäuschung in Bezug auf den Veränderungswunsch, eine ambivalente Selbstverteidigung gegenüber dem Gewahrwerden nicht integrierter Erfahrungen. Damit erhält das Konzept eine – positiver konnotierte – *intrapsychische* Bedeutung im Sinne von adaptiver Abwehr, Beistand, Schutzsystem, Vermeiden der schmerzlichen Erfahrung bzw. ihrer Enthüllung im Rahmen der therapeutischen Beziehung. Zu bedenken ist, dass „Wahrheit" in einem objektiven Sinn hier nicht relevant ist, sondern das Streben nach subjektiver Wahrhaftigkeit.

In der Personzentrierten Psychotherapie besteht die Absicht, den Widerstand, d.h. die Abwehrhaltungen des Klienten in der Psychotherapie, nicht anzuheizen, sondern insbesondere durch die unbedingte Wertschätzung aller Erlebensweisen des Klienten überflüssig zu machen. Die „Widerstandsbearbeitung" befasst sich mit der Angst des Klienten vor sich selbst, mit der Zone zwischen zu starker Annäherung an und Vermeidung der inneren „Wahrheit".

Finke (1994, 66ff.) schlägt ein gestuftes Vorgehen bei der Abwehrbearbeitung vor (abhängig von Dauer und Stand der Beziehung):

1. Akzeptieren (des Tempos inkl. defensiver Haltung); der Therapeut ist (mit oft paradoxer Wirkung) Anwalt des „Widerstandes".
2. Widerstand ansprechen und in seinen Folgen verdeutlichen (inkl. Konfrontieren, Widersprüche z.B. zwischen verbalen Aussagen und unwillkürlichem Verhalten aufzeigen).
3. Widerstand interpretieren (Intentionen, Motive, Zweck des Widerstands): Der Schwerpunkt soll aber nicht auf dem abgewehrten Inhalt (Was), sondern auf dem Abwehrvorgang (Wie) und seiner Bedeutung (Notwendigkeit) für das Selbst liegen.

Während der *Verdrängungswiderstand* die Abwehr der ängstigenden und bedrohlichen Erfahrungen umschreibt, läuft eine Übersetzung des

Übertragungswiderstandes in die Sprache des Personzentrierten Ansatzes auf einen „*Beziehungswiderstand*", auf ein defensives Verhalten in der therapeutischen Beziehung hinaus. Zu fragen ist ferner, was der Klient neben dem „psychologischen Effekt" von seinem „Leiden" hat, z.B. Berentung, Rückzugsmöglichkeit, Abgeben von Verantwortung. Für die Praxis interessant ist die Frage, ob es sich um einen „Ich-syntonen" oder „Ich-dystonen" Widerstand handelt.

Das Übertragungskonzept wurde von Rogers z.B. in seinem Kommentar zu seinem Interview mit „Gloria" als „highly intellectual framework" bezeichnet. Rogers (1951/1972, Kap. 5) unterschied bekanntlich zwischen „Übertragungseinstellungen" und der „Übertragungsbeziehung", die in der Psychoanalyse bei den Analysanden nicht selten in eine Übertragungsneurose mündet, und vertrat folgende Auffassung: „Die Reaktion des klient-bezogenen Therapeuten auf Übertragung ist die gleiche wie die auf jede andere Einstellung des Klienten: er versucht zu verstehen und zu akzeptieren" (ebd., 192). In diesem Sinne hält Lietaer (1992, 108–110) fest, dass es das Phänomen der Übertragung sehr wohl gäbe, dieses aber durch die Betonung der realen Beziehung und die Gewichtung von aktuellem Wachstum (statt Regression) nicht gefördert werde.

Rogers steht somit der Jungschen Position näher, dass man trotz der Übertragung heilt, nicht wegen ihr. Er sieht in einem Vorgehen, das die Übertragung zum „Kernstück der Therapie" macht, einen „schwerwiegenden Fehler", u.a. weil es Abhängigkeit fördere und die Therapie unnötig verlängere (Rogers, 1987/1990, 81). Im Unterschied zur Psychoanalyse wird sie im Personzentrierten Ansatz demnach nicht als das größte Hilfsmittel für die therapeutische Praxis angesehen. Obwohl Rogers konzediert, dass „starke Übertragungs-Einstellungen" vorkämen (1951/1972, 189), und auch Emotionen einräumt, „die wenig oder gar keinen Bezug zum Verhalten des Therapeuten haben" (1987/1990, 76), nimmt er – ganz im Einklang mit der radikalen Sicht von Shlien (1987/1990) – an, dass viele Klientenreaktionen nicht als Übertragungsreaktionen, sondern als reale dem Psychotherapeuten geltende Einstellungen auszulegen seien. Dies wiederum eröffnet vor allem jenen Beziehungsraum, der für die personzentrierte Theorie der ausschlaggebende ist: die reale, dialogische Beziehung (vgl. dazu auch 1. 5. 1. bzw. Finke, 1999).

Analog dazu ist auch die Gegenübertragung vor allem unter dem Aspekt der Resonanz auf den Klienten bzw. eigener Übertragungseinstellungen (oder in der Sprache des Focusing auch „Gegenreaktionen") des Psychotherapeuten zu thematisieren. Die Reaktionen des Psychotherapeuten können aus seiner Brille betrachtet vielfach zum Hilfsmittel für die Exploration der Beziehungsdynamik werden. Die wohlabgewogene Offenlegung vor allem von persistenten Reaktionen des Psychotherapeuten sollte schließlich auch aus Sorge um den Klienten und aus dem aktiven Interesse an ihm erfolgen.

1.5.7. Zum Stellenwert von Diagnostik

Insofern psychologische bzw. psychiatrische Diagnosen ein Individuum einer Kategorisierung unterziehen und damit ein oft sehr verkürzender und verdichtender Terminus sehr komplexe Zustände und Befindlichkeiten der Person etikettiert, besteht im Personzentrierten Ansatz eine große Reserviertheit bis Ablehnung einer herkömmlichen Status-Diagnostik gegenüber.

Rogers selbst hat nach und nach auf psychologische Diagnosen im herkömmlichen Sinn verzichtet und gemeint, dass sie „für den therapeutischen Prozeß eher schädlich" sind (1951, 206), sie dienen „nur" der Sicherheit des Psychotherapeuten, nicht aber dem Klienten bzw. dem therapeutischen Prozess. Insofern sie dem Psychotherapeuten dienen, können sie jedoch von einem beschränkten Nutzen sein, nämlich für diesen eine angstmindernde Wirkung haben, was ihm besser ermöglichen könnte, eine klientenzentrierte Haltung zu erleben.

Dennoch ist die Behauptung, Rogers (bzw. die Personzentrierte Psychotherapie) lehne Diagnosen ab, falsch (vgl. Eckert, 1993; Sauer, 1997). Rogers lehnt eine der Therapie vorausgehende (zeit- und situationsinvariante) psychologische Statusdiagnose ab, betont aber „die Wichtigkeit der zeit- und bedingungsvariablen Prozeßdiagnose für den psychotherapeutischen Prozeß und schlägt vor, die Therapie selbst als einen diagnostischen Prozeß aufzufassen, in den der Patient einbezogen wird" (Eckert, 1993, 148). Es sei hier auch auf die umfassende diagnostische Tradition der Personzentrierten Psychotherapie – sowohl in Form von phänomenologischen Prozessanalysen wie in Form von empirisch-wissenschaftlichen Untersuchungen – verwiesen.[9] Teusch (1993) hat zur Klärung der Diskussion beigetragen, indem er die Unterscheidung einer methodenimmanenten bzw. therapietheorie-geleiteten Diagnostik von einer methodenübergreifenden psychiatrischen Diagnostik vorgeschlagen hat. Wenn Letztere sich, wie etwa im ICD-10 oder DSM-IV, auf beobachtbarem Verhalten

---

[9] Zusammenfassende Darstellungen der dabei entwickelten Untersuchungsinstrumente finden sich bei Sachse (2000) und Sauer (2001).

und subjektivem Erleben begründet, steht sie nicht im Widerspruch zur prozessualen Diagnostik der Personzentrierten Psychotherapie; beide Formen können sich vielmehr sinnvoll ergänzen. In jedem Fall dürfen herkömmliche Diagnosen aber nicht dazu führen, dass das Wahrnehmen der Klienten und in Resonanz dazu das eigene Erleben vernachlässigt werden.

Im Personzentrierten Verständnis ist die Diagnose ein kommunikativer Akt, der möglichst auf der Selbstexploration des Klienten basieren sollte, somit im Laufe des therapeutischen Prozesses Kontur gewinnt. Die Psychotherapie generiert diagnostische Einsichten („Theragnose") bzw. die Therapie selbst *ist* in einem bedeutungsvollen und genauen Sinn Diagnose. Der maßgebliche Diagnostiker ist der Klient selbst mit seinem erlebnisbezogenen Erfassen der Inkongruenz und der damit verbundenen verzerrten Wahrnehmungen. „Man könnte sagen, daß die Psychotherapie, gleich welcher Orientierung, vollständig oder fast vollständig ist, wenn die Diagnose der psychischen Aspekte vom Klienten erfahren und akzeptiert wird." (Rogers, 1951, 209).

Die Aufgabe des Psychotherapeuten besteht bei dieser „prozessualen Diagnostik" darin, vermittels seiner empathischen Wahrnehmung des Erlebens und des Kontextes des Klienten sowie seiner eigenen emotionalen Resonanz darauf, Verstehenshypothesen zu bilden und das Verstandene im Sinne einer „Vergewisserung" mit dem Klienten zu überprüfen. Die Wahrnehmung des Therapeuten vom Klienten inkludiert dabei u.a. (mit Hilfe von „einfühlendem Störungswissen" sowie einer lebensgeschichtlichen Perspektive) das Verstehen der Eigenarten störungsspezifischer Erlebensformen, der Eigenart und Tiefe der Selbstexploration und der Eigenart der Beziehungsgestaltung und Interaktionsmuster des Klienten (vgl. zu Letzterem den Beitrag über die „Interaktionelle Orientierung" in diesem Buch). Sommer (2001) hat dargestellt, wie der Umgang einer Person mit sich selbst und Anderen als „innere Szene" gesehen werden kann, die ihrerseits auf die persönlichkeitsprägende Ursprungsszene verweist. Ein solches szenisches Verstehen ist in sich prozessuale Diagnostik. Die dabei erzielten Erkenntnisse sind immer vorläufig und immer zwischen Klienten und Psychotherapeuten „verhandelbar".

Die kritische Distanz zu gängigen Diagnosen hat ihren Grund auch in der Gefahr der Festschreibung von Seinsweisen (auch im Sinne einer sich selbst erfüllenden Prophezeiung). Statt einer dynamischen Sicht, die den Menschen in seiner Einzigartigkeit, in seiner Heterogenität und – trotz allem – als im Fluss befindlich betrachtet, stützt eine Etikettierung eine statische Sicht. Dem humanistischen Ansatz entspricht vielmehr die Abkehr von der pathologischen Perspektive und die Hinwendung zu den gesunden Anteilen. „Entscheidend ist nicht, was fehlt, sondern was da ist" (Pörtner, 1994, 110). Die Sicht auf die Ressourcen der Person impliziert die Bemühung um das, was „gut funktioniert" oder funktionieren könnte.

1.5.8. Indikation

Rogers (1942/1973; 1951/1972) hat, nachdem er zunächst eine Reihe von Indikationskriterien aufgestellt hatte, diese wieder zurückgenommen, weil sie „in keiner Weise hilfreich" waren und weil solche Kriterien dazu tendieren, der Anwendbarkeit der Therapie dogmatische Grenzen zu setzen. Auch wenn es zu erforschen gilt, welche Arten von Individuen für Personzentrierte Psychotherapie empfänglich oder nicht empfänglich sind, so scheint es mittlerweile klar zu sein, dass die Kriterien dafür nicht einfach in bestimmten Klassen von Symptomen, persönlichen Defiziten oder allgemeinen sozialen Kategorien wie Schichtzugehörigkeit u.Ä. zu finden sind. Biermann-Ratjen et al. (1995) haben dargelegt, dass die umfassende Indikationsfrage, bei welchem Patienten mit welcher Störung welche Therapieform durch welchen Therapeuten mit welcher Zielsetzung wie wirksam sein wird, nur zur Utopie führt, wenn man meint, man könne durch immer feinere Differenzierungen aller wesentlichen Variablen und ihrer Wechselwirkungen den eigentlichen Therapieprozess sichtbarer und klarer bekommen.

Ohne in solcher Weise bestimmte Klassen von Patienten, Störungen, Therapeutenmerkmalen, Therapiezielen usw. differenzieren zu wollen, haben Biermann-Ratjen et al. (1995, 152 ff.) die Aussagen des Klientenzentrierten Konzepts im Hinblick auf die Indikationsfrage untersucht. Demnach ist Personzentrierte Psychotherapie dann indiziert, wenn

1. die Störung eine psychische ist, und zwar auf der Grundlage einer Inkongruenz,
2. der Klient zu sich selbst zumindest ansatzweise eine Beziehung haben kann,
3. er seine Inkongruenz zumindest ansatzweise wahrnimmt bzw. ändern möchte,
4. er das personzentrierte Beziehungsangebot zumindest ansatzweise wahr- und annehmen kann und
5. in der Aufhebung der Inkongruenz zumindest ein Schritt zur Lösung bzw. Klärung des Problems gesehen werden kann.

Neben der allgemeinen Indikationsfrage, ob eine Psychotherapie überhaupt indiziert ist, versucht die differenzielle Indikation zu klären, ob eine bestimmte Therapieform für einen bestimmten Klienten die optimale Behandlungsform darstellt (selektives Indikationsmodell) bzw. wie eine gegebene Behandlungsform für einen gegebenen Klienten optimal adaptiert werden kann (adaptives Indikationsmodell)[10].

Bei einer Reihe von unterschiedlichen Störungen haben die verschiedensten Therapieformen in etwa die gleichen (quantitativen) Effekte[11]. Eine selektive Indikation der Therapieformen lässt sich somit kaum an bestimmten Störungskategorien festmachen. Biermann-Ratjen et al. (1995, 167) resümieren die Untersuchungen zur differenziellen Indikation dahingehend, dass die Personzentrierte Psychotherapie im Hinblick auf Art und Schwere der Störungen, die durch sie erfolgreich behandelt wurden, ein *außerordentlich breites Indikationsprofil* aufweist. Daraus soll übrigens nicht geschlossen werden, dass die Personzentrierte Psychotherapie ein „Breitband*verfahren*" darstellt. Höger (1989) hat klar gestellt, dass das Therapiekonzept auf einem hohen Abstraktionsgrad formuliert ist und daher kein Therapieverfahren abbildet, sondern ein übergreifendes „Breitband*konzept*". Dies ermöglicht bzw. fordert den Therapeuten, sich auf der Ebene des konkreten therapeutischen Handelns maximal differenziell auf die Möglichkeiten des Klienten einzustellen. Hier erfolgt die „Adaption" des therapeutischen Handelns auf Grund der Einfühlung in das Erleben des Klienten. In der Therapieforschung wird hingegen Adaption meist technizistisch als Bestimmung immer neuer Therapieziele und Techniken durch den Therapeuten als Experten verstanden, was sich mit dem Klientenzentrierten Therapiekonzept gerade nicht verträgt.

Eine differenzielle Indikation für die Personzentrierte Psychotherapie sollte somit nicht an sogenannten objektiven Therapiezielen oder an bestimmten Techniken fest gemacht werden, sondern, im Sinne einer subjektiven Indikation, daran, ob und wie dieser Klient das Beziehungsangebot dieses Therapeuten annimmt. Allgemein gefasst, kann folgende Richtlinie helfen: Eine Personzentrierte Psychotherapie ist dann „indiziert, wenn der Klient das ... Beziehungsangebot als für sich hilfreich wahrnehmen und annehmen kann" bzw. wenn die „Ansprechbarkeit des Klienten", „seine Aufnahmebereitschaft" oder auch ein wechselseitiges Zueinanderpassen

---

[10] Zielke (1979) hat Prozesse der Selektion bzw. der Adaption in der Gesprächspsychotherapie systematisch analysiert.
[11] Bei gleichen Effekten verschiedener Therapieformen gibt es jedoch qualitative Unterschiede darin, *wie* die Klienten Behandlungsverlauf und -ergebnisse erleben und bewerten; vgl. Eckert und Biermann-Ratjen (1990), Grawe (1976), Plog (1976), Grawe et al. (1990)

von Klient und Psychotherapeut bzw. dessen Beziehungsangebot gegeben ist, was z.B. in der Übereinstimmung der Einschätzung der therapeutischen Situation zum Ausdruck kommt (Biermann-Ratjen et al., 1995, 160f.). In der Regel äußert sich dies in der Praxis simpel darin, dass der Klient gerne bzw. motiviert in die Therapiestunde kommt. In seltenen Fällen ist freilich eine „Kollusion" von Klient und Therapeut denkbar, die in einer (lange) nicht bemerkten Stagnation des Prozesses (aufgrund nicht erfüllter oder nicht genützter Therapieprinzipien) münden kann. Das heißt im Übrigen theoriegeleitet, dass eine Klientenzentrierte Psychotherapie solange indiziert ist, „wie der Klient auf das Beziehungsangebot des Therapeuten mit zunehmender Selbstempathie reagiert" (Biermann-Ratjen et al., 1995, 176).

Neben einer ausreichenden Psychotherapiemotivation, die wiederum von einem entsprechenden Leidensdruck oder einer „Neugier" an Selbsterfahrung gespeist ist und sich mitunter erst im Laufe der Psychotherapie einstellt, ist die *Fähigkeit zur Selbstexploration* des Klienten ein wichtiges Indikations- und noch mehr Prognosekriterium für den Therapieverlauf. Hierauf ist auch bereits im Erstgespräch bzw. in den ersten Kontakten zu achten, auch im Sinne einer „Probebehandlung" unter Berücksichtigung der „emotionalen Ansprechbarkeit" des Klienten.

Weiters von Vorteil ist die Übernahme der Theorie bzw. des Therapiemodells durch den Klienten (d.h. auch grundsätzlicher Zielorientierungen und Aufgabenstellungen von Therapeut und Klient in der Therapie, z.B. persönliche Entwicklung statt Symptombekämpfung, Veränderung der Beziehung zu sich selbst statt isolierter Ziele, Introspektion von Seiten des Klienten und Unterstützung derselben durch den Psychotherapeuten statt rationale und strukturierte Verhaltensanalyse und Änderungsprogramme). So wie in anderen Methoden hängt dies auch davon ab, ob und inwieweit der Psychotherapieklient nach und nach die Methode „erlernt", weiters vom Grad der Erfahrung des Psychotherapeuten, vom Grad (der Chronifizierung) der Störung und von der Therapiedauer (Einfluss auf Nachhaltigkeit der Wirkung).

Die Frage, ob eine männliche oder eine weibliche Person angemessener ist, hängt auch von der „Ansprechbarkeit" des Klienten und seinen spezifischen Bedürfnissen ab. Hier kommt es auch auf die eigene Lebensgeschichte, die eigene Entwicklung und auf die „Erfahrungsbereitschaft" an, welche Konstellation die Ausschöpfung des entsprechenden Potenzials und damit die Erweiterung des eigenen Selbst am besten fördern kann. Der Grad der Angst ist auch hierbei zwischen optimal vs. maximal zu differenzieren.

Schließlich sollten auch ökonomische Aspekte in Rechnung gestellt werden. Nicht jeder Aufwand (Therapiedauer, Therapiekosten) ist zu rechtfertigen. Eine Psychotherapie sollte nicht nur effizient (also wirkungsvoll) sein, sondern auch effektiv (also mit einem vernünftigen Schlüssel von Mitteleinsatz und Erfolg).

2. Drei Grundorientierungen der Personzentrierten Psychotherapie

Der Personzentrierte Ansatz hat im Bereich der Psychotherapie kein einheitlich-geschlossenes therapeutisches Konzept entwickelt, es bietet sich vielmehr das Bild einer bunten Vielfalt von Varianten und Strömungen innerhalb der gleichen Richtung. Wir möchten hier eine systematische Unterscheidung vorschlagen und dabei neben einer Orientierung des therapeutischen Vorgehens ausschließlich an der Verwirklichung der Grundhaltungen eine Orientierung am Gewahrwerden der Inkongruenz sowie eine Orientierung am Experiencingprozess unterscheiden. Zuvor sollen aber einige Hintergründe skizziert werden, die diese relativ große Vielfalt entstehen haben lassen.

2.1. Inhaltliche Hintergründe der Vielfalt

Zwei Themenbereiche scheinen es unserer Meinung nach vor allem zu sein, aus denen heraus sich wichtige unterschiedliche Auffassungen innerhalb des klientenzentrierten Therapiekonzepts gebildet haben:

Beim ersten Thema geht es darum, wie die unumgehbare Spannung in einer Psychotherapie, die einerseits absichtslose personale Begegnung sein soll und andererseits per definitionem in absichtsvollem, zielgerichtetem Vorgehen besteht, verstanden und bewältigt werden kann. Hier zeigt sich ein deutlich unterschiedliches Verständnis der konkreten, klinisch-professionellen Verwirklichung der Personzentrierten Psychotherapie im Verhältnis zu ihren philosophisch-anthropologischen Grundlagen. Dieses Thema wird u.a. auch in der Diskussion über ein störungsspezifisches Vorgehen und dessen adäquate konzeptuelle Erfassung aufgegriffen. Eckert et al. (1997) sprechen hier beispielsweise von zwei Wegen zu einem störungsspezifischen Vorgehen in der Klientenzentrierten Therapie. Die eine Richtung will dabei mittels allgemein-psychologischer Theorien oder mittels allgemeiner Störungsdefinitionen (ICD, DSM) die Gesprächstherapie redefinieren, während die andere Richtung weiterhin von einem spezifischen Beziehungsangebot im Sinn der Rogers'schen Therapiebedingungen ausgeht.

Das zweite Thema behandelt letztlich auch die Spannung zwischen Beziehung und Technik, aber in einer subtileren Form. Personale Begegnung berührt immer innerlich. In der Personzentrierten Psychotherapie stellt sich dabei die Frage, ob dieses wirksame Berühren des inneren Erlebens (*experiencing*) des Klienten bewusst und intendiert versucht werden soll oder nur unbeabsichtigt und von selbst geschehen darf. Prouty (2001) spricht hier vom Gerichtet-Sein *(intent)*, also der Absicht der Therapeutin. Den Ausgangspunkt dafür bildeten Forschungsergebnisse, die belegen, dass die für therapeutische Veränderung nötige Tiefe des Erlebens („experiential level") sich im Lauf der Therapie nicht „von selbst" einstellt, wenn sie nicht ansatzweise schon von Anfang an gegeben ist (Kirtner und Cartwright, 1958; Gendlin, 1969). Dies kann so verstanden werden, dass das Erleben des Klienten in manchen Fällen auch durch ein von den Grundhaltungen geprägtes Beziehungsklima nicht genügend berührt wird. Gendlin hat daraus die Schlussfolgerung gezogen, dass weniger die Grundhaltungen, sondern vielmehr der Experiencingprozess (bzw. dessen Level) im Klienten selbst als Motor der Veränderung anzusehen sei. Bei aller Betonung der Notwendigkeit der personzentrierten Grundeinstellungen wird daher in Gendlins Therapiekonzept die (Wieder-)Herstellung des *implizit wirksamen Experiencingprozesses* im Klienten in den Mittelpunkt gestellt. Dies hat zur Folge, dass die Therapeutin (auf der Basis der Grundhaltungen) die *Intention* hat, den Felt Sense im Klienten zu berühren und auf diesen eventuell auch dann schon zu reagieren, wenn er sich für den Klienten gerade noch nicht gebildet hat (Gendlin, 1993).

Die Verlagerung des Schwergewichts von den Grundhaltungen zum Experiencing im Therapiekonzept von Gendlin wird durch dessen Bezeichnung als „Experiential Therapy" bzw. später auch Focusing-Therapie besonders hervorgehoben. Dieser Begriff verleitet insofern zu Missverständnissen, als handle es sich dabei um eine andere, von der Personzentrierten Therapie zu unterscheidende Therapierichtung. Der Unterschied dieses Konzepts zu dem von Rogers wird denn auch von manchen personzentrierten Autoren (Brodley, 1990; Prouty, 2001; Schmid, 2001) so krass empfunden, dass sie dabei unterschiedliche bzw. unvereinbare Paradigmen im Verständnis von Psychotherapie als deren Hintergrund sehen. Unser Buch dient demgegenüber dem Anliegen, die Gemeinsamkeit in der Vielfalt dieser Strömungen aufzuzeigen (dazu auch Stumm, Wiltschko und Keil, in Vorb.).

2.2. Rogers' Therapietheorie als offenes Konzept

Ein äußerlicher Grund für das allzu schnelle Auseinanderdividieren der Konzepte von Rogers und Gendlin kann darin gesehen werden, dass der Diskurs zwischen ihnen nach der Veröffentlichung von Gendlins Veränderungstheorie abrupt endete und Gendlins weitere Theoriebildung in der Folge von Rogers völlig ignoriert wurden. Van Balen (1994) hat sorgsam und ausführlich dargelegt, was den Bruch ausgelöst haben könnte, aber auch, worin sowohl grundsätzliche Übereinstimmung wie auch spezifische Besonderheiten in den Konzepten beider Protagonisten gesehen werden können.

Für die Vielfalt der Strömungen ist jedoch nicht allein dieser nicht ausgetragene Konflikt der Gründerpersonen verantwortlich. Ein wesentlicher Hintergrund dafür ist vor allem in der großen inhaltlichen Offenheit des Rogers'schen Konzepts zu sehen. Rogers wollte ja, wie er selbst zeitlebens immer wieder betont hat, weniger eine eigene Therapieschule begründen, sondern vielmehr die Grundbedingungen von Psychotherapie überhaupt erfassen. Von daher ist es naheliegend, dass Rogers sein Therapiekonzept auf einem hohen Abstraktionsniveau formuliert hat. Im Sinn der weiter oben referierten Unterscheidung der Abstraktionsebenen nach Höger ist dieses Konzept notwendigerweise offen für die weitere inhaltliche Konkretisierung. Dies bestätigt etwa auch Prouty (2001), der (allerdings mit Bedauern) herausgearbeitet hat, dass die von Rogers definierte therapeutische Grundhaltung grundsätzlich mit professionellen Techniken und Methoden vereinbar ist. „Ich glaube, dass es als Moment von großer historischer Bedeutung anzusehen ist, dass Rogers es unterließ, die ‚nondirektive Haltung' zusammen mit den anderen notwendigen therapeutischen Bedingungen formell zu definieren. *Das Ergebnis besteht darin, dass eine theoretische Situation geschaffen wird, innerhalb welcher, so lange die notwendigen und hinreichenden Bedingungen vorhanden sind, jede Technik mit ihnen kombiniert werden kann*" (ebd.).

Eine zusätzliche Begründung für die Offenheit des Rogers'schen Therapiekonzepts wird manchmal auch darin gesehen, dass Rogers sich nach dem nicht sehr glücklichen Verlauf des Wisconsin-Projekts relativ abrupt von der Arbeit im klinischen Bereich fast gänzlich abgewendet und damit auch sein Therapiekonzept selber nicht weiter ausgestaltet hat. Swildens (1992) hat dies in Form einer Parabel dargestellt, wobei er Rogers als Urheber unterschiedlicher Entwicklungen mittels der Metapher eines Vaters von 3 Töchtern aus drei verschiedenen Ehen schildert. Demnach schloss Rogers die erste Ehe mit dem Mädchen Counseling, d.h. mit der amerikanischen psychologischen Beratungsbewegung. Dabei entstand ein „voll ausgetragenes, starkes Kind, das gut gedieh und dem Vater viel

Ehre einbrachte". Swildens denkt dabei an die frühe Klientenzentrierte Psychotherapie und Beratung. Die mittlere Tochter entstand aus einer kurzen und unglücklichen Mischehe mit der Mutter Psychiatrie. Nach der Scheidung wurde sie von den Eltern aufgrund ihrer gegenseitigen Feindseligkeit in ein Waisenheim gegeben, wo sie verkümmert wäre, hätten nicht europäische (und später auch amerikanische) Enkel aus der ersten Ehe sie in Pflege genommen. Die Pflegeeltern nannten sie „experiential psychotherapy" oder prozessorientierte Gesprächspsychotherapie. Swildens denkt dabei jedenfalls an alle Formen klinisch orientierter, professioneller Klientenzentrierter Psychotherapie. Schließlich gibt es das jüngste Kind, ein „verwöhntes und blasiertes Mädchen" namens *Personzentrierter Ansatz* aus der Ehe des älteren Rogers mit der anspruchsvollen Dame Humanismus. Die Begleiter „ihrer hochnäsigen und luxuriösen Lebensführung" (in Kalifornien oder in den Ferien in der Schweiz) halten sich bis heute gerne fern von den Gesellschaften, in denen die Nachkommen der ältesten und der mittleren Tochter sich fachmännisch und wissenschaftlich weiterentwickelten.

2.3. Die Unterscheidung von drei Grundorientierungen

Es gibt also mehrere Spannungsbögen innerhalb des Therapiekonzepts des Personzentrierten Ansatzes, die zur Ausbildung verschiedener Varianten beigetragen haben. Wir meinen, dass es sich dabei um legitime Ausformungen oder Weiterentwicklungen der Rogers'schen Bedingungen für psychotherapeutisch relevante Veränderung handelt, und schlagen als Unterscheidungskriterium dabei die Frage der grundlegenden Absicht bzw. der Absichtslosigkeit der Klientenzentrierten Psychotherapeutin und die daraus folgende konkrete Ausrichtung oder Zielsetzung des therapeutischen Vorgehens vor.

Therapeutisches Vorgehen ist immer von der Absicht getragen, die jeweiligen Therapieziele zu erreichen. Dabei geht es natürlich nicht darum, den Klienten ohne seine innerliche Mitwirkung zu irgend etwas zu bringen. Therapeut und Klient sollen sich vielmehr auf einen gemeinsamen Erlebensprozess einlassen, aus dem heraus sich Veränderungen ergeben können. Indem ein solches Ziel verfolgt wird, sind alle therapeutischen Handlungen „strategisch" bzw. an einer Grundorientierung ausgerichtet. Im Rahmen des Therapiekonzepts von Rogers ist zunächst eine zweifache „Absicht" oder Orientierung des therapeutischen Vorgehens formuliert worden. Der Therapeut soll einmal eine gewisse Lebensweise bzw. die dafür charakteristische Grundeinstellung in sich selbst aufweisen. Zum weiteren soll er bemüht sein, diese Grundhaltung so zu vermitteln, dass der Klient sie als solche wahrnehmen kann. Alle Vertreter der Klientenzentrierten

Therapie stimmen darin überein, dass die (erlebte) Verwirklichung und Vermittlung der Grundeinstellung(en) für sie fundamental ist.

Viele, vor allem klinisch erfahrene, Klientenzentrierte Therapeuten spezifizieren die Grundorientierung aber noch etwas weiter darüber hinaus. Sie bestreiten, dass die Grundhaltung eine völlige diagnostische Absichtslosigkeit („a profoundly non-diagnostic mindset"; Brodley und Brody, 1996, 317) fordert, und finden es im Gegenteil unverzichtbar, dass ein diagnostisch relevantes Wahrnehmen von Unterschieden im Erleben des Klienten mit ihnen einhergeht. Gerade darin unterscheidet sich Psychotherapie ja von anderen Interaktionsformen, dass sie sich speziell mit dem Bereich des abwehrenden Selbst und der verleugneten und verfälschten organismischen Erfahrungen befasst. Um das Erleben des Klienten wirklich empathisch verstehen zu können, muss also in bestimmter Weise kongruentes von inkongruentem Erleben unterschieden werden und es kann nicht mit beidem in gleich gültiger Wertschätzung therapeutisch umgegangen werden. Zudem muss beachtet werden, dass ohne ausreichendes Wissen über störungsbedingte Erlebensformen diese gar nicht empathisch verstanden werden und die Grundhaltungen somit nicht in einem therapeutisch notwendigen Maß verwirklicht werden können. Dementsprechend möchten wir von einer *Grundorientierung*, die sich allein auf die Verwirklichung der Grundhaltung bezieht und damit *die personale Beziehung* in den Mittelpunkt stellt, eine *spezifisch klinisch ausgerichtete Orientierung* unterscheiden. Bei dieser bemüht der Therapeut sich nicht bloß um die Verwirklichung der Grundhaltung, sondern er hat darüber hinaus die spezielle „Absicht", gestörtes Erleben zu erfassen und zu verstehen und damit das Gewahrwerden von Inkongruenz zu ermöglichen.

Eine dritte Grundorientierung therapeutischen Vorgehens lässt sich in der auf Gendlin zurückgehenden Tradition der „experiential therapy" ausmachen. Den Ausgangspunkt bildet hier die Erfahrung, dass sich die für therapeutische Veränderung nötige Tiefung des Erlebens auch bei Verwirklichung der Grundhaltungen nicht in allen Fällen „von selbst" ergibt. Wenn die Person in ihrem „strukturgebundenen Erleben" verfangen ist, bedarf die *„Wiederherstellung" des vertiefenden Experiencingprozesses* eines Anstoßes, der von außen, d.h. von einer anderen Person kommt. Dementsprechend hat der Psychotherapeut hier die „Absicht", neben der Verwirklichung der Grundhaltungen einen der Psychotherapie adäquaten Erlebensprozess beim Klienten anzustoßen und zu ermöglichen.

Diese drei Grundorientierungen können also zusammenfassend als legitime Spielarten oder Formulierungen des Ziels von Klientenzentrierter Therapie verstanden werden:

A) *Personzentrierte Therapie als je individuelles, aber immer ausschließlich von der Grundhaltung charakterisiertes Beziehungsangebot*
B) *Personzentrierte Therapie als (Arbeit am) Gewahrwerden der (störungsspezifisch verstehbaren) Inkongruenz*
C) *Personzentrierte Therapie als (Wieder-)Herstellung eines adäquaten Erlebensprozesses.*

Die folgenden Tabelle soll eine Übersicht über diese Varianten des Klientenzentrierten Therapiekonzepts und ihre stichwortartig gefassten Schwerpunkte geben:

In dem dieser einleitenden Darstellung folgenden Teil I dieses Buches werden in Anlehnung an die hier getroffene Einteilung unterschiedliche personzentrierte Therapiekonzepte als repräsentative Beispiele für diese drei Strömungen der Personzentrierten Psychotherapie von den betreffenden Autorinnen und Autoren selbst näher ausgeführt.

A) Verwirklichung der Grundeinstellungen mit völliger diagnostischer Absichtslosigkeit
B) Verwirklichung der Grundeinstellungen so, dass an der Inkongruenz gearbeitet werden kann
C) Verwirklichung der Grundeinstellungen so, dass am Experiencing gearbeitet werden kann

A) Personale Beziehung	B) Gewahrwerden der Inkongruenz	C) Experiencing
Ausschließlich von den Grundhaltungen geprägtes Beziehungsangebot	Professionelles Beziehungsangebot, nicht allgemeine Menschenfreundlichkeit	„Wiederherstellung" des Experiencing-Prozesses
Dem Klienten folgen	Grundhaltungen nicht zu verwirklichen ohne Störungswissen und Einbezug der lebensgeschichtlichen Perspektive	„Listening and focusing"
Absichts- und Strategielosigkeit des Psychotherapeuten		Arbeit mit dem Felt Sense, den der Klient noch nicht hat
Einziges „Ziel": Das Beziehungsangebot dem Klienten so zu vermitteln, dass er Wertschätzung und Empathie des Psychotherapeuten als solche wahrnimmt	Hermeneutische Empathie und szenisches Verstehen	Prozessdirektivität (Zielorientierung), jedoch nicht inhaltsbezogene Direktiven
	Störungsspezifisches Verstehen und Vorgehen	Bearbeitungsangebote zur Vertiefung der Bearbeitungsweise/-ebene
Gegenwärtigkeit	Prozess(phasen)orientiertes Vorgehen	Processing emotionaler Schemata
Personale Begegnung		
	Arbeit an der Inkongruenz	
	Korrigierende Beziehungserfahrung	

Abb. 4. Grundorientierungen der Personzentrierten Psychotherapie

3. Zur Kritik am Personzentrierten Ansatz

Mit diesem Buch erheben wir u.a. auch den Anspruch, die Personzentrierte Psychotherapie als „Vollwertmethode" mit einem vielfältigen Profil in Theorie und Praxis auszuweisen. Dieser Anspruch ist zugleich eine Antwort auf Einwände und Vorbehalte, die u.a. von anderen Richtungen dem Personzentrierten Ansatz gegenüber vorgebracht wurden.[12]

Wir wollen nun auf einige gängige Vorhaltungen und Bedenken eingehen und aus unserer Sicht dazu Stellung nehmen, wobei wir dies unter Verweis auf bereits in den einzelnen Kapiteln unserer Einführung vorgenommene Klarstellungen relativ kurz halten:

Die Personzentrierte Psychotherapie sei ein Kurzzeitverfahren, das nur für eher leichte psychische Störungen indiziert ist. Sie habe nur eine beschränkte Indikation und Wirkkraft.

Hinsichtlich derartiger Aussagen sei hier exemplarisch auf zwei Überblicke über psychotherapeutische Verfahren verwiesen: Im ersten Fall ist von Revenstorf (1983, 20) für die klientenzentrierte Gesprächstherapie eine durchschnittliche Dauer von 6 bis 25 Sitzungen angegeben, im zweiten Fall 18 bis 20 Stunden (Strotzka, 1984, 70). Dazu passt, dass sie im Lehrbuch von Strotzka und Mitarbeitern (1978) von Becker zu den psychodynamischen Kurzpsychotherapien gerechnet wird (ebd., 245) und das Verfahren von Becker und Jager (ebd., 291) als „eine von vornherein auf Kurzfristigkeit abzielende Form einsichtsorientierter Psychotherapie" bezeichnet wird. Dem ist entgegenzuhalten, dass empirische Belege untermauern, dass die durchschnittliche Dauer Personzentrierter Psychotherapien im Lauf der Zeit beträchtlich zugenommen hat und sich verschiedene Verfahrensweisen in Abhängigkeit von der Therapiedauer voneinander abheben lassen. Dazu zählen auch die Klientenzentrierte Psychotherapie mit einem mittleren Behandlungsumfang (mit einer Dauer von ca. 2 Jahren), nicht selten aber auch klientenzentrierte Langzeitpsychotherapien mit einer Dauer von mehreren Jahren (siehe dazu u.a. den Beitrag von Eckert in diesem Band).

Ein ähnliches Vorurteil besteht puncto differenzieller Indikation, wenn die Personzentrierte Psychotherapie als eher für psychogene Reaktionen, abnorme Erlebnisreaktionen oder „für relativ leichte Lebensschwierigkeiten" (Strotzka, 1984, 71) gedacht wird. Demgegenüber ist erhoben worden,

---

[12] Vgl. dazu auch das Vorwort von Adolf-Ernst Meyer in Teusch und Finke (1993, 5–12).

dass Personzentrierte Psychotherapie bei einem breiten Spektrum von Klientengruppen aus unterschiedlichen diagnostischen Zuordnungskategorien mit gutem Erfolg zur Anwendung gelangt (vgl. z.B. Biermann-Ratjen et al., 1995, 164–168; Eckert, 1994, 157f.; Sachse, 1999a, 18 und 118–126).

In Anbetracht der Datenlage und des aktuellen Entwicklungsstandes der Klientenzentrierten Psychotherapie mutet also die oben angeführte Charakterisierung in Bezug auf die Dauer und die Indikationsbreite der Methode zumindest anachronistisch an, kurzum es handelt sich um unhaltbare Aussagen. Die Klientenzentrierte Psychotherapie eignet sich für ein sehr breites Band von Klientengruppen. Begünstigt wird das breite Indikationsspektrum durch die flexible Gestaltungsmöglichkeit der Therapeut-Klient-Beziehung, also durch die modellkonforme *„adaptive Indikation"* (siehe dazu auch Kap. 1. 5. 8. der vorliegenden Einführung und Teil III des vorliegenden Buches).

Grundannahmen, die sich auf das Menschenbild und die Entwicklungskonzeption beziehen, werden als unhaltbar zurückgewiesen: Die Natur des Menschen werde schönfärbend und philosophisch überhöht im Sinne eines nicht zu belegenden Glaubensbekenntnisses viel zu naiv, positiv und konstruktiv gesehen, zerstörerische Potenziale würden unterschätzt. Die optimistische Betonung seiner Entwicklungspotenziale übersehe die Grenzen und Barrieren, die der Entfaltung des Menschen aufgrund genetischer und sozialer Ausstattung entgegenstehen.

Die Annahme einer Aktualisierungstendenz ist in der Tat ein Axiom (vgl. dazu Kriz & Stumm, in Vorbereitung), das aber gerade in letzter Zeit durch naturwissenschaftliche Befunde Evidenz erhält und auch aus konstruktivistischer Sicht stichhaltig erscheint. Bei den Aussagen zur Qualität der Aktualisierungstendenz und der Natur des Menschen ist zu beachten, dass Rogers immer das Beiwort „fundamentally" gebraucht und damit den latenten Wesenskern im Blick hat. Die manifeste Destruktivität, die im menschlichen Verhalten zu beobachten ist, ist ein unumstrittenes Faktum. Sie wird aber nicht als die tiefste Schicht des menschlichen Wesens, sondern als reaktives Zerrbild betrachtet. Unter gewissen definierten Umgebungsbedingungen, wie sie auch in der Psychotherapie angestrebt bzw. bereitgestellt werden, zeige sich – befreit von Abwehr, Blockaden und Fassaden – zunehmend die konstruktive, soziale und progressive Natur des Menschseins (siehe dazu auch Kap. 1. 2. 1.).

Dem Ansatz insgesamt wurde und wird Theoriearmut vorgeworfen. Es fehle z.B. eine Entwicklungstheorie bzw. sei diese zu undifferenziert.

Hierbei wird nicht beachtet, dass die Sparsamkeit in der Theoriebildung in Einklang mit einer phänomenologischen Haltung steht, der theoretische Konstruktionen in voller Absicht nachgeordnet werden. Diese werden zugunsten einer erfahrungsnahen Begriffsbildung im Sinne einer klientenzentrierten Ausrichtung zurückgestellt. Deshalb ist von Rogers auch bewusst z.B. auf die Benennung von einzelnen Entwicklungsphasen oder von einzelnen Motiven verzichtet worden (siehe dazu auch Kap. 1.3.2. und 1.3.3. dieser Einführung). Es gibt aber für den Bereich der Entwicklungspsychologie z.B. von Biermann-Ratjen (vgl. dazu ihren Beitrag in diesem Band) einen Entwurf, der ausgehend von der modernen Säuglingsforschung die Bildung des Selbst aus personzentrierter Sicht differenziert nachzeichnet.

Die Methode verfüge über keine bzw. über keine ausreichende Störungs- bzw. Krankheitslehre. Die Methode habe keine störungsspezifische Ausdifferenzierung hinsichtlich der Entstehung bzw. Begründung spezifischer Störungskategorien, sondern argumentiere unabhängig von der Heterogenität unterschiedlicher Störungsformen mit einem uniformen Erklärungsmodell.

Auch anhand von Kap. 1.4. dieser Einführung sollte klargestellt sein, dass der Personzentrierte Ansatz jedenfalls über eine Störungslehre verfügt. Es gibt sowohl ein allgemeines ätiologisches Konzept wie auch Aussagen über den Krankheits- bzw. Gesundheitsbegriff. Im Zuge störungsspezifischer Ansätze sind auch einzelne Störungsbilder zunehmend einer speziellen phänomenologischen und ätiologischen Betrachtung unterzogen werden (siehe dazu z.B. auch die Artikel von Swildens, Sachse und Speierer oder auch von Finke und Teusch bzw. Teusch und Finke in diesem Band).

Der Ansatz entbehre überhaupt einer (differenziellen) Diagnostik und einer (differenziellen) Indikationslehre.

Wir haben in Kap. 1.5.7. erläutert, dass im Personzentrierten Ansatz zwar eine differenzierte Position gegenüber einer (festschreibenden) Status-Diagnostik eingenommen wird, zugleich aber argumentiert, dass prozesshaftes Erfassen von Zuständen und Befindlichkeiten ein integraler Bestandteil der laufenden psychotherapeutischen Arbeit ist. Hierbei wird kontinuierlich auf den verschiedensten Ebenen (z.B. Prozesskontinuum, Abwehr, Beziehung, Ressourcen) phänomenologisch und so weit wie möglich dialogisch mit dem Klienten mit Hilfe seiner Selbstexploration sein jeweiliges Erleben und Verhalten expliziert. In diesem Sinne erfolgen sehr wohl differenzielle diagnostische Vorgänge. Es wird dabei sowohl auf therapietheorie-geleitete diagnostische Prozesse wie auch – soweit modellverträglich – allgemeine Zuschreibungen, wie sie in diversen Klassifikationssystemen vorzufinden sind, zurückgegriffen.

Wir sind darüber hinaus in Kap. 1. 5. 8. der Frage der differenziellen Indikation nachgegangen und haben belegt, dass sich diese aus personzentrierter Sicht nicht über bestimmte Störungskategorien beantworten lässt, sondern in Hinblick auf die Inkongruenz des Klienten, ggf. auf dessen Fähigkeit zu Selbstexploration und Experiencing sowie vor allem auf das Beziehungsangebot des Psychotherapeuten und dessen Verwertung durch den Klienten. Die Beachtung dieser Gesichtspunkte stellt eine differenzielle Indikation sicher.

Das Behandlungsmodell sehe keine Differenzierung für verschiedene Klientenpopulationen vor. Es sei monoton, stereotyp, invariant und müsse sich daher den Vorwurf gefallen lassen, dass es keine differenziellen Therapietechniken aufzuweisen habe, sondern über alle psychopathologischen Erscheinungsformen ein und dasselbe Behandlungsangebot zum Einsatz gelange. Auch hier wird die Vorhaltung der unzulässigen oder zu kurz greifenden Uniformität laut, die darin gipfelt, dass die postulierten Grundhaltungen als Therapiebedingungen zwar „notwendig", aber „nicht hinreichend" seien.

An diesem Beispiel kann erneut illustriert werden, wie problematisch derartige Behauptungen sind, werden hier doch relativ abstrakte Bedingungen, die als Therapieprinzipien bzw. Grundhaltungen einzustufen sind, mit Therapietechniken bzw. der Umsetzung von Haltungen in konkrete, verallgemeinerbare Verhaltensmuster verwechselt oder zumindest in einen Topf geworfen. Wir haben dies in Kap. 1. 5. 4. und in Kap. 2. 2. ausführlicher erörtert. In diesem Sinn ist es zwar zutreffend, dass die drei therapeutischen Grundhaltungen Maß aller Dinge sind, zugleich aber sei hier noch einmal nachdrücklich betont, dass die Umsetzung der Haltungen heterogen ist. Klientenabhängige und situationsvariante Vielfältigkeit in der therapeutischen Praxis ist daher ein methodisches Gebot.

Derartige Einwände haben einen gesundheitspolitischen Kontext und zeitigen handfeste Folgen: Eine Folge im gesundheitspolitischen Kontext, im Kontext der sogenannten Krankenbehandlung, ist, dass z.B. in Deutschland der Klientenzentrierten Psychotherapie die Anerkennung als psychotherapeutisches „Vollwertverfahren", also als gleichberechtigte

Methode neben Psychoanalyse und Verhaltenstherapie, bisher versagt wurde. War es 1991 im Forschungsgutachten[13] noch die mangelnde differenzielle Krankheitslehre, so ist davon in der ablehnenden Stellungnahme des Expertenbeirats[14] bezüglich der Anerkennung der „Gesprächspsychotherapie" kaum mehr die Rede. Nunmehr werden fehlende Nachweise in der Arbeit mit speziellen Patientengruppen als Gründe für das insgesamt negative Gutachten ins Treffen geführt. Es hat den Anschein, dass partikuläre standespolitische Interessen, die vordergründig mit wechselnden Sachargumenten – und damit mit einer gewissen (zeitgeistigen) Beliebigkeit und Willkür – vertreten werden, im Vordergrund stehen.

Eine weitere Folge ist, dass manche Klientenzentrierte Psychotherapeuten selbst einen Mangel an Selbstgewissheit zeigen und sich nach anderen Methoden umsehen bzw. sich an anderen Ansätzen orientieren oder in der Auseinandersetzung mit konkurrierenden Modellen eine bemerkenswert unsichere und defensive Haltung offenbaren.

Mit diesem Buch wollen wir u.a. die eben aufgeworfenen Behauptungen und Zweifel widerlegen und hartnäckigen Vorurteilen bezüglich Theorienbildung und Behandlungspraxis ent- und begegnen.

Literatur

APG (1990) Einreichpapier der Arbeitsgemeinschaft Personenzentrierte Gesprächsführung (APG) um Anerkennung als fachspezifische psychotherapeutische Ausbildungseinrichtung beim Österreichischen Bundesministerium für Gesundheit. Unveröffentl. Bericht, Wien

Auckenthaler A und Helle M (2001) Forschung zur Klientenzentrierten Psychotherapie. In: Frenzel P, Keil WW, Schmid PF und Stölzl N (Hg), Klienten-/

---

[13] Meyer A-E, Richter R, Grawe K, Graf von der Schulenburg JM und Schulte B (1991) Forschungsgutachten zu Fragen eines Psychotherapiegesetzes. Bonn, Bundesministerium für Jugend, Frauen und Gesundheit.

[14] Wissenschaftlicher Beirat Psychotherapie (1999) Gutachten zur Gesprächspsychotherapie als wissenschaftliches Psychotherapieverfahren. Unveröffentlichter Bericht, Köln; siehe dazu auch die unveröffentlichten Berichte: „Dokumentation zur Anerkennung der Gesprächspsychotherapie (GPT) als wissenschaftliches Psychotherapieverfahren" der GwG (1999) und die Zusammenstellung der „Effektivitätsstudien über Gesprächspsychotherapie von 1962–1999" von Rainer Sachse (1999b).

Personzentrierte Psychotherapie. Kontexte, Konzepte, Konkretisierungen. Wien, WUV/Facultas, 393–411

Bastine R (1983) Therapeutisches Basisverhalten und Differentielle Psychotherapie – Kritische Anmerkungen zum Beitrag von Dieter Tscheulin. In: Tscheulin D (Hg), Beziehung und Technik in der klientenzentrierten Therapie. Zur Diskussion um eine Differentielle Gesprächspsychotherapie. Weinheim, Beltz, 65–69

Barrett-Lennard GT (1990) The therapy pathway reformulated. In: Lietaer G, Rombauts J and Van Balen R (eds), Client-centered and experiential therapy in the nineties. Leuven, Leuven University Press, 123–153

Beck H (1991) Buber und Rogers. Das Dialogische und das Gespräch. Heidelberg, Asanger

Biermann-Ratjen E-M, Eckert J und Schwartz, H-J [1979] (1995) Gesprächspsychotherapie. Verändern durch Verstehen. 7. überarb. und erw. Aufl. Stuttgart, Kohlhammer

Binder U (1994) Empathieentwicklung und Pathogenese in der Klientenzentrierten Psychotherapie. Eschborn, Klotz

Bozarth JD (1996) Client-centered therapy and techniques. In: Hutterer R, Pawlowsky G, Schmid, PF and Stipsits R (eds), Client-centered and experiential psychotherapy. A paradigm in motion. Frankfurt/M., Lang, 363–368

Brodley B (1990) Client-centered and experiential: Two different therapies. In: Lietaer G, Rombauts J and Van Balen R (eds), Client-centered and experiential therapy in the nineties. Leuven, Leuven University Press, 87–107

Brodley B and Brody A (1996) Can one use techniques and still be client-centered? In: Hutterer R, Pawlowsky G, Schmid PF and Stipsits R (eds), Client-centered and experiential psychotherapy. A paradigm in motion. Frankfurt/M., Lang, 369–374

Cohen D (1997) Carl Rogers. A critical biography. London, Constable

Eckert J (1985) Reicht das klientenzentrierte Konzept in seiner Allgemeinheit aus oder brauchen wir auch störungsspezifische Ansätze? GwG–info 59: 115–122

Eckert J (1993) Diagnostik und Indikation in der Gesprächspsychotherapie. In: Janssen PL und Schneider W (Hg), Diagnostik in der Psychotherapie und Psychosomatik. Frankfurt/M., G. Fischer, 147–164

Eckert J und Biermann-Ratjen E-M (1990) Ein heimlicher Wirkfaktor: die „Theorie" des Psychotherapeuten. In: Tschuschke V und Czogalik D (Hg), Was wirkt in der Psychotherapie? Zur Kontroverse um die Wirkfaktoren. Berlin, Springer, 272–287

Eckert J, Höger D und Linster H (Hg) (1997) Praxis der Gesprächspsychotherapie. Störungsbezogene Falldarstellungen. Stuttgart, Kohlhammer

Evans R (1975) Carl Rogers – The man and his ideas. New York, Dutton

Finke J (1989) Das Konzept „Widerstand" und die klientenzentrierte Psychotherapie. In: Sachse R und Howe J (Hg), Zur Zukunft der klientenzentrierten Psychotherapie. Heidelberg, Asanger, 54–75

Finke J (1992) Der Krankheitsbegriff in der klientenzentrierten Gesprächspsychotherapie. In: Pritz A und Petzold H (Hg), Der Krankheitsbegriff in der modernen Psychotherapie. Paderborn, Junfermann, 99–125

Finke J (1994) Empathie und Interaktion. Methodik und Praxis der Gesprächspsychotherapie. Stuttgart, Thieme
Finke J (1999) Beziehung und Intervention. Interaktionsmuster, Behandlungskonzepte und Gesprächstechnik in der Psychotherapie. Stuttgart, Thieme
Frenzel P (1992) Die Technik: Das Rad neu erfinden. Leitfäden zur Entwicklung personzentrierter Technik in der Psychotherapie. In: Frenzel P, Schmid PF und Winkler M (Hg), Handbuch der Personzentrierten Psychotherapie. Köln, Edition Humanistische Psychologie, 207–240
Gendlin ET (1969) Focusing. Psychotherapy: Theory, Research and Practice 6, 1: 4–15
Gendlin ET (1990) The small steps to the therapy process: How they come and how to help them come. In: Lietaer G, Rombauts J and Van Balen R (eds), Client-centered and experiential therapy in the nineties. Leuven, Leuven University Press, 205–224
Gendlin ET (1993) Focusing ist eine kleine Tür.... Gespräche über Focusing, Träume und Psychotherapie. Würzburg, DAF
Grawe K (1976) Differentielle Psychotherapie I. Indikation und spezifische Wirkung von Verhaltenstherapie und Gesprächspsychotherapie. Bern, Huber
Grawe K, Caspar F und Ambühl H (1990) Themenheft Differentielle Psychotherapieforschung: Vier Therapieformen im Vergleich. Zeitschrift für Klinische Psychologie 4: 292–376
Grawe K, Donati R und Bernauer F (1994) Psychotherapie im Wandel. Von der Konfession zur Profession. Göttingen, Hogrefe
GwG (1992) Carl Rogers im Gespräch mit Martin Buber (mit einführenden Bemerkungen von Wolfgang M. Pfeiffer). In: Behr M, Esser U, Petermann F, Pfeiffer WM und Tausch R (Hg), Jahrbuch für personzentrierte Psychologie und Psychotherapie. Bd. 3. Köln, GwG, 184–201
Hart J (1970) The development of client-centered therapy. In: Hart J and Tomlinson T (eds), New directions in client-centered therapy. Boston, Houghton Mifflin
Höger D (1989) Klientenzentrierte Psychotherapie – ein Breitbandkonzept mit Zukunft In: Sachse R und Howe J (Hg), Zur Zukunft der klientenzentrierten Psychotherapie. Heidelberg, Asanger, 197–222
Höger D (1993) Organismus, Aktualisierungstendenz, Beziehung – die zentralen Grundbegriffe der Klientenzentrierten Gesprächspsychotherapie. In: Eckert J, Höger D und Linster H (Hg), Die Entwicklung der Person und ihre Störung. Bd. 1: Entwurf einer ätiologisch orientierten Krankheitslehre im Rahmen des klientenzentrierten Konzepts. Köln, GwG, 17–41
Höger D (2000) Ist das noch GT, wenn ich...? Was ist eigentlich Gesprächspsychotherapie. PsychotherapeutenForum 5: 5–17
Hutterer R (1992) Aktualisierungstendenz und Selbstaktualisierung. Eine personzentrierte Theorie der Motivation. In: Stipsits R und Hutterer R (Hg), Perspektiven Rogerianischer Psychotherapie. Wien, WUV, 146–171
Keil WW (1997a) Hermeneutische Empathie in der Klientenzentrierten Psychotherapie. Person 1, 1: 5–13
Keil WW (1997b) Zum gegenwärtigen Stand der Klientenzentrierten Psychotherapie. Person 1, 2: 128–137

Keil WW (1998) Der Stellenwert von Methoden und Techniken in der Klientenzentrierten Psychotherapie. Person 2, 1: 32–44
Keil WW (2002; in Druck) Methoden und Techniken in der Klientenzentrierten Therapie. In: Iseli C, Keil WW, Korbei L, Nemeskeri N, Rasch-Owald S, Schmid PF und Wacker P (Hg), Identität-Begegnung-Kooperation. Person-/Klientenzentrierte Psychotherapie an der Jahrhundertwende. Köln, GwG
Kirschenbaum H (1979) On becoming Carl Rogers. New York, Delacorte
Kirschenbaum H (1995) Carl Rogers. In: Suhd M (ed), Positive regard. Carl Rogers and other notables he influenced. Palo Alto, Science and Behavior Books, 1–102
Kirschenbaum H and Henderson V (eds) (1990) Carl Rogers: Dialogues. London, Constable
Kirtner W and Cartwright D (1958) Success and failure in client-centered therapy as a function of initial in-therapy behavior. Journal of Consulting Psychology 22: 329–333
Kriz J und Stumm G (2002; in Vorb.) Aktualisierungstendenz. In: Stumm G, Wiltschko J und Keil WW (Hg), Grundbegriffe der Personzentrierten und Focusing-orientierten Psychotherapie. Stuttgart, Pfeiffer bei Klett-Cotta
Lietaer G (1992a) Die Authenzität des Therapeuten. In: Stipsits R und Hutterer R (Hg), Perspektiven Rogerianischer Psychotherapie. Wien, WUV, 92–118
Lietaer G (1992b) Von „nicht-direktiv" zu „erfahrungsorientiert". In: Sachse R, Lietaer G und Stiles WB (Hg), Neue Handlungskonzepte der Klientenzentrierten Psychotherapie. Eine grundlegende Neuorientierung. Heidelberg, Asanger, 11–22
Martin D (1975) Gesprächs-Psychotherapie als Lernprozeß. Salzburg, Otto Müller
Mearns D and Thorne B (1988) Person-centred counselling in action. London, Sage
Panagiotopoulos P (1993) Inkongruenz und Abwehr. Der Beitrag von Rogers zu einer klientenzentrierten Krankheitslehre. In: Eckert J, Höger D und Linster H (Hg), Die Entwicklung der Person und ihre Störung. Bd. 1: Entwurf einer ätiologisch orientierten Krankheitslehre im Rahmen des klientenzentrierten Konzepts. Köln, GwG, 43–55
Pavel FG (1975) Existentialistische Erlebenstherapie contra naturwissenschaftlich orientierte Gesprächspsychotherapie – eine gut gemeinte Polemik. GwG-info 20
Pavel FG (1978) Die klientenzentrierte Psychotherapie. Entwicklung – gegenwärtiger Stand – Fallbeispiele. München, Pfeiffer
Pawlowsky G (1992) Das Setting: Bitte, nehmen Sie Platz... Anfänge, Vereinbarungen, Entwicklungen, Abschlüsse – der Rahmen Personzentrierter Psychotherapie. In: Frenzel P, Schmid PF und Winkler M (Hg), Handbuch der Personzentrierten Psychotherapie. Köln, Edition Humanistische Psychologie, 164–176
Pfeiffer WM (1977) Vorwort. In: Rogers CR, Therapeut und Klient. Grundlagen der Gesprächspsychotherapie. München, Kindler, 9–16
Pfeiffer WM (1990) Otto Rank und die klientenzentrierte Psychotherapie. In: Behr M, Esser U, Petermann F und Pfeiffer WM (Hg), Jahrbuch für personenzentrierte Psychologie und Psychotherapie. Bd. 2. Salzburg, Otto Müller, 8–21

Plog U (1976) Differentielle Psychotherapie II. Der Zusammenhang zwischen Lebensbedingungen und spezifischen Therapieeffekten im Vergleich von Gesprächstherapie mit Verhaltenstherapie. Bern, Huber
Pörtner (1994) Praxis der Gesprächspsychotherapie. Interviews mit Therapeuten. Stuttgart, Klett-Cotta
Prouty G (1994) Theoretical evolutions in Person-centered/ Experiential Therapy. Applications to schizophrenic and retarded psychoses. New York, Praeger
Prouty G (1998) Die Grundlagen der Prä-Therapie. In: Prouty G, Pörtner M und Van Werde D (1998), Prä-Therapie. Stuttgart, Klett–Cotta, 15–84
Prouty G [1999] (2001) Carl Rogers und die experienziellen Therapieformen: eine Dissonanz? Person 5, 1: 52–57
Quitmann H (1991) Humanistische Psychologie. Zentrale Konzepte und philosophischer Hintergrund. Göttingen, Hogrefe
Revenstorf D (1983) Psychotherapeutische Verfahren. Band III: Humanistische Therapien. Stuttgart, Kohlhammer
Rogers CR (1939) The clinical treatment of the problem child. Boston, Houghton Mifflin
Rogers CR [1940] (1992) Einige neuere Konzepte der Psychotherapie. In: Stipsits R und Hutterer R (Hg), Perspektiven Rogerianischer Psychotherapie. Wien, WUV, 15–38
Rogers CR [1942] (1973a) Die nicht-direktive Beratung. München, Kindler (ab 1985: Frankfurt/M., Fischer)
Rogers CR [1951] (1972) Die klient-bezogene Gesprächspsychotherapie. München, Kindler (ab 1983: Die klientenzentrierte Gesprächspsychotherapie. Frankfurt/M., Fischer)
Rogers CR [1957a] (1991) Die notwendigen und hinreichenden Bedingungen für Persönlichkeitsentwicklung durch Psychotherapie. In: Rogers CR und Schmid PF, Person-zentriert. Grundlagen von Theorie und Praxis. Grünewald, Mainz, 165–184
Rogers CR (1957b) A note on "The nature of man". Journal of Counseling Psychology 4, 3: 199–203 (auch in: Kirschenbaum H and Henderson VL (eds), The Carl Rogers reader. Boston New York, Houghton Mifflin, 401–408)
Rogers CR [1959] (1987) Eine Theorie der Psychotherapie, der Persönlichkeit und der zwischenmenschlichen Beziehungen. Köln, GwG
Rogers CR [1961] (1973b) Entwicklung der Persönlichkeit. Klett-Cotta, Stuttgart
Rogers CR [1961a] (1973c) Biographisches. In: Rogers CR, Entwicklung der Persönlichkeit. Klett-Cotta, Stuttgart, 19–43
Rogers CR (1977) Therapeut und Klient. Grundlagen der Gesprächspsychotherapie. München, Kindler (ab 1983: Frankfurt/M., Fischer)
Rogers CR [1977] (1978) Eine politische Basis: Die Selbstverwirklichungstendenz. In: Rogers C, Die Kraft des Guten. Ein Appell zur Selbstverwirklichung. München, Kindler, 265–280
Rogers CR [1979] (1981) Der neue Mensch. Stuttgart, Klett-Cotta
Rogers CR [1979] (1981a) Die Grundlagen eines personzentrierten Ansatzes. In: Rogers C, Der neue Mensch. Stuttgart, Klett-Cotta, 65–84

Rogers CR (1980a) Rückblick – sechsundvierzig Jahre. In: Rogers CR und Rosenberg R, Die Person als Mittelpunkt der Wirklichkeit. Klett-Cotta, Stuttgart, 35–52

Rogers CR [1980b] (1991) Klientenzentrierte Psychotherapie. In: Rogers CR und Schmid PF, Person-zentriert. Grundlagen von Theorie und Praxis. Mainz, Grünewald, 185–235

Rogers CR [1980c] (1981b) Alt werden oder: älter werden und wachsen. In: Rogers CR, Der neue Mensch. Stuttgart, Klett-Cotta, 37–61

Rogers CR (1982) Gespräch Carl Rogers mit dem Vorstand der GwG. GwG-info 48: 18–35

Rogers CR [1987] (1990) Kommentar zu Shliens Aufsatz. In: Behr M, Esser U, Petermann F und Pfeiffer WM (Hg), Jahrbuch für personenzentrierte Psychologie und Psychotherapie. Bd. 2. Salzburg, Otto Müller, 75–81

Sachse R (1992) Zielorientierte Gesprächspsychotherapie. Eine grundlegende Neukonzeption. Göttingen, Hogrefe

Sachse R (1999a) Lehrbuch der Gesprächspsychotherapie. Göttingen, Hogrefe

Sachse R (1999b) Effektivitätsstudien über Gesprächspsychotherapie von 1962–1999. In: GwG (Hg), Dokumentation zur Anerkennung der Gesprächspsychotherapie (GPT) als wissenschaftliches Psychotherapieverfahren. Unveröffentl. Bericht, Köln, GwG

Sachse R (2000) Diagnostik in der Gesprächspsychotherapie. In: Laireiter AR (Hg), Diagnostik in der Psychotherapie. Wien, Springer, 165–178

Sauer J (1993) Zur Wirksamkeit klientenzentrierter Psychotherapie. PsychotherapieForum 1, 2: 67–80

Sauer J (1997) Zur Bedeutung der Diagnostik in der Klientenzentrierten Psychotherapie. Psychotherapeut 42: 362–368

Sauer J (2001) Unterschiedliche Vorgangsweisen der Diagnostik in der Klientenzentrierten Psychotherapie. In: Frenzel P, Keil WW, Schmid PF und Stölzl N (Hg), Klienten-/ Personzentrierte Psychotherapie. Kontexte, Konzepte, Konkretisierungen. Wien, WUV/Facultas, 205–225

Schmid PF (1991) Souveränität und Engagement. Zu einem personzentrierten Verständnis von „Person". In: Rogers CR und Schmid PF, Person-zentriert. Grundlagen von Theorie und Praxis. Mainz, Grünewald, 15–164

Schmid PF (1994) Personzentrierte Gruppenpsychotherapie. Ein Handbuch, Bd. I: Solidarität und Autonomie. Köln, Edition Humanistische Psychologie

Schmid PF (2001) Personzentrierte Persönlichkeits- und Beziehungstheorie. In: Frenzel P, Keil WW, Schmid PF und Stölzl N (Hg), Klienten-/ Personzentrierte Psychotherapie. Kontexte, Konzepte, Konkretisierungen. Wien, WUV/Facultas, 57–95

Schmid PF und Keil WW (2001) Zur Geschichte und Entwicklung des Personzentrierten Ansatzes. In: Frenzel P, Keil WW, Schmid PF und Stölzl N (Hg), Klienten-/ Personzentrierte Psychotherapie. Kontexte, Konzepte, Konkretisierungen. Wien, WUV/Facultas, 15–32

Shlien J [1987] (1990) Eine Gegentheorie zur Übertragung. In: Behr M, Esser U, Petermann F und Pfeiffer WM (Hg), Jahrbuch für personenzentrierte Psychologie und Psychotherapie. Bd. 2. Salzburg, Otto Müller, 43–74

Sommer KF (2001) Prozessuale Diagnostik durch szenische Rekonstruktion, oder die Kunst, Geschichte(n) zu verstehen. In: Frenzel P, Keil WW, Schmid PF und Stölzl N (Hg), Klienten-/ Personzentrierte Psychotherapie. Kontexte, Konzepte, Konkretisierungen. Wien, WUV/Facultas, 190–204

Speierer G-W (1994) Das Differentielle Inkongruenzmodell (DIM). Handbuch der Gesprächspsychotherapie als Inkongruenzbehandlung. Heidelberg, Asanger

Spielhofer H (2001) Organismisches Erleben und Selbst-Erfahrung. Person 5, 1: 5–18

Stipsits R und Hutterer R (Hg) (1992) Perspektiven Rogerianischer Psychotherapie. Wien, WUV

Strotzka H (1984) Psychotherapie und Tiefenpsychologie. Ein Kurzlehrbuch. Wien New York, Springer

Strotzka H (Hg) (1978) Psychotherapie: Grundlagen, Verfahren, Indikationen. 2. überarb. und erw. Aufl. München, Urban & Schwarzenberg

Stumm G, Wiltschko J und Keil WW (2002; in Vorb.) Grundbegriffe der Personzentrierten und Focusing-orientierten Psychotherapie. Stuttgart, Pfeiffer bei Klett-Cotta

Swildens H (1991) Prozeßorientierte Gesprächspsychotherapie. Einführung in eine differenzielle Anwendung des klientenzentrierten Ansatzes bei der Behandlung psychischer Störungen. Köln, GwG

Swildens H (1992) Die klientenzentrierte Therapie, die prozeßorientierte Gesprächstherapie und die personzentrierte Gesprächsführung: drei Töchter des gleichen Vaters, aber aus verschiedener Ehe. In: Stipsits R und Hutterer R (Hg), Perspektiven Rogerianischer Psychotherapie. Wien, WUV, 54–70

Tausch R (1989) Die Ergänzung der klientenzentrierten Gesprächspsychotherapie durch andere psychotherapeutische Methoden: eine klientenzentrierte Notwendigkeit. In: Behr M, Petermann F, Pfeiffer WM und Seewald C (Hg), Jahrbuch für personenzentrierte Psychotherapie und Psychologie. Bd. 1. Salzburg, Otto Müller, 257–269

Tausch R (1994) Gesprächspsychotherapie und Verhaltenstherapie: Notwendigkeit der Ergänzung und Möglichkeiten der Kombination. In: Behr M, Esser U, Petermann F, Sachse R und Tausch R (Hg), Jahrbuch Personenzentrierte Psychotherapie und Psychologie Bd. 4. Köln, GwG, 145–162

Teusch L (1993) Diagnostik in der Gesprächspsychotherapie. In: Teusch L und Finke J (Hg), Krankheitslehre der Gesprächspsychotherapie. Neue Beiträge zur theoretischen Fundierung. Heidelberg, Asanger, 115–136

Teusch L und Finke J (Hg) (1993) Krankheitslehre der Gesprächspsychotherapie. Neue Beiträge zur theoretischen Fundierung. Heidelberg, Asanger

Thorne B (1992) Carl Rogers. London, Sage

Tscheulin D (1983) (Hg) Beziehung und Technik in der klientenzentrierten Therapie. Zur Diskussion um eine Differentielle Gesprächspsychotherapie. Weinheim, Beltz

Tscheulin D (1992) Wirkfaktoren psychotherapeutischer Intervention. Göttingen, Hogrefe

Van Balen R (1992) Die therapeutische Beziehung bei C. Rogers: Nur ein Klima, ein Dialog oder beides? In: Behr M, Esser U, Petermann F, Pfeiffer WM und

Tausch R (Hg), Jahrbuch für personzentrierte Psychologie und Psychotherapie. Bd. 3. Köln, GwG, 162–183

Van Balen R (1994) Klientenzentrierte Therapie und experientielle Therapie: zwei verschiedene Therapien? In: Keil WW, Hick P, Korbei L und Poch V (Hg), Selbst-Verständnis. Beiträge zur Theorie der klientenzentrierten Psychotherapie. Bergheim/Salzburg, Mackinger, 80–105

Wood JK (1988) Menschliches Dasein als Miteinander. Gruppenarbeit nach personzentrierten Ansätzen. Köln, Edition Humanistische Psychologie

Zielke M (1979) Indikation zur Gesprächspsychotherapie. Stuttgart, Kohlhammer

Teil I

Die verschiedenen Strömungen in der Personzentrierten Psychotherapie

Die verschiedenen Strömungen in der Personzentrierten Psychotherapie: Einleitung

Wolfgang W. Keil und Gerhard Stumm

Im Teil I dieses Buches werden in Anlehnung an die in unserer einleitenden Darstellung getroffene Einteilung unterschiedliche personzentrierte Therapiekonzepte als repräsentative Beispiele für die von uns unterschiedenen drei Hauptströme der Personzentrierten Psychotherapie näher ausgeführt. Im Sinne dieser Einteilung geht es dabei zunächst um eine Orientierung, welche die therapeutische (personale) Beziehung in den Mittelpunkt stellt (I. A.), dann um eine klinische Orientierung, die sich insbesondere um die Arbeit an der Inkongruenz bemüht (I. B.), und schließlich um jene Orientierung, deren Hauptaugenmerk dem inneren Erlebensprozess (Experiencing) gilt (I. C.).

A. Die Beziehung im Mittelpunkt

Wenn Personzentrierte Psychotherapie so verstanden wird, dass das therapeutische Vorgehen sich in völliger diagnostischer Absichtslosigkeit an den Grundhaltungen allein orientieren soll, dann wird die therapeutische Beziehung in ausschließlicher Weise in den Mittelpunkt gestellt. Diese Orientierung wird in radikaler Weise von Bozarth (1992; 1996; Bozarth und Brodley, 1986) und Brodley und Brody (1996) vertreten. Der Psychotherapeut hat demnach ein einziges Ziel, nämlich die Grundhaltungen so in der Beziehung zu „implementieren", dass der Klient sie als solche wahrnehmen kann. Alle Absichten, Behandlungsziele und Interventionsstrategien darüber hinaus verletzen die Grundannahmen und das Wesen des Personzentrierten Ansatzes.

Ein leidenschaftlicher Vertreter dieser Strömung ist *Schmid* (1991; 1994, 2001), der sein anthropologisch begründetes Verständnis von Personzentrierter Psychotherapie als *personaler Begegnung* anschließend selbst darstellt. Sein Anliegen ist es dabei, den radikalen Paradigmenwechsel, der vom zugrunde liegenden Menschenbild bedingt ist, in seiner vollen Konsequenz aufzuzeigen. Eine Beziehung, die dem Menschen als Person gerecht wird, könne nur eine sein, die einerseits den Anderen in seinem So-Sein ganz respektiert und ernst nimmt, und bei der man sich andererseits auch selbst als Person ins Spiel bringt. Demnach ist die therapeutische Beziehung ganz wesentlich personale Begegnung. Zu den Konsequenzen einer radikalen Personzentrierung gehören für Schmid auch die Ablehnung von Methoden und Techniken, von Methodenintegration, von bewusster Beachtung des inneren Erlebens und auch von Versuchen, unterschiedliche Strömungen im Personzentrierten Ansatz auszumachen.

Mearns und Thorne (1988) sowie Mearns (1994) interpretieren ebenfalls das Rogers'sche Therapiekonzept durchaus im Sinn von Bozarth und Brodley, übernehmen dabei aber nicht deren Intention, irgendwelche Abweichungen aufzuzeigen. Sie integrieren hingegen wichtige Begriffe der Rogers'schen Persönlichkeitstheorie, wie etwa die Bewertungsbedingungen oder das Abwehrverhalten, in ihr Therapiekonzept, das damit klinischen Anforderungen gerecht wird. Besonders betont wird von ihnen, dass der Therapeut sich nicht nur auf die innere Welt des Klienten konzentriert, sondern genauso umfassend auf das eigene Selbsterleben fokussiert. Die Grundhaltungen können nicht in einer stereotypen Weise gelebt werden; das individuelle Selbst des Psychotherapeuten mit seinen Stärken und Schwächen muss in der therapeutischen Beziehung zum Ausdruck kommen. In diesem Zusammenhang hat etwa Brian Thorne „tenderness" als spezifische Qualität der Beziehungsgestaltung entdeckt. Unter Einbezug der Präsenz, dem Gegenwärtigsein, Rogers' „zusätzliches Merkmal", wird sie als Basis und Spezifikum der therapeutischen Grundhaltungen dargestellt.

Beim Konzept der *Interaktionellen Orientierung* (van Kessel und van der Linden, 1993) wird die Beziehung ebenfalls, aber in einer gänzlich anderen Weise, in den Mittelpunkt gestellt. Das Grundaxiom der Interaktionellen Orientierung besagt, dass das (*innere*) psychische Erleben einer Person immer in (*äußeren*) wichtigen Beziehungen entsteht, sich in solchen deutlich zeigt und in ihnen verstärkt wird. Der Therapeut soll sich daher nicht mit Inhalten (inneren und äußeren Problemen) des Klienten befassen, sondern primär mit seiner Art, die Beziehung zu gestalten und die Kommunikation zu führen. Relevant sind da vor allem die Rigidität (sich wiederholende Muster) und die Widersprüchlichkeit der Kommunikation. Bei diesem Konzept, das anschließend von *Wim van Kessel und Wolfgang W. Keil* zusammengefasst wird, lässt sich der

Therapeut im Sinne eines „szenischen Verstehens" ganz exklusiv auf die Beziehung ein. Er will aber gewissermaßen nicht dabei bleiben, sondern möchte zugleich auch die Metakommunikation über diese Beziehung kontinuierlich mit einbeziehen.

B. Klinische Orientierung

Das Konzept der Klientenzentrierten Therapie als „spezifisches Beziehungsangebot" von Biermann-Ratjen et al. (1995) betont zwar auch ganz klar die Verwirklichung der Grundhaltungen als basalen Wirkfaktor. Zugleich wird dabei aber auf klinisch-professionelle Aspekte besonderer Wert gelegt. Die therapeutischen Grundhaltungen sind nicht als allgemeinhumane Qualitäten, sondern als professionelle Arbeitshaltungen zu verstehen. Weiters gehört dazu, dass die konkrete Verwirklichung der Grundhaltungen in vielen Situationen erst über „mitfühlendes Wissen" bezüglich Störungen und Störungsentstehung ermöglicht wird. Biermann-Ratjen (1993) hat dazu einen Ansatz einer personzentrierten Entwicklungspsychologie bzw. Grundlinien der gesunden und der gestörten Entwicklung erarbeitet. Diese von ihr vorangetriebene *entwicklungspsychologische Perspektive* in der Personzentrierten Psychotherapie wird von *Eva-Maria Biermann-Ratjen* im ersten Beitrag des Abschnitts über die klinische Orientierung näher dargestellt.

Die von uns so genannte klinische Grundorientierung des therapeutischen Vorgehens zielt nicht nur die Verwirklichung der Grundhaltungen an, sondern möchte zugleich auch das Gewahrwerden und die Überwindung der jeweils relevanten Inkongruenzen ermöglichen. Dabei kann davon ausgegangen werden, dass in der Psychotherapie das Erleben des Klienten immer unter einem spezifischen „psychodynamischen Aspekt" (Finke) zu betrachten ist. Neben einem authentischen Erleben geht es dabei vor allem um abwehrendes, verfälschtes, sowie um abgewehrtes, unerkanntes, aber dennoch wirksames Erleben. Dies bedeutet, dass die therapeutische Arbeit in dem Bereich stattfindet, den der Therapeut jeweils (noch) nicht umfassend wertschätzen und empathisch verstehen kann. Das kongruente Noch-nicht-Wertschätzen und Noch-nicht-Verstehen dient sogar dazu, einen Zugang zum Verstehen der Inkongruenzen des Klienten zu eröffnen (vgl. dazu das Konzept der Hermeneutischen Empathie; Keil, 1997). Weitere Hilfen bieten dabei der Einbezug der lebensgeschichtlichen Zusammenhänge beim Klienten (Finke, 1990) sowie das nötige „mitfühlende Wissen" (Eckert, 1985) von störungsspezifischen Erlebensformen und von deren Entstehungsbedingungen. Von daher können auch alle Autoren, die sich um ein störungsspezifisches Vorgehen in der Personzentrierten Therapie bemühen, dieser Grundorientierung zugerechnet werden. Eine systematische Einführung und Erörterung der *störungsspezifischen Perspektive* in der Personzentrierten Psychotherapie findet sich im Beitrag von *Jobst Finke und Ludwig Teusch*.

Binder und Binder (1979; 1991) können als Pioniere bei der Ausarbeitung einer störungsspezifischen Betrachtungsweise in der Klientenzentrierten Therapie angesehen werden. Sie bieten hervorragende phänomenologische Beschreibungen und Erklärungen von vielen störungstypischen Erlebensweisen, die deren Verstehen ermöglichen können. Darüber hinaus beschreiben sie charakteristische Intensitätsstörungen und Verschiebungen von Power und Powerlosigkeit im Erleben bei bestimmten Störungen sowie Fehlentwicklungen der Empathiefähigkeit (z.B. Gefühlsansteckung), die ihrerseits wieder bestimmte starre Erlebensmuster zugänglich und verständlich machen können. Binder (1994, 17f.) ist „davon überzeugt, dass wir zumindest bei der Arbeit im klinischen Bereich ohne differenziertere Untersuchungen von bestimmten Krankheitsphänomenen, den damit einhergehenden Erlebensweisen und deren Entstehungsbedingungen weit unter dem erreichbaren und für klinische therapeutische Arbeit notwendigen Niveau der Verwirklichung der Variablen bleiben". Um die theoretische Ausarbeitung eines differenziellen Vorgehens in der Personzentrierten Psychotherapie hat sich besonders auch Tscheulin (1992) bemüht. Er hat aufgezeigt, dass kein Widerspruch im Sinne eines Sich-gegenseitig-Ausschließens zwischen „Basisverhalten" und störungsspezifischer „differentieller Intervention" besteht. Jede therapeutische Intervention ist vielmehr immer unter beiden Aspekten zu betrachten.

Viele Autoren verstehen mittlerweile das störungsspezifische Vorgehen so wie Binder, dass dieses nämlich – wie jedes personzentrierte Vorgehen – unmittelbar aus den therapeutischen Grundhaltungen hervorgehen muss. Andere gehen aber auch einen Schritt weiter und wollen neben den Grundhaltungen noch andere und „wirksamere" Interventionsprinzipien etablieren. Dazu zählt Speierer (1994), der sich von Rogers' „Basisvariablentherapie" absetzt und die Gesprächspsychotherapie mit Hilfe von phänomenologischen Störungsdefinitionen als psychologisch begründete Inkongruenzbehandlung redefinieren möchte. *Gert-Walter Speierer* fasst sein diesbezügliches „*Differenzielles Inkongruenzmodell*" in seinem Beitrag zusammen. Dabei werden u.a. neben der Unterscheidung verschiedener Arten von Inkongruenz und der Inkongruenztheorie psychischer Störungen Hinweise zur Inkongruenzanalyse und zur Indikation der Inkongruenzbehandlung sowie praktische therapeutische Vorgehensweisen dargestellt.

Einen Schritt weiter als Rogers will auch Swildens (1991) gehen, der ausgehend von der Existenzphilosophie neben dem organismischen Erleben im Sinne von Rogers noch einen tieferen und wesentlicheren Prozess unterscheidet, nämlich den existenziellen Prozess. Dieser besteht darin, sich der Anforderung des eigenen Daseins zu stellen: in der offenbaren Sinnlosigkeit des Daseins (zum Tode) einen gültigen Sinn für die eigene Existenz zu finden. Swildens versteht die klassischen neurotischen und z.T. auch die psychotischen Störungen als Blockaden und Stagnationen dieses existenziellen Prozesses. Die Blockaden haben dabei störungsspezifische typische Formen, die er als „Alibi" (gegenüber der Existenz) und als „Mythe" (subjektive Geschichtsschreibung als Rechtfertigung für die Stagnation des existenziellen Prozesses) beschreibt. Wenn der existenzielle Prozess blockiert ist, reicht „Klientenzentrierte Gesprächstherapie" nicht aus. Dann sind tiefergreifende sowohl differenzielle wie auch prozessphasenorientierte Vorgehensweisen vonnöten. Dieses Konzept seiner „*Prozessorientierten Gesprächspsychotherapie*" beschreibt *Hans Swildens* im abschließenden Beitrag des Abschnitts über die klinische Orientierung in der Personzentrierten Psychotherapie.

C. Experiencing

Die Grundorientierung des Psychotherapeuten richtet sich hier neben der Verwirklichung der Grundhaltung auf die Überwindung von sogenanntem strukturgebundenen und die Ermöglichung von authentischem Erleben. Es geht also wesentlich um die (Wieder-) Herstellung des Experiencingprozesses im Klienten. Im Rahmen dieses Anliegens hat Gendlin u.a. „Focusing" entwickelt. Wenn es um den Einbezug von Focusing in die Personzentrierte Psychotherapie geht, sei zunächst auf ein scheinbar unausrottbares Missverständnis hingewiesen. Es wurde und wird immer wieder kritisiert, dass die (prozessdirektiven) Anweisungen zum Focusing auf inneres Erleben den Erlebensprozess des Klienten unterbrechen und diese daher mit einem klientenzentrierten Therapieprozess inkompatibel seien. Demgegenüber muss klargestellt werden, dass Gendlin bei „Therapie mit Focusing" niemals das Geben von methodisch-technischen Focusing-Anweisungen meint, sondern schlicht und einfach die Konzentration des Psychotherapeuten auf den Felt Sense des Klienten! Das Vorgehen ist völlig klientenzentriert: Zuerst muss dem Klienten genau zugehört werden („absolute listening"), dann soll der Psychotherapeut darauf „antworten", und zwar so, dass der Klient die Antwort bei sich innen „checkt". Es soll dadurch der jeweilige Felt Sense in seiner ganzen impliziten Komplexität berührt und zugänglich werden. Gendlin sieht allerdings einen kleinen

Unterschied zur übrigen Klientenzentrierten Therapie darin, dass der Therapeut bei seinem Vorgehen die *Intention* hat, durch sein Antworten den Felt Sense, der beim Klienten vielleicht gerade noch nicht da ist, anzusprechen. Dazu ist zu sagen, dass andere Klientenzentrierte Therapeuten vielleicht nicht immer diese Intention explizit haben, dass es aber keinen Therapieprozess geben kann, der nicht laufend vom Felt Sense getragen wäre. Umgekehrt gilt allerdings: „Focusing allein ist keine Therapie. Focusing allein ist eine Tür,... ein zentraler Kern davon, wie man so arbeiten kann, daß man in etwas hinein kommt." (Gendlin, 1993, 14). Das therapeutische Konzept von Gendlin kann also als legitime Weiterentwicklung in der Personzentrierten Psychotherapie angesehen werden.

Die Entwicklung des experienziellen Ansatzes wird im Beitrag von *Richard Van Balen* geschildert, der ausgehend von der Entstehung von Rogers' Prozessdenken wesentliche Fundamente der experienziellen Akzentuierung von Gendlin sowie im Vergleich damit die Sichtweisen von Greenberg in einfühlsamer Weise darstellt. Das Konzept des Prozess-Experienziellen Ansatzes (Greenberg et al., 1993; 1998) geht ausdrücklich von zwei Behandlungsprinzipien aus. Notwendig und wesentlich ist auch hier die therapeutische Beziehung. Sie ist generell hinreichend, aber nicht immer effizient. Daher wird sie ergänzt durch das Prinzip der „Prozessdirektivität". D.h. dass der Therapeut zwar nicht die Inhalte des Klienten, wohl aber dessen Erlebens-Processing, also die Art, wie dieser mit seinem eigenen Erleben umgeht, beeinflussen bzw. verändern will. Dabei soll ein optimales Processing des Erlebens, vor allem ein Klären von eingelebten, inkongruenten Erlebensmustern (emotionalen Schemata) ermöglicht („facilitated") werden.

Eine ausführliche Darstellung von *Focusing und Focusingtherapie* bietet der Beitrag von *Johannes Wiltschko*, in welchem neben einer theoretischen Beschreibung der relevanten Begriffe auch wesentliche Hinweise für die praktische therapeutische Arbeit sowie eine kurze Schilderung des Lebenshintergrunds von Eugene Gendlin zu finden sind.

Eine wesentliche Zentrierung auf die Art des inneren Erlebens des Klienten zeichnet auch das therapeutische Konzept von Sachse aus. Sachse (1992) unterscheidet im Therapieprozess neben der Inhalts- und der Beziehungsebene noch eine „Bearbeitungsebene": die Art, wie jemand seine Erfahrungen verarbeitet und mit seinem Erleben umgeht. Da das „innere Bezugssystem" immer nur z.T. bewusst und davon wieder nur ein Teil sprachlich encodiert ist, besteht das Ziel der Psychotherapie in der Explikation und Klärung dieses inneren Bezugssystems. Dazu muss der Klient seine Bearbeitungsebene vertiefen und dies kann er nur mittels geeigneter „Bearbeitungsangebote" des Psychotherapeuten. Um diese zu finden, ist es erforderlich, in adaptiver Weise von der jeweiligen Ausgangslage des Klienten ausgehend, bestimmte Zielzustände (Bearbeitungsweisen) für den Klienten zu definieren und mittels geeigneter Bearbeitungsangebote anzusteuern. Als weiteres Beispiel für die verschiedenen Varianten der Personzentrierten Psychotherapie werden im abschließendes Beitrag zu diesem Abschnitt von *Rainer Sachse* selbst die theoretischen Grundlagen und generelle therapeutisch-praktische Vorgehensweisen seiner *„Zielorientierten Gesprächspsychotherapie"* in konziser Form dargestellt.

Literatur

Biermann-Ratjen E-M (1993) Das Modell der psychischen Entwicklung im Rahmen des klientenzentrierten Konzepts. In: Eckert J, Höger D und Linster H (Hg), Die Entwicklung der Person und ihre Störung. Bd. 1. Köln, GwG, 77–88

Biermann–Ratjen E-M, Eckert J und Schwartz H-J [1979] (1995) Gesprächspsychotherapie. Verändern durch Verstehen. 7. überarb. und erw. Aufl. Stuttgart, Kohlhammer

Binder U (1994) Empathieentwicklung und Pathogenese in der Klientenzentrierten Psychotherapie. Eschborn, Klotz

Binder U und Binder J (1979) Klientenzentrierte Psychotherapie bei schweren Störungen. Frankfurt/M., Fachbuchhandlung für Psychologie (ab der 3. Auflage: Eschborn, Klotz)

Binder U und Binder J (1991) Studien zu einer störungsspezifischen klientenzentrierten Psychotherapie. Eschborn, Klotz

Bozarth JD (1992) Das Wesen der Klientenzentrierten Psychotherapie. In: Stipsits R und Hutterer R (Hg), Perspektiven Rogerianischer Psychotherapie. Wien, WUV, 139–145

Bozarth JD (1996) Client-centered therapy and techniques. In: Hutterer R, Pawlowsky G, Schmid PF and Stipsits R (eds), Client-centered and experiential psychotherapy. A paradigm in motion. Frankfurt/M., Lang, 363–368

Bozarth JD und Brodley B (1986) Client-centered psychotherapy. A statement. Person-centered Review 1, 3: 262–271

Brodley B (1990) Client-centered and experiential: Two different therapies. In: Lietaer G, Rombauts J and Van Balen R (eds), Client-centered and experiential therapy in the nineties. Leuven, Leuven University Press, 87–107

Brodley B und Brody A (1996) Can one use techniques and still be client-centered? In: Hutterer R, Pawlowsky G, Schmid PF and Stipsits R (eds), Client-centered and experiential psychotherapy. A paradigm in motion. Frankfurt/M., Lang, 369–374

Eckert J (1985) Reicht das klientenzentrierte Konzept in seiner Allgemeinheit aus oder brauchen wir auch störungsspezifische Ansätze? GwG-info 59: 115–122

Finke J (1990) Die lebensgeschichtliche Perspektive im klientenzentrierten Therapieprozeß. In: Meyer-Cording G und Speierer G-W (Hg), Gesundheit und Krankheit. Theorie und Praxis der klientenzentrierten Gesprächspsychotherapie heute. Köln, GwG, 115–129

Greenberg LS, Rice LN and Elliott R (1993) Facilitating emotional change. The moment-by-moment process. New York, The Guilford Press

Greenberg LS, Watson JC and Lietaer G (eds) (1998) Handbook of experiential psychotherapy. New York, The Guilford Press

Keil WW (1997) Hermeneutische Empathie in der Klientenzentrierten Psychotherapie. Person 1, 1: 5–13

Mearns D (1994) Developing person-centred counselling. London, Sage

Mearns D and Thorne B (1988) Person-centred counselling in action. London, Sage

Sachse R (1992) Zielorientierte Gesprächspsychotherapie. Eine grundlegende Neukonzeption. Göttingen, Hogrefe

Schmid PF (1991) Souveränität und Engagement. Zu einem personzentrierten Verständnis von „Person". In: Rogers CR und Schmid PF, Person-zentriert. Grundlagen von Theorie und Praxis. Mainz, Grünewald, 15–164

Schmid PF (1994) Personzentrierte Gruppenpsychotherapie. Ein Handbuch, Bd. I: Solidarität und Autonomie. Köln, Edition Humanistische Psychologie

Schmid PF (2001) Personzentrierte Persönlichkeits- und Beziehungstheorie. In: Frenzel P, Keil WW, Schmid PF und Stölzl N (Hg), Klienten-/ Personzentrierte Psychotherapie. Kontexte, Konzepte, Konkretisierungen. Wien, WUV/Facultas, 57–95

Speierer G-W (1994) Das Differentielle Inkongruenzmodell (DIM). Handbuch der Gesprächspsychotherapie als Inkongruenzbehandlung. Heidelberg, Asanger

Swildens H (1991) Prozeßorientierte Gesprächspsychotherapie. Einführung in eine differentielle Anwendung des klientenzentrierten Ansatzes bei der Behandlung psychischer Störungen. Köln, GwG

Tscheulin D (1992) Wirkfaktoren psychotherapeutischer Intervention. Göttingen, Hogrefe

van Kessel W und van der Linden P (1991) Die aktuelle Beziehung in der Klientenzentrierten Psychotherapie. Der interaktionelle Aspekt. GwG-Zeitschrift 90: 18–28

A

Die Beziehung als Mittelpunkt

Anspruch und Antwort:
Personzentrierte Psychotherapie als
Begegnung von Person zu Person[1]

Peter F. Schmid

Die von Rogers 1957 als notwendig und hinreichend postulierten Bedingungen für Persönlichkeitsentwicklung bilden das Fundament eines anthropologischen und therapietheoretischen wie –praktischen Paradigmenwechsels in der Psychotherapie. Die Basis dafür stellt eine ethische Position dar, die den Menschen als Person, d.h. in der unüberholbaren Dialektik von Selbstständigkeit und Beziehungsangewiesenheit, versteht. Psychotherapie bedeutet demnach das Ergreifen der Verantwortlichkeit aus dem Angesprochenwerden von einem prinzipiell Anderen und dem in der jeweiligen Gegenwart daraus erwachsenden kairotischen Anspruch, die Aktualisierung des vorhandenen Potentials durch personale Begegnung zu fördern.

Es nimmt nicht Wunder, dass diese radikale Position, in der alle Orientierung an der Person des Klienten erfolgt und sich der Therapeut selbst als Person ins Spiel bringt, alsbald durch fundamentalistische wie eklektizistische Positionen verwässert und verharmlost wurde. Dogmatistische Festschreibungen und vermeintliche Kompatibilität und „Methodenintegration" verfehlen den ethischen Imperativ und die anthropologischen Grundlagen ebenso wie eine reduktionistische Verlagerung des Fokus von der ganzen Person zum inneren Erleben, auf ein Therapieziel oder zur Methodik. Der folgende Aufsatz versucht herauszuarbeiten, was das Wesentliche und Unverzichtbare einer personzentrierten Position darstellt und inwieweit es mit einer Reihe von Ansätzen zusammenstimmt, die sich auf Rogers berufen.[2]

---

[1] Dieser Aufsatz ist Wolfgang M. Pfeiffer zu seinem 80. Geburtstag in Verehrung und Dankbarkeit gewidmet.
[2] Vgl. zum Ganzen Schmid (1999a; 2001a).

Die personzentrierten Basisbedingungen – eindeutige Grund-Sätze und ein vielfältiger Spiel-Raum

Carl Rogers war sich offenbar in vollem Ausmaß dessen bewusst, was er mit seiner Hypothese von den „notwendigen und hinreichenden Bedingungen für Persönlichkeitsentwicklung durch Psychotherapie" (Rogers, 1957a/1991) behauptete. Diesen Eindruck gewinnt man, wenn man den vorsichtig geschriebenen und offenbar jedes Wort genau abwägenden Artikel liest. Dass diese Bedingungen, vor allem die bekannten „Grundhaltungen", *notwendig* sind, wird heute wohl kaum jemand mehr bezweifeln. Das Entscheidende und auch nach einem halben Jahrhundert nach wie vor Revolutionäre aber ist die Behauptung, sie seien *hinreichend*.[3] Darauf hatte Rogers von Anfang an besonderen Wert gelegt, und er hielt an dieser Theorie, die er selbst als „rigorous"[4] bezeichnete (ders., 1959/1987), sein ganzes Leben lang fest (vgl. Rogers et al., 1984).

Diese „Formel" ist – historisch wie theoretisch-systematisch – die Basis für alles, was sich zu Recht personzentriert nennen darf. Im Kern ist in diesem Statement alles Wesentliche der personzentrierten Theorie, zumindest implizit, enthalten. Und es ist auch mitausgesagt, was alles nicht zu dieser Theorie passt. Rogers (1957a/1991, 178–181) betont in diesem provokanten Aufsatz denn auch ausdrücklich eine Reihe von Punkten, die sich auf der Basis der formulierten Hypothese als nicht notwendig für die Psychotherapie herausstellen: Er nennt als „signifikante Auslassungen" etwa die Klientypologisierung zur Bereitstellung verschiedener Bedingungen für verschiedene Klientengruppen oder die psychologische Diagnose als Vorbedingung für Psychotherapie. Ja, er geht bis zur ausdrücklichen Behauptung, solche Diagnosen dienten nur dem Schutz des Therapeuten oder der Therapeutin.[5] Er stellt weiters klar, Psychotherapie sei nicht artverschieden von alltäglichen hilfreichen Beziehungen und hält auch explizit fest, dass das Wesentliche am therapeutischen Knowhow und daher an der Ausbildung die Erfahrung des Therapeuten sei und nicht seine intellektuellen Qualitäten. Last but not least betont er, dass er damit nicht nur Bedingungen für die Klientenzentrierte Therapie formuliert habe, sondern für jedwede therapeutische Situation, in der konstruktive Persönlichkeitsveränderung

---

[3] Zum beträchtlichen Belegmaterial dafür vgl. die Übersicht bei Patterson (1984) sowie ders. (1985, 217–220).
[4] „Streng, rigoros, peinlich genau"
[5] In der Folge ist der Lesbarkeit halber auf die durchgehende Anführung beider Geschlechter verzichtet.

geschieht, dass dies also als eine schulenübergreifende Metatheorie zu verstehen sei.

Viele Implikationen und Konsequenzen dieser Theorie arbeiteten Rogers und andere erst später detailliert heraus. Parallel mit der immer genaueren Explizierung der anthropologischen Grundlagen wurde auch die Praxis der Therapie weiter entwickelt (vgl. Farber, Brink und Raskin, 1996).[6] Das ist wohl kein Zufall. Denn es fällt auf, dass in Rogers' grundlegendem Statement so gut wie nichts über das praktische therapeutische Vorgehen ausgesagt ist. Rogers hatte damit keine Handlungsanweisungen formuliert. Man kann zwar selbstverständlich die prinzipielle Nichtdirektivität erkennen und allein daraus im Wesentlichen das zu Grunde liegende Menschenbild herauslesen, das seinerseits wieder bestimmtes Handeln ein- und anderes ausschließt, aber insgesamt ist dieser Satz an Prinzipien auf einem ziemlich abstrakten Niveau formuliert.[7] Das jeweilige konkrete Handeln ist davon erst abzuleiten und die zugehörige Handlungstheorie auf dieser Basis zu entwerfen. Beide müssen sich jedoch stets an den Grundlagen überprüfen und kritisieren lassen.

Die personzentrierten Grundannahmen sagen beispielsweise nichts darüber aus, wie die Kommunikation zwischen Klient(en) und Therapeut(en) stattzufinden hat. Nirgends steht darin etwas von rein oder vorwiegend verbaler Kommunikation, von (verbaler) Gesprächstherapie oder auch nur von einer Bevorzugung verbaler Interaktionen gegenüber anderen, etwa der Arbeit mit dem Körper oder spielerischen und künstlerischen Ausdrucks- und Kommunikationsformen. Rogers (z.B.

---

[6] Auch die hier kurz vorgestellten Ansätze sind aus der Erfahrung (in Therapien wie in der Ausbildung) und ihrer theoretischen Reflexion – insbesondere in Auseinandersetzung mit dem theologischen und philosophischen Personbegriff (Schmid, 1991) und der Dialogischen Philosophie, vor allem Levinas', sowie mit der Kunst, insbesondere dem Theater und damit der Vielfalt der Körpersprache (ders., 1994; 1997c; Schmid und Wascher, 1994) – entwickelt worden. Dabei wurde allmählich deutlich, dass der Personzentrierte Ansatz von der Wurzel her – historisch wie inhaltlich betrachtet – ein sozialpsychologischer Ansatz ist und daher der Gruppe als Schnittstelle zwischen Individuum und Gesellschaft besondere Bedeutung zukommt (Schmid, 1994; 1996; 1998).
[7] Höger (1989) unterscheidet dementsprechend zwischen den vier Abstraktionsebenen „therapeutische Beziehung versus andere Beziehungsformen", „zusammenfassende Merkmale der therapeutischen Beziehung", „zusammenfassende Verhaltensklassifikationen" und „konkrete einzelne Verhaltensweisen"; Finke (1994, 2; 1999a) bezeichnet „Therapietheorie, Therapieprinzipien (-konzept) und Therapietechniken" als die drei Elemente einer „Therapiemethodik".

1970/1974; 1975b) selbst meinte, eine Vielfalt von persönlichen Techniken sei mit den Grundhaltungen vereinbar. Es ist also ein breiter Spielraum gegeben, personzentriert zu arbeiten und zu gestalten. Es gibt keineswegs nur die *eine* richtige Art, personzentriert zu handeln.

Umgekehrt ist es aber auch nicht so, dass alles zu Recht als personzentriert bezeichnet werden kann (etwa immer dann, wenn es selbst jemand so nennt), unabhängig davon, ob es mit den personzentrierten Grundannahmen übereinstimmt oder nicht. An der Vereinbarkeit mit ihnen muss es sich messen lassen; ist es mit diesen nicht kompatibel, sollte es fairerweise auch anders bezeichnet werden.[8]

Das zu Grunde liegende Menschenbild ist nicht beliebig und nicht beliebig kombinierbar. Es ist mit bestimmten erkenntnistheoretischen und entwicklungspsychologischen Positionen verbunden, mit Motivations-, Persönlichkeits- und Beziehungstheorien inklusive Theorien der leidenden Person und ihrer Therapie. Es stimmt mit bestimmten wissenschaftstheoretischen und forschungsmethodologischen Ansichten sowie mit politischen Grundeinstellungen zusammen und mit anderen nicht. Vor allem aber stellt es eine bestimmte ethische Position dar (Schmid, 1998b; 1999a).

Die Grundlagen personzentrierten Handelns – eine ethische Position

Rogers hat seinen Grund-(An-)Satz aus der Erfahrung in Beziehungen erarbeitet; seine Theorie ist phänomenologisch gewonnen und erfahrungsnahe formuliert; sie bleibt auch bei späteren Verfeinerungen immer nahe am Erleben. Was Rogers in Therapien beobachtete und woraus er seine Hypothesen formulierte, sind keine indifferenten Daten, sondern aus der Betroffenheit gewonnene Erfahrungs-„Tatsachen", die eine deutliche Wertsetzung implizieren.

Bereits die Voraus-Setzung, überhaupt Psychotherapie zu treiben und sie theoretisch zu bedenken, kommt aus der Entscheidung, sich vom Leiden eines anderen Menschen ansprechen zu lassen, es also als *An-Spruch* zu verstehen. Damit geht vom anderen als einem im Sinne der Begegnungs-

---

[8] Zu den entscheidenden (und damit unterscheidenden) Merkmalen Personzentrierter Therapie siehe Schmid (1999b)

philosophie (prinzipiell) Anderen etwas aus, das betrifft und betroffen macht und vor die Entscheidung stellt, *Ant-Wort* zu geben. Psychotherapie ist damit vorweg als Antwort auf das Leid anderer Menschen bestimmt, dem der Psychotherapeut nicht gleichgültig gegenübertritt, sondern von dem er sich herausgefordert und in Anspruch genommen fühlt. Anders formuliert: Psychotherapie kommt gerade bei einem solchen phänomenologischen Zugang von Anfang an als ein ethisches Phänomen in den Blick.

Sieht man sich das Kernstück personzentrierter Theorie, eben Rogers' Statement 1957a, genauer an, so ist damit bereits eine solche ethische Grundlegung formuliert: Psychotherapie ist Antwort auf Inkongruenz, auf einen verletzlichen bzw. ängstlichen Menschen. Mehr noch: Wenn diese sechs Bedingungen notwendig und hinreichend für eine konstruktive Entwicklung der Person durch Psychotherapie sind, so stellt es eine Verpflichtung für den Therapeuten dar, sie zu beachten (Kontakt, Klienteninkongruenz, Kommunikation der Therapeuteneinstellungen) bzw. „anzubieten" (Kongruenz, bedingungsfreie Zuwendung, Empathie). Der Therapeut wird hier also als ein auf die Not Antwortender und daher Ver-Antwort-licher in einer Kommunikation begriffen. Mit einem Wort: Psychotherapie wird ethisch fundiert.

Die philosophische Basis – Ethik bedeutet ja Moralphilosophie, nicht Kasuistik oder Moralisieren – zu diesem Verständnis von Psychotherapie findet sich ausgearbeitet unter anderem bei dem litauischen Begegnungsphilosophen Emmanuel Levinas (1905–1995). Noch radikaler als Buber fasst Levinas (1983; 1987; 1992) die Beziehungsbedingtheit der Person, weil er vom Anderen her denkt und das absolute Anderssein des Anderen zum Ausgangspunkt seiner Anthropologie macht: Grundlage des Selbstbewusstseins ist, Levinas zufolge, nicht die Reflexion (des Ich am Du), sondern die schon jeweils vorgegebene Beziehungserfahrung, die im Anderen ihren Ursprung hat (also „Du-Ich" statt „Ich-Du"). Der Andere ist vorgängig da. Ich werde in Beziehungen hineingeboren. Der Andere ist damit nicht ein Alter Ego, sondern ein absolut Anderer, ein bleibendes Rätsel, „das wach hält", und so ständige Herausforderung. Der Andere „sucht uns heim", wofür Levinas die Metapher „Antlitz [visage]" verwendet, die an den Ursprung des Personbegriffs erinnert.[9] Dieses Antlitz spricht uns an, und seine Not fordert uns heraus.

---

[9] „Prósopon" bedeutet eigentlich „Gesicht" (daher auch die Bedeutung am griechischen Theater als Maske, mit deren Hilfe der dargestellte Gott sichtbar wurde – im Gegensatz zu unserem Verständnis von „Maske", bei der man „ein Gesicht macht" und sich selbst verbirgt); Näheres dazu siehe Schmid (1991)

Ver-Antwort-lichkeit ist demnach die Grundkategorie des Personseins: Aus der Begegnung erwächst die Verpflichtung zur Antwort. Während die traditionelle abendländische Philosophie nichts als Egologie (bloße Rede vom Ich) gewesen sei, habe nun am Anfang aller Philosophie die Ethik zu stehen.

Psychotherapie ist in dieser Perspektive das Ergreifen der Verantwortlichkeit gegenüber dem Klienten als einem Anderen, ist Handeln aus der Begegnung, engagierter und solidarischer Dienst aus einer solchen sozialethischen Grundhaltung.[10]

Es ist kein Zweifel, dass die Paradigmenwechsel bei Levinas und Rogers parallel zu sehen sind: dem prinzipiellen Vorrang des Anderen entspricht die prinzipielle Klientenzentrierung der Psychotherapie. Sie erfordert, Psychotherapie zu allererst unter einem ethischen Blickwinkel zu sehen.

Der Mensch als Person – vom Erkennen zum Anerkennen in der Psychotherapie

In Rogers' 1957(a) publiziertem Aufsatz sind zwei wesentliche Dimensionen eines Bildes vom Menschen impliziert: Die erste Bedingung bereits spricht von einer zwischenmenschlichen Beziehung[11] und die weiteren fünf definieren die Charakteristika dieser Beziehung, die allesamt einschließen, dass dem Menschen die Möglichkeit und Tendenz gegeben ist, sich auf der Grundlage seiner eigenen Ressourcen dann konstruktiv weiterzuentwickeln, wenn eine bestimmte Form von Beziehung gegeben ist. Anders ausgedrückt: In den sechs Bedingungen wird klar vorausgesetzt, dass der Mensch sich aus Eigenem konstruktiv entwickeln kann, wenn er eine förderliche Beziehung vorfindet. Ohne die Annahme einer Aktualisierungstendenz, die ebenso auf den individuellen Ressourcen wie auf den Beziehungsfähigkeiten der Person aufruht, würden die Bedingungen zwei bis sechs keinen Sinn machen.

---

[10] Vgl. dazu auch Pfeiffer (1995b), Wittrahm (1995) und Schmid (1996, 521–532; 1997b; 1998c).
[11] Eigenen Aussagen zufolge wollte Rogers hier überhaupt schreiben, die erste Bedingung sei, dass sich zwei Menschen in Beziehung befänden, er habe aber um der akademischen Anerkennung willen die psychologisch akzeptabler klingende Bezeichnung „psychologischer Kontakt" gewählt. In der erklärenden Beschreibung verwendet er „Beziehung" explizit.

Damit sind genau jene beiden dialektischen Dimensionen am Menschsein genannt – die substanziale (individuale) wie die relationale (transzendente) –, für die in der Theologie- und Philosophiegeschichte der Begriff „Person"[12] geprägt wurde: Selbstständigkeit und Beziehungsangewiesenheit, Autonomie und Begegnung, Souveränität und Solidarität. Was immer sonst noch an Motiven für die Bezeichnung als „personzentriert" ausschlaggebend war – es ist eindeutig, dass damit auch und bewusst die mit dem Personbegriff verbundene Anthropologie als zentral für den „Person-zentrierten" Ansatz benannt wurde.[13]

Man muss die von Rogers konsequenterweise als einziges Axiom bezeichnete Grundannahme von der Aktualisierungstendenz in der dialektischen Spannung dieser beiden Dimensionen sehen, will man ihr voll gerecht werden.[14] Historisch betrachtet, wurde eindeutig zunächst der Schwerpunkt der Theoriebildung auf den individuellen Aspekt gelegt – was sich aus geschichtlichen Gründen, vor allem auch in Abwehr des psychiatrischen, psychoanalytischen und behavioristischen Modells, als notwendig erwies und nicht selten zur Kritik als einseitig individualistisch (und „typisch amerikanisch") geführt hat. Doch die Beziehungsdimension war von

---

[12] Mit der Bezeichnung des Menschen als „Person" schließt Rogers direkt an die abendländische Geistesgeschichte an, und es kann nachgewiesen werden, dass in der personzentrierten Anthropologie beide Dimensionen nicht nur enthalten, sondern konsequent weiter entwickelt sind (ausführlich Schmid, 1991; 1994; 1997a; 1998a; 1998d; siehe auch Zurhorst, 1989).

[13] So kam ich jüngst in den Besitz eines Rogers-Manuskripts aus dem Jahr 1955 (!), in dem Rogers auf die selbst gestellte Frage „What is a person?" bereits eine Prozessdefinition gibt („a fluid process, potentiality, a continually changing constellation, configuration, matrix, of feelings, thoughts, sensations, behaviors. The structure of the process seems configurational, not additive. [...] Another way of stating this is that a person is a human process of becoming"; Rogers, 1955b, 1). Er schreibt weiter – in dieser Reihenfolge: „The person as process seems to me most deeply revealed in a relationship of the most ultimate and complete acceptance; a real I-Thou relationship" (ebd., 2) und „In my experience, the deepest contacts I have with persons reveal them, without exception, to be directional in process, and my experience of that direction is contained in such terms as positive, constructive, creative, toward autonomy, toward maturity, toward socialization, in the direction of growth, toward greater richness or differentiation." (ebd.). Bereits hier finden sich also Relationalität und Individualität als die beiden Charakteristika der Person. – Weitere Belege siehe Schmid (1994, 107).

[14] Mit dieser Formulierung scheint mir der Sachverhalt noch präziser getroffen zu sein, als wenn man von zwei Axiomen spricht (vgl. Schmid, 1994, 281–283; 1999a).

allem Anfang an formuliert (siehe den ersten Grund-Satz im Statement 1957), selbstverständlich vorausgesetzt und im Handeln deutlich, wenngleich an ihrer theoretischen Konzeptualisierung als Begegnung und ihrer praktischen Ausdifferenzierung in vielfältigen Formen des Handelns erst später deutlicher gearbeitet wurde.

Rogers (1980b/1991, 187) stellt in seiner Kurzdarstellung der Personzentrierten Psychotherapie diese beiden Aspekte auch ausdrücklich an den Anfang seiner (explizit als Definition ausgewiesenen) Beschreibung: „Die Klientenzentrierte Therapie entwickelt sich kontinuierlich als eine Form der Beziehung mit Personen [*way of being with persons*], die heilsame Veränderung und Wachstum fördert. Ihre zentrale Hypothese ist, dass [1.] die Person in sich ausgedehnte Ressourcen dafür hat, *sich selbst zu verstehen und* ihre Lebens- und Verhaltensweisen konstruktiv *zu ändern*, und dass [2.] diese Ressourcen am besten *in einer Beziehung* mit bestimmten definierten Eigenschaften freigesetzt und verwirklicht werden können. [...]" (Nummerierung und Hervorhebung P. Schmid).

Kurz gefasst: *Die Personzentrierte Psychotherapie stellt die Praxis eines Menschenbildes dar, das den Menschen als Person versteht* und ihm daher, ihn anerkennend, begegnet statt ihn, ihn zu erkennen suchend, zu objektivieren. *Personzentrierte Psychotherapie versteht sich demnach als wissenschaftliche und praktische Frage nach der Person.*[15] Denn gerade im Personzentrierten Ansatz haben die *beiden* traditionellen Personbegriffe in ihrer dialektischen Spannung zur Formulierung des erwähnten personzentrierten Axioms geführt, in dem die Dialektik von Selbstständigkeit und Beziehungsangewiesenheit festgehalten ist. Jede Einseitigkeit greift zu kurz und wird der menschlichen Existenz nicht gerecht. Daher müssen sich Theorie und Praxis der Therapie gerade auch hinsichtlich der Frage messen lassen, ob individuelle und relationale Dimension des Personseins und -werdens *gleichermaßen* thematisiert sind und praktiziert werden und sie sich daher gegebenenfalls zu Recht personzentriert nennt.

---

[15] Wenigstens angemerkt soll hier werden, dass der Mensch Person als Mann und Frau ist und geschlechtsspezifische Aspekte des Personseins (gerade auch in der Therapie) eine zentrale Rolle für das Verständnis spielen (Schmid und Winkler, 2002), wobei hier neuerlich eine dialektische Spannung des Menschseins zutage tritt.

Personale Begegnung – von Diagnose und Abstinenz zur un-Mittel-baren Gegenwärtigkeit

Rogers arbeitete die Natur der therapeutischen Beziehung, immer deutlicher heraus. Hatte er sie selbst zunächst noch in Abwehr der damals gängigen direktiven Formen von Therapie bewusst „nicht-direktiv" genannt, und später, die Charakteristik der Beziehung genauer treffend und positiv formulierend, „klientenzentriert", so ging er schließlich dazu über, sie als „Begegnung" zu beschreiben, als „encounter person to person".[16]

Eine Beziehung, die dem Menschen als Person gerecht wird, kann zweifellos nur eine sein, die einerseits den Anderen ganz so nimmt, wie er ist, und ihn in diesem Sosein respektiert, und bei der man sich andererseits auch selbst als Person ins Spiel bringt (statt sich in neutraler Distanz zu halten).[17] Dafür steht in der Begegnungsphilosophie der Begriff „Begegnung". Sie hat die für eine „personale Begegnung" konstitutiven Elemente herausgearbeitet, von denen im Folgenden einige genannt werden. Sie lassen sich unschwer in der personzentrierten Arbeit wiederfinden.

Be-geg(e)n-ung (englisch „en-counter") bedeutet wörtlich, etwas oder jemandem *gegenüber stehen*. Es ist eine Beziehung, die *den Anderen* als einen prinzipiell Anderen respektiert und sich von diesem Anders- und Unerwartetsein überraschen und berühren lässt. Begegnung ist ohne Absicht, ein staunendes Zusammentreffen mit der Wirklichkeit des Anderen, ein „*Betroffenwerden* vom Wesen des Gegenüber-Stehenden" (Guardini, 1955, 226; Hervorhebung P. Schmid). Dabei wird der Andere weder vereinnahmt noch von außen beurteilt.

Begegnung hat dabei notwendigerweise mit *Widerstand*, mit *Konfrontation* zu tun. Der Andere stellt das Selbst infrage. Er ist kein a priori Vertrauter oder gar Einordenbarer. Wer jemandes Anderen in personaler Weise innewird, sich von diesem Anderen ansprechen und betreffen lässt,

---

[16] Ausführliche Belege über diese Entwicklung und den Gebrauch des Terminus „Begegnung" siehe Schmid (1994, 172–180). – Es sei hier ausdrücklich darauf hingewiesen, dass aufgrund des beschränkten Raums die Darstellung der Begegnungsdimension ausführlicher erfolgt als jene der substanzialen Dimension (die meist ohnehin ausführlicher beschrieben wird), was *keine* einseitige Bedeutungszuweisung darstellt.

[17] So hatte Rogers bereits sehr früh (1955a/1961, 199) über sich als Therapeut geschrieben: „Ich setzte mich selbst aufs Spiel. [...] Ich lasse mich ein, auf die Unmittelbarkeit der Beziehung."

erfährt, dass damit jede Form von In-Besitz-Nehmen ausgeschlossen ist. Wer sich des Anderen bemächtigen wollte (und sei es nur in Form von Interpretationen oder Deutungen über den Anderen oder durch Vorgaben für ihn), der zerstört die personale Qualität der Beziehung und führt sie in eine Beziehungsform über, in der einer den anderen zum Objekt macht.

Die Bewegung geht dabei, auch entwicklungspsychologisch gesehen, *vom Du zum Ich*, nicht umgekehrt, wie Levinas (1987) betont. Begegnung erfahren bedeutet von allem Anfang an, in der Optik des Anderen zu stehen.

Begegnung (und damit begegnungsorientierte Psychotherapie) kann dementsprechend kein planungsgebundenes, auf ein Ziel fixiertes Tun sein, sondern ist, so gesehen, Kunst bzw. *Spiel*, ein Spiel ohne Regeln, authentisch, frei, spielerisch (nicht verspielt); es ist absichtsloses Handeln. Therapie ist das Zusammen-Spiel aufeinander bezogener Personen in einem Stück, das im Moment des Spiels jeweils neu geschrieben wird, nicht ein Wiederholen und Wiederabspielen eingefahrener Rollen oder das Verfolgen eines vorher festgelegten Ziels. Begegnung bedeutet, auf den Punkt gebracht, sich selbst als Person ins Spiel zu bringen.

Wer begegnet, ist nicht nur Alter Ego einer Selbstreflexion, sondern auch Partner in einem *Dialog*. Der echte Dialog ist ein Austausch, der auf Gegenseitigkeit zielt. In der dialogischen Spannung von Ganz-auf-den-Anderen-Bezogensein (Solidarität) und Ganz-selbst-Sein (Autonomie) entsteht Selbstbewusstsein und geschieht Selbstverwirklichung – dialektisch als Verwirklichung der Möglichkeiten in der jeweiligen Beziehung.[18]

Gegenwart und Kontext – Präsenz als „way of being with" im Kairos

Begegnung geschieht, wo einer dem Anderen *Gegenwart* wird (Buber, 1923/1947) und sich selbst als Person ganz auf ihn einlässt. Die „von Augenblick zu Augenblick stattfindende Begegnung" (Rogers, 1980b/ 1991, 194) ereignet sich in der unmittelbaren Gegenwart. Ihr entspricht die *Gegenwärtigkeit (Präsenz)* als das unmittelbare Erleben mit dem Andern im jeweiligen Augenblick. Gegenwärtigkeit wird dabei – im

---

[18] Ausführlich zum Verständnis von Begegnung: Rogers (1955a/1961; 1962a/ 1977; 1962b/1984; 1970/1974); Schmid (1991, 105–121; 1994; 1998c; 1998e).

Unterschied zu einem oberflächlichen oder gar ideologischen Gebrauch des Schlagwortes vom Hier-und-Jetzt (Gegenwärtigkeit schließt das Gewordensein ebenso ein wie den Entwurf von Zukunft, das Werdenkönnen) – in einem existenziellen, begegnungsphilosophischen Sinn verstanden: als authentische Haltung, in der jeweiligen Gegenwart des Anderen zu *sein*, präsent zu sein.

Das heißt, für sich und für die Anderen im jeweils gegebenen Moment bedingungslos offen zu sein: Es ist ebenso staunende Offenheit für das eigene Erleben erforderlich, ein absichtsloses *Gegenwärtigsein*, wie die *Vergegenwärtigung* der anderen Person erforderlich ist, d.h. sich einfühlend der Gegenwart des Anderen auszusetzen.

Dies hat eine *körperliche Dimension*; konstitutiv für personale Begegnung ist auch der leibliche Kontakt. Begegnung setzt physische Präsenz voraus, ist Berührung, Spüren und Gespürtwerden, „leibhaftes Zusammenspiel" (Buber, 1962/63, 212). Sie ist ein intimes, sinnliches und sinnenhaftes Geschehen. („Psycho"-Therapie ist ja immer ganzheitliche Therapie, Therapie der Person in ihrer Ganzheit, mit Leib und Seele und Geist.)

Solche Gegenwärtigkeit hat, wenn man es so bezeichnen will, auch eine *spirituelle Dimension*. Damit sind nicht irgendwelche esoterischen Vorstellungen gemeint, sondern die Offenheit für Fragen über das unmittelbar Erfahrbare und Verifizierbare hinaus, die Sinnfragen, die transzendenten Dimensionen des Menschseins und die Glaubensvorstellungen (Thorne, 1991; 1998).

Jeweils ganz in der Gegenwart zu sein, bedeutet die Herausforderung, den fruchtbaren Augenblick zu ergreifen (welcher „Kairos" genannt wird – nach dem griechischen Gott für die günstige Gelegenheit, der als Jüngling mit einem Schopf vorne, kahl geschoren hinten, dargestellt wurde, und den es, wenn er vorbeieilte, galt, „beim Schopf zu packen"). Denn Begegnung geschieht immer jetzt und sie ereignet sich direkt zwischen den Personen: in *Un-Mittel-barkeit*, jenseits aller Mittel, Methoden und Techniken. Diese stehen trennend zwischen den Personen, wenn sie von außen in die Beziehung eingebracht werden. „Zwischen Ich und Du steht kein Zweck. Alles Mittel ist Hindernis. Nur, wo alles Mittel zerfallen ist, geschieht Begegnung", formuliert Buber (1923/1947, 78f.), präzise auch den Prozess beschreibend.

Das einzige „Mittel" oder „Instrument" ist die Person des Therapeuten selbst. Das setzt zuallererst den Verzicht auf alle planbaren Techniken und Strategien voraus, auf alle Mittel, „Spiele" oder „Übungen", die als Schutz dienen um abzuwehren, was einem wider-fährt. Gegenwärtigkeit hingegen bedeutet, sich einzulassen auf die Unmittelbarkeit der Begegnungserfahrung und offen zu sein für das, was sich im nächsten Augenblick ereignen wird. Deshalb ist im Gegensatz zu einer therapeutischen Technologie eine „personzentrierte Kairologie" zu entwickeln – als Reflexion der Kunst, im richtigen Moment das Rechte zu tun (vgl. Schmid, 1994).

Die drei Grundhaltungen, wegen ihrer unbedingten Zusammengehörigkeit auch als Triasvariable bezeichnet, sind, genau genommen, drei Dimensionen *einer* Haltung, die eben mit diesem Begriff der *Gegenwärtigkeit* oder *Präsenz* in ihrer existenziellen Dimension beschrieben werden kann und in der sie gleichsam – in einem hegelianischen Sinn – aufgehoben sind (Rogers, 1986/1991; Schmid, 1994, 228–244). Sie stellen drei Fassetten oder Ausfaltungen ein und derselben Weise dar, mit einem oder mehreren Anderen, in dessen oder deren Gegenwart zu *sein*, – kongruent und offen, wertschätzend und ohne Bedingungen, einfühlsam und ohne Beurteilungen. Gegenwärtigkeit in diesem Sinn ist eine Lebenseinstellung, ein „way of *being*", ja ein „way of being *with*" (Rogers, 1975a, 4), eine Weise des *Miteinander-Seins*.

Ein solches relationales Verständnis transzendiert notwendigerweise die traditionelle Zweierbeziehung. Der Kontext (vgl. auch Barrett-Lennard, 1998), das Thema, „der Dritte", die Gesellschaft und, therapeutisch besonders relevant, die Gruppe als Schnittstelle zwischen dem Einzelnen und der Gesellschaft kommen in den Blick. Es gibt nicht nur *ein* Du, nicht nur *eine* personale Beziehung, es gibt *den* Anderen immer nur in der (wenigstens potentiellen) Gegenwart des „Dritten", d.h. es gibt viele Andere. Daraus folgt, dass Handeln sich nicht mehr von selbst versteht und sich der Spielraum der Freiheit öffnet (Levinas). Statt des Paares, statt „Ich und Du", wird nun die Gruppe, das „Wir", zum Grundelement von Interpersonalität (vgl. Schmid, 1998b). Wir leben nicht in der Welt *des* (einen anderen) Menschen, sondern in der Welt *der* Menschen. Begegnung ist immer auch Überschreitung der Zwei-Einheit, der sich abschließenden „Zweisamkeit". Zu ihrem Wesen gehört der Plural.

Dies hat für eine Personzentrierte Psychotherapie entscheidende Konsequenzen: Wiewohl gerade im deutschsprachigen Raum traditionell die Zweierbeziehung in der Therapie überschätzt und Gruppentherapie unterschätzt wird, kann in der Gruppe (als Schnittstelle zwischen Person und Gesellschaft) der natürliche und primäre Ort der Therapie gesehen werden, weil Probleme in der Regel in Gruppen entstanden sind; die Zweierbeziehung ist, so betrachtet, eine spezielle Gruppe, die besonderen Schutz bietet, der auch dort geboten werden soll, wo dies angemessen erscheint (Schmid, 1994; 1996; 2001b).

Förderung von Persönlichkeitsentwicklung durch Begegnung – von der Krankheit zur leidenden Person, vom Experten zum Facilitator

Statt einer Krankheits- oder Störungslehre im herkömmlichen Sinn kann es daher in genuin personzentrierter Sicht stets nur um eine *Theorie der leidenden Person* gehen.[19] Personzentrierte Psychotherapie versteht sich ja, wie der Name sagt, nicht problem-, ziel- oder lösungsorientiert, sondern personorientiert.

Auf Grund der mit diesem Verständnis verbundenen Überflüssigkeit einer Neurosen- und Psychosenklassifizierung wurde der Personzentrierten Psychotherapie oft vorgeworfen, es handle sich um ein Einheitsmodell und einen Uniformitätsmythos; alle psychischen Krankheiten würden in einen Topf geworfen. Dies ist ein grobes Missverständnis: Nach diesem Ansatz wird eine leidende Person nicht einförmig, sondern jeweils differenziert gesehen und dementsprechend wird nicht uniform, sondern so weit wie irgend möglich individuell und differenziell, jeweils der Person bzw. der Beziehung entsprechend, therapeutisch vorgegangen. Störungsspezifische Überlegungen können dann als genuin personzentriert gelten, wenn sie nicht hinter die phänomenologische Radikalität von Rogers zurückfallen und nicht von Sicherheitsbedürfnissen der Therapeuten (etwa durch Klassifikation und Expertendiagnose) oder dem personalen Verständnis entgegenstehenden, herrschenden gesellschaftlichen Interessen geleitet sind (etwa im Zuge der Verhandlungen mit Sozialversicherungen um die Krankheitswertigkeit einer Störung), sondern auf phänomenologischer Basis je spezifische Theorien der leidenden Person ausbilden, um diese im konkreten Fall besser verstehen und an-erkennen zu können.

---

[19] Zur Entwicklungstheorie, zur Theorie der leidenden Person und einer entsprechend Personzentrierten Therapietheorie, zum Selbstverständnis des Therapeuten als Facilitator, d.h. als „Experte darin, nicht Experte zu sein" sowie zum zweifelhaften Verständnis von „Hilfe", deren Darstellung hier aus Platzgründen unterbleiben muss, siehe Schmid (1999a, 197–209).

Differenzielle Ansätze können als phänomenologische Differenzierungen eine wichtige Orientierungshilfe bieten; wichtig ist, dass sie nicht den Blick darauf verstellen, dass es eigentlich um einen personspezifischen Ansatz geht (der immer der Einmaligkeit der betroffenen Person gerecht wird) und daher um eine völlig differenzierte Sicht. Überall dort, wo Klassifizierungen (so brauchbar sie auch im Argument mit Krankenkassen sein mögen) ins therapeutische Geschehen hineinkommen, müssen zwangsläufig Akzeptanz, Empathie und Kongruenz beeinträchtigt werden; denn dann wird aus dem begegnenden, Person-zentrierten Therapeuten der diagnostizierende, Krankheits-zentrierte.

Auf der Grundlage der vorangehenden Überlegungen lässt sich therapietheoretisch und -praktisch Personzentrierte Psychotherapie als der Versuch beschreiben, psychisches Leiden zu mindern oder zu heilen, indem Beziehungsbedingungen geschaffen werden, die eine Symbolisierung abgewehrten Erlebens zulassen, eine Minimierung der Inkongruenzen zwischen Selbst und Erfahrung und durch korrektive Erfahrungen eine Integration dessen möglich machen, was in der Entwicklung schief gelaufen oder defizitär ist. Anders ausgedrückt: *Psychotherapie ist* Selbsterfahrung in Beziehungen und damit *Persönlichkeitsentwicklung durch personale Begegnung.*

Die notwendigen und hinreichenden Bedingungen eines Personzentrierten Ansatzes – zur Frage von Kompatibilität und Konsistenz

Einige Fragen in Zusammenhang mit aktuellen Tendenzen und Strömungen im Umfeld des Personzentrierten Ansatzes sollen unter dem Gesichtspunkt diskutiert werden, wie weit sie mit dem beschriebenen personzentrierten Verständnis kompatibel sind.

Vorausgeschickt sei, dass es natürlich keinen „Beweis" dafür gibt, dass die von Rogers initiierte und später von ihm und anderen immer genauer ausgearbeitete Theorie stimmt. Es gibt eine Reihe anderer Annahmen und auch sie haben viele gute Argumente für sich. Der Unterschied ist, dass sie von einer anderen anthropologischen Basis ausgehen und daher zu vielfach anderen Verhaltensweisen und sonstigen Konsequenzen kommen. Da es keinen Sinn macht, über Menschenbilder zu streiten – sie stellen immer Glaubensannahmen dar, „basic beliefs" –, macht es auch keinen Sinn, andere Ansätze aus dem personzentrierten Theorie-Set heraus zu beurteilen (oder gar darüber zu streiten, wer nun im Recht sei). Sinnvoll ist nur, mit ihnen in Dialog zu treten und sich von ihnen in Frage stellen zu lassen, um die eigene Theorie besser zu verstehen bzw. sie zu revidieren (vgl. Schmid, 1998a, 115f.; Slunecko, 1996).

Dies stellt weder eine orthodox-rigide oder dogmatische noch eine ausgrenzende, sondern eine klärende und auf besseres wechselseitiges Verständnis ausgerichtete Position dar. Zu unterscheiden ist schlicht eine Frage der Vernunft und der Ehrlichkeit. Über andere Ansätze ist damit nichts ausgesagt, weder über deren Wirksamkeit, deren Sinnhaftigkeit und Stimmigkeit noch über die Qualität der Arbeit der sie ausübenden Therapeuten. In der respektvollen und kritischen Auseinandersetzung kann jeder Ansatz sein Eigenes weiter entwickeln.

Anderes soll aber auch anders benannt werden, um unzutreffenden Vermischungen und damit theoretischer wie praktischer Unklarheit entgegenzutreten. Es ist sauberer, beispielsweise die Arbeit auf einer absichtslosen Beziehungsebene von erlebens(prozess)stimulierendem Vorgehen auch terminologisch zu unterscheiden, weil verschiedene Vorstellungen von Therapie und daher vom Menschen dahinter stehen. Auch hier ist ein ethisches Problem gegeben, jenes der korrekten und klaren Deklarierung und der kohärenten und transparenten Arbeit.

Konsistentes Therapieangebot versus Methodenergänzung, -integration und -kombination

Es macht aus dem beschriebenen Verständnis heraus wenig Sinn, Konsequenzen aus anderen Theorien in die personzentrierte Einstellung zu „integrieren" (wie das bisweilen etwas euphemistisch genannt wird). Daher muss sich jeder Versuch, „ergänzende Verfahren" einzuführen oder Methodenintegration bzw. -kombination zu verfolgen, vom Grundlegenden des personzentrierten Verständnisses von Psychotherapie her infrage stellen lassen. Dies ist immer eine Angelegenheit der Kompatibilität von den zu Grunde liegenden Glaubensannahmen (basic beliefs) her, etwa dem Menschenbild. Und zwar, wie oben ausgeführt, gerade auch unter ethischen Gesichtspunkten, weil der Klient ein Recht auf ein verantwortungsbewusstes und konsistentes Therapie- und damit Beziehungsangebot hat.

Andere Grundannahmen und darauf beruhendes anderes Handeln sind selbstverständlich zu respektieren. Aber sie sind etwas anderes. Kommt man zu anderen Ergebnissen – Rogers hat immer wieder ausdrücklich zu eigenständiger Theoriebildung und ebensolchem Handeln aufgefordert –, so sollte man sie auch entsprechend anders deklarieren.

Dem (Lippen-)Bekenntnis zu Rogers' grundsätzlichem Statement bezüglich der Grundbedingungen folgt nur allzu oft jedoch die zu diesem kontradiktorische Aussage, sie seien ergänzungsbedürftig (vgl. die Darstellung bei Wood, 1986, 351). Vorschläge, die Personzentrierte Therapie zu erweitern, zu modifizieren oder andere Ansätze zu integrieren, seien es Grundkonzepte oder einzelne Techniken, finden sich sonder Zahl und in eher seltenen Fällen lässt sich ein Zusammenstimmen mit der Basis ihrer Philosophie und ihren Prinzipien feststellen.[20]

Dies gilt vor allem für „zusätzliche Vorgangsweisen". Immer wenn der Therapeut der Überzeugung ist, er müsse den Therapieprozess steuern, lenken, beeinflussen, den Klienten auf etwas hinweisen, ihm Vorschläge machen oder ihn zu etwas anleiten, verzichtet er auf ein Stück Vertrauen in die Aktualisierungstendenz des Klienten und lässt nicht mehr den Klienten wählen, welche *seiner* Möglichkeiten *der Klient* auf welche Weise wählt. Statt die Verantwortung für den Umgang mit den eigenen Ressourcen ganz beim Klienten zu belassen, hält er es für notwendig oder sinnvoll, von der Grundhaltung der authentisch-akzeptierenden und authentisch-einfühlsamen Präsenz abzugehen; statt zu ermöglichen (facilitate), entscheidet er sich dazu anzuleiten (direct); statt dem Klienten zu folgen und ihm dadurch zu „antworten", wählt er den Weg etwas vorzugeben; statt zu begegnen den, anzuweisen, zu bestimmen oder zu kontrollieren. Man kann es auch weniger vorsichtig ausdrücken: Es ist – immer aus personzentrierter Sicht betrachtet – letztlich eine Bevormundung des Klienten.

Personzentrierte Therapie versus Focusing(-zentrierte) bzw. Experienzielle Therapien

So unterscheiden sich bei aller Verwandtschaft mit und Herleitung von Rogers' Ansatz die verschiedenen Richtungen, die sich im Gefolge Gendlins entwickelt haben – sei es die „Focusing-orientierte Psychotherapie" Gendlins (1996/1998), die Focusing-Therapie Wiltschkos (1995), die vielen Spielformen „experienzieller Therapie" oder die „prozessdirektive Therapie" Greenbergs (Greenberg, Rice und Elliott, 1993; Greenberg, Watson und Lietaer, 1997) – von der Personzentrierten Therapie, die auf den Grundannahmen von Rogers beruht, gemeinsam dadurch, dass sie von der absichtslosen, auf die Aktualisierungstendenz des Klienten vertrauenden Haltung der Präsenz des Therapeuten zu einem mehr oder

---

[20] Vgl. dazu auch Bozarth and Brodley (1986); Shlien (1986); Raskin (1987); Patterson (1990); Schmid (1996, 289–299).

minder starken Ausmaß an Steuerung des Klienten durch den Therapeuten übergehen. Dieser hat eine bestimmte „Intention" (Gendlin, 1993). Der springende Punkt ist, dass es hierbei nicht nur um einen Wechsel der Betrachtungsweise geht, von der Person und Beziehung zum inneren Erleben des Klienten (wie es der Name „experienziell" aussagt), sondern dass die Beziehung *benützt* wird, um das innere Erleben des Klienten in bestimmter Weise zu stimulieren.

Rogers hat den Einfluss von Gendlins experienziellem Konzept zwar ausdrücklich anerkannt und das Experiencing-Konzept übernommen, Experiencing dabei aber stets als abhängige und nie als selbstständige Variable betrachtet (Rogers, 1958/1973; Rogers, Gendlin, Kiesler und Truax, 1967). Die Auseinandersetzung mit dem eigenen Erleben war für ihn Resultat, nicht Grund der Therapie. Das kommt besonders auch darin zum Ausdruck, dass, Rogers (1957b/1973) zufolge, die Erfahrungsoffenheit der „fully functioning person" aus den Beziehungen resultiert, in denen sie steht, und nicht umgekehrt (vgl. Prouty, 1994; 1999).

Brodley (1990) hat hervorgestrichen, dass der Unterschied darin liegt, dass Rogers der Person als solcher, Gendlin dem experienziellen Prozess vertraut. Daher heißt auch Zuhören etwas anderes, wenn der Therapeut damit nicht auf die Person als solche, sondern – selektiv – auf den Felt Sense bezogen ist. Prouty (1999, 4) nennt dies einen „phänomenologischen Reduktionismus", die „Reduktion der Person auf den Prozess", die Reduktion der Empathie selektiv auf das Experiencing, statt sie ganzheitlich auf das Selbst zu richten (ebd., 15 bzw. 18). Die Namensgebungen der Therapieformen sagen dies deutlich aus: Statt um die Person als ganze geht es um Focusing („Focusing-[orientierte] Therapie") bzw. ums Erleben („Experienzielle Therapie").

Der Prozess-Experienzielle Ansatz (Greenberg, Rice and Elliott, 1993), der sich hinsichtlich dieser Diskussion vereinfacht dahingehend zusammenfassen lässt, es gehe darum, „den Prozess zu lenken, nicht den Klienten", ist bestrebt, klientenzentrierte Haltungen mit prozessdirektiven Methoden zu kombinieren. Sie sollen den Klienten „mit Richtungsangaben und Vorschlägen" dahin führen[21], „lösungsverbessernde und affektiv informationsverarbeitende Strategien" zu benutzen, um den Fortschritt im Prozess zu steigern (ebd., 15). Außerdem werden im Wie des Prozesses „Marker" für die Grundlage (prozess)diagnostischer

---

[21] Die dabei verwendeten Begriffe für die Aktivität des Therapeuten sind „guide, suggest, stimulate, explicate, enhance".

Überlegungen gesehen, denen zufolge die Anwendung unterschiedlicher Techniken für die Unterstützung der Informationsverarbeitung bei unterschiedlichen Klienten und in unterschiedlichen Phasen erforderlich wird – ganz im Gegensatz zu der eingangs referierten Sicht von Rogers. Der Therapeut wird damit zum „Prozessexperten", der des Klienten Experiencing lenkt (ebd., 17).

Die prinzipielle Nichtdirektivität der personzentrierten Einstellung ist also von einer Gerichtetheit abgelöst.[22] Und hier unterscheidet sich eine, wenn auch noch so sehr auf den Prozess beschränkte, direktive Haltung von der Haltung der Begegnung. Die Person des Therapeuten entzieht sich der unmittelbaren Herausforderung durch die Person des Klienten.[23]

Personale Präsenz versus Methoden, Techniken, Handwerkszeug

Im Personzentrierten Ansatz wird, wie bereits erwähnt, der Stellenwert von Methoden und Techniken völlig relativiert. Rogers (1957a/1991) streicht hervor, dass seine Hypothese über therapeutische Persönlichkeitsentwicklung ausdrücklich auch die sogenannten klientenzentrierten Techniken, wie beispielsweise das von ihm selbst beschriebene „Reflektieren von Gefühlen" als keine wesentliche Therapiebedingung erscheinen lässt. Den Techniken kommt bestenfalls eine Hilfsfunktion für unsichere Therapeuten zu; sie sind nur in dem Maß relevant, in dem sie als Kanäle für die Erfüllung der Grundhaltungen dienen (ebd.).

Die therapeutische Beziehung ist hingegen im beschriebenen Sinn als Begegnung charakterisiert durch Un-Mittel-barkeit (ist also letztlich bar aller Mittel, die zwischen den Personen stehen), in der Haltung der Gegenwärtigkeit ganz offen für den jeweiligen Augenblick und

---

[22] Im Prinzip dieselbe Überlegung gilt für explizit erlebnisaktivierende Vorgangsweisen (z.B. Mente und Spittler, 1980; Esser, Sander und Terjung, 1996) sowie für ziel- und interventionsorientierte (Sachse, 1992) und eklektische („methodenintegrative") Vorgangsweisen. Sie alle fallen hinter den radikalen Paradigmenwechsel von Rogers zurück.

[23] Die klare Unterscheidung in theoretischer und praktischer Hinsicht schließt natürlich Gemeinsamkeiten in anderen Aspekten nicht aus. Und es macht natürlich auch Sinn, in verschiedener Hinsicht zusammenzuarbeiten und so den je eigenen Ansatz weiterzuentwickeln. Von daher sind gemeinsame Konferenzen (ICCCEP bzw. PCE-Konferenzen) ebenso sinnvoll wie gemeinsame politische Arbeit (etwa im Weltverband, WAPCEPC).

seine Möglichkeiten. Dieser Bereitschaft für den Kairos entspricht eine absichtslose Einstellung, ohne geplantes Vorgehen. Techniken, die eingesetzt werden, *um* etwas *zu* erreichen, widersprechen dem explizit.

Das betrifft nicht nur das eher primitive Missverständnis der „Therapeutenvariablen" als Skills bzw. trainierbare Interventionstechniken (wo dann beispielsweise „zusätzliche Variablen" wie „Selbsteinbringung des Therapeuten" oder „Konfrontation des Klienten" eingeführt wurden, um scheinbar fehlende Techniken zu ergänzen). Auch alle von außen in die Beziehung eingebrachten Techniken im Sinne geplanter Interventionen und Strategien, auf die aus einem Reservoir zugegriffen wird, werden dieser beschriebenen Weise, „miteinander zu sein", zweifellos nicht gerecht. Dies trifft sowohl auf ein angesammeltes Methodenarsenal zu, das im Bedarfsfall eingesetzt wird, weil sich etwas Bestimmtes in ähnlichen Situationen bewährt hat, wie auf Vorgangsweisen, die man einmal an sich selbst als hilfreich erlebt hat und nun anderen zugute kommen lassen möchte.[24]

Versteht man unter „Technik" (griech. techné = Kunstfertigkeit[25]) aber nicht Technologien, sondern jeweils kreativ in der aktuellen Beziehung entwickelte Vorgangsweisen, konkrete Kunstfertigkeiten bzw. Merkmale der Beziehungsgestaltung, dann relativiert sich die Gegenüberstellung von Begegnung und Technik zugunsten einer kunstvollen Beziehungsgestaltung.[26] So spricht etwa Frenzel (1992) von persönlich entwickelten Stilmitteln. In der Ausbildung und durch Erfahrung arbeitet jeder Therapeut seine ihm als Person und seinen Begabungen entsprechenden „Techniken" heraus, die dann ihrerseits als Rahmen verstanden werden können, in dem sich die Beziehung entwickelt bzw. die Haltungen „transportiert" werden.[27]

---

[24] Bozarth (1996) betont, dass der Einsatz von Techniken üblicherweise problembestimmt und daher problemzentriert erfolgt und vom Vertrauen in die Selbstbestimmungskräfte des Klienten und der Person als solcher wegführen: „Wenn ich überzeugt wäre, ein bestimmte Technik zu wissen, die für den Klienten am besten wäre, würde ich sie einsetzen. Aber ich kann mir nicht vorstellen, dass das passiert." (ebd., 367). Ähnlich argumentieren Brodley und Brody (1996), die nur jene Techniken kompatibel finden, die vom Klienten ausgehen, und jene nicht, die diagnostischen oder zielorientierten Überlegung des Therapeuten entspringen.
[25] Aber eben auch in der Bedeutung „Kunstgriff, List".
[26] Ähnlich kann man vom urspünglichsten Wortsinn her „Methode" verstehen (griech. méthodos = das Nachgehen, von hodós = der Weg), das aber die Bedeutung von „planmäßig" (methodisch) annahm.
[27] Zur Frage der Techniken siehe u.a. Bozarth (1996); Brodley und Brody (1996); Frenzel (1992); Schmid (1994, 494–497; 1996, 289–298).

Wolfgang Keil (1998, 32) ist dahingehend uneingeschränkt zuzustimmen, dass Techniken im jeweiligen Kontext individuell kreiert werden müssen. Es erscheint aus personaler Perspektive jedoch kontraproduktiv, dies mit Hilfe einer Methodik, eines „Sets an therapeutischem Handwerkszeug" (ebd., 33), zu erlernen, besonders dann, wenn dieses auf Modellen beruht, die mit den personzentrierten Prinzipien nicht vereinbar sind. Keil (ebd., 35) spricht von „professionellen Arbeitshaltungen", die „therapeutisches Handwerkszeug" erfordern und nennt als Beispiel das Erlernen der Fähigkeit, „inneres Erleben vertiefen können" (ebd., 35 bzw. 39). Dies steht jedoch, wie bereits erwähnt, nicht nur zum Vertrauen in die Aktualisierungstendenz quer, sondern ist schlicht ein anderer therapeutischer Ansatz.

Die personzentrierten Grundhaltungen haben eben keine „funktionale Bedeutung" (ebd., 34), sondern stellen eine gelebte, durch die Person gedeckte Praxis ohne bestimmte Absicht dar. In diesem Sinne bezeichnen sie Biermann-Ratjen, Eckert und Schwartz (1995, 48–51) „nicht als ‚Technik' oder ‚Behandlungsmethode', die anderen therapeutischen Techniken gegenübergestellt werden kann" bzw. ironisch „als einzige ‚Technik'". Wer sie mit „allgemeinen humanen Qualitäten" verwechselt, wie dies allenthalben außerhalb des Ansatzes geschieht, oder sie als solche abqualifiziert, übersieht, dass sie gerade als „professionelle Arbeitshaltungen" (Keil, 1998, 34) authentischer Ausdruck der Einstellung der Person und als solche eine existenzielle Mitteilung an den Klienten sind.

Insofern ist auch das Argument problematisch, Therapie sei immer zielorientiert bzw. verfolge eine Strategie (ebd., 34 bzw. 43). Personzentrierte Therapie hat als einziges (paradoxes) Ziel, kein Ziel für den anderen zu haben, sondern ihm zuzutrauen, dass er selbst seine Ziele setzen und verfolgen kann, wobei sie ihn unterstützt. Ihre einzige Methode ist die, keine Methoden im herkömmlichen Sinn zu gebrauchen.

Auch sind Wissen und Kenntnis in einer umfassenden Realisierung der Grundhaltungen ein- und gerade nicht ausgeschlossen: Wer fühlte sich von jemandem verstanden oder akzeptiert, der nicht „weiß, worum es geht". Insofern ist in der Forderung, eine genügende Kenntnis von den spezifischen Erlebensprozessen und Entstehungsbedingungen im Klienten zu haben (Binder, 1994) oder die lebensgeschichtliche Perspektive zu beachten (Finke, 1990), kein Widerspruch zu einer Verwirklichung der personzentrierten Haltung zu sehen – im Gegenteil: Therapeuten sind als ganze Personen, mit Leib und Seele und Hirn, gefordert. Dazu sind die beste Bildung und das umfassendste Wissen, die wir haben können, gerade gut genug – ebenso wie Selbsterfahrung, Reflexionsfähigkeit usw. Wie diese muss auch das Wissen in die Person und ihre Kommunikation integriert sein. Denn das einzige „Handwerkszeug" oder Instrument des Therapeuten ist er selbst als Person.

Deshalb erscheint auch eine Aufzählung klientenzentrierter Methoden (z.B. Keil, 1998, 37–39 und die dort genannten Autoren) problematisch, weil sie dann ein Hindernis auf dem Weg zur Begegnung sind, wenn sie anders als je individuell und situational kreiert werden. (Die daraus entstehenden „Methoden" aber wären eben dann genau so viele, wie es Therapiesituationen gibt.) Dies gilt auch, wenn man sie unter die Grundhaltungen unterordnet oder neben sie stellt. Es kann aus dem personzentrierten Grundverständnis heraus nichts „neben der Verwirklichung der Grundhaltungen" (ebd., 37) geben. Schon die bloße summarische Aufzählung von Methoden oder Techniken insinuiert einen anzustrebenden Verhaltenscluster oder lenkt die Aufmerksamkeit des (angehenden) Therapeuten darauf, ob er sich „erlaubt" oder „richtig" verhält. So ist beispielsweise „aktives Zuhören" im Sinne von Rogers eben keine Methode (die okay wäre, während Interpretieren nicht okay wäre), sondern Ausdruck personaler Begegnung.

So verständlich der Wunsch nach Handwerkszeug ist, so wichtig ist, diesen Wunsch in der Ausbildung zu verstehen statt ihn einfach zu befriedigen, ähnlich wie bei Klienten, die so gerne Ratschläge oder wenigstens Beispiele dafür bekommen möchten, wofür sie selbst mühsam einen eigenen Weg finden müssen. Dieser würde aber gerade erschwert, würde er durch einen Therapeuten, der „sich erbarmt" und einen Weg vorzeigt oder anbietet, davon abgehalten, die eigenen Ressourcen zu mobilisieren. Der Weg in die Selbstständigkeit führt nicht oder nur als gewaltiger Umweg über methodische Abhängigkeit.

Von daher erscheint es auch wichtig, in der *Ausbildung* insofern konsequent vorzugehen, als die Auszubildenden nicht zuerst bestimmte Techniken erlernen sollen, die sie dann später zugunsten einer personalen Haltung wieder „vergessen" oder „überwinden" sollen, sondern Ausbildung von Anfang an als Entwicklung der Persönlichkeit, als Heraus-Bildung des je persönlichen Potenzials, zu gestalten, in der die Teilnehmer lernen, anderen von Person zu Person gegenüberzutreten, anderen und sich selbst zu vertrauen. Einzig darin besteht die spezifische Kompetenz des Personzentrierten Therapeuten.

Auch dies lässt sich unter einem ethischen Gesichtspunkt sehen: Gefragt, ja gefordert ist, standzuhalten und das Beste anzubieten, was man anzubieten hat: sich selbst als Person. Denn gerade in schwierigen Situationen ist die Versuchung groß, zu Schablonen zu greifen (und so vor dem existenziellen Anspruch davonlaufen); es gilt vielmehr auszuhalten, als Person dabei zu bleiben, wenn eine andere Person nicht mehr weiter weiß.

Und hier liegt meines Erachtens auch der Unterschied dem Wesen nach zwischen den verschiedenen Ausbildungskonzepten, die im person-/klientenzentrierten Bereich angeboten werden.[28]

Ganzheitlicher Ansatz, differenzielle Positionen und Klassifizierungen

Innerhalb des Ansatzes werden (oft in Anlehnung an Finke, 1994, 13–25; 1999a; 2000) im Sinne von Akzentsetzungen in letzter Zeit immer öfter Positionen unterschieden und beschrieben. Etwa innerhalb der phänomenologischen Richtung personzentrierter Theoriebildung und Praxis stärker *empirisch-deskriptive*, bisweilen positivistische, mit einer starken Betonung der Aktualisierung und der bedingungsfreien Wertschätzung („Selbstregulations- oder Aktualisierungsmodell", etwa Biermann-Ratjen, Eckert und Schwartz, 1995; Bozarth, 1998), versus stärker *hermeneutischen* mit dem Fokus auf Inkongruenz und einer Betonung der Bedeutung des empathischen Verstehens, meist unter Einbeziehung biographischer Zusammenhänge und einer störungsspezifischen Differenzierung („Konflikt- oder Inkongruenzmodell", z.B. Swildens, 1991; Binder und Binder, 1991; Finke, 1994; 1999b; Keil, 1997) und stärker *beziehungstheoretisch-interpersonale* mit dem Akzent auf Begegnung, Dialog und Interaktion und einer Betonung der Kongruenz („Interaktions- oder Dialogmodell"; z.B. Pfeiffer, 1991; 1995a; Schmid, 1991; 1994; 1996).

„Wachstum, Konflikt und Begegnung" (Finke, 2000) sind zweifellos zutreffende paradigmatische Stichwörter für diese Strömungen, wenn man sie nicht als gegenüberstellend oder einander ausschließend missversteht. Solche Unterscheidungen erscheinen hilfreich, um verschiedene Akzentsetzungen hervorzuheben und diese zu verdeutlichen (wo es sich wirklich um Akzentsetzungen, Zugangs- oder Sichtweisen handelt). Sehr

---

[28] Vgl. dazu z.B. die lange Zeit im deutschen Sprachraum weit verbreiteten technik- und methodenorientierten Ausbildungskonzepte, aber auch etwa Finkes (1994, 4) „Training von Gesprächstechniken bzw. die übende Ausformung von Fertigkeiten" im Gegensatz zum personalen Ansatz in der Ausbildung des Instituts für Personzentrierte Studien in Wien (Frenzel, 1998).

wichtig aber erscheint mir, dass, hier ganz im Sinne Finkes (1994, 2, 20 und 24), die Positionen nicht gegeneinander ausgespielt werden. Und dass dabei das Ganze nicht aus dem Auge verloren wird.

Aus der in diesem Aufsatz dargestellten anthropologischen Bestimmung des Personzentrierten Ansatzes beispielsweise ergibt sich, dass die Betonung der Aktualisierungstendenz und jene der Begegnung einander vom Personbegriff her nicht nur nicht ausschließen, sondern im Gegenteil wechselseitig bedingen. (Insofern wird eine Klassifizierung im Sinne einer Gegenüberstellung „klassischen" personzentrierten Vorgehen zu einem personalen Ansatz weder dem einen noch dem anderen gerecht.) Die „Alter-Ego"-Position des Therapeuten, der dem Klienten folgt, und die dialogische, die dem Klienten gegenübertritt, würden je für sich allein den eingangs genannten Bedingungen von Rogers für eine am Wachstum der Person orientierte Psychotherapie nicht genügen! Nur in der dialektischen Spannung beider ist das Geschehen tatsächlich Person-zentriert.

Es wäre einseitig, die verschiedenen Positionen, etwa empathische und dialogische, intra- und interpersonale Akzentsetzungen oder innerer Dialog versus Dialog in der Interaktion gegeneinander auszuspielen.[29] Es ist wichtig, den Anderen zu verstehen *und* ihm gegenüberzutreten und zu ant-worten, sich einzufühlen *und* „dagegenzuhalten", bedingungsfrei zu akzeptieren *und* authentisch zu sein, Alter Ego *und* Partner zu sein, der als Person in Dialog tritt.[30] Hier ist nicht von einem Entweder-Oder, sondern, entsprechend den beiden Traditionssträngen im Verständnis von

---

[29] Hier sehe ich auch die Problematik und Einseitigkeit des „interaktionellen Ansatzes" von van Kessel und van der Linden (1991a; 1991b), weil der interpersonale Aspekt dem intrapersonalen vorgezogen wird (1991a, 21 und 23) statt äusseren und inneren Dialog gleich bedeutsam und in ihrer Wechselwirkung zu betrachten. Die Autoren verstehen Psychotherapie „als einen Prozess strategischer sozialer Beeinflussung" (ebd., 32), die therapeutische Beziehung als eine Möglichkeit, Kommunikationsmuster transparent zu machen, wobei ähnlich der Arbeit mit der Übertragung in der Psychoanalyse die Aufgabe des Therapeuten u.a. darin liegt, empathisch inkongruente Kommunikationsweisen bzw. Beziehungserwartungen bewusst zu machen, „die Geschichte des Klienten zu interpretieren", um einen „interaktionellen Lernprozess" in Gang zu setzen (ebd., 25; vgl. auch Pfeiffer, 1993; Finke, 1999a). Hier wird die Empathie funktionalisiert und vom Therapeuten eine bestimmte Absicht gezielt verfolgt. Parallelen (mit umgekehrten Vorzeichen) zu den Bedenken hinsichtlich des Reduktionismus gegenüber dem Ansatz von Gendlin drängen sich auf.
[30] So auch Finke (1994, 2f. und 20).

Person von Ergänzung oder besser von einer dialektischen Spannung auszugehen.

Auch muss empathisches Verstehen immer hermeneutisches Verstehen (vgl. Keil, 1997) sein in dem Sinne, dass es nicht die eigentliche Aufgabe des Therapeuten ist, den Klienten immer besser zu verstehen, sondern diesen dabei zu unterstützen, sich selbst immer besser zu verstehen (und daher sich selbst zu akzeptieren und also kongruent sein zu können) – wozu er natürlich trachten muss, ihn zu verstehen[31], aber nicht um des Therapeuten, sondern um des Klienten Verstehen willen. Deshalb gehört auch eine die Inkongruenz des Klienten (siehe Rogers Bedingung Nummer 2) und damit seine inneren und äußeren Konflikte empathisch verstehende Haltung unabdingbar zum personzentrierten Handeln. Welches Akzeptieren könnte ohne diese Haltung sinnvoll stattfinden? Und welcher Dialog machte ohne diese Vergegenwärtigung des Dialogpartners Sinn?[32]

Versteht man die konflikttheoretische, an Inkongruenz orientierte Position jedoch als eine, die ein inhaltliches oder prozessuales Expertentum des Therapeuten einschließt, der den Selbststeuerungskräften des Patienten etwas Bestimmtes hinzuzufügen hätte, etwa inhaltliches oder Prozess-Wissen oder Knowhow hinsichtlich des Transfers von der Erkenntnis zum Handeln usw., dann stellt sich auch hier die Frage, ob es sich um einen Ansatz handelt, der noch auf der Basis der von Rogers benannten notwendigen und hinreichenden Bedingungen steht.

Last but not least: Ein ganzheitliches, also personorientiertes Verständnis der von Rogers genannten Einstellungen erfordert, die drei Haltungen als verschiedene Dimensionen einer Grundhaltung zu verstehen – wie gezeigt, ist dafür der Ausdruck Gegenwärtigkeit angemessen – und sie nicht gegeneinander auszuspielen. Was nützte Akzeptieren ohne Verstehen, was nützte Verstehen ohne Akzeptieren und beides ohne Echtheit?

---

[31] Keil (1996) etwa hat beschrieben, dass das kongruente Noch-nicht-Akzeptieren und Noch-nicht-Verstehen des Therapeuten einen wichtigen Zugang zum Erfassen der Inkongruenz des Klienten bietet.
[32] Auch Keil (2001) argumentiert, ein begegnungsorientiertes Verständnis der therapeutischen Beziehung sei „mit einem funktionalen Verständnis der Grundhaltungen vereinbar, wenn bedacht wird, dass Ersteres von der Philosophie her formuliert wird und personale Begegnung dabei als Ziel und damit letztlich als ‚Überwindung und Abschaffung der Therapie' (Schmid) verstanden wird. Biermann-Ratjen, Eckert und Schwartz argumentieren hingegen auf einer psychologischen Ebene."

Problematisch erscheinen Einteilungen als solche innerhalb der Personzentrierten Therapie, wenn die aufgeführten Strömungen auf anderen Grundannahmen beruhen als den von Rogers postulierten. Wo immer eine „Verwirklichung der Grundeinstellungen so" erfolgt, „dass" eine bestimmte Absicht verfolgt wird, werden sie instrumentalisiert und entsprechen nicht mehr der von Rogers beschriebenen personalen Haltung, sondern reihen sich unter jene Therapieformen, die eine bestimmte Haltung und ein Verhalten einsetzen, *um* etwas Bestimmtes *zu* erreichen. Wie etwa am Beispiel der experienziellen Richtungen gezeigt, handelt es sich dabei dann jeweils um einen anderen anthropologischen und therapietheoretischen Zugang. Hilfreich sind solche ausdifferenzierenden Einteilungen hingegen vor allem dahingehend, die jeweils eigene Position kritisch zu hinterfragen, welche Einseitigkeiten sie enthält und welche Dimension am ehesten ausgeblendet wird.

Personorientierung versus Zielorientierung – die ethische Entscheidung des Therapeuten

Die Entscheidung für eine bestimmte Therapie bzw. ein bestimmtes therapeutisches Handeln ist, so habe ich zu zeigen versucht, eine ethische Fragestellung, wie es die Entscheidung zur Psychotherapie als solche ist. Therapie, verstanden als personale Begegnung, ist die Realisierung einer ethischen Position, die von der kairotischen Ermächtigung des Klienten statt von der egologischen Mächtigkeit des Therapeuten ausgeht. Die untrennbare und uneinholbare Zusammengehörigkeit von Selbstständigkeit und Beziehung macht das Einzigartige an jenem Ansatz aus, der sich als einziger kompromisslos am Menschen als Person orientiert. Diese Dimensionen mehr und mehr auszuloten, lässt eine spannende Weiterentwicklung des Ansatzes erwarten. Die grundlegenden Positionen von Rogers sind weder überholt noch von anderen Ansätzen her ergänzungsbedürftig; sie sind noch nicht einmal eingeholt und ausgeleuchtet.

Ein halbes Jahrhundert nach Rogers' revolutionärem Statement, in einer Zeit, in der sich ziel- und methodenorientierte Psychotherapieansätze nicht zuletzt dank gesellschaftspolitischer Effizienzansprüche einer beträchtlichen Konjunktur erfreuen, ist eine genuin personzentrierte Grundorientierung vielleicht aktueller denn je. Gewinnen auch in den verschiedensten Schulen, etwa in den neueren Entwicklungen der Psychoanalyse oder in den systemischen Therapien personale Konzepte und die aktuelle Beziehung in der Therapie immer stärker an Bedeutung – hierin ist bereits ein Einfluss der Personzentrierten Therapie zu sehen – so bleibt doch der radikale Ansatz, Psychotherapie ausschließlich an der Person zu orientieren, uneingeholt und provokativ wie eh und je. Der Personzentrierte Ansatz liegt gerade deshalb vielen zeitgeistigen Forderungen quer, etwa jener nach der Effektivität therapeutischen Handelns, die ausschließlich in Kategorien denkt, wie man möglichst rasch, billig und schmerzlos „Probleme wegmachen" kann. Er ist der emanzipatorische Ansatz par excellence gegen die Versuchung zur Technifizierung und einseitigen Effizienzorientierung der Psychotherapie – auch dies eine ethische Herausforderung, eine, die sich vielleicht heute mehr stellt als jemals zuvor.

Literatur

Axline V [1947] (1972) Kinderspieltherapie im nicht-direktiven Verfahren. München Basel, Reinhardt

Barrett-Lennard GT (1998) Carl Rogers' helping system. Journey and substance. London, Sage

Biermann-Ratjen E-M, Eckert J und Schwartz H-J (1995) Gesprächspsychotherapie. Verändern durch Verstehen. 7. Aufl. Stuttgart, Kohlhammer

Binder U (1994) Empathieentwicklung und Pathogenese in der Klientenzentrierten Psychotherapie. Eschborn, Klotz

Binder U und Binder H-J (1991) Studien zu einer störungsspezifischen Klientenzentrierten Psychotherapie. Schizophrene Ordnung – Psychosomatisches Erleben – Depressives Leiden. Eschborn, Klotz

Bozarth J (1996) Client-centered therapy and techniques. In: Hutterer R, Pawlowsky G, Schmid PF and Stipsits R (eds), Client-centered and experiential psychotherapy. A paradigm in motion. Frankfurt/M., Peter Lang, 363–368

Bozarth J (1998) Person-centered therapy. A revolutionary paradigm. Ross-on-Wye, PCCS Books

Bozarth J and Brodley B (1986) Client-centered psychotherapy. A statement. Person-Centered Review 1, 3: 262–271

Brodley B (1990) Client-centered and experiential: Two different therapies. In: Lietaer G, Rombauts J and van Balen R (eds), Client-centered and experiential therapy in the nineties. Leuven, Leuven University Press, 87–107

Brodley B and Brody A (1996) Can one use techniques and still be client-centered? In: Hutterer R, Pawlowsky G, Schmid PF and Stipsits R (eds), Client-centered and experiential psychotherapy. A paradigm in motion. Frankfurt/M., Peter Lang, 369–374

Buber M [1923] (1974) Ich und Du. Heidelberg, Lambert Schneider

Buber M (1962/63) Werke. Bd. I. München, Kösel

Esser U, Sander K und Terjung B (Hg) (1996) Die Kraft des Personzentrierten Ansatzes. Erlebnisaktivierende Methoden. Köln, GwG

Farber BA, Brink, DC and Raskin, PM (eds) (1996) The psychotherapy of Carl Rogers. Cases and commentary. New York, The Guilford Press

Finke J (1990) Die lebensgeschichtliche Perspektive im Klientenzentrierten Therapieprozess. In: Meyer-Cording G und Speierer G-W (Hg), Gesundheit und Krankheit. Theorie und Praxis der Klientenzentrierten Gesprächspsychotherapie heute. Köln, GwG, 115–129

Finke J (1994) Empathie und Interaktion. Methodik und Praxis der Gesprächspsychotherapie. Stuttgart, Thieme

Finke J (1999a) Das Verhältnis von Krankheitslehre und Therapietheorie in der Gesprächspsychotherapie. Person 2: 131–138

Finke J (1999b) Beziehung und Intervention. Interaktionsmuster, Behandlungskonzepte und Gesprächstechnik in der Psychotherapie. Stuttgart, Thieme

Finke J (2000) Wachstum, Konflikt, Begegnung. Entwicklungstendenzen der Person-zentrierten Psychotherapie zu Beginn des 21. Jahrhunderts. Vortrag gehalten am Symposium „Identität, Begegnung, Kooperation" im Februar 2000 in Salzburg

Frenzel P (1992) Die Technik: Das Rad neu erfinden. Leitfäden zur Entwicklung personzentrierter Technik in der Psychotherapie. In: Frenzel P, Schmid PF und Winkler M (Hg), Handbuch der Personzentrierten Psychotherapie. Köln, Edition Humanistische Psychologie, 207–240

Frenzel P (1998) Vielfalt versus Beliebigkeit. Wie das Vermächtnis von Carl R. Rogers im Institut für Personzentrierte Studien (IPS) als Herausforderung verstanden wird. Person 1: 45–56

Frenzel P, Keil WW, Schmid PF und Stölzl N (2001) (Hg) Klienten-/ Personzentrierte Psychotherapie. Kontexte, Konzepte, Konkretisierungen. Wien, WUV Facultas

Gendlin ET (1993) Focusing ist eine kleine Tür... Gespräche über Focusing, Träume und Psychotherapie. Focusing Bibliothek Bd. 4. Würzburg, DAF

Gendlin ET [1996] (1998) Focusing-orientierte Psychotherapie. Ein Handbuch der erlebensbezogenen Methode. München, Pfeiffer

Greenberg LS, Rice LN and Elliott R (1993) Facilitating emotional change. The moment-by-moment process. New York, The Guilford Press

Greenberg LS, Watson, J and Lietaer G (1997) Experiential psychotherapy. Different interventions. New York, The Guilford Press

Guardini R (1955) Die Begegnung. Ein Beitrag zur Struktur des Daseins. Hochland 47, 3: 224–234

Höger D (1989) Klientenzentrierte Psychotherapie – ein Breitbandkonzept mit Zukunft. In: Sachse R und Howe J (Hg), Zur Zukunft der Klientenzentrierten Psychotherapie. Heidelberg, Asanger, 197–222

Hutterer R, Pawlowsky G, Schmid PF and Stipsits R (1996) (eds) Clientcentered und experiential psychotherapy. A paradigm in motion. Frankfurt/M., Peter Lang

Keil WW (1997) Hermeneutische Empathie in der Klientenzentrierten Psychotherapie. Person 1: 5–13

Keil WW (1998) Der Stellenwert von Methoden und Techniken in der Klientenzentrierten Psychotherapie. Person 1: 32–44

Keil WW (2001) Klientenzentrierte Therapietheorie. In: Frenzel P, Keil WW, Schmid PF und Stölzl N (Hg), Klienten-/ Personzentrierte Psychotherapie. Kontexte, Konzepte, Konkretisierungen. Wien, WUV Facultas, 119–146

Levinas E (1983) Die Spur des Anderen. Untersuchungen zur Phänomenologie und Sozialphilosophie. Freiburg, Alber

Levinas E [1961] (1987) Totalität und Unendlichkeit. Versuch über die Exteriorität. Freiburg, Alber

Levinas E [1974] (1992) Jenseits des Seins oder anders als Sein geschieht. Freiburg, Alber

Mente A und Spittler H-D (1980) Erlebnisorientierte Gruppenpsychotherapie. Eine wirksame Methode der klienten-zentrierten Behandlung von Verhaltensstörungen. Bd. I + II. Paderborn, Junfermann

Patterson CH (1984) Empathy, warmth, and genuineness in psychotherapy. A review of reviews. Psychotherapy 21: 431–438

Patterson CH (1985) The therapeutic relationship. Foundations for an eclectic psychotherapy. Monterey, Brooks/Cole

Patterson CH (1990) On being client-centered. Person-Centered Review 5, 4: 425–432

Pfeiffer WM (1991) Krankheit und zwischenmenschliche Beziehung. In: Finke J und Teusch L (Hg), Gesprächspsychotherapie bei Neurosen und pschosomatischen Erkrankungen. Neue Entwicklungen in Theorie und Praxis. Heidelberg, Asanger, 25–43

Pfeiffer WM (1993) Überlegungen zu den Beiträgen von W. van Kessel und van der Linden in Heft 90 und 91 der GwG-Zeitschrift. GwG-Zeitschrift 92: 40–41

Pfeiffer WM (1995a) Die Beziehung – der zentrale Wirkfaktor in der Gesprächspsychotherapie. GwG-Zeitschrift 97: 27–32

Pfeiffer WM (1995b) Konkurrenz und Solidarität in anthropologischer Perspektive. In: GwG (Hg), Konkurrenz und Solidarität. Perspektiven des Personzentrierten Ansatzes im Wandel Europas. Europäischer Kongreß für Personzentrierte Psychotherapie und Beratung der GwG, Aachen 29. 4.–3. 5. 1995, Abstracts

Prouty G (1994) Theoretical evolutions in person-centered/experiential therapy. Applications to schizophrenic und retarded psychoses. Westport (Ct.), Praeger

Prouty G (1999) Carl Rogers und experiential therapies: A dissonance? Person-Centred Practice 7, 1: 4–11

Raskin NJ (1987) From spyglass to kaleidoscope. Contemporary Psychology 32: 460–461

Rogers CR [1955a] (1973) Menschen oder die Wissenschaft? Eine philosophische Frage. In: Entwicklung der Persönlichkeit. Psychotherapie aus der Sicht eines Therapeuten. Stuttgart, Klett, 197–222

Rogers CR (1955b) Some personal formulations. Manuscript

Rogers CR [1957a] (1991) Die notwendigen und hinreichenden Bedingungen für Persönlichkeitsentwicklung durch Psychotherapie. In: Rogers CR und Schmid PF, Personzentriert. Grundlagen von Theorie und Praxis. Mainz, Grünewald, 165–184

Rogers CR [1957b] (1973) Ansichten eines Therapeuten vom guten Leben. Der sich voll entfaltende Mensch. In: Entwicklung der Persönlichkeit. Psychotherapie aus der Sicht eines Therapeuten. Stuttgart, Klett, 183–195
Rogers CR [1958] (1973) Psychotherapie als Prozess. In: Entwicklung der Persönlichkeit. Psychotherapie aus der Sicht eines Therapeuten. Stuttgart, Klett, 130–162
Rogers CR [1959] (1987) Eine Theorie der Psychotherapie, der Persönlichkeit und der zwischenmenschlichen Beziehungen. Entwickelt im Rahmen des klientenzentrierten Ansatzes. Köln, GwG
Rogers CR [1961] (1973) Entwicklung der Persönlichkeit. Psychotherapie aus der Sicht eines Therapeuten. Stuttgart, Klett
Rogers CR [1962a] (1977) Die zwischenmenschliche Beziehung: Das tragende Element in der Therapie. In: Therapeut und Klient. Grundlagen der Gesprächspsychotherapie. München, Kindler, 180–196 (ab 1983: Frankfurt/M., Fischer, 211–231)
Rogers CR [1962b] (1984) Einige Untersuchungsergebnisse aus der Psychotherapie mit Schizophrenen. In: Rogers CR und Stevens B, Von Mensch zu Mensch. Möglichkeiten, sich und anderen zu begegnen. Paderborn, Junfermann ^{2}1987, 209–222
Rogers CR [1970a] (1974) Encounter-Gruppen. Das Erlebnis der menschlichen Begegnung. München, Kindler
Rogers CR (1975a) Empathic – an unappreciated way of being. The Counseling Psychologist 5, 2: 2–10; (dt.: Empathie – eine unterschätzte Seinsweise. In: Rogers CR und Rosenberg RL (1980) Die Person als Mittelpunkt der Wirklichkeit. Stuttgart, Klett-Cotta, 75–93)
Rogers CR (1975b) Client-centered therapy. Cassette recording. Brooklyn, N.Y., Psychology Today
Rogers CR [1977] (1978) Die Kraft des Guten. Ein Appell zur Selbstverwirklichung. München, Kindler (ab 1985: Frankfurt/M., Fischer)
Rogers CR [1980a] (1981) Der neue Mensch. Stuttgart, Klett
Rogers CR [1980b] (1991) Klientenzentrierte Psychotherapie. In: Rogers CR und Schmid PF (Hg), Person-zentriert. Grundlagen von Theorie und Praxis. Mainz, Grünewald, 185–237
Rogers CR [1986] (1991) Ein klientenzentrierter bzw. personzentrierter Ansatz in der Psychotherapie. In: Rogers CR und Schmid PF, Person-zentriert. Grundlagen von Theorie und Praxis. Mainz, Grünewald, 238–256
Rogers CR, Gendlin ET, Kiesler DJ and Truax CB (1967) The therapeutic relationship und its impact. A study of psychotherapy with schizophrenics. Madison, University of Wisconsin Press
Rogers CR, Heppner PP, Rogers ME and Lee LA (1984) Carl Rogers: Reflections on his life. Journal of Counseling und Development 63: 14–20 (dt. [gekürzt]: Carl Rogers (1985) Betrachtungen über sein Leben. Zeitschrift für Personenzentrierte Psychologie und Psychotherapie 2: 207–213)
Rogers CR und Schmid PF (1991) Person-zentriert. Grundlagen von Theorie und Praxis. Mainz, Grünewald
Rogers CR und Wood JK [1974] (1977b) Klientenzentrierte Theorie. In: Rogers CR, Therapeut und Klient. Grundlagen der Gesprächspsychotherapie. München, Kindler, 113–141 (ab 1983: Frankfurt/M., Fischer, 131–165)

Sachse R (1992) Zielorientierte Gesprächspsychotherapie. Ein grundlegende Neukonzeption. Göttingen, Hogrefe

Schmid PF (1991) Souveränität und Engagement. Zu einem personzentrierten Verständnis von „Person". In: Rogers CR und Schmid PF, Person-zentriert. Grundlagen von Theorie und Praxis. Mainz, Grünewald, 15–164

Schmid PF (1994) Personzentrierte Gruppenpsychotherapie. Ein Handbuch. Bd. I: Solidarität und Autonomie. Köln, Edition Humanistische Psychologie

Schmid PF (1996) Personzentrierte Gruppenpsychotherapie in der Praxis. Ein Handbuch. Bd. II: Die Kunst der Begegnung. Paderborn, Junfermann

Schmid PF (1997a) Vom Individuum zur Person. Zur Anthropologie in der Psychotherapie und zu den philosophischen Grundlagen des Personzentrierten Ansatzes. Psychotherapie Forum 4: 191–202

Schmid PF (1997b) „Einem Menschen begegnen heißt, von einem Rätsel wachgehalten werden." (E. Levinas). Perspektiven zur Weiterentwicklung des Personzentrierten Ansatzes. Person 1: 14–24

Schmid PF (1997c) Der Personzentrierte Ansatz und die Körpertherapie. In: Korunka C (Hg), Begegnungen. Psychotherapeutische Schulen im Gespräch. Dialoge der Person-Centered Association in Austria (PCA). Wien, Facultas Universitätsverlag, 235–273

Schmid PF (1998a) Im Anfang ist Gemeinschaft. Personzentrierte Gruppenarbeit in Seelsorge und Praktischer Theologie. Bd. III: Beitrag zu einer Theologie der Gruppe. Stuttgart, Kohlhammer

Schmid PF (1998b) State of the Art personzentrierten Handelns als Vermächtnis und Herausforderung. Person 1: 15–23

Schmid PF (1998c) Begegnung von Person zu Person. Zur Beziehungstheorie und zur Weiterentwicklung der Personzentrierten Psychotherapie. Psychotherapie Forum 1: 20–32

Schmid PF (1998d) »Face to face« . The art of encounter. In: Thorne B and Lambers E (1998) (eds), Person-centred therapy. A European perspective. London, Sage, 74–90

Schmid PF (1998e) »On becoming a person-centered approach« . A person-centred understanding of the person. In: Thorne B and Lambers E (1998) (eds), Person-centred therapy. A European perspective. London, Sage, 38–52

Schmid PF (1999a) Personzentrierte Psychotherapie. In: Sonneck G und Slunecko T (Hg), Einführung in die Psychotherapie. Stuttgart, UTB für Wissenschaft – Facultas, 168–211

Schmid PF (1999b) Person-Centered Essentials – Wesentliches und Unterscheidendes. Zur Identität personzentrierter Ansätze in der Psychotherapie. Person 2: 139–141

Schmid PF (2001a) Personzentrierte Persönlichkeits- und Beziehungstheorie. In: Frenzel P, Keil WW, Schmid PF und Stölzl N (Hg), Klienten-/ Personzentrierte Psychotherapie. Kontexte, Konzepte, Konkretisierungen. Wien, WUV/ Facultas, 57–95

Schmid PF (2001b) Personzentrierte Gruppenpsychotherapie. In: Frenzel P, Keil WW, Schmid PF und Stölzl N (Hg), Klienten-/ Personzentrierte Psychotherapie. Kontexte, Konzepte, Konkretisierungen. Wien, WUV/ Facultas, 294–323

Schmid PF und Wascher W (Hg) (1994) Towards creativity. Ein personzentriertes Lese- und Bilderbuch. Linz, edition sandkorn

Schmid PF und Winkler M (2002; in Druck) Die Person als Frau und Mann. Zur Geschlechterdifferenz in Personzentrierter Therapie und Beratung. In: Iseli C, Keil WW, Korbei L, Nemeskeri N, Rasch-Owald S, Schmid PF und Wacker P (Hg), Identität, Begegnung, Kooperation. Personzentrierte Psychotherapie an der Jahrhundertwende. Köln, GwG

Shlien JM (1986) Roundtable discussion. Person-Centered Review 1, 3: 347–348

Slunecko T (1996) Wissenschaftstheorie und Psychotherapie. Ein konstruktiv-realistischer Dialog. Wien, WUV

Swildens H [1988] (1991) Prozessorientierte Gesprächspsychotherapie. Einführung in eine differentielle Anwendung des klientenzentrierten Ansatzes bei der Behandlung psychischer Erkrankungen. Köln, GwG

Swildens H, de Haas O, Lietaer G und van Balen R. (Hg) (1991) Leerboek Gesprekstherapie. De cliënt-gerichte benadering. Amersfort, Acco

Thorne B (1991) Person-centred counselling. Therapeutic und spiritual dimensions. London, Whurr

Thorne B (1998) Person-centred counselling und Christian spirituality. The secular und the holy. London, Whurr

Thorne B and Lambers E (1998) (eds) Person-centred therapy. A European perspective. London, Sage

van Kessel W und van der Linden P [1991a] (1993a) Die aktuelle Beziehung in der Klientenzentrierten Psychotherapie; der interaktionelle Aspekt. GwG-Zeitschrift 90: 19–32

van Kessel W und van der Linden P [1991b] (1993b) Der interaktionell-orientierte Therapeut bei der Arbeit. GwG-Zeitschrift 91: 18–28

Wittrahm A (1995) Ethische Leitlinien für personzentriertes Handeln in Therapie und Beratung. In: GwG (Hg), Konkurrenz und Solidarität. Europäischer Kongress für Personzentrierte Psychotherapie und Beratung. Aachen, Abstracts

Wood JK (1986) Roundtable discussion. Person-Centered Review 1, 3: 350–351

Wiltschko J (1995) Focusing-Therapie. Einige Splitter, in denen das Ganze sichtbar werden kann. Focusing-Bibliothek, Studientexte Heft 4. Würzburg, DAF

Zurhorst G (1989) Skizze zur phänomenologisch-existentialistischen Grundlegung des personzentrierten Ansatzes. In: Behr M, Petermann F, Pfeiffer WM und Seewald C (Hg), Jahrbuch für Personenzentrierte Psychologie und Psychotherapie. Band 1. Salzburg, O. Müller, 21–59

Die Interaktionelle Orientierung in der Klientenzentrierten Psychotherapie[1]

Wim van Kessel und Wolfgang W. Keil

Den Ausgangspunkt für die Interaktionelle Orientierung bildet die interpersonale Theorie von Sullivan. Diese sieht alles menschliche Erleben und Verhalten wie auch die Störungen desselben als Produkt interpersonaler Kräfte. Kiesler hat die interaktionelle Orientierung innerhalb der Klientenzentrierten Therapie entwickelt. Wim van Kessel und Peter van der Linden haben daran anschließend ihre eigene Version des interaktionellen Denkens in den Niederlanden eingeführt. Sie haben aufgezeigt, dass die interaktionelle Sichtweise in der basalen Bedeutung, die Rogers der therapeutischen Beziehung zumisst, impliziert ist und sie haben als Konsequenz daraus die eminente Bedeutung der direkten Arbeit mit dieser Beziehung ausformuliert.

Das Konzept der Interaktionellen Orientierung wird durch die Darstellung ihres Grundaxioms, der spezifischen Merkmale von gestörter Kommunikation sowie deren Grundlegung in einem psychodefizienten oder psychotoxischen Entwicklungsverlauf umrissen. Anschließend wird gezeigt, durch welche therapeutischen Verständnis- und Vorgehensweisen die Klientenzentrierte Therapie zur konsequenten Arbeit an der Beziehung gestaltet werden kann. Die kritischen Folgerungen der interaktionellen Sichtweise für die Persönlichkeitstheorie von Rogers runden die Darstellung dieser Orientierung ab.

Harry Stack Sullivan hat mit seiner interpersonalen Theorie der Psychiatrie (1953) den interaktionellen Aspekt in der Psychotherapie grundgelegt.[2] Für ihn ist menschliches Erleben gänzlich das Produkt von

---

[1] Dieser Artikel besteht aus einer Zusammenfassung der Arbeiten von van Kessel und van der Linden durch W. Keil, die von van Kessel durchgesehen und autorisiert wurde.
[2] Rogers (1951/1972, 22) nennt Sullivans Auffassungen neben denen von Horney, Alexander und French als solche, in denen er trotz einer anderen eigenen Entwicklung Verbindungen mit seinem Denken sieht.

interpersonalen Aktionen und Reaktionen. Diese Sichtweise wurde in den USA u.a. von Haley (1963), Beier (1966), Carson (1969) und speziell von Donald Kiesler (1982), der ja zu dem Kreis um Rogers gehört, weiter ausgearbeitet. So weit sie die Psychopathologie betreffen, wird in all diesen Konzepten dargestellt, dass psychische Störungen und Probleme immer innerhalb von wichtigen Beziehungserfahrungen entstehen und ausgeformt werden. Von diesem Denken inspiriert, hat sich innerhalb der Klientenzentrierten Psychotherapie vor allem in den Niederlanden die sogenannte Interaktionelle Orientierung entwickelt und dort auch eine weite Verbreitung gefunden. Es handelt sich dabei um eine Orientierung, die auf der Grundlage des Rogers'schen Therapiekonzepts eine spezifische Auffassung vom Wesen psychischer Probleme und den daraus folgenden Konsequenzen für das therapeutische Vorgehen vertritt. Als die bekanntesten Vertreter dieser Orientierung gelten Wim van Kessel und Peter van der Linden (1993a; 1993b; auch van Kessel, 1976).

Die Interaktionelle Orientierung möchte „zu einer Betrachtungsweise des Therapieprozesses gelangen, die in Bezug auf die Probleme des Klienten konsequent und klar das Interaktionsgeschehen einbezieht." (van Kessel, 1976, 142). Sie beruft sich dabei u.a. auf Kiesler (1982), der für ein Modell plädiert, wonach die Persönlichkeit als das für jemanden typische Gesamt der sozialen Beziehungen aufgefasst wird. „Lebensprobleme lassen sich danach beschreiben als gestörte, unangepasste oder unangemessene zwischenpersönliche Kommunikation". (Kiesler, 1982, 11). Dies hat zur Folge, dass in der Psychotherapie die Beziehungen, die eine Person mit anderen unterhält, als fundamentaler und wichtiger angesehen werden müssen als die innerpsychische Problematik dieser Person. Die „äußere Kommunikation" bzw. der „äußere Dialog" mit wichtigen Bezugspersonen ist ja konstituierend für die „innere Kommunikation" bzw. den „inneren Dialog" (de Haas, 1988), das eigene innere Erleben. Dementsprechend sollte in der Psychotherapie das innere Erleben des Klienten primär von dessen Interaktionsverhalten und Kommunikationsstilen her verstanden und behandelt werden.

Dieser pointierte interaktionelle Aspekt ist für van Kessel und van der Linden durchaus aus dem klientenzentrierten Bezugssystem abzuleiten. Zugleich sehen sie aber auch, dass damit dem Klientenzentrierten Konzept eine wesentliche Dimension hinzufügt wird: die zentrale Bedeutung der Arbeit mit der therapeutischen Beziehung als Medium für diagnostische Klärung (Gewahrwerden) und therapeutische Veränderung.

1. Zusammenhang von innerpsychischen Problemen und „äußerem Dialog"

Bei der Betonung des Zusammenhangs von innerem und äußerem Dialog setzen sich die Autoren zunächst von Rogers' anthropologischen Auffassungen (Rogers, 1951/1972, 417ff.) teilweise ab. Sie meinen, dass die Aktualisierungstendenz von ihm so verstanden wird, „dass der menschliche Organismus eine angeborene Neigung besitzt, unter günstigen Umständen gleichsam *von selbst* zur Entfaltung zu kommen." (van Kessel und van der Linden, 1993a, 21). Dem halten sie entgegen, dass damit dem sozialen und kulturellen Einfluss auf die Struktur des eigenen psychischen Erlebens und das Werden der eigenen Identität nicht Rechnung getragen wird. Das psychische Erleben ist vielmehr als die individuelle Verarbeitung von Interaktionen zu sehen.

Daraus folgt, dass auch die Exploration des eigenen Selbst nicht ein in sich konstantes und feststehendes Selbstbild zum Gegenstand hat. „Selbstexploration bezieht sich einmal auf die Art und Weise, wie jemand, in Kommunikation mit anderen, zu diesem subjektiven Verstehen und Erleben seiner selbst als Mittelpunkt seiner eigenen Erlebenswelt gelangt ist, zum anderen auf die Art und Weise, wie er sich als solcher handhabt. [...] Wenn wir jemanden begreifen wollen, geht es uns nicht so sehr darum, wie es sich mit ihm innerpsychisch verhält. Wesentlich ist, dass wir verstehen, wie er sich gegenüber anderen verhält: wie erlebt er sich selbst in Beziehung zu anderen; wie erlebt er diesen anderen in Beziehung zu sich selbst?" (ebd., 21).

1.1. Rigidität und Widersprüchlichkeit in der Kommunikation

Gestörte Beziehungsmuster, in denen sich innerpsychische Probleme manifestieren, sind vor allem an zwei wesentlichen Merkmalen zu erkennen: Starrheit bzw. Rigidität der Kommunikationsmuster und innere Widersprüchlichkeit des Ausdrucks und der Mitteilung. Um Rigidität handelt es sich, wenn das soziale Repertoire einer Person begrenzt ist und ein Umgangsstil vorherrscht, der kaum variiert werden kann und an dem auch in Situationen festgehalten wird, wo ein solches Verhalten unpassend ist. Man kann hier beispielsweise an Menschen denken, die sich tendenziell immer um andere sorgen und es allen recht machen wollen oder an solche, die bei jeder Gelegenheit Aufmerksamkeit für ihre Beschwerden und Probleme beanspruchen.

Die kommunikative Widersprüchlichkeit ist hingegen darin zu sehen, dass die Botschaften auf den verschiedenen Ebenen der Kommunikation miteinander nicht übereinstimmen. Dies ist u.a. eine Auswirkung der Rigidität. Wenn man nicht frei und flexibel genug ist, in verschiedenen interaktionellen Situation mit adäquaten Umgangsstilen zu reagieren, behilft man sich mit kommunikativen Kompromissen, die naturgemäß Widersprüche enthalten werden. So wird etwa der Mensch, der es allen recht machen will, sich doch zugleich unterschwellig ablehnend oder passiv resistent verhalten, wenn die Erwartungen der Umwelt seine Neigung zu sehr überfordern. Die Kommunikationspartner geraten dabei tendenziell in Verwirrung, weil sie einerseits die Bereitschaft zur Mitwirkung wahrnehmen, aber andererseits auch die Ablehnung spüren. Von dieser Verwirrung her neigen sie in der Folge dazu, auch ihrerseits widersprüchliche Botschaften zu übermitteln. So entsteht ein sich selbst perpetuierender Zirkel widersprüchlicher Kommunikation, wodurch das Problem erhalten bleibt[3].

1.2. Psychodefiziente und psychotoxische Entwicklung

Die Interaktionelle Orientierung lokalisiert die Entstehung der gestörten Muster vor allem in der frühen Kindheit im Umgang mit den wichtigen Bezugspersonen. Hier entwickelt sich nicht nur das individuelle Kommunikationsmuster, sondern das gesamte Selbst- und Weltbild einer Person. Ob jemand die Welt als spannendes und neugierig machendes Experimentierfeld oder als grundsätzlich feindseligen und bedrohlichen Ort erlebt, wird durch die Art der frühen zwischenmenschlichen Erfahrungen grundgelegt. In ähnlicher Weise wird das Selbstbild vom Erziehungsstil der Ursprungsfamilie her beeinflusst. Wer als Kind ständig als verletzlich und unselbstständig angesehen wurde, hat es schwer, sich später als kompetent und initiativ zu erleben und wird tendenziell einen Umgangsstil entwickeln, bei dem die Stütze und Führung der anderen gesucht wird.

Van Kessel und van der Linden unterscheiden hier eine „psychodefiziente" Entwicklung der Persönlichkeit von einer „psychotoxischen" Entwicklung, je nachdem ob im Kindheitsmilieu eine gewisse Einseitigkeit und Rigidität oder eine durchgängige kommunikative Widersprüchlichkeit vorgeherrscht haben. Ein rigides Weltbild der frühen Bezugspersonen

---

[3] Van Kessel (1999) hat das für die Depression an Hand der „depressogenen Dyade" dargestellt. Weitere Beispiele finden sich vor allem bei Kiesler (1996).

sowie deren einseitige Zumutungen und Zuschreibungen gegenüber dem Kind fördern die Entstehung eines rigiden und einseitigen Selbstbildes. Aber auch die affektive Vernachlässigung stellt eine Form der Psychodefizienz dar. Noch gravierender („psychotoxisch") wirken sich aber konstant bleibende kommunikative Widersprüche im frühen Erziehungsmilieu aus. Als Beispiel sei hier auf die Differenz zwischen verbalen Botschaften und indirektem, nonverbalem Verhalten verwiesen, wenn etwa Eltern ein Kind für sein Können loben, aber unterschwellig vermitteln, dass sie es für dumm und unfähig halten. Weiters ist hier nicht nur an die widersprüchliche Kommunikation mit dem Kind direkt, sondern auch an widersprüchliche Kommunikation zwischen den Eltern und zwischen der Familie und ihrer Umgebung überhaupt zu denken. Einzelne Widersprüche sind dabei nicht von vornherein problematisch oder psychotoxisch, sie können dies aber leicht werden, wenn sie systematisch nicht als solche benannt oder erkannt werden dürfen. Verwiesen sei in diesem Zusammenhang u.a. auf die von Bateson et al. (1956) herausgearbeiteten Zusammenhänge bei paradoxer Kommunikation oder auf die von Lorenzer (1973) eindrücklich beschriebene Einengung und Verleugnung vieler Teile des vorsprachlichen Erlebens beim Erwerb der Sprache. Es soll aber betont werden, dass in der Kindheit erlebte kommunikative Rigidität oder Widersprüchlichkeit nicht zwangsläufig zu späterer Psychopathologie führen müssen. Es handelt sich dabei immer nur um Tendenzen; wie sehr sie zur Auswirkung kommen, hängt von zusätzlichen Faktoren, insbesondere von späteren interpersonellen Erfahrungen ab.

In der Sichtweise der Interaktionellen Orientierung verstärken vor allem zwei Mechanismen diese Tendenz: die spezifische Selektion von Beziehungspartnern sowie eine bestimmte „Bearbeitung" derselben. Wer an einen typischen Umgangsstil fixiert ist, wird sich mit Vorliebe Partnern zuwenden, die sich dazu komplementär verhalten, und er wird Situationen und Partner zu vermeiden suchen, bei denen er mit seinem Verhalten nicht gut ankommt. In weiterer Folge kommt es dabei auch zu einer Wahrnehmungsselektion. Menschen mit einem einseitigen Interaktionsmuster sind empfänglicher für Botschaften, die zu ihren Rollen- und Situationsdefinitionen passen und sie neigen dazu, gegenteilige Botschaften zu überhören, zu verzerren oder zu negieren. Eine „Bearbeitung" der Beziehungspartner ist hingegen darin zu sehen, dass komplementäre Reaktionen unterschwellig immer geschickter eingefädelt und eingefordert und somit verstärkt werden. Klarerweise handelt es sich hier nicht um bewusste Manipulation, sondern um unbewusste Tendenzen, denen die Betreffenden selbst genau so zum Opfer fallen wie die Partner.

1.3. Grundlegendes Axiom der Interaktionellen Orientierung

Die Interaktionelle Orientierung geht von der Annahme aus, „dass ein wechselseitiger Zusammenhang zwischen den psychischen Problemen und Beschwerden einer Person auf der einen Seite und andererseits ihren speziellen Einstellungen gegenüber den anderen Menschen in ihrer Umgebung besteht. [...] Diese Hypothese schließt in sich, dass bei interaktioneller Betrachtung die Aufmerksamkeit nicht unmittelbar auf die Behandlung von Beschwerden und Symptomen als solchen gerichtet ist, sondern dass diese als Äußerungen eines kommunikativen Konfliktes angesehen werden." (van Kessel und van der Linden, 1993a, 23). Diese interaktionelle Betrachtungsweise wird als logische Konsequenz aus der Rogers'schen Therapietheorie (Rogers, 1957) gesehen. Diese geht ja von der zentralen Hypothese aus, dass das Schaffen einer ganz bestimmten zwischenmenschlichen Situation die wesentliche Voraussetzung für persönliche Veränderung darstellt. In der Geschichte der Psychotherapie hat Rogers (1957; 1961) damit als erster die persönlichen Einstellungen und Haltungen des Therapeuten für das Wesentlichste gehalten. Kennzeichnend für die Haltungen des Therapeuten ist dabei dessen kongruente, bedingungsfrei wertschätzende und empathische Sensibilität für den Klienten. Wenn nun angenommen wird, dass persönliche Probleme durch die Gestaltung einer bestimmten Beziehung aufgehoben werden können, dann legt es sich nahe anzunehmen, dass Beziehungsvariablen wohl auch bei der Entstehung dieser Probleme eine wesentliche Rolle spielen. Die Interaktionelle Orientierung legt daher Wert darauf, dass die Aufmerksamkeit des Therapeuten sich nicht nur auf die „Geschichte" des Klienten bzw. deren Inhalte, sondern vor allem auf die individuelle Beziehungsform, die der Klient ihm entgegenbringt, auf seine Gestaltung der Szene richtet.

Die Zentrierung auf die Beziehung kann auf zweierlei Weise geschehen: einmal indem der Klient darüber berichtet, was ihm in seinen Beziehungen zu anderen Menschen immer wieder geschieht und ihn überkommt, und zum anderen durch die Art und Weise, wie der Klient die aktuelle Beziehung zum Therapeuten gestaltet und was ihn hier und jetzt überkommt bzw. durch das, was dem Therapeuten dabei geschieht und ihn überkommt. In diesem Sinn wird auch die Auffassung von Rogers (1951/1972, 205ff.), dass Psychotherapie ein fortlaufender Prozess der Diagnostik sei, spezifiziert. Es geht in der Therapie demnach um das Kennenlernen und Verstehen des Zusammenhangs der jeweiligen psychischen Leiden mit den aktuellen Kommunikationsmustern und den dafür konstitutiven ursprünglichen Interaktionserfahrungen. Van Kessel und van der Linden (1993a) meinen, dass Rogers in seiner Therapietheorie diesen Primat der Beziehung bzw. des äußeren Dialogs grundgelegt hat, sie argumentieren aber auch, dass er diese Sichtweise in seiner Persönlichkeitstheorie aufgibt und dort statt dessen ein intrapsychisches Erklärungsmodell bevorzugt. Dieses begründet psychische Störungen mit einem Konflikt zwischen eigenem Selbstbild und eigenen organismischen Erfahrungen. Damit wären der „innere Dialog" bzw. dessen Inkongruenzen auch konstitutiv für den „äußeren Dialog" und dessen Störungen. Sowohl das Selbstkonzept wie auch die eigenen organismischen Erfahrungen erscheinen hier als Gegebenheiten, die vorgängig im Individuum vorhanden sind und von denen aus es in der Folge den anderen gegenübertreten kann. Dem wird aus interaktioneller Sicht entgegengehalten, dass jedes Erleben des eigenen Selbst immer die Resultante von dem ist, was in der Interaktion mit anderen angeregt und ermutigt bzw. abgelehnt und verboten wurde. Demnach ist der Umgang mit anderen konstituierend für den Umgang mit sich selbst und nicht umgekehrt. Ein solcher Streit um den Vorrang mag vielleicht unwichtig erscheinen; wir wollen aber doch die äußeren Beziehungen bevorzugen, weil nur sie direkt wahrgenommen und direkt „bearbeitet" werden können.

2. Psychotherapie als Arbeit an der Beziehung

Wenn es gilt, dass Personen mit rigiden oder widersprüchlichen Interaktionsstilen ihre Muster durch Selektion und Bearbeitung von Beziehungspartnern aufrecht erhalten, stellt dies besondere Anforderungen an eine therapeutische Beziehung mit solchen Personen. Der Therapeut muss einerseits den Kontakt mit dem Klienten aufrecht erhalten, darf aber andererseits nicht mit der Beziehung, die der Klient ihm anbietet, mitgehen und dabei eine zu dessen Interaktionsstil komplementäre Rolle einnehmen. Wenn er letzteres täte, würde dies lediglich eine weitere Verstärkung des Interaktionsstils des Klienten bedeuten und es könnte keine therapeutische Veränderung stattfinden. Hierin muss sich also die therapeutische Beziehung von den gewöhnlichen Alltagsbeziehungen des Klienten unterscheiden. „Aus der interaktionellen Perspektive wird Psychotherapie als ein sozialer Beeinflussungsprozess aufgefasst, wobei die Beziehung zwischen Klient und Therapeut als Mittel genutzt wird, um zu diagnostischer Klärung und therapeutischer Veränderung zu gelangen." (van Kessel und van der Linden, 1993a, 29; vgl. auch van Kessel und Lietaer, 1998).

Van Kessel und van der Linden haben dazu vier Merkmale herausgearbeitet, die eine therapeutische Beziehung kennzeichnen, welche diesen Anforderungen gerecht wird:

- Das erste Charakteristikum besteht darin, dass im therapeutischen Dialog die Priorität der Kommunikationsebenen umgekehrt und die Beziehungsebene der Inhaltsebene vorgezogen wird.
- Weiters schafft der Therapeut einen Freiraum für die Metakommunikation über die Beziehung durch seine „nicht-positionelle Haltung" gegenüber der Rollenzumutung des Klienten. Dies wird von Beier (1966) in überspitzter Formulierung als „a-soziale Reaktion" des Therapeuten bezeichnet.
- Zum dritten wird der Therapeut Verbindungen zwischen den Problemen des Klienten und seinem Interaktions- und Kommunikationsstil sowie seinen prägenden frühen Beziehungserfahrungen suchen und insofern das Problem des Klienten in einer interaktionellen Perspektive interpretieren.
- Das vierte Merkmal wird darin gesehen, dass der Klient in dem Maß, in welchem er sich schließlich der Rigidität seiner Kontakte mit anderen gewahr wird, auch eine gewisse Freiheit der Wahl gewinnen und neue und ungewohnte Interaktionserfahrungen wagen kann.

2.1. Umkehr der Priorität der Beziehungsebenen

Im Therapiekonzept von Rogers wird größter Wert darauf gelegt, dass der Therapeut den Klienten nicht von seinem eigenen Standpunkt aus beurteilt, sondern von dessen innerem Bezugsrahmen her zu verstehen versucht. Dies wird in der Interaktionellen Orientierung dahingehend präzisiert, dass der Therapeut eine „nicht-positionelle Haltung" gegenüber dem Klienten einnimmt[4]. Diese Haltung bringt es tendenziell mit sich, dass das gewöhnliche Verhältnis zwischen Inhalts- und Beziehungsaspekten in der Kommunikation umgekehrt wird. Wenn ein Klient beispielsweise Zweifel daran äußert, ob der Therapeut ihm wirklich helfen könne, wird der Therapeut nicht inhaltlich darauf reagieren, indem er sich verteidigt oder seine Möglichkeiten erklärt. Er wird statt dessen vielleicht den vorwurfsvollen Ton aufgreifen, in dem der Zweifel ausgedrückt wird, oder auf ein Gefühl der Ohnmacht, das dahinter stehen mag, hinweisen. In ähnlicher Weise wird ein Therapeut, dem der Klient seine sexuellen Phantasien anvertraut, weniger auf die Inhalte dieser Phantasien eingehen, sondern ergründen, ob dies als Ausdruck eines wachsenden Vertrauens oder einer erotischen Verführung zu verstehen ist. Die Umkehrung der Kommunikationsebenen soll aber nicht bedeuten, dass die inhaltlichen

---

[4] Gemeint ist damit, dass der Therapeut den Klienten versteht, aber nicht Partei ergreift oder Stellung nimmt.

Aspekte völlig außer Acht gelassen werden. Der Therapeut ist an den Inhalten der Geschichte des Klienten interessiert, aber er hört auf sie immer „mit einer Antenne für die beziehungsmäßigen Konnotationen des Inhalts." (van Kessel und van der Linden, 1993a, 26).

2.2. Metakommunikation

Wenn der Therapeut konsequent in einer nicht-komplementären Weise auf den Klienten reagiert, durchbricht er dessen stereotypen Interaktionsstil. Dies kann der Klient tendenziell nicht ohne weiteres zulassen; er wird also versuchen, derartige Kontakte abzubrechen oder zu vermeiden, sofern er sie nicht korrigieren kann. Wenn der Kontakt aber, wie dies in der Therapie der Fall sein sollte, aufrecht erhalten wird, wird beim Klienten tendenziell ein gewisses Maß an Angst und Verwirrung hervorgerufen. Die „nicht-positionelle Haltung" des Therapeuten ist für den Klienten frustrierend und ruft notwendigerweise dessen Widerstand hervor. Der Klient wird z.B. mit größerem Nachdruck versuchen, die seinem Interaktionsstil entsprechenden Reaktionen beim Therapeuten hervorzurufen, oder er wird die inhaltliche Zurückhaltung des Therapeuten problematisieren u.a.m. Der Widerstand macht es mehr oder weniger notwendig, die Beziehung zwischen Therapeut und Klient zu thematisieren, d.h. zur Metakommunikation überzugehen.

In der Sicht der Interaktionellen Orientierung wird der Widerstand durch die Art der Interventionen des Therapeuten hervorgerufen. Hier wird ein Unterschied zur Position von Rogers konstatiert, nach welcher wegen der angstmindernden akzeptierenden Haltung des Therapeuten Widerstand nicht auftritt oder sich bald auflöst. „Nach unserer Betrachtungsweise ist Widerstand immer „interaktioneller Widerstand", und wir bezweifeln, dass sich Widerstand des Klienten in der Therapie vermeiden lässt. Auch die sogenannten förderlichen therapeutischen Bedingungen sind augenscheinlich nicht nur angstverringernd, [...] sondern können sogar eine angsterhöhende Wirkung haben." (ebd., 27). Van Kessel (1976, 148f.) hat diesbezüglich herausgearbeitet, dass eine wirklich empathische Reaktion tendenziell den stereotypen Interaktionsstil durchbricht und somit als eine „a-soziale Reaktion" im Sinne von Beier (1966) betrachtet werden kann. Dieser Begriff kann allerdings leicht zu einem Missverständnis der Interaktionellen Orientierung im Sinne einer manipulativen Strategie oder eines Mangels an Akzeptanz für den Klienten und sein Leiden führen. Demgegenüber ist festzuhalten, dass die „a-soziale Reaktion" des Therapeuten beim Klienten eine (etwas unsicher machende) Verwunderung hervorrufen soll[5]. Diese Verwunderung macht ihn neugierig und damit aufgeschlossen für eine tiefere Selbstexploration sowie in zweiter Linie auch für die Interpretationen des Therapeuten. Die „a-soziale Reaktion" hat also nur dazu zu dienen, eine nachhaltige Metakommunikation über die Beziehung zu ermöglichen. Diese soll einen Freiraum schaffen, in welchem der Klient sich der Rigidität oder Widersprüchlichkeit seiner Beziehungsgestaltung gewahr werden und damit Flexibilität und Offenheit dabei gewinnen kann. Die „a-soziale Reaktion" ist als positive Herausforderung zu begreifen; sie muss immer das Vertrauen des Therapeuten in die Möglichkeiten des Klienten vermitteln, aus seinem begrenzten Interaktionsstil herauszutreten und eine vielseitigere und konsistentere Kommunikation mit anderen aufzunehmen. Es genügt in der Therapie nicht, den Widerstand des Klienten hervorzurufen, er muss dort vor allem benennbar und bearbeitbar werden.

2.3. Interpretationen aus interaktioneller Perspektive

Die traditionelle klientenzentrierte Auffassung versteht die Rolle des Therapeuten so, dass dieser sich auf die Schaffung von förderlichen Bedingungen beschränkt, unter denen der Klient selbst seinen Erfahrungen neue Bedeutungen verleihen kann. Interpretationen des Therapeuten sind demnach sogar antitherapeutisch. „Wir sind dagegen der Meinung, dass die Erneuerung, die aus dem Klienten selbst hervorkommt, per se begrenzt ist, da nämlich der Klient gefangen bleibt in der Logik und in den Selbstverständlichkeiten, die seinen eigentümlichen Interaktionsstil charakterisieren. [...] Indem der Therapeut gerade nicht geschehen lässt, was sich in den alltäglichen Interaktionen des Klienten ständig wiederholt, entsteht im therapeutischen Dialog Raum für Interpretationen." (van Kessel und van der Linden, 1993a, 28). Mit Interpretationen sind hier nicht irgendwelche Deutungen des Therapeuten gemeint, sondern Verbindungen von den momentanen Beziehungserfahrungen in der Therapie zu den Interaktionserfahrungen im realen Leben und den prägenden frühen Beziehungserfahrungen des Klienten. Der Therapeut hilft dem Klienten gewahr zu werden, wie seine Probleme mit seiner einseitigen oder widersprüchlichen Umgangsform zusammenhängen, was er damit bei sich und bei anderen hervorruft und wie dies zusammenhängt mit dem, was ihn in seinen grundlegenden frühen Erfahrungen überkommen ist.

---

[5] Beier (1966) spricht von „beneficial uncertainty".

„Zusammenfassend können wir sagen, dass die interaktionelle Szene, die der Klient dem Therapeuten präsentiert, und worin er diesen auch einbeziehen möchte, aus vier Blickwinkeln ihrer Selbstverständlichkeit entkleidet wird, wodurch die Szene für den Klienten eine neue Bedeutung erhalten kann. Der Therapeut wählt als Kompass sein eigenes Gefühl, um den Appellcharakter des Klientenverhaltens zu entziffern. Zum anderen sensibilisiert er den Klienten dafür, dass seine Beschwerden eine Funktion in der Einseitigkeit und Widersprüchlichkeit haben, welche die Szene in kommunikativer Hinsicht charakterisieren. Zum dritten lässt er den Klienten sehen, dass die Szene, der er in der Beziehung zum Therapeuten Form gibt, Übereinstimmung zeigt mit den Einstellungen zu anderen, über die er berichtet. Endlich macht der Therapeut deutlich, dass die Szene anachronistische Elemente enthält, was besagt, dass das Heute zwar Gelegenheit gibt, diese Szene zu schaffen, aber dass sie – im Gegensatz zu früher – nicht mehr die einzig mögliche, nicht mehr logisch und selbstverständlich ist." (ebd., 28f).

2.4. Veränderung der Beziehung

In dem Ausmaß, in dem der Therapeut die vom Klienten geformte Szene erhellen kann bzw. in dem Ausmaß, in dem sich der Klient seiner (stereotypen) Inszenierung gewahr werden kann, in diesem Ausmaß eröffnet sich der Horizont für neue Bedeutungsgebungen und entsteht die Bereitschaft für persönliche Veränderung. Die essentielle therapeutische Veränderung wird darin gesehen, dass die bisher in ihrer Selbstverständlichkeit unerkannte eigene Fixierung und Begrenzung als solche erkannt und empathisch verstanden werden kann. Auch wenn die psychischen Symptome vielleicht noch überwunden werden müssen und die neuen Erlebensmöglichkeiten erst noch auszuprobieren sind, so ist doch die Szene zwischen Klient und Therapeut eine andere geworden und damit ist die grundlegende Möglichkeit für Veränderung geschaffen.

Das Gewahrwerden der therapeutischen Szene verweist im übrigen auch auf den zyklischen Zusammenhang der hier beschriebenen einzelnen Merkmale der Arbeit an der therapeutischen Beziehung. Wenn der Therapeut durch seine „nicht-positionelle Haltung" die fixierten Interaktionsmuster des Klienten unterbricht und damit eine „a-soziale Reaktion" setzt, die den Freiraum für die Selbstexploration und die Metakommunikation der Beziehung eröffnet, kann sich das Interesse auf die interaktionellen Zusammenhänge des Klientenerlebens richten, damit diese gewahr und ihre Fixierungen überwunden werden können.

3. Kritische Folgerungen für die Persönlichkeitstheorie von Rogers

Die interaktionelle Betrachtungsweise sieht sich als eine logische Weiterentwicklung der Grundhypothese und des Therapiekonzepts von Rogers. Als elementarste Bedingung für persönliche Veränderung wird hier ja eine zwischenmenschliche Beziehung mit ganz bestimmten Charakteristika, also ein interaktioneller Prozess, postuliert. In diesem Zusammenhang kann man etwa darauf verweisen, dass Rogers (1951/1972, 36ff.) nicht sagt, dass der Erfolg der Therapie von der Fähigkeit des Klienten, mit den Aspekten seines Lebens konstruktiv umzugehen, abhängt, sondern dass er abhängt von dem Glauben, den der Therapeut in diese Fähigkeiten setzt oder – besser gesagt – davon, dass der Therapeut dies dem Klienten überzeugend vermitteln kann.

Aus interaktioneller Sichtweise kann nun an Rogers kritisiert werden, dass er in seinem Verständnis von psychischen Störungen bzw. überhaupt in seiner Persönlichkeitstheorie die konstitutive Bedeutung der interaktionellen Erfahrungen zugunsten eines intrapsychischen Erklärungsmodells aufzugeben scheint. Zum einen werden hier psychische Störungen auf einen Konflikt bzw. eine Inkongruenz von eigenen organismischen Erfahrungen und eigenem Selbstbild zurückgeführt. Damit wird der innere Dialog konstitutiv für den äußeren Dialog. Zum anderen scheint der Begriff der organismischen Erfahrung als Kriterium für ein wahres Selbst verwendet zu werden. Damit scheint dieses Selbst als eine intern vorgegebene und konstante Größe angenommen zu werden. Aus interaktioneller Sicht ist das Selbst hingegen niemals eine innerpsychische Vorgegebenheit, sondern immer die Resultante dessen, was der Person in ihren Interaktionen zuteil wurde und der Aspekte davon, die in der gegenwärtigen Interaktion virulent werden. Ein konstant bleibendes Selbst würde hier in die Nähe einer Stagnation im Sinne der beschriebenen kommunikativen Rigidität rücken. Selbstaktualisierung ist daher nicht als ein autonom von innen her gesteuerter Prozess zu verstehen, sondern immer als Produkt der Begegnung und Auseinandersetzung mit anderen. Dementsprechend wird Psychotherapie als Förderung der Selbstaktualisierung von der Interaktionellen Orientierung als ein Prozess strategischer sozialer Beeinflussung angesehen.

Literatur

Bateson G, Jackson DD, Haley J and Weakland J (1956) Toward a theory of schizophrenia. Behavioral Science 1: 251–264

Beier EG (1966) The silent language of psychotherapy: social reinforcement of unconscious processes. Chicago, Aldine

Carson RC (1969) Interaction concepts of personality. Chicago, Aldine

De Haas OP [1981] (1988) Strukturierte Gesprächstherapie bei Borderline-Klienten. GwG-Zeitschrift 71: 64–69

Haley J [1963] (1978) Gemeinsamer Nenner Interaktion. Strategien der Psychotherapie. München, Pfeiffer

Kiesler DJ (1982) Interpersonal theory for personality and psychotherapy. In: Anchin JC and Kiesler D (eds), Handbook of interpersonal psychotherapy. New York, Pergamon, 3–24

Kiesler DJ (1996) Contemporary interpersonal theory and research. Personality, psychopathology and psychotherapy. New York, Wiley

Lorenzer A (1973) Sprachzerstörung und Rekonstruktion. Frankfurt/M., Suhrkamp

Rogers CR [1951] (1972) Die klientbezogene Gesprächstherapie. München, Kindler (ab 1983: Die klientenzentrierte Gesprächstherapie. Frankfurt/M., Fischer)

Rogers CR [1957] (1991) Die notwendigen und hinreichenden Bedingungen für Persönlichkeitsentwicklung durch Psychotherapie. In: Rogers CR und Schmid PF, Person-zentriert. Grundlagen von Theorie und Praxis. Mainz, Grünewald, 165–184

Rogers CR [1961] (1973) Entwicklung der Persönlichkeit. Psychotherapie aus der Sicht eines Therapeuten. Stuttgart, Klett-Cotta

Sullivan HS [1953] (1980) Die interpersonale Theorie der Psychiatrie. Frankfurt/M., Fischer

Van Kessel W (1976) Der psychotherapeutische Prozeß: Abriß einer Beschreibung in Interaktionsbegriffen. In: Jankowski P, Tscheulin D, Fietkau H-J und Mann F (Hg), Klientenzentrierte Psychotherapie heute. Göttingen, Hogrefe, 142–151

Van Kessel W (1999) Depressie en interaktie. Tijdschrift clientgerichte psychotherapie 37, 4: 296–309

Van Kessel W und Lietaer G (1998) Interpersonal processes. In: Greenberg LS, Watson JC and Lietaer G (eds), Handbook of experiential psychotherapy. New York, The Guilford Press, 155–177

Van Kessel W und van der Linden P [1991] (1993a) Die aktuelle Beziehung in der Klientenzentrierten Psychotherapie; der interaktionelle Aspekt. GwG-Zeitschrift 90: 19–32

Van Kessel W und van der Linden P [1991] (1993b) Der interaktionell-orientierte Therapeut bei der Arbeit (2. Teil). GwG-Zeitschrift 91: 18–28

B

Die klinische Orientierung

Die entwicklungspsychologische Perspektive des Klientenzentrierten Konzepts

Eva-Maria Biermann-Ratjen

Das Klientenzentrierte Konzept der Selbstentwicklung im psychotherapeutischen Prozess und in der Kindheit wird vor dem Hintergrund der klassischen und der "neuen" psychoanalytischen Vorstellungen von der Entwicklung psychischer Strukturen und der Inhalte einer Psychoanalyse dargestellt. Damit soll verdeutlicht werden, dass Rogers Konzepte das "neue" psychoanalytische Denken, das die Erkenntnisse der modernen Systemtheorie und die Ergebnisse der systematischen Säuglingsbeobachtung berücksichtigt, bereits enthalten, bzw. dass die modernen psychoanalytischen Theorien in hohem Maße mit dem schon vor über fünfzig Jahren entwickelten Klientenzentrierten Konzept übereinstimmen. Es werden speziell Sterns Modell der Entwicklung des "sense of self" und ein Klientenzentriertes Modell der Entwicklung des Selbstkonzepts in der Kindheit in drei Phasen dargestellt.

Das vorliegende Kapitel basiert u.a. auf einem Beitrag von Oskar Frischenschlager (1999)[1], in dem dieser das neue psychoanalytische Menschenbild und Verständnis des psychotherapeutischen Prozesses darstellt. Ich habe ihn als Hintergrund für die Darstellung des klientenzentrierten Entwicklungskonzepts benutzt, um zu verdeutlichen, dass das Klientenzentrierte Konzept der Selbstentwicklung diese neueren Entwicklungen

---

[1] Dieser Beitrag basiert auf einem Vortrag mit dem Titel „Der Begriff des Selbstkonzepts im Personzentrierten Ansatz – Implikationen auch für die Kinderpsychotherapie", den ich am 28.9.99, eingeladen von der Sektion Forum der APG, in Wien gehalten habe. In diesem Vortrag habe ich Oskar Frischenschlagers Aufsatz „Präsymbolische Ebenen des psychoanalytischen Diskurses" (1999) referiert und zitiert, der wiederum auf einem Vortrag basiert, den Oskar Frischenschlager im Januar 1997 in Wien bei einer gemeinsamen Tagung der Wiener und der New Yorker Gruppe der Selbstpsychologen gehalten hat.

im psychoanalytischen Diskurs, die sich selbst der Systemtheorie und der empirischen Säuglingsbeobachtung verdanken, schon vor mehr als fünfzig Jahren vorweggenommen und damals schon transzendiert hat.

1. Vorstellungen von der psychischen Entwicklung und vom psychotherapeutischen Prozess in der klassischen Psychoanalyse

Es wurde früher – und es wird manchenorts noch heute – von Psychoanalytikern angenommen, dass das Kind nicht nur mit einem kräftigen Sexualtrieb, sondern auch mit einem angeborenen Aggressionstrieb auf die Welt kommt, und dass es gezähmt werden müsse (vgl. z.B. Freud, A., 1952/1993). Dem naturwissenschaftlichen, am damaligen physikalischen Modell orientierten Denken des 19. Jahrhunderts entsprechend, postulierte Freud und in seiner Nachfolge die klassische Psychoanalyse Triebenergie, die im Konflikt mit der Realität, zu der vor allem eine triebfeindliche Gesellschaft gehöre, in Bahnen gelenkt und umgewandelt werden müsse. Im Verlauf dieser Sozialisation bildeten sich die psychischen Instanzen Ich und Über-Ich heraus, die dann für die Kontrolle des Triebenergieflusses sorgten. Auch die Alltagspsychologie, die durch das psychoanalytische Menschenbild eine enorme Bestätigung gefunden hat, denkt z.T. über Kinder nach wie über wilde Tiere, die es zu ihrem eigenen Wohle zu zähmen bzw. zu konditionieren gilt.

Zur Entstehung der Selbst- und der Realitätswahrnehmung liest man in der psychoanalytischen Literatur, z.B. bei Fenichel (1945/1983, 55): „Bei der Geburt verlässt der Organismus eine relativ ruhige Umgebung und tritt in einen überwältigenden Reizzustand mit minimalem Reizschutz ein. ... Wahrscheinlich ist diese Erregungsüberflutung überaus unangenehm und ruft die erste Tendenz des Psychischen hervor, nämlich die Bestrebung, einen Spannungszustand abzubauen. Hilft die Außenwelt dem Säugling dabei, mit diesen Reizen fertig zu werden, schläft er ein. Neue Reize wie Hunger, Durst oder Kälte wecken ihn wieder auf. Erste Spuren des Bewusstseins unterscheiden noch nicht zwischen einem Ich und einem Nicht-Ich, sondern eher zwischen größerer und geringerer Spannung. In diesem Entwicklungsstadium ist eine Entspannung gleichbedeutend mit dem Verlust des Bewusstseins. Könnte jedes Bedürfnis sofort befriedigt werden, käme es wahrscheinlich nie zur Entwicklung einer Realitätswahrnehmung" (zit. nach Frischenschlager, 1999, 39). Es wurde also angenommen, dass die ersten Selbstwahrnehmungen die Wahrnehmung von unangenehmer Spannung beinhalten, die erste

Bestrebung die nach Entspannung sei, wobei wirkliche Entspannung Bewusstlosigkeit, Nicht-Wahrnehmen bedeute. Eine Unterscheidung zwischen Selbst- und Umwelterfahrung, die gleichgesetzt wurde mit Realitätswahrnehmung, existiere zunächst nicht. Sie entwickle sich erst allmählich, und zwar im Zusammenhang mit Frustrationen, der Versagung oder Verzögerung von Befriedigung bzw. Spannungsabbau.

Aus diesen klassischen psychoanalytischen Annahmen hat sich die folgende, heute noch gültige Vorstellung vom psychotherapeutischen Prozess ergeben (vgl. Frischenschlager, 1999, 39):

1. Der Patient hat über seine unbewussten Konfliktlösungsmuster, die vorwiegend nach dem Prinzip der Spannungsabfuhr mit dem Ziel der Bewusstlosigkeit, dem Lustprinzip ablaufen, keine Kontrolle.
2. Das stärkste unbewusste Motiv ist die Suche nach der Befriedigung infantiler (Trieb)Wünsche.
3. Das Behandlungsangebot und das Setting (die Couch) intensivieren diese infantilen Wünsche (Regression). Sie drängen zum Bewusstsein (Übertragung) und müssen verstärkt abgewehrt werden (Widerstand).
4. Die Frustration der infantilen Wünsche (diesmal durch den Therapeuten) ist (wie auch früher in der Entwicklung) der Motor der Entwicklung.
5. Das Bewusstwerden der Wünsche durch Deutung (der Übertragung und des Widerstandes) führt aus dem Dilemma heraus, denn:
6. Die infantilen Wünsche verlieren, wenn sie als solche durch die Deutung bewusst gemacht werden, an pathogener Kraft.

2. Vorstellungen von der psychischen Entwicklung und vom psychotherapeutischen Prozess im Klientenzentrierten Konzept

Der Klientenzentrierte nicht-direktive Ansatz ist von Carl Rogers ursprünglich auch in Abgrenzung von dieser psychoanalytischen Denkweise entwickelt worden. Er ging nicht von Trieben und dem Prinzip der Spannungsabfuhr aus und auch nicht davon, dass der Therapeut besser wisse als der Klient, was diesen in welcher Form und ihm unbewusst im Therapieprozess bewege. Im Klientenzentrierten Konzept wird die Aktualisierungstendenz als Entwicklungsprinzip angenommen. Sie beinhaltet die Tendenz des Organismus, sich zu erhalten und in allen seinen Möglichkeiten zu entfalten, so auch in der Realitätswahrnehmung und der Selbsterfahrung. Die Aktualisierung beinhaltet auch die Bewertung jeder Erfahrung als den Organismus erhaltend und weiterentwickelnd bzw. als ihn bedrohend oder in seiner Entwicklung hemmend. Es wird im Klientenzentrierten Konzept nicht angenommen, dass die Entwicklung der Selbst- und der Realitätswahrnehmung und die Unterscheidung der beiden voneinander vorrangig in Spannungs- und Unlusterfahrungen im Zusammenhang mit der Frustration von Triebbedürfnissen erfolgt. Es wird im Gegenteil angenommen, dass vor allem die Entwicklung der Selbstwahrnehmung zunehmend an die günstige Umweltbedingung unbedingte positive Beachtung durch wichtige Andere gebunden ist. Erfahrungen, bei denen das Baby spüren kann, dass es in ihnen von einer anderen kongruenten Person empathisch verstanden und unbedingt wertgeschätzt wird, können als Selbsterfahrungen gewahr und damit sozusagen wahr werden. Es sind die affektiven Erfahrungen, die Gefühle bzw. das Fühlen, die eine andere Person empathisch erfassen kann, Erfahrungen, die zumindest auch eine emotionale Komponente und damit eine Bewertung der Erfahrung als Selbsterfahrung beinhalten. Sie werden nach und nach in eine Organisation, die im Klientenzentrierten Konzept das Selbst bzw. das Selbstkonzept genannt wird, integriert. Diese Integration von Selbsterfahrungen in eine Vorstellung von sich selbst ist an die Bedingung gebunden, dass die sich entwickelnde Person in ihnen von einer anderen Person empathisch verstanden und unbedingt wertgeschätzt wird, bzw. sie geschieht immer zusammen mit der Integration der Erfahrung, positiv beachtet zu werden, in das Selbstkonzept.

Das Klientenzentrierte Konzept definiert dementsprechend die therapeutische Situation nicht als eine, in der infantile Triebwünsche durch Deutung bewusst gemacht werden und so an pathogener Kraft verlieren. Das Klientenzentrierten Konzept betrachtet die therapeutische Situation vielmehr als eine, in der diese Erfahrungen, die zur Differenzierung des Selbstkonzepts beitragen, gemacht werden (siehe auch das Einführungskapitel in diesem Buch):

1. In einem psychologischen Kontakt
2. wird der Klient in Erfahrungen, die für die Entwicklung seines Selbst von Bedeutung sind,
3. vom Therapeuten, der nicht damit beschäftigt ist, Teile seiner Selbsterfahrung von seinem Bewusstsein fernzuhalten,
4. und sich als dem Klienten ohne Bedingungen zugewandt erlebt,
5. empathisch verstanden.
6. Der Klient nimmt zumindest in Ansätzen wahr, dass ihn der Therapeut empathisch versteht und ohne Bedingungen wertschätzt.

Indem sich der Therapeut angstfrei und mit bedingungsloser Wertschätzung in Erfahrungen des Klienten einfühlt, deren dieser sich bisher nicht ohne Angst klar bewusst werden konnte, kann auch der Klient dieser Erfahrungen angstfreier gewahr werden und zugleich erfahren, dass er in ihnen vom Therapeuten verstanden und angenommen wird.

3. Grundlagen einer „neuen" Psychoanalyse

Zwei Entwicklungen haben, so Frischenschlager (1999), dazu beigetragen, dass sich die moderne Psychoanalyse von ihrer klassischen Theorie distanzieren konnte: die Systemtheorie, die Lebensvorgänge beschreibbar macht, und die Säuglingsbeobachtung.

Diese beiden Entwicklungen sind auch für die Explikation des Klientenzentrierten Konzepts, speziell seiner Entwicklungspsychologie und Störungslehre, von großer Bedeutung (vgl. z.B. Biermann-Ratjen, Eckert und Schwartz, 1997; Biermann-Ratjen, 1996; 1998a; 1998b) und vor allem sehr hilfreich, weil sie eine moderne Sprache für Vorstellungen zur Verfügung stellen, die Rogers zwar schon gehabt, aber in die Sprache seiner Zeit gekleidet hat.

Die Systemtheorie gehe von zwei Grundaktivitäten lebender Organismen aus: der Selbstregulation und der wechselseitigen Regulation. Auch die Organisation des Organismus, die die Prozesse der Selbstregulation und der wechselseitigen Regulation steuert, sei imstande, sich selbst im Dienste der Anpassung zu verändern. Ein Organismus nehme in keinem Bereich die Umwelteinflüsse unverändert und passiv hin. Er zeige sich, wie schon Piaget betont habe, im Gegenteil ihnen gegenüber äußerst aktiv. Das bedeute auch, dass ein menschliches Subjekt ein anderes nicht objektiv betrachte. Beide, das beobachtete und das beobachtende Subjekt, veränderten einander und sich selbst in der Beobachtungssituation, die deshalb korrekter eine Begegnung genannt werden sollte.

Die zweite große Entwicklung, die zu einer Revision der klassischen psychoanalytischen Theorie geführt habe, sei die empirische Säuglingsforschung. Zusammen mit der Systemtheorie habe sie zur Entwicklung neuer Vorstellungen von der psychischen Entwicklung des Menschen geführt.

Vor allem die Arbeit von Daniel Stern (1986/1992) war und ist entscheidend daran beteiligt, ein neues Konzept von Psychoanalyse entstehen zu lassen, von dem sich Klientenzentrierte Psychotherapeuten kaum noch distanzieren und abgrenzen müssen. Deshalb soll im Folgenden zunächst dieses Modell der Selbstentwicklung skizziert werden:

Stern hält die Entwicklung eines „sense of self", der Organisation des subjektiven Selbsterlebens, für das primäre Organisationsprinzip der psychischen Entwicklung. Der „sense of self" existiere schon, bevor die Fähigkeit, ihn zu reflektieren und sich seiner Inhalte bewusst zu werden, entwickelt bzw. gereift ist und vor der Entstehung von Sprache. Er durchdringe alle Erfahrungen. Auch nach der Entwicklung der Fähigkeit zur Reflexion sei er nicht immer bewusst, könne aber bewusst werden. Sobald sich die Fähigkeit zur Selbstreflexion und zum bewussten Erleben der Selbsterfahrung entwickelt hätte, könne die jeweils gegebene Selbsterfahrung ins Bewusstsein geholt und dort auch gehalten werden. Der Prozess der Selbsterfahrung habe verschiedene Formen. Diese tauchten in der Entwicklung zwar nacheinander auf, bestünden aber, wenn sie erst einmal aufgetaucht sind, immer gleichzeitig nebeneinander. Zu jeder dieser voneinander unterscheidbaren Formen der Selbsterfahrung gehöre eine eigene Form der Bezogenheit auf andere Menschen.

1. Auftauchende Selbstempfindung
Stern geht davon aus, dass das Kind niemals in einer Symbiose lebt und von Anfang an Selbstempfindungen hat, die sich genau so wie die Wahrnehmungsinhalte aus der Außenwelt in der Intensität, der Form und im Zeitmuster voneinander unterscheiden, und dass es diese von Erfahrungen der Außenwelt unterscheiden kann. Säuglinge besitzen die Fähigkeit zur amodalen Wahrnehmung und können die Invarianten des sich selbst Erlebens und des Erlebens äußerer Gegebenheiten identifizieren. Die Empfindung des auftauchenden „sense of self" beinhalte den Prozess und das Resultat der Integration von Selbstwahrnehmungen.

2. Die Empfindung eines Kernselbst
Schon in den ersten beiden Lebensmonaten organisiere sich aus dem Meer von Erfahrungen mit sich selbst und anderen die Erfahrung eines Kernselbst, und zwar in der Interaktion mit der Mutter. Die Empfindung, eine zusammenhängende, abgegrenzte, körperliche Einheit zu sein, selbst zu handeln und selbst zu fühlen und von Kontinuität in der Zeit und damit einer eigenen Geschichte, konsolidiere sich zwischen dem 2. und dem 6. Lebensmonat. Der ursprüngliche „sense of self" sei noch keine gedankliche Gestalt.

Das Gedächtnis speichere in dieser Zeit Erfahrung in der Form von sogenannten RIGs („representations of interactions that have been generalized"). Das heißt zum einen, dass nicht einzelne Erfahrungen gespeichert werden, sondern ganze Interaktionsabläufe, zu denen Handlungen des Interaktionspartners, eigene Handlungen und der Ablauf der dazugehörenden Selbstbefindlichkeit gehören. Das heißt zum anderen, dass zunächst nicht konkrete einzelne Interaktionserfahrungen, sondern sogenannte Durchschnittserfahrungen gespeichert werden. Wenn später eine Erfahrung gemacht wird, die nur einen Teil einer RIG enthält, wird nicht etwa nur die Erinnerung an diesen einen Teil der RIG wachgerufen, sondern die gesamte Durchschnittserfahrung. Eine in die Erinnerung gerufene RIG bedeutet also immer auch Annahmen darüber, wie sich die konkrete Interaktion im Hier und Jetzt weiterentwickeln wird. Arbeitsmodelle („working model") im Sinne Bowlby's z.B., die unterschiedlichem Bindungsverhalten zugrundeliegen, sind eine Zusammenfassung von RIG. Erst später in der Entwicklung wird sich das Gedächtnis so entwickelt haben, dass die einmalige Interaktionserfahrung von gestern Abend in Abhebung von der generalisierten Erfahrung ins Gedächtnis gerufen werden kann.

3. Empfindung eines subjektiven Selbst
Zwischen dem 7. und 15. Monat bildet sich die Empfindung eines subjektiven Selbst heraus, eines eigenen inneren subjektiven Erlebens, das andere ebenfalls haben und das hinter den äußeren Handlungen steht. Seelenzustände können nun gelesen und miteinander verglichen werden, der Fokus der Aufmerksamkeit kann mit einem anderen geteilt werden, Intersubjektivität, in Erweiterung von Interaktion, wird möglich.

In dieser Zeit der Ausbildung der Empfindung des subjektiven Selbst zeigen die Mütter „affect-attunement". Sie spiegeln dem Kind seinen Affekt in Intensität, Zeit und Form, oft aber in einer anderen Modalität als der, in der das Kind sich ausdrückt. Es gibt Überlegungen dergestalt, dass, wenn die Mütter dem Kind sein Erleben in einer anderen Modalität spiegeln, sie deutlicher markieren, dass sie das Erleben des Kindes und nicht ein eigenes zum Ausdruck bringen. „Affect-attunement" ist noch nicht dasselbe wie die Empathie des Erwachsenen, denn es fehlen die bei der Empathie auch mitspielenden kognitiven Prozesse.

4. Das verbale Selbst
Etwa ab dem 15. Monat entsteht als 4. Organisationsstufe des Selbsterlebens das Empfinden des verbalen Selbst und der verbalen Bezogenheit.

Das ist gleichbedeutend mit der Empfindung eines reflektierbaren Selbst bzw. eines Selbstkonzeptes. Das Kind erkennt sich jetzt selbst im Spiegel und ist zur sprachlichen Symbolisierung fähig. Jetzt werden wechselseitig geschaffene Bedeutungen von persönlichem Erleben, von Selbsterfahrungen geteilt.

Es wird davon ausgegangen, dass nur ein Teil des ursprünglichen globalen Erlebens in Worte überführt wird. Die Ganzheit des Erlebens gehe verloren. Nach Stern geht es dem Kind jetzt mehr denn je darum, verstanden zu werden, die Bedeutungen seines Erlebens teilen zu können. Das Kind könne jetzt auch zwischen dem, was gesagt wird, und dem, was gemeint ist, unterscheiden. Es kann zu double-bind Kommunikationen kommen. Und das Kind könne jetzt auch seine eigene Erlebensrealität transzendieren und verzerren.

5. Das narrative Selbst
Durch die Sprache wird die Fähigkeit erworben, anstelle einer Aufzählung von Ereignissen Geschichten zu erzählen: von Personen, mit Intentionen, Handlungen, Anfang und Ende, und auch die eigene Lebensgeschichte. Das erzählte („narrated") Selbst entsteht. Offenbar gibt es erst von diesem Zeitpunkt an ein kontinuierliches Gedächtnis an einzelne Episoden.

4. „Neue" psychoanalytische Konzepte der Selbstentwicklung

Die neue psychoanalytische Vorstellung von der Entwicklung des Menschen sieht vor diesem systemtheoretischen Hintergrund mit dieser Annahme der Entwicklung eines „sense of self" als primärem Organisationsprinzip der psychischen Entwicklung nach Frischenschlager (1999, 43ff.) wie folgt aus:

1. Von Geburt an finden Selbst- und wechselseitige Regulationen statt, auch wenn sie nicht als solche wahrgenommen werden. Auch die physiologische Regulation entwickelt sich in der Interaktion zwischen dem Selbst des Säuglings und der „Mutter".
2. Aus diesen Interaktionen, die zunächst auf einer sehr körpernahen Verhaltensebene ablaufen, erwächst die Verbindung zwischen Selbst- und wechselseitiger Regulation und die zwischen physiologischer und psychologischer Regulation.

3. Dabei ist Empathie von zentraler Bedeutung. Es gibt auf Seiten der Mutter so etwas wie eine „intuitive Mütterlichkeit" („intuitive parenting"), eine Sensibilität für die Befindlichkeit des Kindes, so wie andererseits das Kind über eine „integrative Kompetenz" („integrative competence") verfügt, die die Empathie der Mutter wahrnehmen und in seine Selbstregulation aufnehmen kann.

4. Unterbrechungen der Bezogenheit können oft innerhalb einer kurzen Zeitspanne repariert werden. Dies ist für das Effektanzgefühl des Säuglings von großer Bedeutung.

5. Die affektive Kommunikation zwischen Mutter und Kind kann bald vom Säugling initiiert werden, unter anderem durch seine Fähigkeit, Gesichtsausdrücke zu imitieren. Jeder Affektausdruck ist mit neurophysiologischen Vorgängen gekoppelt. Über den Affektausdruck ist die empathische Verbindung zwischen Menschen vom Beginn des Lebens an garantiert.

6. Das Erleben in den frühesten Entwicklungsstadien ist nicht unbewusst, sondern präsymbolisch. Wenn es völlig unbewusst wäre, es keinerlei Gewahrwerden des Erlebens gäbe, könnte es nicht zwischen Mutter und Kind „verhandelt" werden.

7. Das Erleben wird in Episoden im Gedächtnis gespeichert. Eine Episode enthält immer ein Selbst, einen anderen, eine Handlung, einen Affekt und eine physiologische Reaktion und wird auch so im Gedächtnis gespeichert. Erwartungen betreffen demnach auch immer das Erleben einer Episode, in der das Selbst, ein Anderer, eine Handlung, ein Affekt und eine physiologische Reaktion eine Rolle spielen.

8. Es gibt eine angeborene Neigung, sich an die Betreuungsperson zu binden.

9. In den ersten sechs Lebensmonaten bilden sich Bindungsmuster, die auf der Ebene des Erlebens aus Wahrnehmungs- und Erwartungsdispositionen bestehen. Sie werden auch Arbeitsmodelle genannt.

10. Affekte sind die Währung des kommunikativen Austauschs. Selbst hochsymbolisierte kognitive Vorgänge beinhalten Affekte, in Szenen eingebundene Handlungen und Verbindungen mit physiologischen Prozessen.

11. Die therapeutische Beziehung ist wesentlich eine reale, hauptsächlich von Affekten getragene. Es bestehen tatsächlich zahlreiche Parallelen zwischen den Vorgängen, die zwischen Kind und Betreuungsperson und zwischen Patient und Therapeut ablaufen, unter anderem deshalb, weil sie Bestandteile menschlicher Kommunikation sind. Das gilt auch für die präsymbolischen nicht reflektierten Interaktionsprozesse.

12. Der Zugang zu den Affekten ist auf verschiedenen Kanälen möglich. Nachweislich wirken Therapien auf Verhaltensebene, auf Körper-, affektiver, sprachlicher, szenischer Ebene etc.

5. Implikationen für die „neue" psychoanalytische Situation

Diesen zwölf Punkten entsprechend kennzeichnet Frischenschlager (ebd., 48ff.) die psychoanalytische Situation heute wie folgt:

1. Vermittelt durch bestimmte Haltungen wie Zuhören, Aufmerksamkeit, Wertschätzung, Verlässlichkeit, Stabilität
2. bekommt der Patient Raum für seine Inszenierungen.
3. Der Therapeut ist empathisch. Empathie beinhaltet unter anderem „eine sorgfältige analytische Untersuchung der spezifischen Bedeutungen der Auswirkungen der Handlungen oder Nicht-Handlungen des Analytikers auf den Patienten" (Stolorow et al., 1987, 10; zitiert nach Frischenschlager, 1999, 48).
4. In seinen Inszenierungen testet der Patient den Analytiker laufend. Es kommt darauf an, dass der Analytiker das empathisch erfasst und den unbewussten Erwartungen und Befürchtungen des Patienten real nicht entspricht. Das ist die Chance für Bewusstwerdung.
5. Der Patient muss aber andererseits spüren, dass der Analytiker in affektiven Kontakt mit den Erwartungen und Befürchtungen des Patienten gekommen ist.
6. Erst wenn der Patient bereit ist, sich auf die Reaktionen des Analytikers ein wenig einzulassen, kann er erinnern, denn Erinnern setzt voraus, in emotionale Distanz zur Vergangenheit zu gehen.
7. Erst dann folgen die mehr sprachlich-kognitiven Vorgänge wie die gemeinsame Rekonstruktion von Modellszenen, Deutung, Durcharbeiten etc. So werden Schritt für Schritt Gefühle mit den höheren Orientierungsfunktionen in Verbindung gebracht.

6. Die therapeutische Situation aus klientenzentrierter Sicht

Diese Charakterisierung der therapeutischen Situation ist nun der, die Rogers schon 1957 entwickelt hat, extrem ähnlich. Ich werde Rogers' Abstraktion der notwendigen und hinreichenden Bedingungen für den psychotherapeutischen Prozess ein wenig umformulieren, um das zu verdeutlichen:

1. Der Therapeut bietet dem Klienten einen psychologischen Kontakt an: d.h. Zuhören, Aufmerksamkeit, Wertschätzung.

2. Der Klient nutzt diesen Raum zur Darstellung seines Erlebens von Inkongruenz, von Selbsterfahrungen, in denen er sich nicht unbedingt versteht und wertschätzt und von denen er nicht annimmt, dass ein anderer sie unbedingt versteht und wertschätzt. Der Klient bringt auch diese Erwartungen bzw. Befürchtungen zum Ausdruck.

3. Der Therapeut ist empathisch. Er fühlt sich in die Erfahrungen des Klienten in dessen Inneren Bezugsrahmen ein, auch in die Bedeutungen, die der Klient den Handlungen des Therapeuten zumisst.

4. Der Therapeut entspricht den Erwartungen und vor allem den Befürchtungen des Klienten nicht. Er kommt in einen echten affektiven Kontakt mit dem Klienten, in dem er unbedingte Wertschätzung für den Klienten fühlt.

5. Das ist nur möglich, wenn er kongruent ist, sich aller seiner eigenen Erfahrungen, die er im Kontakt mit dem Klienten macht, auch bewusst werden könnte.

6. Der Klient spürt, dass der Therapeut in affektiven Kontakt mit seinem Erleben von Inkongruenz gekommen ist, dass er ihn empathisch versteht und unbedingt wertschätzt.

7. Die Theorie der Selbstentwicklung im Klientenzentrierten Konzept

Auch andere Schwerpunkte der Klientenzentrierten Theorie, ihr Menschenbild und die diesem entsprechenden Vorstellungen von der psychischen Entwicklung und ihrer Bedingungen in der frühen Kindheit haben diese neuen psychoanalytischen Formulierungen vorweggenommen. Im modernen psychoanalytischen Diskurs wird darauf aber nie Bezug genommen.

Im Folgenden wird die Theorie der Selbstentwicklung des Klientenzentrierten Konzepts in Anlehnung an Frischenschlagers Ausführungen über die moderne psychoanalytische Theorie der Selbstentwicklung so dargestellt, dass deutlich wird, dass das Klientenzentrierte Konzept sie weitgehend bereits enthält und immer schon transzendiert hat.

Wie bereits ausgeführt, hat Rogers die therapeutische Situation als eine definiert, in der Erfahrung gemacht werde, die zur Differenzierung des phänomenalen Selbst beitrage. Im therapeutischen Prozess werde mehr korrekte und differenziertere Selbsterfahrung möglich. Die therapeutische Situation führe so zu Selbstentwicklung. Man könnte auch formulieren:

Auch im therapeutischen Prozess zeigt sich das primäre Organisationsprinzip der psychischen Entwicklung, der „sense of self".

Rogers beschreibt die therapeutische Situation als eine bestimmte Art von Interaktion zwischen Therapeut und Klient, in der sich der Klient selbst wahrnimmt und in der er in seiner Selbstwahrnehmung wahrgenommen wird, was der Klient wiederum zumindest in Ansätzen wahrnimmt. Es ist angemessen, diese Interaktion eine Beziehung bzw. Begegnung zu nennen.

Im therapeutischen Prozess findet Selbstentwicklung in der Form der Integration von Selbsterfahrung in ein Selbstkonzept unter der Bedingung einer Beziehungserfahrung statt. Es entsteht so eine Verbindung zwischen Selbsterfahrungen und dem Erfahren eines anderen.

Dabei ist Empathie von zentraler Bedeutung. Die Selbsterfahrungen werden nämlich unter der Bedingung in ein Selbstkonzept integriert, dass sie zusammen mit der Beziehungserfahrung wirklichen empathisch Verstanden- und unbedingt Wertgeschätztwerdens gemacht werden. Die in das Selbstkonzept integrierten Erfahrungen beinhalten also immer auch eine Beziehungserfahrung.

Rogers ist davon ausgegangen, dass sich die Selbstentwicklung in der frühen Kindheit unter denselben Bedingungen wie in der Psychotherapie vollzieht, nämlich unter der Bedingung, dass Selbsterfahrungen von einer anderen wichtigen Person wirklich empathisch verstanden und unbedingt wertgeschätzt werden. Er hat zwar nicht von Selbst- und wechselseitigen Regulationen gesprochen. Mit dem Postulat nur eines Entwicklungsprinzips, der Aktualisierungstendenz, zu der eine Selbstaktualisierungstendenz gehört, und wenn er ausführt, dass die Selbstentwicklung von Geburt an unter bestimmten interaktionellen Bedingungen geschieht, geht er aber von Selbst- und wechselseitigen Regulationsprozessen aus. In diesen spielt empathisches Verstehen eine zentrale Rolle, bzw. sie wären ohne eine intuitive „Mütterlichkeit" und eine „integrative Kompetenz" des Kindes nicht möglich.

Unter Erfahrung wird im Klientenzentrierten Konzept all das verstanden, was potenziell bewusst werden kann, d.h. es werden im Klientenzentrierten Konzept auch Lebensprozesse angenommen, die nicht bewusst werden können, und solche, die noch nicht bewusst werden. Den Prozess des Bewusstwerdens von Erfahrung beschreibt das Klientenzentrierte Konzept als den Symbolisierungsprozess, in dem Körperempfindungen, Vorstellungen, Gefühle, Gedanken und Worte auftauchen, einander Sinn geben und den „Felt Sense" einer Erfahrung klären. Einen Symbolisierungsprozess zu durchlaufen bedeutet also eine Selbsterfahrung zu machen. Wir werden uns unserer Selbsterfahrung bewusst.

Es wird im Klientenzentrierten Konzept mehr vom Gewahrwerden von Erfahrung gesprochen als vom Bewusstwerden. Damit wird zum Ausdruck gebracht, dass es im Therapieprozess und in der frühkindlichen Entwicklung um die Einfühlung des Therapeuten bzw. der sensiblen Mutter in die Selbsterfahrung – auch bei jeder anderen Erfahrung, die gerade gemacht wird – geht, bzw. um das Teilen von Erfahrung und nicht um die Erfassung von Unbewusstem, z.B. des verdrängten triebhaften Erlebens im psychoanalytischen Sinn. Rogers hat sich dezidiert von der zu seiner Zeit das psychoanalytische Denken dominierenden Triebtheorie und dem mit ihr verbundenen Menschenbild distanziert. Er betonte, dass jeder Mensch vor allem in seiner eigenen Erfahrungswelt lebe und darin seine ganz eigenen Erfahrungen und Selbsterfahrungen mache, deren Bedeutung für ihn nur er selbst erfahren und damit wissen könne.

Die Entstehung dieser Erfahrungswelt, den Prozess der Selbstaktualisierung, hat sich Rogers als einen sich selbst organisierenden Prozess vorgestellt, der sich von der frühen Kindheit an selbst und in der Interaktion mit der empathischen und unbedingt wertschätzenden Pflegeperson entfaltet und entwickelt.

Empathie und vor allem auch die Wahrnehmung von empathischem Verhalten sind unter anderem von Anfang an deshalb möglich, weil der Mensch von Geburt an Affekte hat und mimisch und hörbar zum Ausdruck bringt. Das Baby kann Interaktionen, in denen es empathisch verstanden werden kann, selbst initiieren und tut das auch.

8. Strukturvorstellungen im Klientenzentrierten Konzept

Zum Prozess der Selbstorganisation der Selbstentwicklung gehört nach Rogers, dass Selbsterfahrungen in ein Selbstkonzept integriert werden, das selbst Objekt der Wahrnehmung bzw. Inhalt der Selbstwahrnehmung sein kann.

Sobald sich ein erstes Selbstkonzept entwickelt hat, werde auch ein sogenanntes Bedürfnis nach positiver Selbstbeachtung erlebt. Es umfasst nicht nur das Bedürfnis, positive Beachtung bei anderen zu finden, sondern auch ein Bedürfnis, sich selbst verstehen und auch wertschätzen, achten zu können. Es äußert sich auch darin, dass, nachdem sich ein erstes Selbstkonzept gebildet hat, Erfahrungen, die das Selbstkonzept in Frage stellen, als bedrohlich erlebt bzw. nicht oder nur verzerrt bewusst werden.

Ich habe vorgeschlagen, in diesem Zusammenhang weniger von dem Bedürfnis nach positiver Selbstbeachtung als von der Selbstbehauptungstendenz zu sprechen, von dem Umstand, dass der Selbsterfahrungsprozess sich so organisiert, dass Erfahrungen, die nicht zu den in das Selbstkonzept integrierten Selbsterfahrungen passen, als Bedrohung erlebt und/oder dem Bewusstsein möglichst vorenthalten bleiben. Zu diesen Erfahrungen, die nicht zu denen passen, die ins Selbstkonzept integriert worden sind, gehört die Erfahrung, nicht verstanden zu werden, und die Erfahrung, nicht unbedingt wertgeschätzt zu werden. Ferner gehören zu diesen bedrohlichen Selbsterfahrungen alle, in denen oder bei denen das Kind früher einmal nicht bzw. nicht unbedingt wertgeschätzt und empathisch verstanden worden ist, und auch die Erfahrung, Bedingungen für Wertschätzung zu erfüllen. Die Selbstbehauptungstendenz arbeitet also auf der Grundlage von den Erfahrungen, die zwar gemacht, aber nicht ins Selbstkonzept integriert werden konnten.

Rogers ist in Anlehnung an Standal, der eine erste Theorie der Person im Rahmen des Klientenzentrierten Konzepts entwickelt hat, zunächst dem klassischen psychoanalytischen Instanzenmodell insofern verhaftet geblieben, als er nicht von einem von Beginn des Lebens an existierenden Bedürfnis nach unbedingt positiver empathischer Beachtung ausgegangen ist, sondern von der Beobachtung, dass zusammen mit dem Selbstkonzept das Bedürfnis nach positiver Selbstbeachtung als bewusste Erfahrung auftauche. Es wurde wie folgt begründet: Das Kind sei abhängig von der Liebe seiner Eltern und versuche deshalb, Erfahrungen zu machen, in denen es sich der Liebe und Anerkennung seiner Eltern vergewissern könne. Dabei negiere es u.U. die eigene organismische Bewertung seiner Erfahrung, die „wahre" Selbsterfahrung. Es suche z.B. Bewunderung für mutiges Verhalten und verleugne dabei die Angst, die angemessene organismische Bewertung einer gefährlichen Situation. Das Kind habe zusammen mit der Integration von Selbsterfahrungen in das Selbstkonzept und als Teil des Selbstkonzepts Bewertungsbedingungen, Wertvorstellungen internalisiert, indem es selektiv, d.h. nur bei bestimmten Erfahrungen positive Beachtung gefunden habe.

Das Bedürfnis nach positiver Selbstbeachtung wurde als ein universales und dauerhaftes menschliches Bedürfnis nach Anerkennung im persönlichen

Erleben durch andere betrachtet. Rogers hielt es für ein problematisches Bedürfnis. Es werde zusammen mit sehr vielen Erfahrungen erlebt, sei ein sehr starkes Bedürfnis und mit ihm sei die Person auf die Interpretation ihres Erlebens durch andere Personen angewiesen. Der Wunsch nach der Anerkennung durch andere könne stärker sein als das Bestreben, sich der eigenen organismischen Bewertung der Erfahrung bewusst zu werden.

Der Begriff Bewertungsbedingungen („conditions of worth") ist an die Stelle des noch früheren Begriffes der „introjected values" getreten, der noch stärker an die Vorstellungen erinnerte, die mit dem Begriff „Über-Ich" assoziiert sind, dem Introjekt eines Teils der Eltern, z.B. ihrer Vorstellungen von dem, was der Rede wert ist, in der eigenen Person. Nach Rogers stellen die Bewertungsbedingungen als Teil des Selbstkonzepts das Haupthindernis für die Entwicklung der psychologisch angepassten Person dar, indem die organismische Bewertung von Erfahrung als für den gesamten Organismus förderlich oder nicht durch die Bewertung von Erfahrung auf der Grundlage der Bewertungsbedingungen relativiert bzw. ausgeblendet werde, so dass Inkongruenz zwischen der tatsächlichen und der bewussten Bewertung von Erfahrung entstehe.

Trotz seiner Ähnlichkeit mit dem Begriff „Über-Ich" ist der Begriff der Bewertungsbedingungen aber auch zentral in der Abgrenzung der Klientenzentrierten Theorie der Person von psychodynamischen Konzepten. Er veranschaulicht nämlich, dass es im Klientenzentrierten Konzept weniger um Erfahrungen als um die Bewertung von Erfahrung in der Selbsterfahrung geht. Es geht im Klientenzentrierten Konzept auch weniger um die Abwehr (des Zugangs zum Bewusstsein) von Erfahrung als um die Abwehr der Selbsterfahrung und zwar in der Form, dass der organismischen Bewertung der Erfahrung im Hinblick auf ihre Bedeutung für die Aktualisierung der Zugang zum Bewusstsein versperrt wird.

Der Begriff der Bewertungsbedingungen verdeutlicht auch, dass und wie Selbstbehauptungstendenzen gegen Selbstaktualisierungstendenzen (im Sinne von Selbstentfaltungstendenzen) arbeiten. Ich möchte diesen Gesichtspunkt des Klientenzentrierten Konzepts betonen, dass die Abwehr von Erfahrung vor allem der Verteidigung des Selbstkonzepts, der Selbstbehauptung also gilt, auch wenn ein Bedürfnis nach Anerkennung erlebt wird. Die meisten Menschen, vor allem aber Patienten, erleben sehr klar, dass sie vor allem verstanden und unbedingt wertgeschätzt werden wollen und dass die Anerkennung bei bestimmten Selbsterfahrungen dieses Eigentliche nicht wirklich ersetzen kann, oft sogar als bedrohliches Infragegestelltwerden erlebt wird.

Auch theoretisch ist davon auszugehen, dass das Bedürfnis nach unbedingter positiver Beachtung stärker ist als der Wunsch nach positiver Beachtung unter bestimmten Bedingungen: In das Selbstkonzept werden nur Erfahrungen integriert, in denen die Person empathisch verstanden und unbedingt wertgeschätzt worden ist. Die Erfahrung, nicht unbedingt wertgeschätzt zu werden, passt also nicht zu den ins Selbstkonzept integrierten Erfahrungen, stellt das Selbstkonzept in Frage und führt zu Versuchen, sie zu vermeiden. Wenn sie nicht vermieden werden kann, wird erlebt, einem von innen oder von außen kommendem „Du solltest", „Du müsstest" gehorcht zu haben.

9. Selbstentwicklungsphasen im Klientenzentrierten Konzept

Ich habe vorgeschlagen (vgl. Biermann-Ratjen, 1996), im Rahmen des Klientenzentrierten Konzepts drei Phasen der Selbstentwicklung nacheinander und voneinander zu unterscheiden:

1. eine erste Phase, in der es darum geht, dass erste Selbsterfahrungen in der lebensnotwendigen und auch sehr körpernahen Interaktion mit der empathischen Mutter, d.h. dann auch erste Erfahrungen des im affektiven Erleben empathisch Verstanden- und unbedingt Wertgeschätztwerdens, in ein erstes Selbst(konzept) integriert werden können;
2. eine zweite Phase, in der Selbsterfahrungen als solche erlebbar werden. Zu ihnen gehören auch die Erfahrungen des Bedrohtseins in der Selbstaktualisierung und in der Selbstachtung, wenn die Mutter nicht feinfühlig und prompt empathisch versteht und nicht unbedingt wertschätzt, und die Affekte, die mit diesen Erfahrungen einhergehen, und
3. eine dritte Phase, in der es um die Integration von realen Selbsterfahrungen als ein so und nicht anders geartetes und erlebendes Wesen in das Selbstkonzept geht, wieder in der Interaktion mit empathischen und unbedingt wertschätzenden Bezugspersonen.

Wie erfolgreich diese Phasen durchlaufen worden sind, wird man an der Fähigkeit, unterschiedliches affektives Erleben als eigenes zu erleben und zwischen eigenem und fremdem affektiven Erleben unterscheiden zu können, und damit auch an der Empathiefähigkeit (vgl. U. Binder, 1994) ablesen können, und daran, als wie total bzw. tödlich die Angst vor dem Zusammenbruch oder dem Verlust des Selbst erlebt wird.

Die drei Phasen sind nicht wie die orale, anale und phallische Phase der psychoanalytischen Theorie als Triebentwicklungsphasen, sondern sie sind als Selbstentwicklungsphasen konzipiert. Sie sind mit den eingangs dargestellten Phasen, die Stern unterscheidet, kompatibel. Sie sind aber, anders als bei Stern, als Phasen der Entwicklung der Bewertung der Erfahrung zu verstehen.

Im folgenden werden diese Selbstentwicklungsphasen näher beschrieben. Ich gehe dabei auch auf die Themen ein, die nach Sander (1962) im Verlauf der frühkindlichen Entwicklung zwischen Mutter und Kind eine Rolle spielen. Das Interesse von Sander gilt, wie das auch anderer Psychoanalytiker in den letzten Jahrzehnten zunehmend, der Selbstentwicklung in der Interaktion mit den frühen Bezugspersonen, und seine Vorstellungen sind mit den hier vorgestellten klientenzentrierten Überlegungen vereinbar. Wie das Klientenzentrierte Konzept mit der Annahme nur eines einzigen Entwicklungsprinzips, der Aktualisierungstendenz, und der Beschreibung der Bedingungen für die Selbstentwicklung, geht auch Sander davon aus, dass sich jeder lebende Organismus in engem Austausch mit einer lebenserhaltenden Umgebung selbst reguliert und dass Selbstentwicklung die Entwicklung einer Organisation bzw. eines Prozesses ist, in dem Erleben organisiert wird.

In der ersten Phase geht es, wie gesagt, darum, dass erste Selbsterfahrungen in der lebensnotwendigen und auch sehr körpernahen Interaktion mit der empathischen Mutter, die auch erstes affektives Erleben beinhalten, empathisch verstanden und unbedingt wertgeschätzt werden, so dass sie in ein erstes Selbstkonzept integriert werden können. Diese Interaktionserfahrungen bilden die Grundlage für das spätere Erleben von persönlicher Sicherheit in Sinne von Bowlby oder Urvertrauen im Sinne von Erikson oder relativer Freiheit von Angst, wie Sullivan sie definiert hat (vgl. Biermann-Ratjen, 1998).

Die Themen dieser Phase sind nach Sander: Grundregulation, gegenseitige Aktivierung und Initiative.

Es geht in dieser Phase darum, dass es der Mutter gelingt, die Signale ihres Kindes empathisch zu verstehen und sowohl in ihrem Tun und Handeln als auch in ihren affektiven Reaktionen angemessen zu beantworten. Je mehr die Mutter ihr Kind in seiner Selbsterfahrung richtig versteht und je weniger sie eigene Erwartungen und Vorstellungen auf das Kind projiziert bzw. vom Kind in emotionale Reaktionen, die das Gefühl der unbedingten Wertschätzung ausschließen, gedrängt wird, desto häufiger kann das Kind die Erfahrungen machen, die in ein Selbstkonzept integriert werden: Selbsterfahrungen zusammen mit der Erfahrung, empathisch verstanden und ohne Bedingungen wertgeschätzt zu werden.

Das Kind möchte zunächst bei der Entwicklung seines Schlaf-Wach-Rhythmus und der Still- bzw. Hungerperiodik in den Ausdrucksformen verstanden werden, in denen es auf sein Grundbedürfnis, am Leben gehalten zu werden, aufmerksam macht. Im Lächeln, das die Mutter bald auslösen kann, teilt es auch schon mit, dass es ihm um den psychologischen Kontakt als solchen geht. Sobald das Kind seinerseits andere anlächelt oder eben nicht, wird zunehmend deutlicher, dass es dem Kind nicht nur um das Verstanden- und Wertgeschätztwerden im affektiven Erleben geht, sondern auch um die eigenen Möglichkeiten, psychologischen Kontakt herzustellen und sich verständlich zu machen – d.h. um die Gefühle, die damit einhergehen, dass das gelingt oder misslingt.

Es geht in dieser Phase darum, ob und wie viel und welche affektive Selbsterfahrung und wie viel Erfahrung des Befriedigtwerdens im Bedürfnis nach „unconditional positive regard" in ein erstes Selbstkonzept integriert werden kann, bzw. darum, wie und wie kontrolliert sich die Person später fühlen wird, wenn sie affektiv oder in ihrem Bedürfnis nach „unconditional positive regard" angesprochen wird: in ihrem Selbstkonzept existentiell bedroht, voller Angst bzw. leer – oder sicher und vertrauensvoll.

Ich schlage vor, eine zweite Selbstentwicklungsphase anzunehmen, in der Selbsterfahrungen als solche erlebbar werden und in der es darum geht, ob das Kind sie unter Bedingungen erlebt, die ihre Integration ins Selbstkonzept erlauben: Ob das Kind empathisch verstanden und unbedingt wertgeschätzt wird, wenn es stolz ist oder Spaß an sich selbst hat, wenn es sich ärgert, dass ihm etwas nicht gelingt oder es etwas immer noch nicht kann, oder sich gar schämt oder schuldig fühlt und an sich selbst und seinem Wert und seiner Liebenswürdigkeit zweifelt. Zu den eigentlichen Selbsterfahrungen in dieser zweiten Phase gehört auch die Erfahrung, in der Selbstaktualisierung und in der Selbstachtung bedroht zu sein, wenn die Mutter nicht feinfühlig und prompt empathisch versteht und nicht unbedingt wertschätzt, und vor allem das affektive Erleben, das mit diesen Erfahrungen einhergeht. Und es gehören die ersten Erfahrungen von Inkongruenz dazu: wenn sich Erfahrungen wiederholen, bei deren erstem Erleben das Kind nicht empathisch verstanden und/ oder nicht unbedingt wertgeschätzt worden ist. Sowohl das Nichtverstandenwerden und die an Bedingungen geknüpfte Wertschätzung als auch die Erfahrungen, die deshalb eine Bedrohung für das Selbstkonzept darstellen, weil sie bei ihrem ersten Auftauchen nicht in das Selbstkonzept integriert werden konnten, lösen Panikgefühle aus: Sie werden wie Feinde in der Außenwelt erlebt, indem sie Fluchtimpulse, Aggression als Mittel zur Selbstverteidigung, Versuche sich zu tarnen, z.B. Affekte vorzutäuschen, oder depressives Verhalten bis zum Totstellreflex auslösen.

Nach Sander sind die Themen, die in dieser Zeit vorrangig zwischen Mutter und Kind verhandelt werden, Fokalisierung und Selbstbestätigung. Das Kind habe nun neue Möglichkeiten, Absichten zum Ausdruck zu bringen und gezielt Handlungen auszuführen. Sander spricht von Fokalisierung, weil sich das kindliche Interesse jetzt ganz besonders auf die Mutter konzentriere. Es sei die Zeit der Fremdenangst und der Trennungsangst. Das Kind erlebe in dieser Zeit intensiv seine Bezogenheit auf die bestätigende Mutter und sein Interesse an Selbstbestätigung, auch an der Übereinstimmung seiner Vorstellungen von sich selbst mit der Realität. Erfolgsgefühle tauchten jetzt beim Kind nicht nur auf, wenn die Mutter es positiv spiegelt, sondern auch wenn es erlebt, dass es seine eigenen Regungen und Ziele selbst verwirklichen kann. Es zeigten sich die Anfänge einer Wahrnehmung des Selbst, der eigenen Aktivität und eines selbstregulatorischen Kerns. In dieser Zeit gehe es um die Frage, in welchem Ausmaß und in welchen Bereichen das Kind Selbstbestätigung finden könne.

Im Rahmen des Klientenzentrierten Konzepts betrachtet, geht es in dieser Phase vor allem darum, dass das Kind in den emotionalen Erfahrungen des Bedrohtseins in seinem Selbstverständnis – durch eigene Erfahrungen und Selbstbewertungen, Bewertungen durch andere, nicht empathische Reaktionen – empathisch verstanden und unbedingt wertgeschätzt wird. Wenn es diese seine eigenen emotionalen Reaktionen nicht in sein Selbstkonzept integrieren kann, werden sie später, wenn sie sich wiederholen, als Bedrohungen des Selbstkonzepts erlebt und bewertet werden: als gefährliche Impulse, drohender Kontrollverlust, Psychopathie etc. Nur wenn auch Scham und Zweifel und die Gefühle, die auftreten, wenn es unmöglich erscheint, sich verständlich zu machen und ohne Bedingungen wertgeschätzt zu werden, als Selbsterfahrungen in das Selbstkonzept integriert werden können, wird das Kind ein Selbstkonzept entwickeln, das so stabil ist, dass ihm später nicht eine Persönlichkeitsstörung attestiert werden wird, weil Inkongruenz immer wieder als ziemlich totales Wertlos- und Bösesein erlebt wird – wenn sie denn überhaupt erlebt wird und das affektive Erleben nicht vor allem abgespalten wird.

Ich habe vorgeschlagen, eine dritte Selbstkonzeptentwicklungsphase anzunehmen, in der es um die Integration von spezifischen realen

Selbsterfahrungen als ein so und nicht anders geartetes und erlebendes Wesen in das Selbstkonzept geht, vor allem als männlich oder weiblich. Auch jetzt geht es wieder darum, dass die wichtigen Bezugspersonen, die z.B. mit der Weiblichkeit verbundenen emotionalen Erfahrungen als solche empathisch verstehen und die Person in ihnen unbedingt wertschätzen. Wir müssen nur einmal kurz daran denken, wie sehr sich manche Eltern immer noch ein männliches Kind wünschen und wie sie darauf reagieren, wenn der Sohn sich dann im Schulalter gar nicht wie ein richtiger Junge verhält, um uns Klarheit darüber zu verschaffen, wie wichtig auch jetzt noch vor allem die unbedingte Wertschätzung und das Verstehen sind und wie schädlich das Beurteilen, auch in der Form des Stolzes der Eltern, ist.

Der Psychoanalytiker Sander betont, dass zwischen dem 18. und 36. Lebensmonat immer gleichzeitig vor allem die Themen Erkennen sowie Kontinuität und Selbstkonstanz verhandelt würden. Der Spracherwerb ermögliche es nun dem Kind, seiner inneren Erfahrungen in einer neuen Art und Weise gewahr zu werden und sie mitzuteilen. Sie würden für das Kind erst dadurch sozusagen real bzw. wahr, dass sie einem anderen mitgeteilt bzw. auch von diesem wahrgenommen werden und bildeten die Grundlage für das Gefühl von Selbstkontinuität.

Sander ist – wie viele der „neueren" Psychoanalytiker und anders, als wir das im Klientenzentrierten Konzept sehen, – der Meinung, das Kind könne die Erfahrung von Selbstkonstanz nur in einem Pendeln zwischen der Erfahrung, von der Mutter in seinem Selbst gefördert zu werden, und der Erfahrung, von der Mutter in seinem Selbst abgelehnt zu werden, machen (vgl. die Ausführungen zum Bedürfnis nach positiver Selbstbeachtung weiter oben). Wir gehen hingegen davon aus, dass das Kind auch die Selbsterfahrungen, die es dann macht, wenn es nicht verstanden wird und nicht oder nur unter bestimmten Umständen „anerkannt" wird, dann in sein Selbstkonzept integrieren kann, wenn es in ihnen irgendwann einmal empathisch verstanden und unbedingt wertgeschätzt wird. Und wir gehen davon aus, dass es solange nach Gelegenheiten sucht, diese Erfahrung zu machen, wenigstens in seinem Kummer, seiner Wut, seiner Angst usw. verstanden zu werden, bis es sie gefunden hat.

Sander betont, dass ab dem Alter von etwa 30 bis 36 Monaten das Kind sein Selbsterleben verbergen könne, auch vor seinem eigenen Bewusstsein. Und es tue das auch mit Inhalten, bezüglich deren es keine geteilte Wahrnehmung erwarte, sondern Ablehnung oder gar Sanktionen. Hinter dieser Bewusstseinsschranke verberge sich dann das wahre Selbst. In dieser Zeit entstünden die ersten Kinderphobien, in denen einige der verborgenen Erfahrungen symbolisch Ausdruck fänden.

Im Rahmen des Klientenzentrierten Konzepts würden wir sagen: In den Kinderphobien und in anderen neurotischen Erkrankungen wird deutlich, dass im Symbolisierungsprozess angstbesetzte Vorstellungen entwickelt werden können, die die wahren Vorstellungen und Affekte verdecken, die das Selbstkonzept bzw. die positive Selbstbeachtung in Frage stellen würden.

10. Resümee

Wir können heute, wie gesagt, auch im Rahmen des Klientenzentrierten Konzepts nicht mehr über Selbstentwicklung sprechen, ohne auf Stern Bezug zu nehmen. Er hat 1985 mit seinem Buch „The interpersonal world of the infant" einen Paradigmenwechsel im psychoanalytischen Denken eingeleitet. Während frühere Psychoanalytiker und Objektbeziehungstheoretiker die Selbstempfindung als eine Folge der Trieb- und Ich-Entwicklung angesehen haben, ist für Stern der „sense of self" das primäre Organisationsprinzip der Entwicklung. Die Selbsterfahrung werde als sehr real erlebt und durchdringe alle anderen Erfahrungen. Sie sei nicht immer bewusst, könne aber bewusst werden. Wir könnten sie uns ins Bewusstsein holen und dort auch halten. Die gesunde Selbsterfahrung tauche in vielerlei Formen auf:

1. Wir erleben uns selbst als einen einzelnen, abgegrenzten, integrierten Körper.
2. Wenn wir etwas tun, erleben wir uns selbst als handelnd.
3. Wenn wir etwas fühlen, Wünsche haben, Pläne schmieden, das in Worte fassen und anderen mitteilen, erleben wir das als ein uns selbst Erfahren.
4. Wir erleben unsere Selbsterfahrungen auch so, als gehörten sie zusammen.
5. Und wir erleben unser Selbst nicht nur als den Ausgangspunkt unserer Erfahrung, sondern auch als Bezugspunkt. Wir erleben uns selbst in der Beziehung zu anderen, aber auch in der Beziehung zu unserem Erleben und zu uns selbst. Das Selbst ist eine Organisation, ein Prozess, in dem Erleben organisiert wird.

Ich habe versucht darzustellen, dass das Klientenzentrierte Konzept – ganz ähnlich wie die sogenannte neue Psychoanalyse u.a. auf der Grundlage der Arbeiten von Stern – die Entwicklung der Organisation der Selbsterfahrung zum Zentrum seiner Entwicklungspsychologie macht. Ich habe auch darzustellen versucht, dass das Klientenzentrierte Konzept aber anders und klarer klinisch als z.B. Stern, und klienten- bzw. patientenzentrierter als z.B. Sander die Entwicklung bzw. die mögliche Störung der Entwicklung der Organisation der Selbsterfahrung in der Bewertung der Erfahrung betont. Die Entwicklung der Organisation der Selbsterfahrung gilt im Klientenzentrierten Konzept dann als gestört, wenn die organismische Bewertung der Erfahrung nicht zur Selbsterfahrung werden kann, das wahre Selbst sich nicht entwickeln kann, weil die Bewertungen der Erfahrung als das Selbstkonzept bestätigend oder nicht die Selbsterfahrung dominieren.

Literatur

Biermann-Ratjen E-M (1996) Entwicklungspsychologie und Störungslehre. In: Boeck-Singelmann C, Ehlers B, Hensel Th, Kemper F und Monden-Engelhardt C (Hg), Personzentrierte Psychotherapie mit Kindern und Jugendlichen. Bd. I. Grundlagen und Konzepte. Göttingen, Hogrefe, 9–28

Biermann-Ratjen E-M (1998a) On the development of the person in relationships. In: Thorne B and Lambers E (eds), Person-centred therapy. A European perspective. London, Sage, 106–118

Biermann-Ratjen E-M (1998b) Incongruence and psychopathology. In: Thorne B and Lambers E (eds), Person-centred therapy. A European perspective. London, Sage, 119–130

Biermann-Ratjen E-M, Eckert J und Schwartz H-J [1979] (1997) Gesprächspsychotherapie. Verändern durch Verstehen. 8. überarb. Aufl. Stuttgart, Kohlhammer

Binder U (1994) Empathieentwicklung und Pathogenese in der Klientenzentrierten Psychotherapie. Eschborn, Klotz

Fenichel O [1945] (1983) Psychoanalytische Neurosenlehre. Bd.I. Frankfurt Wien, Ullstein

Freud A [1952] (1993) Zur Psychoanalyse der Kindheit. Die Harvard Vorlesungen. Frankfurt/M., Fischer

Frischenschlager O (1999) Präsymbolische Ebenen des psychoanalytischen Diskurses. In: Bartosch E, Hinterhofer H und Pellegrini E (Hg), Aspekte einer neuen Psychoanalyse: Ein selbstpsychologischer Austausch. New York Wien, Verlag Neue Psychoanalyse Wien, 37–52

Rogers CR [1957] (1991) Die notwendigen und hinreichenden Bedingungen für Persönlichkeitsentwicklung durch Psychotherapie. In: Rogers CR und Schmid PF (Hg), Person-zentriert. Grundlagen von Theorie und Praxis. Mainz, Grünewald, 165–184

Rogers CR [1959] (1987) Eine Theorie der Psychotherapie, der Persönlichkeit und der zwischenmenschlichen Beziehungen. Entwickelt im Rahmen des klientenzentrierten Ansatzes. Köln, GwG
Rogers CR [1961] (1973) Entwicklung der Persönlichkeit. Stuttgart, Klett-Cotta
Sander L W (1962) Issues in early mother-child interaction. Journal of the American Academy of Child and Adolescent Psychiatry 1: 141–166
Stern D [1986] (1992) Die Lebenserfahrung des Säuglings. Stuttgart, Klett-Cotta
Stolorow RD, Brandchaft B & Atwood GE (1987) Psychoanalytic treatment. An intersubjective approach. Hillsdale (NJ), The Analytic Press

Die störungsspezifische Perspektive in der Personzentrierten Psychotherapie

Jobst Finke und Ludwig Teusch

Die störungsspezifische Perspektive betont die Bedeutung einer Störung bzw. der ihr entsprechenden Symptome und Beschwerden für das Erleben des Patienten, für seine aktuelle Lebensthematik und Persönlichkeitsproblematik. Die systematische Beachtung der Störung und der mit ihr im Zusammenhang stehenden Thematik führen zu einer Konzeptualisierung des therapeutischen Vorgehens, das gekennzeichnet ist durch Klassifizierung, Differenzierung und Strukturierung. Mit diesen Merkmalen ist eine Nähe zu Ansätzen gegeben, die etwa unter dem Namen einer differenziellen, prozessorientierten und zielorientierten Personzentrierten Psychotherapie beschrieben wurden.

Die Bedenken von Rogers und von anderen Personzentrierten Psychotherapeuten gegen die Ausarbeitung einer systematisierten und detaillierten Therapietechnik sind in ihrer Intention anzuerkennen, aber auch zu relativieren, insofern sie andere Forderungen einer Psychotherapie, die mit dem Anspruch auf Wissenschaftlichkeit auftreten will, unberücksichtigt lassen. Die in diesem Zusammenhang oft genannte Dichotomie von Beziehung und Technik ist zu überwinden, indem die hier jeweils gegensätzlichen Aspekte zu einer Synthese geführt werden.

1. Der ganzheitliche Aspekt einer störungsspezifischen Perspektive

Wie der Name „störungsspezifisch" schon andeutet, geht es bei der hier darzustellenden Ausrichtung innerhalb der Personzentrierten Therapie darum, das therapeutische Vorgehen systematisch auf die jeweilige Störung des Klienten hin auszurichten. Das Interesse des Personzentrierten Therapeuten für die Beschwerden und Symptome des Patienten, also für das, was sich im Hier und Jetzt unmittelbar zeigt, ist wegen der phänomenologischen Ausrichtung dieses Verfahrens eigentlich etwas

Selbstverständliches. Der störungsspezifische Ansatz geht jedoch davon aus, dass es vor allem bei länger bestehender Symptomatik bereits zu einer gewissen Eigengesetzlichkeit in der Interaktion des Klienten mit seinen Beschwerden gekommen ist und dass es darum geht, diese Eigengesetzlichkeit aufgrund des Störungswissens des Therapeuten zu verstehen und gezielt zu erfassen (Teusch, 1995). Dabei wird aber eine ganzheitliche Perspektive insofern nicht aufgegeben, als der Klient keineswegs als ein nur mit bestimmten Symptomen Behafteter gesehen wird. Vielmehr wird unterstellt, dass die jeweilige Störung nicht nur das aktuelle Erleben und Verhalten des Patienten beeinflusst, sondern dass die Thematik der jeweiligen Störung auch mit der Persönlichkeitsproblematik des Klienten verschränkt ist. Die Art dieser Verschränkung wird am Leitfaden des Inkongruenzmodells konzeptualisiert (Finke, 1994).

Dies bedeutet z.B. die Annahme, dass ein Patient mit einer dysthymen Störung (ICD-10 F34.1) einerseits unter einer bedrückten resignativen Stimmung mit Antriebsreduzierung leidet, andererseits sich aber meist auch mit Schuld und Versagensgefühlen plagt, ein negatives Selbstkonzept mit unerreichbar hohen Idealen hat und deshalb eigene Bedürfnisse und Forderungen anderen gegenüber nur verzerrt oder gar nicht zu symbolisieren vermag.

Dieser zu Behandlungsbeginn nur hypothetisch unterstellten Konstellation würde der Therapeut behandlungspraktisch dadurch zu entsprechen versuchen, dass er zunächst intensiv auf das depressive Erleben einer Freud- und Hoffnungslosigkeit eingeht, um dann besonders auf Äußerungen eines geringen Selbstwerterlebens und einer scheinbaren Bedürfnislosigkeit zu achten. Er wird dabei dem Patienten helfen, seine nicht oder nur ungenügend symbolisierten Bedürfnisse wahrzunehmen, zu akzeptieren und so in ein Selbstkonzept zu integrieren. Der Therapeut wird auch das negative Selbstwertgefühl und das dazu oft kontrastierende überhöhte Selbstideal in einer Weise aufgreifen, die dem Patienten eine konstruktive Auseinandersetzung mit dieser Diskrepanz ermöglicht. Der Therapeut wird bei seinen entsprechenden Verstehensangeboten die erhöhte Verletzbarkeit dieser Patienten und ihres besonders starken Angewiesenseins auf eine wertschätzende, anerkennende Haltung des Therapeuten im Auge behalten (Biermann-Ratjen et al., 1995).

Die Bedeutung von Störungswissen für das einfühlende Verstehen lässt sich auch aus der Perspektive des Konzeptes der Symbolisierungsstörung und seiner therapeutischen Konsequenzen beschreiben (Finke, 1999b). Nach Rogers (1959) kann der Patient aufgrund seiner Inkongruenz bestimmte Aspekte seines „organismischen Erlebens" nur verzerrt oder gar nicht symbolisieren. Die störungsspezifische Perspektive legt nahe, die Art der nicht oder verzerrt symbolisierten Aspekte auch störungs- bzw. persönlichkeitsabhängig zu sehen. Bei Depressiven werden idealtypischerweise andere Erlebensaspekte von der Symbolisierung ausgeschlossen sein als bei Angstkranken oder Patienten mit einer narzisstischen Störung. Hier ist es oft gerade das Störungswissen des Therapeuten, das ihm erlaubt, im hermeneutischen Entziffern des zunächst noch Unverständlichen, da nicht Symbolisierten, dem Patienten voraus zu sein und eben deshalb weiterführende Verstehensangebote machen zu können (Binder und Binder, 1991; Keil, 1997). Dies trifft besonders bei Patienten mit Persönlichkeitsstörungen zu. Bei diesen ist allerdings die Störung der Selbstwahrnehmung und der Integration des Wahrgenommenen oft so ausgeprägt, dass hier behandlungspraktisch die rein empathische Position immer wieder zu überschreiten ist in Richtung auf z.B. konfrontierende und beziehungsklärende Interventionen (Swildens, 1991). Aber auch die Entscheidung für ein solches Vorgehen setzt wiederum Störungswissen voraus.

Das hier gesagte soll auch verdeutlichen, dass die störungsspezifische Perspektive der Personzentrierten Psychotherapie zwar von den in den Klassifikationssystemen DSM oder ICD beschriebenen Störungsbildern ausgeht, darüber hinaus aber am Inkongruenzmodell orientierte persönlichkeitstheoretische Grundannahmen enthält. Dem Störungsbild wird also idealtypisch ein bestimmtes Persönlichkeitsbild zugeordnet. Auf dieses Störungskonzept ist zudem ein Therapiekonzept ausgerichtet, das den jeweiligen störungs- und persönlichkeitstypischen Merkmalen systematisch zu entsprechen sucht. Der hier vorgetragene Ansatz geht also insofern über eine nur global das Störungswissen berücksichtigende Perspektive hinaus, als er die jeweiligen Aspekte des Störungsbildes konsequent mit therapietechnischen Merkmalen zu verbinden sucht.

2. Zur Geschichte der störungsspezifischen Perspektive in der Personzentrierten Psychotherapie

Man könnte sagen, dass die Begründung für eine differenziell konzipierte Personzentrierte Psychotherapie ihren Ausgang von Truax (1966) nimmt, der darauf hinweist, dass Rogers selbst in verschiedenen Therapiephasen und in Korrespondenz zum Verhalten des Klienten in *unterschiedlichem Maße* die drei Basismerkmale verwirklicht, dass er also differenziell interveniert. Es ist ja auch naheliegend anzunehmen, dass ein so versierter

Therapeut wie Rogers seine breiten Erfahrungen einschließlich des entsprechenden Störungswissens zumindest implizit in sein Therapeutenverhalten eingehen ließ.

Die störungsspezifische Perspektive ist als Fortführung von Konzepten einer differenziellen Personzentrierten Psychotherapie zu sehen, die schon seit den 70er Jahren diskutiert wurden (Bastine, 1976; Tscheulin, 1992). Schon damals wurde geltend gemacht, dass der Therapeut die störungs- oder persönlichkeitsbedingten Besonderheiten eines Klienten nicht unberücksichtigt lassen dürfe. Vielmehr müsse das therapeutische Vorgehen systematisch auf eben diese Besonderheiten abgestimmt werden. So müsste der Therapeut z.B. bei Klienten, die zwar zur vermehrten Selbstbeobachtung neigen, dies aber in einer eher ich-fernen, versachlichenden Weise vollziehen (sog. objektive Selbstaufmerksamkeit nach Duval und Wicklund, 1972), erlebnisaktivierende und konkretisierende Interventionen betonen. Dagegen müsse er bei eher extrovertierten, primär wenig introspektionsbereiten und wenig selbstreflexiven Klienten (sog. subjektive Selbstaufmerksamkeit), Klienten, die sich oft im „Geschichten-Erzählen" verlieren, nicht konkretisierend, sondern verallgemeinernd, d.h. auf die grundlegende persönliche Bedeutsamkeit hin abstrahierend und immer wieder die Selbstbezüglichkeit all der vielen Erlebnisse herausstellend, intervenieren (Tscheulin, 1992).

Die frühen Überlegungen zu einer differenziellen Personzentrierten Psychotherapie, die sich auf bestimmte, sich durch die Besonderheiten des Klienten ergebende Zielstellungen ausrichtet, wurden gerade in den letzten 15 Jahren mit Nachdruck weiterentwickelt. So wurde auch auf die Bedeutung eines Störungswissens für die Verstehens – Kompetenz des Therapeuten hingewiesen. Binder und Binder (1991) machten geltend, dass ein wirklich einfühlendes Verstehen oft nur auf dem Hintergrund eines Wissens um störungsbedingte Eigenarten des Klienten möglich ist, zumindest dass es durch ein solches Wissen sehr gefördert wird. Sie nahmen hier unter anderem Bezug auf bereits von Psychoanalytikern beschriebene Phänomene der sogenannten negativen therapeutischen Reaktion, die darin bestehen, dass z.B. ein depressiver Klient das in der Therapie bereits Erreichte immer wieder zerstören muss, weil er nur so Autonomie gegenüber dem Therapeuten erleben kann oder weil eine Gesundung schwere Schuldgefühle in ihm auslösen würde. Erst das Wissen um solche Phänomene ermöglicht es dem Therapeuten, trotz aller Enttäuschung in Folge der Reaktionen des Klienten eine Haltung der Empathie aufrecht zu erhalten.

Die Bemühungen um eine störungsspezifische Therapie waren auch mit der Tendenz verbunden, das Therapiegeschehen systematisch auf bestimmte Zwecke, d.h. Ziele und Subziele auszurichten. Hier sind nicht nur jene Ziele gemeint, die sich durch die störungs- und persönlichkeitsspezifischen Besonderheiten ergeben, sondern auch jene, die mit den Besonderheiten innerhalb des Therapieprozesses und der Therapeut-Patient-Interaktion zu tun haben. Der Therapieprozess wird in diesem Zusammenhang ausdrücklich unter differenziellen, d.h. verschiedene Situationen differenzierenden Aspekten gesehen. So unterscheidet Swildens (1991) verschiedene Phasen dieses Prozesses, die jeweils unterschiedliche Interventionen erfordern. Andere Autoren beschreiben auf unterschiedliche Ebenen der Selbstexploration zielende differente „Bearbeitungsangebote", die insofern ein „zielorientiertes Arbeiten" auf unterschiedlichen Prozessebenen bedeuten (Sachse und Maus, 1991; Sachse, 1992) oder sie sehen in unterschiedlichen Problem- und Konfliktthemen das die Therapietechnik differenzierende Kriterium (Teusch und Finke, 1995; Finke und Teusch, 1999). Auch wurde der Therapieprozess als eine Abfolge unterschiedlicher Beziehungsmuster dargestellt, dem jeweils spezifische Interventionsformen entsprechen (Finke, 1999a). Gemeinsam ist diesen Ansätzen insgesamt eine stärkere Direktivität insofern, als nun das therapeutische Vorgehen detaillierter konzeptualisiert und damit zielorientierter und strukturierter wird. Die Ausdifferenzierungen hinsichtlich der therapeutischen Zielsetzungen (über das schon immer gültige Ziel einer Vertiefung der Selbstexploration hinaus) führen zur Definition geeigneter Mittel zur Zielerreichung, also einer Therapiekonzeption unter Aspekten instrumentellen Handelns. Gerade die Betonung eines solchen Funktionalismus in der psychotherapeutischen Situation könnte zum Problem für eine humanistische Psychotherapie werden, sie entspricht aber andererseits gerade der Leitidee positiver, nomologischer Wissenschaftlichkeit.

3. Gegenrede: Rogers und das Anliegen der Humanistischen Psychologie

Nicht selten wird gegen einen störungsspezifischen Ansatz eingewandt, er sei mit dem Anliegen von Rogers (1973) und dem der Humanistischen Psychologie kaum noch vereinbar. Diesen Bedenken ist nachzugehen und es sollen deshalb vor allem zwei Positionen, die für die Haltung von Rogers in dieser Frage bestimmend waren, noch einmal hervorgehoben werden.

Erstens: Jede konzeptuelle Ausrichtung des therapeutischen Vorgehens an bestimmten Gruppen von Störungen läuft auf eine gewisse Typologisierung hinaus. Diesem oder jenem Störungstyp werden bestimmte Klassen von Interventionen zugeordnet. Eine solche Konzeptualisierung der therapeutischen Praxis, die systematisch bestimmten Störungsgruppen Rechnung trägt, führt, wenn auch nur tendenziell, zu einer gewissen Schematisierung des therapeutischen Vorgehens. Zumindest ist mit der konsequenten Planung des therapeutischen Vorgehens die Gefahr einer solchen Schematisierung verbunden. Die Bedenken von Rogers bestanden bekanntlich gerade darin, dass bei einem typologisierenden, diagnosegeleiteten Vorgehen das Individuum hinter dem Typus verschwinden könnte und dass der im Schematismus des therapeutischen Handelns befangene Therapeut der Einmaligkeit des Individuums nicht mehr gerecht würde. Und gerade deshalb hat Rogers, wenn auch nicht expressis verbis, ein intuitionsgeleitetes Vorgehen empfohlen, ein Vorgehen jedenfalls, dass sich freihält von jeder systematischen, sich auf Typologisierung beziehenden Planung. Vielmehr sollte sich der Therapeut offen halten für das Unerwartete und Einmalige im Erlebnisprozess des Klienten und sich spontan und intuitiv auf die jeweiligen Bedürfnisse und Notwendigkeiten des Klienten einstellen. Denn bei einem präskriptiven und sehr strukturierten Vorgehen besteht immer die Gefahr, dass individuelle Erlebnisaspekte unberücksichtigt bleiben, dass vor allem zunächst nicht bewusste Bedürfnisse und Phantasien gar nicht zur Entfaltung und zur Sprache kommen.

Zweitens: Rogers hat wiederholt seine Skepsis gegenüber der Ausarbeitung einer Therapietechnik geäußert. Er befürchtete, dass der auf das präzise Exekutieren einer Technik fixierte Therapeut die Besinnung auf die therapeutischen Grundhaltungen vergessen könnte. Der Fokus der Aufmerksamkeit des „Technikers" liegt eben auf dem technisch exakten Intervenieren und er kommt dabei in die Versuchung, zu wenig zu beachten, mit welcher Grundeinstellung er dem Patienten gegenübertritt. Das Vertrauen auf die Wirksamkeit „geglückter" Interventionen könnte die Bedeutung der therapeutischen Haltung und der therapeutischen Beziehung als zweitrangig erscheinen lassen. Hinzu kommt, dass die Konzeptualisierung einer Therapietechnik immer die Ausrichtung auf ein Zweck-Mittel-Verhältnis bedeutet: Es werden bestimmte Mittel eingesetzt, um definierte Ziele zu erreichen. Dieser Zweckrationalismus bedeutet tendenziell auch eine Instrumentalisierung der therapeutischen Beziehung. Wenn aber das Beziehungsangebot des Therapeuten rein instrumentell zu verstehen ist, muss dies auf Kosten der Echtheit dieses Angebotes gehen.

Mit diesen Bedenken von Rogers und der Personzentrierten Psychotherapeuten, die ihm hier sehr unmittelbar folgen, hat sich eine störungsorientierte Personzentrierte Psychotherapie auseinander zu setzen.

4. Begründung einer störungsspezifischen Therapietechnik

Die Antwort einer störungsspezifischen Personzentrierten Psychotherapie auf die o.g. Position hat zunächst in einer konzeptuellen Berücksichtigung dieser Position und damit in der bedingten Anerkennung ihrer Berechtigung zu bestehen. „Bedingt" soll dabei bedeuten, dass jede Radikalisierung einer der beiden Positionen u.E. zu Verkehrungen führt. Bei der oft diskutierten Polarisierung „Beziehung vs. Technik" darf keiner dieser beiden Pole verabsolutiert werden. So kann einerseits die therapeutische Beziehung nicht als völlig zweckfrei, nur um ihrer selbst willen bestehend, angesehen werden. Sie kann nie die gleiche Unmittelbarkeit wie eine Freundschafts- oder Liebesbeziehung haben, sie ist vielmehr immer durch den Auftrag des Patienten und das gesellschaftlich sanktionierte Verständnis dieser Beziehung als „Dienstleistung" vermittelt. Andererseits sind die Vorgaben einer ausgearbeiteten Therapietechnik nicht als schematisch zu befolgende Anweisungen, sondern nur als Leitlinien zu betrachten, die der Intuition des Therapeuten im Sinne eines Sich-Entscheidens von „Augenblick zu Augenblick" viele Möglichkeiten offen lässt. Diese Leitlinien stellen so nichts anderes dar als die Ausformulierung des Wissens und der Erfahrungen, nach denen jeder professionelle Therapeut sein Vorgehen zumindest intuitiv ausrichtet. Wenn die diese Intuition implizit leitenden Konzepte auf den Begriff gebracht, also explizit gemacht werden, entsteht die Beschreibung einer Therapietechnik. Dies betrifft auch eine störungsorientierte Technik, da das Vorgehen jedes erfahrenen Therapeuten sowohl von einem impliziten Störungs- wie einem Änderungswissen geprägt ist. Das Ausformulieren solchen Wissens ist aus folgenden Gründen zu fordern:

Erleichterung des verstehenden Zugangs
Manche psychopathologischen Phänomene erschließen sich nur schwer dem unmittelbaren Verstehen. So können sehr provozierende, aggressive oder kränkende Verhaltensweisen des Patienten es dem Therapeuten erschweren, überhaupt eine wertschätzende und um empathisches Verstehen bemühte Haltung aufrecht zu erhalten. Dies gilt besonders für Äußerungen von Personen mit schweren Persönlichkeitsstörungen wie die plötzlichen Wutausbrüche emotional sehr instabiler Persönlichkeiten

oder die scheinbar arrogante Unnahbarkeit und die herablassende Zurückweisung der therapeutischen Verstehensangebote bei narzisstisch Gestörten oder die schweren, gelegentlich auch provozierend wirkenden Selbstverletzungen der Borderline-Patienten. Überall, wo Erleben und Verhalten den gewöhnlichen Kommunikationsstandards und den alltagsweltlich eingespielten Bedeutungszuschreibungen nicht mehr entsprechen, wo dieses Erleben oder Verhalten also zunächst „unverständlich" ist, kann das „Vor-Wissen" um solche Störungen den verstehenden Zugang zu diesen Patienten erleichtern.

Die Planbarkeit des therapeutischen Vorgehens
Die differenzielle Konzeptualisierung der Behandlungspraxis, etwa die Zuordnung des für eine bestimmte Therapiephase relevanten Themas zu bestimmten Interventionskategorien ermöglicht es, einen Therapieplan zu erstellen. Ein solcher Plan ist in der konkreten therapeutischen Arbeit nicht rigide einzuhalten, aber er kann wichtige Orientierungsmarken vorgeben und er stellt selbst dort Kriterien für die Reflexion des therapeutischen Handelns bereit, wo von ihm abgewichen wird.

Die verbesserte Lehrbarkeit des Verfahrens
Störungstheoretische Entwürfe und ihre Therapiekonzepte geben gerade dem noch wenig erfahrenen Therapeuten wichtige Hinweise für ein verstehendes Erfassen ungewöhnlicher Phänomene und Erlebnisweisen der Klienten. Außerdem stellen sie eine Begrifflichkeit und damit ein Kategoriensystem bereit, auf deren Hintergrund das faktische Vorgehen zu bewerten und auch einzuüben ist.

Die präzise Identifizierbarkeit des therapeutischen Verfahrens
Ein Therapieverfahren sollte sich nicht nur durch allgemeine therapietheoretische Überlegungen definieren, sondern sollte auch aufgrund einer möglichst operationalisierten Beschreibung der Behandlungspraxis identifizierbar sein. Dies ist u.a. in der empirischen Psychotherapieforschung wichtig, insbesondere bei Psychotherapievergleichsstudien, da Vergleiche z.B. der Wirksamkeit verschiedener Verfahren nur sinnvoll sind, wenn das faktische therapeutische Vorgehen in verschiedenen Situationen auch präzise bestimmbar ist.

Der Ausweis von Wissenschaftlichkeit
Die sogenannten positiven, exakten Wissenschaften legen für die Beeinflussung von Phänomenen ein Modell nahe, in dem diese Beeinflussung nach ausgewiesenen Handlungsregeln erfolgt. Diese Handlungsregeln stehen ihrerseits in einem systematischen Begründungszusammenhang zu

der Bedingungsanalyse der zu beeinflussenden Phänomene. Auch wenn eine Psychotherapie, zumal wenn sie sich humanistisch versteht, sich nicht in jeder Hinsicht einem solchen Modell einpassen lässt, so sollte sie doch zumindest ansatzweise sich auch auf der Ebene einer solchen Modellvorstellung formulieren lassen.

5. Beispiel für ein störungsspezifisches Vorgehen

Im folgenden soll kurz skizziert werden, was wir bei dem Entwurf einer störungsspezifischen Therapietechnik als wesentlich ansehen. Eine bestimmte psychische Störung und die mit ihr in einem idealtypischen Zusammenhang stehende Persönlichkeitsproblematik ist zu definieren durch Themen, die für die meisten Personen mit solchen Störungen besondere Relevanz besitzen. Diese Themen stellen Emotionen, Kognitionen oder Motivationen, oft die Verschränkung dieser 3 Größen dar. Solche Themen sind z.B. bei einer Angststörung, insbesondere einer Agoraphobie mit Panik (ICD-10 F 40.01), die in Abb. 1 angeführten.

1. Angst vor Versagen der Körperfunktionen:

körperliches Krankheitsgefühl
Angst vor Hilflosigkeit
Todesangst

2. Angst vor dem Verlassensein:

Suche nach Sicherheit
Sich-Klammern an die Nächsten
Enttäuschung durch Kontaktpersonen

3. Angst vor Beschämung:

Angst, als Simulant zu gelten
Angst vor Bloßstellung als psychisch krank

4. Angst vor Abhängigkeit:

Ambivalenz gegenüber Bezugspersonen
Sehnsucht nach Autonomie

Abb. 1. Themen bei Agoraphobie und Panik

Die in Abb. 1 genannte Reihenfolge dieser Themen ist insofern nicht willkürlich, als sie häufig in eben dieser Reihenfolge im Laufe des Therapieprozesses relevant werden. Die Konzeptualisierung der Änderung des thematischen Fokus im Laufe der Therapie stellt dabei ein wichtiges Strukturierungselement dar. Eine solche Aufgliederung des Therapieprozesses kann sich z.B. an den idealtypischen Therapiephasen von Swildens (1991) orientieren, in der eine Symptomphase, eine Konflikt- und Beziehungsphase und eine Abschiedsphase unterschieden wird.

Aus den für eine jeweilige Phase typischen Themen, d.h. also aus den jeweils vorherrschenden Emotionen, Kognitionen und Motivationen ergeben sich bestimmte Interventionsziele. Auf diese Ziele beziehen sich Interventionen, die nach der Personzentrierten Therapietheorie für die Zielerreichung als angemessen gelten können. Dies wird in Abbildung 2 veranschaulicht.

Die in Abb. 2 ausformulierten Therapeutenäußerungen können bestimmten Interventionsformen zugeordnet werden. Diese Interventionsformen stellen einmal die verschiedenen Stufen des einfühlenden Verstehens und sodann das Beziehungsklären, Konfrontieren und Selbsteinbringen dar (Finke, 1994). Diese sind wiederum unterschiedlichen Beziehungsebenen zuzuordnen (Finke, 1999).

Im Folgenden soll anhand einer kurzen Fallskizze ein störungsspezifisches Vorgehen angedeutet werden: Eine 22-jährige Studentin der Pädagogik leidet seit fast einem Jahr unter einer Agoraphobie mit Panik. Vor allem auf belebten Straßen, aber auch in Kaufhäusern und in öffentlichen Verkehrsmitteln kommt es anfallsweise zu Schwindel, Herzrasen und starker Todesangst. Inzwischen hat sich ein ausgeprägtes Vermeidungsverhalten entwickelt, die Patientin verlässt kaum noch allein die elterliche Wohnung, in der sie lebt. Nur in Begleitung von Angehörigen oder Bekannten, vor allem der Mutter, fühlt sie sich etwas sicherer, aber auch in dieser Begleitung ist es schon zu Panikanfällen gekommen. Die Symptomatik begann kurz nach Anmietung einer eigenen kleinen Wohnung, die sie sich gerade einrichtete. Die Patientin hatte in der Zeit vorher die Umsorgung durch die überfürsorgliche und dominante Mutter ambivalent erlebt. Der Vater war der „ruhende Pol" in der Familie, spielte aber für die Pat. als unmittelbare Bezugsperson eine nachgeordnete Rolle. Sie hat z.Zt. keinen festen Freund, auch die „Freundschaften" zu den Mitstudentinnen sind eher unverbindlich.

Die *Inkongruenzkonstellation* (Speierer, 1994) ist in typischer Weise geprägt einerseits durch ein Selbstkonzept, in dem vorwiegend die

Therapeutischer Fokus	Interventionsziel	Interventionsbeispiele
1. Symptomzentrierung	Erleben des Symptoms herausarbeiten	Th.: „Also, als ob Sie jedesmal tausend Tode sterben würden."
	Klären situativer Zusammenhänge	Th.: „Es war dieses Gefühl totaler Einsamkeit, das so vernichtend für Sie war."
2. Bewertung des Symptoms	Subjektive Krankheitstheorie verdeutlichen und korrigieren	Th.: „Dann überfällt Sie doch immer wieder der Gedanke, es könnte eine Herzkrankheit sein."
	Gefühle von Hilflosigkeit, Ohnmacht und Scham vergegenwärtigen	Th.: „Dass Sie in dieser Angst dann so den Kopf verlieren, das beschämt Sie anschließend regelrecht."
3. Bewältigung des Symptoms	Ermutigung zur Auseinandersetzung mit dem Angsterleben	Th.: „Sie spüren, dass Sie der Angst auch standhalten, dass Sie dieses scheußliche Gefühl auch ertragen können."
	Auseinandersetzung mit dem negativem Selbstbild	Th.: „Dann fühlen Sie sich total als Versager und lassen kein gutes Haar mehr an sich."
4. Beziehungswünsche	Suche nach Sicherheit und Geborgenheit	Th.: „Wenn Sie so diese Sicherheit eines wirklichen Beistandes haben, dann fühlen Sie sich gut."
	Haltsuche beim Therapeuten ansprechen	Th.: „Sie brauchen dieses Gefühl, sich auf mich verlassen zu können, und es tut Ihnen gut, wenn ich Ihnen das versichere."
5. Autonomiewünsche und Ressourcen-Mobilisierung	Geheime Trennungsphantasien	Th.: „Manchmal schleicht sich dann so der Gedanke ein, dass es auch schön wäre, ganz frei, ganz für sich zu sein."
	Unterdrückte Wünsche nach Durchsetzung und Selbstbehauptung	Th.: „Dann haben Sie manchmal auch eine regelrechte Wut und möchten, dass es endlich auch mal nach Ihrem Willen geht."

Abb. 2. Das gestufte Vorgehen bei der personzentrierten Angstbehandlung

Harmoniebedürftigkeit und Anpassungsbereitschaft der Patientin abgebildet sind. Die Patientin sieht sich als sehr auf Ausgleich bedacht, eher konfliktscheu, wenig ehrgeizig. Organismische Bedürfnisse nach Autarkie und auch gelegentliche Gefühle der Wut gegenüber der Bevormundung durch die Mutter können kaum symbolisiert werden, da mit dem Selbstkonzept nicht vereinbar. So hatte sie den geplanten Auszug aus der elterlichen Wohnung auch mit der größeren Nähe zur Universität und den besseren Arbeitsmöglichkeiten begründet. Das Symptom der Agoraphobie und Panik gibt ihr die Rechtfertigung, ihre ambivalent erlebten Wünsche nach stärkerer Trennung von der Mutter wieder aufzugeben, sie vermeidet die Ambivalenzspannung zwischen Autonomie und Abhängigkeit durch eine Überanpassung und nun „krankheitsbedingtes" Sich-Anklammern an die Mutter. Da sie jetzt so krank ist, bleibt ihr nur die absolute Rückkehr zur Mutter, so lautet die Formel ihres Selbstkonzeptes.

Im *Therapieprozess* wird der Therapeut, wie schon aus Abb. 1 und 2 hervorgeht, zunächst intensiv das Symptomerleben aufgreifen. Hier wird er vor allem die Todesangst und das damit einhergehende Gefühl totaler Verlassenheit und den beschämenden Verlust jeder Kontrolle über die Körperfunktionen thematisieren. Hierdurch wird nicht nur eine Differenzierung verschiedener Emotionen und Motivationen bewirkt, sondern bereits eine erste Beruhigung und Entkatastrophierung (Teusch und Finke, 1999). Sodann wird der Therapeut die Bewertung und die Bewältigung des Symptoms ansprechen. Dies dient einmal der Ermutigung der Patientin, aber auch, gewissermaßen als ein weiterer Schritt, der Sensibilisierung für die Einsicht in Zusammenhänge des Symptoms mit verschiedenen psychosozialen Situationen. Sodann wird der Therapeut die Suche nach Sicherheit und Geborgenheit der Patientin und in diesem Zusammenhang ihre Beziehung zu nahen Kontaktpersonen thematisieren und schließlich auch die Ambivalenz gegenüber diesen Personen, in unserem Beispiel vor allem der Mutter.

In diesem Zusammenhang werden dann auch die zunächst noch nicht symbolisierten Trennungsphantasien der Patientin zur Sprache kommen, ihr Bedürfnis nach Abgrenzung gegenüber der Mutter, ihre geheime Wut gegenüber deren Übergriffigkeit, ihre Ohnmacht, sich dagegen abzugrenzen. Das Erahnen (das „divinatorische Verstehen" i.S. Schleiermachers) solcher noch nicht symbolisierter, also verleugneter, Bedürfnisse setzt seitens des Therapeuten ein Störungswissen voraus. Dieses, das Verstehen leitende (aber ggf. jeweils auch zu korrigierende) „Vorverständnis" ermöglicht dem Therapeuten ein viel sensibleres Hinhören und das Hinführen zu einem gewissermaßen schrittweisen Ansprechen von bisher nicht akzeptierten und deshalb nicht symbolisierten Gefühlen und Wünschen des Patienten (Keil, 1997).

Hinsichtlich des o.g. gegenläufigen Bedürfnisses nach Sicherheit, Geborgenheit und Halt ist auch die Beziehung zum Therapeuten bzw. zur Therapeutin zu klären. Dieses Beziehungsklären könnte auch in der Abschiedsphase eine wichtige Rolle spielen. Schließlich muss ein wichtiges Interventionsziel auch darin bestehen, mit der Patientin konstruktive Lösungsmöglichkeiten des Beziehungskonfliktes zu erarbeiten, also die Möglichkeiten einer schrittweisen Distanzierung von der Mutter, eine behutsame Abgrenzung, die ohne Schuldgefühle und ohne die Vorstellung eines totalen Beziehungsabbruches möglich werden sollte.

6. Resümee und Ausblick

Versteht man unter einer störungsspezifischen Perspektive die Zentrierung der therapeutischen Aufmerksamkeit auf Symptome und Beschwerden des Patienten, so wäre eine solche Sichtweise dem Personzentrierten Ansatz keineswegs fremd. Denn aufgrund seiner phänomenologischen Orientierung ist der Therapeut hier ja gehalten, dass unmittelbar Gegebene, nämlich die zunächst meist um Symptome und Beschwerden kreisende Erzählung des Patienten ernst zu nehmen und aufzugreifen. In Übereinstimmung mit dem hier beschriebenen Ansatz liegt es natürlich auch im Verständnis der Personzentrierten Therapie, die Ebene der Störung sodann auf die Lebensthematik und Persönlichkeitsproblematik des Patienten hin zu übersteigen.

Es wurde jedoch gezeigt, dass hier unter „störungsspezifischer Perspektive" noch etwas weiteres gemeint ist, nämlich ein Therapiekonzept, das charakterisiert ist durch die systematische Konzeptualisierung des Zusammenhanges von Therapiezielen, die sich auch aus der jeweiligen Symptomatik ergeben, und Therapiemitteln. Damit kommt es zu einem durch unterschiedliche Ziel- und Handlungsvorgaben strukturierten Therapiemodell sowie zur Betonung eines Funktionalismus und Zweckrationalismus, wie sie für eine naturwissenschaftlich geprägte Perspektive typisch sind.

Hierbei ergeben sich nun von Seiten der Personzentrierten Psychotherapie zum Teil sehr entschieden vorgebrachte Einwände. Zum einen wird zurecht der gegenwärtige Trend zu einer immer „ökonomischeren", einer immer strukturierteren, ausschließlich auf die Störung fixierten Form von Psychotherapie beklagt (Auckenthaler, 2000). Zum anderen wird aber gelegentlich auch (unter Verweis auf schon o.g. Aspekte) argumentiert, dass jeder Versuch einer Konzeptualisierung des Therapieprozesses im Sinne der Ausarbeitung einer nach Störung, Persönlichkeitsstruktur und Therapiesituation differenzierenden Therapietechnik und darüber hinaus auch jedes planvolle Vorgehen mit dem Personzentrierten Ansatz unvereinbar sei. Dem in diesem Zusammenhang auch gebrauchten Argument, dass die Beschreibung einer solchen Therapietechnik vor allem etwas für Anfänger sei, stimmen wir zu. Jedoch würden wir dieses Argument in einem affirmativen Sinne verstehen wollen: Die verbesserte Lehrbarkeit des Verfahrens scheint uns gerade ein Argument für die Notwendigkeit einer solchen Beschreibung. Außerdem weist dieses Argument darauf hin, dass der Erfahrene über ein Wissen verfügt, aus dem er, wo nicht planmäßig so doch zumindest intuitiv, handelt.

Warum sollte dieses implizite Störungs- und Änderungswissen nicht explizit gemacht werden? Denn der Anspruch jeder Art von Wissenschaftlichkeit, ja Reflexivität überhaupt besteht doch in dem Explizieren der Intentionen und Regeln, denen das eigene Handeln folgt. So ist auch vom Therapeuten zu verlangen, dass er versucht, die jeweiligen Prämissen und die jeweiligen Modi seines Handelns auf den Begriff zu bringen. Das durch solche Versuche erstellte Begriffssystem ergibt erst die notwendige Reflexionsfolie (etwa in der Supervision), vor der alles weitere Handeln erörtert und beurteilt werden kann.

Von der oben gemachten Unterstellung eines impliziten, aber doch handlungsleitenden Wissens erfahrener Therapeuten ausgehend, kritisiert Tscheulin (1983) die Absage mancher Personzentrierter Psychotherapeuten, die Behandlungspraxis detailliert und damit auch differenziell zu konzeptualisieren als die Bereitschaft, „verdeckte Strategien" einzusetzen. Das hier vorgestellte Modell einer störungsspezifischen Perspektive will kaum mehr, als solche verdeckten oder auch unbemerkten bzw. unreflektierten „Strategien" transparent und so auch der Diskussion und der Kritik zugänglich zu machen. Eine Standardisierung des therapeutischen Vorgehens, das etwa in rigider Weise vorgegebenen Rezepten zu folgen hat, wird hier ausdrücklich verworfen. Leitlinien, wie die hier vorgegebenen, sollen lediglich Spielräume für ein mögliches Handeln eröffnen. So soll auch nicht die Einmaligkeit des individuellen Klienten unberücksichtigt bleiben. Es sollen nicht unerwartete Besonderheiten seines subjektiven Erlebens und seiner Phantasiewelt in kurzschlüssiger Zielgerichtetheit übergangen werden. Der Therapeut soll aus möglichst vielen Aspekten eines umfassenden Kontextes heraus verstehen und seinen Imaginationen und Intuitionen folgen dürfen und ggfs. dadurch, wie die nachträgliche Analyse und Beschreibung seines Tuns vielleicht zeigen wird, neue „Techniken" entdecken.

Psychotherapie ist nur umfassend innerhalb von Polaritäten zu definieren. Es führt zu Verkehrungen, wenn sie reine, d.h. von jeder Zwecksetzung entbundene Beziehung sein will oder aber sich nur als perfektes Exekutieren von Technik begreift. Psychotherapie ist gewissermaßen ausgespannt zu denken zwischen den Polen Beziehung und Technik, Spontanität und Planung, Intuition und Reflexion, Unmittelbarkeit der Begegnung und Gestaltung (sowie Interpretation) von Interaktion. Wenn man diese Pole undialektisch auseinanderfallen lässt, indem man vehement nur die Berechtigung „einer Seite" vertritt, löst dies keine Widersprüche, sondern schafft nur neue.

Literatur

Auckenthaler A (2000) Die Manualisierung der Psychotherapie: Ziele und Implikationen. Gesprächstherapie und Personenzentrierte Beratung 31: 119–124

Bastine R (1976) Ansätze zur Formulierung von Interventionsstrategien in der Psychotherapie. In: Jankowski P, Tscheulin D, Fietkau H-J und Mann F (Hg), Klientenzentrierte Psychotherapie heute. Bericht des 1. Europäischen Kongresses für Gesprächspsychotherapie in Würzburg 1974. Göttingen, Hogrefe, 193–207

Biermann-Ratjen E, Eckert J und Schwartz H-J (1995) Gesprächspsychotherapie. Stuttgart, Kohlhammer

Binder U und Binder J (1991) Studien zu einer störungsspezifischen klientenzentrierten Psychotherapie – Schizophrene Ordnung, Psychosomatisches Erleben, Depressives Leiden. Eschborn, Klotz

Finke J und Teusch L (1999) Entwurf zu einer manualgeleiteten Gesprächspsychotherapie der Depression. Psychotherapeut 44: 101–107

Finke J (1994) Empathie und Interaktion – Methodik und Praxis der Gesprächspsychotherapie. Stuttgart New York, Thieme

Finke J (1999a) Beziehung und Intervention. Stuttgart New York, Thieme

Finke J (1999b) Das Verhältnis von Krankheitslehre und Therapietheorie in der Gesprächspsychotherapie. Person 2: 131–138

Keil W (1997) Hermeneutische Empathie in der Klientenzentrierten Psychotherapie. Person 1: 5–13

Rogers CR [1959] (1987) Eine Theorie der Psychotherapie, der Persönlichkeit und der zwischenmenschlichen Beziehungen. Köln, GwG

Rogers CR [1951] (1972) Die klient-bezogene Gesprächspsychotherapie. München, Kindler (ab 1983: Die klientenzentrierte Gesprächspsychotherapie. Frankfurt/M., Fischer)

Sachse R und Maus C (1991) Zielorientiertes Handeln in der Gesprächspsychotherapie. Stuttgart, Kohlhammer
Sachse R (1992) Zielorienterte Gesprächspsychotherapie. Göttingen, Hogrefe
Speierer GW (1994) Das Differenzielle Inkongruenzmodell. Heidelberg, Asanger
Swildens H (1991) Prozessorientierte Gesprächspsychotherapie. Köln, GwG
Teusch L (1995) Gesprächspsychotherapie in Kombination mit verhaltenstherapeutischer Reizkonfrontation bei Panikstörung mit Agoraphobie. Unveröffentl. Habilitationsschrift an der medizinischen Fakultät der Universität Essen
Teusch L und Finke J (1995) Grundlagen eines Manuals für die gesprächspsychotherapeutische Behandlung von Panik und Agoraphobie. Psychotherapeut 40: 88–95
Teusch L und Finke J (1999) Gesprächspsychotherapie bei Angststörungen: Grundlagen, Therapie, Ergebnisse. Gesprächspsychotherapie und Personzentrierte Beratung 30, 4: 241–254
Truax CB (1966) Reinforcement and nonreinforcement in Rogerian psychotherapy. Journal of Abnormal Psychology 71: 1–9
Tscheulin D (1983) Psychotherapie mit verdeckter Strategie. Bemerkungen zu Anna Auckenthaler „Psychotherapie ohne Strategien". In: Tscheulin D (Hg), Beziehung und Technik in der klientenzentrierten Therapie. Weinheim, Beltz, 45–49
Tscheulin D (1992) Wirkfaktoren psychotherapeutischer Intervention. Göttingen, Hogrefe

Das Differenzielle Inkongruenzmodell der Gesprächspsychotherapie

Gert-Walter Speierer

Das Differenzielle Inkongruenzmodell (DIM) definiert Gesprächspsychotherapie als Inkongruenzbehandlung. Von Rogers' (1959; 1985) Positionen seiner Theorie der Therapie, Persönlichkeit und der zwischenmenschlichen Beziehungen ausgehend werden diese teilweise differenziert, teils ergänzt. So entstand eine Störungstheorie, die die Möglichkeiten und Grenzen der „klassischen" Gesprächspsychotherapie neu bestimmte und ihre Erweiterung wie Aktualisierung entsprechend den Erfordernissen des Standes der wissenschaftlichen Erkenntnisse und der gesetzlich geregelten Krankenbehandlung ermöglicht. In dieser Arbeit wird eine Zusammenfassung des DIM entsprechend seinem aktuellen Entwicklungsstand mit neuen empirischen Ergebnissen vorgestellt. Mögliche Folgerungen derselben für die Gesprächspsychotherapie werden diskutiert.

1. Einführung

Das Differenzielle Inkongruenzmodell der Gesprächspsychotherapie (DIM) ist eine allgemeine und störungsspezifische Krankheitstheorie der Gesprächspsychotherapie. Ihre theoretischen Grundlagen sind Positionen der humanistischen Psychologie und die damit im Einklang stehenden Charakteristika des Menschen, die von Rogers (1959) in seiner Theorie der Therapie, Persönlichkeit und der zwischenmenschlichen Beziehungen postuliert wurden. Die Ersteren siedeln den Menschen im Spannungsfeld von Selbstbezug und Autonomie, sozialen Bedürfnissen sowie sogenannten „B-Motiven" (Maslow, 1980/1985) an. Die Letzteren befähigen den Menschen auch in seinem Leiden Inkongruenz zwischen dem Selbstkonzept und seinen Erfahrungen nicht nur bewusst wahrzunehmen, sondern auch danach zu streben, durch die Reorganisation des Selbst dieses mehr in Einklang mit den Erfahrungen zu bringen und dadurch „gesünder" zu werden. Diese „Selbstheilungstendenz" kann insbesondere, wenn sie nur latent vorhanden scheint, durch eine mitmenschliche

Beziehung mit den Qualitäten der als die Basismerkmale oder Grundhaltungen der Gesprächspsychotherapie bekannten therapeutischen Kongruenz, der unbedingten positiven Wertschätzung und des empathischen Verständnisses mobilisiert bzw. aus ihren Fesseln befreit werden. Die Anwendungen dieser Positionen in der Psychotherapie werden im DIM in ihren Möglichkeiten und Grenzen untersucht und erforderlichenfalls differenziert und modifiziert. Der im Folgenden dargestellte aktuelle Stand der Entwicklung ist seit der ersten Vorstellung dieser Krankheitslehre (Speierer, 1989) und ihrer differenzierten Darstellung im Handbuch der Gesprächspsychotherapie als Inkongruenzbehandlung (Speierer, 1994) immer das Ergebnis klinischer Erfahrung und empirischer Forschung an PatientInnen mit Störungen bzw. ihnen entsprechenden Diagnosen der jeweils aktuellen Versionen der International Classification of Diseases (derzeit ICD-10: Dilling et al., 1991) gewesen. Das DIM ist daher vorzugsweise zur Anwendung in der Krankenbehandlung entwickelt worden. Es hat sich jedoch auch in der personenzentrierten Beratung (Straumann, 1992) und in der Krisenintervention (Speierer, 1997b) bewährt.

2. Störungstheorie

2.1. Die Aktualisierungstendenz

Die Grundlage der von Rogers postulierten Grundfähigkeiten des Menschen ist die Aktualisierungstendenz des Organismus in Richtung Selbsterhaltung und Selbstentfaltung. Ihre bei Rogers hervorgehobene Bedeutung als einziges Motiv des Menschen wird im DIM relativiert zu einer unter anderen bedeutsamen Strebungen. Rogers postuliert die Aktualisierungstendenz als dem Menschen inhärent unbedingt existierend. Sie wird allenfalls durch soziale Kommunikation modifiziert und als permanent vorhanden angesehen. Im DIM wird die Aktualisierung als variable Größe betrachtet. Sie kann außer durch soziale Kommunikation durch situative und gesellschaftliche Faktoren, aber auch durch bioneuropsychologische individuelle Dispositionen beeinflusst werden, bis zu ihrem völligen Verschwinden. Daraus ergeben sich praktische Konsequenzen für das therapeutische Handeln: Während nach der Rogers'schen Konzeption einer stets vorhandenen und positiven Zielgerichtetheit der Aktualisierung eine therapeutische Beziehung mit Nondirektivität und den drei bereits erwähnten Basismerkmalen als notwendig und hinreichend angesehen werden konnte, Indikationsgrenzen nahezu vernachlässigt und diagnostische Bemühungen bzw. Erkenntnisse eher als negativ, denn positiv kritisch hinterfragt werden konnten, ergibt sich aus der differenziellen Sicht der Aktualisierung ein ebenso differenziertes Modell der Therapie: Die Grenzen der Wirksamkeit des ursprünglichen Modells der helfenden Beziehung werden erkennbar und verstehbar. Indikation und Diagnose müssen in die Gesprächspsychotherapie reintegriert werden. Nichtdirektivität muss zumindest zeitweise aufgegeben und die Grundhaltungen müssen zumindest zeitweise durch andere therapeutische Optionen ergänzt werden.

2.2. Das Selbst

Das Selbst repräsentiert die Person als denkendes, fühlendes und handelndes Subjekt. Als Selbstkonzept werden die subjektiven persönlichen kognitiven, gefühlsmäßigen und psychophysischen Bewertungs- sowie Handlungsschemata angesehen. Durch sie werden Wahrnehmungen in persönliche Erfahrungen umgewandelt, die Bezug haben zur eigenen Person, zu bedeutungsvollen anderen Menschen und zur aktuellen Situation sowie zur Gesellschaft.

Bei der Struktur des Selbst werden drei Teile aufgrund von unterschiedlichen Ursprüngen des Selbst unterschieden:

1. Die organismische Bewertung und die Aktualisierungstendenz werden als Ergebnis der Evolution und der individuellen bio-neuropsychologischen Disposition des Menschen betrachtet.
2. Die Wertintrojekte mit ihren Bewertungs- und Handlungsmaximen werden vorzugsweise als Ergebnis der primären Sozialisation und dabei speziell der erlebten Qualität der sozialen Kommunikation im Sinne von unbedingter Wertschätzung, Kongruenz, empathischem Verstehen und dem Gebrauch von Symbolen durch die bedeutungsvollen Bezugspersonen angenommen.
3. Als Lebenserfahrungs- bzw. Lebensgestaltungskonstrukte werden Bewertungsschemata und Lebenspläne bezeichnet. Sie werden lebenslänglich als Folge von Lebensereignissen, der Lebenssituation und des gesellschaftlichen Umfelds erworben und in das Selbst integriert.

Das aktuelle Selbst ist aufgrund einer selbstkongruenten oder selbstinkongruenten Bewertung der Erfahrungen für das gegenwärtige Befinden eines Menschen verantwortlich, also auch für das Erleben von Gesundsein oder Kranksein. Das aktuelle Selbst ist durch die gegenwärtige Interaktion seiner vorgenannten drei strukturellen Konstituenten und daher nicht nur durch die organismische Bewertung als Teil der Aktualisierungstendenz bedingt.

Als Konsequenz für das therapeutische Handeln ergibt sich aus der differenzierten Struktur des Selbst erneut die nur mehr relative Bedeutung der Stärkung der Aktualisierungstendenz und der mit ihr verbundenen organismischen Bewertung als ein und nicht als einziges Ziel der therapeutischen Beziehung und der therapeutischen Arbeit.

2.3. Seelische Gesundheit und Kongruenz

In der Gesprächspsychotherapie wird Kongruenz als Äquivalent der seelischen Gesundheit betrachtet. In der Definition von Rogers (1961) war Kongruenz als Bewusstseinsfähigkeit der erlebten Gefühle und als die Fähigkeit bestimmt worden, diese Gefühle, sofern angemessen, zu leben und zu kommunizieren. Diese enge Definition von Kongruenz hat Rogers selbst im Konzept der „fully functioning person" (1959) erweitert. Als therapeutische Grundhaltung wurde Kongruenz von Rogers und Sanford (1985) als „being real" auf den Punkt gebracht.

Im DIM werden heute sechs Aspekte des Kongruenzerlebens berücksichtigt:

1. Konsonanz, Kompatibilität, Übereinstimmung oder Konformität innerhalb der dispositionellen, sozialkommunikativen und lebensereignis-/ situativ/ gesellschaftlich bedingten Teile des Selbst.
2. Einklang, Verträglichkeit, Übereinstimmung oder Konformität zwischen dem Selbstkonzept und den Erfahrungen – der persönlichen Selbstwahrnehmung, – der bedeutungsvollen anderen Personen, – der persönlichen Interaktion mit ihnen, – der persönlich bedeutungsvollen Lebensereignisse sowie – der persönlich relevanten situativen und gesellschaftlichen Faktoren.
3. Friedliche Koexistenz von Widersprüchen innerhalb der drei Teile der Selbststruktur (siehe oben).
4. Friedliche Koexistenz von Widersprüchen zwischen Teilen des Selbst und von Erfahrungen.
5. Inkongruenztoleranz als Einstellung oder Fähigkeit Widersprüche innerhalb des Selbst und zwischen dem Selbst und den Erfahrungen zu akzeptieren bzw. auszuhalten, schließlich
6. Kongruenzfördernde Einstellungen und Fähigkeiten oder Copingstrategien, um Erfahrungen als selbstkongruent zu bewerten.

Die Konsequenzen der therapeutischen Förderung von Kongruenz als erlebnismäßige Konstituente der seelischen Gesundheit wird aus dieser differenzierten Sicht zu einem weit komplexeren Unterfangen, als den PatientInnen „nur" durch das Aufgreifen ihrer Gefühle diese bewusst zu machen und durch das gemeinsame Finden von selbstverträglichen Bedeutungen ihnen zu ermöglichen, diese zu leben und unter angemessenen Umständen zu kommunizieren.

Das Vorhandensein und das Zusammenwirken der verschiedenen Aspekte der Kongruenz im Erleben gesunder Personen und von PatientInnen, deren Störungen mit Gesprächspsychotherapie gebessert oder beseitigt wurden, konnte mittels Transkriptanalysen in Form der *Kongruenzdynamik* (Speierer, 1994) nachgewiesen werden. Dabei stehen nicht nur neue Erfahrungen im Bereich der Gefühle, sondern gleichermaßen Erfahrungen im Bereich der Kognitionen und des Handelns an hervorragender Stelle. Gesunde oder Genesene verfügen in der Tat über mehr Offenheit für die Verwirklichung ihrer Gedanken, ihrer Gefühle und ihrer Handlungsentwürfe als psychisch kranke Menschen.

Die Ergebnisse einer neuen Untersuchung von 207 Gesprächspsychotherapie-PatientInnen mit dem Regensburger Inkongruenzanalyse Inventar (Speierer und Helgert, 1999) stehen im Einklang mit diesen Ergebnissen. Der Wunsch nach neuen Erfahrungen, die Zuversicht neue Erfahrungen zu machen und die Neugierde auf die Zukunft stehen im Erleben der PatientInnen an erster Stelle. Die mehr kognitiven Kongruenzaspekte wie friedliche Koexistenz, Inkongruenztoleranz und kongruenzfördernde Copingstrategien werden dagegen als am wenigsten vorhanden erlebt bzw. wahrgenommen.

2.4. Störung, Psychopathologie und Inkongruenz

Im DIM steht als psychopathologisches Konstrukt nach wie vor die Inkongruenz im Mittelpunkt. Die Vorstellungen und Definitionen von Rogers (1959; 1961) und Rogers und Sanford (1985) über das persönliche subjektive Erleben von Inkongruenz, die Inkongruenzentstehung und die Inkongruenzfolgesymptome werden jedoch differenziert und erweitert:

Inkongruenz wird *definiert* als eine über Angst hinausgehende in vielerlei Hinsicht unangenehme Erlebensqualität. Das Erleben von Inkongruenz kann angesichts von Erfahrungen aus Vergangenheit, Gegenwart und von Gedanken an die Zukunft aktualisiert und damit bewusst werden.

Inkongruenz hat verschiedene *Formen*:

Die erste Form der *Inkongruenz* besteht *innerhalb des Selbst* aus der erlebten Unverträglichkeit, Inkompatibilität, Nichtübereinstimmung oder Unvereinbarkeit zwischen den dispositionellen, sozial-kommunikativen und lebensereignis- oder lebenserfahrungsbedingten Anteilen der Selbststruktur (siehe oben).

Die zweite Form *der Inkongruenz besteht zwischen Erfahrungen und dem Selbst*, aus der zumindest am Rande der Gewahrwerdung bewusst erlebten subjektiven Unverträglichkeit zwischen Erfahrungen der eigenen Person und oder des Verhaltens anderer bedeutsamer Personen, der Interaktion mit ihnen und/ oder von relevanten (Lebens)situationen sowie gesellschaftlichen Bedingungen einerseits und andererseits dem aktuellen Selbst aus dem Amalgam seiner verschiedenen strukturellen Anteile.

Die ersten beiden Formen der Inkongruenz können auch als *Konfliktinkongruenz* zusammengefasst werden, weil bei ihnen das Inkongruenzerleben überwiegend aus einem Konflikt z.B. zwischen unvereinbaren Bewertungen einer Erfahrung z.B. als „schlecht" durch das Idealselbst resultierend aus Wertintrojekten und den Bewertungen derselben Erfahrung als „gut" durch die organismische Bewertung als Teil der angeborenen Selbststruktur (siehe oben).

Als dritte Form der *Inkongruenz wurde im DIM* neben den beiden Formen der Konfliktinkongruenz *eine konfliktfreie oder Stressinkongruenz* konzipiert. Sie entsteht, wenn die Person mit überwältigenden Erfahrungen konfrontiert wird, die für ihr Selbst unerträglich sind, es in Frage stellen, es in seiner Existenz bedrohen oder zerstören. Das Inkongruenzerleben angesichts solcher Erfahrungen kann völlig ohne konflikthafte Anteile sein.

Jede dieser Inkongruenzformen kann allein oder kombiniert die Grundlage der vielfältigen psychischen und körperlichen Krankheitssymptome bilden. Es wird also postuliert, dass Krankheitssymptome Folgen oder Begleiterscheinungen von Inkongruenzerleben sind.

Zur *Inkongruenzentstehung* bzw zur Ätiologie von pathogenem Inkongruenzerleben wurden *zunächst drei Inkongruenzquellen* anerkannt (Speierer, 1989; 1994):

1. *Sozialkommunikative Inkongruenzquellen* in Form von Defiziten an erlebter Wertschätzung, Empathie und Kongruenz sowie mangelhafte

verbale und nichtverbale Ausdrucksformen („Symbolisierung") in den persönlich relevanten interaktionellen Beziehungen der Vergangenheit einschließlich der frühen Kindheit bis zur Gegenwart.

2. *Dispositionelle Inkongruenzquellen* in Form von nicht sozialkommunikativ bedingten bio-neuro-psychologischen Anfälligkeiten bzw. Vulnerabilitäten bzw. erniedrigte Toleranzgrenzen für Inkongruenzerleben, das noch mit dem Erleben von Gesundheit verträglich ist. Dazu kommen bio-neuro-psychologische Auslöser von Inkongruenzerleben.

3. *Lebensereignisbedingte Inkongruenzquellen* in Form von sozialkommunikativ und nicht- sozialkommunikativ vermittelten, selbstbedrohlich erlebten Lebensereignissen.

Über das Vorhandensein und die relative Bedeutung unterschiedlicher Inkongruenzquellen bei PatientInnen mit psychischen Störungen im Allgemeinen und bei PatientInnen mit einer positiven Indikation für Psychotherapie im besonderen lagen bisher zumindest für den Bereich der Gesprächspsychotherapie keine empirischen Untersuchungen vor. Nach Rogers waren es, wie oben dargestellt, allein sozialkommunikative Defizite, die die stets vorhandene „gesunde" Aktualisierungstendenz einschränkten und dadurch die psychophysischen Störungen einer Person bewirkten.

Durch die *Erweiterung der Inkongruenzquellen im DIM* und deren neuerliche Operationalisierung *in sechs Testskalen des RIAI* (siehe unten) ist es möglich geworden, hier die Ergebnisse einer ersten empirischen Überprüfung der Uniformitätshypothese und der multiätiologischen Annahmen des DIM zur Inkongruenzentstehung vorzustellen (Speierer und Helgert, 1999):

1. Nicht eine, sondern *mehrere Inkongruenzquellen belasten die PatientInnen*.

2. Nicht sozialkommunikative defizitäre Erfahrungen im Sinne der gesprächspsychotherapeutischen Grundhaltungen belasten die PatientInnen am meisten, sondern

3. *auf Bezugspersonen bezogene (sozial vermittelte) Lebensereignisse*, wie z.B. eine Trennung der Eltern *und nicht sozial vermittelte Lebensereignisse*, wie z.B. eine körperliche Krankheit oder ein Todesfall *bilden die stärkste Belastung der PatientInnen*.

Die *Rangreihe* der jetzt auf *sechs* erweiterten *Inkongruenzquellen* stellt sich mit abnehmender Belastung folgendermaßen dar:

1. An erster Stelle stehen *Lebensereignisse*, z.B. Tod eines nahen Angehörigen, persönliche Misserfolge und Niederlagen sowie Verletzung

durch Gewalt, Unfall und Krankheit. Sie erweisen sich als die stärksten Inkongruenzquellen der PatientInnen.

2. Auf Platz zwei folgen *das Selbstkonzept und eine personnahe Störungstheorie* als Störungsverursacher, z.B. die Erkenntnis der Mitverantwortung für eigene Probleme, Selbstvorwürfe und Wertintrojekte wie „man darf niemanden verletzen".

3. Erst auf Platz drei stehen *sozialkommunikative Erfahrungen in der Vergangenheit und Kindheit*. Sie sprechen zumindest teilweise für defizitäre Beziehungserfahrungen im Sinne der Basismerkmale, i.e. die Erfahrung von Unverständnis, eine unbefriedigend erlebte Beziehung zu den Eltern und Misstrauen gegenüber anderen Personen.

4. An vierter Stelle *stehen sozialkommunikative Erfahrungen in der Gegenwart*. Auch in ihnen stehen negative Beziehungserfahrungen und ihre Folgen im Vordergrund, z.B. Misstrauen gegenüber anderen Personen, eine unbefriedigend erlebte Beziehung zu den Eltern sowie zu Geschwistern.

5. An fünfter Stelle der hier untersuchten Inkongruenzquellen stehen die von Swildens (1988) hervorgehobenen *Zukunftsperspektiven in Form von negativen Zukunftserwartungen*, z.B. Mutlosigkeit angesichts der Zukunft, eine negative berufliche Perspektive und wenig Hoffnung auf eine gute Zukunft.

6. Den sechsten und letzten Platz der Inkongruenzquellen bilden *eine personferne Störungstheorie und Indikatoren für dispositionelle Faktoren*, hier vor allem das kontinuierliche Bestehen der Probleme seit der Kindheit und ein deutlich von der Jahreszeit abhängiges Befinden.

Die Ergebnisse zu den Inkongruenzquellen können auch als Ausdruck einer angemessenen Indikationsstellung durch die TherapeutInnen und einer guten Prognose der Gesprächspsychotherapie bei den von uns untersuchten PatientInnen angesehen werden.

Die Krankheits- oder Störungssymptome werden im DIM als unmittelbare *Inkongruenzfolgen* angesehen oder als mittelbare Folgen des Inkongruenzerlebens als Inkongruenzäquivalente bezeichnet. Die häufigsten Inkongruenzsymptome und Inkongruenzäquivalente wurden durch Transkriptanalysen der Erstkontakte von GesprächspsychotherapiepatientInnen mit unterschiedlichen Diagnosen nach ICD-10 (Dilling et al., 1991) ermittelt. Sie wurden als allgemeine oder störungsunspezifische *Inkongruenzdynamik* bezeichnet und in Form einer Rangreihe von 10 Kategorien vorgestellt (Speierer, 1994). In ihr stehen das Erleben von Kontrollverlust in Form des Verlusts der Selbstkontrolle, der Verlust der Kontrolle von Gefühlen und der Verhaltenskontrolle zusammen mit überschießenden, kognitiven, emotionalen und körperlichen Symptomen an erster Stelle.

Die neuesten Ergebnisse zur Inkongruenzdynamik aus der erwähnten Untersuchung (siehe oben) zeigen mit den früheren Ergebnissen übereinstimmend den besonderen psychopathologischen Stellenwert des Erlebens von Kontrollverlust mit den Symptomen: Traurigkeit über Dinge bzw. Ereignisse, Anspannung und Stress sowie sich elend fühlen und danach die Bedeutung von Insuffizienzerleben mit dem Erleben von Verletzlichkeit, Entscheidungsunfähigkeit sowie Müdigkeit und Energielosigkeit. Diese beiden Symptomgruppen sind deutlich stärker ausgeprägt als Verhaltenseinschränkungen, hier: Schwierigkeiten, Wünsche und Bedürfnisse zu zeigen, vor anderen Gefühle zuzulassen und mangelhafte Durchsetzungsfähigkeit.

2.5. Inkongruenzbezogene Einteilung von Störungen: Nosologie

Die nosologische Betrachtung führt nach den dargestellten Annahmen und Positionen zur Kongruenztheorie der psychischen Gesundheit und zur Inkongruenztheorie psychischer und körperlicher Störungen zu einer nicht nur theoretischen, sondern auch für die psychotherapeutische Praxis bedeutungsvollen *Einteilung psychischer Störungen und weiterer Krankheitsbilder*. Diese Einteilung erfolgt im DIM erstens *nach dem Vorhandensein von Inkongruenzerleben* (nosologische Klassifikation), zweitens *nach den Ursachen der Inkongruenz* (ätiologische Orientierung) und drittens *nach den Inkongruenzsymptomen* und Inkongruenzäquivalenten (phänomenologische Betrachtung). Diese Einteilung bildet die Grundlage von Diagnose, Indikationsstellung und Therapieplanung in der Gesprächspsychotherapie als Inkongruenzbehandlung.

3. Diagnose und Indikationsstellung

3.1. Die Inkongruenzanalyse

Diagnose und Indikationsstellung basieren auf den Ergebnissen der Inkongruenzanalyse als für die Gesprächspsychotherapie spezifisches Diagnoseverfahren. Zusätzlich werden allgemeine und spezielle störungsspezifische nosologische Erkenntnisse aus der klinischen Psychologie und der Medizin berücksichtigt.

Das Datenmaterial der Inkongruenzanalyse ist das PatientInnenerleben in den relevanten Bereichen des DIM. Es gibt drei Varianten der Inkongruenzanalyse. Erstens die Inkongruenzanalyse aus Therapietranskripten oder aus Tonband- oder Videoaufzeichnungen therapeutischer Sitzungen. Bei ihr werden einzelne PatientInnenäußerungen mit einem detaillierten Kategoriensystem ausgewertet (Speierer, 1994). Zweitens die Inkongruenzanalyse mittels einem Therapeutenbeurteilungsbogen zum unmittelbaren Gebrauch nach dem Ende therapeutischer Gespräche. Drittens kann die Inkongruenzanalyse mit dem *Regensburger Inkongruenz-Analyse-Inventar (RIAI)*, einem *PatientInnenfragebogen* (Speierer, 1997a; Speierer, Helgert und Rösner, 1999) ökonomisch durchgeführt werden. Das RIAI liegt in einer Ganzform mit 274 Items und in zwei Halbformen, RIAI-A mit 184 Items und RIAI-B mit 185 Items vor. Es besteht aus 5-stufig beantwortbaren Aussagen von „überhaupt nicht" (0) bis „sehr stark" (4). Erfasst werden in 15 Merkmals- und 9 Bereichsskalen inkongruenzverursachende und inkongruenzbedingte gegenwärtige und vergangene Erfahrungen in Bereichen des Denkens, Fühlens, Handelns, zwischenmenschliche Beziehungen und persönlich bedeutungsvolle Lebensereignisse. Das RIAI ermöglicht ferner die pathogenen inkongruenzverstärkenden Anteile und die gesunden inkongruenzverringernden Ressourcen des Selbst festzustellen sowie Komorbiditäten in Form von Leitsymptomen auf der Achse I der psychischen Störungen in Gegenwart und Vergangenheit abzuschätzen. Das RIAI bietet Antworten nicht nur zur Diagnose und Indikation, sondern auch zur Therapieplanung und Evaluation. *Testbögen und aktuelle Ergebnisse* zur Skalenqualität, Reliabilität und Validität sowie weitere Hinweise werden *auf unserer Homepage im Internet veröffentlicht* (siehe unten).

Für die Evaluation von Gruppenprozessen in der GPT stehen ferner seit langem Fragebögen zur Dokumentation von Erwartungen der TeilnehmerInnen an die Gruppe, Erfahrungen der TeilnehmerInnen nach der Gruppe und Fragen für katamnestische Erhebungen zur Verfügung Der *Gruppenprozess-Stundenbogen GRP20 ist* ein faktorenanalytisch validierter Einschätzungsbogen mit 20 Items für GruppenteilnehmerInnen und GruppenfacilitatorInnen zur Erfassung des individuellen Erlebens in der Gruppe und des Gruppenprozesses (Speierer, 1976).

3.2. Indikationskriterien der Gesprächspsychotherapie

Aus den Erfahrungen der Praxis und aus den Inkongruenzanalyseergebnissen können positive und negative Kriterien für die Indikation und Prognose von Gesprächpsychotherapien angegeben werden.

Positive Kriterien für die Durchführung und den Erfolg einer Gesprächspsychotherapie sind: Ein ego-dystones Leiden mit Inkongruenzerleben in Form von selbstunverträglichen bzw. selbstbedrohlichen Erfahrungen

1. aufgrund von Introspektion, d.h. aus der Selbstwahrnehmung und Beurteilung der eigenen Person,
2. aufgrund von Fremdbeurteilung, d.h. aus der Wahrnehmung und Beurteilung des Verhaltens anderer persönlich bedeutsamer Personen, insbesondere durch selbstbedrohlich erlebte vergangene und gegenwärtige sozialkommunikative Erfahrungen,
3. aufgrund von belastenden sozial- und nicht sozial vermittelten Lebensereignissen,
4. eine personnahe subjektive Störungstheorie mit einer wenigstens erahnten persönlichen Bedeutung der und Verantwortung für die Probleme und Symptome der Störung,
5. Inkongruenzsymptome und Inkongruenzäquivalente in Form von erlebten Belastungen, insbesondere durch Kontrollverlust und überschießende gedankliche, emotionale und Körperreaktionen, Insuffizienzerleben sowie Verhaltenseinschränkungen,
6. Gelassenheit und eine optimistische Zukunftsperspektive,
7. eine positive Motivation für eine verbale Psychotherapie,
8. eine sozialkommunikative Erreichbarkeit für das gesprächspsychotherapeutische Beziehungsangebot in dem Sinne, dass die Patientin/ der Patient dieses als hilfreich erlebt bzw. mit (vertiefter) Selbstexploration beantwortet.

Eher *negative Kriterien* für die Durchführung und den Erfolg von Gesprächspsychotherapien sind:

1. Ich-syntone Symptome, d.h. selbstverträgliche Störungsindikatoren, fehlendes Inkongruenzerleben, kein subjektives Leidensgefühl z.B. in Form des Erlebens von krankhaften Kraft- und Überlegenheitsgefühlen wie z.B. in manischen Episoden oder bei einem Teil der Personen mit dissozialer Persönlichkeitsstörung,
2. (Störungs)dispositionelles Inkongruenzerleben mit ich-dystonen Symptomen, aber ohne Krankheitseinsicht und Distanzierungsfähigkeit, z.B. in Form des Erlebens von wahnhafter als real erlebter maximal selbstbedrohlicher Angst oder Verfolgung bei akuten intoxikationsbedingten oder psychotischen, insbesondere wahnhaften Störungen,
3. eine personferne subjektive Störungstheorie ohne das Erleben von eigenen selbstverantworteten Störungsanteilen,

4. kompensierte Inkongruenz ohne persönlichen Krankheitswert und ohne selbstunverträglich erlebte Anteile und Inkongruenzsymptome bzw. Inkongruenzäquivalente,
5. eine stark negative bzw. pessimistische Zukunftsperspektive,
6. eine negative Motivation für eine verbale Psychotherapie,
7. eine sozialkommunikative Nichterreichbarkeit für das gesprächspsychotherapeutische Beziehungsangebot im Sinne des Ausbleibens von vertiefter Selbstexploration, Selbstwertschätzung, Selbsteinfühlung/ Selbstverständnis und selbstverträglichen Erfahrungen der PatientInnen im Verlauf der Sitzungen,
8. das Erleben der Therapeutin/ des Therapeuten und des therapeutischen Beziehungsangebots als nicht hilfreich.

4. Die Therapietheorie: Beziehungsangebot und Inkongruenzbearbeitung

Die Prognose und das Gelingen einer Gesprächspsychotherapie wird auch im DIM mit abhängig angesehen vom Vorhandensein der spontanen bzw. der therapeutischen Mobilisierung oder Wiederherstellung einer gesunden *Aktualisierungstendenz* (siehe oben).

Unbedingte Wertschätzung, Empathie und Kongruenz, m.a.W. das gesprächspsychotherapeutische Beziehungsangebot der Grundhaltungen oder des Basisverhaltens, ferner spezielle erlebensaktivierende Methoden, wie z.B. das Focusing nach Gendlin (1978) sowie weitere definierte Interventionen, die auch Zusatzmerkmale der Gesprächspsychotherapie genannt wurden, behalten daher ihren hervorragenden Stellenwert. Sie alle erleichtern, die Aktualisierungstendenz aus ihren krankheitsbedingten Blockaden zu lösen und optimal zu einer gleichsam „selbsttätigen" gesunden Weiterentwicklung der Person in Richtung der Offenheit gegenüber neuen Erfahrungen und ihrer kongruenten Integration in das Selbstkonzept anzuregen.

Die Anerkennung der Grenzen des Vorhandenseins und der Autonomie der Aktualisierung haben im DIM neben deren Anregung durch die Beziehungsgestaltung zur *Inkongruenzbearbeitung* als *zweitem Standbein* seiner *Therapietheorie* geführt. Neben der Arbeit an der und durch die therapeutische Beziehung steht jetzt gleich bedeutsam eine möglichst ursächliche und gezielte *Bearbeitung des* individuellen und störungsspezifischen *Inkongruenzerlebens* in seinen direkten und indirekten Zusammenhängen mit den Störungssymptomen unter Berücksichtigung der inkongruenzrelevanten Besonderheiten des Selbst der PatientInnen. Das Ziel der therapeutischen Arbeit ist die Inkongruenzbewältigung, d.h selbstverträgliche(re) Erfahrungen an die Stelle von selbstbedrohlichen Erfahrungen treten zu lassen durch Inkongruenzverringerung, Inkongruenzauflösung und oder Inkongruenztoleranz.

Die Verwendung der Basismerkmale, von erlebensaktivierenden Methoden, Zusatzmerkmalen, von Lenkung und von Fokussieren auf Aspekte der Inkongruenzbearbeitung wurde in einer Umfrage bei 541 GesprächspsychotherapeutInnen und AusbilderInnen der GwG ermittelt. Die Ergebnisse belegen, dass die Therapietheorie der Beziehungsgestaltung zur Förderung der Aktualisierung und der Inkongruenzbearbeitung zur Wiedergewinnung von Selbstkongruenz und selbstverträglichen Erfahrungen in der Praxis durch eine differenzierte Kombination der Basismerkmale mit Merkmalen der Inkongruenzbearbeitung von über 90% der GesprächspsychotherapeutInnen verwirklicht wird (Speierer und Weiderer, 1995).

5. Zur therapeutischen Praxis

5.1. Probetherapie mit Inkongruenzanalyse und Therapie(ziel)vereinbarung

Im Erstgespräch wird hauptsächlich mit den Mitteln der Basismerkmale und offenen Fragen eine therapeutische Beziehung angeboten, in der die PatientInnen ihr (Inkongruenz)Erleben und seine möglichen Beziehungen zu Problemen/ Symptomen/ Störung mit ihrer Person bzw. ihrem Selbst und weiteren sozialen und nichtsozialen Belastungen/ Inkongruenzquellen möglichst unbeeinflusst darstellen können.

Durch die Inkongruenzanalyse mit dem RIAI-Fragebogen, der nach dem Erstgespräch von den PatientIinnen ausgefüllt wird und oder die Inkongruenzanalyse durch die Auswertung bzw. Beurteilung der PatientIinnenäußerungen durch die TherapeutInnen aus dem Erstgespräch und ggf. den weiteren Therapiesitzungen bis spätestens zum Ende der Probetherapie von insgesamt bis zu fünf Stunden werden die möglichen *Schwerpunkte einer gesprächspsychotherapeutischen Inkongruenzbearbeitung* und die damit zusammenhängenden Behandlungsziele festgestellt. Sie werden den PatientInnen dargestellt, mit ihnen gemeinsam beraten und ggf. nach deren Bedürfnissen noch modifiziert.

5.2. Durchführung der Behandlung

Bei einer Entscheidung für eine weitere therapeutische Arbeit werden jeweils Blöcke von fünf Stunden vorgeschlagen und unter Berücksichtigung von Motivation und Möglichkeiten der PatientInnen einvernehmlich abgestimmt. Die Behandlung wird zunächst mit einer Stunde pro Woche angeboten. Bei Bedarf können zumal bei Therapiebeginn 2 Wochenstunden vereinbart werden. Dazu erhalten die PatientInnen eine Information über die durchschnittliche Dauer von Gesprächspsychotherapien und das Angebot, sobald sie sich dazu in der Lage fühlen, die Sitzungsfrequenz von einer Sitzung pro Woche zu verringern bzw. auf Grund eigenen Erfolgserlebens eine erwünschte Beendigung der Behandlung mitzuteilen. In Krisensituationen können die PatientInnen zusätzliche Stunden nach Vereinbarung und bei Bedarf erhalten.

5.3. Der Dreischritt der zielorientierten Inkongruenzbearbeitung oder die therapeutische Sequenz

Die spezifische therapeutische Arbeit der Inkongruenzbearbeitung besteht aus drei Schritten: Inkongruenz fokussieren, Inkongruenz bearbeiten, (eine) selbstverträgliche(re) Lösung(en) finden.

5.3.1. Inkongruenz fokussieren

Die Schwerpunkte der Inkongruenzbearbeitung werden entweder nach einer gemeinsam mit den PatientInnen festgelegten Abfolge oder aber, wenn immer sie von den PatientInnen in den Sitzungen tangiert bzw. thematisiert werden, durch die TherapeutInneninterventionen *fokussiert*. Die gesprächspsychotherapeutische Tätigkeit setzt damit eine inkongruenzbezogene, selektive Wahrnehmungssensibilität der TherapeutInnen voraus. Durch das Fokussieren kann die Gesprächspsychotherapie auch als Fokaltherapie mit individuellen und störungsspezifischen Schwerpunkten der Inkongruenz bezeichnet werden.

Das Fokussieren kann im Einzelnen geschehen durch Platz schaffen und offene, auf den aktuellen Fokus gerichtete Fragen. Diese dienen dazu, eine selbstexplorative Auseinandersetzung mit relevantem Material zu erleichtern. Dazu kommen Prozesshinweise der TherapeutInnen, jedoch keine inhaltlichen Vorschläge. Prozesshinweise sind Vorschläge, sich etwas vorzustellen, anzudenken, anzufühlen und in Gedanken probehandelnd auszuführen. Daran können sich jeweils offene Fragen anschließen: Was ist das, wie sieht das aus, was für Gedanken kommen in den Sinn, wie fühlt es sich an, was ist möglich, was geht, was geht nicht? Das Ziel dieser Interventionen ist die Erfahrung und die Verbalisierung der unterschiedlichen Facetten und der gedanklichen (kognitiven), der gefühlsmäßigen (emotionalen) und der handlungsbezogenen (motorischen) sowie körperlichen (somatischen) Anteile des Inkongruenzerlebens zu erleichtern und zu erweitern.

5.3.2. Inkongruenz bearbeiten

Die fokussierte Inkongruenz wird bearbeitet, indem zunächst deren Bedeutungen für das Selbst bzw. das Selbstkonzept erkundet werden. Der Patient wird ermutigt, die dabei spürbare Inkongruenz zuzulassen und zu verbalisieren. Danach soll sie bearbeitet werden. Dazu wird den PatientInnen das Erkennen ihrer Inkongruenzverstärkungsstrategien erleichtert. Sie werden ressourcenorientiert auf ihre bisherigen Inkongruenzbewältigungsstrategien und deren Anwendung hingewiesen. Sie werden mit neuen Inkongruenzbewältigungsstrategien bekannt gemacht und ermutigt, sie zu erproben. Dadurch soll das Inkongruenzerleben einerseits geringer und die Inkongruenztoleranz andererseits größer werden.

5.3.3. Selbstverträglichere Lösungen finden

Durch Suchen und Finden von selbstverträglicheren Denk-, Gefühls- und Handlungsalternativen wird die gesunde Selbstaktualisierung gefördert und werden selbstkongruente Erfahrungen wieder möglich. Als bedeutsamstes unmittelbar von den PatientInnen erlebbares Kriterium des individuellen therapeutischen Erfolgs steht eine wenigstens minimal spürbare, ganzheitliche psychophysische Erfahrung des Einklangs von Erfahrung und Selbst, die von Gendlin (1978) „body shift" genannt wurde. Sie wird als Schritt in die richtige Richtung erlebt, der u.U. neue Perspektiven eröffnet. Die selbstkongruenten Lösungen und Erfahrungen werden zunächst im Hier und Jetzt der Therapie gemacht. Danach können sie auch als Aufgabe außerhalb des Behandlungssettings in relevanten persönlichen bzw. Kontextsituationen erprobt werden.

5.4. Schwierigkeiten im Verlauf der Behandlung und deren Handhabung

Zuweilen ist ein Abschluss der therapeutischen Sequenz innerhalb eines Bearbeitungsdurchganges und innerhalb einer therapeutischen Sitzung nicht möglich. Hinweise dafür sind ein Anhalten des therapeutischen Prozesses, ein Stopp der Selbstexploration, Schweigen, „Widerstand" oder das Auftreten von anderen „schwierigen" bzw. kritischen „Situationen" in der Gesprächspsychotherapie. Als Ursache dafür kommt vor allem eine Zunahme des Inkongruenzerlebens in Betracht, wenn die PatientInnen das TherapeutInnenverhalten und/ oder die Qualität der therapeutischen Beziehung als mangelhaft erleben.

Vorzugsweise das Anfangsstadium einer Therapie mit seiner verständlicherweise noch unsicheren Beziehung kann, trotz eines von außen betrachtet verbal hinreichend erscheinenden gesprächspsychotherapeutischen Beziehungsangebotes, zunächst als schwierig erscheinen. Einen besonderen Stellenwert hat hier mangelhaft erlebtes selbstkongruentes offenes Zugegensein der TherapeutInnen, also mangelnde therapeutische Kongruenz mit auf die Person und die persönlichen Erfahrungen der TherapeutInnen bezogener „Abstinenz" anstelle von lebendiger Authentizität. Auf diese Quelle von Inkongruenz, die am Anfang, aber auch später im Verlauf einer Behandlung innerhalb der therapeutischen Beziehung entstehen kann, hat Rogers (Rogers und Sanford, 1985) sehr zutreffend hingewiesen.

Die anfänglichen Schwierigkeiten, in den therapeutischen Dialog mit Selbstexploration und Inkongruenzbearbeitung einzutreten, wie auch ein späteres „Aussteigen" aus dem therapeutischen Prozess können durch Bemühungen der TherapeutInnen um nicht dominierende Echtheit im Sinne des „being real" gemildert bzw. verringert werden. Bei noch nicht kritisch werdendem Inkongruenzerleben können sie aufgrund der Wiederholungstendenz von PatientInnen zunächst akzeptiert werden. Die Wiederholungstendenz der PatientInnen, die in der psychoanalytischen Literatur auch als „Wiederholungszwang" bezeichnet wurde, besteht darin, dass die PatientInnen, sobald sie die Beziehungsqualität wieder als therapeutisch erleben, erneut gleichsam von selbst auf den Gegenstand ihres bzw. auf ihr Inkongruenzerleben zurückkommen, so oft und so lange, bis eine für sie annehmbare Inkongruenzbearbeitung in Richtung einer selbstverträglichen Lösung stattgefunden hat. Dass der therapeutische Prozess nach einer beziehungsbedingten Stagnation im therapeutischen Dreischritt wieder in Gang kommt, kann daher nach der *Regel, dem Prozess zu vertrauen*, abgewartet werden. Die PatientInnen beginnen „spontan" zu einem späteren Zeitpunkt erneut dort, wo sie bei der Inkongruenzbearbeitung „stecken geblieben" sind. Dies geschieht vorzugsweise dann, wenn die akute Inkongruenz, die zum Abbruch des therapeutischen Prozesses geführt hat, abgeklungen ist und die damit verbundenen kognitiven emotionalen und handlungsmäßigen Blockaden oder überschießenden Reaktionen aufhören.

Sofern die PatientInnen und TherapeutInnen einer *Überflutung mit Inkongruenzerleben* vorzugsweise mit den bereits erwähnten überschießenden psychophysischen und gefühlsmäßigen Reaktionen während einer therapeutischen Sitzung standhalten können (vgl. das flooding in der verhaltenstherapeutischen Konfrontationstherapie), kann ebenfalls abgewartet werden. Das *Abklingen der Inkongruenzempfindungen in der kritischen Situation* kann nicht nur eine kathartische Erleichterung bringen, sondern auch in einen echten weiterführenden Schritt münden, in einen „shift" (siehe oben), der mit einer selbstkongruenten ganzheitlichen Erfahrung und Einsicht einhergeht, wodurch die Inkongruenzbearbeitung an dem aktuellen Thema endet.

Ist die Stagnation der Selbstexploration jedoch begleitet von einer *unerträglichen Zunahme des Inkongruenzerlebens mit unkontrollierbarer psychophysischen Spannung*, Angst oder Panik, Fluchtimpulsen, aggressiven Durchbrüchen, Denk- Gefühls- bzw. Handlungsblockaden in einen akut selbstbedrohlichen Bereich, dann entsteht eine *Krise*. Häufige Gründe für die Krisenentstehung in der Gesprächspsychotherapie sind: Die existentielle Relevanz eines inkongruenzbezogenen Fokus oder Themas für die PatientInnen, ein zu aktives, konfrontierendes Vorantreiben der Inkongruenzbearbeitung von Seiten der TherapeutInnen, eine untherapeutische (rücksichtslose) Offenheit hinsichtlich eigener negativer Gefühle, negativer Bewertungen bzw. Ablehnung des PatientInnenverhaltens, vor allem mit der Bedeutung einer Ablehnung der Person, eine momentane unausgesprochene Überforderung der TherapeutInnen durch das Thema oder Verhalten der PatientInnen und schließlich, wenn TherapeutInnen aus persönlichen Gründen überfordert sind. Bei der krisenhaften Zuspitzung der Inkongruenz kann zeitweilig eine Blockade der gesunden Aktualisierung entstehen, sodass aktive therapeutische Interventionen zur Beendigung der selbstbedrohlichen Erfahrungen angezeigt sind.

Die *Krisenintervention in der Gesprächspsychotherapie* kann auf vielfältige Weise erfolgen: Eine verbale Möglichkeit ist, die PatientInnen explizit und erläuternd zu bitten oder aufzufordern, aus dem Prozess des überfordernden Inkongruenzerlebens auszusteigen und in einen selbstverträglicheren Bereich zurückzukehren sowie dort zu verweilen. Eine nichtverbale Intervention könnte sein, durch das Angebot von schützendem und stützendem Körperkontakt selbstinkongruentes Belastungserleben einerseits tolerierbarer zu machen und andererseits sein Abklingen zu erleichtern. Im Handlungsbereich bestünde die Möglichkeit durch Atem- oder Entspannungsübungen in der Situation oder durch Bewegungsausdruck mit Mimik, Gestik und Körpermotorik selbstunverträgliche psychophysische Spannung zu leben und abzubauen. Wenn die PatientInnen in akuten Krisensituationen nicht mehr kommunikativ erreichbar sind, müssen schließlich auch die medikamentösen Hilfen der medizinischen Krisenintervention in Betracht gezogen werden. Der krisenhafte akute Ausfall der Aktualisierungstendenz ist meist von kurzer Dauer und dann auf Stunden begrenzt. Sobald das überwältigende Inkongruenzerleben spontan oder mit therapeutischer Hilfe abgeklungen ist, sind die vorgenannten direktiven Interventionen nicht mehr angezeigt. Es kann dann, wie oben beschrieben wurde, therapeutisch weitergearbeitet werden. Ausführlichere Hinweise für eine personzentrierte Krisenintervention wurden von Speierer (1997b) dargestellt.

Länger andauerndes Versagen und Störungen der Aktualisierung können vor allem bei Erkrankungen des Gehirns, bei Vergiftungen, vor allem mit Alkohol und anderen Drogen, bei Stoffwechselstörungen sowie während akuter psychotischer Episoden vorkommen. Sie sprechen, da sie störungsdispositionell und nicht oder nur wenig sozialkommunikativ bedingt sind, auf die sozial-kommunikativen Hilfen der Gesprächspsychotherapie einschließlich der Verwirklichung der Grundhaltungen nicht oder kaum an. Sie müssen zunächst fachärztlich behandelt werden.

Im Verlauf mehrerer Sitzungen, z.B. innerhalb eines jeden 5-*Stunden-Blockes*, soll überprüft werden, ob die durch die Inkongruenzanalyse bekannten Schwerpunkte der Inkongruenz bearbeitet wurden und inwieweit weitere Inkongruenzen durch die PatientInnen selbst oder durch die selektive Sensibilität der TherapeutInnen entdeckt, angesprochen und bearbeitet werden können. Dabei ist darauf zu achten, dass aus einer von TherapeutInnen initiierten Inkongruenzbearbeitung kein qualitätsehrgeiziges, direktives und die PatientInnen gängelndes oder schulmeisterndes Arbeiten wird. Vor therapeutischem Perfektionsdrang soll hier einmal mehr gewarnt werden!

Auch beim Transfer therapeutischer Erkenntnisse und Erfahrungen in den Alltag können noch alte oder neue selbstinkongruente neben selbstkongruenten Erfahrungen auftreten. Diese sowie deren Auswirkungen können in der darauf folgenden oder einer der nächsten therapeutischen Sitzungen berichtet und bearbeitet werden. Die ersteren können ggf., wie vorstehend beschrieben wurde, in weiteren Dreischritten der Inkongruenzbearbeitung angegangen werden.

6. Folgerungen der Anwendung des DIM und der Inkongruenzanalyse für die Gesprächspsychotherapie

6.1. Transparenz gesprächspsychotherapeutischen Handelns

Die Anwendung des Differenziellen Inkongruenzmodells in der Praxis der Gesprächspsychotherapie kann zu einer neuen Transparenz gesprächspsychotherapeutischen Handelns beitragen:

Das Erleben und Verhalten der PatientInnen kann differenziert in seinen verbliebenen gesunden Anteilen kongruenztheoretisch betrachtet werden. Die kranken Anteile können inkongruenztheoretisch unter nosologischen, ätiologischen und phänomenologischen Gesichtspunkten *verstanden werden.*

Diagnostische Befunde können ökonomisch entsprechend den nosologisch bedeutungsvollen Kriterien der Gesprächspsychotherapie als Inkongruenztherapie *erhoben* und dadurch die Indikation und Prognose zu einer eher „klassischen" oder erweiterten Gesprächspsychotherapie gestellt *werden,* sodass diese sowohl der Person der PatientInnen wie den Besonderheiten ihrer Störung gerecht wird.

Eine optimale Gestaltung der therapeutischen Beziehung, die die Ressourcen der PatientInnen berücksichtigt und ihre Aktualisierungstendenz anregt, *kann erleichtert werden.*

Optimale therapeutische Hilfen zur Inkongruenzbearbeitung können, auf den Stand des therapeutischen Prozesses bezogen, ausgewählt und *angeboten werden.*

Die therapeutischen Wirkungen der Gesprächspsychotherapie, z.B. ihres therapeutischen Beziehungsangebots und darüber hinaus ihrer neu definierten therapeutischen Strategien und der damit verbundenen operationalisierten Einzelinterventionen zur Inkongruenzbehandlung *können am Erleben der PatientInnen* spezifisch entsprechend der Kongruenztheorie der seelischen Gesundheit bereits während sowie am Ende von Behandlungen und danach in Katamnesen auch mit für die Gesprächspsychotherapie spezifischen psychometrischen Methoden *überprüft werden,* unabhängig von anderen Kriterien therapeutischer Wirksamkeit.

Gesprächspsychotherapiespezifische Evaluation, Erfolgs- und Qualitätskontrolle werden möglich. Inwieweit inhaltlich konkrete Therapieziele wie eine Verringerung der Inkongruenzsymptome in den Bereichen Überschießende Reaktionen und Kontrollverlust, Insuffizienzerleben und Verhaltenseinschränkungen erreicht wurden, eine Zunahme von Selbstvertrauen und Zuversicht, selbstkongruente(ren) Erfahrungen, Inkongruenztoleranz und weiteren Inkongruenzbewältigungsstrategien erfolgte sowie eine optimistischere Zukunftsperspektive entstand, kann nunmehr aus den Angaben der PatientInnen bereits während und am Ende einer Behandlung sowie danach in Katamnesen überprüft werden. Dafür können im Prinzip alle drei Varianten der Inkongruenzanalyse verwendet werden. Als ökonomischste Alternative erscheint dazu derzeit das RIAI.

Modellunverträgliche theoretische und therapeutische Fremdanleihen, die zu Widersprüchen zwischen Theorie und Praxis oder innerhalb des therapeutischen Handelns führen, *werden weitgehend unnötig.*

Eine nach dem Differenziellen Inkongruenzmodell gestaltete, zeitbegrenzte und zielorientierte ambulante *gesprächspsychotherapeutische Behandlung erfüllt wesentliche Kriterien einer manualgeleiteten Therapie.* Das Manual besteht jedoch nicht in inhaltlichen Lösungen für die Probleme der PatientInnen, sondern in einer definierten Abfolge von bestimmten Optionen. Sie erleichtern eine therapeutische Inkongruenzbearbeitung und können helfen, kritische Situationen zu bewältigen. Eine so verstandene Manualisierung steht nicht im Widerspruch zu den humanistischen Prinzipien der Hilfe zur Selbsthilfe, der Förderung von Selbstheilungstendenzen, der Ermutigung zu und der Erleichterung von Selbstorganisation sowie dem Empowerment der Person.

6.2. Erweiterung des allgemeinen und störungsspezifischen Krankheitswissens

Annahmen der Störungstheorie *können ökonomisch empirisch überprüft und ggf. geändert werden.*

Das allgemeine und störungsspezifische Krankheitswissen der Gesprächspsychotherapie kann, ausgehend von den bestehenden kasuistischen Erkenntnissen, *an repräsentativen PatientInnenstichproben überprüft und erweitert werden.*

So erbrachte die in Ausschnitten bereits dargestellte inkongruenzanalytische Untersuchung (siehe oben) weitere Erkenntnisse in drei Bereichen:

Indikationen: Die verschiedenen psychischen Störungen der ICD-10 werden in unterschiedlicher Häufigkeit mit Gesprächspsychotherapie behandelt. In absteigender Reihenfolge stehen:
1. Depressive Störungen,
2. Störungen durch Alkohol,
3. Psychosomatische Störungen mit der ICD-Bezeichnung: Psychische Faktoren und Verhaltenseinflüsse bei anderenorts klassifizierten Störungen,
4. Spezifische Persönlichkeitsstörungen,
5. Angststörungen,
6. Belastungs- und Anpassungsstörungen,
7. Bulimia nervosa.

Gesprächspsychotherapiespezifische Diagnostik und diagnostisches Wissen: Die überindividuellen Inkongruenzanalyse-Ergebnisse können als Hilfen dienen für die individuelle Inkongruenzanalyse. In ihren verschiedenen Bereichen stehen folgende Befunde im Vordergrund des Erlebens der PatientInnen:

1. *Die gesunden Anteile der Person*, m.a.W. ihre Ressourcen wie Selbstvertrauen und Zuversicht, Inkongruenzbewältigungsstrategien und Inkongruenztoleranz sowie selbstverträgliche Erfahrungen: Dazu haben die PatientInnen bereits bei Beginn der Behandlung am stärksten den Wunsch nach neuen Erfahrungen; sie schätzen Humor und erleben wenigstens eine positive Beziehung.
2. *Die Inkongruenzquellen*: Die stärksten Inkongruenzquellen der PatientInnen sind belastende, auch unpersönliche Lebensereignisse. An zweiter Stelle folgen ihr eigenes Selbstkonzept in Verbindung mit einer personnahen subjektiven Störungstheorie. Erst an dritter Stelle stehen negative sozialkommunikative Erfahrungen.
3. *Die Inkongruenzsymptome und Inkongruenzäquivalente*: Im Vordergrund des PatientInnenerlebens stehen hier Beeinträchtigungen durch Kontrollverlust, durch Traurigkeit und psychophysischen Stress, durch Insuffizienzerleben in Form von Verletzlichkeit und Entscheidungsunfähigkeit sowie durch Verhaltenseinschränkungen in Form von Schwierigkeiten, Bedürfnisse und Gefühle zu zeigen.
4. *Die Komorbidität* durch das Vorhandensein von Leitsymptomen psychischer Störungen. Bei den PatientInnen stehen hier Schmerzen und andere Körpersymptome, hilflose Depressivität und der Verlust der Emotionskontrolle im Vordergrund.

Behandlungsgegenstände: Die Inkongruenzanalyseergebnisse zeigen *fünf Schwerpunkte der therapeutischen Arbeit in der Gesprächspsychotherapie.*

1. Bewältigung des Verlusts von persönlich bedeutungsvollen Personen und von unpersönlichen Schicksalsschlägen.
2. Die Verringerung von unkontrollierbaren vorzugsweise traurigen Gefühlen und von psychophysischer Anspannung.
3. Die Verringerung von Verletzlichkeit, Entscheidungsunfähigkeit, Müdigkeit und Energielosigkeit.
4. Die Bearbeitung von Schwierigkeiten, Bedürfnisse und Gefühle zu zeigen.
5. Die möglichst psychotherapeutische, aber u.U. auch medikamentöse Mitbehandlung von Schmerzen und anderen Körpersymptomen sowie die Verringerung hilfloser Depressivität und die Wiedergewinnung von Emotionskontrolle.

Literatur

Dilling H, Mombour W und Schmidt MH (Hg) (1991) Internationale Klassifikation psychischer Störungen, ICD-10, Kapitel V(F). Bern Göttingen Toronto, Hans Huber

Gendlin ET [1978] (1981) Focusing. Technik der Selbsthilfe bei der Lösung persönlicher Probleme. Salzburg, Müller (Neuauflage 1998: Focusing. Selbsthilfe bei der Lösung persönlicher Probleme. Reinbek, Rowohlt)

Maslow A [1980] (1985) Eine Theorie der Metamotivation. In: Walsh RN und Vaughan F (Hg), Psychologie in der Wende. Bern München Wien, Scherz, 143–152

Rogers CR [1959] (1987) Eine Theorie der Psychotherapie, der Persönlichkeit und der zwischenmenschlichen Beziehungen. Entwickelt im Rahmen des klientenzentrierten Ansatzes. Köln, GwG

Rogers CR [1961] (1973) Entwicklung der Persönlichkeit. Psychotherapie aus der Sicht eines Therapeuten. Stuttgart, Klett

Rogers CR and Sanford RC (1985) Client-centered psychotherapy. In: Kaplan HJ and Sadock B (eds), Comprehensive textbook of psychiatry. Vol 2. Baltimore, Williams & Wilkins, 1374–1388

Speierer G-W (1976) Dimensionen des Erlebens in Selbsterfahrungsgruppen. Göttingen, Vandenhoeck & Ruprecht

Speierer G-W (1989) Die Krankheitslehre der klientenzentrierten Psychotherapie. In: Sachse R und Howe J (Hg), Die Zukunft der klientenzentrierten Psychotherapie. Heidelberg, Asanger, 37–53

Speierer G-W (1994) Das Differentielle Inkongruenzmodell. Handbuch der Gesprächspsychotherapie als Inkongruenzbehandlung. Heidelberg, Asanger

Speierer G-W und Weiderer M (1995) Therapeutische Verhaltensweisen in der Gesprächspsychotherapie heute. GwG-Zeitschrift 99, 26: 33–41

Speierer G-W (1996) The Differential Incongruence Model as a basis of a specific and integrative options in counseling and psychotherapy. In: Esser U, Pabst H and Speierer G-W (eds), The power of the person-centered approach. Köln, GwG, 23–32

Speierer G-W (1997a) Das Regensburger Inkongruenzanalyse Inventar (RIAI): Erste Ergebnisse. Gesprächspsychotherapie und Personenzentrierte Beratung 1: 13–21

Speierer G-W (1997b) Personenzentrierte gesprächspsychotherapeutische Krisenintervention. In: Moshagen DH (Hg), Klientenzentrierte Therapie bei Depression, Schizophrenie und psychosomatischen Störungen. Heidelberg, Asanger, 113–121

Speierer G-W und Helgert N (1999) Die innere Welt unserer PatientInnen. Vortrag gehalten am 2. Weltkongress für Psychotherapie in Wien am 6.7.1999

Speierer G-W, Helgert N und Rösner S (1999) Aktuelle Ergebnisse zur Validierung und Normierung des Regensburger Inkongruenzanalyse Inventars (RIAI). *http://www.biologie.uni-regensburg.de/med.psychologie/speierer*

Straumann U (1992) Beratung und Krisenintervention. Köln, GwG

Swildens H [1988] (1991) Prozeßorientierte Gesprächspsychotherapie. Köln, GwG

Prozessorientierte Gesprächspsychotherapie

Hans Swildens

Der Autor gibt eine Übersicht über die prozessorientierte Gesprächspsychotherapie, so wie sie sich in den Niederlanden ab 1980 entwickelt hat. In der Einleitung wird auf die Gründe für ihre Entstehung verwiesen, im zweiten Abschnitt erfolgt eine kurze Darstellung der Vorgeschichte. Die zentralen Konzepte und die phänomenologisch-existenziellen Grundbegriffe werden im dritten Abschnitt erläutert. Die Abschnitte 4 und 5 beziehen sich auf die Anwendung bei der Behandlung von psychoneurotischen Klienten. Dabei begegnet der Leser der Entwicklung der Therapiemotivation als zentralem Thema und den Konsequenzen, die diese für den Verlauf der Psychotherapie haben. Eine ganz andere und auch anders motivierte Klientenkategorie, nämliche jene mit Persönlichkeitsstörungen, fordert auch eine anders strukturierte Behandlung, was in Kapitel 6 ausgeführt wird. In einer Schlussbetrachtung wird die Stellung der Prozessorientierten Gesprächspsychotherapie im Felde der personzentrierten und experienziellen Therapieformen umrissen.

1. Einleitung

Die Prozessorientierte Gesprächspsychotherapie stellt keine neue Therapierichtung dar, sie versteht sich vielmehr als eine Adaption der Personzentrierten Psychotherapie nach Rogers. Diese wurzelt in der Auffassung, dass der Mensch im Wesentlichen gesund ist und grundsätzlich über sein Potenzial verfügen kann. Rogers (1957) hat dies eindrucksvoll in seinem Konzept von den notwendigen und hinreichenden Bedingungen für psychotherapeutische Persönlichkeitsveränderung beschrieben. In den 70er Jahren kamen vielen praktizierenden Klientenzentrierten Psychotherapeuten in Europa Zweifel an der Gültigkeit dieser Hypothese (Bastine, 1974). Es begann eine bisweilen heftige Diskussion zur Problematik eines differenziellen Vorgehens in der Klientenzentrierten Therapie (vgl. Tscheulin, 1983). Die zunehmende Berücksichtigung von Psychopathologie und Störungsätiologie verstärkten diese Perspektive der Differenzierung.

Der prozessorientierte Ansatz, der dabei entstand, wollte den Menschen realistisch erfassen und damit auch seiner Unzulänglichkeit und Unerreichbarkeit Rechnung tragen. Die Auffassung von einem im Wesentlichen gesunden Menschen, der mit Hilfe von Wertschätzung und Empathie zum freien Fluss seines Erlebensprozesses gelangt, schien zu idealistisch.

Dazu kam, dass sich die Zielgruppe der Klientenzentrierten Therapie zunehmend veränderte und vermehrt Patienten mit Borderline-Störungen, Angst-Syndromen, schweren Depressionen und vor allem auch Persönlichkeitsstörungen eine Behandlung suchten. So wurde prozessorientiertes Vorgehen auch in der Praxis unumgänglich.

Diese neuen Herausforderungen im theoretischen Denken wie im praktischen Handeln führten zu einer Adaption der Rogers'schen Therapieprinzipien und damit auch zur Entwicklung der prozessorientierten Gesprächspsychotherapie. Als Kriterien für differenzielle Konzepte und Vorgangsweisen dienten dabei vor allem die Verschiedenheiten in der Psychopathologie, aber auch die Unterschiede in der Persönlichkeitsstruktur (Tscheulin, 1983) und die Unterschiede in der Art des eigenen Erlebens (Sachse, 1987; 1989; 1992; 1997).

In diesem Beitrag beschränken wir uns auf die Differenzierung nach signifikanten psychopathologischen Kategorien und werden dabei beispielhaft nur die Charakteristiken der Behandlungsprozesse bei den klassischen Neurosen und bei Persönlichkeitsstörungen darstellen.

2. Zur Vorgeschichte der Prozessorientierten Gesprächspsychotherapie

In der ersten Darstellung seiner Methode hat Rogers (1942) eine Liste von acht Indikationskriterien angeführt: Der Klient sollte Leidensdruck verspüren; er sollte nicht exzessive Instabilitäten oder eine zu niedrige Intelligenz aufweisen; er sollte nicht zu sehr von familiärer Kontrolle abhängig sein; er sollte über die Fähigkeit, sich auszudrücken und mit seiner Lebenssituation adäquat umzugehen, verfügen; und er sollte global nicht jünger als 10 bzw. nicht älter als 60 Jahre sein. Späterhin hat Rogers (1951) diese Indikationskriterien widerrufen und vertreten, dass *jeder* Mensch von dem Hilfsangebot, wie es mit den Grundhaltungen umschrieben wird, profitieren könne. Diese Grundhaltungen seien notwendig und ausreichend, um dem stagnierten Wachstumsprozess des Klienten die Möglichkeit der Wiederherstellung zu bieten. Die Person kann dabei für die eigenen Erfahrungen wieder offen werden und das Zentrum der Bewertung des Erlebens wieder in sich selbst finden (Rogers, 1951, 139). Das psychiatrische Projekt in Wisconsin (Rogers et al., 1967) führte aber bereits zu einer Unterscheidung im Ausmaß, in welchem neurotische und schizophrene Klienten vom klientenzentrierten Haltungsangebot profitieren konnten. Für die erstgenannte Gruppe erwiesen sich Echtheit und Empathie als wesentlich für ihren spezifischen Therapiefokus: die Selbstexploration. Bei letzterer Gruppe förderten hingegen vor allem Echtheit, emotionale Wärme und Akzeptanz das Erreichen des Fokus der Beziehungsbildung.

Rogers hat in der Folge keine weiteren Differenzierungen des Therapieangebots mehr beschrieben. Auch in Gendlins Veröffentlichungen finden sich diesbezüglich keine Anhaltspunkte (Gendlin, 1961; 1967).

Im deutschen Sprachraum kommt dem sehr verdienstvollen Ehepaar Binder die Ehre zu, als erste eine differenzielle störungsspezifische Aufgliederung klientenzentrierter Therapiemodi beschrieben zu haben (Binder und Binder, 1979; 1991; Binder, 1994). In den 90er Jahren folgte dann eine ganze Reihe von weiteren Arbeiten zum Thema einer nach psychopathologischen Kriterien differenzierten Klientenzentrierten Therapie (Finke, 1994; 1999; Teusch, 1991; 1995; Speierer, 1989; 1994).

Der Autor hat 1977 erstmals das Problem des differenziellen Vorgehens in der Klientenzentrierten Therapie aufgeworfen und in der Folge in einer Reihe von Veröffentlichungen an Hand von diversen psychopathologischen Syndromen ausgearbeitet und dabei die phänomenologischen und existenziellen Aspekte der Diagnostik und der Behandlung dargestellt (Swildens, 1980; 1981; 1982; 1986; 1990a, 1990b; 1993; 1995). Die umfassende Darstellung der Prozessorientierten Gesprächspsychotherapie erschien in den Niederlanden 1988 (5. überarbeitete und erweiterte Auflage 1997) und in deutscher Übersetzung 1991.

3. Die Konzepte der Prozessorientierten Gesprächspsychotherapie

Die Prozessorientierte Gesprächspsychotherapie will keine Abspaltung der Klientenzentrierten Therapie sein, sondern eine phänomenologisch-existenzielle Ausarbeitung ihrer Therapieprinzipien und der daraus folgenden praktischen Interventionen. Die phänomenologische Erkundung und Behandlung der Syndrome und Symptome bedeutet, dass der

Therapeut ohne Vorannahmen und Vorbehalte deren innere Bedeutungszusammenhänge innerhalb der Welt des Klienten zu erfassen versucht. Dabei sollte aber den formellen strukturellen Gestalten, welche die innere Erlebenswelt jeder Person kennzeichnen, besondere Aufmerksamkeit geschenkt werden. Diese Gestalten sind:

- Das Selbstkonzept: Das Bild, das jede Person sich von sich selbst als ganzer macht.
- Die Mythe: Die Geschichte, die jede Person über ihr So-geworden-Sein erzählt und die damit ihr Selbstkonzept trägt. Selbstkonzept und Mythe sind oft nicht scharf voneinander zu trennen.
- Das Alibi: Die existenzielle Struktur des Sich-Entschuldigens, die mit dem Entwerfen von Welt und dem Erschließen von Zukunft verbunden und in jeder Erlebenswelt anzutreffen ist. Diese Gestalt ist phänomenologisch als Selbstkonzept und Mythe durchziehender Bedeutungszusammenhang zu erfassen.

Darüber hinaus sind neben diesen jeweils individuellen Strukturen auch die allgemeinen Kennzeichen der existenziellen Situation zu beachten. Diese Existenzialien bilden eine Art Koordinatensystem und sind daher mehr als Richtungen oder Orientierungen aufzufassen. Es handelt sich dabei um die Art der Zeit-Ekstase (Schwerpunkte in der Orientierung auf Vergangenheit, Gegenwart oder Zukunft) und um die Art der Orientierung auf die Mitwelt und der Orientierung auf die Leiblichkeit.

Durch die Erkundung der Lebenswelt des Klienten sowie des Stellenwerts der psychopathologischen Symptomatik in derselben bereitet sich der Therapeut auf die Behandlung vor, die ihrerseits in einer sachkundig begleiteten Selbsterforschung des Klienten besteht. Dabei wird sowohl die Person des Klienten wie auch der Therapieverlauf als Prozess aufgefasst. Wenn der Prozess, der die Person ist, stagniert, muss er wieder in Bewegung gebracht werden. Die Definition der Prozessorientierten Gesprächspsychotherapie lautet in diesem Kontext: Ermöglichen der Wiederaufnahme des Werdensprozesses, den der Klient darstellt, innerhalb seiner ihm eigenen Möglichkeiten und Beschränkungen. Dazu kommt, dass dieser Prozess innerhalb einer Beziehung, die von einem Gemeinsam-auf-dem-Weg-Sein charakterisiert ist, nicht nur ermöglicht wird, sondern auch mitgesteuert. Die gemeinsam zu wählenden Ziele dieser „Reise" haben, wie die Therapie als fortlaufende Diagnostik insgesamt, ebenfalls Prozesscharakter. Während die Hilfe-Erwartung und die Suche nach den Zielen Sache des Klienten sind, hat der Therapeut die Verantwortung für das Finden einer passenden Antwort auf die Hilfserwartung des Klienten sowie letztlich auch für den Prozesscharakter der Zielsetzungen. Darin unterscheidet sich die prozessorientierte Auffassung von der klientenzentrierten im engeren Sinne.

Das klassische Rogers'sche Beziehungsangebot von kontinuierlicher Echtheit, bedingungsloser Akzeptanz und empathischem Verstehen reicht für die große Mehrheit unserer Patienten (die wir daher auch nicht Klienten nennen) nicht aus. Die genannten Haltungen konstituieren zwar eine therapeutische Beziehung, sie sind aber im Hinblick auf die Fertigkeiten der Patienten und die Schwierigkeiten des vor ihnen liegenden Weges als nicht hinreichend zu betrachten. So sei beispielsweise darauf verwiesen, dass eine dem Klienten nur von Augenblick zu Augenblick folgende Haltung einen depressiven Patienten leicht vom Regen in die Traufe bringt, wenn der Therapeut dabei nicht den therapeutischen Prozess als Ganzes, d.h. mit seinen Eingangsphänomenen, seinen verschiedenen Phasen und seinen fortlaufenden Zielsetzungen in Rechnung stellen kann.

4. Phänomenologie des Therapieprozesses als Weg

Folgen wir also zunächst einmal dem Bild des Weges statt dem der Haltungen. Der depressive Patient befindet sich nicht auf dem Weg; er hockt verdrossen oder traurig zu Hause. Ein erstes Ziel der Therapie bezieht sich auf dieses Stocken und auf die Hilfe beim Durchbrechen desselben. Das erreicht man nicht, indem man sich neben den Hockenden setzt und ihm ein empathisch-akzeptierendes Haltungsangebot macht. Der Psychiater bringt den Patienten auf den Weg, indem er biologische Therapien einsetzt, wenn dies notwendig erscheint. Der Psychotherapeut tut solches, indem er sich mit dem Patienten zusammen auf den Weg macht. Er macht dazu vielleicht einen Vorschlag in Bezug auf eine kurze Strecke oder ein leichtes erstes Ziel. Dann wird, zögernd vielleicht, über diesen Vorschlag verhandelt und man einigt sich vorläufig über ein noch vages Ziel. Man hat sich schon zusammen in Bewegung gesetzt, indem man sich zueinander in Beziehung setzt.

Unterwegs sträubt sich der Partner und zweifelt, ob er wirklich weitermachen möchte. Das Wetter ist schlecht, der Weg ist holprig und seine Beine sind schwer wie Blei. Nach der ersten Strecke aber weiß der Patient, was es heißt, zu gehen, und er ist auch besser imstande zu beurteilen, ob er weiter gehen möchte. Nach und nach gewöhnt man sich aneinander und passt sich gegenseitig an. Es entsteht im Gehen eine Arbeitsbeziehung.

Man geht zusammen mit der Vereinbarung, sich erst zu trennen, wenn beide dies wollen und wenn zu hoffen ist, dass der Patient seinen eigenen Weg gehen kann.

Unterwegs erzählt der Patient seine Geschichte an Hand seiner Unannehmlichkeiten. Es zieht im linken Fuß und der Rücken tut ihm weh. Das hat eine Vorgeschichte, denn „ich habe eigentlich nie gut laufen können, weil mein Bruder war immer schneller und kräftiger und meine Mutter hat ihn um alles geschickt, was ich auch hätte holen können, aber eben nur langsamer." Er erklärt sein So-Sein, sein Zögern, sein Versagen aus seiner Vergangenheit. Diese phänomenologische Gestalt nennen wir die *Mythe*. Die Mythe ist die Geschichte der Person, so wie diese sie selbst wieder und wieder kreiert, erzählt und aufrecht zu erhalten versucht. Sie umfasst Daten, Entstellungen und Fälschungen, Überbetonungen des Einen und Unterbewertungen des Anderen. Sie ist keine objektive Historie, sondern subjektive persönliche Geschichtsschreibung. Im Beispiel des Wandergenossen bilden die Beschwerlichkeiten beim Gehen den Ausgangspunkt für die Neu-Erzählung der Mythe: die Geschichte der Abweisung durch die Mutter und der Rivalität mit dem Bruder.

In der Geschichte und der gesamten Haltung des Wandergenossen zeigt sich aber auch noch eine weitere Gestalt: das *Alibi*. Es ist die Gestalt, mit Hilfe derer die Person versucht, gegenwärtige und zukünftige Ansprüche und Forderungen der Existenz und der Mitwelt abzuwehren. Im Beispiel der Wanderung könnte das Alibi etwa lauten: „Ich kann nicht schnell gehen; ich kann nicht auf einem holprigen Weg gehen; ich muss bald Pause machen, denn meine Füße sind bleischwer und es schmerzt mein Kniegelenk. Wenn ich nicht diese Schmerzen hätte, dann könnte ich ja mit Ihnen gehen, aber jetzt geht das leider nicht!" Daraus resultiert vielleicht der Vorschlag, mit dem Auto zu fahren oder den Aufbruch für die nächste Etappe zu verschieben. Der Therapeut begegnet neben der Mythe und dem Alibi auch dem Widerstand und den *Mechanismen der Existenzverweigerung bzw. Wahlverhinderung*. Wenn es Behinderungen gibt, muss der Therapeut über die Bedingungen der Wanderung verhandeln. Es kann dabei um kürzere Etappen oder einen weniger holprigen, asphaltierten Weg gehen, aber die Richtung bleibt dieselbe. Es kann notwendig sein, eine Strecke mit dem Bus zu überbrücken: die Pharmakotherapie. Im weiteren Verlauf können noch andere Hindernisse auftauchen: der Therapeut ist so schweigsam oder er geht zu schnell oder zu lange in einem Stück; die Verpflegung schmeckt nicht gut oder sie reicht überhaupt nicht aus; andere Wege sehen viel besser aus oder es lockt ein Gasthaus u.a.m. Vermehrt tritt nun auf die Person des Begleiters gerichtete Kritik auf.

Ich denke, dass mit der Metapher des Weges und den damit assoziierten Bildern vor allem der Beginn des Therapieprozesses bei depressiven Personen genügend verdeutlicht werden konnte.

5. Die Phasen der Psychotherapie in der Arbeit mit Personen mit psychoneurotischen Beschwerden

Wechseln wir von der zuvor verwendeten Bildersprache zu einer abstrakteren Darstellung des psychotherapeutischen Prozesses:

a) Als erste Phase lässt sich die *Prämotivationsphase* beschreiben, eine Phase, in der noch nicht klar ist, ob der Patient die gesprächspsychotherapeutische Beziehung eingehen möchte. Dementsprechend ist in dieser Phase – nach Vereinbarungen etwa zu Zeitplan, Rahmenbedingungen und Honorar – mit Bitten und Forderungen nach aktiverer, rascher wirkender Hilfe zu rechnen. Der Patient fühlt sich von den Bedingungen der therapeutischen Beziehung überfordert und erhebt Ansprüche auf eine schnelle Behebung seiner Beschwerden, sozusagen Instantlösungen seiner Probleme. Er zeigt seine Ambivalenz gegenüber dem therapeutischen Unternehmen. Es fehlt ihm die Hoffnung, „nur" mit Gesprächen weiterzukommen.

Die Prämotivationsphase ist bei den verschiedenen Formen der Existenzverweigerung unterschiedlich zu charakterisieren: Herrscht bei der depressiven Person oft der Mangel an Hoffnung vor, so überwiegen bei ängstlichen Personen das Bedürfnis nach schneller Angstminderung und die Suche nach mehreren effektiven Helfern. Gerade bei depressiven und ängstlichen Personen dominieren schon in dieser Phase die Beschwerden: die Depression und die Angst. Bei Persönlichkeitsstörungen (s.e auch Abschnitt 6) geht es öfters darum, was der Psychotherapeut dem Patienten an persönlicher Gratifikation der mitweltlichen Bedürfnisse zu bieten hat. Adoleszente brauchen manchmal eine längere Periode des Austestens des erwachsenen Psychotherapeuten, dem sie doch recht misstrauisch begegnen.

b) In der nächsten Phase, der *Symptomphase*, wird die zentrale Position der Symptome noch stärker betont. Vom Psychotherapeuten wird dabei erwartet, dass seine Hilfe sich vor allem auf die Bekämpfung der Symptome richtet. Dieser wird aber in erster Linie versuchen dem Patienten dabei zu helfen, die übermächtigen und oft globalen Stimmungs-/ und Gefühlskomplexe zu differenzieren, damit sich allmählich die Bedeutungszusammenhänge der Symptome entfalten können. Auch die Anlässe und Ursachen z.B. der depressiven Verstimmung sollten möglichst früh einer Betrachtung unterzogen werden. Information, Beruhigung und Ermutigung, Interventionsweisen, wie sie in der Prämotivationsphase angebracht waren, treten in diesem Stadium zurück. Nunmehr kommt es auf die Kombination von beständiger Zuverlässigkeit und personaler Beteiligung bei den Klagen des Patienten an, zugleich wird der Psychotherapeut den Patienten stärkeren Anforderungen aussetzen. Obwohl eine zögernd abwartende Einstellung und eine ziemlich starke Abhängigkeit des Patienten toleriert wird, verschiebt sich die Haltung des Psychotherapeuten zunehmend dahingehend, dem Patienten mehr zuzumuten, insbesondere mehr Eigenaktivität und Selbstexploration abzuverlangen. Der Psychotherapeut lässt sich nicht mehr über längere Strecken in kreisförmige Paraphrasierungen der Klagen „einfangen", sondern versucht durch fokussierende, situationsbezogene und konkretisierende Interventionen, den Patienten dazu zu bringen, dem Ausdruck zu verleihen, was er von Augenblick zu Augenblick erlebt hat. Indem er das macht, bereitet er den Weg für die anschließende Konflikt-/ Problemphase.

c) Der Übergang von der Symptomphase in die *Konflikt-/ Problemphase* zeigt besondere Phänomene auf: Es ist so, als ob sich der Klient gegen eine größere Verantwortlichkeit sträubt und sich dagegen wehrt, indem er den Psychotherapeuten persönlich auf seine Aktivität als Helfer anspricht. Er verschärft seine Abhängigkeit von ihm und zeigt unter Umständen ein anspruchsvolles und forderndes Verhalten.

In dieser Phase werden die mehr oder weniger spezifischen hintergründigen Aspekte z.B. der Depression oder der Angststörung sichtbar. Deren Problematik hat bei depressiven Patienten fast immer mit erlittenen Verlusten oder Niederlagen, mit Enttäuschungen und Missgeschick zu tun. Die Verluste sind in Bezug auf ihre Hintergründe und ihre Bedeutungszusammenhänge oft sehr variabel. Was ist verloren gegangen? Was bedeutet dies in der Erlebniswelt dieser Person? Depressiven fehlt es oft an Selbstachtung; sie sind dadurch angewiesen auf die Bestätigung durch andere, wie wichtige Bezugspersonen, Institutionen, Gruppen oder auch durch die Verwirklichung hoher Ziele und erhabener Ideale. Hier kann der Verlust des vorbildlichen oder normierenden Vaters oder z.B. Das-sich-übergangen-Fühlen bei einer Beförderung eine deprimierende Wirkung ausüben. Es ist zu erwarten, dass in der Konfliktphase bald auch dem Psychotherapeuten ambivalent gegenübergetreten wird, denn dieser ist einerseits derjenige, der potenziell Bestätigung bieten kann, andererseits stört den Patienten diese Abhängigkeit, und er hegt demzufolge dem Psychotherapeuten gegenüber auch feindselige Gefühle.

Bei der ängstlichen Person ist die Beziehung zum Psychotherapeuten ebenfalls ambivalent, aber in einer etwas anderen Weise. Von Anfang an, also bereits in der Symptomphase, ist die Angst und die Suche nach Hilfe bei deren Bekämpfung zentral. Der Psychotherapeut wird sofort überwiegend in der Rolle des Retters bzw. Helfers gesehen. Die Ambivalenz zeigt sich zuerst u.a. darin, dass der Patient sich in seiner Suche nach Sicherheit und Geborgenheit nahezu maßlos zeigt, wie das oben schon erörtert wurde. Indem er dies tut, bestätigt er ohne Risiken seine Autonomie. Die Symptomangst (z.B. Panikattacken oder Hyperventilation) wird allmählich ersetzt und umgewandelt in die dahinter liegende Angst vor dem Unerwarteten, vor Krankheit, vor Verlusten, vor dem Tod, letztlich vor dem eigenen Kontrollverlust, der eigenen Impulsivität, Aggression und Sexualität. Der Psychotherapeut, der zuvor noch als Helfer und Retter angesehen wurde, wird mit zunehmender Ambivalenz einerseits als derjenige betrachtet, der seinen Schutz zurückziehen könnte und damit große Unsicherheit bedingen würde, andererseits als derjenige, von dem man nicht abhängig sein möchte, den man eben wegen dieser Abhängigkeit hasst.

Analoge Überlegungen ließen sich bei Somatisierungsstörungen, Dissoziationsstörungen, Essstörungen und Suchtkrankheiten anstellen: Personen mit Somatisierungsstörungen beispielsweise sind anfangs in ihren Erwartungen und Hoffnungen im Rahmen ihrer eigenen Krankheitshypothese auf die Unterstützung hinsichtlich ihrer körperlichen Symptome orientiert. Wenn es gelingt einen Prozess der Selbstexploration anzuregen, wird sich auch hier die Ambivalenz dem Psychotherapeuten gegenüber verstärken. Die Abhängigkeit vom überlegen Interpreten seiner somatischen Beschwerden verursacht dem Patienten Ärger.

Selbstverständlich haben diese und andere Symptome bei psychoneurotischen Beschwerden nicht nur eine mehrschichtige Bedeutung in Hinblick auf die Beziehung zu den Beschwerden und zum Psychotherapeuten als Person, sondern öfter auch weiter zurückreichende Wurzeln im Kindesalter. In der Hilfe, die das Kind früher brauchte, und im Bestreben, sich von den Eltern zu lösen und selbstständig zu werden, werden für die spätere Entwicklung wichtige und vitale Entwicklungsprozesse vorgezeichnet. Diese oft deutlichen Zusammenhänge sind im Rahmen einer Gesprächspsychotherapie nicht immer ausführlich zu besprechen. Wie bei der klassischen Klientenzentrierten Psychotherapie geht es bei der Prozessorientierten Gesprächspsychotherapie vor allem um das aktuell erlebbare Geschehen, wozu implizit aktualisierte Anteile aus der Vergangenheit gehören. Sogenannte Kindheitserfahrungen sind aber öfters (nur) kognitive, aus zweiter

Hand übernommene, erlebnisarme Teile der Mythe, worüber man bequem diskutieren, den Klienten aber nicht in Bewegung setzen kann. Wenn es aber nützlich erscheint, die Matrixfunktion der frühesten mythischen „Erfahrungen" als Eintrittspforte zum Therapieprozess zu verwenden, dann ist das natürlich auch möglich und angebracht. Der experienzielle Wert der Worte ist für die Beurteilung dieser Frage entscheidend.

d) Bei einer Minderzahl von Patienten beobachten wir insbesondere nach der Problem-/ Konfliktphase, aber wohl auch an anderen Stellen im Therapieverlauf eine Art „Übersetzung" ihrer Probleme, manchmal sogar ihrer Eingangsbeschwerden, in Form einer Sprache, die zu einer anderen Ebene gehört. Angst tritt dann als Angst vor Freiheit und vor Verantwortung hervor, als Angst, Schuld und Verzweiflung über die Endlichkeit und Unzulänglichkeit des Daseins. Depression wird zur Leere und Einsamkeit. Diese *existenzielle Phase*, in der sich eine existenzielle Problematik offenbart, sollte in unserem Bezugsrahmen ernst genommen werden und also durchgearbeitet werden. Der Gesprächspsychotherapeut sollte dabei aber die Expertenposition nicht verlassen und jederzeit in der Lage sein, die Rückübersetzung auf die psychologische Ebene zu vollziehen, wo sich diese als notwendig erweist, z.B. dann, wenn der Erlebnisgehalt abnimmt und das Gespräch in eine spröde Diskussion und eine theatralische Selbstdarstellung ausartet.

Gerade bei den Übergängen von einer Phase in die nächste zeigt sich öfter diese Unsicherheit in Bezug auf die Aufgaben des Patienten („ich weiß das nicht"; „ich kann das nicht"; „ich wüßte nicht, wie ich da weiterkomme"; „mir fehlen die Ressourcen, die Möglichkeiten, die Kraft"). Erst nachdem derartige Abhängigkeitsäußerungen z.B. mittels Konfrontation, Beziehungsklaren und Ermutigung überwunden sind, ist der Weg frei für eine Einwärtsbewegung, in der der Patient seine Erlebniswelt selbst untersucht, in Hinblick auf Bedeutungen, Unterschiede, Blockaden sowie Zusammenhänge zwischen seinen Beschwerden und seiner Problematik. Auswärts-/und Einwärtsbewegungen kennzeichnen vor allem die Übergänge zwischen den einzelnen Phasen. Darauf ist zu achten. Bei der Einwärtsbewegung wird der Psychotherapeut dem Patienten bei dessen Bemühungen um Selbsterhellung durch empathische, fokussierende, aktualisierende und evozierende Interventionen helfen müssen.

Hier ist auch die richtige Stelle, auf weitere Kennzeichen der Prozessorientierten Gesprächspsychotherapie hinzuweisen: Der Psychotherapeut erfährt sich als verantwortlich für den Verlauf des Prozesses; er „macht" nicht den Prozess, aber er überwacht dessen Struktur und zielt mit seinen

Interventionen auf einen möglichst fließenden Prozessverlauf, individuell auf den jeweiligen Patienten, dessen Erlebniswelt, die spezifische Stockung des Prozesses und die Symptomatik abgestimmt.

6. Die Phasen der Psychotherapie in der Arbeit mit Personen mit Persönlichkeitsstörungen

Während bei Personen mit psychoneurotischen Syndromen mit erlebter oder zumindest erlebbarer Inkongruenz zwischen Selbstkonzept und organismischer Erfahrung der innere Unfrieden die Therapiemotivation bewirkt, ist bei der Gruppe der Personen mit Persönlichkeitsstörungen mehr die Rede von wiederholten externen Konflikten. Diese Personen erleben meistens keinen inneren Konflikt. Ihr anstößiges, fremdes, starres und sozial unpassendes Benehmen empfinden sie als nicht abweichend von der eigenen Norm, sondern als zur eigenen Persönlichkeit gehörend, somit als „ego-synton". Die Schwierigkeiten, die sich dadurch ergeben, erfährt das Individuum als durch eine Serie von Inkompatibilitäten verursacht, wofür es selbst keine Verantwortung trägt oder zu tragen gewillt ist bzw. auch nicht in der Lage ist, eine solche zu übernehmen. Das bedeutet, dass die Abwehr überwiegend einen externalisierenden Charakter hat: Die Anderen, die Außenwelt, werden kritisiert, angefeindet, verachtet und verteufelt. Der Patient kommt des öfteren gar nicht aufgrund eigener Initiative in die Psychotherapie, sondern er wird zumeist von Bezugspersonen oder auch von Behörden dazu veranlasst, Hilfe zu suchen. Die Motivationslage ist somit völlig verschieden von jener psychoneurotischer Patienten. Die persönlichkeitsgestörte Person sucht nicht Hilfe bei der Selbstexploration, sondern bei der Lösung und Verhütung externer Konflikte. Das wird verständlich, wenn man auf die Entwicklungsphase schaut, in welcher die Störung entstanden ist bzw. in welcher eine schon vorhandene Anlagestörung aktiviert worden ist. Es handelt sich bei dieser Gruppe wohl immer um eine primäre Inkongruenz (Swildens, 1993). Das ist auch der Fall bei den psychoneurotischen Störungen, die sich aber von den Persönlichkeitsstörungen unterscheiden, indem bei der erstgenannten Gruppe die Inkongruenz sich in jenen Kindheitsjahren entwickelt hat, in denen sich ein tragfähiges und konsistentes Selbst bereits zuvor gebildet hat, also ca. zwischen dem dritten und sechsten Lebensjahr. Bei den Persönlichkeitsstörungen hingegen sind vielmehr die ersten Lebensjahre kritisch zu betrachten und hier spielt der Mangel an Anerkennung, vor allem seitens der Mutter, die Hauptrolle (vgl. dazu die entwicklungspsychologischen Betrachtungen von Biermann-Ratjen, 1993; siehe auch ihren Beitrag im vorliegenden Buch). In den ersten drei Jahren ist der auf Erhaltung und Bestätigung orientierte Anteil der Aktualisierungstendenz der relativ wichtigere, während in den darauffolgenden Jahren die Selbstaktualisierung im Sinne der Suche nach einer sich entwickelnden und differenzierenden eigenen Identität und Eigenständigkeit im Vordergrund steht. Wenn in den ersten Jahren die Entwicklung eines tragfähigen und prozesshaft funktionierenden Selbstkonzepts nicht gelingt oder wenn diese Möglichkeit der Person später im Leben z.B. aufgrund einer ernsthaften Traumatisierung abhanden kommt, dann ist das Individuum dauernd verletzbar. Es verhält sich dann auch entsprechend dieser Verletzlichkeit und versucht in erster Linie zu „überleben".

Was für die grundlegende Entwicklung des Selbst gilt, gilt auch für die Entwicklung der Empathiefähigkeit. Gemeinsames Kennzeichen der Persönlichkeitsstörungen ist eine mangelhafte Empathieentwicklung. Der wertvolle Beitrag von U. Binder (1994) hat uns klar gemacht, dass Empathie zwar als menschliche Möglichkeit vorgegeben und angeboren ist, dass diese Möglichkeit sich aber, ähnlich wie die menschliche Sprache, auch entwickeln muss und dass es dazu Andere, also Bezugspersonen, braucht. Eine aufgrund der in den ersten drei Lebensjahren erlebten Beziehungen mangelhaft entwickelte oder fehlende Empathie aber erschwert später die Psychotherapie.

Es würde in diesem Kontext zu weit führen, das Thema der Persönlichkeitsstörungen in extenso zu behandeln (vgl. dazu Swildens, 1996). Unser Thema ist die prozessorientierte Gesprächspsychotherapie. Es sollte aber ersichtlich geworden sein, dass man bei dieser Klientengruppe ein ganz anderes Hilfsangebot machen muss, wenn Gesprächspsychotherapie als Mittel der Wahl herangezogen wird. Zunächst zur Frage der Motivation: Die anfängliche Hilfserwartung („Hilf mir in meinen Beziehungen zur Mitwelt, zu den Anderen") ist ernst zu nehmen, ebenso wie man die Art und Weise, in der ein Patient mit dieser oder jener Konstellation von abnormen Persönlichkeitszügen seine Hilfesuche präsentiert, nicht zurückweisen kann. Der narzisstische Patient zum Beispiel bittet um Hilfe bei der Vervollkommnung seiner Verteidigung gegen die Außenwelt, aber er tut das unter seinen Bedingungen, namentlich unter der Bedingung, dass der Helfer, so wie alle anderen, ihn bewundert. Seine basale Unsicherheit und sein schwaches Selbst lässt er überhaupt nicht zum Zug kommen, wenn nicht zuerst und zuletzt die Bewunderung überwiegt. Der Klientenzentrierte Psychotherapeut, der davon ausgeht, eine Person mit einer depressiven Neurose zu behandeln, während es sich aber um eine narzisstische Persönlichkeit handelt, – eine häufig vorkommende Komorbidität – wird sich enttäuscht fragen, was er denn falsch gemacht habe. Er hat es hier nämlich nicht mit einem neurotischen Klienten zu tun, der erfahren oder verstehen will, was bei *ihm* schief läuft, sondern mit einem Klienten, der primär nicht an Selbstexploration interessiert ist. Zwar hat ein Teil der persönlichkeitsgestörten Patienten einige beschränkte Möglichkeiten dazu, das allgemeine Kennzeichen dieser Gruppe ist aber, dass sie neben einer spezifischen Abwehr aufgrund ihres am Überleben orientierten Umganges mit ihrer Welt, ihres Mangels an Empathie und ihres ego-syntonen Erlebens ihrer Eigenart nicht zur Selbstexploration gelangen können.

Indizien für die primäre Anwesenheit von selbstexplorativen Möglichkeiten beim einzelnen Patienten sind nicht in erster Linie der DSM bzw. ICD-Kategorisierung zu entlehnen, sondern der inneren Dynamik der individuellen Person, das heißt, der Weise, in der diese ihre Welt strukturiert. Dabei ist zu achten auf:

1. den Anteil an Überlebensstrategie im Umgang mit sich selbst und mit der Welt,
2. die Art der Abwehr als defensiver Umgang mit sich selbst und der Welt und
3. den Anteil der gesunden Person, ihrer Möglichkeiten zur Selbstreflexion und zur Zügelung ihrer externalisierenden Abwehr, z.B. der Möglichkeit der Person, einen Teil ihrer sozialen Befriedigung doch aus der Anteilnahme an anderen und der Zusammenarbeit mit anderen beziehen zu können.

Die Prozessorientierte Gesprächspsychotherapie bei Persönlichkeitsstörungen unterscheidet sich demnach von der Arbeit mit psychoneurotischen Patienten, bei denen eine typische phasische Entwicklung zu beachten ist, wie sie weiter oben beschrieben wurde. Es kommt zu diesen Phasen innerhalb des psychotherapeutischen Prozesses, wenn dieser angetrieben und motiviert vom Wunsch ist, sich – als Ausdruck der Selbstaktualisierungstendenz – selbst zu explorieren. Bei den Persönlichkeitsstörungen aber dominiert die Tendenz zur Selbstbehauptung bzw. Selbsterhaltung und nicht die Selbstentfaltungstendenz. Das aber hat Konsequenzen für die Therapiemotivation: Nicht Inkongruenz im klassischen Sinn treibt hier die Therapie an, sondern die mit der externen Problemzuschreibung zusammenhängende interpersonale Konflikthaftigkeit. Demzufolge werden andere Helfer gesucht, nicht der die Selbstexploration fördernde Prozessbegleiter, sondern ein einerseits praktisch Helfender und andererseits die innere Problematisierung anregender und schürender Helfer. Dazu muss sich zunächst eine vertrauensvolle Beziehung entwickelt haben, bevor dieser die innere Problematik ansprechen und ein nach innen gelenktes Vorgehen einführen kann. Das bedeutet, dass die erste – oft länger dauernde – Phase der Therapie durch eine „Strategie" des Einander-gegenseitig-Kennen- und Vertrauen-Lernens gekennzeichnet ist. Dabei sind die aktuelle Problematik des Patienten und sein Ärger darüber der inhaltliche Ausgangspunkt. Dieser Fokus unterscheidet sich also wesentlich von der Prämotivationsphase bei psychoneurotischen Patienten, wo Ermutigung zur Selbstexploration im Vordergrund steht.

Die völlig andere Motivationslage bei persönlichkeitsgestörten Patienten hat für einen prozessorientierten Therapeuten weitere Konsequenzen für die Behandlung: Auch wenn in späteren Phasen das Verhalten des Patienten in gewissem Ausmaß anzusprechen sein wird, bleibt dies doch auf die Ebene der praktischen Auswirkungen beschränkt, z.B. auf die unerwünschte Wahrnehmung der eigenen Person durch Andere. Die persönlich erzählte Lebensgeschichte des Patienten, seine Mythe, ist oft eine Aufzählung von Traumen und dramatischen äußeren Ereignissen, wovon der Patient annimmt, dass dies von ihm erwartet wird. Aufsehenerregende Ereignisse werden aber als eine unverbindliche Serie von Erzählungen dargeboten, die nicht zur näheren erlebnismäßigen Erkundung einladen. Das Überlebensmuster ist vorwiegend auf die Gegenwart orientiert. Die mitweltlichen Beziehungen sind durch starre und andere Personen in eine für den Patienten nützliche Position zwingende Verhaltensweisen charakterisiert. Dies gilt sowohl für die therapeutische Beziehung wie auch für die extratherapeutischen Beziehungen. Wenn sich ein Hilfewunsch manifestiert, dann ist dies ein auf praktische interaktionelle Hilfe ausgerichteter Wunsch, mit dem möglicherweise auch der Wunsch nach Hilfe beim Begreifen und Verstehen der Konflikthaftigkeit der Beziehungen des Patienten verbunden ist. Nur wenn letzteres in eine tendenziell explorative Haltung und in eine Beschäftigung und Auseinandersetzung mit den eigenen Anteilen an den Verwicklungen mündet, dann sind auch andere als stützende und Sicherheit bietende Interventionen angebracht: Beziehungsklären, Selbsteinbringung, Konfrontationen und Interpretationen treten als Hilfe bei der Selbstexploration in den Vordergrund.

Bei der Behandlung von Personen mit einer Persönlichkeitsstörung ist es weiters wichtig, sich immer auch an der „gesunden Person" zu orientieren bzw. sich an diese zu wenden, die trotz aller Pathologie der Ansprechpartner bleibt: Wenn wir den anderen – uns doch verwandten – Menschen nicht mehr hören und sehen können, dann ist ein differenzielles und prozessorientiertes Vorgehen nur mehr bloße Strategie, die das Wesen und den Kern der Personzentrierten Psychotherapie verfehlt.

Diese praktische wie grundlegend philosophische, nämlich existenziell-humanistische Perspektive ändert nichts an der Schwierigkeit der Aufgabe, den Klienten als Adressaten innerhalb des u.a. von Widerstand und Abwehr geprägten Gewebes, das zu seiner Abschirmung und zu seinem Schutz dient, auch zu finden. Die Abwehrhaltung ist bei Persönlichkeitsgestörten eine auf Überleben abzielende, was in einer anderen Terminologie als „primitive Abwehr" bezeichnet wird. Diese externalisierende Abwehr ist teilweise so vordergründig und aufdringlich, dass man sie unmittelbar ernstnehmen und daran arbeiten muss, entweder indem man sie unbeschadet lässt und den Konflikt meidet oder indem man sie gezielt zu ändern versucht. Letzteres bedeutet ein Behandlungsangebot, das auf Vergrößerung und Vertiefung der Aufmerksamkeit des Patienten auf seine externalisierende und spaltende Abwehr sowie auf die Bearbeitung der Probleme, die sich daraus ergeben, abzielt.

Fassen wir zusammen: Bei der Behandlung von Patienten mit einer Persönlichkeitsstörung unterscheiden wir ganz andere Therapiephasen als bei psychoneurotischen Personen. Es geht demnach nicht primär um Selbstexploration des Klienten im Rahmen der Selbstaktualisierung, sondern um einen Prozess der Problematisierung seines interaktionellen Verhaltens als eines ersten Schrittes in Richtung Veränderung. Das Gelingen dieser Problemzuschreibung hängt u.a. von der Sicherheit ab, die der Patient in der Beziehung zum Psychotherapeuten erfährt; sie muss erst in einer längeren Eingangsphase aufgebaut werden, in der ein „mütterliches" Therapieangebot angemessen ist. Damit ist ein stützendes und strukturierendes Therapieangebot gemeint, das die Kommunikation von positiver Hinwendung und Akzeptanz, Nähe bei gleichzeitig hinreichender Distanz, Respekt und sorgfältig dosierte Wärme einschließt. Wohlwollendes Entgegenkommen nennt dies Sachse (1997). Damit eine gute Arbeitsbeziehung aufgebaut wird, ist Zeit und ein stabiles, engagiert kognitives, dabei auch praktisch hilfreiches Beziehungsangebot von Seiten des Psychotherapeuten erforderlich.

Erst wenn sich eine tragfähige und stabile Arbeitsbeziehung etabliert hat, können andere Ziele angestrebt werden: Dann sollte auch die Überlebensstrategie des Patienten und ihr Nutzen problematisiert werden. Weiters sollte auch die externalisierende und spaltende Abwehr durch Fragen, kognitive Interpretationen und Konfrontationen angeschnitten werden. Auch Selbsteinbringung ist unter Umständen eine passende Intervention. Beide, Patient und Psychotherapeut, haben in die Beziehung investiert, aber wie steht es um die Ergebnisse? Wie verhalten sich die Strukturen des zwischen Selbstentwürdigung und Grandiosität wechselnden Selbstbildes zu den Erfahrungen in der therapeutischen

Beziehung? Hier stellt Beziehungsklären eine notwendige Interventionskategorie dar.

Es mag bei einem Vergleich der Behandlung von Psychoneurosen und Persönlichkeitsstörungen auffallen, dass nicht die Interventionstypen unterschiedlich sind, sondern vielmehr die Strategien variieren. Prozessorientierte Psychotherapie bedeutet in diesem Kontext, dass sowohl die Prozessmerkmale der Störung als auch die angestrebten Behandlungsziele und die herbeigewünschten spezifischen Änderungen den Prozessgang mitbestimmen, indem sie das Handeln des Therapeuten beeinflussen.

7. Schlussbetrachtung

Der prozessorientierte Ansatz wurde in den 70er Jahren vorgestellt und hat sich in den 80er und 90er Jahren verbreitet. Er zielt innerhalb der Klienten- Personzentrierten (Gesprächs-) Psychotherapie auf ein differentielles Therapieangebot, aufgeschlüsselt nach psychopathologischen und psychologischen Kategorien sowie nach situativen und kontextuellen Gegebenheiten, dabei immer orientiert an der Optimierung der therapeutischen Beziehung als eigener Prozess und an der Wiederherstellung des (Entwicklungs-) Prozesses, der der Patient selbst ist.

Es erscheint nützlich, zwischen einer Orientierung an der Psychopathologie und einer Differenzierung entlang psychologischer Kriterien zu unterscheiden (vgl. dazu auch das Kapitel von Jobst Finke über störungsspezifische Überlegungen und Ausrichtungen im vorliegenden Buch):

a) Bei der erstgenannten Gruppe sind neben meiner eigenen Arbeit vor allem die sehr verwandten Auffassungen von Finke (z.B. 1994; 1999) zu erwähnen. Weiters befasste sich auch Speierer (1994) auf der Basis seines Differenziellen Inkongruenz-Modells (DIM) mit der Diversität der Psychopathologie und den Implikationen für die Gesprächspsychotherapie. Teusch (1991; 1994) bzw. Teusch und Finke (1995) sowie Finke und Teusch (1999) empfehlen eine Differenzierung unter Einbezug von verhaltenstherapeutischen Interventionen und Strategien; in diesem Zusammenhang steht auch die Entwicklung und Anwendung von Manualen für die gesprächspsychotherapeutische Behandlung von Angststörungen und Depressionen.

b) Von psychologischer Seite sind die Arbeit von Tscheulin und jene von Sachse zu nennen. Tscheulin macht dabei den Unterschied zwischen objektiver und subjektiver Selbstaufmerksamkeit zum Hauptkriterium seiner Differenzierung und schreibt der Technik des Konfrontierens bei Klienten, die sich selbst nicht zum Gegenstand der Reflexion machen können, eine wichtige Funktion zu (1983; 1992). Sachse betont die Unterschiede hinsichtlich der Bearbeitungsebene des Patienten und darauf bezogen die differentiellen zielorientierten Bearbeitungsangebote des Psychotherapeuten an den Klienten (vgl. dazu Rainer Sachses Beitrag in der voliegenden Publikation). Es ist zu befürchten, dass vor allem die therapeutischen Konsequenzen, die Sachse (1989; 1997; 1999) zieht, ihn mehr oder weniger von der Hauptströmung der Personzentrierten (Gesprächs-) Psychotherapie entfremden, in erster Linie weil die gegenseitige Erkennbarkeit in der Praxis, z.B. in den Interventionen, abnimmt.

Das Bestreben, die Klienten- Personzentrierte Psychotherapie dem Wesen nach zu bewahren, zugleich das Paradigma unter Berücksichtigung einer phänomenologischen und existenziellen Sichtweise um entwicklungspsychologische und differenziell-therapietheoretische Zusammenhänge zu erweitern, liegt auch dem von mir vertretenen prozessorientierten Ansatz am Herzen. Die Eigenheit dieses Ansatzes kann am besten verstanden werden als ein Verfahren, das auf philosophischen, nämlich insbesondere phänomenologisch-existenziellen Grundlagen, und auf den fachtheoretischen, von Rogers und Mitarbeitern entwickelten klientenzentrierten Konzepten beruht und sich in der Praxis an den spezifischen Problem- und Schweregraden der verschiedenen psychopathologischen Kategorien orientiert. Den speziellen Beschränkungen der Klienten Rechnung tragend, übernimmt der Prozessorientierte Gesprächspsychotherapeut Verantwortung für den Verlauf des therapeutischen Prozesses.

Der experienzielle (erlebnismäßige) Gehalt ist in dieser Variante einer klienten-/ personzentrierten Auffassung von großer Bedeutung, zumal eine Erzählung auf faktischer und rationaler Ebene und ohne persönliche Erlebnisqualität nur einen beschränkten und manchmal gar keinen Wert für den Fortgang der Therapie hat. Das Augenmerk auf das gefühlsmäßige Erleben zu richten, heißt, dass wir auf die Unebenheiten und Wellen im Gespräch achten und genau registrieren, wann diese auftreten. Die Vertreter der „process-experiential" oder auch „emotionally focused" Strömung nennen diese Phänomene „markers" (vgl. dazu den Beitrag von Richard van Balen im vorliegenden Band). Wenn wir bemerken, dass diese unterbleiben, werden wir den Patienten u.a. durch fokussierende Interventionen auffordern, persönlich zu erfahren, was es zu erfahren gibt. Aber anders als beim „process-experiential" Verfahren nach Greenberg und Paivio (1997) geht es uns nicht nur um das Ansprechen von emotionalen Schemata; der Sonderraum der Therapiestunde erleichtert und fördert die Äußerung von persönlichen Gefühlen und Motiven, aber diese außergewöhnliche Möglichkeit umfasst mehr als das Eilen von Emotion zu Emotion. Das komplizierte interpersonale Netzwerk verdichtet und vertieft sich schwankend, die Vergangenheit aktualisiert sich in unterschiedlichem und wechselndem Maße, die Zukunft meldet sich: Bedeutungsstrukturen, Gefühle, Motive und Kognitionen präsentieren sich in der Gegenwart im Rahmen eines erst zu verstehenden Entwicklungsganges, dessen Richtung von der Stagnation zur Bewegung und Strömung weist. In allen genannten Äußerungen vermittelt und artikuliert sich die Erlebniswelt des Patienten: dieser zu folgen, sie in ihrem Entwicklungsprozess zu klären und in ihrem Verlauf fruchtbar zu machen, erfordert Zeit und Aufmerksamkeit für das ganze Gefüge.

Literatur

Bastine R (1974) Ansätze zur Formulierung von Interventionsstrategien in der Psychotherapie. In: Jankowski P, Tscheulin D, Fietkau H-J und Mann F (Hg), Klientenzentrierte Psychotherapie heute. Göttingen, Hogrefe, 193–207

Biermann-Ratjen E-M (1993) Das Modell der psychischen Entwicklung im Rahmen des klientenzentrierten Konzeptes. In: Eckert J, Höger D und Linster H (Hg), Die Entwicklung der Person und ihre Störung. Bd. 1. Entwurf einer ätiologisch orientierten Krankheitslehre im Rahmen des klientenzentrierten Konzeptes. Köln, GwG, 77–87

Binder U (1994) Empathieentwicklung und Pathogenese in der klientenzentrierten Psychotherapie. Eschborn, Klotz

Binder U und Binder H (1979) Klientenzentrierte Psychotherapie bei schweren psychischen Störungen. Frankfurt/M., Fachbuchhandlung für Psychologie

Binder U und Binder H (1991) Studien zu einer störungsspezifischen klientenzentrierten Psychotherapie. Schizophrene Ordnung – Psychosomatisches Erleben – Depressives Leiden. Eschborn, Klotz

Finke J (1994) Empathie und Interaktion. Stuttgart, Thieme

Finke J (1999) Beziehung und Intervention. Stuttgart, Thieme

Finke J und Teusch L (1999) Psychotherapiemanual: Entwurf zu einer manualgeleiteten Gesprächspsychotherapie der Depression. Psychotherapeut 44: 101–107

Greenberg LS and Paivio SC (1997) Working with emotions in psychotherapy. New York, The Guilford Press

Gendlin ET (1961) Initiating psychotherapy with 'unmotivated' patients. Psychiatric Quarterly 35: 134–139

Gendlin ET (1967) Therapeutic procedures in dealing with schizophrenics. In: Rogers CR, Gendlin ET, Kiesler DJ and Truax CB (eds), The therapeutic

relationship and its impact. A study of psychotherapy with schizophrenics. Madison, University of Wisconsin Press, 369–399
Rogers CR [1942] (1972) Die nicht-direktive Beratung. München, Kindler
Rogers CR (1951) Client-centered therapy. Boston, Houghton Mifflin (dt.: Die klient-bezogene Gesprächstherapie. München, Kindler, 1973; ab 1983: Die klientenzentrierte Gesprächspsychotherapie. Frankfurt/M., Fischer)
Rogers CR [1957] (1991) Die notwendigen und hinreichenden Bedingungen für Persönlichkeitsentwicklung durch Psychotherapie. In: Rogers CR und Schmid PF, Person–zentriert. Grundlagen von Theorie und Praxis. Mainz, Grünewald, 165–184
Rogers CR, Gendlin ET, Kiesler DJ and Truax CB (eds) (1967) The therapeutic relationship and its impact. A study of psychotherapy with schizophrenics. Madison, University of Wisconsin Press
Sachse R (1987) Funktion und Gestaltung der therapeutischen Beziehung in der klientenzentrierten Psychotherapie bei interaktionellen Zielen und Interaktionsproblemen des Klienten. Zeitschrift für klinische Psychologie, Psychopathologie und Psychotherapie 35: 219–230
Sachse R (1989) Zur allgemeinpsychologischen Fundierung von klientenzentrierter Therapie: Die Theorien zur „konzeptgesteuerten Informationsverarbeitung" und ihre Bedeutung für den Verstehensprozess. In: Sachse R und Howe J (Hg), Zur Zukunft der klientenzentrierten Psychotherapie. Heidelberg, Asanger, 76–101
Sachse R (1992) Zielorientierte Gesprächspsychotherapie: Eine grundlegende Neukonzeption. Göttingen, Hogrefe
Sachse R (1997) Persönlichkeitsstörungen: Psychotherapie dysfunktionaler Interaktionsstile. Göttingen, Hogrefe
Sachse R (1999) Lehrbuch der Gesprächspsychotherapie. Göttingen, Hogrefe
Speierer G-W (1989) Die Krankheitslehre der klientenzentrierten Psychotherapie (Gesprächspsychotherapie/GPT). In: Sachse R und Howe J (Hg), Zur Zukunft der klientenzentrierten Psychotherapie. Heidelberg, Asanger, 37–53
Speierer G-W (1994) Das Differentielle Inkongruenzmodell. Handbuch der Gesprächspsychotherapie als Inkongruenzbehandlung. Heidelberg, Asanger
Swildens H (1977) Controversen binnen de Rogeriaanse therapie: de therapeutische relatie. Tijdschrift voor Psychotherapie 3, 6: 249–252
Swildens H (1980) De hulpverwachting in de therapeutische relatie binnen de gesprekstherapie volgens Rogers: een terreinverkenning. Tijdschrift voor Psychotherapie 6, 2: 67–73
Swildens H (1981) De hulpverwachting in de therapeutische relatie II: Verkenningen in grensland. Tijdschrift voor Psychotherapie 7, 1: 15–23
Swildens H (1982) De hulpverwachting in de therapeutische relatie III: De profundis clamavi. Tijdschrift voor Psychotherapie 8, 1: 18–27
Swildens H (1986) Over psychopathologie en haar belang voor de client-centered psychotherapie. In: van Balen R, Leijssen M & Lietaer G (red) Droom en werkelijkheid in de client-centered psychotherapie. Leuven/Amersfoort, Acco, 65–87
Swildens H [1988] (1991) Prozeßorientierte Gesprächspsychotherapie. Köln, GwG

Swildens H (1990a) Client-centered psychotherapy for patients with borderline symptoms. In: Lietaer G, Rombauts J and van Balen R (eds), Client-centered and experiential psychotherapy in the nineties. Leuven, University Press, 623–635

Swildens H (1990b) Über die gesprächspsychotherapeutische Behandlung der depressiven Neurosen. In: Meyer-Cording G und Speierer G-W (Hg), Gesundheit und Krankheit. Theorie und Praxis der klientenzentrierten Gesprächspsychotherapie heute. Köln, GwG, 183–198

Swildens H (1993) Die psychogenen Erkrankungen. In: Eckert J, Höger D und Linster H (Hg), Die Entwicklung der Person und ihre Störung. Bd. 1. Entwurf einer ätiologisch orientierten Krankheitslehre im Rahmen des klientenzentrierten Konzeptes. Köln, GwG, 89–97

Swildens H (1995) Gesprekstherapie bij angststoornissen. In: Lietaer G and van Kalmthout M (red) Praktijkboek gesprekstherapie. Utrecht, de Tijdstroom, 207–220

Swildens (1996) Client-centered psychotherapy in personality disorders. In: Esser U, Pabst H and Speierer G-W (eds), The power of the person-centered approach. Köln, GwG, 205–213

Teusch L (1991) Praxis der Gesprächspsychotherapie bei Neurosen, psychosomatischen Erkrankungen und in der psychosomatischen Grundversorgung. In: Finke J und Teusch L (Hg), Gesprächspsychotherapie bei Neurosen und psychosomatischen Erkrankungen. Heidelberg, Asanger, 125–139

Teusch L (1994) Gesprächspsychotherapie bei schizophrenen Störungen. In: Teusch L, Finke J und Gastpar M (Hg), Gesprächspsychotherapie bei schweren psychiatrischen Störungen. Neue Konzepte und Anwendungsfelder. Heidelberg, Asanger, 90–99

Teusch L (1995) Gesprächspsychotherapie in Kombination mit verhaltenstherapeutischer Reizkonfrontation bei Panikstörung mit Agoraphobie: Grundlagen und klinisch-experimentelle Überprüfung. Habilitationsschrift an der medizinischen Fakultät der Universität Essen.

Teusch L und Finke J (1995) Die Grundlagen eines Manuals für die gesprächspsychotherapeutische Behandlung bei Panik und Agoraphobie. Psychotherapeut 40: 88–95

Tscheulin D (1983) (Hg) Beziehung und Technik in der klientenzentrierten Therapie. Zur Diskussion um eine Differentielle Gesprächspsychotherapie. Weinheim, Beltz

Tscheulin D (1992) Wirkfaktoren psychotherapeutischer Intervention. Göttingen, Hogrefe

C

Experiencing

Die Entwicklung des Experienziellen Ansatzes[1]

Richard Van Balen

In diesem Artikel wird zunächst die Experienzielle Psychotherapie in ihrer genuinen Entwicklung aus dem Klientenzentrierten Ansatz heraus dargestellt. Die frühe Relativierung von psychotherapeutischen Techniken sowie die Entwicklung eines prozessualen Verständnisses von Psychotherapie durch Rogers werden dabei als Vorbedingung für das „zweispurige" Vorgehen im Experienziellen Ansatz gesehen. Neben der Bedeutung der Grundhaltungen wird hier den Experiencingprozessen und ihrer Abhängigkeit von zwischenmenschlicher Interaktion besondere Aufmerksamkeit gewidmet. Gendlins diesbezügliches „Interaktion-zuerst"-Konzept wird u.a. durch Erkenntnisse der phänomenologischen Philosophie und des Existenzialismus begründet. Im Anschluss daran wird die historische Entwicklung des Prozessexperienziellen Ansatzes skizziert. Die für diesen Ansatz repräsentative Sichtweise von Greenberg wird durch die Aspekte der kognitiv-emotionalen Informationsverarbeitung, des „processing" emotional-kognitiver Schemata und der co-konstruktiven Wirksamkeit des Bewusstseins charakterisiert. Mit der Darstellung einiger Unterschiede sowie einiger gemeinsamer Anliegen in den Konzepten von Gendlin und Greenberg wird die Schilderung des Experienziellen Ansatzes abschließend zusammengefasst.

1. Einleitung: Von „reflection of feelings" zur Experienziellen Psychotherapie

Im Sammelband „New directions in client-centered therapy" (Hart und Tomlinson, 1970) setzt Hart (1970, 4) den Übergang der Klientenzentrierten Psychotherapie von einer „reflective therapy" (gekennzeichnet durch: „reflection of feelings") in eine „experiential psychotherapy" (gekennzeichnet durch: „wide range of behaviors to express basic attitudes"; „focus on the client's experiencing"; „expression of the therapist's experiencing") im Jahr 1957 an. Das war exakt das Jahr, in dem Rogers seinen

---

[1] Übersetzung der niederländischen Originalfassung durch Elisabeth Zinschitz

grundlegenden Artikel „The necessary and sufficient conditions of therapeutic personality change" veröffentlicht hat. Rogers betonte darin die absolute Priorität der drei allgemein bekannten Grundhaltungen des Therapeuten. Keine einzige Technik, auch nicht „reflection of feelings" (ebd., 102), wurde für derartig wesentlich gehalten. Jede Technik verdankte ihren fördernden bzw. hinderlichen Charakter dem Ausmaß, in dem sie ein passendes bzw. hinderndes Kommunikationsmittel für diese Grundhaltungen darstellte. Rogers wollte demnach in erster Linie einer zu starken Bedeutung von Techniken entgegenwirken und dafür das volle Gewicht auf die persönliche Einstellung des Therapeuten legen; er vertraute darauf, dass ein Therapeut, dem es gelang, sein eigenes Beziehungsangebot von Echtheit, bedingungsloser Wertschätzung und Empathie inspirieren zu lassen, eben aufgrund dieser Einstellung gleich auch die besten Voraussetzungen haben würde, um – in der konkreten Situation und aufgrund seines persönlichen Stils – die passende Form der Umsetzung zu finden.[2]

Auf den ersten Blick erscheint es vielleicht ziemlich paradox, wenn genau dieser Beitrag als Beginn einer Periode angegeben wird, die plötzlich einer viel breiteren Skala von Interventionsformen innerhalb des Klientenzentrierten Ansatzes Raum gibt. Bei genauerem Hinsehen jedoch ist dies natürlich auch wieder gar nicht so eigenartig. Die Relativierung der bis dahin zentralen „eigenen" Technik, nämlich „reflection of feelings", kann nämlich – in Kombination mit der unter bestimmten Bedingungen als positiv angesehenen Anwendung von bis dahin in erster Linie negativ bewerteten Techniken (z.B. Interpretation, Übertragungsanalyse) – als Freibrief für alle Arten von Techniken gelesen werden, sofern sie ein adäquates Kommunikationsmittel für die Grundhaltungen darstellen. Dies wird allerdings leider häufig allzu leichtfertig – und manchmal nur in Form eines Lippenbekenntnisses – als Tatsache angenommen. Aber das ist eine andere Geschichte. Jedenfalls war aber mit dieser Relativierung aller Techniken der Weg offen für das, was in Zukunft öfter als typisch für den Experienziellen Ansatz angegeben werden sollte: eine zweispurige Vorgehensweise, die zwischen „experiential interaction and rules for (experiential) responses" (Gendlin, 1968) oder „primary relationship

---

[2] So verneint B. Brodley beispielsweise, dass die neuen Erkenntnisse bezüglich des Veränderungsprozesses Rogers auch zu einer anderen praktischen Konkretisierung der therapeutischen Aktivität führten: „Aber die Prozesstheorie war nicht als Anleitung dafür gedacht, wie der Klient in der Therapie vorgehen sollte" (Brodley, 1990, 91; übers. von E.Z.). Es ist jedenfalls unbestreitbar, dass Rogers immer darauf hingewiesen hat, dass Therapie nicht „problemzentriert", sondern „personzentriert" sein sollte.

factors" und „task relevant relationship factors" (Rice, 1983; 1984) einerseits und dem Therapeuten als Prozessexperten und dem Klienten als Experten bezüglich des Inhalts andererseits unterschied (siehe u.a. Lietaer, 1990).

2. Vom Strukturansatz zum Prozessansatz

Für Rogers sollte Therapie in erster Linie darauf gerichtet sein, dem „Person-Sein" – d.h. der Fähigkeit, aus dem eigenen Empfinden heraus Situationen selbst zu bewerten und aufgrund dieser Einschätzung auch selbst den eigenen Weg zu bestimmen, – in zunehmendem Ausmaß Bedeutung beizumessen. Dieser für ihn zeitlebens zentrale Ausgangspunkt stand u.a. in Zusammenhang mit seiner humanistischen Sichtweise, mit der Betonung einer „dritten Kraft". Gleichzeitig ist diese Perspektive als eine Reaktion auf den eher mechanistischen Ansatz der (damaligen) Psychoanalyse und der (damaligen) Verhaltenstherapie zu verstehen, und sie sah sich später in ihrer empirischen Grundlage vor allem durch Untersuchungsdaten unterstützt, die zu „A process conception of psychotherapy" (1961, 125–159) führten.[3]

Die Erkenntnisse, die Rogers darin niederschrieb, öffneten den Weg zu einer radikalen prozess-orientierten Sichtweise von gesundem Funktionieren. Von nun an wurde der Akzent ganz explizit auf die konkreten Merkmale des sich aktualisierenden Prozesses der Veränderung gelegt. Die Zielsetzung wurde auch nicht länger als das Ersetzen defizienter Strukturen (in Rogers'schen Begriffen: des falschen Selbst oder des rigiden Selbstkonzeptes) durch besser angepasste Strukturen (für Rogers: das echte Selbst) definiert. Nein, mehr denn je wurde das *Was* der Veränderung zugunsten des *Wie* der Veränderung in den Hintergrund gestellt.

Psychische Gesundheit war bis dahin, laut Rogers und ebenso laut Gendlin, fälschlicherweise als eine Form von Stabilität auf einem ausreichend hohen Integrationsniveau bezeichnet worden. Das Wesen der therapeutischen Veränderung bzw. von zunehmender psychischer Gesundheit sollte künftighin vielmehr als ein flexibles Sich-Einstellen auf neue Fakten, als eine größere Flexibilität, als das zunehmende Verschwinden von rigiden Strukturen zugunsten einer größeren Beweglichkeit, kurz gesagt als ein Übergang von „Status" zu „Prozess" verstanden werden (Rogers, 1961, 131).

---

[3] Dieser Artikel wurde erstmals 1958 veröffentlicht.

3. Die Experienzielle Psychotherapie: Das theoretische Fundament

3.1. Gendlins Ansatz auf der Basis der existenziellen Philosophie

3.1.1. Von den Grundhaltungen hin zu einer Verbesserung der Interaktion

Auch wenn Gendlin ebenfalls an der Untersuchung teilnahm, die zur Verfassung von „A process conception" führte, und auch wenn Rogers sogar eine ganze Menge neuer Begriffe gebrauchte, die Gendlin für notwendig hielt, um eine Theorie über den Veränderungsprozess zu entwickeln, so fand dieser dennoch, dass Rogers darin nicht weit genug ging.

Für Rogers war es so, dass die noch zu sehr beschränkten Kenntnisse bezüglich des komplexen Therapiegeschehens eine sehr bescheidene Zielsetzung nötig machten, nämlich in ein wenig übersichtliches Ganzes etwas mehr Übersicht hineinzubringen (Rogers, 1961, 130). Er beschloss deshalb, sich auf eine rein deskriptive Vorgangsweise zu beschränken, und darauf, bestimmte Elemente zu identifizieren, von denen er meinte, dass sie im Veränderungsprozess eine Rolle spielen.

Gendlin hingegen, der viel mehr als Rogers ein Theoretiker war, wollte sich nicht auf bloße „Wenn-Dann-Hypothesen" (Rogers, 1957) beschränken. Er war davon überzeugt, dass alle Persönlichkeitstheorien, welche die Psychotherapieschulen – auch jene von Rogers – bis dahin entwickelt hatten, dermaßen von der Norm einer stabilen Persönlichkeit gekennzeichnet waren, dass das Auftreten einer (konstruktiven) Veränderung, was doch immerhin das Ziel jeder Psychotherapie ist, de facto im Widerspruch zu den Theorien als solchen stand (Gendlin, 1970a, 130–134).[4] Er wollte deshalb selbst eine Theorie entwickeln, die in Mechanismen begründet war, welche möglich machten, die beobachteten Veränderungen nicht nur zu beschreiben, sondern auch zu erklären. Die Art und Weise, auf die er dann, in seiner „Theory of personality change" (1970a) und danach, die Begriffe „implizites Funktionieren","das Unbewusste als das Unvollendete", „Experiencing", die beseelte Körperlichkeit oder die „mind-body-not-yet-split"-Schicht, das „Interaktion-zuerst"-Denken, usw. ausarbeitet, führt unter anderem dazu, dass dem *Gewahrsein* eines sicheren Klimas, das für Rogers von solch zentraler Bedeutung ist, nur noch eine sekundäre Rolle zugewiesen wird. Der Einfluss der Interaktion

---
[4] Diese Theorie wurde ursprünglich 1964 veröffentlicht.

beschränkt sich ja schließlich nicht auf *bewusstes* Erleben. Häufig, meint Gendlin, ist der Klient erst nach und aufgrund einer Persönlichkeitsveränderung imstande, die positive therapeutische Haltung des Therapeuten wahrzunehmen (1970a, 161). Das therapeutische Klima wird denn auch von da an der Verwirklichung von adäquaten Reaktionen („Antworten") zugeschrieben, unabhängig davon, ob der Klient sich dessen gewahr ist. Es geht um den Unterschied, wird Gendlin auch später noch sagen, zwischen dem bewusst Erfahrenen („perceived") und dem nicht unbedingt bewusst Erfahrenen („received") (Gendlin, 1990, 223).

Das führt dazu, dass der Therapeut auf eine andere Weise mit dem bewussten Erleben des Klienten umgeht: Er richtet sich künftighin explizit und in erster Linie nicht so sehr auf die bewussten verbalen Äußerungen („die Inhalte") des Klienten, sondern auf seinen zugrundeliegenden Prozess. Sein aktiver Einsatz als Prozessexperte tritt jetzt, im Gegensatz zum klassischen Klientenzentrierten Psychotherapeuten, der geduldig folgt oder notfalls „auf Öffnungen wartet", mehr in den Vordergrund. Das Selbstkonzept des Klienten – das Selbst als Struktur – wird erforderlichenfalls sogar offen dazu eingeladen, vorläufig einen Schritt zur Seite zu gehen, um so den eigenen Erlebensprozess unbefangener zu Wort kommen zu lassen. Das „experiencing as a referent" (Experiencing als Bezugspunkt), 1958 von Rogers[5] noch beschrieben als das Ergebnis einer durchgemachten Entwicklung, als Krönung eines erfolgreichen Veränderungsprozesses, als kennzeichnend für das Erreichen des siebten und höchsten Funktionsniveaus auf der sogenannten Prozessskala (1961, 151), wird von da an als der Motor jeder positiven Veränderung angesehen. Künftighin wird der Therapeut dieses „Experiencing als Bezugsaspekt" auf zwei Arten – aber möglichst gleichzeitig – anzuregen versuchen: über die nährenden Beziehungskomponenten selbst (das „therapeutische Klima" von Rogers, die „experienzielle Interaktion" von Gendlin, die „maintenance reflections" von Rice) und vermittels einer absichtslosen Aufmerksamkeit für den zugrundeliegenden Prozess (die „Focusing-Haltung" bei Gendlin, die „therapeutischen Aufgaben" bei Rice).

Der experienzielle Therapeut wird demnach zu jemanden, der von nun an viel expliziter auf die Optimierung des Prozesses des Klienten hier und

---

[5] Experiencing als Bezugspunkt für das eigene Selbst, die eigene Selbsterfahrung: „Das Erfahren solcher Gefühle wird als eine klare Bezugsinstanz verwendet. Der Klient ist ganz bewußt bemüht, diese Bezugsinstanz zu benutzen, um auf eine klarere und differenziertere Art und Weise zu wissen, wer er ist, was er will, und welches seine Haltungen und Einstellungen sind." (Rogers, 1961/1973, 155).

jetzt während der Therapiesitzung bedacht ist. Und er ist fortan weniger jener geduldig präsente Therapeut, der darauf vertraut, dass die allmählich zunehmende Sicherheit der Atmosphäre den Klienten dazu befähigen wird, „sich selbst zu heilen", wie Rogers das damals bezeichnete. Die Periode der später so häufig zitierten „notwendigen, aber *nicht* hinreichenden Bedingungen" scheint damit begonnen zu haben. Das alles heißt jedoch nicht, dass man die bewusste Wahrnehmung („die Inhalte") des Klienten ignorieren wird. Das würde ja zu dem führen, was Rogers als „Widerstand gegen den Therapeuten" bezeichnete. Auch wenn der experienzielle Therapeut sich freier fühlt, aufgrund seines eigenen Einstimmungsprozesses zu der Ebene des „impliziten Funktionierens" – der zugrundeliegenden Erlebensschicht, aus der heraus die Symbolisierungen entstehen – aktiv Zugang zu suchen, so bleibt für ihn dennoch in erster Linie die Führung durch den Klienten bestimmend. D.h. der Klient muss „Experte bezüglich des Inhalts" bleiben und der Therapeut muss das reale Bestätigen oder Bestreiten der Richtigkeit einer Intervention als Richtschnur nehmen. Die Sensibilität liegt laut Gendlin (1968, 212) darin, dass man auf die nächstfolgende Reaktion des Klienten achtet.

Die Grundhaltungen, die Rogers doch in erster Linie als Charakteristiken des Therapeuten, als eine Seinsweise („a way of being"; siehe u.a. 1980) beschrieben hat, und deren Vermittlung quasi als eine natürliche Konsequenz der authentischen Präsenz des Therapeuten gesehen wurde, werden von nun an in einer interaktionellen Terminologie als „prozessoptimierende Reaktionen" bezeichnet.

3.1.2. Die theoretische Grundlage von Gendlins „Interaktion-zuerst"-Theorie

Der experienzielle Ansatz ist für Gendlin in erster Linie die psychologische Übersetzung einiger Erkenntnisse aus der phänomenologischen und existenziellen Philosophie (Gendlin, 1970b; 1973). Gleichzeitig ist er für ihn ein Versuch, über jene Grenzen hinauszugehen, innerhalb welcher die Phänomenologie – und im speziellen jene von Merleau-Ponty – gefangen blieb, da bei ihr die *Per-zeption* an erster Stelle stand. Darüber hinaus soll dieser Ansatz auch dem Konzept von Lacan entgegentreten (Gendlin, 1973; 1991a; 1992; siehe auch Van Balen, 1996).

Im Obenstehenden führte ich bereits die zentrale Stellung des Begriffes „Interaktion-zuerst" an. Was genau meint Gendlin damit? Die Essenz eines jeden lebenden Organismus besteht für ihn darin, in Interaktion mit der Umgebung zu sein. Nicht in Interaktion zu sein (oder sein zu können) ist für ihn gleichbedeutend damit, nicht mehr lebendig zu sein. Außerdem reagiert jedes Lebewesen von Beginn an einerseits als ein Organismus, als ein – wenn auch noch nicht mit seinem „ganzen Potenzial" – organisiertes Ganzes, und andererseits als ein Knotenpunkt von Interaktionen, von Beziehungseinflüssen. Jedes Lebewesen ist also ein Beziehungswesen, das primär nicht als eine für sich (be)stehende Einheit reagiert, die als solche mit anderen als eigenständige Einheiten wahrgenommenen Objekten in Interaktion tritt. Das Lebewesen ist hingegen sehr wohl als Schnittstelle von Einflüssen, als eine „ursprüngliche U-I-Einheit" (Nuttin, 1980) zu verstehen, wobei U für Umgebung und I für Individuum steht. Deshalb sagt Gendlin denn auch Folgendes über den Klienten: „... his experiencing with us is *already* vitally different with us than it previously could" (1970a, 158). Der Mensch verfügt laut Gendlin von Anfang an über ein embryonales Selbst, ein Selbst, das (noch) nicht auf eine inhaltliche Identität hinweist, sondern auf einen Selbstprozess; eine „Ich-Es"-Kapazität, eine Seinsweise, in dem von Anfang an das, was ihm geschieht, nicht als völlig mit sich verschmolzen erlebt wird; eine anfangs lediglich in embryonaler Form vorhandene Fähigkeit, „Symbole zu sehen" (Gendlin, 1991a; 1992). Diese organismische Ebene des Funktionierens wird in einem späteren Stadium – wenn das Kind lernt, mit Symbolen umzugehen und sich auch dieses Symbolcharakters gewahr zu werden – dazu führen, dass eine zweite Ebene entsteht, jene der Zeichen, jene der Wahrnehmung von Objekten als Objekte, der Unterscheidung zwischen dem „Ich" und der „Außenwelt".

Für viele beginnt das psychische Funktionieren eines Individuums als „Einheit" erst mit dieser Wahrnehmung. Gendlin (1991) hingegen erkennt an, dass das Kind erst ab da imstande ist, seiner selbst als eigenständige Einheit gewahr zu werden, aber er vertritt auch, dass das Kind vorher bereits als organismische Einheit und nicht als ein Konglomerat autonom funktionierender Triebe funktionierte.

Außerdem bestreitet Gendlin, dass, wie Lacan und andere behaupten, durch das Entstehen dieser zweiten Ebene – der Bewusstseinsebene – ipso facto eine Urverdrängung entsteht, wodurch der Zugang zur ursprünglichen Ebene abgeschnitten ist. Im Gegenteil, meint Gendlin, ist eben die Tatsache, dass man meistens die äußerste Grenze der unmittelbaren Zugänglichkeit beim Perzeptorischen bzw. beim Ver-Objekt-ivierten legt, die Ursache für die Unmöglichkeit, die Kreation einer Bedeutung (d.h. das Verschieben der Grenzen des Wissens dort, wo dieses mehr als ein Kulturprodukt ist) zu erklären. Ich möchte dies näher erläutern.

Merleau-Ponty beispielsweise versuchte, so Gendlin, über die Grenzen der Wahrnehmung hinauszugehen. Es gelang ihm zwar, „dem Körper" und „der Interaktion" einen Platz *innerhalb* der Wahrnehmung zu geben, aber er schaffte es letztendlich nicht, über die Dualität Körper-Geist hinauszugelangen, eben weil er immer wieder die Wahrnehmung als Ausgangspunkt wählte. Wenn wir den Gedankengang von Merleau-Ponty weiterverfolgen, aber dabei den Ausgangspunkt von der Wahrnehmung auf „den Körper" verlegen (auf die organismische, „implizit funktionierende" Ebene), dann erlaubt uns dies, aus der Sackgasse zu gelangen (Gendlin, 1992). Das organismische Funktionieren, die „mind-body-not-yet-split"-Ebene, die ursprüngliche U-I-Ebene, ist eine, die nach dem Entstehen der Bewusstseinsebene weiterhin aufrecht bleibt. Diese Ebene bleibt außerdem als jene zugänglich, aus der man seine Kognitionen explizieren kann, als jene, die über das gesamte Erfahrungswissen verfügt – über alle „Weisheit", die man im Laufe der Jahre gesammelt hat.

Das wesentliche Merkmal dieser implizit funktionierenden Ebene ist ihr prä-konzeptueller Charakter: Sie ist eine Ebene, wo „Beziehungen", „Interaktionen", das Formen einer „Gestalt" an erster Stelle und damit vor objektiven Entitäten, „Konzepten" und logischen Argumentationsformen kommen.

Die Interaktion zwischen dem Selbst und dieser organismischen Ebene, die „Ich-Es"-Beziehung, die Gendlin als Basis der Focusinghaltung sieht, ist für ihn eine Form von „further living"; durch sie wird der (bloß animalische) Prozess, in dem uns was „angetan" wird, überwunden. Dies verdanken wir der hinzukommenden Interaktion des organismischen Substrats mit all der gesammelten Weisheit des Selbst der Person. Aber dieses Selbst funktioniert dann auch nicht mehr als „Selbstkonzept", als eine *für sich bestehende* Einheit, sondern als ein Selbst*prozess*, der seine feste Form quasi in die „ursprüngliche, implizit funktionierende Interaktionsebene" eintaucht, sodass ein Felt Sense über dieses komplexe Auf-sich-selbst-bezogen-Sein entstehen kann.[6]

Das Selbst ist also in dieser Form eines Selbst-Prozess eigentlich ein „absent-présent", so wie Sartre das Ich („le je") beschrieb: „absent" in dem Sinne, dass es auf seine inhaltliche Identität verzichtet, „présent" in dem Sinne, dass es all sein Erfahrungswissen in die Interaktion mit den anderen Aspekten dieses organismischen Substrats einbringt. Die Interaktion

---

[6] Gendlin (1970a) spricht hier unter anderem von mehr „Selbstprozess" (S. 157), von der „Vorrangstellung des Prozesses" (S. 158), von der „Prozesseinheit" (S. 159), vom „Selbstprozess und dessen zwischenmenschlicher Kontinuität" (S. 160; übers. von E.Z.).

findet demnach auf eine Weise statt, in der nicht die frühen Strukturen – die gesellschaftliche Kultur – bestimmend sind, sondern wo für einen neuen Felt Sense Platz ist und deshalb auch für die „Schaffung" neuer Strukturen, die zwar *zu einem großen Teil*, aber dennoch *nicht ganz* durch die Kultur bestimmt sind.

Einer von Gendlins in diesem Kontext gerne gebrauchten Sätze ist der, dass „der Körper zurücksagen kann". Und dieser Körper macht dies aus seinem Erleben einer komplexeren Situation heraus als jener, die in der Konzeptualisierung zum Ausdruck gekommen ist. Es gibt also eine Funktionsebene, auf der der Interaktionsprozess zwischen den verschiedenen im Hier-und-Jetzt eine Rolle spielenden Elementen vollständiger stattfinden kann als auf der Symbolebene. Je besser dieser zugrundeliegende Prozess verläuft – und das hängt dann auch selbst wieder damit zusammen, wie viel direkte Aufmerksamkeit diesem Prozess gewidmet wird, – umso genauer und vollständiger wird auch die Symbolisierung dieses Geschehens sein. Heilung, wesentliche Veränderungen, meint Gendlin, können nicht herbeigeführt werden, indem man auf der Ebene der Kognitionen bleibt. In dem Fall ist es lediglich ein Sprechen über das, was man bereits weiß. Veränderungen haben auf der Ebene des Impliziten zu erfolgen, und diese können dann im Nachhinein in besseren Symbolisierungen (Kognitionen) zum Ausdruck kommen, d.h. darin, dass man nicht mehr *über* das Erleben spricht, sondern sich *ausgehend* von diesem Erleben ausdrückt. Einsicht bezeichnet Gendlin denn auch eher als ein „Nebenprodukt", denn als Ursprung der Veränderung (Gendlin, 1970a, 147).

So gesehen geht es in der Psychotherapie denn auch primär um ein verbessertes Funktionieren des Prozesses. Dieser wird unter anderem dann gefördert, wenn dessen Blockaden aufgehoben werden, aber auch, und das wurde von Rogers, soviel ich weiß, nirgends erwähnt, aufgrund des Erfüllens von bisher nie oder zuwenig oder auf falsche Weise beantworteten Interaktionsbedürfnissen. Nuttin (1980) beispielsweise spricht analog von „vitalen Beziehungsformen".

3.1.3. Die Interaktionsebenen des Organismus

Dass Gendlin nicht, wie Rogers, die „Auflockerung des Selbstkonzepts", das Wegfallen der Notwendigkeit, sich zu verteidigen sowie die „Freiheit zu sein" besonders betonte, wird wieder verständlich, wenn wir noch einmal zum existenzialistischen Nährboden Gendlins zurückgehen. Die Begriffe „Welt, Umwelt, Mitwelt und Eigenwelt" werden durch Gendlin in vier Interaktionsebenen übersetzt, die auch auf aufeinanderfolgende

Stadien in der Entwicklung der lebenden Organismen hinweisen: die Interaktionen zwischen den Zellen eines Organismus (Welt), die Interaktionen zwischen einem Organismus und seiner materiellen Umgebung (Umwelt), die Interaktionen mit anderen Lebewesen und insbesondere mit Artgenossen (Mitwelt) und schließlich die spezifisch menschliche Interaktionsweise, das Selbstbewusstsein, das „Ich-Es"-Verhältnis, das „Symbole-Sehen" (Eigenwelt) (Gendlin, 1973).

Auf jeder dieser Ebenen gibt es vitale Interaktionen, die, wenn sie fehlen, im Funktionieren des Gesamtsystems dementsprechend ihre Spuren hinterlassen. Andererseits hat das Dazukommen jeder höheren Ebene ebenfalls einen Einfluss darauf, wie die bereits bestehenden Ebenen funktionieren. So hat die Art und Weise, wie man lebt – wie man seinen Umgang mit der Welt gestaltet (Umwelt) – einen Einfluss auf den physischen Körper. Ob man beispielsweise Sport betreibt oder nicht, sich gesund ernährt oder nicht, wird Spuren im eigenen Körper hinterlassen (Welt). Andererseits üben die höheren Ebenen einen stärkeren Einfluss auf die unteren aus als umgekehrt. So werden beispielsweise gute soziale Beziehungen eher zur Relativierung materieller Defizite beitragen als umgekehrt. Und der stärkste, da auf die drei vorhergehenden Ebenen rückwirkende, Einfluss geht von der vierten Ebene aus (ebd., 335). Diese „Eigenwelt"-Ebene ist ja schließlich jene, die es dem Menschen erlaubt, sein Determiniert-Sein durch Erblichkeit und Milieueinflüsse zu überwinden.

Es dürfte klar sein, dass aus dieser Perspektive das „experiencing as a referent" die Aufmerksamkeit auf das Funktionieren der Prozesse richtet. Die Interaktion der „Eigenwelt"-Ebene mit den drei vorgehenden Funktionsebenen bedeutet dabei eine Qualitätsverbesserung des gesamten Funktionierens des Organismus: ein Mehrwert, den die Prozesse auf den anderen drei Ebenen durch das „Symbole-Sehen" dazu gewinnen. Darüber hinaus ist es klar, dass bestimmte lebenswichtige Interaktionsblockaden auf einer der ersten drei Ebenen zuerst aufgehoben werden müssen, bevor das Prozessfunktionieren wieder optimal verlaufen kann. „Experiencing as a referent" ist mit anderen Worten eine notwendige, aber keine hinreichende Bedingung. Gendlin spricht deshalb von zwei Formen der Vollendung bzw. Bewältigung von Erfahrungen. Eine dieser Formen besteht darin, dass die Blockade auf jener Ebene, wo sie lokalisiert wurde, durchbrochen wird: die blockierte Wut, Trauer oder Angst muss zuerst zur Gänze erlebt werden können. Es wird vorerst eine Intervention erforderlich sein, die dazu führt, dieses „eingefrorene Ganze" (1970a) aufzutauen. Noch einmal anders formuliert: Die noch nie geweinten Tränen müssen zuerst geweint werden, bevor eine bestimmte

Vergangenheit von ihrer Strukturgebundenheit gelöst werden und in einen Prozess eintreten kann (und wieder*erinnert* statt wieder*holt* werden kann).

Gendlin selbst spricht später in diesem Zusammenhang vom Unterschied zwischen einer „gegenwärtigen Bearbeitung der Vergangenheit" und einer „gegenwärtigen Bearbeitung des gegenwärtigen Lebens" (1991b).

Aber wie dem auch sei, für beide Formen des Vollendens wird der klientenzentrierte bzw. experienzielle Therapeut sein Hauptaugenmerk darauf richten, „das, was fehlt, hinzuzufügen", mit seiner Intervention so zu reagieren, dass das Prozessfunktionieren gefördert wird. Der Therapeut wird deshalb auch seine Aufmerksamkeit eher auf ein spürbares „Mehr" richten, das in der Botschaft des Klienten durchklingt, auf das, was hier und jetzt einzigartig ist, und weniger auf das, was „Wiederholung" ist. Gendlin weist regelmäßig darauf hin, dass man nicht auf das, was nicht funktioniert, reagieren soll, sondern auf das, was schon noch funktioniert und was der Stärkung bedarf. Versuchen Sie den „Erfahrungsfluss" zu erweitern; eine Anregung, die übrigens mit der Aufmerksamkeit für die „markers" bei Laura Rice und ihren Kollegen übereinstimmt, die dem Erleben des Klienten unter dem Aspekt der Informationsverarbeitung begegnen.

3.2. Die Experienzielle Psychotherapie aus der Perspektive der Informationsverarbeitungstheorie

3.2.1. Eine kurze historische Skizze

Im Jahr 1974 erscheint der Sammelband „Innovations in Client-centered therapy" (Wexler und Rice), der vor allem auf theoretischer Ebene einen deutlich anderen Ton als bisher anschlägt. Nun bestimmt nicht mehr die phänomenologisch-existenzielle Perspektive das theoretische Fundament des Klientenzentrierten Ansatzes, sondern die kognitive Informationsverarbeitungstheorie. Ein wichtiges Anliegen ist dabei, die Klientenzentrierte Psychotherapie besser mit der experimentellen Psychologie vereinbaren zu können (ebd., 4).

Bezüglich der Praxis schließen Wexler und Rice sich völlig dem Prozessansatz von Rogers und Gendlin an, sowie auch jener Entwicklung, welche von nun an nicht mehr das Selbstkonzept, sondern eher den Erlebensprozess, das „experiencing" in das Zentrum der Aufmerksamkeit stellt.

Die Tatsache, dass sie zunächst doch den Begriff „Experienzielle Therapie" für den Gendlinschen Ansatz bevorzugen, hängt meines Erachtens denn auch mehr mit den unterschiedlichen *theoretischen* Perspektiven zusammen als mit der Tatsache, dass sie selbst in ihrer Praxis weniger *experienziell* orientiert sind. Erst in einer späteren Phase wird dieser Ansatz sich selbst anders charakterisieren, zuerst als „Prozess-experienzieller Ansatz" (Greenberg, Rice und Elliott, 1991) und später als eine der Versionen der Experienziellen Psychotherapie (Watson, Greenberg und Lietaer, 1998, 6).

Was das theoretische Fundament der Therapie angeht, war der Unterschied jedoch viel radikaler. Der Theorieaspekt erhielt nicht nur viel mehr Gewicht, als es bis dahin innerhalb des Klientenzentrierten Ansatzes üblich gewesen war, sondern die neue Theorie wurde darüber hinaus als eine „sich dramatisch unterscheidende Formulierung" bezeichnet (ebd., 16).

Am stärksten kam dieser Unterschied im Beitrag von Wexler (1974) zum Ausdruck. Rogers wie Gendlin meinten, gesundes Funktionieren liege dann vor, wenn das organismische Erleben völlig zur Geltung kommen könne. Das Bewusstsein wurde dabei auf ein Nebenprodukt (Gendlin, 1970a), auf die Rolle des Spiegels reduziert: eine Reflexion der Qualität (des Zur-Geltung-Kommens) eines zugrundeliegenden Prozesses.[7] Mit anderen Worten: Die wesentliche Arbeit erfolgt, laut Rogers und Gendlin, auf der *Erfahrung*sebene, und das Bewusstsein kann deren Früchte ernten.

Die Informationsverarbeitungstheorie hob hingegen genau diesen Verarbeitungsprozess hervor, das vom Bewusstsein ausgehende „Ordnen" der Informationen. Und insbesondere Wexler meinte, dass es nicht bloß darum gehen sollte, dass Erfahrungsdaten zugelassen werden, sondern darum, dass jede Sinngebung nur über die kognitive Verarbeitung solcher Daten möglich ist. Das Erleben hat nur mehr die Bedeutung einer „Roh-Information". Für ihn sind es somit die „Gefühle" (und nicht, wie bei Gendlin, das Bewusstsein), welche auf die Rolle eines Nebenproduktes zurückgestuft werden (1974, 81).

---

[7] Rogers sprach außerdem oft in Begriffen wie „unverformtes Zulassen von Erfahrungen", vom Entdecken „nie gekannter Aspekte des Selbst" (1961, 108; übers. von E.Z.) oder vom „inneren Reichtum", wodurch die Person zu der wird, „die sie wirklich ist" (u.a. 1961, 113; übers. von E.Z.).

Dieser extreme Standpunkt von Wexler wurde allerdings nachher u.a. durch Laura Rice ein wenig korrigiert.[8] Sie wies darauf hin, dass die kognitive Ausgangsposition nicht dazu führen dürfe, dass die Rolle des Affekts vernachlässigt werde, weder in seiner ursprünglichen Erfahrungsform noch in seiner Verarbeitung (Rice, 1984, 189).

Leslie Greenberg, der übrigens jahrelang eng mit Rice zusammengearbeitet hat, nimmt sich diesen Rat sehr zu Herzen. Das Studium der neuesten Entwicklungen innerhalb der Emotionstheorien bringt ihn dazu, einige wichtige Publikationen zu veröffentlichen (u.a. zusammen mit J. Safran, 1987; 1989 und 1991), welche die Beziehung zwischen Kognition und Emotion sowie die Rolle der Emotion in der Therapie stark in das Licht der Aufmerksamkeit rücken. Besonders deutlich kommt dies in seinem 1993 veröffentlichen Werk „Facilitating emotional change", das er zusammen mit Rice und Elliott verfasste, zum Ausdruck.

Vor allem auf der Grundlage dieses Werkes will ich versuchen, einige der wichtigsten Aspekte dieses Ansatzes mit den Ansichten Gendlins zu vergleichen, in der Hoffnung, auf diese Weise sowohl einige auffallende Ähnlichkeiten als auch einige Unterschiede zu verdeutlichen.

3.2.2. Einige Grundzüge der Sichtweise von Greenberg

Im Ansatz von Greenberg et al. (1993) wird der Akzent radikal auf das Prozessfunktionieren gelegt. Dabei wird gleichzeitig einerseits die falsche Dichotomie zwischen Ratio und Emotio (eine Dichotomie, in der Kognition mit Rationalität und Emotion mit Irrationalität gleichgestellt wird; vgl. Wexler) aufgehoben, und andererseits dennoch auch eine prinzipielle Unterscheidung zwischen Emotion und Kognition, sowohl was ihr Wesen als auch was ihre Funktion betrifft, aufrechterhalten (ebd., 54).

Von ihrem Wesen und ihrer Funktion her verweisen Emotionen auf einen automatischen und rasch verlaufenden „Bewertungsprozess" und Kognitionen auf einen bewusst gelenkten und langsamer ablaufenden Prozess des Umgangs mit konzeptuellem Wissen (ebd., 44 und 82–85). In der konkreten Situation hingegen stellt sich heraus, dass Fühlen und Denken viel stärker miteinander verflochten sind (ebd., 54).

---

[8] Dies geschah u.a. aufgrund der Ergebnisse von Zajonc (1980), nämlich dass „Affekt und Kognition unterschiedlich verarbeitet werden und dabei auch geringfügig unterschiedliche Systeme involviert sind, und dass Affekt oft dem Wiedererkennen vorausgeht" (Rice, 1984, 189; übers. von E.Z.).

Die Unterscheidung von Greenberg et al. zwischen der spontanen, schnellen parallelen Informationsverarbeitungsform („parallel processing") und den Elementen einer Situation und der seriellen Verarbeitungsweise („serial processing") deckt sich denn auch nicht mit der Unterscheidung zwischen emotional und rational. „Parallel processing" steht für das schnelle Verarbeiten von und Reagieren auf die komplexen Daten einer Situation aufgrund dessen, was als „Anpassungsschemata" (ebd., 5 und 66) und als „integrierte kognitiv-emotionale Module" (ebd., 58–59; übers. v. E.Z.) bezeichnet wird.[9]

Ein spontanes – vom „parallel processing" ausgehendes – Funktionieren ist selbstverständlich nur in dem Maß möglich, indem ein ausreichendes Ausmaß an Anpassung vorliegt, beziehungsweise in dem ein spontan auftretender Prozess möglich ist, der die Qualität der Nachwirkungen früherer Erfahrungen zum Ausdruck bringt.

Oft bedarf es denn auch eher eines ausgeprägten Reflexionsprozesses. Wenn die Qualität des Reflektierens oder jene des emotionalen Reagierens gesteigert werden soll, ist deshalb eine besonders sorgfältige Informationsverarbeitung erforderlich. Greenberg et al. sprechen beim kognitiven Reflektieren von „conceptual processing" bzw. von „experiential processing" in Bezug auf die bessere Anpassung persönlicher Reaktionsweisen (ebd., 82–85). Dabei ist es evident, dass in der Therapie das „experiential processing" im Mittelpunkt stehen muss (ebd., 85).

Eine wesentliche Rolle in diesem Prozess spielt für Greenberg et al. die Aufmerksamkeit des bewussten Selbst(-Prozesses). Diese zusätzliche Aufmerksamkeit bestimmt nicht nur die Abgrenzung des Bereichs – jene Aspekte innerhalb der Erfahrungsdaten, auf die man die Aufmerksamkeit konzentriert –, sondern sie ist auch für die endgültige Interpretation dieser Aspekte verantwortlich (1993, 60). Die Möglichkeit zu einer neuen Bedeutung zu gelangen – und zur Veränderung in den „Schemata", die für den schnellen, spontanen Prozessverlauf verantwortlich sind, – verdanken wir dieser zusätzlichen Aufmerksamkeit und der Synthese-Funktion des Selbst(-Prozesses). Denn dadurch entsteht eine fruchtbare und neue Synthese zwischen Wissen und Fühlen, zwischen „konzeptuellem und sensumotorisch-prozeduralem Wissen" (ebd., 83; übers. v. E.Z.).

---

[9] Demnach vergleichbar mit Gendlins „implizitem Funktionieren", mit seinem „In-der-Situation-Funktionieren" und mit seinem „gewohnten Selbst".

Greenberg et al. sprechen in diesem Fall von einem dialektisch konstruktiven „experiential processing" (ebd., 83). Sie wollen damit auch aufzeigen, dass „experiential processing" nicht mit dem bloßen *Offen-Sein* für das innere Erleben gleichgestellt werden darf, als ob es dabei um ein Entdecken eines sich anderswo ereignenden Prozesses handeln würde. Sie betonen, dass es hier sehr wohl um einen Dialog zwischen bewusstem Wissen einerseits und dem „experiencing" andererseits geht. Sie halten die Unterscheidung zwischen einem reinen *Zulassen* der Erfahrungsweisheit (Rogers) und einer *Co-Konstruktion* vom Bewusstsein aus für wesentlich, um zu einer solchen „Weisheit" zu gelangen.[10]

Das Menschenbild innerhalb dieses kognitiven Ansatzes zeigt – und das war von Anfang an so – die Person als „informationsverarbeitendes Wesen". Wir werden im Weiteren sehen, dass gerade darin – oder jedenfalls in der Formulierung und Lokalisierung dieser Aktivität – der wesentliche Unterschied zu Gendlin liegt. Bei Greenberg et al. liegt der Akzent ja auf der „Verarbeitungsfähigkeit" (des bewussten Selbst). Die Fähigkeit, Information adäquat zu verarbeiten, muss bei problematischen Reaktionen sowohl direkt als auch indirekt gefördert werden; direkt durch eine sichere zwischenmenschliche Beziehung (1993, 93)[11], indirekt, indem über verschiedene Wege – auf experienzieller Ebene – mehr Information aktiviert wird.[12]

So wie Gendlin (1970a) damals, distanzieren sich auch Greenberg et al. jetzt von der Auffassung, dass dem Ignorieren oder dem verzertem Gewahrwerden von Erfahrungen eine rigide Selbstkonzeptstruktur zugrunde liegt (1993, 58). Und auch wenn manche Beschreibungen den Eindruck

---

[10] An diesem Punkt kommt das „experiential processing" in die Nähe der Neudefinierung, die Wexler damals für den Begriff „experiencing" formulierte: „Experiencing... reflektiert die Art und Weise, wie Information an einem gewissen Zeitpunkt verarbeitet wird" (1974, 50; übers. von E.Z.). Der Unterschied ist jedoch der, dass Wexler weniger an eine Co-Konstruktion der Bedeutung dachte, sondern die Erfahrungsdaten auf Rohmaterial reduzierte und also die gesamte Verantwortung für die Bedeutungsentwicklung den bewussten Verarbeitungsprozess legte. Für Greenberg et al. ist das nicht der Fall. Andererseits jedoch ist es auch wieder so, dass, wenn sie den Begriff „Gefühl" benützen, sie dabei implizieren, dass vorher bereits eine bewusste Synthese-Aktivität stattgefunden hat. Und mit diesem Vorbehalt klingt es denn auch sehr nach Gendlin, wenn Greenberg et al. sagen: „In einem gewissen Sinne sind Gefühle letztendlich der Ort, wo sich Geist, Körper, Umfeld, Kultur und Verhalten treffen" (1993, 54; übers. von E.Z.).
[11] Siehe die „primären Beziehungsfaktoren" (Rice, 1983; 1984)
[12] Vgl. die „primären aufgabenrelevanten Beziehungsfaktoren" von L. Rice (1983; 1984)

hinterlassen, dass sie die Bewusstwerdung als ein Nebenprodukt eines zugrundeliegenden Prozesses sehen[13], so lassen sie dennoch keinen Zweifel darüber aufkommen, dass die endgültige Interpretation und Symbolisierung beim Entstehen *neuer* Bedeutungen vom *Bewusstsein* her bestimmt wird. Die frühere Rolle eines Selbstkonzepts wird jetzt auf „eine bewusste, kognitive Verbindung herstellende Funktion, die in der Konstruktion von Erfahrung auf eine Vielzahl von Informationsquellen zurückgreift" (ebd.) verschoben.

Die primäre Rolle, die Greenberg et al. – im Gegensatz zu Gendlin – dem Bewusstsein bzw. dem Selbst(-Prozess) zuordnen, zeigt sich auch in einem weiteren Punkt. Rogers'„Aktualisierungstendenz", von Greenberg et al. meist als „Wachstumstendenz" bezeichnet, wird hauptsächlich als eine in erster Linie biologische Tendenz definiert, die zwar eine allgemeine Richtung angibt (Überleben und Entfalten), aber die selbst nicht festlegt, auf welchem Wege dieses Ziel am Besten erreicht werden kann. Dazu ist dann wieder die *bewusste* Entscheidung wesentlich (1993, 72). Es ist eben diese – typisch menschliche – Eigenschaft (die bewusste Entscheidungsmöglichkeit), die es ihrer Meinung nach möglich macht, diese Wachstumstendenz auf eine Weise zu gestalten, die über eine rein egozentrische Perspektive hinausgeht.

3.3. Ein kurzer Vergleich von Gendlin und Greenberg

Unter 2. 2. 2 erwähnte ich bereits, dass ich den wesentlichen Unterschied zwischen Greenberg und Gendlin in der aktiven Rolle sehe, die Greenberg et al. (1993) dem Bewusstsein zuschreiben, der „bewussten, kognitiven Verbindung herstellenden Funktion", dem „relationalem Prozess-Selbst, das zu einem Zentrum der Initiative wird" (ebd., 79), der Person als aktivem „informationsverarbeitendes Wesen".

Ich werde mich notgedrungen in diesem Vergleich auf eine kurze Besprechung dieses einen Aspektes und der Folgen der unterschiedlichen Formulierungen in diesem Kontext beschränken: Gendlin machte einen Unterschied zwischen zwei Funktionsebenen: einer körperlichen Erlebensebene (der „experiencing"-Ebene, „dem Körper", „the mind-body-not-yet-split"-Ebene) – und einer konzeptuellen Ebene. Die erste wurde

---

[13] „Bewusstsein unseres Selbst-in-der-Welt findet statt, wenn wir unserem inneren Erleben eine Bedeutung in Richtung unseres Überlebens und Wachstums verleihen." (Greenberg et al., 1993, 58) – dies könnte auf den ersten Blick eine Aussage von Gendlin sein.

von ihm als „eine Art von Ordnung, die nicht aus Formen besteht" (1990) beschrieben und war deshalb für Interaktionen geeignet, die dann selbst wieder zu neuen Symbolisierungen und zu neuer „Bedeutungsentwicklung" führten. Die zweite hingegen war die Ebene, auf der „all order is imposed" (1991), und diese konnte denn auch höchstens zu einer Kombination bestehender Formen veranlassen (zu dem, was Gendlin auch „das Reden über das, was man bereits weiß", nannte), zum Reflektieren. Auf analoge Weise unterscheiden Greenberg et al. zwischen einer Ebene der „parallelen Verarbeitung" und einer der „seriellen, propositionalen Verarbeitung" (siehe oben).

Für Gendlin kommt es dann im Wesentlichen darauf an, sich für die Botschaft dieser „Erlebensebene" zu öffnen. Dabei steht für ihn die Ich-Es-Beziehung im Zentrum. Das Ich funktioniert dabei jedoch nicht als ein „center of initiative", wie dies bei Greenberg für das Selbst der Fall ist, sondern als eine Art „absent-présent" (siehe weiter oben). Das auch für Gendlin wichtige Mehr an Aufmerksamkeit („experiencing as a referent") wird dabei nicht als der Motor eines „bewussten, Verbindung herstellenden Konstruktionsprozesses", der „Kognition und Erleben" miteinander verbindet, gesehen (Greenberg et al., 1993, 60 und 83). Das spezifische „Mehr an Aufmerksamkeit" wird vielmehr als eine zusätzliche Reaktion – eine Form von „further living" – auf der prä-perzeptuellen, aber dennoch „sprachlichen" Körperebene[14] verstanden. Eben dieser prä-perzeptuelle Charakter, die Abwesenheit von festen „Formen" und „Objekten" ermöglicht für Gendlin das „implizite Funktionieren" und den Felt-Sense. Die Entfaltung dieses Felt-Sense steht bei Gendlin anstelle von Interpretation und von Bewusstsein als „letztem Richter über die Bedeutungsgebung" (Greenberg et al., 1993, 60; übers. v. E.Z.). Das endgültige Urteil liegt für Gendlin nicht beim Bewusstsein, sondern beim „Körper"."Der Körper enthält das Gehirn" und „der Körper kann zurücksagen" heißt, dass es der Körper ist, der spürbar macht, ob – auf Körperebene – ein „Mehr" vorhanden ist, das einerseits wichtig ist, aber andererseits in der stattgefundenen Symbolisierung nicht zur Geltung gekommen ist. Der Körper ist die qualitätsüberwachende Instanz bei der Symbolisierung von Erfahrungen.

Dieser wichtige Unterschied in ihren theoretischen Ansichten hinterlässt meines Erachtens auch Spuren in den Schwerpunkten ihrer jeweiligen therapeutischen Praxis.

---

[14] Siehe u.a. Van Balen (1996)

Die Basis für eine konstruktive Veränderung liegt für Gendlin – ich wies bereits früher darauf hin – darin, einen Prozess körperlichen Erlebens möglichst vollständig zu einem Abschluss kommen zu lassen. Die beste Garantie, um sowohl die mangelhaften Formen des Funktionierens schrittweise zu korrigieren als auch ein persönliches und möglichst vollwertiges Leben zu führen, liegt für Gendlin in der „Bedeutungsgebung" von einem echten „Felt-Sense" aus und einem dauerhaften Prozess solcher „experienziellen Schritte". Dies ist für ihn ein Leben, in dem die Berücksichtigung eines weiten Kontextes – die typisch für einen „echten" Felt Sense ist – auch in zunehmendem Ausmaß in der bewussten Symbolisierung zum Ausdruck kommen wird. Damit wird zugleich über eine rein egozentrische Perspektive hinausgegangen, wofür nach Greenberg nur die bewusste Entscheidung verantwortlich sein kann.

Die starke – und für manche zu exklusive – Betonung, die Gendlin auf Focusing legt, ist bei all dem vollkommen naheliegend.

Bei Greenberg liegt der bestimmende Motor zur Veränderung letztendlich im „bewussten, Verbindung herstellenden Konstruktionsprozess" (vgl. oben) –, der dann selbst wieder den mangelhaft funktionierenden zugrundeliegenden und spontan auftretenden Prozess korrigiert, indem eine Veränderung der „Schemata" vollzogen wird. Von daher ist es nicht verwunderlich, dass der kognitiv orientierte experienzielle Therapeut sich einerseits eher als „Suchgefährte" (Rice) verhalten wird, der aktiv mit dem Klienten mitdenkt und mitsucht, und andererseits auch als „Prozessexperte", der aufgrund von „markers" (Rice, 1984) die besten Zugangsmöglichkeiten und Strategien sucht – und dem Klienten zur Begutachtung und freien Mitarbeit vorlegt –, um den (mangelhaft funktionierenden) Prozess lebendig zu machen und zu vervollständigen. Bei diesem Ansatz ist denn auch, meines Erachtens viel deutlicher als bei Gendlin, der Weg zur Prozessdiagnose und zum differenziellen Ansatz (in Abhängigkeit von den jeweiligen differenziellen Defiziten) vorgezeichnet.

Ich bin mir nur zu sehr dessen bewusst, dass es noch viel mehr sowohl über Gendlin und Greenberg selbst als auch über den Vergleich ihrer beiden Ansichten zu sagen gibt. Dennoch möchte ich es aufgrund der Beschränkungen dieses Rahmens und des verfügbaren Platzes im Moment dabei belassen, allerdings nicht ohne noch zwei Randbemerkungen hinzuzufügen:

  1. Auch wenn Gendlin und Greenberg aufgrund der Priorität, die der eine dem „Körper" und der andere dem bewussten Verarbeitungsprozess

zuschreibt, sehr stark polarisiert werden können, ist meines Erachtens dennoch festzuhalten, dass die ausschlaggebende Interaktion, die die Grundlage für den Veränderungsprozess ist, nicht als eine Interaktion zwischen Elementen verschiedener Ordnung (Konzepte einerseits und „das Implizite" oder die „Schemata" andererseits) verstanden wird. Vielmehr handelt es sich um eine Interaktion auf einer Ebene, wo sowohl konzeptuelles Wissen als auch Erfahrungswissen auf gleichartige Weise (als „Implizites" bzw. „Schemata") vorhanden sind. Veränderung muss auf dieser prä-konzeptuellen Ebene stattfinden. So sagen auch Greenberg et al.: „Es sind diese ganzheitlichen Modelle, nicht die konzeptuellen Bedeutungen, die reorganisiert werden müssen" (1993, 85; übers. v. E.Z.).

2. Der zweite Punkt ist ein möglicher Eindruck, der hervorgerufen werden könnte, nämlich dass Gendlins therapeutische Arbeit sich auf Focusing beschränkt. Ich führte schon weiter oben an, dass Gendlin 1968 auf die Wichtigkeit einer „zweispurigen" Vorgehensweise hinwies. Es stimmt zwar, dass seine spätere Entwicklung mit der starken Betonung des Focusing mit sich brachte, dass er von vielen auf diesen Ansatz reduziert wurde. Er selbst hat dies jedoch mehrere Male ausdrücklich bedauert und dem widersprochen (siehe u.a. Gendlin, 1990, 222).

4. Abschließende Bemerkungen

Ich habe mich bemüht, sowohl etwas von der Geschichte des Prozessdenkens innerhalb der Klientenzentrierten Psychotherapie als auch von der Entwicklung zu einer deutlicher experienziell orientierten Psychotherapie wiederzugeben.[15] Ich habe außerdem versucht, die wesentlichen Aspekte der theoretischen Erweiterung der Experienziellen Psychotherapie, einerseits aufgrund der existenziellen Philosophie (Gendlin), andererseits aufgrund der kognitiv-emotionalen Psychologie (Greenberg et al.), zu beschreiben. In einem letzten Teil habe ich

---

[15] Ich möchte mein Bedauern darüber zum Ausdruck bringen, dass das Erscheinungsdatum und der beschränkte Rahmen dieses Beitrags es mir nicht erlaubten, auf das vor kurzer Zeit erschienene „Handbook of Experiential Psychotherapy" (Greenberg, Watson und Lietaer, 1998) einzugehen. Dessen Veröffentlichung weist meines Erachtens auf die Erweiterung und die feste Verankerung dieses Ansatzes innerhalb unserer Therapierichtung hin. Ich freue mich, zur weiteren Inspiration auf dieses Werk hinweisen zu können.

versucht zu zeigen, dass es trotz einer großen Ähnlichkeit doch einen grundlegenden Unterschied zwischen diesen beiden Formen theoretischer Untermauerung gibt.

Für mich persönlich war dieser Experienzielle Ansatz in seinen beiden Formen immer eine wichtige Quelle der Inspiration. Ich habe den Eindruck, dass er, insofern er tatsächlich imstande ist, das Wesen der Rogers'schen Inspiration zu bewahren – und das ist ein Aspekt, dessen Bedeutung, soweit mir bekannt ist, die meisten Anhänger immer wieder hervorheben –, dem Klientenzentrierten Ansatz ausschließlich zum Vorteil gereicht. Dennoch bin ich ebenfalls davon überzeugt, dass die Entwicklung sehr wohl die Gefahr in sich birgt, dass die sogenannte Prozessexpertise zu dem führen könnte, was Rogers immer vermeiden wollte, nämlich dass sich diese Therapie, trotz eventueller ständiger Lippenbekenntnisse zu den Grundbedingungen, wieder eher als eine „problemzentrierte" denn als eine „personzentrierte" erweist. Es ist an uns allen dafür zu sorgen, dass diese Gefahr vermieden wird und dass unsere Therapie an erster Stelle darauf gerichtet bleibt, die Qualität des Person-Seins des Klienten zu einer möglichst vollständigen Entfaltung kommen zu lassen. Denn eine Experienzielle Therapie, die eine gute Therapie sein soll, muss in meinen Augen wirklich eine Klientenzentrierte Therapie bleiben.

Literatur

Brodley B (1990) Client-centered and experiential: Two different therapies. In: Lietaer G, Rombauts J and Van Balen R (eds), Client-centered and experiential psychotherapy in the nineties. Leuven, Leuven University Press, 87–107

Gendlin ET (1968) The experiential response. In: Hammer E (ed), Interpretation in therapy. New York, Grune and Stratton, 208–227

Gendlin ET (1970a) A theory of personality change. In: Hart JT and Tomlinson TM (eds), New directions in client-centered therapy. Boston, Houghton Mifflin, 129–173

Gendlin ET (1970b) Existentialism and experiential psychotherapy. In: Hart JT and Tomlinson TM (eds), New directions in client-centered therapy. Boston, Houghton Mifflin, 70–94

Gendlin ET (1973) Experiential psychotherapy. In: Corsini R (ed), Current psychotherapies. Itasca, Peacock, 317–352

Gendlin ET (1990) The small steps of the therapy process: How they come and how to help them to come. In: Lietaer G, Rombauts J and Van Balen R (eds), Client-centered and experiential psychotherapy in the nineties. Leuven, Leuven University Press, 205–224

Gendlin ET (1991a) Thinking beyond patterns: Body, language, and situations. In: den Ouden B and Moen M (eds), The presence of feeling in thought. New York, Peter Lang, 27–189
Gendlin ET (1991b) Emotion in therapy. In: Safran JD and Greenberg LS (eds), Emotion, psychotherapy, change. New York, The Guilford Press, 255–289
Gendlin ET (1992) The primacy of the body, not the primacy of perception. Man and World 25, 3–4: 341–353
Greenberg LS und Safran JD (1987) Emotion in psychotherapy. New York, The Guilford Press
Greenberg LS and Safran JD (1989) Emotion in psychotherapy. American Psychologist 44: 19–29
Greenberg LS, Rice LN and Elliott R (1993) Facilitating emotional change. The moment-by-moment-process. New York, The Guilford Press
Greenberg LS, Watson JC and Lietaer G (eds) (1998) Handbook of experiential psychotherapy. New York, The Guilford Press
Hart JT and Tomlinson TM (eds) (1970) New directions in Client-centered therapy. Boston, Houghton Mifflin
Lietaer G (1990) The Client-centered approach after the Wisconsin project: a personal view on its evolution. In: Lietaer G, Rombauts J and Van Balen R (eds), Client-centered and experiential psychotherapy in the nineties. Leuven, Leuven University Press, 19–45
Nuttin J (1980) De menselijke motivatie. Deventer, Van Loghum Slaterus
Rice LN (1983) The relationship in client-centered therapy. In: Lambert NJ (ed), Psychotherapy and patient relationship. Homewood, Dow Jones-Irwin, 36–60
Rice LN (1984) Client tasks in client-centered therapy. In: Levant RF and Shlien JM (eds), Client-centered therapy and person-centered approach. New directions in theory, research and practice. New York, Praeger, 182–202
Rogers CR (1957) The necessary and sufficient conditions of therapeutic personality change. Journal of Consulting Psychology 21, 2: 95–103 (dt.: Die notwendigen und hinreichenden Bedingungen für Persönlichkeitsentwicklung durch Psychotherapie. In: Rogers CR und Schmid PF, Personzentriert. Grundlagen von Theorie und Praxis. Mainz, Grünewald, 1991, 165–184)
Rogers CR (1961) On becoming a person. Boston, Houghton Mifflin (dt.: Entwicklung der Persönlichkeit. Stuttgart, Klett, 1973)
Rogers CR [1961] (1973) Psychotherapie als Prozess. In: Rogers CR, Entwicklung der Persönlichkeit. Stuttgart, Klett, 130–163
Rogers CR (1980) A way of being. Boston, Houghton Mifflin (dt.: Der neue Mensch. Stuttgart, Klett-Cotta, 1981)
Safran JD and Greenberg LS (eds) (1991) Emotion, psychotherapy, change. New York, The Guilford Press
Van Balen R (1996) Theory of personality change: a comparison of Rogers, Gendlin and Greenberg. In: Hutterer R, Pawlowsky G, Schmid PF and Stipsits R (eds), Client-centered and experiential psychotherapy. A paradigm in motion. Frankfurt/M., Lang, 117–125

Watson JC, Greenberg LS and Lietaer G (1998) The experiential paradigm unfolding. In: Greenberg LS, Watson JC and Lietaer G (eds), Handbook of experiential psychotherapy. New York, The Guilford Press, 3–27

Wexler DA (1974) A cognitive theory of experiencing, self-actualization, and therapeutic process. In: Wexler DA and Rice LN (eds), Innovations in client-centered therapy. New York, Wiley, 211–246

Wexler DA and Rice LN (eds) (1974) Innovations in client-centered therapy. New York, Wiley

Focusing und Focusing-Therapie

Johannes Wiltschko

Der Philosoph und Psychotherapeut Eugene T. Gendlin hat als früherer Mitarbeiter von Carl Rogers die Theoriebildung in der Klientenzentrierten Psychotherapie mit seinen empirischen Forschungsarbeiten und seinen philosophischen Konzepten stark beeinflusst. Besonders die Bedeutung und Funktion des Erlebens (experiencing) in persönlichen Veränderungsprozessen hat er untersucht und die einzelnen Schritte, die diese Prozesse ausmachen, phänomenologisch genau beschrieben. Er formulierte die Grundlagen der Klientenzentrierten Psychotherapie neu, indem er sie philosophisch fundierte, und entwickelte daraus in der Folge die Experiential Psychotherapy bzw. Focusing-Oriented Psychotherapy. Darüber hinaus machte er mit Focusing den Prozess persönlicher Veränderung lehr- und lernbar und so für alle als Methode der Selbsthilfe zugänglich.

Eugene Gendlin

Focusing wurde von Eugene T. Gendlin in den 60er Jahren begründet und wird seither von ihm und anderen in vielen Ländern der Welt weiterentwickelt. 1926 in Wien geboren, musste Gendlin 1938 mit seinen Eltern vor den Nazis fliehen[1], studierte in Chicago Philosophie und danach bei Carl Rogers Psychologie. Von 1963 bis 1996 lehrte er an den Departments Philosophie und Verhaltenswissenschaften der Universität Chicago. Er lebt jetzt in New York und arbeitet daran, seine Philosophie so darzustellen, dass sie auch für Nicht-Philosophen verständlich und praktikabel wird.[2] Gendlin veröffentlichte bis heute über zweihundert

---

[1] In dem von Frischenschlager (1994) herausgegebenen Buch „Wien, wo sonst! Die Entstehung der Psychoanalyse und ihrer Schulen" hat Gendlin diese Flucht beschrieben; zur Biographie Gendlins siehe auch Feuerstein (2000).

[2] Sein philosophisches Denken macht Gendlin (2000a; 2000b) jetzt unter dem Namen „Thinking At the Edge" (TAE) in Schriften und Workshops bekannt.

Arbeiten, sein Buch „Focusing" (1978) wurde inzwischen in neun Sprachen übersetzt.

Schon als Philosophiestudent erkannte Gendlin in der Psychotherapie ein Erfahrungsfeld, in dem sich seine philosophischen Konzepte in der Praxis anwenden und überprüfen ließen. Er nahm deshalb 1953 zur psychologischen Beratungsstelle der Universität Chicago Kontakt auf, die damals von Carl Rogers geleitet wurde, und begann bald darauf zusammen mit weiteren Mitarbeitern von Rogers eine Reihe von empirischen Forschungsarbeiten zu planen und durchzuführen.

Ein für die Begründung des Focusing besonders wichtiges Ergebnis dieser Untersuchungen war die empirisch gefundene Antwort auf die Frage, was das Vorhersagekriterium für erfolgreiche Therapie sei: Es stellte sich heraus, dass weder die vom Therapeuten angewandte Methode, noch die vom Klienten bearbeiteten Inhalte verlässliche Prädiktoren sind, sondern die *Art und Weise, wie der Klient mit seinem Erleben in Beziehung ist*. Klienten, die in der zweiten Therapiestunde auf der von Gendlin und Tomlinson (1967b) entwickelten *Experiencing-Scale* niedrig eingeschätzt wurden, erreichten auch durch Psychotherapie keine höheren Scores – ein für die Psychotherapie niederschmetterndes Ergebnis, bedeutet es doch, dass sich die Erfolgsaussichten einer Psychotherapie durch Psychotherapie nicht verbessern lassen und somit Psychotherapie für viele Klienten nutzlos ist.

Gendlin und Mitarbeiter entwickelten daraufhin ein Programm, in dem die Art und Weise der Selbstbeziehung erfolgreicher Klienten trainiert wurde. Probanden, die an diesem Training teilnahmen, konnten dadurch ihr Experiencing-Niveau steigern und profitierten in der Folge auch in ihren bislang erfolglosen Therapien (Gendlin und Berlin, 1961; Gendlin und Tomlinson, 1967a; Gendlin et al., 1968; Hendricks, 2001). Dieses Trainingsprogramm war die empirisch fundierte Keimzelle dessen, was Gendlin ab 1964 Focusing nannte (Gendlin 1964b). Focusing beschreibt also ein *sine qua non* erfolgreicher Psychotherapie.

Von 1958 bis 1963 arbeitete Gendlin als Forschungsdirektor des von Carl Rogers initiierten sog. „Wisconsin-Projektes", in dem die Wirksamkeit der Klientenzentrierten Psychotherapie bei hospitalisierten psychiatrischen, vor allem schizophrenen Menschen untersucht wurde. Die Erfahrungen und Ergebnisse dieses Projektes bestätigten viele der theoretischen Annahmen, die Gendlin als Philosoph gefunden hatte, und sie veranlassten Rogers zur Neuformulierung grundlegender Konzepte der Klientenzentrierten Psychotherapie. Gendlin beschrieb damals auch die therapeutischen Haltungen und Handlungen, die sich in der Praxis mit diesen Klienten bewährt hatten (Gendlin 1961a, 1961b, 1962b, 1962c, 1964a, 1966a, 1972). Sie bildeten einen wichtigen Grundstein für seine Weiterentwicklung der Klientenzentrierten Psychotherapie zur *Experiential Therapy*. Bis heute praktiziert Gendlin als Psychotherapeut.

Gendlins Theorie und Praxis wurzelt also vor allem in drei Gebieten: (1) in seiner *Philosophie*, die besonders die Arbeiten von Wilhelm Dilthey, des amerikanischen Pragmatismus (William James), der Sprachphilosophie (Wittgenstein) und der Phänomenologie und Existenzanalyse (Husserl, Heidegger, Merleau-Ponty) verbindet, fortsetzt und weiterführt und die den postmodernen Relativismus überwinden will („After-Postmodernism")[3]; (2) in seinen *empirischen Forschungsarbeiten* zur Bedeutung und Funktion des Erlebens in der Psychotherapie, (3) in seiner *praktischen Tätigkeit* als Psychotherapeut, vor allem auch in seinen frühen Erfahrungen mit psychiatrischen Patienten.

Focusing

Mit Focusing wird landläufig alles Mögliche bezeichnet, und das hat zu allerlei Missverständnissen Anlass gegeben. Gendlin selbst versteht darunter (1) die *Zeit*, in der jemand achtsam mit einer noch unkonzeptualisierten, körperlich gespürten Stimmung (Felt Sense) verweilt, (2) einen praktischen *Leitfaden*[4], in dem die Bedingungen, Haltungen und Verhaltensweisen, die das Entstehen eines Felt Sense, das Verweilen mit ihm sowie die daraus resultierenden Veränderungsschritte ermöglichen, aus didaktischen Gründen vereinfacht und systematisiert werden, (3) die – nichttherapeutische – *Praxis*, sich selbst oder eine andere Person mithilfe dieses Leitfadens in diesem Veränderungsprozess zu begleiten.

---

[3] In seinem Buch „Experiencing and the Creation of Meaning. A Philosophical and Psychological Approach to the Subjective" hat Gendlin (1962) eine erste umfassende und systematische Darstellung seines philosophischen Denkens gegeben; einige weitere grundlegende philosophische Veröffentlichungen siehe Gendlin (1966b; 1967; 1973b; 1987; 1991a; 1991b; 1992a; 1993b; 1994; 1997).

[4] In diesem Leitfaden wird das Praktizieren von Focusing in sechs Abschnitte eingeteilt: *(1) Freiraum schaffen, (2) einen Felt Sense kommen lassen, (3) einen „Griff"* (ein erstes Symbol) *finden, (4) (Symbol mit Felt Sense) vergleichen, (5) Fragen* (an den Felt Sense) *stellen, (6) Annehmen und Schützen* (des neuen Erlebensschrittes, der gekommen ist). Da sich lebendige Prozesse nicht in eine Reihe vorher festgelegter Abläufe bannen lassen, dient dieser Leitfaden nur der groben Orientierung.

Voraussetzung für das Kommen erlebter Veränderungsschritte aus dem Felt Sense ist tatsächlicher und gefühlter *Freiraum*: eine äußere und innere Situation, die frei ist von Herrschaftsansprüchen, Manipulationen und konzeptgeleiteten Anleitungen. Erleben und Erlebensveränderung geschieht immer im Rahmen einer *Beziehung*: Beides ist eine Funktion der Beziehung zu sich selbst und zur augenblicklichen Situation. Die Haltungen und Handlungen des Focusing bewähren sich nicht an ihrer (theoretischen) „Wahrheit", sondern an ihrer erlebten (praktischen) *Wirksamkeit*: Führen sie zu einem wirklichen Unterschied im Erleben und Handeln – oder nicht?

Die komplexen theoretischen Voraussetzungen und Implikationen von Focusing haben häufig dazu verleitet, auch sie mit dem Begriff Focusing zu belegen. Gendlin plädiert hingegen dafür, diesen Begriff einfach und eng zu halten. Man könnte, einem Merkmal von William James' pragmatischer Methode folgend, sagen: Focusing ist ein *Werkzeug*. Dieses Werkzeug dient einem Ziel: *von innen, aus der Person heraus, frische, neue Schritte des Erlebens kommen zu lassen*. Diese Schritte haben eine *Wachstumsrichtung* im Sinn der Erhaltung und Entfaltung des Lebens. Da sich Erleben immer *auf etwas bezieht* (auf eine Situation, eine Person, ein Thema, ein Problem etc.), kann das Werkzeug Focusing für die Bearbeitung und Weiterentwicklung *jeglicher menschlicher Belange* genutzt werden.

In diesem Sinn ist Focusing eine auf das Wesentliche verdichtete, minimalistische Praxis der von Gendlin entwickelten Philosophie und Psychotherapie, eine Praxis, die jeder lernen kann und die in vielfältigsten Zusammenhängen im persönlichen Alltag und in beruflichen Situationen angewendet werden kann: beim Bilden und Prüfen von Konzepten, bei allen Arten kreativer und künstlerischer Tätigkeit, bei Entscheidungsfindungsprozessen, beim Finden der Bedeutungen von unklaren Gefühlen und Stimmungen, in allen Formen des Stockens und Steckenbleibens (in Situationen, Beziehungen, Denk- und Erlebensprozessen, etc.), beim Verstehen unbekannter Situationen und Erlebnisse (z.B. von Träumen), beim Finden von Ausdrucksmöglichkeiten (im Sprechen, Schreiben, Bewegen, Malen, etc.) usw.

Im Anwendungsfeld der *Psychotherapie* hat sich Focusing bislang vor allem in den USA und Canada, in den deutschsprachigen Ländern, in Belgien und Japan verbreitet. In vielen weiteren Ländern beginnen immer mehr Psychotherapeuten, Focusing ins Zentrum ihrer praktischen Tätigkeit zu stellen und die theoretischen Erkenntnisse Gendlins zur Grundlage ihrer Arbeit zu machen.

Focusing allein ist noch keine Psychotherapie, es lässt sich aber als methodisches Element in jede Art von Psychotherapie integrieren. Darüber hinaus hat Eugene Gendlin auch die Klientenzentrierte Psychotherapie als Ganzes theoretisch und methodisch weitergeführt und den Grundstein für eine eigenständige psychotherapeutische Richtung gelegt, die er schon 1966 *Experiential Therapy*, also erlebensbezogene Psychotherapie genannt hat (Gendlin, 1966b; 1973a; 1974); seit 1995 bezeichnet er sie als *Focusing-Oriented Psychotherapy* (1996). Als Klientenzentrierter Psychotherapeut habe ich Gendlins Psychotherapie und Philosophie 1975 und ihn persönlich 1979 kennen gelernt. Seither stehen wir in enger fachlicher und freundschaftlicher Verbindung. Im Deutschen Ausbildungsinstitut für Focusing und Focusing-Therapie setzen wir Gendlins Werk fort. Unsere Arbeit nennen wir *Focusing-Therapie* (Wiltschko, 1991; 1992a; 1995; 2000).[5]

Wir verstehen Focusing-Therapie als eine eigenständige „Kultur" innerhalb der personzentrierten Psychotherapie-Familie. Und auch Gendlin betont immer wieder, dass er sich selbst ganz und gar als Klientenzentrierter Psychotherapeut versteht und dass alle klientenzentrierten Prinzipien im Focusing und in der focusingorientierten Psychotherapie ihre Gültigkeit behielten.

Wenn wir die Bedeutung Gendlins für die Weiterentwicklung der Klientenzentrierten Psychotherapie und die Rolle, die Focusing darin spielt, verstehen wollen, müssen wir tiefer in die philosophischen Voraussetzungen des Focusing eindringen. Da dies im knappen Rahmen dieses Buches nicht in der gebotenen Ausführlichkeit möglich ist, werde ich mich auf einige beispielhafte theoretische Aspekte beschränken und dann Hinweise zur Praxis geben.

1. Theoretische Aspekte

1.1. Körper, Erleben und Situation

Wenn wir unseren Körper *von innen* wahrnehmen, bemerken wir, dass er nicht unabhängig von der Situation existiert, in und mit der wir gerade leben. Unser Körper lebt immer schon in Wechselwirkung mit

---

[5] Auch Neil Friedman (1993) und Kathleen McGuire-Bouwman (mündlich) verwenden die Bezeichnung *Focusing Therapy*.

jeweiligen konkreten Umwelten, er ist niemals etwas gewesen, das schon da war, bevor es sich mit einer Umwelt getroffen hat und mit ihr in Wechselwirkung getreten ist. Er *ist* diese Wechselwirkung. Als dieser interaktionale Körper findet er die Situation in sich vor und kreiert sie zugleich. Körper und Situation sind nicht voneinander trennbar, sie sind „eins". Das Wahrnehmen des eigenen Körpers in einer konkreten Situation ist daher immer mehr als bloßes Sich-selbst-Spüren, es ist auch ein Fühlen der Situation, ein Erfahren der Welt, in und mit der ich lebe.

Das, was ich innerlich wahrnehme, wird Erleben genannt. Der Ort des Erlebens ist der Körper. Erleben ist „in mir", aber dieses in mir wahrgenommene Erleben ist ausgedehnt auf und verbunden mit dem, was „um mich herum" ist. „Ihr Körper", sagt Gendlin (1978/1998, 99), „ist im Grunde Teil eines unermesslichen Systems, das Raum und Zeit, Sie selbst und andere Menschen, kurz, das ganze Universum umfasst. Diesem umfassenden Ganzen fühlt sich Ihr Körper zugehörig." Erleben ist unmittelbares Fühlen und Spüren meines Existierens als situationales, interaktionales, körperliches Wesen. Dieses Erleben *(experiencing)* geschieht als *Strom von Empfindungen und Gefühlen, die nicht konzeptualisiert, nicht begrifflich geformt,* „wortlos" in mir jederzeit wahrnehmbar sind.

Dieses Erleben macht mich aus, ich bin es. Ich kann mich – im Prinzip – immer und überall entscheiden, mich auf mein Erleben unmittelbar zu beziehen. Die direkte Bezugnahme auf das, was ich körperlich spüre, ohne dass es schon in Worten, Begriffen, Konzepten da ist, ohne dass ich schon weiß, was es ist, nennt Gendlin *Focusing*. Für die meisten Menschen ist diese Art der Selbstbeziehung ungewohnt und neu und muss daher gelernt und geübt werden.

Voraussetzung für den Focusing-Prozess ist, dass eine Person sich auf etwas *(direct referent)* in ihrem Erleben unmittelbar zu beziehen *(direct reference)* in der Lage ist. Ein konkreter Erlebensinhalt *(bit of experiencing)* muss zu einem „Etwas" gemacht werden, zu dem die Person Beziehung aufnehmen kann. Die *Qualität* dieser Beziehung entscheidet, ob ein Erlebenswandel eintritt oder nicht. Die veränderungswirksamste Qualität dieser Beziehung kann man kurz mit dem Wort „klientenzentriert" bezeichnen. Im Focusing suchen wir eine Haltung zu uns selbst, zu unserem Erleben, die von mitfühlender Wärme, annehmendem Zulassen und neugieriger Ehrlichkeit gekennzeichnet ist. Dabei wollen wir auch unsere Klienten unterstützen.

Beziehung erfordert immer zwei. Ich beziehe mich auf mein Erleben. Wir unterscheiden daher zwischen einem *Ich*[6], das wahrnimmt, und einem Erlebens*inhalt*, der wahrgenommen wird. Da die Person mit ihrem augenblicklichen Erlebensinhalt meist identifiziert ist („Ich *bin* traurig"), muss zunächst eine Disidentifikation stattfinden („Da ist *etwas* in mir, das traurig ist"). Zwischen Ich und Inhalt ist dann, metaphorisch gesprochen, ein gewisser Abstand, ein bisschen Luft, ein freier Raum. Dieser Vorgang des *Freiraum-Schaffens* löst das Ich aus seiner Verschmolzenheit mit dem Erlebensinhalt („Ich *bin* das Problem") und stellt es mindestens ebenbürtig dem Inhalt gegenüber („Ich *habe* dieses Problem", „Ich bin größer als das Problem").

Nun kann das Ich mit dem Inhalt in Beziehung, in einen Dialog treten. Ein Erlebensinhalt hat immer einen *expliziten* (schon gewussten, benenn- nund ausdrückbaren) Aspekt und einen *impliziten* (schon gefühlten, aber noch nicht gewussten) Aspekt. Dieser implizite Aspekt kann als *Felt Sense* zu einem Etwas gemacht werden, zu dem dann eine unmittelbare Bezugnahme möglich wird. Nun geschieht Focusing: Der Felt Sense „öffnet" sich, seine impliziten Bedeutungsaspekte symbolisieren sich in Worten und/oder Handlungen (inneren Bildern, Gefühlen, körperlichen Impulsen etc.) und setzen das Erleben fort.

1.2. Felt Sense

Was ist ein Felt Sense? In meinem Gespür von und über eine Situation ist alles „enthalten", was mein Körper über die Situation „weiß": alle gegenwärtigen, vergangenen und in die Zukunft führenden Aspekte dieser

---

[6] Laut Gendlin (1993c; Gendlin und Wiltschko, 1999, 152f.) kann das Ich mit nichts anderem gleichgesetzt werden, hinter es kann man nicht zurückgehen. „Das Ich" wird von ihm folglich nicht als Objekt definiert, da es dadurch verlorenginge. Das Ich hat (Erlebens)-Inhalte (z.B. Gefühle), es ist selbst kein Inhalt. Hingegen ist das *Selbst* nach Gendlin ein Inhalt (ein Komplex von Inhalten), den das Ich haben kann (oder auch nicht).
Ich habe vom Ich das *Ego* unterschieden als ein mit Inhalten identifiziertes und daher partiell verdinglichtes, strukturgebundenes Ich. Das Ich *hat* einen Inhalt, das Ego *ist* ein Inhalt. Insofern kann Focusing als Prozess verstanden werden, in dem das Ego immer wieder von Identifikationen mit Inhalten befreit und zu einem freien, beziehungsfähigen Ich wird (das sich immer wieder von Neuem mit Inhalten identifizieren wird und muss) (Wiltschko, 1992b).

konkreten Situation (= dieses konkreten Körpers). Das Wort „enthalten" bedeutet hier nicht „vorrätig als schon sprachlich geformtes Wissen", sondern da als *implizit wirksame* „ungeteilte Vielheit" (*pre-seperated multiplicity*). Dieses körperlich Gespürte, aber noch Unkonzeptualisierte, noch nicht Gewusste nennt Gendlin *Felt Sense*. Ein Felt Sense ist niemals nur für sich da, gleichsam als von der Wirklichkeit unabhängige Körperempfindung, er ist immer bezogen auf etwas, auf eine Situation. Sich auf einen Felt Sense unmittelbar zu beziehen, also in innerer Achtsamkeit mit ihm zu verweilen, bringt Schritte, erlebte, gespürte Schritte der Veränderung.

Im Körper ist eine Situation immer als *ein Ganzes* spürbar. In diesem ganzen Gespür kommt die *Vergangenheit* in der Gegenwart an. Da mein Körper immer schon ein In- und Mit-Sein war, „kennt" er auch meine vergangenen Situationen. Durch sein Spüren wird daher auch meine Geschichte in der Gegenwart zugänglich, meine Geschichte als fortdauernde Wechselwirkung mit anderen Menschen, Situationen.

Der lebendige Körper sucht von sich aus immerfort Möglichkeiten, weiterzuleben, sich zu erhalten und zu entfalten („Aktualisierungstendenz"). Er impliziert daher in Wechselwirkung mit der jeweiligen konkreten Situation Schritte, die alles mitnehmen, was da ist und *damit und darüber hinaus* die Situation, das Leben fortsetzen, weiterführen. Deshalb können aus dem Felt Sense Schritte kommen, die in die *Zukunft* führen und gegenwärtige „Probleme lösen".

Ein Felt Sense ist nicht einfach da, wartend, wahrgenommen zu werden. Er muss sich konstellieren. Der Körper braucht wenigstens einige Sekunden oder Minuten unsere *Achtsamkeit*, um im Licht und in der Wärme unserer Zuwendung die Aspekte seines impliziten „Wissens" von und über eine Situation zu aktualisieren und miteinander zu einem Ganzen zu kreuzen, zu einem ganzen Gespür. Diese Zeit geben wir dem Körper, indem wir ihn achtsam und absichtslos von innen wahrnehmen und warten, was (in) ihm zu einer Situation „kommt". Diese kleine Zeit, die wir dem von innen gefühlten Körper schenken, so dass sich ein Felt Sense bilden kann und in der wir mit dem Felt Sense verweilen, heißt, Focusing zu praktizieren.

In der Psychotherapie besteht die Situation gewöhnlich vor allem aus der Person des/der Klient/in, aus der Person des/der Therapeut/in und aus dem Thema, mit dem sich der/die Klient/in gerade beschäftigt. Dieses Thema hat in der Psychotherapie häufig den Charakter eines „Problems".

Der Felt Sense des Klienten zu seinem Problem konstelliert sich nicht unabhängig von der Gesamtsituation, in der das Problem bearbeitet wird, er schließt also die Person des Therapeuten mit ein. Ebenso hat der Felt Sense, der sich in der Person des Therapeuten konstelliert, zu tun mit Person und Thema des Klienten.

1.3. Beziehung: Da-Sein und Resonanz

Was wir heutzutage mit dem Modewort „Beziehung" hervorheben wollen, ist in Wirklichkeit immer schon da. Leben, Körper, Erleben, Person existieren nur als Wechselwirkung, als Beziehung mit dem, was um sie ist, mit dem sie sind. Wenn zwei oder mehrere Menschen zusammen da sind, sind sie in *einer* Situation und damit aufeinander bezogen. Das Erleben jeder der an der Situation beteiligten Personen wird vom Dasein der anderen Personen mitbestimmt, im Erleben jeder Person ist die andere „enthalten". Beziehung müssen wir nicht aufbauen oder herstellen, wir müssen sie nur *bemerken*. Wir bemerken sie, indem wir *da sind*.

Der Begriff „Beziehung" wurde erst notwendig, nachdem wir das kontinuierliche Erleben des In- und Mit-Seins in ein „Ich" und ein „Du" zerlegt haben und uns diese Begrifflichkeiten glauben machten, ein jedes Ich oder Du seien scharf begrenzte Einheiten, die in der Welt wie „Individuen" ein in sich abgeschlossenes Eigenleben führten. Hat man erst ein solches einzelnes Ich und Du gleichsam wie zwei Bauklötzchen kreiert, entsteht die unangenehme Frage, wie diese Klötzchen miteinander zu tun haben könnten. Ein drittes „Ding" wurde notwendig, das als Brücke die Beiden verbindet, die „Beziehung" eben (oder, noch deutlicher in diesem verdinglichenden Denken verhaftet, die „Übertragung").[7]

Ein solches Lebewesen als einzelnes Ding existiert aber in Wirklichkeit gar nicht. Wir erleben die Gegenwart des anderen unmittelbar. Wir

---

[7] Ich stelle hier das Phänomen „Beziehung" auch deshalb auf diese Weise dar, um die Bedeutung des *Daseins* von Therapeut und Klient zu unterstreichen (Gendlin und Wiltschko, 1999).
Natürlich ist auch die Ich-Du-Perspektive, besonders die von Martin Buber, äußerst wertvoll und verdeutlicht viele Aspekte, die hier nicht hervorgehoben werden. Ihr gewissermaßen utopischer Charakter scheint mir aber für die alltägliche therapeutische Situation weniger geeignet, und er lässt sich ideologisch leicht missbrauchen.

fühlen uns allein anders, als wenn jemand anderer da ist und verschieden je nachdem, wer das ist. Unser von innen gefühlter Körper ist ein jeweils anderer – allein, mit diesem oder mit jenem. Denn der Körper ist die Situation.

Wo ist das, was „Beziehung" meint? Das Konstrukt Beziehung ist ein Gedanke im Kopf oder steht auf einem Blatt Papier; das Phänomen, das mit diesem Konstrukt zu tun hat, finden wir natürlich nicht im luftleeren Raum zwischen zwei oder mehreren Individuen, auch nicht in den Worten, mit denen sie über ihre Beziehung sprechen, sondern im jeweiligen Erleben der eigenen Person, in ihrem körperlichen Fühlen, in ihrem Körper, der die Situation, die Beziehung ist.

Sich selbst als jeweils konkret bezogenes Wesen wahrzunehmen, lässt uns „Beziehung" bemerken, erleben, lässt uns durch Beziehung leben und wandeln. Wenn ich da bin, also meinem Erleben von mir mit dir Raum gebe, mich von dir sehen lasse und dir Raum gebe, dein Erleben von dir mit mir da sein zu lassen, werden wir „Beziehung haben". Mit jemandem da zu sein heißt also, den anderen unmittelbar wahrzunehmen (ihm z.B. genau zuzuhören), mein Erleben zu und mit der anderen Person zu bemerken und mich mit diesem Erleben sehen, hören, spüren zu lassen.[8]

Den Felt Sense, den jemand in Bezug auf eine andere, in derselben Situation befindliche Person hat, nennen wir *Resonanz*. Als Therapeut ist meine körperliche Resonanz in Bezug auf diesen konkreten Klienten in dieser konkreten Situation (inklusive des Themas, mit dem sich der Klient gerade beschäftigt) die *Bedingung und Quelle meines Verstehens und Antwortens*. Es ist *mein* Verstehen und Antworten als Teilnehmer an *einer* Situation (also mit diesem konkreten Klienten). Ebenso ist das Erleben des Klienten, sein Felt Sense, seine Resonanz, von meinem konkreten Dasein mitbestimmt. Erleben, Verstehen und Antworten ist weder subjektiv noch objektiv (beide Begriffe sind Resultate verdinglichenden Denkens). Je präziser Erleben konkret gespürt und ausgedrückt wird, desto verständlicher ist es für den Einzelnen und desto mehr Menschen verstehen es.

---

[8] Manche Klientenzentrierten Psychotherapeuten sehen Focusing als rein intrapsychischen Prozess an, der die zwischenmenschliche Beziehung vernachlässige. In der psychotherapeutischen Situation ist der Focusing-Prozess aber nicht nur in die jeweilige konkrete therapeutische Beziehung eingebunden, sondern von ihr gar nicht trennbar: Innere Prozesse *sind* Beziehungsprozesse.

1.4. Das Entfalten des Felt Sense

Wenn wir im Leben stocken und nicht wissen, wie wir das, was wir fühlen und meinen, ausdrücken sollen, wenn wir spüren, dass eine Entscheidung oder eine Handlung erforderlich wären, aber nicht wissen welche, wenn wir uns in einer schwer erträglichen Lebenssituation befinden, aus der wir keinen Ausweg kennen, dann spüren wir dieses Steckenbleiben körperlich als Felt Sense. Dieses körperliche Fühlen des Stockens ist der Ort, die Quelle für die Worte, die das Gemeinte ausdrücken, für die Handlungen, die aus der verfahrenen Situation herausführen werden.

Ein Felt Sense wird gespürt – ohne Worte, ohne Bilder, noch nicht explizit als konkrete Handlungsmöglichkeit (des Sprechens, Malens, Bewegens,...). Verweilen – also achtsames und absichtsloses Sein – mit dem Felt Sense expliziert ihn, faltet ihn in seinem Bedeutungsgehalt aus, indem es ihn in Wechselwirkung treten lässt mit expliziten Formen des Erlebens und Handelns. Ein Felt Sense ist sozusagen unvollständig und „wartet" auf diese Interaktion. Ihm wohnt die Tendenz inne, sich zu explizieren – oder anders formuliert: Man möchte wissen, was ein Felt Sense bedeutet und wie man ihn ausdrücken kann.

Das Explizieren, das Entfalten des Felt Sense kann sich in verschiedenen *Erlebensmodalitäten* vollziehen. Nicht nur Worte, auch innere Bilder, Emotionen oder Körperempfindungen können mit dem Felt Sense interagieren und ihn fortsetzen. Wir unterscheiden daher kognitive, imaginative, emotionale und körperliche Erlebensmodalitäten. Diese können sich in verschiedenen *Handlungsmodalitäten* ausdrücken: nicht nur im Sprechen, sondern auch im Schreiben, im Malen und Gestalten, im unmittelbaren Gefühlsausdruck und in Haltungsveränderungen und Bewegungen des Körpers. Dies eröffnet der focusingtherapeutischen Praxis eine Vielzahl von Möglichkeiten, die weit über die reine „Gesprächspsychotherapie" hinausgehen (Wiltschko, 1992a; 1995).

Das, was mit dem Felt Sense in den verschiedenen Erlebens- und Handlungsmodalitäten interagiert, nennen wir zusammenfassend „Symbole". Symbole sind *explizite Formen* des Ausdrückens und Handelns. Nur jeweils ganz bestimmte Symbole „passen" für oder zu einem konkreten Felt Sense, drücken bestimmte Aspekte seiner Ganzheit aus und setzen ihn fort. Wir können mit dem Felt Sense achtsam verweilen und Symbole auftauchen lassen oder sie dem Felt Sense auch aktiv vorschlagen.

Wir spüren körperlich, wenn ein Symbol passt: Ein bestimmtes Wort (Satz, Handlung, inneres Bild, Gefühl, körperlicher Impuls etc.) wird vom Felt Sense bejaht durch das evidente *Spüren* von „Stimmigkeit" und einer gleichzeitigen Veränderung des Felt Sense (der inneren Stimmung, der Befindlichkeit) in Richtung auf mehr Lebensfülle. Dieses Wandlungsphänomen nennen wir „*carrying forward*" (weitertragen, fortsetzen), Schritt oder *Felt Shift*. Dieser Schritt bringt Steckengebliebenes in Fluss und setzt den Lebensprozess fort. Der Focusing-Prozess besteht aus einem Hin- und Hergehen zwischen Symbolen und Felt Senses bei vorwärtsschreitender Richtung, bildlich gesprochen also in einer Zick-Zack-Bewegung, die eine sich selbst vorantreibende Qualität hat. Diese Bewegung folgt einer besonderen Ordnung, der *Fortsetzungsordnung* („*order of carrying forward*" oder „*responsive order*"). Sie gefunden und beschrieben zu haben, ist eines der Hauptverdienste Gendlin'scher Philosophie (Gendlin, 1997, Gendlin und Wiltschko, 1999, 178ff.).

1.5. Diagnosen, Konzepte und Methoden

Carl Rogers hat die Psychotherapie revolutioniert, indem er das Erheben von Anamnesen und das Stellen von Diagnosen aufgab und statt dessen versuchte, die Besonderheit jedes einzelnen Klienten und jeder konkreten Situation zu verstehen. Er verzichtete damit auf Expertentum, Sicherheit und Macht zugunsten des Risikos einer offenen zwischenmenschlichen Situation. In den letzten Jahren haben allerdings Diagnostik und Therapieplanung, Störungs- und Krankheitslehren durch die Hintertür wieder Einzug bei vielen Klientenzentrierten Psychotherapeuten gehalten. Andererseits gibt es noch immer eine kleine Gruppe von orthodoxen Puristen, die jegliche Anwendung von Konzepten und Methoden ablehnt.

Als Focusing-Therapeuten freuen wir uns über diese Vielfalt, erlaubt sie uns doch, in diesem Spektrum von Spielarten unsere Auffassung von Klientenzentrierter Psychotherapie deutlich zu vertreten, ohne Anspruch auf Vollständigkeit und den einzig richtigen Weg. Aus unserer Sicht stellen die Wiedereinführung von Krankheitslehren und die Anwendung von handlungsleitenden diagnostischen Überlegungen eine Verneigung vor den etablierten und „anerkannten" Therapieschulen und einen Rückfall ins vorrogerianische Zeitalter dar, selbst wenn sich die Hersteller dieser Theorien bemühen, ihre Modellbildungen auf einem Fundament rogerianischer Begriffe (z.B. Selbstkonzept, Kongruenz-Inkongruenz) aufzubauen. Und hinter der puristischen Vorliebe für die reine (konzept- und methodenfreie) „Begegnung" können sich leicht allerlei inoffizielle und daher nicht reflektier- und diskutierbare Annahmen und Handlungsweisen verbergen, die natürlich dennoch – oder gerade deshalb – wirksam sind, aber verschleiert bleiben. Die Berufung auf die „reine Lehre" wird dann, wie überall, zur bloßen Ideologie, gleichgültig wie wortmächtig sie vertreten wird.

In der Focusing-Therapie benützen wir Konzepte und Methoden (Handlungskonzepte), denn *sie sind Teil des Erlebensprozesses* und spielen darin immer eine Rolle. Die Untersuchung des Verhältnisses zwischen Erleben und Konzepten ist ein Kernstück Gendlin'scher Philosophie, und Focusing ist die dazugehörige Praxis, Konzepte aus und mit dem Erleben zu bilden und sie an ihm zu prüfen (Gendlin, 1991b; 1993a; 1993b; 1997; Wiltschko, 1999). Entscheidend ist, die Funktion von Konzepten in Erleben und Beziehung zu verstehen und sie im Sinn eines lebensfördernden Entwicklungsprozesses zu nutzen.

Ein „richtiges", d.h. ein wirksames und daher brauchbares Konzept (ein Wort, ein Begriff, ein Satz, eine Metapher, eine Handlung, eine Technik, ein Symbol, ...) kann mit implizitem (noch nicht geformtem) Erleben in Wechselwirkung treten und „hebt" dann aus dem Erlebensstrom etwas „heraus". So – und nur so – können wir fühlen, was dieses Konzept meint, und dieser Vorgang verändert auch unsere erlebte Wirklichkeit, indem er unser Erleben weiterträgt und fortsetzt. Wir verstehen dann mehr, wir bemerken weitere Aspekte der Wirklichkeit und können diese auf neue, frische Weise ausdrücken (sagen, tun, handeln) (Gendlin und Wiltschko, 1999, 80ff.).

In der Psychotherapie sind ein Konzept oder eine Methode dann wirksam, wenn sie in einer konkreten Situation bei einem bestimmten Klienten einen erlebten neuen Schritt bringen, also zu einer Erlebens- und Verhaltensänderung führen, die sich *für diesen Klienten* „richtig" anfühlt. Dieses „richtig" wird unmittelbar erlebt als *Felt Shift*: körperlich als „frischer Atemzug", als Zustrom von Energie, als ein Empfinden von mehr Weite, mehr Freiraum etc., kognitiv als Einsicht und insgesamt als „mehr Leben", „mehr ich".

Konzepte können uns – wenn sie mit der momentanen Situation eine erlebte Verbindung eingehen – helfen, mehr zu *bemerken*. Mit ihrer Hilfe nehmen wir mehr wahr, ohne dass wir die wahrgenommenen Phänomene dann auch in das jeweilige Konzept einordnen oder danach handeln müssten. So kann uns beispielsweise das Konzept „Übertragung" aufmerksam machen auf Phänomene, die wir ohne dieses Konzept vielleicht nicht bemerkt hätten. Wir brauchen dann jedoch das wahrgenommene

Phänomen nicht so zurechtzuschneiden, dass es in die psychoanalytische Theorie der Übertragung hineinpasst, und wir müssen auch nicht wie Psychoanalytiker mit diesem Phänomen umgehen.

Gendlin verlangt von Konzepten, dass sie nicht nur vom Erleben ausgehen, sondern auch von und mit diesem geprüft werden. Damit begründet er eine neue phänomenologische Methode (Gendlin und Wiltschko, 1999, 212ff.). Focusing ist eine phänomenologische Praxis, eine Methode dieser Konzeptprüfung: Führt die Bildung und die Anwendung eines Konzeptes zu einem erlebten weiterführenden Schritt (des Verstehens, der Entwicklung und des Wachstums) – ja oder nein? Wenn nicht, muss das Konzept fallengelassen oder geändert werden. Gendlins Theorie besteht aus Konzepten, die diesem Kriterium Rechnung tragen. Sie sind mit und durch Erleben gebildet und nur mit und durch Erleben verständlich (Gendlin, 1991a; 1993a).

In der Focusing-Therapie sind alle Konzepte und Methoden potentiell nützliche *Werkzeuge* und können daher im Prinzip alle angewendet werden, *wenn* das Kriterium für ihre „Richtigkeit" das Erleben des Klienten ist. Wir stellen dem Klienten Konzepte und Methoden zur Verfügung – als Vorschlag, als Einladung – und sind immer bereit, unseren Vorschlag fallen zu lassen (auch wenn er uns noch so richtig erscheint), wenn er vom Klienten als Werkzeug nicht angenommen wird und/ oder seine Wirksamkeit für den von ihm unmittelbar gespürten Lebensprozess nicht erweist.

Psychotherapie, sagt Gendlin (Gendlin und Wiltschko, 1997, 7ff.), ist nicht das Handeln nach *einem* Konzept oder *einer* Theorie, nicht das Anwenden *einer* Methode; Psychotherapie ist dazu da, anderen Menschen zu *helfen*. Deshalb sollen wir in der Psychotherapie alles benützen, was Menschen hilft, *alle* Konzepte und *alle* Methoden, die wir kennen. Nur dürfen wir in sie nicht „hineinfallen" und sie für wahr halten. Denn die Person (das Erleben, die Situation, das Leben, …..) ist *immer mehr*, ist immer größer und reichhaltiger als jedes Konzept und jede Methode und als alle Konzepte und Methoden zusammen. Deshalb *muss das Kriterium immer die Person des Klienten sein*. In diesem Sinn *ist Focusing-Therapie das Gegenteil des Anwendens einer Methode*.

Herrschende Konzepte, die nicht mehr unmittelbar verbunden sind mit der Wirklichkeit, die sie meinen, die nicht mehr als Werkzeuge verwendet werden, um Unterscheidungen, Handlungen, Erlebensveränderungen zu bewirken, werden für selbstverständlich und daher für wahr gehalten. Sie sind Bestandteil des *common sense* einer Gruppe – und als solche führen sie ein schablonen- und automatenhaftes Eigenleben. Sie schaffen eine „Wirklichkeit", die mit dem, was tatsächlich konkret lebt und vorgeht, nicht verbunden ist. Diagnosen, vor allem Selbstdiagnosen, haben häufig dieses Charakteristikum – und so manche therapeutischen Konzepte. Die müssen wir dann wieder „auspacken", auswickeln, um zu *erleben*, was sie eigentlich meinen.

Das ist oft gar nicht so leicht. Was *meinen* wir eigentlich mit „klientenzentriert" oder mit „Aktualisierungstendenz"? „Auswickeln" meint nicht, ein Konzept/ einen Begriff mit anderen Konzepten/ Begriffen zu erklären oder gar zu definieren, es meint gerade das Gegenteil: das Konzept/ den Begriff im Erlebensstrom wieder zu „verflüssigen", den *soft underbelly*, die impliziten Bedeutungen des Begriffs zu erspüren, die Bedeutungen zu erleben – und dieses Erleben dann eventuell mit neuen Begriffen (Symbolen) auszudrücken. Das zu tun, ist Focusing, und dieser Prozess führt zu wirklichem Verstehen, einem Verstehen, das nicht nur ein Abbilden, sondern ein Weiterleben ist (Gendlin und Wiltschko, 1999, 212ff.; Wiltschko, 1999).

1.6. Strukturgebundenes Erleben

Wenn wir uns auf unser augenblickliches Erleben beziehen und dabei eine Zeitlang verweilen, bemerken wir, dass es sich „öffnet" und wir „hineinkommen", mehr und mehr darin entdecken, mehr und mehr davon verstehen und sich dieses Erleben wandelt und weiterfließt. Implizites Erleben expliziert sich, faltet sich aus. Jeder von uns kennt aber auch Empfindungen, Gefühle und Gedanken, die ständig da sind oder immer wieder auftreten und gleichförmig bleiben, wie sehr wir uns auch bemühen, sie zu verstehen oder zu verändern. Sie entfalten sich nicht und lassen sich auch nicht auswickeln. Diese Art des Erlebens verhält sich wie die Konzepte, die selbstverständlich geworden sind, und deren unmittelbare Bedeutung und Sinn, deren Felt Sense wir nicht ohne weiteres erspüren können. Dieses Erleben nennen wir *strukturgebunden* (Gendlin, 1964b; Renn, 1999).

Strukturgebunden sind Erlebensweisen dann, wenn sie mit der Situation (mit dem impliziten Erlebensstrom und mit der „äußeren" Situation) nicht in direktem Austausch stehen. Strukturgebundenes Erleben nimmt am ständig vor sich gehenden Erlebensfluss nicht teil, es ist implizit nicht wirksam und wird daher von der (inneren und äußeren) Situation nicht verändert. Zwar wird es von einem bestimmten Aspekt einer Situation angestoßen, läuft dann aber automatisch ab. Es ist ein *frozen whole*, ein eingefrorenes Ganzes (Gendlin, 1964b). Strukturgebundenes Erleben sind „Gewohnheiten", die im Verlauf der Zeit konstant (chronisch oder periodisch) auftreten. Phänomene wie „Übertragung", „Symptome", „Sucht", „Zwang", „Charakterstrukturen" etc. haben strukturgebundenen Charakter. Einige Merkmale strukturgebundenen Erlebens seien kurz angedeutet:

Strukturgebundenheit manifestiert sich nicht in bestimmten Erlebensinhalten, sondern in der *Art und Weise*, im *Wie* des Erlebens. Der strukturgebundene Stil des Erlebens ist der Selbstwahrnehmung häufig entzogen, wird aber meist von anderen (z.B. vom Beziehungspartner, vom Psychotherapeuten) wahrgenommen. Strukturgebundene Phänomene rufen oftmals Leiden hervor und werden als Problem, Symptom wahrgenommen bzw. erschaffen Probleme und Symptome. Erst Strukturgebundenheit macht Psychotherapie notwendig. Sie ist daher der Hauptgegenstand jeder Psychotherapie.

Erleben ist dann strukturgebunden, wenn die Person zu ihren Erlebensinhalten keinen Freiraum hat und ihn auch nicht ohne weiteres herstellen kann. Das Ich ist mit einem oder mehreren Inhalten starr verbunden, die Beziehung zwischen Ich und Inhalt ist invariant (meist in Form der Identifikation oder deren Gegenteil, der Verleugnung), die impliziten Aspekte des Inhalts können nicht erlebt und symbolisiert werden, nur der gleichförmige explizite Aspekt des Erlebensinhalts wird wahrgenommen und ausgedrückt.

Erleben kann in allen seinen Modalitäten strukturgebunden sein: z.B. körperlich in Form von Spannungs-, Atmungs- und Bewegungsmustern, emotional im situationsinadäquaten Auftreten oder Verketten von Gefühlen, imaginativ durch wiederkehrende Vorstellungen und Phantasien, kognitiv in Form von zeitstabilen Selbstkonzepten oder Selbstanklagen („innere Kritiker"). Häufig liegt ein *frozen whole* quer durch die Modalitäten vor, beispielsweise geht eine kritische innere Stimme einher mit einem bestimmten Lebensgefühl und mit einem spezifischen körperlichen Empfindungs- und Haltungsmuster.

Strukturgebundenes Erleben versucht eine problematische Situation zu lösen und erschafft dabei diese Situation aufs Neue. Dadurch entsteht ein sich selbst erhaltender Teufelskreis. Dieser ist immanent nicht lösbar, *strukturgebundene Phänomene lassen sich aus sich selbst heraus nicht verändern*. Da sich Erleben immer auf Situationen bezieht (es antwortet auf sie und kreiert sie zugleich), wirkt sich strukturgebundenes Erleben auf die Situation, insbesondere auf die an ihr beteiligten Menschen aus, indem es bei ihnen häufig ebenfalls strukturgebundene Reaktionen hervorruft. Daraus ergeben sich strukturgebundene Beziehungsformen.

Strukturgebundene Reaktionen des Therapeuten auf Strukturgebundenheiten des Klienten nennen wir *Gegenreaktionen*. Der Therapeut soll sie *als Erleben* zulassen und wahrnehmen, aus ihnen heraus aber nicht handeln. Im eigenen Focusing-Prozess wird eine Gegenreaktion „umgeschmolzen" in die *Resonanz* (Felt Sense) auf den strukturgebundenen Anteil des Klienten und als prozessfördernde Antwort, *Response* genannt, dem Klienten zur Verfügung gestellt. Dieser Response und das Erleben, das er beim Klienten bewirkt, stellen dann häufig neue, frische Symbolisierungen von jenem impliziten Erleben dar, das durch die Strukturgebundenheit übersprungen wurde und die diese u.U. nun überflüssig machen.

Bevor sich Erlebens- und Verhaltensphänomene zu einer sich selbst erhaltenden, invarianten Struktur verbunden haben, waren sie fast immer kreative, bestmögliche und lebenserhaltende Antworten und Lösungsversuche auf krisenhafte Lebens- und Beziehungssituationen. Deshalb bergen Strukturgebundenheiten auch den Schlüssel zu den großen Lebensthemen der Person in sich. Diese Lebensthemen dem neuen, frischen Erleben wieder zugänglich zu machen und sie so wieder teilnehmen zu lassen am Lebensprozess, ist – jedenfalls aus der Focusing-Perspektive – Hauptaufgabe jeder Psychotherapie.

Der Lebensprozess (das Werden, Wachstum und Entwicklung) ist ein Austauschprozess zwischen Körper (Person) und Umwelt (z.B. Bezugspersonen). Wenn an einer bestimmten Stelle (in einer bestimmten Situation, z.B. einer „Entwicklungsphase") adäquate Antworten der Umwelt fehlen, bleibt der Lebensprozess an dieser Stelle stecken, und der Körper wartet auf die richtige Antwort bzw. versucht, das Leben irgendwie – quasi als Notlösung – fortzusetzen, indem er die bestmögliche zur Verfügung stehende Antwort aufnimmt, um einen nächsten Lebensschritt hervorzubringen. Dies kann der Beginn der Ausbildung von Strukturgebundenheit, z.B. eines sogenannten „Symptoms", sein.

Symptome werden – unter dem feststellenden Blick pathologisierender Diagnostik und weil sie subjektiv zunächst fast immer als störend erlebt werden oder sozial unerwünscht sind – meist negativ bewertet und oft genug zum *Objekt*, das „wegtherapiert" werden soll. Wenn wir sie aber vom Lebensganzen nicht abgetrennt verstehen, werden sie zu „Plätzen", von denen aus sich das Leben fortsetzen möchte – und nur noch nicht weiß, wie. Symptome sind daher aus der Focusing-Perspektive potentiell fruchtbare Keimzellen des Weiterentwickelns.

Aus der Tatsache, dass der lebendige Körper die Fähigkeit hat, einen nächsten Lebensschritt zu implizieren und ihn dann mit Hilfe einer adäquaten inneren Symbolisierung oder eines von außen kommenden Response auch zu „gehen", folgt u.a. zweierlei:

Erlebensprozesse (und Lebensprozesse überhaupt) kehren immer wieder an der Ort zurück, an dem die das Leben fortsetzende Antwort noch immer ausständig ist, in dem Versuch, die richtige Art des Weiterlebens zu finden und zu ermöglichen. Deshalb haben strukturgebundene Phänomene *Wiederholungscharakter*. Deshalb kommt in einer Psychotherapie (und im Leben) immer wieder ein bestimmtes, noch nicht gelöstes Thema auf – oft in verschiedenartigsten Gestalten. Der Körper des Klienten bietet dieses Thema immer wieder an, in der Hoffnung, in der Beziehung zum Therapeuten – endlich – die weiterführende Antwort zu erhalten. Und deshalb meldet sich, sobald der Klient in innerer Achtsamkeit Beziehung zu seinem impliziten Erlebensfluss aufnimmt (und der Therapeut zu seiner Resonanz), ganz von selbst jenes meist unbehagliche Empfinden, das als Felt Sense auf jene noch nicht adäquat beantwortete Stelle hinweist und zugleich den weiterführenden Schritt impliziert.

Der Organismus, der Körper „weiß, wie Leben geht". Deshalb kann er das Leben nicht fördernde Antworten zurückweisen bzw. aus wenig tauglichen Antworten noch immer das Beste, nämlich eine strukturgebundene „Lösung", machen. Dieses Seins- oder Lebenswissen des Körpers ermöglicht erst ein Unternehmen wie Psychotherapie.

2. Hinweise zur Praxis

2.1. Mit dem Felt Sense arbeiten

Focusing-Therapie ist eine Praxis, die dieses Lebens-, dieses Seinswissen „machen lässt". Dem impliziten, körperlichen Erleben Raum zu verschaffen und es sich verbinden zu lassen mit den (strukturgebundenen) Lebensthemen des Klienten ermöglicht den schnellstmöglichen Prozess persönlichen Wandels.

Wir arbeiten daher *nicht direkt* mit den Problemen und Symptomen und auch nicht mit den Selbst- und Weltkonzepten des Klienten, da sie als strukturgebundene Phänomene aus sich selbst heraus nicht wandelbar sind. Wir „arbeiten" mit dem Felt Sense.

Unser erstes Anliegen ist deshalb, den noch nicht konzeptualisierten, wortlosen Erlebensfluss im Klienten mit dem Klienten suchen zu gehen. Dazu ist es erforderlich, dass der Klient *innerlich achtsam* wird. Eine Reihe von „Methoden" (von einladenden Vorschlägen) hilft, die Haltung der inneren Achtsamkeit aufzufinden und einzunehmen, aber all diese Methoden wären nutzlos, wenn der Therapeut diese Haltung nicht ebenfalls praktiziert: eine absichtslose, nicht bewertende, wertschätzende, akzeptierende Zuwendung zum eigenen Erleben und zum Erleben des Klienten – eine klientenzentrierte Haltung also. Wir wollen mit warmen, freundlichen Augen nach innen schauen, begrüßen, was immer innerlich auftaucht, es mit sanftem Atem berühren und ihm Raum geben.

Was immer ein Klient inhaltlich erzählt oder sonst wie ausdrückt, wir können ihn fragend einladen: „Was geschieht gerade in dir, in deinem Körper, während du mir xy erzählst?" Wir können zum Verweilen mit dem innerlich Gespürten einladen und „erlauben", dass es sich nicht gleich in Worten symbolisieren oder gar verbal dem Therapeuten mitgeteilt werden muss. *Gesprächs*therapie kann ein sicheres Mittel sein, das, was Wandlung ermöglicht, totzureden.

Nicht die Inhalte des Erlebens sind es also, denen wir am meisten Aufmerksamkeit schenken, sondern die gespürte „Aura", der Erlebensrand, der die jeweiligen Inhalte umgibt, die impliziten Aspekte des Erlebens. Eine Möglichkeit, den Klienten auf sie aufmerksam zu machen, habe ich schon angedeutet. Wir „verbalisieren" nicht „Du bist traurig", sondern „Ah, da ist etwas in dir, das traurig ist". *Partialisieren* nenne ich das (Wiltschko, 1995, 11f.). Bei dem „Etwas", von dem wir schon wissen, dass es „traurig" ist, können wir dann verweilen und den impliziten Erlebensstrom spüren, der alles enthält, was mit dem „traurig" zu tun hat.

Wir können darauf vertrauen, dass der lebendige Körper besser „weiß", was das Erleben fortsetzen wird, was helfen wird, um den nächsten Schritt zu ermöglichen. Er weiß es besser als der Klient, denn dieser hat sich schon Tausende Male nicht weiterführende, strukturgebundene Selbst-Antworten gegeben, und natürlich weiß er es viel besser als jeder Therapeut samt seinen internalisierten Lehrbüchern.[9] Deshalb erlauben wir uns

---

[9] Um Missverständnisse zu vermeiden, möchte ich betonen, dass wir den Körper (das implizite Erleben, den Felt Sense) *an sich* nicht für „weise" halten, so, als ob

als Focusing-Therapeuten, dem Klienten Fragen vorzuschlagen, *die dieser an seinen Körper,* an den Felt Sense stellen kann: „Was wäre der richtige nächste Schritt?", „Was möchte es?", „Was würde frische Energie bringen?" etc. Diese Art der Fragen habe ich *Joker-Fragen* genannt.[10]

Zwei weitere Arten von Fragen, ebenfalls nicht an den Klienten direkt, sondern an seinen von innen gefühlten Körper gerichtet, ziehen das implizite Lebenswissen zu Rate: „Wie würde es sein, wie würde es sich anfühlen, wenn das Problem xy schon gelöst wäre?" und „Wie hätte es (in Bezug auf eine bestimmte, frühere schlechte Erfahrung) sein sollen? Was hätte es gebraucht?"

Wir können körperlich sofort spüren, wie es im Hinblick auf ein bestimmtes Thema jetzt und in Zukunft sein sollte und wie es in der Vergangenheit hätte sein sollen, auch wenn wir noch nicht wissen, welche Schritte dorthin führen. Die erste, in die Zukunft gerichtete Frage wird meistens auch strukturgebundene Themen ins Licht der inneren Achtsamkeit bringen, die dem Erreichen des „Wie-es-sein-Soll" im Wege stehen. Sie können nun fokussiert und verflüssigt werden und so als nun implizit wirksame Erlebensaspekte am Lebensprozess teilnehmen.

---

in ihm explizites Wissen gespeichert wäre, das wir nur abzurufen brauchten. Natürlich ist das, was wir durch das Körpererleben erfahren, auch schon *„languaged", „culturally patterned"* und nicht eine mystische Weisheit außerhalb von Erziehung, Kultur und Gesellschaft. Erst die Interaktion von implizitem Körpererleben und expliziten Symbolen, das Hin und Her zwischen „Bauch/ Herz" und „Kopf", also erst der Focusing-Prozess bringt Schritte, bringt Wissen hervor, das über das, was wir bereits bewusst, explizit wissen, hinausgeht (Gendlin, 1991b; 1993b; Gendlin und Wiltschko, 1999, 80f.).

[10] Ich nenne sie so, weil sie der Therapeut fast an jeder Stelle des Prozesses aus dem Ärmel ziehen kann, besonders dann, wenn *er selbst* das Gefühl hat, nicht weiter zu wissen. Das klingt wie ein billiger Trick, wie ein Abschieben der Verantwortung. Es ist aber genau das Gegenteil. Denn (1) richten sich diese Fragen nicht an das explizite Wissen des Klienten, sondern an dessen Felt Sense, an jenes Gespür, in dem die *ganze augenblickliche Situation* „eingefaltet", implizit, da ist; (2) machen sie deutlich, dass der Therapeut kein Besserwisser ist, der immer souverän über der Sache steht; die Fragen implizieren, dass der Klient am besten fühlen kann, wo und wie der nächste Schritt sein kann; (3) erhöhen sie die Achtsamkeit des Klienten auf das, was jetzt ist und laden ihn ein, z.B. strukturgebundenes Lösungen-Suchen loszulassen und (4) machen diese Fragen die Partnerschaftlichkeit der therapeutischen Situation deutlich, sie laden den Klienten zur Mitarbeit ein. Mit den Joker-Fragen machen wir ernst damit, der Fortsetzungsordnung die Führung zu überlassen (Wiltschko, 1995, 12f.)

Die zweite, in die Vergangenheit gerichtete Frage konstelliert einen Felt Sense zu der Stelle, die noch immer auf die richtige Antwort wartet. Dieser kann *jetzt* die Schritte implizieren, die damals nicht in der dem Leben angemessenen Weise möglich waren. Der Körper ist in der Lage, sozusagen im nachhinein die diese Stelle heilenden Schritte zu finden und zusammen mit dem Therapeuten zu ermöglichen. Die Mutter z.B., die damals *hätte da sein sollen*, kann der Körper „rekonstruieren" und mit der (vernachlässigten oder verletzten) Stelle interagieren lassen, an der der Lebensprozess stecken geblieben ist, weil die tatsächliche Mutter (die ja, vom Standpunkt des Organismus aus, nur „zufällig" war) nicht die richtigen Antworten geben konnte.

So leben und handeln wir in der Therapie (und im Leben) nach dem zutiefst klientenzentrierten Grundsatz: Wir wollen nur, was richtig ist, auch wenn wir noch nicht wissen, was das ist.

2.2. Freiraum

Fortwährendes Reden, das Darstellen und Erklären von Erlebnissen und Sachverhalten, das Identifiziertsein mit Erlebensinhalten, das Sich-Aufhalten in strukturgebundenen Schlaufen verstellt das unmittelbare Spüren des Lebensganzen, das in einem fort als Strom ungeteilten Erlebens implizit wirksam ist. Deshalb wollen wir zusammen mit dem Klienten *Freiraum schaffen* für das Spüren dieses Erlebensstroms.

Vielfältige „Methoden" stehen uns dazu zur Verfügung. Ein essentieller Aspekt ist dabei, den Klienten nicht als jemanden zu sehen, der sich nur durch das Vorweisen von Problemen und Symptomen Eintritt verschaffen kann in die therapeutische Situation, sondern ihm als einer Person zu begegnen, die leben will und einen Verbündeten sucht für das Weiterleben, für das In-Fluss-Kommen von in Strukturen gebundenem Erleben und Verhalten. Wir fragen daher nicht in erster Linie, *was* dem Klienten *fehlt*, sondern *wo* er sich *wohl fühlt* (als Ausdruck fließenden, mit der Situation verbundenen Erlebens): „Wo hier im Raum möchten Sie sitzen (liegen, stehen, sich bewegen), so dass es sich möglichst ‚gut' anfühlt?", „Welcher Abstand zwischen uns wäre jetzt richtig?", „Welche Körperhaltung würde Sie jetzt dabei unterstützen, sich wohler zu fühlen, frei atmen zu können etc.?", „Bitte sagen Sie mir, wenn Ihnen nicht passt, was ich sage, tue, vorschlage. Ich bin froh, wenn Sie mir sagen, was ich dazu beitragen könnte, dass es sich für Sie jetzt wohler, stimmiger anfühlt." Übrigens: Diese Art von Fragen darf der Therapeut nur dann an den Klienten richten, wenn er sie auch fortwährend an sich selbst stellt, auf seine eigenen Antworten horcht und diese Antworten ernst nimmt, also im Kontakt mit dem Klienten berücksichtigt.

Freiraum („äußerlich" im Raum, „beziehungsmäßig" zwischen Therapeut und Klient, „innerlich" im Erleben) ist die Basis für alles andere. Von diesem „Basislager" aus machen wir gemeinsam unsere Streifzüge in noch unbekanntes Land. *Unser Kompass ist dabei das Spüren körperlichen Wohlseins*, denn das zeigt an, wohin das „Wasser des Lebens" fließen will und muss. Dass es Klienten oft lange Zeit nicht möglich ist, etwas von diesem Lebensgefühl zu spüren, sagt uns, dass wir die Stelle noch nicht berührt haben, an der das Leben weiter will und/oder noch nicht die Schritte gefunden haben, die dieses Weiterfließen ausmachen.

Freiraum lässt sich natürlich nicht *gegen* das, was da ist und gespürt wird, errichten. Was da ist, *ist*, und wenn ich dem, was ist, Raum gebe – indem ich spüre, dass ich es nicht bin, sondern habe – kommt dieses Wohlsein auf, unabhängig davon, wie negativ der gerade erlebte *Inhalt* auch gewöhnlicherweise bewertet wird.

Dem gegenwärtigen Sprachgebrauch folgend könnte man sagen, wir würden „ressourcen-" und „lösungsorientiert" arbeiten. Diese Begriffe kennzeichnen aber unser Vorgehen nicht angemessen. Im Augenblick, in dem wir den inneren Erlebensfluss „nutzen" wollen im Sinne einer „Utilisation", hat er sich schon zurückgezogen, im Moment, in dem wir eine Lösung zweckgerichtet anstreben, ist das innere Leben nicht mehr bereit, sich zu öffnen und einen echten Schritt zu tun. Deshalb ist *Absichtslosigkeit* ein wichtiger Aspekt der Grundhaltung im Focusing. Manche Menschen mögen das, was im Focusing-Prozess geschieht, was in der Haltung der Achtsamkeit und Absichtslosigkeit „von selbst" von innen kommt, *spirituell* nennen. Ich habe nichts dagegen, wenn daraus keine Ideologie gemacht wird.

2.3. Begleiten: Listening, Guiding und Response

Das, was wir als Focusing-Therapeuten tun, wenn wir mit einem Klienten „arbeiten", nennen wir *Begleiten*. Wir wollen, wie Gendlin sagen würde, der Person, die im Klienten wohnt (wie in einer gesellschaftlichen Rolle, in einer Hülle aus strukturgebundenen Überzeugungen) und die mit dem Leben irgendwie auskommen muss, wie wir alle auch, *Gesellschaft leisten* (Gendlin und Wiltschko, 1999). Wir wollen *Gefährte* des Klienten sein auf seinem Weg, den er im Rahmen und mit Hilfe unserer Beziehung Schritt für Schritt von innen heraus findet. Wir geben ihm diesen Weg nicht vor und wir führen ihn nicht durch unbekanntes Land, weil wir *seinen* Weg nicht im Voraus kennen.[11] Was wir aber aus eigener Erfahrung (durch unsere eigene Therapie und Ausbildung, durch unser eigenes Leben) wissen ist, welche *Bedingungen* das Finden des eigenen Weges wahrscheinlicher machen. Wir wissen, dass innere Achtsamkeit und das Spüren des körperlichen Erlebensflusses für das Hervorbringen dieser Schritte notwendig sind, und wir wissen, welche *Qualität* der Beziehung dafür erforderlich ist – der Beziehung zu sich selbst, zum eigenen Erleben (des Klienten und des Therapeuten) und zwischen Therapeut und Klient. Und wir kennen auch „Methoden", diese Bedingungen und diese Art von Beziehung zu verwirklichen.

Diese „Methoden" kreieren wir in der jeweiligen konkreten Situation aufgrund unserer *Resonanz*, unseres Felt Sense zu dieser Situation, zu diesem Klienten, zu dem Thema, das der Klient gerade hat. Im Lauf der Zeit haben sich Methoden herausgebildet und bewährt, die inzwischen zum Standardrepertoire der Focusing-Therapie gehören. Einige dieser grundlegenden Methoden des Begleitens will ich hier in aller Kürze darstellen.

Wir unterteilen sie aus Gründen der Lehr- und Lernbarkeit und der Selbstorientierung in der praktischen Arbeit in drei Gruppen, zwischen denen fließende Übergänge bestehen: (1) Listening, (2) Guiding, (3) Response.

2.3.1. Listening

Listening heißt, zu hören, was der Klient *meint*. Im Listening wollen wir nicht nur dem zuhören, was ein Klient sagt, sondern auch erfühlen, mitfühlen, was *das in ihm ist* (als implizites Erleben), *von dem aus* er

---

[11] In unseren Ausbildungsgruppen verdeutlichen wir die Situation des Begleitens mithilfe folgenden Experiments: Zwei AusbildungsteilnehmerInnen unternehmen einen gemeinsamen Spaziergang. Person A ist Klient, Person B Therapeut. A hält die Augen geschlossen und tastet sich durch die Welt, B begleitet sie dabei. Solange B die Augen offen hat, kann er/sie das Gefühl aufrecht erhalten, besser „durchzublicken" als der Klient. Dies entspricht aber nicht der focusingtherapeutischen Situation. Deshalb schlagen wir nach einigen Minuten des Begleitens mit offenen Augen vor, dass auch B die Augen schließt. Das ruft immer Überraschung und zunächst Unsicherheit hervor. Nach einiger Zeit bemerken die TherapeutInnen, dass eine *neue Art von Sicherheit* entsteht: Nicht mehr das Schauen, das Wissen, sondern das Spüren, der Körper gibt Orientierung im gemeinsamen Wegsuchen.

spricht.¹² Wir wollen nicht so sehr der Geschichte (den Inhalten) zuhören, sondern dem Geschichten*erzähler*, der Person, die diese Inhalte hat. Nicht die Inhalte, das sie begleitende implizite Erleben steht im Mittelpunkt unserer Einfühlung.

Empathie heißt für uns nicht, in die Person des Klienten hineinzukriechen (und dabei unseren eigenen Körper zu verlassen), um sie und ihre Welt mit ihren Augen zu sehen, mit ihren Ohren zu hören, mit ihrem Körper zu spüren. Statt dessen wollen wir das, was der Klient ausdrückt, auf uns wirken und in unserem Körper eine *Resonanz* anregen lassen. *Diese* lässt uns *verstehen*, wer die *Person* ist, wie sie fühlt, was sie sucht und will. Wir sitzen daher nicht vorgebeugt und halten unseren Kopf (Hirn, Ohren und Mund) nicht in die Sphäre des Klienten hinein (womit wir unseren Körper in Bauch und Becken blockieren würden), sondern sind eher zurückgelehnt, behalten die Hälfte unserer Aufmerksamkeit bei uns, dem eigenen Körper zugewandt, lassen das, was der Klient ausdrückt, zu uns „herüber spazieren" und warten, was das in unserem Körper bewirkt. „Wir meditieren den Klienten", hat das Klaus Renn (1999) einmal genannt.¹³

Wenn wir unserer Resonanz Ausdruck geben und dem Klienten sagen, was wir verstanden haben, verbalisieren wir nicht die „emotionalen Erlebensinhalte" des Klienten. Vielmehr wollen wir damit den Felt Sense des Klienten erreichen und berühren, aus dem seine Worte kommen. Wir „spiegeln" seine Worte nicht wider, sondern lassen sie durch unseren Körper durch und geben ihm Zeit, sie wirklich aufzunehmen und zu spüren, was diese Worte *bedeuten*. Erst dann sagen wir dem Klienten

---

¹² Das Erleben, von dem heraus der Klient spricht und sich ausdrückt, kann manchmal vom Therapeuten als *Teilperson* angesprochen werden. Dadurch wird eine „innere Person" kreiert, zu der der Klient unmittelbar Beziehung aufnehmen und mit der der Therapeut auch direkt interagieren kann. In der Focusing-Therapie spielen besonders die „inneren Kritiker" und „inneren Kinder" eine wichtige Rolle.

¹³ Da es nicht so einfach ist, seine Aufmerksamkeit im selben Augenblick zur Hälfte auf den Klienten, zur Hälfte auf sich selbst zu richten, üben wir in der Ausbildung, mit der Aufmerksamkeit zwischen dem Klienten und sich selbst hin- und her zu pendeln. Es hat sich gezeigt, dass es vor allem Klientenzentrierten Therapeuten zunächst oft schwer fällt, den Klienten – selbst wenn es nur für einige Sekunden ist – loszulassen und sich dem eigenen Erleben zuzuwenden. Dies ist aber für die Praxis der Focusing-Therapie unbedingt erforderlich, denn ohne Wahrnehmung der eigenen Resonanz ist wirkliches Antworten unmöglich.

zurück, was wir *glauben*, verstanden zu haben – mit der Einladung, uns zu korrigieren.

Eine besondere Form des Listening ist das *Partialisieren* und das *saying back*, das wörtliche Zurücksagen. Ersteres habe ich schon erwähnt. Wörtliches Zurücksagen ist dann – und nur dann – angebracht, wenn der Klient in innerer Achtsamkeit ist und Focusing geschieht. Dann haben Worte eine spezielle Funktion: Sie fungieren als Symbole, die Aspekte des Felt Sense ausdrücken und ihn fortsetzen. Diese Symbol-Worte (meist Adjektiva oder Verben) sagen wir dem Klienten wörtlich zurück, mit der impliziten oder auch *expressis verbis* ausgedrückten Einladung, dieses Symbol-Wort nochmals mit dem Felt Sense zu vergleichen und auf diese Weise dem Körper Zeit zu geben, zu überprüfen, ob das Wort wirklich ausdrückt, was gemeint wird. Passt das Wort, wird ein Schritt, ein Felt Shift kommen, passt es nicht, wird der Klient eine stimmigere Symbolisierung finden können.

Saying back hält die innere Achtsamkeit aufrecht und den Focusing-Prozess in Gang. Würden wir andere Worte (z.B. Synonyme oder Antonyme) als die vom Klienten gefundenen zurücksagen, würden wir ihn zwingen, sich mit der (oft nur ganz leisen) Bedeutungsdifferenz seiner und der Therapeuten-Worte auseinanderzusetzen und ihn damit aus seinem inneren Prozess herausholen. Jeder, der einen Focusing-Prozess selbst erlebt hat, weiß, wie unangenehm und störend es ist, wenn der Therapeut den Mut nicht aufbringt, auf seine vermeintlich „besseren" Wortschöpfungen zu verzichten.

Natürlich besteht Focusing-Therapie nicht aus einer Aufeinanderfolge von Sitzungen, in denen der Klient von Anfang bis Ende in innerer Achtsamkeit einen Focusing-Prozess geschehen lässt. Wir reden auch ganz „gewöhnlich" miteinander, *saying back* ist daher nur eine wohlindizierte, spezielle Form des Listening.

Obwohl Listening wörtlich „Zuhören" heißt, wenden wir das Listening-Prinzip auch in allen anderen Modalitäten des Erlebens und Handelns an: auch im Zu-Schauen, im Hin-Spüren, im Be-Rühren. Die Hand des Therapeuten ist dann wie ein Ohr, sie horcht spürend in den Körper des Klienten hinein. Das so Gespürte vermag auf gleiche Weise wie etwas Gehörtes eine körperliche Resonanz im Therapeuten hervorzurufen, die die Quelle für weiteres manuelles, körperliches Antworten auf den Klienten ist. So wird die Hand zum Wahrnehmungsorgan und zum Medium des Antwortens zugleich.

Listening ist Basis und Herzstück des Begleitens und stellt den größten Teil unseres Therapeutenverhaltens dar.

2.3.2. Guiding

Wenn wir einen Klienten auf seinem Weg begleiten, wird uns ab und zu etwas auffallen, was dem Klienten möglicherweise entgangen ist oder uns selbst in den Sinn kommt. Diese Wahrnehmungen und Ideen können wir dem Klienten zur Verfügung stellen – als Vorschlag. Dabei sind wir uns immer bewusst, dass dieser Vorschlag aus *unserem* Erleben, aus dem Erleben *des Therapeuten*, kommt, und es daher sein kann, dass ihn der Klient für seinen Prozess nicht gebrauchen kann. Dann lassen wir unseren Vorschlag fallen. Dem Klienten etwas anzubieten, was aus der Wahrnehmung und dem Erleben des Therapeuten stammt, nennen wir *Guiding* (wörtlich „führen", ein Wort, das leicht missverstanden werden kann).

Guiding bezieht sich (fast) nie auf die Inhalte des Erlebens, hat also nicht die Form eine Deutung, einer Interpretation oder eines Lösungsvorschlags, es bezieht sich auf die *Qualität des Erlebens*, auf das Wie. Die oben vorgestellten Fragen sind Beispiele für Guiding-Interventionen. Meistens stehen sie im Dienst des Freiraumschaffens, der Initiierung, Aufrechterhaltung oder Erhöhung der inneren Achtsamkeit (z.B. Einladungen, nichts zu müssen, sich Zeit zu lassen, zu verweilen) und des Wiederzurückkommens in den Körper, auf das Spüren des Felt Sense.

Von den vielfältigen Möglichkeiten des Guidings seien hier nur zwei erwähnt, der Modalitätenwechsel und die Experimente:

Mit dem *Modalitätenwechsel* laden wir den Klienten z.B. ein, zu (in, neben, hinter) einem inneren Bild körperliche Empfindungen oder Emotionen zu bemerken, das Bild statt zu beschreiben auch zu malen, Verbalisiertes körperlich (durch Haltungen, Bewegungen) oder einen Körperimpuls durch einen Satz auszudrücken.

Bei jedem Menschen sind bestimmte Modalitäten durchlässiger, andere eher strukturgebunden. Mit dem Vorschlag, die Modalität des Erlebens und/oder Handelns zu wechseln, lassen wir den Klienten bemerken, dass er in der Lage ist, seine Aufmerksamkeit, ähnlich dem Strahl einer Taschenlampe, willkürlich auch auf andere als die gewohnten Modalitäten zu lenken und ermöglichen dadurch ein rascheres Weiterfließen des Prozesses. Natürlich wohnen jeder einzelnen Modalität auch viele Besonderheiten inne, die den therapeutischen Prozess in spezieller Weise fördern können und die spezifische Formen des Begleitens benötigen.

Diese wichtigen Aspekte in der hier gebotenen Kürze darzustellen, ist leider nicht möglich.

Experimente sind Vorschläge, die sozusagen „außerhalb" der therapeutischen Beziehung durchgeführt werden – oder, besser gesagt, in einem besonderen Raum dieser Beziehung: auf einer imaginierten oder realen „Bühne". Wenn z.B. ein Klient davon erzählt, er habe Sehnsucht danach, nicht alles alleine zu machen und sich manchmal „anlehnen" zu können, aber gleichzeitig gestatte er es sich nicht, könnten wir ihm vorschlagen, dazu ein Experiment zu machen, in dem er konkret ausprobieren kann, wovon er berichtet: Wir stehen auf, ich stelle mich hinter ihn, lade ihn ein, sich ganz langsam nach hinten zu lehnen und sich meinen haltenden Händen anzuvertrauen. Dabei geht es nicht darum, dass er es tut und das Experiment „erfolgreich" ist, sondern darum, in innerer Achtsamkeit zu spüren, was geschieht, wenn er es versucht. In einem solchen Experiment können die Lebensthemen, die mit dem „Sich-anlehnen-Wollen-aber-nicht-Können" implizit verknüpft sind, unmittelbar, sinnlich gespürt auftauchen und im Focusing-Prozess bearbeitet werden.

Mithilfe der Experimente können wir ohne Mühe rasch auf einer tieferen Ebene arbeiten. Das Erleben ist dabei nicht, wie im rein verbalen Vorgehen, an diese oder jene Lebenssituation gebunden und wird daher ganz von selbst (dadurch, dass es implizit wirksam wird) auf alle relevanten Alltagssituationen übertragen.

Experimente verlangen ein Arbeitsbündnis, sie finden nur statt, wenn der Klient damit einverstanden ist, und er kann sie jederzeit durch ein vorher vereinbartes Signal (z.B. durch das Wort „stopp") beenden. Während des Experimentes ist der Klient in innerer Achtsamkeit und wird vom Therapeuten begleitet. Dabei kann sich das Experiment weiterentwickeln und umformen. Wir fragen den Klienten häufig, wie es ihm gerade geht, was er fühlt, ob sich das, was wir gerade tun, „richtig" anfühlt, und ob er eine Idee hat, wie wir es noch besser, genauer, stimmiger machen könnten und was als Nächstes richtig wäre.

In manchen Experimenten wird der Therapeut zum „Mitspieler auf Zeit". Vor allem deshalb ist die Bühnensituation im Sinn eines deklarierten, besonderen Beziehungsraumes wichtig. Nach der Beendigung eines Experimentes kehren wir von der Bühne in den „Zuschauerraum" (auf die Plätze der therapeutischen Situation) zurück und können von dort aus das Erleben, das durch und über das Experiment da ist, weiter begleiten (Wiltschko, 1995).

Besonders das Modalitätenwechseln und die Arbeitsform des Experiments eröffnen uns viele Möglichkeiten, Ideen und Methoden in die focusingtherapeutische Arbeit zu integrieren, die von anderen therapeutischen Richtungen entwickelt wurden. Darauf werde ich später noch kurz zu sprechen kommen.

2.3.3. Response

Response nennen wir Sätze oder Handlungen, in denen der Therapeut unmittelbar ausdrückt, was er in Bezug auf den Klienten gerade erlebt (spürt, fühlt, imaginiert). Dies kann in der Form einer Selbstäußerung, einer Ich-Botschaft geschehen, oder auch einer Vermutung darüber, was im Klienten gerade vor sich geht. Ein Response kommt immer aus der Resonanz des Therapeuten und ist niemals Resultat eines bloß intellektuellen Kalküls (Gendlin, 1968).

Ein Response kann v.a. dann angebracht sein, wenn der Klient in einem strukturgebundenen Prozess verfangen oder steckengeblieben ist und keine neuen, frischen Symbolisierungen und Schritte kommen können. Ein Response stellt dann sowohl einen (stellvertretenden) Symbolisierungsversuch durch den Therapeuten für den Klienten dar, als auch ein unmittelbares Ansprechen der Person des Klienten, das einen starken Einfluss auf die Gesamtsituation und damit auf das Erleben des Klienten haben kann. Einem Response folgt immer sofort ein empathisches Begleiten (Listening) dessen, was er im Erleben des Klienten bewirkt.

Klaus Renn (1999) nennt die Haltung, die einen Response ermöglicht, in einem Wortspiel „Respektlosigkeit": Respekt vor dem Klienten und dann „los" in die Beziehung zu ihm. Respektlosigkeit bedeute, sich als Therapeut nicht hinter professionellem, empathischem Getue zu verstecken oder bloß bürgerliche Höflichkeit walten zu lassen.

2.4. Die Avenues der Focusing-Therapie

Wenn es, wie es Carl Rogers immer wollte, in der Psychotherapie um die *ganze* Person des Klienten gehen soll, dürfen wir sie nicht auf das Im-Sessel-Sitzen und Über-Gefühle-Reden reduzieren. Ein menschliches Wesen steht, liegt und sitzt auch, es bewegt sich, es atmet, es gibt nichtsprachliche Geräusche von sich, es will berührt werden und berühren, es träumt und es lebt in gesellschaftlichen Strukturen (Familie, Arbeitsplatz etc.), die sich unmittelbar auf das Erleben auswirken, besonders auch in ihrer oft rigiden Strukturgebundenheit.

Selbst wenn sich Psychotherapie in verschiedene Richtungen differenziert hat, die sich auf bestimmte Modalitäten des Erlebens und Handelns spezialisiert haben, und diese verschiedenen Richtungen Konzepte und Methoden entwickelt haben, die nicht ohne weiteres miteinander kompatibel sind oder sogar miteinander im Wettstreit liegen, so existieren die Phänomene, auf die sich diese unterschiedlichen Konzepte und Methoden beziehen, *friedlich vereint* in jedem Menschen. Wir sollen und wollen daher lernen, mit all diesen menschlichen Phänomenen auf klientenzentrierte und focusingorientierte Weise umzugehen.

Gendlin nennt diese verschiedenen Ebenen, auf denen sich menschliches Leben vollzieht, *avenues*. *Avenues* sind Straßen, die Zugänge zum impliziten Erleben sind und zugleich dessen Ausdrucks- und Symbolisierungswege. Wir können auf diesen *Avenues* mit den Klienten gehen, auch wenn wir keine abgeschlossene Spezialausbildung für sie haben (Gendlin, 1996; Gendlin und Wiltschko, 1997).

Vier Dinge helfen uns, dazu den Mut und das Vertrauen zu haben:

1. Die klientenzentrierten Bedingungen und Haltungen für das Zustandekommen einer lebensfördernden Beziehung und die focusingspezifischen Bedingungen, Haltungen, Handlungen für das Zustandekommen eines lebensfördernden Prozesses sind auf allen diesen Avenues gültig.
2. Ein Grundprinzip des Klientenzentrierten Ansatzes ist, dass wir nicht besser wissen als der Klient, was für ihn gut und richtig ist. Wir wollen und müssen von und mit jedem Klienten in jeder Situation *lernen, wie* wir ihn auf seinem therapeutischen Weg unterstützen können. So können wir mit ihm zusammen auch herausfinden, wie wir z.B. sein Bedürfnis nach körperlichem Ausdruck, sein Malen von Bildern, seine Imaginationen und Träume oder sein Atmen begleiten können.
3. Und natürlich atmen und träumen auch wir Therapeuten, zeichnen, malen oder schreiben vielleicht und leben in und mit unserem Körper. Wenn wir das alles immer wieder mit Achtsamkeit praktizieren, werden wir auch ein inneres Wissen über diese Phänomene, und wie man mit ihnen umgehen kann, erwerben.
4. Wir können von allen anderen therapeutischen Methoden lernen, ohne deshalb Jungianer, katathym-imaginative oder bioenergetische Therapeuten etc. werden zu müssen. Wir können das, wenn wir – mit dem bereits dargelegten Verständnis über Wesen und Funktion von Konzepten und Methoden – die Konzepte und Methoden aus anderen Richtungen „auspacken" und „experienzialisieren", also erlebensbezogen verstehen

und anwenden. Dann können wir sie benützen, ohne die klientenzentrierte Beziehungssituation zu beeinträchtigen und ohne dem Klienten Regie und Initiative aus der Hand zu nehmen.

In der Focusing-Therapie addieren oder kombinieren wir die verschiedenen Konzepte und Methoden nicht, wir stellen sie als pragmatische *Werkzeuge* dem Klienten zur Verfügung. Focusing-Therapie ist nicht eklektizistisch, sondern integrativ: Sie gibt an, *wie* diese Werkzeuge zu verwenden sind, damit der Klient mit ihrer Hilfe *seinen* Lebensprozess weiterführen kann.

Gene Gendlin (1977; 1986; 1996; Gendlin und Wiltschko, 1999) hat das exemplarisch mit der Entwicklung seiner *Focusing-Traumarbeit* getan. Im Deutschen Ausbildungsinstitut für Focusing und Focusing-Therapie entwickeln wir die *Focusing-Körperarbeit* – nicht als eigenständiges therapeutisches Verfahren, sondern als integralen Bestandteil der Focusing-Therapie, mit dem Versuch, unmittelbare Symbolisierungen des Körpers (z.B. in Atmung, Haltung, Bewegung) zu unterstützen und adäquat, also auch unmittelbar körperlich, zu begleiten (Wiltschko, 1992a; 1995). Wir beginnen auch, im Dialog mit systemischen Therapeuten, systemische Konzepte aus der Perspektive von Gendlins Theorie besser zu verstehen, mit ihr zu vergleichen und praktisch umzusetzen.

Die Anwendung von Focusing in der therapeutischen Arbeit mit Kindern und Jugendlichen, mit Paaren, in der Kunsttherapie und in vielen weiteren Anwendungsfeldern wird allerorten erprobt und ist teilweise auch schon veröffentlicht worden (z.B. Boukydis, 1990; Ebert-Wittich, 1997; Groddeck, 2000; Neagu, 1988; Olsen-Webber und Webber, 1994a; 1994b; Prouty, 1994; Stapert, 2000; Santen, 1988; 1990; 1993).

Da die Praxis von Focusing in der Psychiatrie begonnen hat und von der Frage ausging, wie Klienten, die bisher von Psychotherapie nicht profitiert haben, dennoch in einen Veränderungsprozess eintreten können, ist Focusing-Therapie eine Art und Weise, gerade auch die Menschen therapeutisch zu begleiten, die als „schwierig" (z.B. Personen mit psychosomatischen Beschwerden) gelten oder „frühgestört" (z.B. sog. narzisstische und Borderline-Störungen) genannt werden (siehe z.B. Coffeng, 2000; Santen, 1990, Gendlin und Wiltschko, 1999, 132ff.).

Was einfach klingt, ist schwierig zu leben: achtsames, absichtsloses Dasein. Das ist aber die Formel, auf die sich die Grundhaltung des Focusing-Therapeuten bringen lässt. Sie verwirklichen zu *wollen* (und zu bemerken, wenn es nicht gelingt), ist Voraussetzung für alles andere, das wir in der Focusing-Therapie „tun" können.

Als Focusing-Therapeuten wollen wir dem Wirken der *Fortsetzungsordung* Raum verschaffen. Das ist unsere Absicht, und die wird sich nur erfüllen, wenn wir diesem Prozess gegenüber *absichtslos* sind. Wir wollen ihn nicht stören, wir wollen ihn „arbeiten lassen", an ihm teilnehmen und uns an ihm freuen. Parteiisch sein für das Leben, nennen wir das. Wir können das nur sein, wenn wir als Focusing-Therapeuten diesen Prozess aus eigener Erfahrung kennen und ihm deshalb vertrauen können und uns in ihm aufgehoben fühlen. Im Getragenwerden von diesem Prozess liegt die Kraft, ohne die alle unsere Werkzeuge stumpf wären.

Fast alle Menschen, die focusingtherapeutisch arbeiten wollen, brauchen daher eine längere, kontinuierliche Ausbildungszeit, in der sie diese Erfahrungen machen können. Das Wahrnehmen des eigenen, unmittelbaren, impliziten Erlebensflusses, die Fertigkeit der inneren Achtsamkeit, das Sich-selbst-Erlauben, Konzepte und alle Formen gutgemeinter Absichten loszulassen und zur Seite zu stellen (man wird sie ja vielleicht später im richtigen Moment gebrauchen können), muss man *üben*. Achtsamkeit ist ein „Muskel", der trainiert werden kann und muss. Wenn er schwach ist, bleibt uns nichts anderes übrig, als uns hinter einer professionellen Fassade, hinter Empathie, also letztlich hinter dem Klienten, zu verstecken.

Literatur

Boukydis C (1990) Client-centered/ experiential practice with parents and infants. In: Lietaer G, Rombauts J and van Balen R (eds), Client-centered and experiential psychotherapy in the nineties. Leuven, Leuven University Press, 797–811

Coffeng T (2000) Prä-experientieller Kontakt mit Trauma und Dissoziation. In: Feuerstein H-J, Müller D und Cornell AW (Hg), Focusing im Prozess. Köln, GwG, 51–61

Ebert-Wittich S (1997) Interactive Focusing. Eine personzentrierte Methode strukturierter Kommunikation zur Klärung von (Paar-)Beziehungen. GwG-Zeitschrift 100: 55–59

Feuerstein H-J (2000) Erfühltes Leben: Eugene T. Gendlin und die Entwicklung des Focusing. In: Feuerstein H-J, Müller D und Cornell AW (Hg), Focusing im Prozess. Köln, GwG, 92–97

Friedman N (1993) Focusing therapy. The Focusing connection 10, 1: 1–3

Frischenschlager O (Hg) (1994) Wien, wo sonst! Die Entstehung der Psychoanalyse und ihrer Schulen. Wien, Böhlau, 174–181

Gendlin ET (1961a) Initiating psychotherapy with 'unmotivated' patients. Psychiatric Quarterly 35: 134–139

Gendlin ET [1961b] (1986) Subverbale Kommunikation und therapeutische Ausdrucksfähigkeit: Tendenzen in der klient-zentrierten Therapie mit Schizophrenen. In: Rogers CR und Stevens B, Von Mensch zu Mensch. Paderborn, Junfermann, 137–148

Gendlin ET (1962a). Experiencing and the creation of meaning. A philosophical and psychological approach to the subjective. Evanston, Northwestern University Press

Gendlin ET (1962b) Client-centered developments and work with schizophrenics. Journal of Counseling Psychology 9, 3: 205–212

Gendlin ET (1962c) Need for a new type of concept. Current trends and needs in psychotherapy research on schizophrenia. Review of Existential Psychology and Psychiatry 2, 1: 37–46

Gendlin ET (1964a) Schizophrenia: Problems and methods of psychotherapy. Review of Existential Psychology and Psychiatry 4, 2: 168–179

Gendlin ET (1964b) A theory of personality change. In: Worchel P and Byrne D (eds), Personality change. New York, Wiley, 100–148 (auf dt. auszugsweise: Eine Theorie des Persönlichkeitswandels [übersetzt von Wiltschko J]. Focusing Bibliothek, Studientexte Heft 1. Würzburg, DAF, 1992)

Gendlin ET (1966a) Research in psychotherapy with schizophrenic patients and the nature of that 'illness'. American Journal of Psychotherapy 20, 1: 4–16

Gendlin ET (1966b) Existentialism and experiential psychotherapy. In: Moustakas C (ed), Existential child therapy. New York, Basis Books, 206–246

Gendlin ET (1967) An analysis of ‚What is a thing?'. In: Heidegger M (ed), What is a thing? Chicago, Regnery, 247–296

Gendlin ET (1968) The experiential response. In: Hammer E (ed), Interpretation in therapy. New York, Grune and Stratton, 208–227

Gendlin ET (1972) Therapeutic procedures with schizophrenic patients. In: Hammer M (ed), The theory and practice of psychotherapy with specific disorders. Springfield, Charles Thomas, 333–375

Gendlin ET (1973a) Experiential psychotherapy. In: Corsini R (ed), Current psychotherapies. Itasca, Peacock, 317–352

Gendlin ET (1973b) Experiential phenomenology. In: Natanson M (ed), Phenomenology and social sciences. Vol. I. Evanston, Northwestern University Press, 281–319

Gendlin ET (1974) Client-centered and experiential psychotherapy. In: Wexler DA and Rice LN (eds), Innovations in client-centered therapy. New York, Wiley, 211–246

Gendlin ET (1977) Phenomenological concept versus phenomenological method. A critique of Medard Boss on dreams. Soundings 60: 285–300

Gendlin ET [1978] (1981) Focusing. Technik der Selbsthilfe bei der Lösung persönlicher Probleme. Salzburg, Otto Müller (ab 1998: Focusing. Selbsthilfe bei der Lösung persönlicher Probleme. Reinbek, Rowohlt)

Gendlin ET [1986] (1997) Dein Körper – dein Traumdeuter. Salzburg, Otto Müller

Gendlin ET (1987) A philosophical critique of the concept of narcissism. In: Levin D (ed), Pathologies of the modern self. New York, New York University Press, 251–304

Gendlin ET (1991a) Crossing and dipping: Some terms for approaching the interface between natural understanding and logical formation. In: Galbraith M and Rapaport WJ (eds), Subjectivity and the debate over computational cognitive science. Buffalo, State University of New York, 37–59

Gendlin ET (1991b) Thinking beyond patterns: Body, language, and situations. In: den Ouden B and Moen M (eds), The presence of feeling in thought. New York, Peter Lang, 25–151

Gendlin ET (1992a) The primacy of the body, not the primacy of perception. Man and World 25, 3–4: 341–353

Gendlin ET (1992b) Three learnings since the dreambook. The Folio 11, 1: 25–30

Gendlin ET (1993a) Human nature and concepts. In: Braun J (ed), Psychological concepts of modernity. Westport (Ct.), Praeger, 3–16

Gendlin ET (1993b) Die umfassende Rolle des Körpergefühls im Denken und Sprechen. Deutsche Zeitschrift für Philosophie 41, 4: 693–706

Gendlin ET (1993c) Focusing ist eine kleine Tür. Gespräche über Focusing, Träume und Psychotherapie. Würzburg, DAF

Gendlin ET (1994) Körperbezogenes Philosophieren. Gespräche über die Philosophie von Veränderungsprozessen. Würzburg, DAF

Gendlin ET [1996] (1998) Focusing-orientierte Psychotherapie. Ein Handbuch der erlebensbezogenen Methode. Stuttgart, Pfeiffer bei Klett-Cotta

Gendlin ET (1997) The responsive order: A new empiricism. Man and World 30: 383–411

Gendlin ET (2000a) Ein philosophisches Auto für Focusing Leute. Focusing Journal 4: 4–6

Gendlin ET (2000b) Ein neues Modell. Focusing Journal 5: 7–10

Gendlin ET, Beebe J, Cassens J, Klein M and Oberlander M (1968) Focusing ability in psychotherapy, personality, and creativity. In: Shlien JM (ed), Research in psychotherapy. Vol. III. Washington (D.C.), American Psychological Association, 217–241

Gendlin ET und Berlin JI (1961) Galvanic skin response correlates of different modes of experiencing. Journal of Clinical Psychology 7, 1: 73–77

Gendlin ET and Olsen L (1970) The use of imagery in experiential focusing. Psychotherapy: Theory, Research, and Practice 7, 4: 221–223

Gendlin ET and Tomlinson TM (1967a) The process conception and its measurement. In: Rogers CR, Gendlin ET, Kiesler DJ and Truax CB (eds), The therapeutic relationship and its impact. A study of psychotherapy with schizophrenics. Madison, University of Wisconsin Press, 109–130

Gendlin ET and Tomlinson TM (1967b) A scale for the rating of experiencing. In: Rogers CR, Gendlin ET, Kiesler DJ and Truax CB (eds), The therapeutic relationship and its impact. A study of psychotherapy with schizophrenics. Madison, University of Wisconsin Press, 589–592

Gendlin ET und Wiltschko J (1997) Brauchen wir eine Focusing-Therapie? Focusing Bibliothek. Studientexte Heft 3. Würzburg, DAF

Gendlin ET und Wiltschko J (1999) Focusing in der Praxis. Eine schulenübergreifende Methode für Psychotherapie und Alltag. Stuttgart, Pfeiffer bei Klett-Cotta

Groddeck N (2000) Kunsttherapie als Focusing-Prozess. In: Feuerstein H-J, Müller D und Cornell AW (Hg), Focusing im Prozess. Köln, GwG, 117–132

Hendricks MN (2001; in press) Research basis of focusing-oriented/ experiential psychotherapy. In: Cain D and Seeman J (eds), Research bases of humanistic psychotherapy. Washington (D.C.), American Psychological Association (dt.: Focusing-orientierte Psychotherapie. Focusing Journal Spezial, Würzburg, 2000)

Neagu G (1988) The focusing technique with children and adolescents. In: Schaefer C (ed), Innovative interventions in child and adolescent psychotherapy. New York, Wiley, 266–293

Olsen-Webber L and Webber LT (1994a) Interactive Focusing: Co-creating our relationships. The Folio 13, 1: 1–17

Olsen-Webber L and Webber LT (1994b) Interactive Focusing: Theoretical foundations. The Folio 13, 2: 11–29

Prouty G (1994) Theoretical evolutions in Person-centered/ Experiential therapy: Applications to schizophrenic and retarded psychoses. Westport (Ct.), Praeger

Renn K (1999) Die Arbeit mit strukturgebundenem Erleben in der Focusing-Therapie. Focusing Journal 3: 16–22

Santen B (1988) Focusing with a borderline adolescent. Person-Centered Review 3, 4: 442–462

Santen B (1990) Beyond good and evil: Focusing with early traumatized children and adolescents. In: Lietaer G, Rombauts J and van Balen R (eds), Client-centered and experiential psychotherapy in the nineties. Leuven, Leuven University Press, 779–796

Santen B (1993) Focusing with a dissociated adolescent: Tracing and treating multiple personality disorder. The Folio 12, 2: 45–59

Stapert M (2000) Focusing mit Kindern. In: Feuerstein H-J, Müller D und Cornell AW (Hg), Focusing im Prozess. Köln, GwG, 296–310

Wiltschko J (1991) Anfänger-Geist. Hinführungen zur Focusing-Therapie 1. Würzburg, DAF

Wiltschko J (1992a) Von der Sprache zum Körper. Hinführungen zur Focusing-Therapie II. Würzburg, DAF

Wiltschko J (1992b) Haben Sie schon einmal ein „Selbst" gesehen? Zur Phänomenologie des Ich. In: Keil WW, Hick P, Korbei L und Poch V (Hg), Selbst-Verständnis. Beiträge zur Theorie der Klientenzentrierten Psychotherapie. Bergheim, Mackinger, 13–27

Wiltschko J (1995) Focusing-Therapie. Focusing Bibliothek, Studientexte Heft 4. Würzburg, DAF

Wiltschko J (1999) Focusing als Fahrzeug des Denkens. Focusing Journal 3: 2–11

Zielorientierte Gesprächspsychotherapie

Rainer Sachse

Dargestellt werden die theoretischen Grundlagen und therapeutisch-praktischen Vorgehensweisen der Zielorientierten Gesprächspsychotherapie (ZGT). Dabei wird ZGT vorgestellt als eine klärungsorientierte, auf die Bearbeitung relevanter Schemata abzielende und ressourcenaktivierende Form der Psychotherapie, die den Klientinnen und Klienten ein differentielles und störungsspezifisches Therapieangebot macht und dabei von Therapeutinnen und Therapeuten eine hohe Expertise bezüglich Informationsverarbeitung und Interventionssteuerung verlangt.

1. Grundlagen der Zielorientierten Gesprächspsychotherapie

Die Zielorientierte Gesprächspsychotherapie (ZGT) ist eine spezifische Form der Klientenzentrierten Psychotherapie, die den von Rogers begründeten Ansatz in bestimmte Richtungen weiterentwickelt hat.

Es ist eine Therapieform, in der es insbesondere um die Klärung, Bearbeitung und Veränderung relevanter, sogenannter „internaler Determinanten" eines Klienten geht, die zu Inkongruenzen, Konflikten, emotionalen Beeinträchtigungen usw. beitragen: Um die Bearbeitung relevanter Motive, Ziele, Werte, Überzeugungen, Konstruktionen, also um die Veränderung kognitiver und, insbesondere, affektiver Schemata (vgl. Greenberg, Rice und Elliott, 1993).

Diese Bearbeitung relevanter Schemata geschieht in der ZGT gezielt, handlungsorientiert, regelgeleitet, systematisch und störungsspezifisch.

Therapeutinnen und Therapeuten bilden aufgrund ihrer Verstehensprozesse spezifische, hypothetische Modelle über Klientinnen oder Klienten und leiten aus diesen Indikationsentscheidungen, Strategien und Interventionen ab (Sachse, 2001).

1.1. Charakteristika der Zielorientierten Gesprächspsychotherapie

Einige Charakteristika der ZGT sollen im Folgenden kurz behandelt werden; ausgeführt werden dabei insbesondere diejenigen Aspekte, die ZGT von anderen Ansätzen der Klientenzentrierten Psychotherapie unterscheiden.

Da ZGT viele Aspekte mit anderen Formen der Gesprächspsychotherapie gemeinsam hat (insbesondere auch die Basismerkmale der Empathie, Akzeptierung und Kongruenz), soll auf die Ausführung dieser Aspekte verzichtet werden (was aber aus Gründen der Redundanzvermeidung geschieht, nicht aus Gründen mangelnder Relevanz!).

Zentrale Aspekte, auf die näher eingegangen werden soll, sind:

- Klärungsorientierung,
- Bearbeitungsorientierung,
- Handlungsorientierung und Prozessdirektivität.

1.1.1. Klärungsorientierung

Legt man die von Grawe, Donati und Bernauer (1994) vorgeschlagene Unterscheidung von zentralen therapeutischen Paradigmen zugrunde, dann ist ZGT in erster Linie eine klärungsorientierte Psychotherapie: Die Therapie zielt darauf ab, dass Klientinnen und Klienten eigene Selbstaspekte klären und verändern, die relevante persönliche Probleme determinieren oder mit-determinieren: eigene Motive, Werte, Ziele, Normen; eigene Überzeugungen und Glaubenssysteme; eigene Konstruktionen über sich und die „Realität"; eigene Verarbeitungs- und Interpretationsprozesse; kognitive und affektive Schemata, die sie zur Situationsinterpretation der Handlungssteuerung benutzen usw.

Die Therapie zielt ebenfalls (schon als Grundlage jedes effektiven Klärungsprozesses) auf die therapeutische Beziehung ab; sie vermittelt (ebenfalls als Grundlage jeder Schemaveränderung) auch eine Problemaktivierung; sie ist auch ausgerichtet auf eine Aktivierung und Mobilisierung der Klienten-Ressourcen: Alle diese Aspekte sind z.T. eng mit

Klärungsprozessen verbunden, bedingen solche Prozesse oder folgen aus ihnen. Daher ist die Therapie keineswegs ausschließlich klärungsorientiert; jedoch stellt die Klärung und Veränderung internaler Determinanten einen zentralen Arbeitsschwerpunkt der Therapie dar (näheres siehe Sachse, 1992a).

1.1.2. Bearbeitungsorientierung

Damit ist die ZGT auch vorrangig bearbeitungsorientiert: Im Therapieprozess geht es wesentlich um eine konstruktive Bearbeitung problemrelevanter Motive, Konstruktionen, Überzeugungen usw. Klienten sollen im Therapieprozess diese „internalen Determinanten" relevanter Probleme anders bearbeiten, als sie dies im Alltag normalerweise tun: Statt einer Konfrontation mit unangenehmen Selbstaspekten auszuweichen, sollen sie diese valide repräsentieren, mit anderen Schemata integrieren und verändern; statt einer externalen Perspektive sollen sie eine internale einnehmen; statt einer unsystematischen Betrachtung von Problemaspekten sollen sie gezielte Leitfragen für den Klärungsprozess entwickeln usw.

Die therapeutische Beziehung stellt dabei eine grundlegende Bedingung dieser Bearbeitung dar; bei bestimmten Störungen (z.B. Persönlichkeitsstörungen) stellt sie auch ein zentrales therapeutisches Agens dar, aber auch dann geht es um Bearbeitung, etwa um die Klärung ungünstiger Beziehungsintentionen, Umgangsweisen mit anderen usw. Der Therapeut macht daher in der ZGT immer „Bearbeitungsangebote innerhalb eines Beziehungsangebotes": Er bietet dem Klienten eine Beziehung an, in der oder mit der eigene Motive, Ziele, Schemata usw. geklärt und verändert werden sollen. Das therapeutische Angebot geht damit weit über ein Beziehungsangebot hinaus: es zielt immer auf die Bearbeitung relevanter internaler Determinanten ab (Sachse, 1996a).

1.1.3. Handlungsorientierung und Prozessdirektivität

ZGT geht davon aus, dass Klienten eine gezielte Unterstützung ihrer Bearbeitung vom Therapeuten brauchen. Daraus resultiert, dass die Therapie hochgradig handlungsorientiert ist: Therapeuten sollen nicht nur bestimmte Haltungen realisieren (das sollen sie zweifellos, da das die Basis des Beziehungsangebotes ist!), sondern sie sollen spezifische Arten von Interventionen und Interventionsstrategien realisieren, die Klienten gezielt in ihren Klärungs- und Veränderungsprozessen unterstützen (vgl. Sachse, 1992a; 1992b; 1997).

Daher werden in der Therapie Handlungsprinzipien und Handlungsregeln für Therapeuten formuliert und Therapeuten werden systematisch darin trainiert, bei welchen Klienten unter welchen Bedingungen welche Arten von Interventionen hilfreich sind und welche eher kontraindiziert sind. Die Aufgabe des Therapeuten ist immer, konstruktive Prozesse der Klienten konstruktiv zu fördern: Daher ist das Handeln der Therapeuten immer zielorientiert (oder besser gesagt: prozessziel-orientiert).

Das therapeutische Handeln ist daher auch in hohem Maß *prozessdirektiv*. Klienten, die in dysfunktionalen Problembearbeitungen, Ambivalenzen, ungünstigen Lösungen usw. „festsitzen", benötigen Hinweise vom Therapeuten, wie sie anders als bisher, funktionaler, konstruktiver mit ihren Problemen umgehen können. Daher muss der Therapeut aktiv in die Bearbeitungen des Klienten eingreifen, er muss, was die Bearbeitung betrifft, direktiv sein. Bezüglich der Bearbeitung ist der Therapeut damit auch keineswegs „absichtslos": Der Therapeut möchte, dass der Klient ungünstige Bearbeitungsweisen verlässt und konstruktivere Bearbeitungsweisen realisiert. Der Therapeut ist dafür Experte: Er kann dem Klienten zeigen, wie er anders als bisher und konstruktiver mit seinen Problemen umgehen kann. Der Therapeut ist damit „Prozessexperte" (vgl. Gerl, 1981).

Die zielgerichtete Unterstützung des Klienten-Klärungsprozesses durch den Therapeuten hat sich in zahlreichen empirischen Studien als sehr sinnvoll, ja sogar als notwendig erwiesen; das Prinzip der Prozessdirektivität ist damit empirisch sehr gut bestätigt (vgl. Sachse, 1993a; 1992b; 1991a; 1991b).

1.1.4. Modellbildung durch den Therapeuten

Um den Klienten gezielt und konstruktiv zu fördern, muss ein Therapeut wissen, wie der Klient selbst mit seinen Problemen umgeht: Er muss daher nicht nur die relevanten Inhalte des Klienten verstehen, sondern auch die vom Klienten gezeigte Problembearbeitung. Darüber hinaus muss der Therapeut auch verstehen, wie der Klient die Beziehung gestaltet usw. Therapeuten müssen daher ein elaboriertes Klienten-Modell bilden, eine Wissensbasis über den jeweiligen Klienten. Dieses Klienten-Modell ist die Grundlage zielgerichteten Handelns: Nur wenn ich als Therapeut weiß, wo ein Klient bezüglich seiner Probleme und Problembearbeitung „steht", kann ich den Klienten gezielt fördern. Hat ein Therapeut ein solches Klienten-Modell, dann kann er den Klienten auch gezielt über einen längeren Zeitraum hinweg fördern: Der Therapeut kann, völlig klientenzentriert, strategisch handeln (Weinrich und Sachse, 1992; Raum und Sachse, 1992).

1.1.5. Erweitertes Konzept von empathischem Verstehen

Therapeuten müssen, um ein handlungsrelevantes und valides Klientenmodell zu bilden, sehr viele und unterschiedliche Informationen im Therapieprozess verarbeiten. Der Therapeut muss nicht nur Inhalte des Klienten verarbeiten (z.B.: Was sind die Konstruktionen des Klienten? Welches sind die zentralen, handlungsleitenden Motive?), sondern er muss auch die Bearbeitung des Klienten rekonstruieren (z.B.: Vermeidet der Klient systematisch die Auseinandersetzung mit bestimmten Themen?). Darüber hinaus muss der Therapeut auch verstehen, wie der Klient allgemein und im Augenblick die Beziehung gestaltet (z.B.: Weist der Klient ein Kompetenzvertrauen dem Therapeuten gegenüber auf?).

Diese Aufgaben des Therapeuten im Therapieprozess erfordern ein erweitertes Konzept von empathischem Verstehen. Auf der Grundlage sprachpsychologischer Konzepte geht man in der ZGT davon aus,

- dass ein Klient immer mehr „meint", als er sagt (Hörmann, 1976; Herrmann, 1982), und dass in Gemeintem und Gesagtem viele Implikationen wie Wissen, Annahmen usw. eingehen, die prinzipiell aus den Aussagen wieder rekonstruierbar sind (Herrmann und Grabowski, 1994);
- dass Äußerungen vielen sprachinternen und situativen Einflüssen unterliegen, die bei der Rekonstruktion des Gemeinten aus dem Gesagten mit berücksichtigt werden müssen (Hörmann, 1976; Herrmann, 1982; 1985);
- dass der Therapeut die Gedächtnisaktivations- und Sprachproduktionsprozesse durch seine Interventionen in hohem Maße beeinflusst (Hörmann, 1976; Wexler, 1974);
- dass Verstehen kein Prozess des „sich in den Sprecher Hineinversetzens", sondern ein komplexer Prozess der Rekonstruktion des Gemeinten ist (Hörmann, 1976; Herrmann, 1982);
- dass Verstehen immer wissensbasiert ist und dass die „Tiefe" des Verstehens vom Wissen des Hörers mit abhängt (Bransford und McCarrell, 1975; Bransford und Nitsch, 1978; Kintsch, 1988; Kintsch und van Dijk, 1978);
- dass die Verwendung von Wissen beim Verstehensprozess diesen ermöglicht, erleichtert und beschleunigt, jedoch auch zu falschen Rekonstruktionen führen kann, so dass eine interaktionale Validierung

des Gemeinten erforderlich ist (z.B. Hörmann, 1976; Wyer und Srull, 1980a; 1980b; Langer und Abelson, 1974);
- dass Verstehen immer hypothetischen Charakter hat und daher ständig im Verstehensprozess verändert, elaboriert und u.U. völlig umstrukturiert werden muss (Hörmann, 1976; Herrmann, 1982);
- dass empathisches Verstehen letztlich ein komplexer Prozess der Bildung von „Modellen über den Klienten" ist, bei dem der Therapeut eine spezifische, relevante und hoch organisierte Wissensbasis über den Klienten bildet (Sachse, 1992a; Becker und Sachse, 1997; Raum und Sachse, 1992; Weinrich und Sachse, 1992);
- dass Verstehensprozesse hochgradig vom Grad der Expertise des Therapeuten abhängen, also davon, in welchem Ausmaß ein Therapeut über relevantes, verfügbares, organisiertes Wissen verfügt (Chase und Simon, 1973; Vogel und Schulte, 1991);
- dass empathisches Verstehen als Verarbeitungsprozess systematisch konzeptuell von Handlungsplanungsprozessen, Prozessen der Bildung von Zielen, Strategien und der Ausführung von Interventionen getrennt werden muss.

Diese konzeptuellen Veränderungen des empathischen Verstehens haben eine Reihe von praktisch-therapeutischen Konsequenzen, z.B.:

- Therapeuten bilden, prüfen, modifizieren gezielt Hypothesen über den Klienten.
- Die Hypothesen beziehen sowohl die Klienteninformation als auch eigenes Wissen ein.
- Die Hypothesen beziehen sich auf Inhalts-, Bearbeitungs- und Beziehungsebene.
- Die Verarbeitungsprozesse sind gezielt, d.h. dass der Therapeut versucht, relevante und zentrale Aspekte vorrangig zu verarbeiten.
- Der Therapeut verarbeitet Information sowohl im synthetischen Modus (d.h., er versucht zu verstehen, was bereits verstehbar ist) als auch im analytischen Modus (d.h., er prüft systematisch, was noch nicht verstehbar ist, welche Aspekte zum Verstehen noch fehlen usw.).
- Therapeuten bilden elaborierte Klientenmodelle, die die Grundlage für therapeutische Entscheidungen, Ziele, Strategien und Interventionen darstellen.
- Therapeuten verbinden somit therapeutische Verarbeitungsprozesse mit Handlungs- und Interventionswissen (Becker und Sachse, 1997; Sachse, 1994c).

2. Therapeutische Arbeit in der Zielorientierten Gesprächspsychotherapie

Die therapeutische Arbeit in der ZGT richtet sich wesentlich danach, auf welcher therapeutischen Ebene die Interventionen ansetzen sollen:

- Geht es bei einem Klienten in erster Linie um eine Klärung eigener Motive, dann arbeitet der Therapeut auf der Inhaltsebene und fördert z.B. sogenannte „Explizierungsprozesse" des Klienten;
- Geht es bei einem Klienten um eine Bearbeitung dysfunktionaler Problemlösungsstrategien, dann arbeitet der Therapeut auf der Bearbeitungsebene und macht dem Klienten z.B. sein Vermeidungsverhalten transparent;
- Geht es bei einem Klienten um dysfunktionale Interaktionsmuster, dann arbeitet der Therapeut auf der Beziehungsebene und konfrontiert den Klienten z.B. mit seinen interaktionellen Zielen.

Dies macht deutlich, dass das Konzept der therapeutischen Ebenen von großer Bedeutung ist und dass die „Ebenen-spezifische" therapeutische Arbeit spezifiziert werden muss.

2.1. Therapeutische Ebenen

Eine zentrale Grundannahme der ZGT ist die, dass der therapeutische Prozess unter drei unterschiedlichen Perspektiven betrachtet werden kann bzw. dass man drei *therapeutische Ebenen* unterscheiden kann, auf denen man spezifische Informationen gewinnen kann, auf denen man spezifische therapeutische Ziele verfolgen und spezifische Interventionen realisieren kann.

Diese drei Ebenen sind:

– Inhaltsebene,
– Bearbeitungsebene,
– Beziehungsebene.

Die Inhaltsebene umfasst alle Strategien, die sich mit den durch den Klienten thematisierten Inhalten befassen und mit diesen Inhalten umgehen. Dies geschieht z.B. durch Strategien der

– Klärung,
– Problemaktualisierung,

– Umstrukturierung und
– Ressourcenaktivierung.

Die Bearbeitungsebene umfasst die Strategien der „Bearbeitung der Bearbeitung": Hier geht es nicht um die Frage, *was* der Klient bearbeitet, sondern *wie* der Klient bearbeitet. In bezug auf die Inhalte stellt die Bearbeitungsebene gewissermaßen eine Meta-Ebene dar. Die Bearbeitung zu analysieren und zu verändern ist von den jeweiligen Inhalten unabhängig. Man kann dies bei jedem beliebigen Inhalt tun, den der Klient thematisiert.

Die Beziehungsebene stellt wieder eine andere Perspektive auf den Therapieprozess dar: Sie bezieht sich auf das miteinander von Therapeut und Klient (und kann daher unabhängig von Inhalten oder Bearbeitungen betrachtet werden).

2.2. Inhaltliche therapeutische Arbeit: Explizierung

Ein zentraler Aspekt der inhaltlichen therapeutischen Arbeit ist die „Klärung internaler Determinanten", die sogenannte *Explizierung*. Dabei geht es darum, dass ein Klient im Therapieprozess relevante Motive, Ziele, Schemata repräsentiert, mit anderen Schemata verknüpft, verändert und einer Veränderung durch neue Erfahrung zugänglich macht.

Um diesen Explizierungsprozess auf Klientenseite optimal fördern zu können, sind auf Therapeutenseite ein optimales empathisches Verstehen und ein gerichtetes Intervenieren erforderlich.

2.2.1. Theorie der Explizierung

Im Prozess der Explizierung soll ein Klient klären, welche eigenen Motive, emotionalen Schemata, Annahmen usw. ihn veranlassen, bestimmte Arten von Situationsinterpretationen vorzunehmen, auf Situationsaspekte in ganz bestimmter Weise emotional oder aktional zu reagieren. Der Klient soll diese Aspekte repräsentieren, integrieren und, wenn er sich dazu entscheidet, nach eigenen Zielen verändern.

Psychologisch gesehen muss man annehmen, dass alle Bewertungen, die eine Person abgibt, jede Art von affektiver Verarbeitung der Person, jede Art von Emotion einen *idiosynkratischen Charakter* hat: Die affektive Reaktion wird nicht durch die Situation, durch den Stimulus verursacht, sondern durch die spezifischen Verarbeitungsprozesse der Person bestimmt. Diese wiederum werden determiniert durch die spezifischen Motive, Ziele, affektiven Schemata der Person. Das gleiche gilt für eine Intention, einen Handlungsimpuls in einer Situation sowie für die Handlung selbst: Auch diese sind nicht durch die Situation verursacht und „zwangsläufig", sondern sind determiniert von Motiven, Zielen, Werten als internalen Determinanten der jeweiligen Person.

Dies bedeutet natürlich keinesfalls, dass Situationen bedeutungslos sind: Situationen aktivieren Schemata, stellen Anforderungen an Personen, erfordern Flexibilität usw. Im Prozess der Klärung sollte die Relevanz von Situationen keinesfalls ignoriert werden. Dennoch wird hier davon ausgegangen, dass die wesentlichen Determinanten, die problematisches Erleben und Verhalten von Personen bestimmen, nicht die Situationen selbst sind, sondern die Schemata, Motive, Ziele sowie die Kompetenzen bzw. fehlenden Kompetenzen der Person.

Schematheoretisch wird davon ausgegangen, dass *die Person* einen wesentlichen Anteil an der emotionalen Reaktion hat: Diese hat etwas mit der Person, mit deren spezifischen internalen Determinanten zu tun. Und da dies so ist, und da diese Determinanten bei Problemen eben auch Determinanten der Probleme sind und da diese Determinanten zum Teil unklar sind, ist es die therapeutische Aufgabe, diese Determinanten zu klären und zu verändern.

Die *„Indikationslogik" der klärungsorientierten Therapie* lässt sich damit wie folgt zusammenfassen:

1. Eine problematische oder problemmitdeterminierende emotionale Reaktion oder entsprechende Handlung ist nicht durch eine Situation oder einen Stimulus allein verursacht.
2. Dass eine Person in genau dieser und keiner anderen Weise darauf reagiert, hat nicht nur etwas mit dem Stimulus, sondern mit der Person zu tun: Es gibt immer Personen, die auf den gleichen Stimulus völlig anders reagieren.
3. Dass die Person so und nicht anders reagiert, hängt von ihrer spezifischen Verarbeitung, von ihren idiosynkratischen internalen Determinanten ab.
4. Da diese Determinanten von Bedeutung sind, muss man sie in die Definition des Problems einbeziehen.
5. Sind diese Determinanten unklar, müssen sie geklärt werden.
6. Sind die Determinanten problem(mit)determinierend, müssen sie verändert werden.

Die spezifische Reaktion des Klienten hat also wesentlich etwas mit dem Klienten zu tun; und da sie etwas mit dem Klienten zu tun hat, muss man auch die Analyse beim Klienten ansetzen.

2.2.2. Explizierungsprozess

Relevante internale Determinanten sind, psychologisch gesehen, bestimmte Arten von Gedächtnisstrukturen, die als Schemata oder „Netzwerke" (Kuhl, 1983) anzusehen sind und nicht mit „episodischem Gedächtnis" (vgl. Tulving, 1972) identisch sind. Sie zu repräsentieren setzt voraus, dass die Person ihre Aufmerksamkeit auf die relevanten Aspekte lenkt, die diese Strukturen aktivieren, diese Strukturen aktiviert hält und sie dann in einem „repräsentierbaren Code" übersetzt (Sachse, 1992a).

Um relevante internale Determinanten repräsentieren zu können, muss die Person als erstes (und wichtigstes) eine internale Perspektive, eine internale Zentrierung der Aufmerksamkeit vornehmen: Sie muss sich auf eigene Gefühle, Gedanken, Impulse u.ä. konzentrieren, die geeignet sind, die entsprechenden Schemata zu aktivieren und sie muss sich dann auf die Effekte dieser Schemataaktivierung konzentrieren. Ohne internale Perspektive und Schemaaktivierung sind Prozesse der Repräsentation nicht möglich. Der Klient soll aber relevante Schemata nicht nur aktivieren und fokalisieren, er soll sie repräsentieren (und durch Einordnen in sein System von Schemata und Annahmen auch verstehen und verändern): Daher muss der Klient aktiv und gezielt mit der verfügbaren Information *arbeiten*, er muss sie *bearbeiten*. Dazu soll der Klient z.B. der Frage nachgehen: „Was „in mir", welches Ziel, welche Annahme o.ä., lässt mich in Situation X genau so und nicht anders fühlen, genau so und nicht anders handeln?" Oder: „Welche Annahme, welche Überzeugung bringe ich in die Situation X mit, die bei mir genau diese Interpretation bewirkt?" Der Klient soll damit im Therapieprozess, unterstützt durch empathisches Verstehen und Bearbeitungsangebote des Therapeuten, einerseits den relevanten „Spuren" folgen (Affekte, Felt Senses, Gedanken usw.), andererseits aber auch diese Spuren im Hinblick auf bestimmte Fragen auswerten. Der Klient bildet so für das bisher nicht kognitiv repräsentierte Schema eine kognitive Repräsentation (in einem parallelen bottom-up/ top-down-Prozess, ähnlich wie Marcel, 1980a; 1980b; 1983 ihn für Wahrnehmungsprozesse beschreibt).

Die kognitive Repräsentation hat dann eine Reihe konstruktiver Konsequenzen, z.B.

– der Klient kann das kognitiv zugängliche Schema nun systematisch prüfen;
– ein vorher „isoliertes" Schema kann nun mit anderen Strukturen (Wissen, Annahmen usw.) „kommunizieren" und sich auf diese Weise durch Verbindung mit anderen Strukturen oder durch neue Erfahrung verändern;
– das Schema kann allein schon durch die Integration in die kognitiv-affektive Struktur eine Uminterpretation erfahren.

Nach erfolgter Repräsentation kann der Therapeut dem Klienten nun systematisch helfen, seine dysfunktionalen Schemata (z.B. „Ich bin hilflos") systematisch mit anderen Schemata zu verbinden und zu vergleichen, auch und gerade mit Schemata, die das Gegenteil besagen (z.B. „Ich kann mich wehren"; vgl. „Ressourcenaktivierung"). Ein Therapeut verbindet daher eine Klärungsarbeit immer

– mit einem Prüfen und Revidieren von Annahmen,
– mit Ressourcenorientierung,
– mit einer Berücksichtigung der (sozialen) Kompetenzen des Klienten und
– mit einer Berücksichtigung des realen Systems, in dem der Klient lebt.

Die theoretischen Überlegungen zu den Zielen der ZGT, zu der Notwendigkeit, für die Problembearbeitung „internale Determinanten" explizit zu machen, und insbesondere zum Explizierungsprozess selbst führten zur Entwicklung einer Skala zur Erfassung der Bearbeitungsweisen der Klienten, die die „Tiefe des Explizierungsprozesses" abbildet (Sachse und Maus, 1987; 1991; Sachse, 1992a). Da die Tiefe der Explizierung auch Aufschluss darüber gibt, wie Klienten (im Sinne eines explizierenden Vorgehens) mit ihren eigenen Probleminhalten umgehen, ihre Inhalte bearbeiten, wurde die Skala auch Bearbeitungsweise-Skala (BW-Skala) genannt.

2.2.3. Bearbeitungsangebote des Therapeuten

Ein Therapeut kann und sollte den Klienten-Prozess durch sogenannte „*Bearbeitungsangebote*" aktiv unterstützen. Dies bedeutet, dass der Therapeut den Klienten gezielt anregt, einer bestimmten Leitfrage nachzugehen, seine Perspektive zu internalisieren, affektive Schemata zu aktivieren und zu fokussieren usw. Zur Beurteilung dessen, was Therapeuten mit ihren Interventionen bei Klienten anregen, wurde die Bearbeitungsangebots-Skala (BA-Skala) entwickelt. Sie erlaubt es, einzuschätzen, welche Stufe der Explizierung ein Therapeut beim Klienten anregt und ob der Therapeut den Klientenprozess konstruktiv fördert oder sogar eher behindert.

2.3. Die Bearbeitung der Bearbeitung

2.3.1. Bearbeitungsschwierigkeiten des Klienten

Wenn man theoretisch davon ausgeht, dass die Bearbeitung und Klärung internaler Determinanten und insbesondere die Bearbeitung negativer emotionaler Schemata für Klienten ein schwieriger, aufwendiger und (z.T. hoch) ambivalenter Prozess ist, dann folgt daraus notwendigerweise, dass eine Klärungsarbeit nicht immer oder sogar meist nicht reibungslos, mühelos, linear und ohne Schwierigkeiten verläuft. Vielmehr muss man annehmen, dass Klienten negative Emotionen, die Konfrontation mit negativen, selbstwertbedrohlichen Selbstaspekten, Annahmen, Schemata usw. *vermeiden*; dass sie sogar in ihrer Biographie systematische Strategien gelernt haben, eine Konfrontation mit diesen Aspekten zu vermeiden und dass diese Vermeidungsstrategien zumindest zu einem Teil hoch automatisiert, ohne bewusste Aufmerksamkeit und ohne Inanspruchnahme kognitiver Ressourcen ablaufen. Diese Vermeidungsstrategien erweisen sich damit jedoch als hochgradig problemstabilisierend: Sie verhindern, dass der Klient eine valide Repräsentation und Definition seines Problems sowie seiner Ziele erarbeiten kann. Ohne solche Definitionen ist jedoch eine gezielte und konstruktive Problemlösung undenkbar. Damit blockiert der Klient seine Problemlösungen und, wie theoretisch deutlich geworden ist, die Entwicklung einer angemessenen Selbstregulation durch derartige Vermeidungsstrategien.

Diese Vermeidungsstrategien machen sich auch im therapeutischen Prozess bemerkbar. (Sie sind aber weder vom Klienten „für die Therapie erfunden worden", noch sind sie für den therapeutischen Prozess spezifisch. Die vom Klienten allgemein angewandten Strategien treten durch entsprechende Interventionen lediglich sehr klar zutage!). Sie behindern nicht nur eine angemessene Selbstregulation des Klienten, sondern auch eine konstruktive Klärungsarbeit und damit eine Aufhebung der Selbstregulationsstörung.

Somit ist es notwendig, diese Vermeidungsstrategien und ihre Gründe selbst zum therapeutischen Thema zu machen und therapeutisch gezielt an ihrer Veränderung zu arbeiten: Dies ist die „*Bearbeitung der Bearbeitung*".

2.3.2. Vermeidungsstrategien und ihre therapeutische Bearbeitung

Therapietheoretisch wurden unterschiedliche Arten von Vermeidungsstrategien herausgearbeitet und für diese spezifische therapeutische Strategien entwickelt:

Vermeidungsstrategien des Klienten	Therapeutische Strategien
ungünstige Strategien der Inhaltsbearbeitung wie „Lösen vor Klären", simultane Problembearbeitung, mangelnde Stringenz, thematisches Vagabundieren usw.;	starke Strukturierung, Transparenz, Erläuterung, hohe Prozessdirektivität;
Unkonkretheit in Einzelaspekten oder in der gesamten Darstellung;	konkretisierende Fragen, Konfrontation, Bearbeiten der Gründe des „Sich-nicht-Festlegens";
mangelnde Stringenz, Zentralität und Nachvollziehbarkeit;	Empathie im analytischen Modus, Markieren, Strukturieren, Konfrontieren, Zentralisieren;
mangelnder Arbeitsauftrag und unklare Prozessverantwortung;	Markieren, Konfrontieren, systematische Erarbeitung therapeutischer Ziele, Erläutern, Bearbeiten der Gründe fehlender Verantwortungsübernahme;
Normalisieren, Generalisieren, Bagatellisieren und Relativieren;	Markieren, Bearbeiten der Gründe, aber auch Fokalisieren auf die persönlich relevanten Anteile des Problems, Setzen von Gegennormen und Aufwerfen relevanter Fragestellungen;
„Ich weiß nicht", „Fragen beantworten, die man nicht gestellt hat", Aufmachen von Nebenschauplätzen, thematische Sperren, Meta-Bewertungen und euphemistische Problemdefinitionen;	Markieren, Transparentmachen der Vermeidung, Bearbeiten der Vermeidungsgründe, Rückführen der Bearbeitung auf relevante Inhaltsaspekte, Thematisieren möglicher Beziehungsschwierigkeiten;
dysfunktionale Problemkonstruktionen wie Zwangsläufigkeits- oder Unlösbarkeits-konstruktionen;	Markieren, Konfrontieren, Herausarbeiten der Funktionalität der Konstruktionen

2.4. Beziehungsgestaltung und Beziehungsbearbeitung

2.4.1. Beziehungsaspekte

Auf der Beziehungsebene kann und sollte man zwei Arten von Beziehungsaspekten unterscheiden:

Therapeutische Arbeitsbeziehung

Dies ist der grundlegende Aspekt der *therapeutischen Beziehungsgestaltung*, dessen Ziel es ist, eine tragfähige, vertrauensvolle Arbeitsbeziehung zwischen Therapeut und Klient zu etablieren.

Therapeutische Beziehungsbearbeitung

Eine therapeutische Beziehungs*bearbeitung* geht weit über eine therapeutische Beziehungs*gestaltung* hinaus: Eine Bearbeitung ist dann nötig, wenn Klienten dysfunktionale Interaktionsstile in die Therapeut-Klient-Beziehung „hineintragen", sodass die Interaktionsprobleme des Klienten in der therapeutischen Arbeit nicht thematisiert, sondern „agiert" werden.

2.4.2. Therapeutische Beziehungsgestaltung

- Bei der therapeutischen Beziehung oder „Arbeitsbeziehung" zwischen Therapeut und Klient geht es um Fragen wie: Besteht eine vertrauensvolle Beziehung zwischen Therapeut und Klient?
- Schätzt der Klient den Therapeuten als kompetent ein?
- Nimmt der Klient eine Klientenrolle ein?

Die Arbeitsbeziehung zwischen Therapeut und Klient kann als eine Grundlage therapeutischer Arbeit angesehen werden. Jede Selbstöffnung des Klienten, jeder Explizierungsprozess setzt voraus, dass der Klient eine vertrauensvolle, „tragfähige" Beziehung zum Therapeuten hat: Andernfalls lässt sich der Klient auf einen solchen Prozess gar nicht ein. Die therapeutische Beziehung in diesem Sinne ist der fundamentalste Faktor von Psychotherapie, ohne den praktisch keine erfolgreiche Therapie möglich ist (vgl. Orlinsky, Grawe und Parks, 1994).

In der ZGT stellt der Therapeut eine solche Beziehung im Wesentlichen durch die drei Haltungsmerkmale Empathie, Akzeptierung, Kongruenz/Echtheit her.

2.4.3. Therapeutische Beziehungsbearbeitung

Eine Bearbeitung der Beziehung ist im Therapieprozess nötig und findet statt, wenn ein Klient seine Beziehungsprobleme nicht nur thematisiert (also „verbal" in den Prozess einbringt), sondern wenn er den aktuellen Interaktionsprozess entsprechend seiner Beziehungsprobleme gestaltet (diese also „aktional" in den Prozess einbringt). In diesem Fall wird der Therapeut von einem Prozessexperten zu einem Teil des Klientenproblems. Dies schafft sowohl besondere Probleme, als auch besondere Möglichkeiten in der therapeutischen Arbeit.

Ein solches „Einbringen von Beziehungsproblemen in den therapeutischen Prozess" ist vor allem bei Klienten mit sogenannten. Persönlichkeitsstörungen zu erwarten, die nach neueren Konzepten als Beziehungsstörungen aufgefasst werden können (Benjamin, 1987; 1992; 1994; 1996; Fiedler, 1994; Sachse, 1997).

Was die spezielle Störungskonzeption von Persönlichkeitsstörungen in der ZGT betrifft, so wurde davon ausgegangen, dass Klienten mit ausgeprägten Beziehungsstörungen (mindestens) auf drei psychologischen Ebenen spezifische Determinanten aufweisen:

- Auf der Motivebene weisen die Klienten ausgeprägte, nicht befriedigte und damit in der Motivhierarchie hochstehende Motive nach Anerkennung, Wichtigkeit, Verlässlichkeit o.ä., also ausgeprägte Beziehungsmotive auf.
- Auf der Ebene der Annahmen weisen die Klienten negative Selbst- und Beziehungsschemata der Art auf, wie sie von Beck und Freeman (1993) beschrieben werden, z.B. „Ich bin völlig inkompetent.", „Beziehungen sind nicht verlässlich." (Young, 1990).
- Auf der Interaktionsebene weisen die Klienten intransparente interaktionale Intentionen und Strategien auf und realisieren intransparente Handlungen, deren Ziel es ist, die grundlegenden Beziehungsmotive zu befriedigen, jedoch unter der Annahme, dass die Selbst- und Beziehungsschemata korrekt sind. So weist z.B. eine Person mit sog. histrionischer Persönlichkeitsstörung ein starkes Motiv nach „Wichtigkeit für andere" auf, hat aber gleichzeitig die Annahme, sie könne von ihrer Ausstrahlung her für andere eigentlich nicht wichtig sein. Die „Lösung" besteht dann darin, sich durch besondere Handlungen (besondere Attraktivität, Produktion von Symptomen usw.) für andere wichtig zu machen, d.h. andere Personen zu entsprechendem Verhalten zu „zwingen".

Diese dysfunktionalen Interaktionsstrategien, die die Klienten in den Therapieprozess einbringen, erfordern spezifische therapeutische Vorgehensweisen. Besondere Strategien der therapeutischen Beziehungsbearbeitung sind:

- Analyse- und Diagnosestrategien, die es dem Therapeuten erlauben, *rechtzeitig* wahrzunehmen, dass im Therapieprozess Beziehungsprobleme des Klienten nicht nur thematisiert werden, sondern die Interaktion selbst beeinflussen; hier wurden spezifische Indikatorlisten zur Sensibilisierung der Therapeuten entwickelt; spezifische Ratingverfahren wie die „Bochumer Bearbeitungs- und Beziehungsskalen"

erlauben eine systematische Analyse von Beziehungsproblematiken im Therapieprozess;
- therapeutische Strategien zur Bearbeitung von Störungen in der therapeutischen Allianz, wie z.B. „Rollengleichheit" oder „Rollendominanz" des Klienten: Markieren, Konfrontieren, Klärung der Intention und Funktionalität;
- therapeutische Strategien zur Bearbeitung von „direkter Kontrolle" des Therapeuten (z.B. durch Kritik, Klagen über Verschlimmerung o.a.); insbesondere Transparentmachen grundlegender Motive, Herausarbeiten der interaktionellen Funktionalität;
- Strategien des Transparentmachens interaktioneller Intentionen und Strategien; der Therapeut konfrontiert den Klienten mit den intransparenten interaktionellen Handlungen des Klienten sowie mit seinen (des Therapeuten) Rekonstruktionen über die Intentionen und Funktionalitäten;
- der Therapeut markiert, was der Klient tut, was der Klient möchte und macht auch deutlich, welche Effekte das bei ihm (oder bei anderen Interaktionspartnern) auslöst; der Therapeut tut dies in akzeptierender Weise, um den Klienten auf bestimmte Aspekte seines Handelns aufmerksam zu machen;
- wesentlich ist dabei das Transparentmachen von Images und Appellen, also dessen, was der Klient möchte, das der Therapeut glaubt oder nicht glaubt oder was der Klient möchte, dass es der Therapeut tut oder nicht tut;
- Strategien des Entgegenkommens, des Bemühens des Therapeuten, dem Klienten die Interaktionsform zu erlauben, als „in Ordnung" zu definieren, als etwas, das nicht abgelehnt, wohl aber sehr genau analysiert wird, als etwas, das verstanden werden soll und für oder gegen das sich der Klient nach gründlicher Analyse frei entscheiden kann;
- unterschiedliche Konfrontationsstrategien; der Therapeut kann dem Klienten die interaktionalen Strategien auf unterschiedliche Weise verdeutlichen; manche Vorgehensweisen sind stark konfrontativ, d.h. stehen zu den Annahmen und Intentionen des Klienten stark in Widerspruch; solche Strategien können erforderlich sein, verlangen aber eine gute Arbeitsbeziehung als Grundlage;
- Strategien zum Rekonstruieren der relevanten Selbst- und Beziehungsschemata; hier kann ein Therapeut auch dem Klienten seine Rekonstruktionen über diese Schemata (als zu prüfende Hypothese) mitteilen, z.B. „Es ist ihre tiefe Überzeugung, dass Beziehungen im Grunde nicht verlässlich sind.";
- Strategien zur komplementären Beziehungsgestaltung zur Motivebene; der Therapeut sollte, soweit dies im Therapieprozess sinnvoll

möglich ist, sich zur Motivebene komplementär verhalten (also sich z.b. bemühen, einen Klienten, dessen zentrales Motiv „Wichtigkeit für andere" ist, sehr ernst zu nehmen), damit der Klient dieses Motiv dann in der Beziehung weniger stark realisieren muss (und es damit besser bearbeiten kann) und damit der Klient sich angenommen und verstanden fühlt; eine *differenzielle Beziehungsgestaltung* ist somit ein zentrales Konzept der Therapie.

3. Ausblick

Die ZGT wird sich in den nächsten Jahren noch stärker zu einer stark störungsorientierten Therapieform entwickeln. Dabei bedeutet „störungsspezifisch" nicht, dass Manuale für die Behandlung von Klientinnen und Klienten erstellbar wären. „Störungsspezifisch" bedeutet vielmehr, dass Therapeutinnen und Therapeuten noch mehr spezifisches Wissen über spezifische Störungen gewinnen, d.h. die einzelnen Störungen theoretisch wie empirisch besser verstehen und auf der Handlungsebene noch weitaus stärker auf die jeweiligen Klienten „passende" Interventionen ableiten können. Dabei spielt eine differentielle Beziehungsgestaltung eine ebenso große Rolle wie spezifische Strategien der „Bearbeitung der Bearbeitung" oder differentielle Strategien der Explizierung. Empirische Ergebnisse lassen den Schluss zu, dass durch ein solches, zutiefst klientenzentriertes (weil auf den Klienten speziell zugeschnittenes) therapeutisches Vorgehen die Effektivität der Therapie noch weiter steigern wird.

Literatur

Beck AT, Freeman A et al. (1993) Kognitive Therapie der Persönlichkeitsstörungen. 2. Aufl. Weinheim, Beltz

Becker K und Sachse R (1997) Effektive Strategien therapeutischer Informationsverarbeitung. Göttingen, Hogrefe

Benjamin LS (1987) Use of the SASB dimensional model to develop treatment plans for personality disorders: Narcissism. Journal of Personality Disorders 1: 43–70

Benjamin LS (1992) An interpersonal approach to the diagnosis of borderline personality disorder. In: Clarkin JF, Marziali E and Munroe-Blum H (eds), Borderline personality disorder: Clinical and empirical perspectives. New York, The Guilford Press, 161–198

Benjamin LS (1994) SASB: A bridge between personality theory and clinical psychology. Psychological Inquiry 5: 336–343

Benjamin LS (1996) Interpersonal diagnosis and treatment of personality disorders. 2nd edition. New York, The Guilford Press

Bransford JD and McCarrel NS (1975) A scetch of cognitive approach to comprehension: Some thoughts about understanding what it means to comprehend. In: Weiner W and Palermo DS (eds), Cognition and the symbolic processes. Hillsdale (NJ), Erlbaum, 189–229

Bransford JD and Nitsch KE (1978) Coming to understand things we could not previously understand. In: Kavanagh JF and Strange WP (eds), Speech and language in the laboratory, school and clinic. Cambridge, Mass., MIT Press, 267–307

Chase WG and Simon HA (1973) The mind's eye in chess. In: Chase WG (ed), Visual information processing. New York, Academic Press, 215–281

Fiedler P (1994) Persönlichkeitsstörungen. Weinheim, Beltz

Gerl W (1981) Zum Aspekt der „Lenkung" in der psychotherapeutischen Kommunikation. GwG-info 44: 15–22

Grawe K, Donati R und Bernauer F (1994) Psychotherapie im Wandel von der Konfession zur Profession. Göttingen, Hogrefe

Greenberg LS, Rice LN and Elliott R (1993) Facilitating emotional change: The moment-by-moment process. New York, The Guilford Press

Herrmann T (1982) Sprechen und Situation. Berlin, Springer

Herrmann T (1985) Allgemeine Sprachpsychologie. Grundlagen und Probleme. München, Urban & Schwarzenberg

Herrmann T und Grabowski J (1994) Sprechen: Psychologie der Sprachproduktion. Heidelberg, Spektrum

Hörmann H (1976) Meinen und Verstehen: Grundzüge einer psychologischen Semantik. Frankfurt/M., Suhrkamp

Kintsch W (1988) The role of knowledge in discourse comprehension: A construnction-integration model. Psychological Review 95: 16–182

Kintsch W and van Dijk T (1978) Toward a model of text comprehension and production. Psychological Review 85: 363–394

Kuhl J (1983) Motivation, Konflikt und Handlungskontrolle. Berlin, Springer

Langer EJ and Abelson RP (1974) A patient by any other name...: Clinicians group difference in labeling bias. Journal of Consulting and Clinical Psychology 42: 4–9

Marcel AJ (1980a) Conscious and preconscious perception: Word recognition, visual masking and an approach to consciousness. Unpublished manuscript, University of Reading

Marcel AJ (1980b) Conscious and preconscious recognition of polysemous words: Locating the selective effects of priorverbal context. In: Nickerson RS (ed), Attention and performance VIII. Hillsdale (NJ), Erlbaum

Marcel AJ (1983) Conscious and unconscious perception: An approach to the relations between phenomenal experience and perceptual processes. Cognitive Psychology 15: 238–300

Orlinsky DE, Grawe K and Parks BK (1994) Process and outcome in psychotherapy. In: Bergin AE and Garfield SL (eds), Handbook of psychotherapy and behaviour change. 4th ed. New York, Wiley, 270–376

Raum U und Sachse R (1992) Zielgerichtetes Handeln in der Gesprächstherapie: Eine Untersuchung zum zeitlichen Verlauf therapeutischen Handelns und zur Handlungskontrolle. In: Sachse R, Lietaer G und Stiles WB (Hg), Neue

Handlungskonzepte der Klientenzentrierten Psychotherapie. Heidelberg, Asanger, 143–152

Sachse R (1991a) Zielorientiertes Handeln in der Gesprächspsychotherapie: Steuerung des Explizierungsprozesses von Klienten durch zentrale Bearbeitungsangebote des Therapeuten. In: Schulte D (Hg), Therapeutische Entscheidungen. Göttingen, Hogrefe, 89–106

Sachse R (1991b) Spezifische Wirkfaktoren in der Klientenzentrierten Psychotherapie: Zur Bedeutung von Bearbeitungsangeboten und Inhaltsbezügen. Verhaltenstherapie und psychosoziale Praxis 23: 157–171

Sachse R (1992a) Zielorientierte Gesprächspsychotherapie: Eine grundlegende Neukonzeption. Göttingen, Hogrefe

Sachse R (1992b) Zielorientiertes Handeln in der Gesprächspsychotherapie: Zum tatsächlichen und notwendigen Einfluss von Therapeuten auf die Explizierungsprozesse bei Klienten. Zeitschrift für Klinische Psychologie 21: 286–301

Sachse R (1993) The effects of intervention phrasing of therapist-client communication. Psychotherapy Research 3, 4: 260–277

Sachse R (1996) Praxis der Zielorientierten Gesprächspsychotherapie. Göttingen, Hogrefe

Sachse R (1997) Persönlichkeitsstörungen. Psychotherapie dysfunktionaler Interaktionsstile. Göttingen, Hogrefe

Sachse R (2001; in preparation) Model-forming in the process of therapy. In: Caspar F (ed), Information processing of therapists.

Sachse R und Maus C (1987) Einfluss differentieller Bearbeitungsangebote auf den Explizierungsprozess von Klienten in der klientenzentrierten Psychotherapie. Zeitschrift für Personenzentrierte Psychologie und Psychotherapie 6: 75–86

Sachse R und Maus C (1991) Zielorientiertes Handeln in der Gesprächspsychotherapie. Stuttgart, Kohlhammer

Tulving E (1972) Episodic and semantic memory. In: Tulving E and Donaldson W (eds), Organization of memory. New York, Academic Press, 382–403

Vogel G und Schulte D (1991) Der Prozess therapeutischer Entscheidungen. In: Schulte D (Hg), Therapeutische Entscheidungen. Göttingen, Hogrefe, 151–181

Weinrich E und Sachse R (1992) Informationsverarbeitung und Intentionsbildung von Psychotherapeuten. In: Sachse R, Lietaer G und Stiles WB (Hg), Neue Handlungskonzepte der Klientenzentrierten Psychotherapie. Heidelberg, Asanger, 113–132

Wexler DA (1974) A cognitive theory of experiencing, self-actualization, therapeutic process. In: Wexler DA and Rice LN (eds), Innovations in client-centered therapy. New York, Wiley, 49–116

Wyer RS und Srull TK (1980a) Category accessibility: Some theoretical and empirical issues concerning of social information. In: Higgins ET, Herman CP and Zanna M (eds), Social cognition: The Ontario Symposion. Vol. 1. Hillsdale (NJ), Erlbaum

Wyer RS and Srull TK (1980b) The processing of social stimulus information: A conceptual integration. In: Hastie R, Ostrom TM, Ebbeson EB, Wyer RS,

Hanilton DL and Carlston ED (eds), Person memory: The cognitive basis of social perception. Hillsdale (NJ), Erlbaum, 227–300

Young JE (1990) Cognitive therapy for personality disorders: A schema focused approach. Sarasota (Fl.), Professional Resource Press

Teil II

Spezielle Dimensionen und Settings

Spezielle Dimensionen und Settings: Einleitung

Wolfgang W. Keil und Gerhard Stumm

Als gängige Form der Personzentrierten Psychotherapie kennen wir die Einzeltherapie in der Kommunikationsform des dialogischen Gesprächs. Darüber hinaus sind aber von Anfang an auch weitere spezifische Formen der Personzentrierten Psychotherapie wie etwa die Kinder- bzw. Spieltherapie, die Arbeit mit Gruppen, die Arbeit mit Familien oder auch die Arbeit mit kreativen Medien entwickelt und gepflegt worden. Es wird oft übersehen, dass es sich hier um ganz ursprüngliche und wesentliche Entwicklungsformen des Personzentrierten Ansatzes insgesamt handelt. Wir möchten dies so verstanden wissen, dass es dabei nicht einfach um eine bloß pragmatische Anwendung des Personzentrierten Konzepts auf bestimmte Zielgruppen oder dessen Ausweitung auf komplexe therapeutische Settings geht. Es zeigt sich darin vielmehr, dass der Personzentrierte Ansatz von seinem Wesen her in besonderer Weise auf den Menschen als grundlegend relationales Wesen und auf menschliche Kommunikation in ihrer sozio-psycho-somatischen Ganzheitlichkeit ausgerichtet ist.

Das Menschenbild dieses Ansatzes geht nicht vom autonomen Individuum als primärer Gegebenheit aus, sondern betont den Menschen als Gemeinschaftswesen (vgl. u.a. Schmid in diesem Buch). Die Person und das Selbst können nur innerhalb eines interpersonellen Zusammenhangs entstehen, bestehen und sich weiterentwickeln. Von daher ist es nicht verwunderlich, dass die *Arbeit mit Gruppen* eine wesentliche Rolle bei der Entwicklung dieses Ansatzes gespielt hat. So wurden etwa zur Blütezeit des Human Potential Movement die Encountergruppen entwickelt, die vor allem dem persönlichen Wachstum in der Begegnung bzw. dem Studium und der Entwicklung sozialer Fähigkeiten in zwischenmenschlichen Beziehungen dienen sollten. In weiterer Folge wurden hier u.a. auch politisch relevante Workshops zur Austragung gesellschaftlicher Konflikte und zur Entwicklung von personzentrierten Gemeinschaften kreiert. Im Lauf der konzeptuellen Entwicklung personzentrierter Gruppenarbeit ist allerdings der eigentlich psychotherapeutische Bereich etwas zu kurz gekommen. *Germain Lietaer* und *Wolfgang Keil* verweisen in ihrem Beitrag darauf, dass eine spezifische Konzeptualisierung der Klientenzentrierten Gruppentherapie erst in Ansätzen besteht. Sie betonen dabei, dass es ein Missverständnis wäre, die Prinzipien der individuellen Klientenzentrierten Therapie „mit geringfügigen Abwandlungen" auf die therapeutische Arbeit mit Gruppen anzuwenden. Sie plädieren hingegen dafür, die gruppendynamischen Prozesse, durch die eine kohärente und gut funktionierende Gruppe geschaffen und aufrecht erhalten werden kann, als Grundlage der Klientenzentrierten Gruppentherapie anzusehen. Darüber hinaus skizzieren Lietaer und Keil als Prinzipien, die in typischer und einzigartiger Weise die Klientenzentrierte Gruppentherapie charakterisieren: das Vertrauen in den Prozess der Gruppe, die grundlegende Aufmerksamkeit für die Experiencing-Prozesse und die personale Präsenz des Therapeuten.

Wenn im Personzentrierten Ansatz der Mensch als relationales Wesen betont wird, dann hat dies zur Konsequenz, dass den Beziehungen zu den relevanten Bezugspersonen sowohl in der Gegenwart wie in der Lebensgeschichte eine besondere Aufmerksamkeit gewidmet wird. Dieser Gesichtspunkt ist in der Entwicklung des Personzentrierten Ansatzes allerdings nur zögerlich zum Tragen gekommen. Ausgehend von der zuerst entwickelten „nicht-direktiven" Kinderspieltherapie entstanden erst von den 60er Jahren an Konzepte zum Einbezug der Eltern sowie Programme zur Schulung, Begleitung und Supervision der Betroffenen bei der Gestaltung familiärer und partnerschaftlicher Beziehungen. In Amerika wurden u.a. die „Filial Therapy" (Guerney et al., 1970) sowie das „Relationship Enhancement" von Guerney (1984) oder das „Offene Gespräch" von Berlin (1975) bekannt, während das „Parent Effectiveness Training" von Gordon (1970), im deutschen Sprachraum als Familienkonferenz bezeichnet, eine weltweite Verbreitung gefunden hat. Zur gleichen Zeit entstanden die ersten Konzepte einer *Klientenzentrierten Familientherapie*, wobei vor allem der Begriff des Familienkonzepts als Teil des Selbstbegriffs von Raskin und van der Veen (1970) und von Levant (1984) entwickelt wurde. Ähnliche Konzeptionen wurden auch von Plog (1975) sowie von Esser und Schneider (1989) ausgearbeitet, die eine Therapie des Beziehungsganzen bzw. der Partnerschaft und ihrer Kommunikation anzielen, während Auckenthaler (1983) die Partner in ihrem je individuellen Wachstum bezüglich der Partnerschaft in den Mittelpunkt stellt. In jüngster Zeit hat Linster (2000) eine Integration dieser Sichtweisen aufgezeigt, indem er die Rekonstruktion des Beziehungskonzepts der Partner durch den Prozess der Paartherapie selbst dargestellt hat. *Ned Gaylin* versteht in seinem vorliegenden Beitrag die ganze Familie als „Behandlungseinheit", wobei die Arbeit mit ihr den gleichen philosophischen und therapietheoretischen Grundsätzen folgt wie die individuelle Personzentrierte Therapie. Allerdings gibt es in der Praxis zwei Brennpunkte: einerseits die Arbeit mit den Individuen und andererseits mit allen Familienmitgliedern gleichzeitig als Ensemble (in ihrer gemeinsamen Geschichte und Kultur), d.h. mit der Familie als Ganzes. Gaylin unterstellt Familien auch so etwas wie eine eigene Aktualisierungstendenz bzw. sieht er die Familie als soziales Feld, worin sich unsere Selbstaktualisierungstendenz auch manifestiert.

Der Artikel von *Barbara Reisel und Christian Fehringer* über *personzentrierte Kinder- und Jugendlichenpsychotherapie* befasst sich u.a. mit Rogers als Kinderpsychotherapeut. Ausgegangen wird dabei von seinem nicht ins Deutsche übersetzten Buch „The treatment of the problem child" aus 1939, worin bemerkenswerte Anklänge an seine spätere Theoriebildung enthalten sind. In die Schaffensperiode während seiner Chicago-Zeit (1945–1957) fällt auch die bedeutsame Arbeit und Veröffentlichung von Virginia Axline (1947), worin sie die Prinzipien der non-direktiven Spieltherapie formuliert, inklusive der Grenzen der therapeutischen Situation als Voraussetzung dafür. In dieser Zeit entsteht auch der Beitrag von Elaine Dorfman (1951) in Rogers' „Lehrbuch", worin sie das Vertrauen in das Wachstum des Kindes betont und die Therapiestunde zur „Stunde des Kindes" erklärt. Eine stärkere Beachtung der Elternarbeit ist im übrigen erst bei Ellinwood (1959) zu vermerken. In Deutschland ist die Entwicklung der personzentrierten Kinderpsychotherapie vor allem mit Schmidtchen, Goetze und Jaede sowie Hockel verbunden (siehe dazu auch den Überblick in Boeck-Singelmann et al., 1996; 1997). Im Vordergrund steht bei Schmidtchen ein „geplanter, strukturierter und begründbarer Handlungszusammenhang", also eher ein verhaltensorientierter Ansatz, der durch die empirische Effektivitätsforschung fundiert wird. Die gemeinsame Behandlung von Kindern und Eltern ist mittlerweile Standard. Eine wesentliche Form der Integration wurde dabei von Kemper (1997) mit der Familienspieltherapie gefunden.

In Absetzung von der Verhaltensorientierung wird im Beitrag von Reisel und Fehringer auch die in der konstruktivistischen Perspektive so zentrale Selbstorganisation unterstrichen, bei gleichzeitigem Verzicht auf Kontrolle, Instruktionen und Interventionen im Sinne von Machen. Stattdessen gehe es – höchstens auf der Basis minimaler Anregungen – um Erleben und Gegenwärtigkeit in der Begegnung, mit einer Grundhaltung, die das Vertrauen in die „Entwicklung" – in all ihrer „Instabilität" – zum Leitmotiv erhebt.

Eines im personzentrierten Diskurs weniger beachteten Themas nimmt sich *Sylvia Keil* in ihrem Artikel an: der *Krisenintervention im Rahmen der Klientenzentrierten Psychotherapie*. Ausgehend von Begriffsbestimmungen und Wesenszügen von Krisen (traumatischen wie Lebensveränderungskrisen) und von Krisenintervention werden die personzentrierten Grundlagen erörtert, die auch in einer klientenzentrierten Krisenintervention zum Tragen kommen. Von Belang ist dabei, dass – insbesondere traumatische – Krisen typische Beispiele für das Auslösen bzw. den Umgang mit und das Erleiden von Inkongruenz darstellen: Einschneidende Ereignisse und Veränderungen erschüttern das Selbstkonzept der betroffenen Person und erfordern erst die Integration jener Erfahrungen in das Selbst, die mit Einbrüchen von bis dahin geltenden Selbst- und Weltentwürfen einhergehen. Dass in den Krisenepisoden ein organismisch fundiertes Wachstumspotenzial zu Tage tritt, dass damit ein Aufbruch aus Verkrustung und Stagnation, damit eben eine Chance verbunden sein kann, mag ein tröstlicher Hintergrundsgedanke sein, muss aber in der unmittelbaren Situation zumeist nachgeordnet bleiben, um die subjektive Erlebensdimension bzw. die pragmatischen Hilfestellungen nicht zu übergehen. Die schockierende Schlagartigkeit und Urgewalt, mit der manche Krisen hereinzubrechen pflegen, legen nahe, in der Krisenintervention spezifische Momente zu berücksichtigen, wie z.B. Stützung und Vermittlung von Halt, die in einer herkömmlichen Psychotherapie weniger angezeigt sind. Auch jene (Mini)Krisen, die im Laufe einer Psychotherapie ausgelöst werden, sei es – mehr oder weniger unabdingbar – als Folge des therapeutischen Prozesses selbst oder sei es aufgrund von Geschehnissen außerhalb der Psychotherapie, bedürfen einer besonderen Beachtung und mitunter eines modifizierten Interventionsangebots. Diesen Gesichtspunkt hat die Autorin zu einem zentralen Fokus ihres Beitrages gemacht.

Im Zentrum des personzentrierten Persönlichkeitskonzepts steht die Kongruenz, das exakte Gewahrsein bzw. die kongruente Symbolisierung von Erleben. Die Symbolisierung ist dabei weder bei Rogers und schon gar nicht bei Gendlin auf die sprachlich gefasste Symbolisierung beschränkt. In der Personzentrierten Psychotherapie wird daher auf vielen Ebenen der Symbolisierung von Erleben gearbeitet. Neben dem (kindlichen) Spiel ist u.a. zu denken an alle Formen von Imagination (Bilder, Metaphern, Personifizierung von Impulsen, szenische Ausdrucksformen), an die Arbeit mit Träumen, an die Verwendung kreativer Medien, an die Arbeit mit non-verbalem und körperlichem Ausdruck und überhaupt an den Einbezug des Körpers. Es geht dabei um die Beachtung von körperlichen Phänomenen im Sinne ihrer Wahrnehmung, aber auch im Sinne des (vertiefenden) Erlebens von (experimentellem) Ausdruck (Mimik, Gestik,

Haltung, Atem) und (körperlicher) Handlung (Bewegung, Berührung) von Klient und Psychotherapeut. Für die Tiefe des Experiencing-Prozesses ist jedenfalls ein ganzheitliches, das Körperliche umfassendes Involviertsein wesentlich. Auch entwicklungstheoretische Überlegungen legen die Wichtigkeit non-verbaler Prozesse nahe.

Der *Einbezug des Körpers* in die Personzentrierte Psychotherapie wurde bis dato noch nicht sehr umfassend dargestellt. Im Folgenden finden sich zwei unterschiedliche Perspektiven zu diesem Thema. Während *Lore Korbei* davon ausgeht, dass der Körper bei Rogers und Gendlin immer schon mit einbezogen ist, meint *Beatrix Teichmann-Wirth*, dass die Einbeziehung des Körpers in der Klientenzentrierten Psychotherapie eben nicht selbstverständlich sei, zumindest nicht in der vollen Bandbreite der Möglichkeiten, sondern dass sehr oft die Übung „Sprechen und Sitzen" dominiere. Beide Autorinnen gehen davon aus, dass der Einbezug des Körpers im Ansatz grundgelegt sei, bei Rogers in seiner Ausrichtung an der Selbstregulation impliziter, bei Gendlin expliziter. Teichmann-Wirth legt außerdem dar, dass die Bezeichnung „körpereinbeziehend" der Ganzheit der Person, wie sie im Personzentrierten Ansatz konzeptualisiert ist, am ehesten gerecht wird, mehr jedenfalls als „körperorientiert" oder „Körperarbeit" oder gar „personzentrierte Körper(psycho)therapie", Begriffe, die jedoch sehr häufig und, wie sich zeigt, unreflektiert oder ansatzfremd verwendet werden.

Die Vielfalt von Formen der Symbolisierung inneren Erlebens wird durch die *Verwendung kreativer Medien* in der Psychotherapie noch wesentlich erweitert. Bilder der inneren Welt werden dadurch in die äußere Realität überführt und beeinflussen quasi als dritte Wirkfaktoren die therapeutische Zweierkonstellation. Groddeck (1991) hat die Spezifika sowohl der Kunsttherapie im Allgemeinen wie der Klientenzentrierung in der Kunsttherapie im Besonderen (und damit die Unterschiede zu psychoanalytischen oder gestaltpädagogischen Ansätzen) prägnant herausgearbeitet. Für den Klientenzentrierten Ansatz ist es besonders bemerkenswert, dass die Tochter des Gründers, *Natalie Rogers*, mit der „Creative Connection" (der Verknüpfung verschiedener kreativer Medien) eine eigenständige kunsttherapeutische Konzeption entwickelt hat, die sie im folgenden Artikel selbst darstellt. In Europa wurde davon u.a. auch die Arbeit von Liesl Silverstone (1997) inspiriert. Natalie Rogers geht in der von ihr ausgearbeiteten „Expressive Arts Therapy" von einer (angeborenen) kreativen Energie aus, die auch im Rahmen von Psychotherapie erweckt und genützt werden könne, und zwar durch Tanz, Malen, Musik, Gedichte, Meditation, Schreiben und Rollenspiel als

Medien und „Sprache", als Pfad und Setting zur Erlebnisvertiefung und zum Gefühlsausdruck.

Eine gerade für die Psychotherapie wesentliche Form der Symbolisierung eigenen Erlebens stellen die Träume und die Auseinandersetzung mit ihnen dar. Eigentümlicherweise hatten der Traum und die *Arbeit mit Träumen* in der Personzentrierten Therapie lange keinen besonderen Stellenwert. Während der frühe Rogers vermutlich wegen seiner Ablehnung der Psychoanalyse der Arbeit mit Träumen keinen besonderen Stellenwert einräumt, schätzt der späte Rogers Träume als Ausdruck einer höheren Bewusstseinsform. Ähnlich wird von Gendlin der Traum zunächst nur als extrem strukturgebundenes Erleben verstanden, wird aber später als unvollendetes Erleben, das wichtige persönliche Bedeutungen in sich trägt, hoch geschätzt. *Wolfgang Keil* gibt in seinem Artikel eine übersichtliche Darstellung der Entwicklung des klientenzentrierten Traumkonzepts, diskutiert die Verortung und Bedeutung des Traums in der klientenzentrierten Persönlichkeitstheorie und fasst schließlich die Vorgehensweisen in der therapeutischen Arbeit mit Träumen zusammen.

Der letzte Beitrag in diesem Abschnitt über spezifische Dimensionen der Personzentrierten Psychotherapie befasst sich mit einer Frage, die gerade in jüngster Zeit besonders virulent wurde. Nachdem die Psychotherapie mittlerweile in das öffentlich verwaltete Gesundheitswesen mit einbezogen wurde, sieht sie sich dem besonders von dieser Seite her kommenden neoliberalistisch-ökonomischen Druck auf Effizienzmaximierung und Kostenminimierung ausgesetzt. Auch von daher ist es notwendig, sich darüber klar zu werden, für welchen Umfang und Aufwand Personzentrierte Psychotherapie von ihrem Wesen aus konzipiert ist: ob sie eine Kurzzeittherapie sein kann und soll oder ein Verfahren, dem langfristige Prozesse zugrunde liegen. *Jochen Eckert* weist in seinem Beitrag auf, dass die *Therapiedauer* von mehreren Dimensionen her erörtert werden muss. Neben den äußeren Rahmenbedingungen ist hier auch zu berücksichtigen, wie viel Zeit das Verfahren an sich benötigt und wie viel Zeit die Klienten (v.a. nach Art und Ausmaß ihrer Störung), die jeweiligen Therapieziele und auch die Psychotherapeuten benötigen. Die Personzentrierte Psychotherapie ist auf die Person und nicht auf das Symptom zentriert bzw. die Veränderung der Symptome setzt hier Veränderungen des Selbstkonzepts voraus. Dies impliziert generell Prozesse, die einen längeren Zeitraum beanspruchen. Wenn Rogers sein Verfahren als „kurze" Therapie bezeichnet hat, so ist dies in Abgrenzung zur klassischen psychoanalytischen Kur zu verstehen. In Anbetracht aller relevanten Faktoren werden von Eckert vier Settings Klientenzentrierter Psychotherapie unterschieden:

„Normaltherapien" mit dem üblichen Behandlungsumfang (ca. 70 Stunden in 2 Jahren), dezidierte Klientenzentrierte Kurzzeittherapien, die bestimmten definierten Bedingungen entsprechen müssen, Klientenzentrierte Langzeittherapien, die als solche ebenfalls unter bestimmten Bedingungen von vornherein vereinbart werden, sowie in seltenen Fällen fraktionierte Therapien, die über längere Zeiträume hinweg immer wieder beendet bzw. neu aufgenommen werden.

Literatur

Auckenthaler A (1983) Klientenzentrierte Psychotherapie mit Paaren. Stuttgart, Kohlhammer

Axline VM (1947) Play therapy. The inner dynamics of childhood. Boston, Hougthon Mifflin (dt.: Kinder-Spieltherapie im nicht-direktiven Verfahren. München, Reinhardt, 1972)

Berlin J (1974) Improving communications in marriage. Chicago, Human Development Institute (dt.: Das offene Gespräch. München, Pfeiffer, 1975)

Boeck-Singelmann C, Ehlers B, Hensel T, Kemper F und Monden-Engelhardt C (Hg) (1996) Personzentrierte Psychotherapie mit Kindern und Jugendlichen. Band I: Grundlagen und Konzepte. Göttingen, Hogrefe

Boeck-Singelmann C, Ehlers B, Hensel T, Kemper F und Monden-Engelhardt C (Hg) (1997) Personzentrierte Psychotherapie mit Kindern und Jugendlichen. Band II: Anwendung und Praxis. Göttingen, Hogrefe

Dorfman E [1951] (1983) Spieltherapie. In: Rogers CR, Die klientbezogene Gesprächspsychotherapie. Frankfurt/M., Fischer, 219–234

Ellinwood C (1989) The young child in person-centered family therapy. Person-centered Review 4, 3: 256–262

Esser U und Schneider I (1989) Klientenzentrierte Partnerschaftstherapie als Beziehungstherapie - eine Positionsbestimmung. In: Behr M, Petermann F, Pfeiffer WM und Seewald C (Hg), Jahrbuch für personenzentrierte Psychotherapie und Psychologie. Bd. 1. Salzburg, Otto Müller, 206–228

Gordon T (1970) Parent Effectiveness Training. New York, Peter Wyden (dt.: Familienkonferenz. Hamburg, Hoffmann und Campe, 1972; seit 1989: München, Heyne)

Groddeck N (1991) Klientenzentrierung in der Kunsttherapie. In: Behr M und Esser U (Hg), „Macht Therapie glücklich?" Köln, GwG, 168–196

Guerney BG jr (1984) Contributions of client-centered therapy to filial, marital, and family relationship enhancement therapies. In: Levant RF and Shlien JM (eds), Client-centered therapy and the Person-centered approach: New directions in theory, research, and practice. New York, Praeger, 261–277

Guerney BG jr, Guerney LF and Andronico MP (1970) Filial therapy. In: Hart JT and Tomlinson TM (eds), New directions in client-centered therapy. Boston, Houghton Mifflin, 372–386

Kemper F (1997) Personzentrierte Familienspieltherapie - am Beispiel einer Familie mit einem zähneknirschenden Knaben. In: Boeck-Singelmann C, Ehlers B, Hensel T, Kemper F und Monden-Engelhardt C (Hg) (1997), Personzentrierte Psychotherapie mit Kindern und Jugendlichen. Band II: Anwendung und Praxis. Göttingen, Hogrefe, 71–134

Levant RF (1984) From person to system: Two perspectives. In: Levant RF and Shlien JM (eds), Client-centered therapy and the person-centered approach: New directions in theory, research, and practice. New York, Praeger, 243–260

Linster H (2000) Klientenzentrierte Paartherapie. In: Kaiser P (Hg), Partnerschaft und Paartherapie. Göttingen, Hogrefe, 271–292

Plog U (1975) Partnertherapie. In: GwG (Hg), Die klientenzentrierte Gesprächspsychotherapie. München, Kindler, 204–211

Raskin NJ and Van der Veen F (1970) Client-centered family therapy: Some clinical and research perspectives. In: Hart JT and Tomlinson TM (eds), New directions in client-centered therapy. Boston, Houghton Mifflin, 387–406

Rogers CR (1939) The clinical treatment of the problem child. Boston, Houghton Mifflin

Schmidtchen S (1991) Klientenzentrierte Spiel- und Familientherapie. 3., vollst. überarb. und erw. Ausgabe. Weinheim, Psychologie Verlags Union

Silverstone L [1993] (1997) Art therapy: the person-centred way. Art and the development of the person. London, Jessica Kingsley

Klientenzentrierte Gruppenpsychotherapie[1]

Germain Lietaer und Wolfgang W. Keil

Nach einer kurzen historischen Übersicht über die Entwicklung der klientenzentrierten Gruppentherapie und Gruppenarbeit, konzentrieren wir uns auf die Vorgehensweise des klientenzentrierten Gruppentherapeuten und speziell auf die Frage, ob die klientenzentrierte Gruppentherapie mehr als eine Form von „Einzeltherapie in der Gruppe" ist oder nicht. Unser Plädoyer für eine genuine Konzeptualisierung der klientenzentrierten Gruppentherapie wird dabei weitgehend von empirischen Untersuchungsergebnissen unterstützt. Diese lassen die Schlussfolgerung zu, dass klientenzentrierte Gruppentherapeuten in der Praxis dezidiert auf therapeutisch relevante gruppendynamische Prozesse achten. Deshalb befürworten wir die Entwicklung entsprechender theoretischer Konzepte, wobei insbesondere der Gruppendynamik und den interaktionellen Aspekten des Prozesses Aufmerksamkeit geschenkt werden soll. Abschließend beschreiben wir einige Merkmale der klientenzentrierten Gruppentherapie, von denen wir glauben, dass sie für unseren Ansatz einzigartig sind: das Vertrauen in den Gruppenprozess, die beständige Aufmerksamkeit für die Experiencing-Prozesse und die persönliche Präsenz des Therapeuten.

Die Gruppe als Instrument im Klientenzentrierten Ansatz: Kurzer geschichtlicher Überblick

Auch wenn der Klientenzentrierte Ansatz als eine Form von Einzeltherapie entstand, galt der Gruppenarbeit von Anfang an ein Hauptaugenmerk (Raskin, 1986a; Barrett-Lennard, 1998; Schmid, 1994; 1996; 2001). In der Entwicklung der Gruppenarbeit können wir, mit Verzweigungen und

---

[1] Dieser Artikel beruht zum Großteil auf einem Beitrag von Lietaer und Dierick (1996), der von Elisabeth Zinschitz ins Deutsche übersetzt wurde.

Überschneidungen, ungefähr drei Phasen unterscheiden: Die Chicago-Phase (1945–1960), die Phase des Human Potential Movement (1960–1980) und die gegenwärtige Phase seit 1980.

Die gruppenzentrierte Therapie hatte bereits in den späten 40er Jahren ihren Anfang gefunden (Hobbs, 1951/1973), und Rogers' Schüler blieben aktiv in der ambulanten und klinischen Psychotherapie, auch nachdem er selbst Chicago verlassen hatte (Truax, 1961; Beck, 1974). Rogers hatte, ebenfalls von Anfang an, ein großes Interesse für die Gruppe als ein Medium in anderen als dem eigentlich psychotherapeutischen Bereich an den Tag gelegt. Er experimentierte mit studentenzentrierten Unterrichtsformen und organisierte – im Rahmen der Betreuung von Kriegsveteranen – Intensivkurse für Therapeuten, in denen die Gruppe die wichtigste Form der Ausbildung und Supervision darstellte (Blocksma und Porter, 1947). Rogers wandte seine klientenzentrierten Prinzipien auch in der Organisation und dem Management des Counseling Center an der Universität von Chicago selbst an: eine gruppenzentrierte Führung, in der die Verantwortung und die Macht weitgehend den dort beschäftigten Mitarbeitern überlassen war (Gordon, 1951/1973).

Während der sechziger und siebziger Jahre – die Blütezeit der Humanistischen Psychologie und des Human Potential Movement – gewann die Anwendung von Gruppen als Arbeitsform enorme Dimensionen (Lieberman, Yalom und Miles, 1973). Rogers und viele seiner Mitarbeiter spielten eine Schlüsselrolle darin: Es war die Zeit der Encountergruppen (Gendlin und Beebe, 1968; Rogers, 1970; Solomon und Berzon, 1972; Barrett-Lennard, 1974; Bebout, 1974; 1976; Meador, 1975). Diese Gruppen waren an persönlichem Wachstum, Selbstverwirklichung und der Entwicklung sozialer Fähigkeiten in zwischenmenschlichen Beziehungen orientiert. Es dauerte allerdings nicht lange, da wurden diese Ziele erweitert: Die intensive „face-to-face"-Gruppe wurde alsbald in den Dienst der Organisationsentwicklung und der Veränderung auf sozialer Ebene gedrängt (W.R. Rogers, 1979; 1984; Seewald, 1988; Terjung, 1990). In diesem Zusammenhang ist vor allem das 'Immaculate Heart – Project' bekannt: „ein Experiment für selbst gelenkte Veränderung in einem Unterrichtssystem" (Rogers, 1974b, übers. von E.Z.; Coulson, 1972): ein großflächiges Aktionsexperiment, im Zuge dessen Mitglieder aus allen Zweigen eines Schulsystems an Encountergruppen teilnahmen. Workshops für multikulturelle Gruppen und solche, die miteinander im Widerspruch standen, wurden ebenfalls abgehalten (Devonshire und Kremer, 1980; McIllduff und Coghlan, 1993). Daraus erwuchs Rogers' „Peace Project", in dem er z.B mit schwarzen und weißen Südafrikanern, mit nordirischen Katholiken und Protestanten sowie mit mittelamerikanischen Politikern und Journalisten arbeitete.² Innerhalb dieses sozialpolitischen Zusammenhangs begannen die Leiter klientenorientierter Gruppen auch Laien als Gruppenfacilitators einzusetzen (Bebout und Gordon, 1972), um mit großen Gruppen zu arbeiten und um in den Gruppen jeweils eine personzentrierte Gemeinschaft zu entwickeln (Coulson, Land und Meador, 1977; Rogers, 1980/1981; Wood, 1984; 1988; Barrett-Lennard, 1994).

Gegen Ende der 70er Jahre nahm die Gruppenbewegung, vielleicht auch aufgrund der wirtschaftlichen Rezession, an Intensität ab. Aber die Gruppentherapie hatte sich in der Zwischenzeit sowohl in der ambulanten als auch in der klinischen Praxis etabliert. Innerhalb dieses geänderten Rahmens blieb die Gruppentherapie eine wichtige Arbeitsform innerhalb des Klientenzentrierten Ansatzes (zumindest in Europa) und für manche sogar der bevorzugte Modus. Die Aufmerksamkeit hatte sich also hin zur Gruppentherapie mit klinischen Populationen verlagert, und damit ging eine genauere Erörterung der theoretischen Grundlagen klientenzentrierter Gruppentherapie einher (Franke, 1978; Swildens, 1979; Spittler, 1986). Für eine Übersicht der in den letzten 15 Jahren veröffentlichten Publikationen vgl. Mente und Spittler (1980); Coulson (1981); Tausch und Tausch (1981); Ködel und Frohburg (1988); Esser und Sander (1988); Sander und Esser (1988); Thomas (1991); Finke (1994); Schmid (1994; 1996; 2001); Snijders und Römer (1999).

Wenn wir die gesamte Literatur über klientenzentrierte Gruppentherapie unter die Lupe nehmen, fällt uns Folgendes auf:

- Die meisten Autoren beschreiben den Prozess meistens ziemlich konkret und bleiben dabei nahe an den Fakten. Die Texte sind reich an wörtlich übernommenen Auszügen und an Aussagen von Gruppenmitgliedern. Ausnahmen zu dieser Entwicklung, die hingegen eine allgemeine oder abstrakte Theorie vorbringen (Barrett-Lennard, 1975; Braaten, 1991) haben keine große Aufmerksamkeit auf sich gezogen.
- Es wurde eine große Anzahl von empirischen Untersuchungen durchgeführt (vgl. Truax und Carkhuff, 1967; Barrett-Lennard, 1974/75; Raskin, 1986b; Eckert und Biermann-Ratjen, 1985; Beck, Dugo, Eng und Lewis, 1986; Pomrehn, Tausch und Tönnies, 1986; Frohburg, Di

---

² Für die vollständige Beschreibung siehe Journal of Humanistic Psychology 3: 1987, pp. 275–384

Pol, Thomas und Weise, 1986; Speierer und Hochkirchen, 1986; Murayama, Nojima und Abe, 1988; Braaten, 1989; Dierick und Lietaer, 1990; Nakata, 1992; Page, Weiss und Lietaer, 2001).
- Es wird nicht klar zwischen Gruppentherapie und Selbsterfahrungsgruppen unterschieden: Rogers und zahlreiche andere mit ihm (Speierer und Hochkirchen, 1986; Johnson, 1988) glauben, dass der Prozess etwa derselbe ist. Schmid (1996) resümiert viele klientenzentrierte Autoren mit der Auffassung, dass therapeutische und Encounter-Gruppen sich nur pragmatisch und nicht prinzipiell unterscheiden. Beide Arten von Gruppen haben eine ähnliche Zielsetzung, weil nach dem personzentrierten Menschenbild „Defizitbehebung immer wesentlich Persönlichkeitsentwicklung heißt" (ebd., 137).
- Das Besondere der Gruppentherapie wird wenig hervorgehoben. Die Prinzipien der klientenzentrierten Einzeltherapie werden ‚mit geringfügigen Abwandlungen' auf die Arbeit mit Gruppen angewendet. Es wird allerdings ein wenig in Bezug auf die Phasen im Gruppenprozess (Rogers, 1974a, 22–49; Beck, 1974; Braaten, 1975) und über die strukturellen Aspekte der Gruppe (Barrett-Lennard, 1979) theoretisiert, aber über spezifische Aufgaben und Interventionen des Gruppentherapeuten wird wenig gesagt.

Rogers ersetzt „die Gruppe" durch „den Organismus" und unterstellt dem eine Aktualisierungstendenz: „Mir erscheint die Gruppe wie ein Organismus, der seine eigene Richtung kennt, auch wenn er sie intellektuell nicht definieren kann. ... In ähnlicher Weise scheint mir eine Gruppe die ungesunden Elemente innerhalb ihres Prozesses zu erkennen, zu überwinden oder zu eliminieren und aus diesem Ablauf als eine gesündere Gruppe hervorzugehen." (1970/1974a, 51).

Des Weiteren muss der Gruppentherapeut den Gruppenmitgliedern die Grundhaltungen der Akzeptanz, der Empathie und der Authentizität vermitteln, genauso wie in der Einzeltherapie. Es wird erwartet, dass die Gruppenmitglieder nach und nach diese Haltungen übernehmen und sie einander entgegenbringen. „Von einem Therapeuten verstanden und akzeptiert zu werden, ist eine Sache, eine wesentlich überzeugendere Erfahrung ist es jedoch, von verschiedenen Leuten verstanden und akzeptiert zu werden, die auch bei einer gemeinsamen Suche nach einer befriedigenderen Art zu leben ehrlich ihre Gefühle teilen. Mehr als alles andere macht dies die Gruppentherapie zu einer Erfahrung, die sich qualitativ von der Einzeltherapie unterscheidet" (Hobbs, 1951/1972, 263).

Ist klientenzentrierte Gruppentherapie also eine Art Einzeltherapie in der Gruppe? Unsere Theorien zeigen offenbar in diese Richtung. Aber wie so oft besteht auch hier eine große Kluft zwischen Theorie und Praxis. Dies soll im Folgenden näher erörtert werden.

Vom Individuum zur Gruppe: Veränderungen und notwendige zusätzliche Faktoren

Die Gruppe als eigenständiges Phänomen

Schmid (1996; 2001) stellt der landläufigen Meinung, der Personzentrierte Ansatz sei ein *einzel*therapeutisches Verfahren, das *auch* auf Gruppen anwendbar sei, seine These entgegen, dass dieser Ansatz von seinem Wesen her ein sozialer und damit auf die Gruppe bezogener Ansatz sei. Demnach wäre die Gruppe als *der eigentliche Ort der Therapie* und die einzeltherapeutische Zweierbeziehung als spezifische Sonderform der Gruppe zu verstehen. Von der Anthropologie her ist ja als „primäre Gegebenheit" nicht das Individuum, sondern der „Mensch mit dem Menschen" anzusehen. Menschliche Existenz ist immer Koexistenz. Dies gilt auch für das Menschenbild des Personzentrierten Ansatzes: Der Mensch als Person ist undenkbar ohne die Beziehungen, durch die sein Person-Werden und Person-Sein erst ermöglicht werden. Dementsprechend hat auch Rogers die Entwicklung seiner Theorie bei der (therapeutischen) Beziehung und der durch Beziehung geförderten Selbstentfaltung begonnen und nicht beim Individuum als solchem. Dennoch ist in dieser Theorie der Beziehungsaspekt nicht in seiner vollen Bedeutung und Konsequenz ausgearbeitet und Schmid plädiert dafür, „Rogers in diesem Punkt ‚ernster zu nehmen', als er es vielleicht selbst tat" (Schmid, 1996, 70).

Barrett-Lennard (1975; 1979; 1998) hat sich wiederholt darum bemüht, den konzeptuellen Bezugsrahmen für personzentrierte Gruppen weiterzuentwickeln. Er schreibt (1998, 145–176), dass er dabei im Lauf der Zeit immer mehr zur Überzeugung gekommen sei, Gruppen als ein zu einer therapeutischen Eins-zu-Eins-Beziehung grundsätzlich verschiedenes Phänomen zu betrachten. Natürlich überlappen sich Ziele und Prozessmerkmale und finden sich die gleichen Grundhaltungen und Werte bei der Arbeit in den beiden Kontexten. Dennoch unterscheidet sich für Barrett-Lennard der Prozess der Gruppe von dem der Einzeltherapie u.a. vor allem hinsichtlich seiner normativen Merkmale, seiner „interaktionellen Topografie" (d.h. der nur in einer Gruppe möglichen Beziehungserfahrungen und der Erfahrungen von der Gruppe als Ganzes) und der darin gegebenen Entwicklungsperspektiven für die Teilnehmer. Kommunikation und Beziehung werden hier beispielsweise nicht nur von Individuum zu Individuum erlebt, sondern auch innerhalb von kleineren und größeren Untergruppierungen bzw. von Einzelnen gegenüber diesen Subgruppen oder auch gegenüber der Gruppe als Ganzer bzw. überhaupt im Rahmen der Entstehung, Interaktion und Transformation von verschiedensten Dyaden, Triaden, Subgruppen, Parteibildungen und ähnlichen Interaktionsstrukturen. Darüber hinaus ist der Gruppenprozess geprägt vom Erleben der Gruppe als ein Ganzes, als dynamische Einheit, etwa in ihrem jeweiligen Grad der Kohäsion, im spezifischen Tempo ihrer Entwicklung und in der jeweiligen Intensität des emotionalen Engagements und Austausches. Neben den äußeren Faktoren wie Setting, Zeitstrukturen, Zusammensetzung und Vorerfahrung der Teilnehmer, Stil der Gruppenleitung usw. vermitteln vor allem diese Prozessfaktoren andere Lernpotentiale und Erfahrungsmöglichkeiten als dies in der Einzeltherapie der Fall ist.

Die wichtigste Aufgabe eines Gruppentherapeuten: eine gut funktionierende Gruppe aufzubauen

In der Gruppentherapie befindet sich der Therapeut in einer Position, die sich wesentlich von der in der Einzeltherapie unterscheidet. Während der therapeutische Prozess eines Klienten in der Einzeltherapie in der und durch die Beziehung zwischen ihm und dem Therapeuten verläuft, ist die Beziehung des Gruppentherapeuten zur Gruppe in erster Linie die eines Rahmens, dessen Kernereignis die wechselseitigen Interaktionen zwischen den Gruppenmitgliedern sind. Gendlin und Beebe (1968) formulieren es folgendermaßen: „Der Gruppenleiter ist keine Zentrale oder Trichter, über die oder durch den alles gehen muss" (übers. von E.Z.). Was zwischen den Gruppenmitgliedern selbst passiert, ist der wichtigste Teil des Ereignisses – wie zahlreiche Untersuchungen zeigten (siehe z.B. Berzon, Pious und Farson, 1963; Dierick und Lietaer, 1990) – und dort finden die wichtigsten therapeutischen Prozesse statt. Das impliziert für den Gruppentherapeuten eine spezifische Aufgabe, die unseres Erachtens in der klientenzentrierten Literatur bisher noch zuwenig beleuchtet wurde: nämlich wie eine gut funktionierende Gruppe geschaffen, in Gang gesetzt und gehalten werden kann (vgl. Yalom, 1974, 102–129).

Rogers sieht es ebenfalls als seine Aufgabe an, die Atmosphäre in der Gruppe – insbesondere in den Anfangsphasen – zu bewahren, aber er beschreibt seine Aufgabe als eine stark begrenzte und das noch dazu in äußerst individuellen Begriffen (1974a, 50 ff.); er möchte eine Atmosphäre von Sicherheit schaffen, indem er feststellt, dass er den Gruppenprozess nicht in eine bestimmte Richtung lenken möchte und indem er jedem Gruppenmitglied möglichst aufmerksam zuhört. Auf diese Weise will er vermitteln, dass jedes Gruppenmitglied es wert ist, verstanden zu werden. Das ist zweifellos sehr wichtig, aber unseres Erachtens nicht genug. Wir schlagen vor, dass dieser Aufgabe in der Klientenzentrierten Psychotherapie mehr Gewicht und Inhalt verliehen werden sollte. Tatsächlich sollte das Funktionieren der Gruppe sogar schon vor Beginn der Gruppe im Brennpunkt unserer Aufmerksamkeit stehen: Die Klienten müssen sorgfältig ausgesucht und vorbereitet werden. Während der Sitzungen muss der Therapeut eine gruppendynamische Orientierung haben; das heißt unter anderem, dass er den Zusammenhalt der Gruppe unterstützt (z.B. indem er die wechselseitige Kommunikation und Kontaktaufnahme fördert), dass er Prozesse, die diesen Zusammenhalt gefährden könnten, rechtzeitig erkennt und abkürzt, dass er therapeutische Gruppennormen beachtet und fördert, antitherapeutische Normen aufdeckt und problematisiert und dass er auf typische Gruppenphänomene wie beispielsweise informelle Führer, Koalitionsbildungen, Sündenböcke, Gruppenflucht, phasenspezifische Prozesse usw. achtet. So hat etwa Pfeiffer (1978) ansatzweise auf die Rangdynamik von Schindler (1957) zurückgegriffen und vor allem die Positionen von „Protagonisten" und „Dissidenten" in ihrer Bedeutung für die Entwicklung des Gruppenprozesses beschrieben. Entscheidend ist dabei, dass der Therapeut so intervenieren kann, dass in diesen Positionen keine Verfestigung eintritt und dass im Verlauf der Gruppe immer wieder andere Personen derartige Positionen einnehmen können.

Die Gruppe als Labor für zwischenmenschliche Beziehungen: Präferenz für das Hier-und-Jetzt

Ein zweites Prinzip der klientenzentrierten Theorie zur Gruppentherapie sollte einen prominenteren Platz neben der Aufmerksamkeit für die Gruppendynamik erhalten: die Gruppe als Labor für zwischenmenschliche Beziehungen. Im Interpersonellen Ansatz in der Gruppentherapie (Yalom, 1974) wird die Gruppe als ein sozialer Mikrokosmos gesehen, in dem jedes Mitglied früher oder später – und insbesondere dann, wenn die strukturellen Begrenzungen der Gruppe minimal sind – mit den anderen Gruppenmitgliedern in derselben Art und Weise wie mit den Bezugspersonen in seiner sozialen Umgebung interagieren wird. Jedes Gruppenmitglied wiederholt demnach im Hier-und-Jetzt der Gruppe seine sozialen Muster, und das „Bearbeiten" dieser Interaktionen im „Hier-und-Jetzt" wird als Kern des Veränderungsprozesses angesehen.

Das wird gerechtfertigt durch den Gedanken, dass die Gruppensituation, welche die Möglichkeit bietet, Feedback von den anderen Gruppenmitgliedern zu bekommen, eine bessere Gelegenheit darstellt, um rigide zwischenmenschliche Muster zu durchbrechen als das bloße Explorieren von persönlichen Lebenserfahrungen der Vergangenheit. Das führt zu einer doppelten Aufgabe des Therapeuten, nämlich die Gruppe in das Hier-und-Jetzt zu führen und das Reflektieren über diesen zwischenmenschlichen Prozess zu fördern (Yalom, 1974, 130–178). Das bedeutet, dass der Therapeut im Hier-und-Jetzt denken und versuchen muss, das Material, das die Gruppenmitglieder vorbringen, durch selektiv eingesetzte Interventionen im Hier-und-Jetzt lebendig zu machen.

Das Motiv für eine Konzentration auf das Zwischenmenschliche ist übrigens von Natur aus experienziell: Interaktionen im Hier-und-Jetzt werden als lebendig erlebt, und sie führen zur Konfrontation mit der Realität in Form der Reaktionen der anderen. Trotz dieses gewichtigen Arguments für das Hier-und-Jetzt soll aber die Möglichkeit nicht ausgeschlossen werden, das eigene Leben außerhalb der Gruppe und in der Vergangenheit zu explorieren und zu bearbeiten. Daher befürworten wir ein hohes Maß an Flexibilität des Therapeuten: Er soll eine deutliche Präferenz für das Hier-und-Jetzt haben und gleichzeitig der Verbindung zwischen dem Hier-und-Jetzt und dem, was die Gruppenmitglieder in ihrem Leben draußen erlebt haben, ausreichend Aufmerksamkeit schenken. Genau diese spiralförmige Bewegung zwischen „Hier, Dort und Damals" vertieft den gruppentherapeutischen Prozess. Auch wenn Rogers ebenfalls eine Präferenz für das Hier-und-Jetzt aufweist, betont er doch sehr stark, dass er nicht beabsichtigt, diese der Gruppe aufzuzwingen. Vielleicht meinte er, dass er, wenn er die Gruppe zum Hier-und-Jetzt lenkte, eine zu starke Kontrolle über den Inhalt ausübte: „Ich reagiere *mehr* auf gegenwärtige Gefühle als auf Feststellungen über vergangene Erfahrungen, aber ich bin bereit, mir beides anzuhören. Ich halte nicht viel von der Vorschrift: ‚Wir reden nur über das Hier-und-Jetzt'" (Rogers, 1970/1974a, 57).

Die Interaktionen im Hier-und-Jetzt zu klären, erfordert Kommentare in bezug auf den Prozess. Hier sieht Yalom eine spezifische Aufgabe für den Therapeuten: als ein „Historiker" der Gruppe, der etwas mehr Distanz hat, hat er die besten Voraussetzungen, um eine zentrale Rolle im Aufdecken von Mustern, im Besprechen von Vor- und Nachteilen und im Hinführen zu Veränderungen zu spielen. Wir glauben, dass Rogers fälschlicherweise Prozesskommentare als objektivierend und als nichtexperienziell betrachtet und dass er zuwenig Wert legt auf das Anbieten von Bedeutungen (1970/1974a, 63f.). Andererseits nennt er aber auch Rückmeldungen und Konfrontation, also zwei wichtige Medien der Prozessdeutung, als zu seinem Repertoire gehörig.

Wir wollen betonen, dass die Sichtweise, die Gruppe sei ein Labor für zwischenmenschliche Beziehungen, einer Entwicklung folgt, die auch in der klientenzentrierten Einzeltherapie gefunden werden kann. Sowohl Rogers als auch Gendlin begannen allmählich, den Therapeuten als eigenen Pol in der Interaktion zu sehen und nicht nur als ein „alter ego" des Klienten (Lietaer, 1993; Van Balen, 1992). Diese interaktionistische Sichtweise wurde von Kiesler (1988) und von van Kessel und van der Linden (1993) weiterentwickelt. Sie machen aus der Interaktion zwischen Klient und Therapeut ein bevorzugtes prozessförderndes Medium. Wir verweisen darauf, dass etwa auch Yalom, dessen Handbuch für Gruppentherapie (1970/1974) eine wichtige Inspirationsquelle für zahlreiche klientenzentrierte Gruppentherapeuten ist, der korrigierenden zwischenmenschlichen Erfahrung viel mehr Bedeutung beimisst als etwa dem Gewinnen von (psychodynamisch-genetischem) Verständnis. Und in der Tat, wo sonst kann eine Metakommunikation darüber, wie Menschen miteinander interagieren, in einer so gründlichen, abwechslungsreichen und (generell) konstruktiven Weise stattfinden wie in einer Selbsterfahrungs- oder Therapiegruppe?

Interventionsmuster klientenzentrierter Gruppentherapeuten

Wir plädieren für ein genuines Konzept von klientenzentrierter Gruppentherapie, wie es in unserer Literatur bisher noch kaum zu finden ist, und für das die zuletzt beschriebenen Charakteristika wesentlich sind. Wir stützen uns dabei auch auf verschiedene empirische Untersuchungen, aus denen hervorgeht, dass viele Klientenzentrierte Therapeuten in ihrer konkreten Praxis so handeln, wie es einem solchen Konzept entspricht. Eine große, in Leuven (Belgien) durchgeführte Vergleichsstudie (Lietaer und Dierick, 1998) hat etwa das folgende Verständnisprofil vom Vorgehen klientenzentrierter Gruppentherapeuten ergeben. Im Vergleich mit anderen Therapieschulen strukturieren Klientenzentrierte Therapeuten den Gruppenprozess wenig, dafür steht aber die Stimulierung, Förderung und Reflexion von experienziellen Prozessen bei ihnen ganz im Mittelpunkt des Interesses. Auffallend ist, dass sich die Aufmerksamkeit dabei ebenso sehr auf Erlebensprozesse auf der Ebene der Gruppe und der gegenseitigen Beziehungen als auf das intrapsychische Erleben der einzelnen Teilnehmer richtet. Interpretierende bzw. Sinn und Bedeutung reflektierende Interventionen werden von Therapeuten aller verglichenen

Schulen in gleichem Ausmaß verwendet, wobei typisch psychodynamisch-genetische und Widerstands-Interpretionen bei Klientenzentrierten Therapeuten kaum zu finden sind. Diese schätzen es hingegen besonders, mit ihrem eigenen Erleben des „Hier-und-Jetzt" wie auch mit ihrem konkreten Feedback als Personen „sichtbar" zu werden.

Lietaer und Dierick (1996) haben dieses Interventionsprofil klientenzentrierter Gruppentherapeuten noch detaillierter ausarbeiten können, indem sie eine Analyse der therapeutischen Interventionen in einer personzentrierten Selbsterfahrungsgruppe mit zwei Falldarstellungen von klientenzentrierten Einzeltherapien verglichen haben. Demnach zeichnen sich tendenziell bestimmte Interventionsmuster als typisch für klientenzentrierte Gruppentherapeuten ab. Im Vergleich mit der Einzeltherapie werden viel weniger manifeste Erlebensinhalte bzw. viel eher unterschwellige Gefühle und Impulse reflektiert und es werden dementsprechend viel mehr explorative Fragen gestellt. Die Zahl der Therapeuteninterventionen ist wesentlich geringer als in der Einzeltherapie und ein signifikanter Anteil davon bezieht sich auf die Gruppe als Ganzes oder jedenfalls auf mehrere Gruppenmitglieder gleichzeitig. Aber auch viele der Interventionen, die explizit an *einzelne Personen* gerichtet werden, zielen indirekt auf die Kommunikation und Beziehung *zwischen* den Teilnehmern. In ähnlicher Weise beziehen sich Selbsteinbringung und Feedback der Therapeuten mehr auf *interaktionelle* Prozesse als auf *individuelle* Items. Schließlich konnte auch festgestellt werden, dass bei der Auswahl der Themen (aus der Vielfalt des Gruppengeschehens) die Hier- und-Jetzt-Aspekte in einem viel größeren Ausmaß als in der Einzeltherapie bevorzugt werden.

Wesensmerkmale der klientenzentrierten Gruppentherapie

Dem Gruppenprozess vertrauen

Wie wir in der Einleitung bereits sagten, wird in der klientenzentrierten Literatur der Glaube an die Weisheit und an die selbstkorrigierenden Kapazitäten der Gruppe als eine entscheidende Grundhaltung des Therapeuten betont. Rogers hebt sehr stark die Fähigkeit der Gruppenmitglieder, einander zu helfen, hervor. Sogar in akuten Situationen, wenn beispielsweise jemand psychotische Symptome oder auffälliges Verhalten an den Tag legt, hat er gelernt, auf die therapeutischen Fähigkeiten der Gruppenmitglieder zu vertrauen (1970/1974a, 64f.). Er glaubt, dass der professionelle Helfer die Person eher in eine Kategorie einordnen und mehr dazu neigen wird, sie als ein Objekt zu behandeln. Er hat die Erfahrung gemacht, dass nicht-trainierte Gruppenmitglieder weiterhin mehr als Personen und somit in einer mehr therapeutischen Art und Weise reagieren.

Dieses Vertrauen in die Weisheit des Gruppenprozesses hat zur Konsequenz, dass die Rolle des Therapeuten in erster Linie und hauptsächlich die eines Facilitators ist, der „folgt und vertieft", und der nicht als ein Guru agiert, welcher den Gruppenprozess mittels seiner technischen Fertigkeiten entlang genau definierter Wege und in Richtung eines genau definierten Ziels „lenkt". Er respektiert die eigene Richtung des Gruppenprozesses und das Tempo der Mitglieder. Rogers zitiert hier gerne, was Lao-Tse fünfundzwanzig Jahrhunderte vorher über einen guten Führer schrieb:

> „Von einem guten Führer, der wenig redet,
> wenn seine Arbeit getan ist, sein Ziel erreicht ist,
> werden sie alle sagen: Wir haben es selbst getan" (1980, 196).

Dieses Vertrauen in die konstruktiven Kräfte der Gruppe wird allerdings nicht von allen im Klientenzentrierten Ansatz geteilt. Swildens (1979) zum Beispiel schreibt: „Wer kann erwarten, dass acht bis zehn neurotisch gestörte Menschen einander in wechselseitigen Interaktionen jene günstigen Bedingungen anbieten können, die nach der humanistisch-experienziellen Theorie nur eine „fully functioning person" anbieten kann?" (ebd., 4); und weiter: „Es gibt keine Grundlage dafür, das Wachstumspotential des Einzelnen auch für soziale Strukturen wie etwa Gruppen anzunehmen" (ebd., 7). Auch wenn wir es nicht so krass formulieren würden wie Swildens, gehen wir mit ihm konform: Er weist auf eine Schwachstelle in unserer Theorie hin. Unsere Literatur erweckt tatsächlich manchmal den Anschein, als ob ein konstruktiver Gruppenprozess „von selbst" entsteht und hebt zu wenig die Notwendigkeit der Prozessdirektivität des Therapeuten hervor. In einer Gruppe kann es sowohl zu einem konstruktiven als auch zu einem destruktiven Prozess kommen. Im letzteren Fall, aber auch darüber hinaus, kann es erforderlich sein, direktiv zu intervenieren. Vielleicht hat unsere „Direktivitätsphobie" uns in der Vergangenheit einen Streich gespielt und uns nicht erlaubt, darüber ohne eine gewisse Verlegenheit zu schreiben. Aber in der Zwischenzeit hat sich eine Veränderung vollzogen. Es wurde klarer, wie viel Einfluss ein Therapeut – sogar ein non-direktiver Therapeut – wirklich hat. Die „Minimalstruktur" zwingt einerseits die Gruppenmitglieder dazu, mehr auf sich selbst zu vertrauen. Die (manchmal unbewusst) selektive Aufmerksamkeit des Therapeuten für persönliche

Konnotationen in den Aussagen der Gruppenmitglieder und für das, was im Hier-und-Jetzt geschieht, übt andererseits einen stark lenkenden Einfluss in eine Richtung aus, die alsbald von den Gruppenmitgliedern aufgegriffen wird und deren Aufmerksamkeit auf sich zieht. Sogar wenn man die Gruppe „genau dort, wo sie steht," akzeptiert (Rogers, 1970/1974a, 55), kann das paradoxerweise zu einem Punkt führen, wo Veränderung möglich wird. Also üben wir auf jeden Fall Einfluss aus. Wir versuchen jedoch Kontrolle und Manipulation zu vermeiden, durch welche die Gruppenmitglieder gegen ihren Willen und unter Druck von außen in eine bestimmte Richtung gedrängt werden. Die Frage ist nicht, ob unsere Interventionen begleitend oder lenkend sind (der Unterschied ist manchmal sowieso schwer zu erkennen), sondern ob sie dem Klienten aufgezwungen werden oder ob der Klient frei bleibt, ihnen nachzugehen (Coghlan und McIlduff, 1990).

Durch eine solche nicht-manipulative Prozessdirektivität versuchen wir einen Prozess in Gang zu bringen, der im Großen und Ganzen aus dem entsteht, was sich in der Gruppe ereignet, und der von den Gruppenmitgliedern ausreichend mitgetragen und anerkannt wird; ein Prozess, in dem wir den Gruppenmitgliedern möglichst viel zutrauen und dessen Kern hauptsächlich darin liegt, was sich zwischen den Gruppenmitgliedern selbst abspielt. Das kann zu Episoden im Gruppenprozess führen, wo wir als Therapeuten vorübergehend in den Hintergrund verschwinden und die Gruppe uns fast vergisst. Es gehört also zu unserer Aufgabe als Gruppentherapeut, dass wir „lernen, unwichtig zu sein".

Experiencing als fortwährender Prüfstein

Die Klientenzentrierte Therapie hat einen ausgeprägt phänomenologischen Charakter: Es gehört zu den Grundprinzipien unseres Ansatzes, in die Erlebenswelt des Klienten hineinzugehen und die Interventionen immer wieder anhand des *Felt Sense* des Klienten zu überprüfen (Vanaerschot, 1990; 1993; Leijssen, 1990). Unsere Interventionen in der Gruppenpsychotherapie werden weiterhin aus diesem experienziellen Zuhören gespeist. Auch wenn Gruppenpsychotherapie sich oft damit beschäftigt, zu ergründen, was *zwischen* Menschen vor sich geht, begrenzt sich diese Analyse nie auf eine Verhaltensanalyse der Interaktion als solcher. Wir bemühen uns in einem fortwährenden Hin und Her, einerseits ein klareres Bild dessen zu bekommen, was auf der interaktionellen Ebene geschieht, und andererseits der experienziellen Grundlage, in der diese Art des Interagierens eingebettet ist, gewahr zu werden. Das bedeutet, dass wir immer versuchen, das Erleben, das hinter dem Beziehungsproblem steht, hervorzuholen: Wie erleben die Gruppenmitglieder – auf einer tieferen Ebene – ihre Art des Interagierens? Welche Ängste und Wünsche sind da beteiligt? Welche Lebenserfahrungen haben sie diesbezüglich „gekennzeichnet"? Unsere Erfahrung zeigt uns, dass wir, wenn wir zu dieser grundlegenden Erlebensschicht hin gelangen und dies einander mitteilen, häufig einen Wendepunkt erreichen und Verhaltensmuster auflösen, die festgefahren waren. Dass der Therapeut dabei eine wichtige Rolle spielt, zeigt die Studie von Dierick und Lietaer (1990): Die Kategorie ‚klärende und vertiefende empathische Interventionen' ist die einzige, die von den Teilnehmern signifikant öfter den Therapeuten zugeschrieben wird als den übrigen Gruppenmitgliedern.

Die Tatsache, dass wir uns auf das *Erleben* konzentrieren, bedeutet auch, dass die Klientenzentrierte Therapie auf mehr als nur auf eine Aufhebung von Symptomen ausgerichtet ist. Die Gruppenmitglieder werden fortwährend dazu eingeladen, sich ihrem Erleben zuzuwenden und diesen „inneren Kompass" als primäre Quelle für ihre Entscheidungen ernst zu nehmen. Dieser Schwerpunkt darauf, „sich vom Inneren lenken zu lassen", sowie auf Wachstum und Selbstbestimmung wird noch intensiviert durch das, was Greenberg, Rice und Elliott „empathische Selektion" nennen: „Der Therapeut reflektiert Aspekte des Erlebens des Klienten, die ein auftauchendes Erleben oder den Selbstbezug betreffen, Stärken, Fortschritt oder aktives Verarbeiten, den Wunsch nach Veränderung, Beherrschung oder Kontakt zu anderen, persönliche Rechte, reife Interdependenz und Gegenseitigkeit, positive Aspekte des Selbst, und Pläne oder Projekte für die Zukunft." (1993, 114; übers. von E.Z.).

Diese breitere Orientierung in Richtung auf vom eigenen inneren Erleben herkommendes Wachstum lässt auch Raum für existenzielle Momente während des Gruppenprozesses, Momente, in denen *Sein* wichtiger ist als *Coping* (Bugental und Bracke, 1992; Mullan, 1992): eine Reise in das Selbst (Rogers, McGaw und Farson, 1968), eine gemeinsame Suche nach einer sinnvollen und authentischen Existenz, nach etwas, das zu einer intensiveren Erfüllung des Lebens führt.

Die persönliche Präsenz des Therapeuten

Rogers hat immer die Idee des Therapeuten als tabula rasa verworfen und hat schrittweise – teilweise aufgrund seiner Arbeit mit Gruppen – die Authentizität des Therapeuten als die wichtigste Grundhaltung hervorgehoben. Doch wie zeigt sich diese Haltung konkret in der Seinsweise und in den Interventionen des Klientenzentrierten Therapeuten? Einige Aspekte werden hier kurz angeführt:³

- Authentizität hat eine innere und eine äußere Komponente. Die innere Komponente (Kongruenz) bezieht sich darauf, inwiefern der Therapeut Zugang hat und empfänglich ist für *alle* Aspekte seines Erlebens. Die äußere Komponente (Transparenz) bezieht sich darauf, inwiefern er seine persönlichen Eindrücke und sein Erleben explizit zum Ausdruck bringt. Eigentlich wurde der Kongruenz, mit ihrer Betonung der Selbstkenntnis und der Ich-Stärke, immer die größte Bedeutung beigemessen. Diese Haltung erlaubt dem Therapeuten seine Halte-Funktion in der Gruppe gut zu erfüllen; er kann auf ruhige Weise empfänglich sein für und reagieren auf alles, was im Prozess geschieht, und er kann wie ein „Fels in der Brandung" heftige Emotionen und Konflikte hinnehmen, ohne selbst davon überflutet zu werden.
- Ein kongruenter Therapeut hat *Präsenz*. Er ist persönlich in den Prozess involviert. Seine Arbeitsmethode beruht auf einer Grundhaltung und wird von seiner Persönlichkeit gestaltet: Er ist „er selbst". Sogar wenn seine Aufmerksamkeit weitgehend auf die Erlebenswelt der Gruppenmitglieder gerichtet ist, bleibt sein Verstehen dennoch ein persönliches Ereignis, insofern als seine Interventionen in seinem eigenen Erleben dessen, was die Gruppenmitglieder sagen, wurzeln und deshalb nie eine rigid-akademische Anwendung einer Technik sind: Der Therapeut fasst nicht nur zusammen, was ein Patient sagt, sondern er verbalisiert auch, was ihm dabei auffällt und was die Aussagen des Klienten in ihm hervorrufen. Rogers beschreibt folgendermaßen, wie er seiner eigenen tieferen intuitiven Schicht schrittweise mehr zu vertrauen lernte: „Ich vertraue den Gefühlen, Worten und Impulsen, die in mir auftauchen. Auf diese Weise setze ich mehr ein als nur mein bewußtes Selbst; ich verlasse mich auch auf die Fähigkeiten meines Organismus. Zum Beispiel: ‚Ich hatte gerade die Vorstellung, du seist eine Prinzessin und hättest es gern, wenn wir alle deine Untertanen wären.' Oder: ‚Ich spüre, dass du sowohl der Richter als auch der Angeklagte bist und unnachgiebig zu dir selbst sagst: Du bist in jedem Punkt schuldig.'" (1970/1974a, 59f.).
- In dieser interaktionellen Arbeit gibt ein Klientenzentrierter Therapeut regelmäßig Rückmeldungen, die auf dem Hier-und-Jetzt basieren: seine Eindrücke in bezug auf den Umgang der Gruppenmitglieder miteinander und mit ihm, sowie die Gefühle, die bestimmte Gruppenmitglieder oder die Gruppe als Ganzes in ihm hervorrufen. Auch hier

---

³ Für eine ausführlichere Darstellung siehe Lietaer (1992)

spielt seine Kongruenz eine essentielle Rolle, nämlich die eines interaktionellen Barometers. Aber kann denn ein Therapeut in seinen Gefühlen zu dem, was im Hier-und-Jetzt geschieht, unterscheiden, was weitgehend von anderen kommt und was mit seiner eigenen Verletzbarkeit und seinen persönlichen Problemen zu tun hat? Kann er seine beziehungsbezogenen Rückmeldungen deutlich als eine „Ich-Aussage" formulieren und dafür offen bleiben, wie sie aufgenommen werden? Kann er seinen eigenen Beitrag zum interaktionellen Prozess sehen, ohne dass er über die Maßen defensiv wird? All das erfordert einen ausreichend kongruenten Therapeuten, der sein Erleben im Hier-und-Jetzt verwenden kann, um gewisse Beziehungsmuster zu besprechen und aufzulösen, ohne dass seine persönlichen Bedürfnisse dazwischenkommen.

- Außerdem kann die Transparenz des Therapeuten darin bestehen, dass er seine eigenen Lebenserfahrungen einbringt. Dies kommt jedoch eher selten vor. Es kann als ein Ausdruck von Empathie gelten, dem Klienten zu zeigen, dass man aus eigener Erfahrung weiß, was dieser durchmacht und was es heißt, so etwas durchzumachen. Darüber hinaus kann es empfehlenswert sein, wenn ein Ereignis im Privatleben des Therapeuten (wie zum Beispiel der Tod eines nahen Verwandten) seine therapeutische Arbeit schwer belastet, dieses zu erwähnen. Und schließlich kann der Therapeut eigene Lebenserfahrungen als „Vergleichsmöglichkeit" einbringen, anhand derer der Klient sein Erleben, seine eigene Position oder Entscheidung weiter erörtert und klärt. Das wird meistens erst in den letzten Phasen des Gruppenprozesses stattfinden, in denen der Therapeut nicht länger automatisch als eine Autoritätsfigur, sondern auch als „nur ein Mensch, der ebenfalls auf der Suche ist", gesehen werden kann.

Unsere Betonung des echten und transparenten Therapeuten (Boy, 1990) bedeutet keineswegs, dass wir der Meinung sind, dass er als eine Art charismatischer Führer ständig im Rampenlicht stehen sollte. Seine Selbstoffenbarungen bleiben im Dienste des Gruppenprozesses und daher karg. Ein Klientenzentrierter Therapeut zielt nicht in erster Linie darauf ab, eine Symbolfigur oder eine Projektionsfläche zu werden. Er wählt eine natürliche spontane Haltung, wobei er seine Anteilnahme offen und direkt zeigt. Das wird als ein wichtiger Faktor beim Aufbau von Vertrauen betrachtet und gibt dem Therapeuten die Möglichkeit, als ein Modell für die Gruppenmitglieder zu dienen. Vielleicht ist es eben dieser Unterschied in der Haltung, die den Ergebnissen von Eckert und Biermann-Ratjen (1985) in ihrer Vergleichsstudie von klientenzentrierter versus psychoanalytischer Gruppenpsychotherapie zugrunde liegt. Das *Ausmaß* der Verbesserung war in beiden Fällen gleich, aber die *Art* der Veränderung war verschieden: In den psychoanalytischen Gruppen gaben die Patienten an, dass sie eher eine Veränderung auf einer intrapsychischen Ebene erfahren hatten, in klientenzentrierten Gruppen jedoch mehr auf der Ebene der zwischenmenschlichen Beziehungen.

Die transparente Haltung des Klientenzentrierten Therapeuten hebt jedoch nicht seine besondere und getrennte Position als Prozess-Facilitator auf: Er wird nie *einer der anderen*, etwas was manchmal in den Tagen der Encountergruppen übersehen wurde. Es bedeutet ebensowenig, dass es in bezug auf seine Person bei den anderen Gruppenmitgliedern nicht zu emotionalen Projektionen oder Verzerrungen kommen kann: Auch wenn wir Regression und Übertragung nicht hervorrufen, kann es zu unbeabsichtigten Verzerrungen kommen, und es ist unsere Aufgabe, professionell damit umzugehen.

Schlussfolgerung

Wir sind davon überzeugt, dass die Ausbildung Klientenzentrierter Therapeuten sie für Gruppentherapie außerordentlich geeignet macht: Die Grundhaltungen der Akzeptanz, der Empathie und der Authentizität – sowie die daraus folgenden Äußerungen und Interventionen – statten sie mit einigen zwischenmenschlichen Fähigkeiten aus, die für das Unterstützen von Beziehungsprozessen von erheblicher Bedeutung sind. Zahlreiche Klientenzentrierte Therapeuten sind tatsächlich Gruppentherapeuten. Typisch für unsere eigene Richtung ist überdies unser Interesse daran, Gruppenarbeit auch in einem breiteren Umfang, nämlich in den Bereichen von Selbsterfahrung, gesellschaftlichen Problemen, Rehabilitation und Gesundheitspsychologie, anzuwenden.[4]

Zusammengefasst heißt das: Sowohl auf der Ebene der Prävention als auch auf der der Heilung verwenden Klientenzentrierte Psychotherapeuten Gruppen als ein Mittel zur Veränderung, zur Unterstützung und zum Wachstum. Publikationen über den Klientenzentrierten Ansatz in der ambulanten und in der klinischen Psychotherapie im engeren Sinne sind jedoch immer noch rar, obwohl seit 1980 eine Veränderung sichtbar wird. Wir finden beispielsweise Publikationen über Gruppentherapie in der

---

[4] Detaillierte Literaturangaben zu diesem Bereich finden sich in Schmid (1996, 405–409).

Psychiatrie (Thomas, 1988; Röhl, 1988), in der Versorgung psychisch Kranker (Thomas, 1991), mit Borderline-Patienten (Eckert und Biermann-Ratjen, 1986), Schizophrenen (Teusch, 1990), Patientinnen mit Anorexia nervosa (Schmitt, 1980), bei Depression (Char, Finke und Gastpar, 1996), bei Agoraphobie und Panik (Teusch und Böhme, 1991), mit Paaren mit Beziehungsproblemen (Tausch, Langer und Bergeest, 1984) oder mit Alkoholikern (Grüss, 1983).

Bei der Konzeptualisierung von klientenzentrierter Gruppentherapie sind wir mit einer gewissen Spannung zwischen einer „orthodoxen" Vorgehensweise und einer Offenheit für Integration konfrontiert. Es ist, so meinen wir, typisch für klientenzentrierte Gruppentherapeuten, dass sie sich selbst meist als relativ wenig dogmatisch darstellen. Abhängig von den persönlichen Präferenzen, der eigenen „Ausbildungsgeschichte" und dem Setting, in dem gearbeitet wird, werden verschiedene Merkmale betont und werden zum Teil auch Elemente von anderen Richtungen übernommen. Nichtsdestotrotz glauben wir, dass es wichtig bleibt, unserem „eigenen Modell" genügend Aufmerksamkeit zu schenken und sein spezifisches Potenzial zu erforschen und zu entfalten.

Literatur

Barrett-Lennard GT (1974) Experiential learning groups. Psychotherapy: Theory, Research and Practice 11: 71–75

Barrett-Lennard GT (1974/75) Outcomes of residential encounter group workshops: Descriptive analysis of follow-up structured questionnaire data. Interpersonal Development 5: 86–93

Barrett-Lennard GT (1975) Process, effects and structure in intensive groups: A theoretical-descriptiv analysis. In: Cooper CL (ed), Theories of group processes. London, Wiley, 59–86

Barrett-Lennard GT (1979) A new model of communicational-relational systems in intensive groups. Human Relations 32: 841–849

Barrett-Lennard GT (1994) Toward a person-centered theory of community. Journal of Humanstic Psychology 32, 1: 90–105

Barrett-Lennard GT (1998) Group encounter and therapy. In: Carl Rogers' helping system. Journey and substance. London, Sage, 145–176

Bebout J (1974) It takes one to know one: Existential-Rogerian concepts in encounter groups. In: Wexler DA and Rice LN (eds), Innovations in client-centered therapy. New York, Wiley, 367–420

Bebout J (1976) Basic encounter groups: Their nature, method and brief history. In: Mullan H and Rosenbaum M (eds), Group psychotherapy. Theory and practice. New York, Macmillan

Bebout J and Gordon B (1972) The value of encounter. In: Solomon L and Berzon B (eds), New perspectives on encounter groups. San Francisco, Jossey-Bass, 83–118

Beck AP (1974) Phases in the development of structure in therapy and encounter groups. In: Wexler DA and Rice LN (eds), Innovations in client-centered therapy. New York, Wiley, 421–463

Beck AP, Dugo JM, Eng AM and Lewis CM (1986) The search for phases in group development: Designing process analysis measures of group interaction. In: Greenberg LS and Pinsof WM (eds), The psychotherapeutic process: A research handbook. New York, The Guilford Press, 615–705

Berzon B, Pious C and Farson RE (1963) The therapeutic event in group psychotherapy. A study of subjective reports by group members. Journal of Individual Psychotherapy 19: 204–212

Blocksma DD and Porter HF jr (1947) A short-term training program in client-centered counseling. Journal of Consulting Psychology 11: 55–60

Boy AV (1990) The therapist in person-centered groups. Person-Centered Review 5: 308–315

Braaten L (1975) Developmental phases of encounter groups and related intensive groups. A critical review of models and a new proposal. Interpersonal Development 75, 5: 112–129

Braaten L (1989) The effects of person-centered group therapy. Person-Centered Review 4: 183–209

Braaten L (1991) Group cohesion: A new multi-dimensional model. Group 15, 1: 39–55

Bugental JFT and Bracke PE (1992) The future of existential-humanistic psychotherapy. Psychotherapy 29: 28–33

Char E, Finke J und Gastpar M (1996) Gesprächspsychotherapie der Depression im stationären und ambulanten Setting. In: Frielingsdorf-Appelt C, Pabst H und Speierer G-W (Hg), Gesprächspsychotherapie. Theorie, Krankenbehandlung, Forschung. Köln, GwG, 95–103

Coghlan D and McIlduff E (1990) Structuring and non-directiveness in group facilitation. Person-Centered Review 5: 13–29

Coulson WR (1972) Groups, gimmicks and instant gurus. New York, Harper & Row

Coulson WR (1981) Client-centered group therapy. In: Malnati R, Donigion J and Kendall D (eds), Critical situations in group counseling. Monterey (Ca.), Brooks/Cole

Coulson WR, Land D and Meador B (eds) (1977) The La Jolla experiment: Eight personal views. La Jolla, Landmark

Devonshire CM and Kremer JW (1980) Toward a person-centered resolution of intercultural conflicts. Dortmund, Pädagogische Arbeitsstelle

Dierick P and Lietaer G (1990) Member and therapist perceptions of therapeutic factors in therapy and growth groups: Comments on a category system. In: Lietaer G, Rombauts J and Van Balen R (eds), Client-centered and experiential psychotherapy in the nineties. Leuven, Leuven University Press, 741–770

Dierick P und Lietaer G (1992) Therapeutische Faktoren in der Gruppentherapie und in Entwicklungsgruppen. In: Behr M, Esser U, Petermann F, Pfeiffer WM

und Tausch R (Hg), Jahrbuch für Personzentrierte Psychologie und Psychotherapie, Bd. 3. Köln, GwG, 38–54
Eckert J und Biermann-Ratjen E-M (1985) Stationäre Gruppenpsychotherapie: Prozesse, Effekte, Vergleiche. Berlin, Springer
Eckert J und Biermann-Ratjen E-M (1986) Überlegungen und Erfahrungen bei der gesprächs-psychotherapeutischen Behandlung in Gruppen von Patienten mit einer Borderline-Persönlichkeitsstörung. Zeitschrift für Personenzentrierte Psychologie und Psychotherapie 5: 47–54
Esser U und Sander K (Hg) (1988) Personenzentrierte Gruppentherapie. Therapeutischer Umgang mit der Person und der Gruppe. Heidelberg, Asanger
Finke J (1994) Gruppen-Gesprächspsychotherapie. In: Empathie und Interaktion. Methodik und Praxis der Gesprächspsychotherapie. Stuttgart, Thieme, 150–159
Franke A (1978) Klientenzentrierte Gruppenpsychotherapie. Stuttgart, Kohlhammer
Frohburg I, Di Pol G, Weise K und Thomas BA (Hg) (1986) Forschung und Praxis in der Gruppen-Gesprächspsychotherapie. Berlin, Gesellschaft für Psychologie der DDR
Gendlin ET and Beebe J (1968) Experiential groups. In: Gazda GM (ed), Innovations to group psychotherapy. Springfield, Thomas, 190–206
Gordon T [1951] (1973) Gruppenbezogene Führung und Verwaltung. In: Rogers CR, Die klientbezogene Gesprächspsychotherapie. München, Kindler, 287–334
Greenberg L, Rice LN and Elliot R (1993) Facilitating emotional change. The moment-by-moment-process. New York, The Guilford Press
Grüss U (1983) Patientenzentrierte Gruppentherapie bei Alkoholikern. In: Frohburg I (Hg), Forschung und Praxis in der Gesprächspsychotherapie. Berlin, Gesellschaft für Psychologie der DDR
Hobbs N [1951] (1973) Gruppen-bezogene Psychotherapie. In: Rogers CR, Die klientbezogene Gesprächspsychotherapie. München, Kindler, 255–286
Johnson F (1988) Encounter group therapy. In: Long S (ed), Six group therapies. New York, Plenum, 115–158
Kiesler DJ (1988) Therapeutic metacommunication: Therapist impact disclosure as feedback in psychotherapy. Palo Alto, Consulting Psychologists Press
Ködel R und Frohburg I (Hg) Grundbegriffe der Gruppen-Gesprächspsychotherapie. Berlin, Gesellschaft für Psychologie der DDR
Leijssen M (1990) On focusing and the necessary conditions of therapeutic personality change. In: Lietaer G, Rombauts J and Van Balen R (eds), Client-centered and experiential psychotherapy in the nineties. Leuven, Leuven University Press, 225–250
Lieberman MA, Yalom ID and Miles MB (1973) Encounter groups first facts. New York, Basic Books
Lietaer G (1992) Die Authentizität des Therapeuten. In: Stipsits R und Hutterer R (Hg), Perspektiven Rogerianischer Psychotherapie. Kritik und Würdigung zu ihrem 50-jährigem Bestehen. Wien, WUV-Universitätsverlag, 92–116
Lietaer G and Dierick P (1996) Client-centered group psychotherapy in dialogue with other orientations: commonality and specifity. In: Hutterer R, Pawlowsky G,

Schmid PF and Stipsits R (eds), Client-centered and experiential psychotherapy. A paradigm in motion. Frankfurt/M., Peter Lang, 563–583

Lietaer G and Dierick P (1998) Interventies van groepspsychotherapeuten. In: Trijsburg W, Colijn S, Collumbien E and Lietaer G (eds), Handboek integratieve psychotherapie. Maarssen, Elsevier/ de Tijdstroom V1, 1–19

McIlduff E and Coghlan D (1993) The cross-cultural communication workshops in Europe. Reflections and review. In: The person-centred approach and cross-cultural communication: An international review. Linz, Sandkorn, 21–34

Meador BD (1975) Client-centered group therapy. In: Gazda GM (ed), Basic approaches to group counseling and group psychotherapy. Springfield (Il), Thomas, 175–195

Mente A (1990) Improving Rogers' Theory: Toward a more completely client-centered therapy. In: Lietaer G, Rombauts J and Van Balen R (eds), Client-centered and experiential psychotherapy in the nineties. Leuven, Leuven University Press, 771–778

Mente A und Spittler H-D (1980) Erlebnisorientierte Gruppenpsychotherapie. Eine wirksame Methode der klientenzentrierten Behandlung von Verhaltensstörungen. Bd. 1 + 2. Paderborn, Junfermann

Mullan H (1992) Existential therapists and their group therapy practices. International Journal of Group Psychotherapy 42: 53–468

Murayama S, Nojima K and Abe T (1988) Person-centered groups in Japan: A selective review of the literature. Person-Centered Review 3: 479–492

Nakata Y (1992) On research and practice of encounter groups. The Japanese Journal of Humanistic Psychology 10(1): 25–29

Page R, Weiss JF and Lietaer G (2001; in press) Humanistic group psychotherapy research. In: Cain D and Seeman J (eds), Humanistic psychotherapies: Handbook of research and practice. Washington (D.C.) APA

Pfeiffer WM (1978) Anmerkungen zur Praxis klientenzentrierter Gruppen. GwG-info 32: 26–35

Pomrehn G, Tausch R und Tönnies S (1986) Personenzentrierte Gruppenpsychotherapie: Prozesse und Auswirkungen nach 1 Jahr bei 87 Klienten. Zeitschrift für Personenzentrierte Psychologie und Psychotherapie 5: 19–31

Raskin NJ (1986a) Client-centered group psychotherapy. Part I: Development of client-centered groups. Person-Centered Review 1: 272–290

Raskin NJ (1986b) Client-centered group psychotherapy. Part II: Research on client-centered groups. Person-Centered Review 1: 389–408

Rogers CR [1951] (1972) Die klient-bezogene Gesprächspsychotherapie. München, Kindler (ab 1983: Die klientenzentrierte Gesprächspsychotherapie. Frankfurt/M., Fischer)

Rogers CR [1970] (1974a) Encounter-Gruppen. Das Erlebnis der menschlichen Begegnung. München, Kindler (ab 1984: Frankfurt/M., Fischer)

Rogers CR [1973] (1980) Meine Philosophie der interpersonalen Beziehungen und ihre Entstehung. In: Rogers CR und Rosenberg RL, Die Person als Mittelpunkt der Wirklichkeit. Stuttgart, Klett-Cotta, 185–189

Rogers CR (1974b) The project at Immaculate Heart: an experiment in self-directed change. Education 95: 172–196

Rogers CR [1980] (1981) Der Aufbau personenzentrierter Gemeinwesen. Implikationen für die Zukunft. In: Der neue Mensch. Stuttgart, Klett-Cotta, 85–107

Rogers CR [1983] (1984) Freiheit und Engagement. Personenzentriertes Lehren und Lernen. München, Kösel (ab 1989: Frankfurt/M., Fischer)

Rogers CR, McGaw WH and Farson RE (1968) Journey into self. 16 mm Film 45'. La Jolla, Western Behavioral Sciences Institute

Rogers WR (1974) Client-centered and symbolic perspectives on social change. A schematic model. In: Wexler DA and Rice LN (eds), Innovations in Client-centered therapy. New York, Wiley, 465–496

Rogers WR (1984) Person-centered administration in higher education. In: Levant RF and Shlien JM (eds), Client-centered therapy and the person-centered approach. New directions in theory, research and practice. New York, Praeger, 317–336

Röhl K (1988) Möglichkeiten und Grenzen der klientenzentrierten Gruppenpsychotherapie in der Psychiatrischen Klinik. In: Esser und Sander (Hg), Personenzentrierte Gruppentherapie. Therapeutischer Umgang mit der Person und der Gruppe. Heidelberg, Asanger, 27–50

Sander K und Esser U (1988) Personenzentrierte Gruppenarbeit. Förderung und Entwicklung der Person und der Gruppe in Ausbildung und Beratung. Heidelberg, Asanger

Schindler R (1957) Grundprinzipien der Psychodynamik in der Gruppe. Psyche 11, 5: 308–314

Schmid PF (1994) Personzentrierte Gruppenpsychotherapie. Ein Handbuch. Bd I. Solidarität und Autonomie. Köln, Edition Humanistische Psychologie

Schmid PF (1996) Personzentrierte Gruppenpsychotherapie in der Praxis. Ein Handbuch. Bd II. Die Kunst der Begegnung. Paderborn, Junfermann

Schmid PF (2001) Personzentrierte Gruppenpsychotherapie. In: Frenzel P, Keil WW, Schmid PF und Stölzl N (Hg), Klienten-/ Personzentrierte Psychotherapie. Kontexte, Konzepte, Konkretisierungen. Wien, WUV/ Facultas, 294–323

Schmitt GM (1980) Klientenzentrierte Gruppenpsychotherapie in der Behandlung der Pubertätsmagersucht. Praxis der Kinderpsychologie und Kinderpsychiatrie 29: 247–251

Seewald C (1988) Der personenzentrierte Ansatz in der Management-Entwicklung. In: GwG (Hg), Orientierung an der Person. Bd. II. Jenseits von Psychotherapie. Köln, GwG, 235–243

Sherman E (1990) Experiential reminiscence and life-review therapy with the elderly. In: Lietaer G, Rombauts J and Van Balen R (eds), Client-centered and experiential psychotherapy in the nineties. Leuven, Leuven University Press, 709–732

Snijders JA und Römer MC (1999) Interactionele clientgerichte groepspsychotherapie. In: Berk TC, el Boushy M, Gans E, Hoijtink TA und van Noort MF (red), Handboek groepspsychotherapie. Houten/ Diegem, Bohn Stafleu Van Loghum D2, 1–44

Solomon LN and Berzon B (1972) New perspectives on encounter groups. San Francisco, Jossey-Bass

Speierer G-W und Hochkirchen B (1986) Erlebensentwicklung und der Prozess der individuellen Problembearbeitung in der klientenzentrierten Selbsterfahrungsgruppe. Zeitschrift für Personenzentrierte Psychologie und Psychotherapie 5: 32–46

Spittler HD (1986) Das Konzept der Gruppe in der Gesprächspsychotherapie. In: Petzold H und Frühmann R (Hg), Modelle der Gruppe in Psychotherapie und psychosozialer Arbeit. Bd. I. Paderborn, Junfermann, 373–388

Swildens H (1979) Is er een Rogeriaanse groepstherapie? Tijdschrift voor Psychotherapie 5: 1–7

Tausch C, Langer I und Bergeest H (1984) Personenzentrierte Gruppengespräche bei Paaren mit Partnerschwierigkeiten. Zeitschrift für Personenzentrierte Psychologie und Psychotherapie 3: 489–497

Tausch R und Tausch A-M (1981) Gesprächspsychotherapie. Einfühlsame und hilfreiche Gruppen- und Einzelgespräche in Psychotherapie und alltäglichem Leben. 8. Aufl. Göttingen, Hogrefe

Teusch L (1990) Klientenzentrierte Gruppenpsychotherapie schizophrener Patienten. Ein Erfahrungsbericht. In: Behr M, Esser U, Petermann F und Pfeiffer WM (Hg), Jahrbuch für personenzentrierte Psychologie und Psychotherapie. Bd 2. Salzburg, Otto Müller, 144–158

Teusch L und Böhme H (1991) Was bewirkt ein stationäres Behandlungsprogramm mit gesprächs-psychotherapeutischem Schwerpunkt bei Patienten mit Agoraphobie und/oder Panik? Ergebnis einer Ein-Jahres-Katamnese. Zeitschrift für Psychotherapie, Psychosomatik und medizinische Psychologie 41: 68–76

Terjung B (1990) Person-centered approach und Organisationsentwicklung. In: Behr M, Esser U, Petermann F und Pfeiffer WM (Hg), Jahrbuch für personenzentrierte Psychologie und Psychotherapie. Bd 2. Salzburg, Otto Müller, 122–143

Thomas BA (1988) Zur Verwirklichung von Gruppen-Gesprächspsychotherapie in der Psychiatrie. Standortbestimmung und eigene Erfahrungen. In: GwG (Hg), Orientierung an der Person. Bd. II: Jenseits von Psychotherapie. Köln, GwG, 308–313

Thomas BA (1991) Gruppen-Gesprächspsychotherapie in der Versorgung psychisch Kranker. In: Finke J und Teusch L (Hg), Gesprächspsychotherapie bei Neurosen und psychosomatischen Erkrankungen. Neue Entwicklungen in Theorie und Praxis. Heidelberg, Asanger, 163–177

Thorne B (1988) The person-centred approach to large groups. In: Aveline M and Dryden W (eds), Group therapy in Britain. Milton Keynes/Philadelphia, Open University Press

Truax CB (1961) The process of group psychotherapy: Relationship between hypothesized therapeutic conditions and intrapersonal exploration. Psychological Monographs 75, 7: 1–35

Truax CB and Carkhuff RR (1967) Toward effective counseling and psychotherapy: Training and practice. Chicago, Aldine

Vanaerschot G (1990) The process of empathy: Holding and letting go. In: Lietaer G, Rombauts J and Van Balen R (eds), Client-centered and experiential psychotherapy in the nineties. Leuven, Leuven University Press, 269–293

Vanaerschot G (1993) Empathy as releasing several micro-processes in the client. In: Brazier D (ed), Beyond Carl Rogers: Toward a psychotherapy for the twenty-first century. London, Constable, 47–72

Van Balen R (1992) Die therapeutische Beziehung bei C. Rogers: Nur ein Klima, ein Dialog oder beides? In: Behr M, Esser U, Petermann F, Pfeiffer WM und Tausch R (Hg), Personzentrierte Psychologie und Psychotherapie. Jahrbuch 1992. Köln, GwG, 162–183

Van Kessel WJH und van der Linden (1993) Die aktuelle Beziehung in der Klientenzentrierten Psychotherapie: der interaktionelle Aspekt. GwG-Zeitschrift 24, 90: 19–32

Westermann B, Schwab R und Tausch R (1983) Auswirkungen und Prozesse personenzentrierter Gruppenpsychotherapie bei 164 Klienten einer psychotherapeutischen Beratungsstelle. Zeitschrift für Klinische Psychologie 12: 273–292

Wood JK (1984) Community for learning: A person-centered approach. In: Levant RF and Shlien JM (eds), Client-centered therapy and the Person-centered approach. New directions in theory, research and practice. New York, Praeger, 297–316

Wood JK (1988) Menschliches Dasein als Miteinander. Gruppenarbeit nach personzentrierten Ansätzen. Köln, Edition Humanistische Psychologie

Yalom ID [1970] (1974) Gruppenpsychotherapie. Grundlagen und Methoden. Ein Handbuch. München, Kindler (Neuausgabe: Theorie und Praxis der Gruppenpsychotherapie. Ein Lehrbuch. 5. Aufl. München, Pfeiffer, 1999)

Der Personzentrierte Ansatz in der Familientherapie[1]

Ned L. Gaylin

Dieser Artikel beschreibt eine spezifisch personzentrierte Auffassung von Familientherapie, bei welcher die Sicht der Familie als Ganzes vor allem über die Beachtung des Erlebens der einzelnen Mitglieder gewonnen wird. Es wird dargestellt, dass für erfahrene Personzentrierte Psychotherapeuten im Vergleich zur Einzeltherapie nur wenige konzeptuelle und methodische Veränderungen notwendig sind. Dabei wird vor allem das Verständnis der Selbstaktualisierungstendenz um den in ihr enthaltenen Aspekt der Familienaktualisierungstendenz erweitert, sowie neben der intrapersonellen Inkongruenz konsequent auch die interpersonelle Inkongruenz in Betracht gezogen. Das Rogers'sche Therapiekonzept wird insofern adaptiert, als vor allem die Bedingungen des Kontaktes und der Empathie nicht nur für alle Personen individuell, sondern auch für die Familie und ihre Kultur insgesamt erfüllt werden müssen. An Besonderheiten des methodischen Vorgehens werden die „interspace reflection", das „ghosting" und das „intergenerational echoing" geschildert. Ergänzend werden zum Abschluss einige wichtige Gesichtspunkte für die Arbeit mit Kindern und deren Einbezug in die Familientherapie erörtert.

Der Personzentrierte Ansatz hat sich im Laufe der Zeit ständig erweitert, und er hat sich auch der Familientherapie angenommen, was – ironischerweise – in der systemorientierten familientherapeutischen Gemeinschaft keine Beachtung gefunden hat. Diese Entwicklung ist insofern bemerkenswert, als Rogers' erstes veröffentlichtes Werk die Behandlung von Kindern mit Problemen und deren Familien betraf (1939) und die meistgelesenen und noch immer im Handel erhältlichen Bücher über Psychotherapie mit Kindern aus dem klientenzentrierten Bereich kommen (z.B. Axline, 1947; 1967).

---

[1] Die Übersetzung aus dem Amerikanischen stammt von Elisabeth Zinschitz.

Die Familie als Klientin

Als ich begann, Rogers' Ideen auf meine Arbeit als Familientherapeut anzuwenden, gab ich dem Ausdruck *Klientenzentrierte Familientherapie* oder auch *Familienzentrierte Therapie* (Gaylin, 1990) den Vorzug. Es erschien mir natürlich, die Familie als Ganzes als Klientin anzusehen, und diese Sichtweise entsprach jener der systemorientierten Welt der Familientherapie. Die verschiedenen systemischen Ansätze in der Familientherapie – seien sie nun kybernetisch oder entwicklungsorientiert – vertreten das Konzept, dass die Familie als Einheit die Klientin ist, und nicht die einzelnen Mitglieder (siehe Becvar und Becvar, 1988). Später entschied ich mich für den Begriff *Personzentrierte Familientherapie* (1993), da dies meine Arbeitsweise besser beschreibt und die klientenzentrierte Arbeit mit Familien von den traditionellen systemischen Ansätzen unterscheidet.

Die Anwendung der Familientherapie im Rahmen des Personzentrierten Ansatzes ist sowohl natürlich als auch angemessen. Ihre Ideologie und ihre Methoden decken sich völlig mit jenen des Personzentrierten Ansatzes in der Arbeit mit Einzelpersonen. Im Gegensatz zu ihren systemorientierten Kollegen arbeiten personzentrierte Familientherapeuten mit jedem Einzelnen im Rahmen seiner intimsten Lebenssphäre – der Familie. Am meisten wendet sich der personzentrierte Familientherapeut jedoch dem Erleben der Familienmitglieder als Einzelpersonen zu, denn daraus entsteht ihr gemeinsames Bild als Familie.

Für in der Arbeit mit einzelnen Klienten erfahrene personzentrierte Psychotherapeuten sind nur wenige konzeptuelle oder methodologische Veränderungen erforderlich, wenn sie Ehe- und Familientherapie anbieten möchten. Auf theoretischer Ebene wird das Konzept der Aktualisierungstendenz um eine Familienaktualisierungstendenz erweitert, und im methodischen Bereich werden die Kernbedingungen auf die Beziehung des Therapeuten mit mehr als einem Einzelnen ausgedehnt.

Die Aktualisierungstendenzen, der Selbstwert und die zentrale Stellung der Familie

In den meisten Diskussionen über die Aktualisierungstendenzen geht es nur um eine: die *Selbstaktualisierung*. Rogers übernahm das Konzept der Organismischen Theorie von Kurt Goldstein (1934). Nach Goldstein hat jeder Organismus ein biologisches Schicksal zu erfüllen, nämlich sein Potenzial zu verwirklichen. Wir Menschen entwickeln eine Tendenz zur

Selbstverwirklichung aufgrund unserer Wahrnehmung dessen, wer wir im Unterschied zu anderen sind, das heißt aufgrund unseres Selbstbewusstseins. Darüber hinaus durchlaufen wir eine einmalig lange Abhängigkeitsphase und unterscheiden Vergangenheit, Gegenwart und Zukunft; infolgedessen umfasst ein Teil unserer Selbstaktualisierungstendenz die Konzeption einer Familie.

Die Familie ist ein so ursprünglicher Aspekt dessen, wer wir sind – wie wir uns selbst im Verhältnis zu anderen sehen –, dass sie in unserem Selbstkonzept enthalten ist und deshalb zu einem Teil unserer Selbstaktualisierungstendenz wird. Es gehört, wenn wir unser Schicksal erfüllen, dazu, dass wir unsere Ursprungsfamilie verlassen und unsere eigenen Familien gründen – die Familien „unserer Fortpflanzung". Als Spezies sind wir einzigartig in Anbetracht der Tatsache, dass wir uns unser ganzes Leben lang unserer Vorfahren sowie unseres Potenzials als Nachkommen bewusst sind. So kann man die *Familienaktualisierungstendenz* als Antrieb, unser biologisches Schicksal zu erfüllen, verstehen.

Unsere Empfindungsfähigkeit, das heißt, unsere Selbstwahrnehmung, ist eng mit unserer Kenntnis unserer Aktualisierungstendenzen verknüpft. Dieses Bewusstsein dessen, wer wir sind, woher wir kommen und – das ist vielleicht das wichtigste – wohin wir gehen, führt zu komplexen Erwartungen an uns selbst. Werden diese erfüllt, so gibt uns das ein Gefühl von Zufriedenheit und Selbstwert; bleiben sie unerfüllt oder werden sie durchkreuzt, dann führt das zu einem Gefühl des Versagens und zur Selbstkritik. Demnach kann unser Selbstwert – unsere Selbstachtung – gehoben werden, entweder indem wir bezüglich unserer Erwartungen erfolgreicher werden oder indem wir an uns selbst geringere Anforderungen stellen (siehe James, 1890).

Unsere lebenslange gegenseitige Abhängigkeit von anderen, insbesondere von jenen, deren persönliche Nähe wir suchen, gibt diesen eine beachtliche Bedeutung in bezug auf unser Streben. Menschen, die uns nahe stehen, sind nahezu immer Familienangehörige: zuerst unsere Eltern, Geschwister und die weitere Verwandtschaft; später unsere Ehegatten, Kinder und irgendwann auch Enkelkinder. Daher sind unser Denken darüber, wer wir sind, und die Gefühle, die wir in Bezug auf uns selbst haben, ausnahmslos mit jenen verknüpft, die zum Aufbau unseres Selbstbildes und unseres Selbstwertes beigetragen haben und das weiterhin tun. Aus diesem Grund kann die Familie als der Schmelztiegel, in dem das Selbst seine Form erhält, und als das Metall, aus dem wir geschmiedet sind, betrachtet werden (Gaylin, 1996). Die zentrale Stellung der Familie in unserem Leben ist außerdem das, was sie zu dem idealen Umfeld macht, um, wenn die Dinge schief laufen, Maßnahmen zu einem Wiederaufbau in die Wege zu leiten.

Psychisches Wohlbefinden

Der Begriff psychisches Wohlbefinden passt besser zum Personzentrierten Ansatz als der Begriff psychische Gesundheit und dessen Gegenteil, psychische Erkrankungen und Störungen. Die Idee der Psychopathologie kommt vom medizinischen Modell und impliziert die Abweichung von einer gewissen Norm. Die Psychopathologie impliziert mehr als die Beobachtung spezifischer Symptome. Sie setzt die Kenntnis einer spezifischen Ätiologie voraus, die eine Differenzialdiagnose möglich macht, welche dafür wieder eine spezifische Behandlung erfordert. Diese Parameter sind aber, wenn man es mit Menschen zu tun hat, die in psychischer Not sind und in eine Psychotherapie kommen, – außer in den extremsten Fällen – üblicherweise gar nicht verfügbar oder im besten Fall vage (Gaylin, 1974).

Außerdem ist psychisches Wohlbefinden ein Zustand, der mehr ist als lediglich die Abwesenheit einer psychischen Erkrankung: Es impliziert eine Art ausgewogene seelische Verfassung. Aufgrund der unvorhersehbaren Wechselfälle des Lebens wäre es aber nicht richtig, wenn wir psychisches Wohlbefinden mit Glücklich-Sein gleichsetzen. Psychisches Wohlbefinden ist eher ein Zustand, in dem man in Bezug auf Lebenserfahrungen (angenehme ebenso wie unangenehme) eine gewisse Standfestigkeit entwickelt hat, wobei man außerdem keine defensive Haltung einnimmt, sondern der Welt eher mit einer „Offenheit für Erfahrungen" (Rogers, 1959; 1961) entgegentritt.

Psychisches Wohlbefinden enthält auch die Idee des Selbstwertes, wie dies oben schon erörtert wurde: eine ausgeglichene Haltung in Bezug auf unsere Bewertungen von und unsere Erwartungen an uns selbst. Ebenso wenig wie Glück mit psychischem Wohlbefinden gleichgestellt werden kann, ist dies für den Selbstwert an sich möglich. Außerdem gilt: Ohne ein Verantwortungsgefühl anderen gegenüber – was mit einem Pflichtgefühl einhergeht – kann Selbstwert sogar für das psychische Wohlbefinden eines Menschen kontraproduktiv sein. Im Schoße der Familie lernen wir die edelste unserer Eigenschaften, nämlich die Nächstenliebe. Eben dieser Begriff ist das überzeugendste Argument für die Anwendung von Psychotherapie im intimen Rahmen der Familie, wo die Bedürfnisse des Einzelnen immer mit jenen der anderen Familienmitglieder verknüpft sind.

Die notwendigen und ausreichenden Bedingungen für therapeutische Veränderung

Personzentrierte Psychotherapeuten müssen die Prämissen ihrer Methode nicht ändern, um Familientherapie anwenden zu können. Auch die Tatsache, dass mit mehr als einem Klienten gearbeitet wird, verändert die Bedingungen für eine wirksame Therapie, so wie diese vor nahezu einem halben Jahrhundert von Rogers (1957) formuliert wurden, nicht. Die Notwendigkeit einer Beziehung zwischen dem (den) Klienten und dem Psychotherapeuten, der Motivation des (der) Klienten, der Transparenz und der vollen Präsenz des Therapeuten, der Empathie des Therapeuten und der Wahrnehmung dieser empathischen Zuwendung durch den (die) Klienten, all das bleibt aufrecht (Gaylin, 1989). Was sich sehr wohl verändert, ist eine Verbesserung all dieser Bedingungen, was wiederum dazu führt, dass die Therapie für alle Beteiligten zu einem wirkungsvollen, oft intensiven und lohnenden Erlebnis wird.

Die erste Bedingung – jene des „psychologischen Kontakts", der therapeutischen Beziehung – ist vielleicht, sogar noch heute, die am wenigsten verstandene Variable des psychotherapeutischen Prozesses. Weder Rogers noch Jessie Taft (1933), von der Rogers diesen Gedanken übernommen hat, sagen viel mehr darüber aus, als dass es Kontakt geben muss und dass er für die heilende Kraft der Psychotherapie ausschlaggebend ist. Fairerweise sei gesagt, dass die anderen fünf Bedingungen sehr wohl die weiteren Eigenschaften der therapeutischen Beziehung erläutern, aber sie tragen nicht dazu bei, diese Kraft zu erklären.

Der Prozess der Familientherapie wirft noch ein wenig mehr Licht auf die therapeutische Beziehung. Während in der Einzeltherapie Klient und Therapeut in „psychologischem Kontakt" sein müssen (Rogers, 1957), muss der Familientherapeut eine Beziehung zu jedem einzelnen Familienmitglied gleichzeitig aufrechterhalten. Der Therapeut muss das derart gestalten, dass er eine vertrauensvolle Atmosphäre herstellt und jedem einzelnen Familienmitglied Respekt zollt, unabhängig von Alter oder Geschlecht. Im Jargon der Familientherapie heißt das „Joining". Wie dieses Wort bereits andeutet, wird der Familientherapeut bis zu einem gewissen Grad Teil der Familiengruppe, Teil des Geschehens innerhalb der Einheit.

Um mit der Familie Kontakt aufzunehmen, muss der Familientherapeut nicht nur den einzelnen Familienmitgliedern mit Respekt begegnen, sondern auch der Familienkultur, das heißt ihren Bräuchen und Werten. Zum Beispiel gibt es in Familien fast immer eine Art von Altershierarchie, in der Eltern (manchmal Großeltern) sowohl aufgrund ihres Alters als auch aufgrund ihrer Position als Eltern respektiert werden. Ältere Kinder können auch mehr Respekt erhalten als kleinere Geschwister. Aber trotz dieses Aspekts der Achtung vor dem Familienethos ist das vorrangige Thema die individuelle und spezielle positive Zuwendung für die einzelnen Familienmitglieder, wobei jeder als einzigartige Person behandelt wird, unabhängig vom Alter oder von der Position innerhalb der Familie.[2]

Die zweite Bedingung ist, dass der Klient in einem Zustand der Inkongruenz ist. Bei einer Einzelperson wird Inkongruenz üblicherweise als jener disparate Zustand definiert, in dem das Selbstbild und das Selbsterleben dieses Menschen nicht miteinander übereinstimmen. Diese Diskrepanz kann zu Angstzuständen und zu Verhaltensweisen führen, die sowohl im Gegensatz zu diesem Menschen als auch zu anderen stehen. Dieser Zustand der Verletzbarkeit, des Unbehagens, der Instabilität ist oft das, was Menschen in eine Therapie führt. Bei Familien ist diese Inkongruenz viel komplexer.

Es kommt nicht selten vor, dass eine Familie in Therapie kommt, weil eines ihrer Mitglieder – oft ein Kind – in einem Zustand der Inkongruenz lebt, der ernsthaft genug ist, dass er sein Verhalten negativ beeinflusst. Die Inkongruenz kann sich auf verschiedene Arten manifestieren – z.B. in Form von Zurückgezogenheit oder von Ausagieren, in mangelhaften Leistungen oder schlechten sozialen Beziehungen. Aber die Situation ist selten nur das Problem eines Einzelnen. Deshalb ist auch der Grad der Kongruenz/ Inkongruenz anderer – wahrscheinlich aller – Familienmitglieder betroffen, wenn ein Kind unter einer es beeinträchtigenden Inkongruenz leidet. Das Leid jedes Familienmitgliedes steigert den Druck innerhalb der Gruppe. Die Komplexität wird noch verstärkt durch die Wahrscheinlichkeit, dass jedes einzelne Mitglied unter seiner eigenen

---

[2] Ich habe die Erfahrung gemacht, dass Joining oder Kontakt aufnehmen mit allen Familienmitgliedern einer Familie, die aus mehreren Generationen besteht, ein Zwei-Phasen-Prozess ist. Zuerst lerne ich die Eltern kennen, die immer den Beginn einer Therapie initiieren. Ich höre ihre Sorgen und ermutige sie, ihrem Kind oder ihren Kindern von mir und über unsere Sitzung zu erzählen. In der zweiten Sitzung lerne ich die gesamte Familie kennen. In dieser zweiten Sitzung beginne ich mit den Kindern und bitte sie, mir zu erzählen, was sie gehört haben. Wenn ich nicht auf diese Weise vorgegangen bin, haben Themen wie Kontrolle oder Partei-Ergreifen usw. oft dazu geführt, dass die Therapie verfrüht abgebrochen wurde.

Inkongruenz leidet, die nicht unbedingt mit dem Familienmitglied, das eindeutig als der Leidende identifiziert wurde, zusammenhängt.

Üblicherweise wird Inkongruenz als dem Einzelnen inhärent angesehen – ein intrapersoneller Zustand. Aber Familien können auch aufgrund einer interpersonellen Inkongruenz in die Therapie kommen. Das ist oft der Fall bei Paaren mit Eheproblemen. Die Art und Weise, wie jeder Einzelne Ereignisse und sogar die Beziehung selbst erlebt, kann so unterschiedlich sein, dass die Integrität der Einheit in Gefahr ist und die gegenseitige Liebe ernsthaft Schaden zu erleiden droht.

Die dritte Bedingung bezieht sich auf die Kongruenz des Therapeuten innerhalb der Beziehung. Die Fähigkeit des Therapeuten, völlig präsent und transparent zu sein, definiert diese Bedingung. Die Kongruenz des Therapeuten sollte nicht so ausgelegt werden, dass der Therapeut übermenschlich sein sollte, das heißt problemfrei und glücklich. Therapeuten sollten vielmehr, wenn sie ihren Klienten helfen, sich in hohem Ausmaß über ihr eigenes inneres Erleben in Bezug auf ihre(n) Klienten im Klaren sein. Während der Therapiesitzung muss der Therapeut ausreichend frei von inneren Kämpfen sein, damit er seine Aufmerksamkeit und Konzentration voll auf den (die) Klienten richten kann.

Das Herzstück der personzentrierten Arbeit, sei es mit einzelnen Menschen oder mit Familien, liegt in den nächsten zwei Bedingungen: Der Therapeut muss empathisch sein (die vierte Bedingung) und sich dem Klienten positiv zuwenden (die fünfte Bedingung). Der Unterschied für einen Familientherapeuten liegt lediglich in der Notwendigkeit, mit allen Familienmitgliedern gleichzeitig empathisch zu bleiben – sogar wenn diese Mitglieder (zumindest vorübergehend) die Empathie füreinander verloren haben. Der Therapeut kann dabei sowohl als Modell für empathisches Verständnis als auch als Vermittler dafür dienen, besonders dort, wo aufgrund tiefer Kränkungen sich zwischen den Familienmitgliedern große Hindernisse für gegenseitiges Mitgefühl und für gegenseitige Toleranz aufgebaut haben.

Die sechste und letzte von Rogers' notwendigen und ausreichenden Bedingungen besagt, dass die Empathie und die Zuwendung des Therapeuten für den (die) Klienten bis zu einem gewissen Grad von diesem (diesen) wahrgenommen werden sollen. Es ist vielleicht nicht immer möglich, dauernd zu allen Mitgliedern ein gleiches Ausmaß an Intimität aufrechtzuerhalten. Aber wenn der Therapeut eine gleichmäßige Zuwendung und ein gleichmäßiges Interesse für alle Familienmitglieder an den

Tag legt, wird diese Bedingung ausnahmslos wahrgenommen, und der Therapeut wird akzeptiert und als Vertrauter, Verbündeter und Helfer in die Familie aufgenommen.

Der Prozess in der Familientherapie

Anhand von wiederholten gemeinsamen Erfahrungen schafft sich die Familie eine gemeinsam erlebte Geschichte, die wiederum eine Kultur erzeugt, die reich an gemeinsamen Bedeutungen, eingeprägten Werten und Zukunftserwartungen ist. Zusätzlich zu den gemeinsamen Bedeutungen entwickelt jedes einzelne Familienmitglied eine ganz persönliche Weltsicht. Diese Familiengeschichten, die reich sowohl an gemeinsamen als auch an individuellen Bedeutungen sind, drücken die Lebenswege, die Odysseen aus, welche die Familien in die Therapie bringen.

Der Therapeut hört mit sorgsamer Empathie zu und gibt wieder, wie er die Erfahrungen jedes einzelnen Mitgliedes im Zusammenhang mit den verschiedenen Ereignissen, die die Familiengeschichte ausmachen, versteht. Der Therapeut behält eine empathische Haltung gegenüber der persönlichen Weltsicht jedes einzelnen Familienmitgliedes und den damit einhergehenden Affekten bei und reflektiert diese für das betreffende Familienmitglied. Durch empathisches Reflektieren wird eine Atmosphäre von Vertrauen und Sicherheit hergestellt, in dem die Familienmitglieder ihre Weltsicht bestätigt bekommen – jeder der Reihe nach. So wie jeder Einzelklient beginnt, der nicht urteilenden empathischen Zuwendung des Therapeuten zu vertrauen sowie auch der Fähigkeit des Therapeuten, eine Atmosphäre herzustellen, in welcher der Sprecher vor potenziellen Zuschreibungen oder Attacken der anderen Mitglieder geschützt wird, beginnen individuelle intrapersonelle Inkongruenzen ans Tageslicht zu treten.

Außerdem werden, so wie sich die verschiedenen Geschichten entfalten, widersprüchliche Wahrnehmungen innerhalb der gemeinsam gemachten und verstandenen Erfahrungen entdeckt. Diese Widersprüchlichkeiten definieren ohne Ausnahme die interpersonellen Inkongruenzen, die zu vorhergehenden Missverständnissen geführt haben, welche wiederum Schmerz, Wut und Konflikte innerhalb der Familie entstehen haben lassen. Dieser Entfaltungsprozess macht es möglich, Konflikte durchzuarbeiten, die bis dahin ein effektives Funktionieren der Familie beeinträchtigt haben.

In diesem Prozess des Aufdeckens erwirbt der Therapeut zunächst eine Ahnung des Gesamten und bietet diese dann der Familie an. Diese Entfaltung von reflektierter Wahrnehmung sowohl der intrapersonellen Inkongruenzen der einzelnen Mitglieder als auch der interpersonellen Inkongruenzen und daraus folgender Konfliktmuster macht es möglich, das Erleben der Familienmitglieder zu ändern, was im Idealfall die Hindernisse beseitigt, die den Zugang zu den Aktualisierungstendenzen der einzelnen Personen sowie zu denen der Familie insgesamt erschweren.

Wenn die Familienmitglieder in einer empathischen Atmosphäre erleben, wie ihre persönlichen Inkongruenzen aufgezeigt werden, können die verloren gegangene gegenseitige Empathie und das Verständnis füreinander wieder aktiviert werden. Konfliktpunkte, die sich über die Jahre hinweg verfestigt haben, lösen sich, und ein neues Erleben und ein besseres Verständnis von Lebensereignissen fördern die der Familie innewohnenden Kräfte. Der Therapieprozess wiederum wird zu einem Teil der Familiengeschichte, aus der man heilsame Erfahrung schöpfen kann.

Spezifische Themen innerhalb der Familientherapie

Auch wenn die Methoden, die in der Familientherapie angewendet werden, wenig von jenen in einer Einzeltherapie abweichen, gibt es doch einige subtile Unterschiede im Prozess. Einzeltherapie ist in erster Linie eine Form von Introspektion. Während der Therapeut für den einzelnen Klienten als ein interpersoneller Spiegel auftritt, sind Klienten in einer familientherapeutischen Situation von vornherein an einem interpersonellen Ort. Daher wird der innere Dialog durch einen Dialog ersetzt, der an andere in einem gemeinsamen, wenn auch intimen Raum gerichtet ist. Der Familientherapeut wechselt ständig zwischen der interpersonellen und der intrapersonellen Dynamik, die sich innerhalb der familientherapeutischen Sitzung abspielt, hin und her.

Wenn beispielsweise zwei oder mehr Familienmitglieder sich in einem Dialog befinden, kann der Therapeut, nachdem er sich auf jeden von ihnen empathisch eingestimmt hat, sich mit der Interaktion zwischen beiden beschäftigen. Ich nenne dies eine *„Reflexion des Dazwischen"* *(„interspace reflection")* (Gaylin, 1990). Die folgende Szene zeigt zuerst eine einfache Reflexion der Gefühle jedes Familienmitgliedes und dann eine Reflexion des Dazwischen:

Vater: Ich habe es satt, ihn immer an seine Aufgaben erinnern zu müssen.
Therapeut: Es bringt Sie zur Verzweiflung, dass er nie daran denkt, seine Sachen zu erledigen.
Sohn: Er lässt mir keine Chance. Er will, dass ich sie dann erledige, wenn er es will.
Therapeut: Vater ist ungeduldig und unfair.
Vater: Wenn ich nicht dauernd hinter ihm her bin, werden die Dinge einfach nicht erledigt.
Sohn: Sie würden erledigt werden, wenn du mir eine Chance geben würdest.
Therapeut: Es scheint, dass es für euch beide schwierig ist, einander zu vertrauen und zu respektieren.

Oft reicht es aus, wenn einfach die Situation geschildert wird und wenn beide hören, wie ein Dritter die Schwierigkeiten, die zwischen ihnen bestehen, reflektiert, damit ihnen klar wird, dass sie beide für das Problem verantwortlich sind. Die individuellen empathischen Antworten helfen nicht nur, die Gefühle jedes Sprechers für sich zu bestätigen, sondern auch die Kommunikation und das Verständnis zwischen den beiden Parteien zu fördern. Wenn man den Interaktionsprozess reflektiert, ist das oft ein zusätzlicher Schritt, um eine brenzlige Situation zu entschärfen. Es ist entscheidend, dass der Therapeut dabei gleichmäßig empathisch ist und eine nicht wertende Haltung einnimmt, damit keiner das Gefühl hat, dass der Therapeut Partei ergreift, denn das würde die Effektivität des Therapeuten im Umgang mit jener Partei, die sich benachteiligt fühlt, beeinträchtigen.

Innerhalb der interpersonellen Situation mag der Therapeut sich jedoch manchmal geneigt fühlen, empathisch für Familienmitglieder zu sprechen, die, aus welchen Gründen auch immer, nicht imstande zu sein scheinen, für sich zu sprechen. So könnte ich einem Vater, der seinen Sohn gerade einen „faulen Tunichtgut" genannt hat, folgendermaßen antworten: „Sie müssen sich von Ihrem Sohn sehr gekränkt fühlen oder wütend auf ihn sein, und wenn ich an seiner Stelle wäre, würde ich wahrscheinlich sehr verletzt sein, wenn ich höre, dass mein Vater mich so beschimpft."

Darüber hinaus habe ich diese empathische Methode auch benützt, wenn in einer Sitzung über ein abwesendes Familienmitglied gesprochen wurde. Ich versuche probeweise, empathisch einzuschätzen, wie ich mich in einer bestimmten Situation fühlen würde, wenn ich dieses Familienmitglied wäre. Ich nenne diese Methode *„ghosting"* (siehe Gaylin, 1993). Ich habe festgestellt, dass die anwesenden Familienmitglieder meistens von meinen Gefühlen fasziniert sind. Sie berichten den abwesenden Familienmitgliedern oft von meinen Reaktionen, die diese regelmäßig als richtig bestätigen. Es passiert nicht selten, dass Familienmitglieder überrascht sind, wenn sie hören, dass das abwesende Mitglied dankbar ist, dass es in Abwesenheit vertreten wurde.

Dieselbe Methode ist hilfreich, wenn Familienmitglieder, die regelmäßig kommen, einmal nicht dabei sein können. Oft bemühe ich mich dann, ihre Anwesenheit in der Sitzung lebendig zu halten, indem ich so etwas sage wie: „Ich frage mich, wie John sich fühlen würde, wenn er hier wäre und das und das hören würde" oder ähnlich: „Ich glaube, wenn John hier wäre, hätte er das Gefühl, dass…". Ich glaube, dass, wenn ich für ein abwesendes Mitglied einspringe, das auch meine Glaubwürdigkeit bei allen Familienmitgliedern verstärkt; sie wissen, dass ich mich bemühe, sie empathisch zu vertreten, gerade auch wenn sie nicht da sind, um sich selbst vertreten zu können.

„Intergenerational echoing" (Gaylin, 1993) ist ein weiteres für die Familientherapie spezifisches Phänomen. Manchmal, wenn ich mit Eltern und Kindern gewisse Themen bearbeite, wird ein Elternteil eine ähnliche Erfahrung, die er selbst als Kind mit seinen eigenen Eltern hatte, auf dramatische Weise wiedererkennen. Diese starken und emotionalen Offenbarungen haben oft mit Gefühlen aus der Kindheit zu tun, wie etwa Groll einem Elternteil gegenüber in Bezug auf eine erlebte Ungerechtigkeit. Ein solches Echo kündigt oft einen Wendepunkt in der Therapie an, wobei Eltern tief erlebte Empathie für das Kind entwickeln, was in der Folge zu gegenseitigem Verständnis führt.

Arbeit mit Kindern

Innerhalb des Kontextes der Familie mit Kindern zu arbeiten, bedarf besonderer Beachtung, sowohl wenn man die Kinder einzeln sieht, als auch wenn sie an einer Familientherapiesitzung teilnehmen. Ich selber bekam Zugang zur psychotherapeutischen Arbeit insgesamt über die Arbeit mit Kindern, und ich glaube, es gibt kein besseres Training für Therapeuten, als mit Kindern zu arbeiten. Junge Menschen, die Probleme haben, sind oft misstrauisch gegenüber fremden Erwachsenen. Bevor sie einem Erwachsenen ihre tiefsten persönlichen Gedanken und Gefühle anvertrauen, müssen sie glauben können, dass dieser Erwachsene ihres Vertrauens würdig ist. Kinder sind – mehr als Erwachsene – Meister der non-verbalen Kommunikation und deshalb können sie Täuschung und Falschheit genau spüren. Einfach gesagt, junge Menschen jeder Altersstufe brauchen im besonderen Maße einen kongruenten Therapeuten, soll die Therapie wirksam sein.

Wenn wir an Kinder in Therapie denken, dann denken wir – insbesondere bei jungen Kindern – meistens an Spieltherapie. Das vielleicht populärste Buch zu diesem Thema ist jenes, das auf der Basis des Personzentrierten Ansatzes geschrieben wurde, und zwar von Virginia Axline mit dem Titel „Play Therapy" (1947). Leider denken wir jedoch, wenn wir an Spieltherapie denken, im allgemeinen auch an eine umfangreiche Ausstattung, wie einen Sandkasten, Puppen, Figuren usw., was viele Therapeuten davon abbringt, in ihrer Praxis mit Kindern zu arbeiten. Auch wenn viele dieser Gegenstände wertvolle Ergänzungen im therapeutischen Kontext darstellen, sind doch wenige davon wirklich wesentlich.

Kinder aller Altersstufen sind sehr erfinderisch, wenn es darum geht, aus fast allen Dingen Spielzeug zu machen. Eltern, die sie nicht zu Gewalt ermutigen möchten, verbieten ihren Kindern oft mit Gewehren zu spielen. Dieselben Eltern sind erschüttert, wenn sie sehen, wie ihre Kinder am Spielplatz ihren Daumen hinauf- und ihren Zeigefinger geradeaus strecken und ihren Spielkameraden „Paff! Paff! Du bist tot." zurufen. Sehr kleine Kinder lehnen professionell entwickeltes Spielzeug oft ab und geben Haushaltsgegenständen, wie Töpfen, Pfannen und Schlüsseln, den Vorzug. Fast alle Kinder lieben es, wenn man ihnen vorliest und wenn sie Bücher anschauen können. Ebenso zeichnen die meisten Kinder gerne und erfinden Geschichten zu ihren Zeichnungen. Also reicht es aus, wenn eine Praxis mit ein paar interessanten Büchern, Bleistiften und Papier oder Wachskreide und ähnlichen Gegenständen, die das Interesse von Kindern wecken, ausgestattet ist; das ist genügend Material, um mit ihnen Kontakt anzubahnen.

Im allgemeinen sehe ich die Kinder gerne für einen Teil der Sitzung alleine. Ich erkläre den Eltern und dem Kind am Anfang, dass meine Sitzungen mit den Kindern vertraulich sind, das heißt, die Eltern können das Kind fragen, was in unseren Sitzungen passiert ist, aber ich erzähle nichts über den Inhalt dieser Sitzungen. Die Ausnahme von dieser Regel ist, wenn ich glaube, dass das Kind oder die Gemeinschaft möglicherweise gefährdet sind. Die Eltern müssen es wissen, wenn das Kind Drogen nimmt oder wenn es sich selbst oder anderen Schaden zufügt oder das vor hat. Wenn ich von solchen Problemen erfahre, ermutige ich das Kind, diese Information den Eltern mitzuteilen, indem ich ihm die Wichtigkeit einer solchen Mitteilung vor Augen führe. Ich sage auch, dass, wenn das Kind es schwer findet, seinen Eltern solche Information alleine mitzuteilen, ich da sein werde, um ihm zu helfen. Sonst werde ich die Information selbst weitergeben müssen. Da ich das zu Beginn der therapeutischen Beziehung klar mache, habe ich noch selten ein Problem damit gehabt, eine vertrauensvolle Beziehung zu allen Familienmitgliedern aufzubauen.

Wenn ich die Kinder am Anfang der Therapie alleine sehe, frage ich sie, ob sie irgendwelche Sorgen haben und/oder welche Ereignisse während der Woche eventuell problematisch waren. In den Anfangsphasen der Therapie sagen die Kinder im allgemeinen wenig, zum Beispiel: „Alles war okay". Dann schlage ich vor, dass wir die Eltern hereinholen. Unweigerlich wird ein Elternteil etwas sagen wie: „Hat Johnny Ihnen erzählt, was diese Woche in der Schule geschehen ist?" Ich antworte dann, dass sie, wenn sie wissen wollen, was in der Sitzung passiert ist, Johnny fragen müssen. Die Kinder werden immer bessere Beobachter, wenn ihnen klar wird, was sie in Bezug darauf, was in den Sitzungen wahrscheinlich passieren wird, erwarten können. Es wird ihnen langsam klar, dass der Therapeut nicht nur die Kommunikation zwischen ihnen und ihren Eltern fördern, sondern dass er sogar als ein Freund und Verbündeter auftreten kann. Die Kinder beginnen, ihre Sorgen mitzuteilen, wenn sie die empathische und unterstützende Rolle des Therapeuten erleben.

Ein letzter Punkt in Bezug auf Psychotherapie bei Familien mit Kindern: Weder der Personzentrierte Ansatz noch die Familientherapie sehen im Allgemeinen die Individualdiagnose in der Behandlung von Einzelpersonen oder Familien als hilfreich an. In der Arbeit mit Kindern gibt es jedoch einige Punkte zu beachten. Kinder mit Lernbehinderungen und anderen Beeinträchtigungen im Bereich ihrer Entwicklung können unter konstitutionellen, zum Beispiel visuellen, auditiven oder das zentrale Nervensystem betreffenden Problemen leiden. Auch wenn Psychotherapie ihnen dabei helfen kann, mit der sekundären emotionalen Not umzugehen, die diese Behinderungen hervorrufen, kann die Psychotherapie alleine das Problem nicht lindern. Es ist sehr unwahrscheinlich, dass Psychotherapie alleine, mag sie noch so inspiriert sein, aus einem legasthenischen Kind ein gut lesendes macht, ohne dass das Leseproblem an sich behandelt wird. Deshalb kann bei Kindern eine psycho-pädagogische diagnostische Abklärung durch eine externe Fachperson sehr wohl angemessen sein. Ebenso ist es wünschenswert, dass jene, die viel mit Kindern arbeiten, über ein Grundwissen der kindlichen Entwicklung verfügen, um besser abschätzen zu können, ob die Kinder ein spezifisches Hilfsangebot brauchen.

Wenn ich also mit Familien mit einem Kind, das eine Entwicklungsbehinderung hat, arbeite, unterscheide ich zwischen dem Prozess der Begleitung dieses Kindes und der Therapie. In der Kinderbegleitung gibt es gewisse Entwicklungsnormen, die, wenn sie nicht beachtet werden, die zukünftige Entwicklung und das Wohlbefinden des Kindes beeinträchtigen können. Die Identifikation und Diskussion dieser Themen unterscheidet sich weitgehend vom oben beschriebenen therapeutischen Prozess.

Schlussfolgerung

Die Arbeit mit Familien innerhalb des Personzentrierten Ansatzes ist völlig vereinbar mit der Personzentrierten Psychotherapie mit Einzelpersonen und eine natürliche Parallele zu ihr. Theoretisch und methodisch gibt es wenig Unterschiede außer jenen, die sich durch die Anwesenheit von mehr als einem Klienten ergeben. Der personzentrierte Familientherapeut wendet sich den einzelnen Familienmitgliedern auf eine nicht wertende, sorgsame und empathische Weise zu. Darüber hinaus beschäftigt er sich mit den Interaktionsmustern der Familienmitglieder. Die Anwendung der personzentrierten Methoden innerhalb des Familienmilieus eröffnet einen natürlichen und wirksamen Weg, um Menschen dabei zu helfen, sich sowohl als Einzelpersonen als auch als Familien besser zu entwickeln.

Literatur

Axline VM [1947] (1972) Kinder-Spieltherapie im nicht-direktiven Verfahren. München, Reinhardt

Axline VM [1967] (1982) Dibs. Ein autistisches Kind befreit sich aus seinem seelischen Gefängnis. München, Knaur

Becvar DS and Becvar RJ (1988) Family therapy. A systemic integration. Boston, Allyn and Bacon

Gaylin NL (1974) On creativeness and a psychology of well being. In: Wexler D and Rice LN (eds), Innovations in client-centered therapy. New York, Wiley, 339–366

Gaylin NL (1989) The necessary and sufficient conditions for change: Individual versus family therapy. Person-Centered Review 4: 263–279

Gaylin NL (1990) Family-centered therapy. In: Lietaer G, Rombauts J and Van Balen (eds), Client-centered and experiential psychotherapy towards the nineties. Leuven, University of Leuven Press, 813–828

Gaylin NL (1993) Person-centered family therapy. In: Brazier D (ed), Beyond Carl Rogers: Towards a psychotherapy for the 21st century. London, Constable, 181–200

Gaylin NL (1996) The self, the family, and psychotherapy. The Person-Centered Journal 3: 31–43

Goldstein K (1934) Der Aufbau des Organismus. Einführung in die Biologie unter besonderer Berücksichtigung der Erfahrungen am kranken Menschen. Den Haag, Nijhoff

James W (1890) The principles of psychology. New York, Holt

Rogers CR (1939) The clinical treatment of the problem child. Boston, Houghton Mifflin

Rogers CR [1957] (1991) Die notwendigen und hinreichenden Bedingungen für Persönlichkeitsentwicklung durch Psychotherapie. In: Rogers CR und Schmid PF, Person-zentriert. Grundlagen von Theorie und Praxis. Mainz, Grünewald, 165–184

Rogers CR [1959] (1987) Eine Theorie der Psychotherapie, der Persönlichkeit und der zwischenmenschlichen Beziehungen. Entwickelt im Rahmen des klientenzentrierten Ansatzes. Köln, GwG

Rogers CR [1961] (1973) Entwicklung der Persönlichkeit. Psychotherapie aus der Sicht eines Therapeuten. Stuttgart, Klett

Taft J (1933) The dynamics of therapy in a controlled relationship. New York, Macmillan

Personzentrierte Psychotherapie mit Kindern und Jugendlichen

Barbara Reisel und Christian Fehringer

Personzentrierte Psychotherapie mit Kindern und Jugendlichen hat eine lange Tradition und findet ihre Wurzeln bereits bei Carl Rogers. In diesem Beitrag wird die historische und aktuelle Entwicklung des Ansatzes in diesem Bereich dargestellt. Rogers machte seine ersten therapeutischen Erfahrungen in den 30er Jahren mit verhaltensauffälligen Kindern und Jugendlichen und entwickelte daraus seine frühen theoretischen Überlegungen. Seiner Tradition folgten Axline, Ellinwood, Dorfman und Moustakas in den 50er und 60er Jahren. Im Folgenden fand die Weiterentwicklung des Personzentrierten Ansatzes in Bezug auf die Arbeit mit Kindern und Jugendlichen vorzugsweise im europäischen Raum statt.

Aus historischer wie aus aktueller Sicht bietet Personzentrierte Psychotherapie mit Kindern und Jugendlichen durch die personzentrierte Grundhaltung der Therapeuten einen für das Kind entwicklungsförderlichen Rahmen an, denn Empathie ermöglicht Veränderung. Nicht das Symptom, sondern die Person steht im Mittelpunkt. Im Zentrum der therapeutischen Aufmerksamkeit steht das Erleben, neue Erfahrungen können angstfrei gemacht werden und alte Bedeutungsgebungen werden durch eine korrigierende Beziehungserfahrung revidierbar. Die individuelle Entwicklung (Selbstkonzepte, Identität, Kompetenzen) ebenso wie die Entstehung und Aufrechterhaltung von seelischen Krankheiten findet innerhalb sozialer Interaktionsprozesse und gegenüber relevanten Bezugspersonen statt. Personzentrierte Psychotherapie mit Kindern und Jugendlichen wendet sich also nicht nur an den (identifizierten) Klienten, sondern bezieht/bindet Familienmitglieder/bedeutsame Bezugspersonen als Personen mit besonderen Ressourcen mit ein.

1. Carl Rogers als Kinderpsychotherapeut

Carl Rogers' erste Publikation erschien 1931, als er seine psychologische Dissertation über die Entwicklung eines Tests zur Persönlichkeitsentwicklung von Kindern veröffentlichte. Schon während seines Studiums arbeitete er im Rahmen eines Stipendiums am „Institute for Child Guidance" und begann seinen ersten Job als Psychologe an der Abteilung für Kindheitsstudien bei der „Rochester Society for the Prevention of Cruelty to Children", deren Direktor er in Folge auch wurde. Seine Erfahrungen in der diagnostischen und therapeutischen Arbeit mit Kindern und deren Familien fand in dem 1939 erschienenen Buch „The Clinical Treatment of the Problem Child" seinen Niederschlag und zeigt bereits die ersten grundlegenden Ideen und Haltungen, die er in den folgenden Jahren in der Entwicklung seiner psychotherapeutischen Richtung zu seinem Lebenswerk gemacht hat.

Das Buch, aus heutiger Sicht und mit aktuellem Erfahrungsschatz gelesen, birgt eine beeindruckende Fülle auch heute noch aktueller und durchaus dem „state of the art" nahekommender Überlegungen und Darstellungen kinder-und jugendpsychiatrischer Aspekte in bezug auf Fremdunterbringungen und Behandlung kindlicher Verhaltensauffälligkeiten sowohl durch Elternberatung wie durch individuelle Kindertherapie.

In der Einleitung schreibt Rogers:[1] „In this book ... it is the child with whom we must deal, not the generalization which we make about his behavior" (Rogers, 1939, 3f.). Dabei versucht er, kindliches Verhalten als ein von unterschiedlichen Faktoren beeinflusstes Geschehen zu verstehen und zu beschreiben und geht dabei auf die Aspekte Anlage (genetische Ausstattung), Organik (somatische Ausstattung), Familie (emotionale Unterstützung und Beziehungsqualität), Kultur und Sozietät, die Bedürfnisse des Organismus („need for affective response, need to achieve satisfaction by accomplishing and self-esteem") sowie die interaktionellen Wechselwirkungen zwischen diesen Faktoren ein. Damit entspricht er bereits 1939 einem auch heute in der modernen Kinder-und Jugendpsychiatrie gültigen Paradigma eines bio-psycho-sozialen Ansatzes. Das Hauptanliegen, das Rogers formuliert, lautet: „... the only purpose in considering the child's symptomatic behavior is to aid in the process of understanding that behavior" (ebd., 12).

In einem weiteren Kapitel nimmt er Stellung zu diagnostischen Methoden (psychologische Tests zur Erfassung von Persönlichkeitsmerkmalen und Intelligenzentwicklung), die aus heutiger Sicht noch in den Kinderschu-

---

[1] Hier und im Folgenden werden Zitate im Original wiedergegeben, da jede Übersetzung der Genuinität und Einzigartigkeit der Aussagen Abbruch tun würde. Darüberhinaus wurde dieses 1939 erschienene Buch niemals ins Deutsche übersetzt und ist auch im Original schon lange nicht mehr erhältlich.

hen ihrer Entwicklung standen. Demnach kam er zu dem Schluss, dass diagnostische Methoden zwar eine wertvolle Information liefern können, zeigte sich jedoch auch besorgt über zu enthusiastische Versprechungen und eine mechanistische Anwendung dieser Methoden.

Rogers beschreibt des weiteren verschiedene Behandlungsansätze, um Kinder und deren Familien hilfreich zu unterstützen und unterscheidet dabei unterschiedliche Ansätze. Als „focus of treatment" bezieht er sich einerseits auf die Möglichkeiten, auf die familiären Einstellungen und Haltungen zum Kind Einfluss zu nehmen und unterscheidet auch hier unterschiedliche Zugänge: einen pädagogischen Ansatz der Erziehungsberatung, interpretative Verfahren (damit meint er psychoanalytisch orientierte Erziehungsberatung) und greift dann erstmals den Begriff der „relationship therapy" auf. Mit diesem Ansatz zeigt sich Rogers beeinflusst von Otto Rank, der auf die Bedeutung der therapeutischen Beziehung zur Einleitung von Veränderungsprozessen hingewiesen hat (vgl. Pfeiffer, 1990).

Sowohl bei der Darstellung familien-oder elternzentrierter Beratung als auch bei einzeltherapeutischen Zugängen mit Kindern und Jugendlichen unterscheidet er pädagogische, psychoanalytische und beziehungsorientierte Methoden und setzt damit die Geburtsstunde des Personzentrierten Ansatzes. Erst die Kenntnis dieses 1939 veröffentlichten Buches macht deutlich, dass Rogers einen langjährigen Erfahrungshintergrund als Kinder- und Familientherapeut hatte, aus dem heraus er seine Ideen und Vorstellungen über therapeutisches Tun und Handeln entwickelt hat.

Mit dem Bezug auf Otto Ranks Begriff der „relationship therapy" beginnt Rogers seinen in den folgenden Jahren als eigenständige psychotherapeutische Richtung bekannt gewordenen Ansatz zu umreißen und klar von psychoanalytischen Ansätzen abzugrenzen: „it is a non-intellectual process which can be but poorly grasped intellectually but must be felt or experienced to be grasped.... The relationship between the worker and the parent is the essential feature.... The worker creates this atmosphere by his acceptance of the parent....The effect of this relationship upon the parent may be characterized by terms of ‚clarification of feelings' and ‚acceptance of self'....There is the assumption, that the parent's fuller understanding of himself in relation to the worker carries over into other relationships." (ebd., 197ff.).

Dabei wird deutlich, dass es Rogers im therapeutischen Tun nicht darum ging, unmittelbar konkrete Verhaltens- oder Lösungsstrategien zu erarbeiten, sondern das Ziel bestand darin: „to bring about a higher degree of integration and self-realization. It seems likely that its major value may be in the fresh viewpoint of reliance upon the individual's own tendency toward growth" (ebd., 200). Hier findet sich demnach der erste Hinweis auf die Aktualisierungstendenz.

In der Beschreibung eines einzeltherapeutischen Zuganges zu Kindern und Jugendlichen folgt Rogers einer ähnlichen Linie: „one of the outstanding elements is the undirected flow of the child's interest and the attention which is paid to emotional reactions between child and therapist" (ebd., 340). Er führt dabei wieder den für ihn wesentlichen Unterschied zu psychoanalytischen Zugängen aus, indem er mehrfach darauf hinweist, dass es vor allem die Beziehung und die Wahrnehmung der emotionalen Aspekte dieser Beziehung sind, die Persönlichkeitsentwicklung und Verhaltensänderungen möglich machen und es dazu nicht unbedingt einer Einsicht bedarf, die durch Deutungen ermöglicht wird: „Some of the ways in which relationship therapy differs most significantly from psychoanalysis is that it deals entirely with present situations and makes no attempt to interpret or explain past reactions. In no other type of treatment effort does the emotional situation between therapist and child occupy such a place of central predominance" (ebd., 343).

Rogers war in der Entwicklung seines Ansatzes in dieser Zeit auch von Jessie Taft und Frederick Allen beeinflusst. Taft war die englische Übersetzerin der Werke Otto Ranks. In ihrem aus 1933 stammenden Buch beschrieb sie – in Anlehnung an Otto Rank – auch wichtige Aspekte therapeutischen Arbeitens wie die Wichtigkeit der Zeitgrenzen („the time limit in therapy") und die Bedeutung der Selbsterfahrung und Weiterentwicklung des Therapeuten und formulierte bereits Haltungen, die von Rogers später als nondirektive bzw. personzentrierte konzeptualisiert wurden.

Allen (1934; 1942) beschrieb und formulierte wesentliche Aspekte in der therapeutischen Arbeit mit Kindern wie „Selbstwert" und „Hier-und-Jetzt-Erfahrung" in der therapeutischen Beziehung als wesentliches Mittel zur Veränderung: „I am providing an opportunity for this child to experience himself in a new and present relation. I am in a position to deal with the feeling the child expresses toward me. I can help him to experience these feelings as his own with less anxiety and denial" (Allen, 1934; zit. nach Rogers, 1939, 347f.).

Rogers schließt seine damaligen Ausführungen mit Überlegungen darüber, was er als Ziel kindertherapeutischen Arbeitens ansieht: „the aim to be achieved is the comfort of the child or the child's happiness or the child's inner growth rather than any social goal" (ebd., 355).

2. Die Weiterentwicklung Personzentrierter Kinderpsychotherapie in den USA

Nachdem Rogers 1940 einem Ruf zum „full professor" an die Ohio State University folgte, konnte er sich seinen wissenschaftlichen Interessen und der Weiterentwicklung seines Ansatzes voll widmen. Seinem „Counseling and Psychotherapy" aus dem Jahre 1942, in dem er seinen Ansatz „nondirektiv" genannt hat, folgten viele weitere Publikationen zum Personzentrierten Ansatz, in denen er kaum mehr auf die Arbeit mit Kindern und Jugendlichen einging. Rogers' Arbeitsschwerpunkt verschob sich weg vom Gebiet der Kinderpsychotherapie.

1945 folgte er dem Angebot der Universität Chicago und gründete dort das noch heute bestehende „Counseling Center", womit dem Personzentrierten Ansatz als eigene psychotherapeutische Richtung endgültig Anerkennung zuteil wurde und die Möglichkeit zur praktischen wie theoretischen Weiterentwicklung gegeben wurde.

Dort arbeiteten unter anderem auch Virginia Axline, Charlotte Ellinwood und Elaine Dorfman, die ab den späten 40er Jahren mit Arbeiten zur Personzentrierten Kinderpsychotherapie bekannt wurden. Am bekanntesten in diesem Zusammenhang gilt das Buch „Play Therapy" (1947) und die Fallgeschichte „Dibs" (1964) von Virginia Axline. Sie beschreibt darin das Wesen nondirektiver Spieltherapie, in der das Kind den Weg weist und der Therapeut respektvoll und anerkennend folgt. Das Spiel gilt als natürlicher Ausdruck des Selbst des Kindes und dient als Mittel der Beziehungsgestaltung. Axline formulierte acht Prinzipien der non-direktiven Spieltherapie, die sich im Wesentlichen an den von Rogers formulierten „core-conditions" orientieren:

1. Der Therapeut sollte eine warme freundliche Beziehung zum Kind aufnehmen, die so bald wie möglich zu einem guten Kontakt/ Beziehung führt.
2. Der Therapeut nimmt das Kind ganz so an, wie es ist.
3. Der Therapeut gründet seine Beziehung zum Kind auf einer Atmosphäre des Gewährenlassens, so dass das Kind sich frei fühlt, alle seine Gefühle uneingeschränkt auszudrücken.

4. Der Therapeut ist wachsam in Bezug auf die Gefühle, die das Kind ausdrücken möchte und begegnet ihnen mit „unconditional positive regard" und „empathic understanding" so, dass das Kind Einsicht in sein Verhalten gewinnt (damit gemeint ist eine Erhöhung des Gewahrseins und Selbstverständnisses des Kindes).

5. Der Therapeut achtet die Fähigkeit des Kindes, mit seinen Schwierigkeiten selbst fertig zu werden, wenn man ihm Gelegenheit dazu gibt. Die Verantwortung, eine Wahl in bezug auf sein Verhalten zu treffen und das In-Gang-Setzen einer inneren Wandlung sind Sache des Kindes.

6. Der Therapeut versucht nicht, die Handlungen oder Gespräche des Kindes zu beeinflussen. Das Kind weist den Weg, der Therapeut folgt ihm.

7. Der Therapeut versucht nicht, den Gang der Therapie zu beschleunigen. Sie ist ein Weg, der langsam, Schritt für Schritt, gegangen werden muss, und der Therapeut weiß das.

8. Der Therapeut setzt nur Grenzen, wo diese notwendig sind, um die Therapie in der Welt der Wirklichkeit zu verankern und um dem Kind seine Mitverantwortung an der Beziehung zwischen ihm und dem Kind zu verdeutlichen.

Das Buch bietet auch anschauliche Darstellungen der Praxis kindertherapeutischer Arbeit. So wird auf die Ausstattung eines Spieltherapiezimmers eingegangen und auf die beachtenswerten Grenzen einer solchen spieltherapeutischen Situation ausführlich hingewiesen („the value of limitations"). Demnach sind verbalen Äußerungen keinerlei Grenzen gesetzt, doch das mutwillige Zerstören von Spielmaterial, die Mitnahme von Material nach Hause, Verhalten, das eine gesundheitliche Gefährdung des Kindes und/oder des Therapeuten impliziert, sowie das Nicht-Einhalten des vereinbarten Zeitrahmens gelten als Grenzen, für deren Einhaltung der Therapeut aktiv tätig werden muss. Dies dient nicht nur dem Schutz des Therapeuten, sondern auch des Kindes, das durch Grenzverletzungen in Schuldgefühle bzw. Ängste versetzt werden könnte, die die Beziehung zum Therapeuten gefährden können. Die Verdeutlichung der Bedeutung und Wahrung dieser Grenzen scheint wichtig im Zusammenhang damit, dass der „nondirektive" Ansatz noch immer oft dahingehend missverstanden wird, dass der Therapeut jegliches Verhalten des Kindes wertfrei zu akzeptieren habe. Grenzwahrungen bedeuten vielmehr keine Verletzung des „nondirektiven" Gebotes, sondern eine Wahrung der kongruenten Haltung des Therapeuten, da nur auf der Grundlage kongruenter Selbstwahrnehmung und -behauptung empathisches Verstehen und unbedingte Wertschätzung möglich ist.

In diesem Zusammenhang sind die Arbeiten von Clark Moustakas (1953; 1959) zu erwähnen, der nach personzentrierten Grundsätzen therapeutisch mit Kindern arbeitete und aufgrund seiner Erfahrung die besondere Bedeutung der Kongruenz des Therapeuten hervorstrich. „When I set a limit in psychotherapy it is an aspect of my being, an expression of who I am at a particular moment in time. It is my limit, a boundary for me. When the child accepts the limit, a bond is formed between us. The limit is held in a relationship, not an isolated expression of the individual personalities of therapist or child. The child confirms me and together we accept a structure through which our relationship can develop" (Moustakas, 1959; zit. nach Barrett-Lennard, 1998, 129).

Die nächste Publikation nach dem Buch von Axline, in der das Konzept einer klientenzentrierten Spieltherapie dargestellt wurde, stammt von Elaine Dorfman, die dazu ein Kapitel in dem 1951 erschienenen Rogers-Buch „Client-centered therapy" verfasste. Darin wird ebenfalls auf die Ursprünge der Kinderpsychotherapie im psychoanalytischen Kontext hingewiesen und dann in Anlehnung an Taft und Allen das Konzept der „Beziehungstherapie" vorgestellt. Dorfman nennt als zentrale Hypothese klientenzentrierter Spieltherapie die Fähigkeit des Individuums zu wachsen und das Vertrauen in die Fähigkeit des Kindes, sich selbst zu helfen. Sie sieht es als eine wesentliche Erfahrung für das Kind an, die Therapiestunde als „Stunde des Kindes" erleben zu können, in der „der Therapeut da ist, um Wärme, Verstehen und Gesellschaft, nicht aber Führung, zu geben. Der Therapeut ist bereit, das Tempo zu akzeptieren, das das Kind sich aussucht" (Dorfman, 1951, 225). Fallbeispiele verdeutlichen, wie auch bei Axline, die Inhalte.

Charlotte Ellinwood, die später auch Koordinatorin des Chicago Counseling Center wurde, beachtete im Zusammenhang mit klientenzentrierter Spieltherapie vor allem die besondere Bedeutung der begleitenden therapeutischen Arbeit und/oder Beratung der Eltern der betreuten Kinder. 1959, also 20 Jahre nach dem erwähnten Buch von Rogers (siehe Kap. 1), veröffentlichte sie einen Artikel, der die Bedeutung der Elternarbeit hervorhebt, und widmete die nächsten Jahrzehnte ihrer Arbeit diesem Thema. So erschien 1989 ihr Beitrag zum Thema „The young child in person-centered family therapy". Sie vertritt die Ansicht, dass ohne den Einbezug von Eltern in die therapeutische Arbeit mit Kindern der Erfolg einer Therapie leicht in Gefahr geraten könne. Es war ihr bewusst, „that we were devoting all of our attentions to the children and overlooking the basic fact that it was the parents who were feeling concerned and had brought their concern to us. We were actually ignoring the persons who had come to the Center seeking help and were turning our attention entirely to the persons they had come about" (Ellinwood, 1959; zit. nach Barrett-Lennard, 1998, 129). Sie erkannte, dass Eltern verhaltensauffälliger Kinder oftmals die Probleme des Kindes als von diesen selbst und allein verursacht ansahen und die Eltern keine Anteile davon bei sich selbst wahrnehmen konnten. Diese Eltern verfügen nach Ellinwood in bezug auf Rogers' Prozesskontinuum über eine sehr niedrige Stufe der Selbstwahrnehmung und sind demnach auch höchst beratungs- und therapiebedürftig.

In Folge dazu entwickelte Guerney (1964) sein Konzept der „filial therapy". Darin wird nach den Prinzipien von Virginia Axline aber auch teilweise lerntheoretischer Modelle ein Programm zum Einbezug der Eltern in die therapeutischen Spielstunden mit dem Kind entwickelt. Das Ziel dabei ist es, Eltern bei der Entwicklung ihrer empathischen Fähigkeiten („capacity for empathic attunement") zu unterstützen: „if parents can learn to respond empathically and in accord with other helping conditions they will become a healing resource to their child" (Guerney, 1964; zit. nach Barrett-Lennard, 1998, 130).

Während Rogers in dieser Zeit weitere seiner bekanntesten Schriften (1959; 1961) veröffentlicht hatte, blieb die Kinderpsychotherapie am „Chicago Counseling Center" zwar weiterhin ein angewandtes und praktiziertes Gebiet, verschwand aber zunehmend im Lichte öffentlicher Publikationen.

3. Die Entwicklung der Personzentrierten Kinderpsychotherapie im deutschsprachigen Europa

In den letzten 20 Jahren hat sich Personzentrierte Psychotherapie mit Kindern und Jugendlichen aber als unverzichtbares Therapieverfahren etabliert, das mittlerweile als wissenschaftlich fundiertes psychotherapeutisches Verfahren gilt und einen großen Anwendungsbereich umfasst.

Goetze und Jaede (1974, 68ff.) versuchten in ihrer Publikation „Die nicht-direktive Spieltherapie", experimentell-empirische Grundlagen der kind-zentrierten Spieltherapie zu erfassen. Es wurde für die Autoren im Verlauf der Arbeit deutlich, dass die Ausgangsbedingungen und Effekte von höchster Komplexität sind und nicht unter den gewohnten Bedingungen einer linearen Kausalität zu erfassen sind. Dem Geflecht möglicher Wechselwirkungsbeziehungen ist kaum Rechnung zu tragen. Aber trotz dieser Unabwägbarkeiten ist die Durchführung einer Spieltherapie für die Autoren sinnvoll und zeigt eindeutig Wirksamkeit.

Schmidtchen (1973) sieht in seinen Ergebnissen aus empirischen Untersuchungen eine Verbesserung im intellektuellen Bereich, in der Umweltwahrnehmung und in einer größeren Kreativität der Umweltbewältigung, verbunden mit Angstabbau, größerer Kontaktbereitschaft und steigender sozialer Kompetenz.

Als eine Weiterentwicklung des Buches von Schmidtchen aus dem Jahre 1974 „Klientenzentrierte Spieltherapie" ist die „Klientenzentrierte Spiel- und Familientherapie" (1991) zu sehen, Dabei liegt ein Schwerpunkt auf der gemeinsamen Behandlung von Eltern und Kindern im familientherapeutischen Setting, und Schmidtchen beschreibt u.a. Definitionskriterien eines erweiterten Kinderpsychotherapiekonzeptes.

Schließlich ist auf die beiden von Claudia Boeck-Singelmann et al. herausgegebenen Bände (1996; 1997) zur Personzentrierten Psychotherapie mit Kindern und Jugendlichen zu verweisen. Die beiden Bände bieten einen sehr guten Überblick über Grundlagen und Konzepte mit unterschiedlichen Schwerpunktsetzungen und regen auch durch ihre Anwendungsnähe zur weiteren Auseinandersetzung mit dieser Thematik an: Jaede beschreibt in Band I (1996) einen entwicklungsökologischen Ansatz in der Arbeit mit Kindern und Jugendlichen. Er weist auf die unterschiedlichen Kontextebenen hin, in denen die Auseinandersetzung des Individuums mit seiner Umwelt zu erfolgen hat, und er beschreibt die besondere Bedeutung der „ökologischen Übergänge" an zentralen und höchst sensiblen Schnittstellen im Prozess der Entwicklung und Reorganisation von Wahrnehmungsstrukturen und Handlungsmustern. Der Therapeut arbeitet in Unschärfebereichen zwischen Realität und Illusion und ermöglicht dem Kind die Wahrnehmung und Integration diskrepanter Erfahrungen. Um weitere Beispiele zu nennen, sei auf die Arbeit von Hockel (1996) verwiesen, der anhand einer Kasuistik das Spielerleben als kindlichen Entwicklungsraum darstellt und versucht das „Therapeutische" des Spielerlebens zu beschreiben. Auch der Beitrag von Eva-Maria Biermann-Ratjen (1996) leistet wertvolle Grundlagenforschung mit ihren theoretischen Überlegungen zur Entwicklungspsychologie und Störungslehre.

Wir wollen auch auf die Tatsache hinweisen, dass die konzeptionellen Weiterentwicklungen Personzentrierter Spieltherapie in der Bundesrepublik, aufgrund der sozialpolitischen Vorgaben dort, wie auch mittlerweile in Österreich, Autoren zwangsläufig dazu veranlasst, besonderen

Wert auf „Effektivität" in der Therapie zu legen (vgl. dazu Schmidtchen, 1976; 1978a; 1978b; 1983; 1989a; 1989b; 1991; Schmidtchen, Wörmann und Hobrücker, 1978; Schmidtchen und Engbarth, 1986; Zielke, 1983).

3.1. Personzentrierte Psychotherapie mit Kindern und Jugendlichen im Lichte aktueller psychotherapeutischer Entwicklungen

Durch die immer stärker in den Vordergrund tretende systemische Familientherapie wurde auch im personzentrierten Bereich ein Paradigmenwechsel mitvollzogen, in dem es als unverzichtbar angesehen wird, das Kind in seinem Lebenskontext/ Umwelt-/ Beziehungsgefüge zu sehen und auch die individuelle Arbeit mit dem Kind mit der Arbeit im Familiensystem zu verbinden, da Auffälligkeiten von Kindern oftmals mit Problemen im Beziehungsgefüge der Gesamtfamilie/ der Bezugspersonen verbunden sind. Jegliche persönliche Entwicklung ist, in Übereinstimmung mit den Grundlagen personzentrierter Theorie, als weitgehend selbstgesteuerter Konstruktionsprozess in Beziehungen zu sehen (vgl. dazu Frenzel, 1991; 1992; Fehringer, 1991; 1993; Stipsits, 1999). Entgegen der ursprünglich gewohnten kausalen Erklärung (Ursache-Wirkungsprinzip), wird das Familiengefüge/-system als Ganzheit betrachtet, in dem alle Beteiligten durch ein Bedingungsgefüge in Wechselbeziehung stehen, d.h. jede Person bestimmt die Bedingungen aller anderen.

Wir möchten mit ein paar Worten auf eine „Wiener Schule" der personzentrierten Theorie hinweisen, die für Theoretiker eine wesentliche Facette darstellt, bevor wir auf die bundesdeutsche Entwicklung eingehen. In seinem historischen Vortrag aus dem Jahr 1940 mit dem Titel „Einige neuere Konzepte gegenwärtiger Psychotherapie" (siehe Rogers, 1942) hat Rogers die Zieldefinition hergebrachter Psychotherapie radikal in Frage gestellt, indem er fordert, das Ziel sei nicht das Problem zu lösen, sondern dem Individuum wachsen zu helfen, um eben mit diesem Problem in angemessener Weise fertig zu werden. Wir versuchen an diese theoretische Perspektive anzuknüpfen. Entscheidend ist in dieser Epistemologie die Positionierung des Therapeuten, der als „Erkennender" nicht mehr einer Welt der Objekte gegenüber steht, sondern als „Teilnehmender", dem Klienten „Gegenwärtiger" verstanden werden soll, und der somit ein Beziehungsteil des beobachteten Beziehungsgefüges ist. Seine Erkenntnisse und sein daraus resultierendes Handeln sind stets Elemente eines allumfassenden Beziehungs- und Organisationsprozesses. Der Personzentrierte Ansatz sieht in der Gegenwärtigkeit des/der Therapeut/in die Antwort auf den Anspruch des Gegenüber, und es ist auf ein Machenwollen gänzlich zu verzichten.

Es wird in Übereinstimmung mit Rogerianischer Theorie die Auffassung vertreten, dass unsere Erfahrungswelten grundsätzlich erfunden und nicht entdeckt werden. Diese Idee ist faszinierend und stellt nicht nur für die psychotherapeutische Tätigkeit mit Kindern und Jugendlichen eine hervorragende Ausgangssituation bereit. „Wirklichkeit" und subjektive menschliche Erkenntnis werden untrennbar miteinander verknüpft. „Es gibt ebenso viele „wirkliche Welten", wie es Menschen gibt" (Rogers, 1980, 179).

„Untersuchungsgegenstand" in der Therapie mit Kindern und Jugendlichen ist demzufolge die Beziehung der Personen zueinander. Es macht keinen Sinn, eine Person „für sich" zu analysieren; die Beziehung, das Organisationsgeflecht interessiert. Es ist auch nicht sinnvoll, von spezifischen Eigenschaften von Personen zu sprechen, so, als könne man sie vorher benennen, und erst dann die Interaktion zu betrachten. Die Person-Umwelt Beziehung ist entscheidend. Die Rolle des Beobachters und seiner Modellbildungen wird in die Analyse mit einbezogen. Das, was man sieht, wird stets zur Folge dessen, welche Unterscheidungen man trifft, auf welchen Kontext man sich bezieht.

Noch ein paar Anmerkungen zur geforderten Effizienz: Die Annahme, dass jedes Therapieverfahren einer grundlegenden theoretischen Fundierung bedarf, ist allgemeiner Konsens. Dass aber explizit formulierte Therapieziele, Störungskonzepte, Veränderungshandlungen und Heilungserklärungen nicht nur einen, nämlich dem Spiel mit dem Kind zuträglichen, Effekt haben, darf nicht außer acht gelassen werden.

In unserem personzentrierten Verständnis würden wir Überlegungen favorisieren, „deren erklärtes Ziel darin besteht, zumindest im Rahmen explorierender Forschung von theoretischen Vorannahmen und hochspezifischen Fragen abzusehen und den Gegenstand aus dem von Betroffenen (= Experten) gelieferten (Text)Material zu erarbeiten." (Slunecko, 1994, 128 ff.). Slunecko sieht in diesem phänomenologischen Einstieg eine für die Gegenstandsangemessenheit der Psychotherapieforschung ganz wesentliche Bedingung erfüllt: „Sich nämlich der Subjektivität der Erfahrung des therapeutischen Prozesses zu stellen." (ebd., 1994, 130).

Es soll in diesem Zusammenhang aber deutlich sein, dass in dem Begriff Krankheit/ Verhaltensstörung, die Beschreibung von Phänomenen (den Symptomen) und ihre Erklärung/ Diagnose miteinander vermischt sind.

Das verständliche Ziel verschiedener Autoren im Zeitalter der ISO-Zertifizierung beschreibt Schmidtchen (1991): „Eine Spiel- und Familientherapie soll keine spontane, mehr oder weniger zufällige Abfolge von therapeutischen Maßnahmen darstellen, die vorwiegend durch das Empfinden des Therapeuten von Empathie, Wertschätzung und Echtheit (bzw. Selbstkongruenz) gekennzeichnet sind, sondern sie soll als geplanter, strukturierter und begründbarer Handlungsprozess gesehen werden, in dem die Interaktionen mit dem oder den Klienten (im Rahmen einer Gruppen-Spieltherapie oder Familientherapie) voll zu berücksichtigen sind" (ebd., 1991, 4).

So sehr uns der Wunsch nach geplanten therapeutischen Interaktionsabläufen verständlich ist, ist er doch Ausdruck einer zu kritisierenden, modernistischen Kontroll- und Machbarkeitsvorstellung. Leben und Entwicklung lässt sich in der Regel nicht planen, denn wenn Planungen Eingriffe in rekursive Systeme sind, dann ist der Ausgang dieser Planung ungewiss, es sei denn, man denkt in naiven Modellen linearer Kausalität. Zu glauben, man könne die Planung komplexer Systeme, die nicht wegen der Vielzahl der Komponenten, sondern wegen deren rekursiver Vernetzung komplex sind, an ihrem Erfolg messen, ist grundsätzlich illusorisch. Planungen sind Anstöße in evolutionäre Richtungen. Selbst wenn es so kommt, wie man erwartet, besagt dies nichts über die Wiederholbarkeit. Denn Situationen wiederholen sich niemals exakt; ähnliche Ursachen haben unähnliche Wirkungen. Im Bereich des Sozialen hat der Konstruktivismus den „common sense" durchaus erobert.

Ebenso stellt sich die Frage: Was bedeutet es für den Personzentrierten Ansatz in seiner Radikalität, ein (naturwissenschaftliches/ medizinisches) Wissenschaftsverständnis aus – geforderter und auch erforderlicher – Vernünftigkeit zu teilen? Mit dem obigen Hinweis auf die „Wiener Schule" geht es unserem Verständnis nach vielmehr darum, „ein Gespür für das Ereignis zu haben" (Stipsits, 1999), und, um es mit einem Wort von Ernst Bloch zu sagen, dem „Dunkel des gelebten Augenblicks" zu trauen. Bloch meint damit, dass man im Moment des Erlebens nie erkennen kann, was man erlebt, und dass erst die Zeit, aufgrund der kommenden Ereignisse, Bedeutungen an den Tag bringen wird, die wiederum neue Ereignisketten auslösen werden. Wer mit Kindern und Jugendlichen therapeutisch arbeitet, wird es immer wieder (mit)erleben, wie Bedeutungen nicht deterministisch auseinander hervorgehen (wie es eher zumindest dem Bemühen Erwachsener entspricht), nicht eine Bedeutung die nächste produziert, sondern dass es im Verlauf des therapeutischen Prozesses eine

Vielzahl an Bedeutungen geschaffen werden, die überwiegend nicht vorhersehbar sind.

Wer Erfahrung in der Therapie mit Kindern und Jugendlichen hat weiß auch, dass die Forderungen oft sehr widersprüchlich sind. Der Jugendliche, das Kind wehrt sich dagegen verstanden zu werden, wehrt sich dagegen „gefunden" zu werden, bevor er/es dazu bereit ist. Er/Es sucht Distanz und Einfühlung zur selben Zeit. Verschwiegen und zurückgezogen, oder herausfordernd und aggressiv, verlangt er/es Geduld und Verständnis des Therapeuten. Dieser wiederum läuft Gefahr in der Widersprüchlichkeit und im Chaos der Gefühle und Empfindungen, im „Sturm und Drang", unterzugehen. Der Adoleszente, das Kind, lässt sich in kein Schema zwängen, weder in der Therapie, noch im täglichen Leben. Und trotzdem, oder gerade deshalb, braucht er/es beschützende Kräfte im Sinne des „Holdings" von Bezugspersonen, die ihm dann zur Verfügung stehen, wenn er die Notwendigkeit der Begegnung fühlt.

Unsere Erfahrung geht in folgende Richtung: Je konsequenter wir versucht haben, einer Vorstellung, im Sinne von Behandlungsplänen/-zielen nach bestimmten Störungskonzepten zu folgen, umso eher sind wir an Grenzen in der Beziehung zum Klienten gestoßen. Je mehr es uns gelungen ist, uns dem oben erwähnten „Dunkel des gelebten Augenblicks" anzuvertrauen, uns den Aufträgen und Einflüsterungen von Familienangehörigen und von mit Erziehungsaufträgen belasteten Institutionen zu entziehen, uns von Augenblick zu Augenblick führen zu lassen, umso eher boten wir unseren Klienten ein „Zu-zweit-sein" bei der Betrachtung und dem Erleben seiner konfliktgeladenen Lebensgeschichte an. Umso eher war das möglich, was ein Beobachter als Veränderung beschreiben könnte.

Von Interesse ist die unbekannte Geschichte, die Erzählung, die so schwer unmittelbar durch Bilder beschreibbar ist, die nicht erfragbar ist, die sich aber im „planlosen Spiel" darstellen kann, wenn die Bedeutung sich zu entfalten vermag. Wichtig ist die Erzählung, die innerhalb der therapeutischen Beziehung „lokale" Mikrogeschichten entstehen lässt, in denen sich das emotionale Zusammenspiel zwischen Therapeut und Klient spiegeln kann.

In der Therapie wird das heranwachsende Kind, der Jugendliche „geschichtsfähig", aber nicht nur dadurch, dass er sich eine Geschichte schafft, indem er Vergangenes symbolisiert, sondern auch dadurch, dass die Gegenwärtigkeit, die im Idealfall Therapeut und Klient einander in einer bedeutsamen Beziehung zu bieten lernen, auch Erwartungen, Wünsche, Phantasien und Hoffnungen erzeugt, die die Zukunft beeinflussen werden (siehe dazu auch Behr, 1996).

Wir gehen davon aus, dass Kinder oder Jugendliche in einer Phase hoher Instabilität leben – in Entwicklung sind – und es daher sinnvoll ist anzunehmen, dass minimale Anregungen in einer therapeutischen Beziehung oftmals weitreichende Folgen haben können, sodass es angebracht ist, wie oben erwähnt, auf ein „Machen-wollen" gänzlich zu verzichten. Das Kind mit seinem einzigartigen Lösungspotential in seiner je einzigartigen Individuallage entscheidet – bewusst oder/und unbewusst – welche Anregungen/Eindrücke es für eine mögliche Lösung, für ein stimmigeres (Selbstwert)Gefühl passend findet.

Jedes Spiel ist Konstruktion einer gelebten (gemeinsamen) Wirklichkeit. Es ist gespieltes (Er)Leben. Spiel in der Kindertherapie ist ein „Tun – als – ob", ein Wechsel der Realitätsrahmen, der es erforderlich macht, Spielregeln neu zu erfinden, zu revidieren, anzupassen, um etwas Gemeinsames zu ermöglichen. Eine Realitätsveränderung im Spiel schafft für das Kind die Möglichkeit, sich vom Sozialisationsdruck zu entlasten und die Umwelt kann den bestehenden kindlichen Bedürfnissen angepasst werden. Das Kind kann sich als aktiver, mächtiger Schöpfer von Realität fühlen, kann Veränderungen höchstpersönlich herbeiführen. Durch die Identifikation mit unterschiedlichsten Rollen und damit auch mit verschiedensten Fähigkeiten kann das Kind ein differenzierteres „Personverständnis" – Verständnis für sich selbst – erhalten, und es verinnerlicht damit auch ein Verständnis für Motive und Ziele anderer Personen. Einfühlsamkeit, empathisches Verständnis für Verhaltensweisen und Gedanken anderer zu erwerben, hilft bei der Bewältigung und Gestaltung der eigenen Beziehungskonstellationen und hilft auch dem Verständnis für sich selbst. Im handelnden Spiel ist das Bedürfnis der Kinder zu konkretisieren und auch zu differenzieren leichter möglich als im nur Sprechen. Es ist daher nötig, sich die kindliche Kreativität in allen Sinnesmodalitäten zugänglich zu machen, um bestimmte Stimmungslagen verstehen zu können. Sprache ist nur ein kleiner Teil kindlicher Realität. Kinder können sich durch Berührungen, optische und akustische Signale oft viel differenzierter ausdrücken, wie sie sich fühlen, wenn Therapeuten bereit sind, sich auf diese Form der (Meta)Kommunikation einzulassen.

Die Arbeit mit Metaphern und Ritualen ist gerade in Kindertherapien vorrangig einzusetzen, da Veränderungen bei Kindern vorwiegend nicht auf der rational-kognitiven Ebene ablaufen, sondern über die Wahrnehmung von Symbolhandlungen im Spiel. Wenn das Kind die Fähigkeit zur Symbolisation erlangt hat, konstruiert es eigene Rituale, Mythen und Metaphern im Spiel. Diese Form der therapeutischen Auseinandersetzung ist zu bevorzugen und auch im Vergleich mit direkten Handlungsaufforderungen deutlich hilfreicher und kindbezogener.

3.2. Resümee und Ausblick

Im Wesentlichen soll in einer Therapie mit Kindern und Jugendlichen es möglich gemacht werden, dass sich die Klienten als aktive Gestalter ihrer Wahrnehmung und somit ihrer Lebenswelt erleben, die durch eine Gefühlsoffenheit gekennzeichnet ist, in der neue Erfahrungen angstfrei gemacht werden können, und alte Bedeutungsgebungen revidierbar sind. Nicht das Verhalten, sondern das Erleben steht im Mittelpunkt.

Die Grundannahme Personzentrierter Kinder- und Jugendlichenpsychotherapie besteht nach unserem Verständnis daher darin, dass sich Kinder und Jugendliche lebensgeschichtlich in einem Möglichkeitsraum aufhalten, der durch die Handlungen der relevanten Bezugspersonen bestimmt wird.

Die individuelle Entwicklung (Selbstkonzepte, Identität, Kompetenzen) ebenso wie die Entstehung und Aufrechterhaltung von seelischen Krankheiten finden innerhalb sozialer Interaktionsprozesse und gegenüber relevanten Bezugspersonen statt. Nicht das Symptom, sondern die Person steht im Mittelpunkt. Hervorzuheben ist sowohl die Autonomie des Einzelnen, wie auch seine Umweltabhängigkeit. Die theoretische Annahme, die die Unmöglichkeit von instruktiven Interventionen betont, ist Voraussetzung für individuelle Identitätsentwicklung und je individuelles Identitätserleben in bedeutsamen Beziehungsgefügen.

Personzentrierte Psychotherapie mit Kindern und Jugendlichen wendet sich also nicht nur an den (identifizierten) Klienten, sondern bezieht/ bindet Familienmitglieder/ bedeutsame Bezugspersonen als Personen mit besonderen Ressourcen mit ein. Sei es in einem Mehrpersonensetting oder auch in der Einzeltherapie; die abwesenden Personen werden im Spiel gefühlsmäßig und gedanklich imaginiert, was eine besondere und förderliche Nähe zu dem für das Kind typischen magisch-animistischen Denken, aufweist. Weiters bietet Personzentrierte Psychotherapie mit Kindern und Jugendlichen durch die personzentrierte Grundhaltung der Therapeuten einen für das Kind optimal entängstigenden Rahmen an. Empathie ermöglicht Veränderung. Und schließlich bietet Personzentrierte Psychotherapie mit ihrer Zukunftsorientierung auch eine große Entsprechung zum Lebensalter von Kindern und Jugendlichen. Sie sind „in Entwicklung" und dürfen nicht auf ein Verhalten festgelegt werden, nur weil wir gewohnt sind, Kausalität als Prinzip und als Instrument zu sehen, das ein Beobachter benutzen kann, um dem, was er sieht, eine Bedeutung zu geben.

Literatur

Allen FH (1934) Therapeutic work with children. American Journal of Orthopsychiatry 4: 93–202
Allen FH (1942) Psychotherapy with children. New York, Norton
Axline V [1947] (1974) Kinder-Spieltherapie im nondirektiven Verfahren. München, Kindler
Axline V [1964] (1971) Dibs – die wunderbare Entfaltung eines menschlichen Wesens. München, Knaur
Barrett-Lennard GT (1998) Carl Rogers' helping system. Journey and substance. London, Sage
Behr M (1996) Therapie als Erleben der Beziehung. In: Boeck-Singelmann C, Ehlers B, Hensel T, Kemper F und Monden-Engelhardt C (Hg), Personzentrierte Psychotherapie mit Kindern und Jugendlichen. Band I. Göttingen, Hogrefe, 41–68
Biermann-Ratjen E-M (1996) Entwicklungspsychologie und Störungslehre. In: Boeck-Singelmann C, Ehlers B, Hensel T, Kemper F und Monden-Engelhardt C (Hg), Personzentrierte Psychotherapie mit Kindern und Jugendlichen. Band I. Göttingen, Hogrefe, 9–28
Boeck-Singelmann C, Ehlers B, Hensel T, Kemper F und Monden-Engelhardt C (Hg) (1996) Personzentrierte Psychotherapie mit Kindern und Jugendlichen. Band I: Grundlagen und Konzepte. Göttingen, Hogrefe
Boeck-Singelmann C, Ehlers B, Hensel T, Kemper F und Monden-Engelhardt C (Hg) (1997) Personzentrierte Psychotherapie mit Kindern und Jugendlichen. Band II: Anwendung und Praxis. Göttingen, Hogrefe
Dorfman E [1951] (1983) Spieltherapie. In: Rogers CR, Die klientbezogene Gesprächspsychotherapie. Frankfurt/M., Fischer, 219–234
Ellinwood C (1959) Some observations from the work with parents in a child therapy program. Counseling Center Discussion Papers, 5, 18, University of Chicago Library
Ellinwood C (1989) The young child in person-centered familiy therapy. Person-Centered Review 4: 256–262
Fehringer C (1991) Die Aktualisierungstendenz und die formative Tendenz im Konzept des PCA. In: Frenzel P (Hg), Selbsterfahrung als Selbstfindung. Regensburg, Roderer, 59–99
Fehringer C (1993) Selbst-Heilung als kontextuelle Selbst-Erweiterung in einer bedeutsamen Beziehung. APG-Kontakte 10, 2: 5–11
Frenzel P (1991) Selbsterfahrung als Selbstfindung. Regensburg, Roderer

Frenzel P (1992) Das Rad neu erfinden. In: Frenzel P, Schmid PF und Winkler M (Hg), Handbuch der personzentrierten Psychotherapie. Köln, Edition Humanistische Psychologie, 207–240

Guerney BG (1964) Filial therapy: description and rationale. Journal of Consulting Psychology 28: 304–310

Goetze H und Jaede W (1974) Die nicht-direktive Spieltherapie. Eine wirksame Methode zur Behandlung kindlicher Verhaltensstörungen. München, Kindler

Jaede W (1996) Der entwicklungsökologische Ansatz in der personzentrierten Kinder- und Jugendpsychotherapie. In: Boeck-Singelmann C, Ehlers B, Hensel T, Kemper F und Monden-Engelhardt C (Hg), Personzentrierte Psychotherapie mit Kindern und Jugendlichen. Band I. Göttingen, Hogrefe, 69–96

Hockel CM (1996) Virtuelle Realität – das Spielerleben als Entwicklungsraum. In: Boeck-Singelmann C, Ehlers B, Hensel T, Kemper F und Monden-Engelhardt C (Hg), Personzentrierte Psychotherapie mit Kindern und Jugendlichen. Band I. Göttingen, Hogrefe, 155–179

Moustakas CE (1953) Children in play therapy. New York, McGraw-Hill

Moustakas CE (1959) Psychotherapy with children: the living relationship. New York, Harper & Row

Pfeiffer WM (1990) Otto Rank und die klientenzentrierte Psychotherapie. In: Behr M, Esser U, Petermann F und Pfeiffer WM (Hg), Jahrbuch für personenzentrierte Psychologie und Psychotherapie. Bd. 2. Salzburg, Otto Müller, 8–21

Rogers CR (1931) A test of personality adjustment. New York, Association Press

Rogers CR (1939) The clinical treatment of the problem child. Boston, Houghton Mifflin

Rogers CR [1942] (1972) Die nicht-direktive Beratung. München, Kindler

Rogers CR [1959] (1987) Eine Theorie der Psychotherapie, der Persönlichkeit und der zwischenmenschlichen Beziehungen. Entwickelt im Rahmen des klientenzentrierten Ansatzes. Köln, GwG

Rogers CR [1961] (1973) Entwicklung der Persönlichkeit. Psychotherapie aus der Sicht eines Therapeuten. Stuttgart, Klett-Cotta

Rogers CR (1980) Brauchen wir „eine" Wirklichkeit? In: Rogers CR und Rosenberg RL, Die Person als Mittelpunkt der Wirklichkeit. Stuttgart, Klett-Cotta, 175–184

Schmidtchen S (1973) Effekte von klientenzentrierter Spieltherapie. Zeitschrift für Klinische Psychologie 1: 49–63

Schmidtchen S (1974) Klientenzentrierte Spieltherapie. Weinheim, Beltz

Schmidtchen S (1976) Untersuchungen zur Analyse des Klienten- und Therapeutenverhaltens in der klientenzentrierten Spieltherapie. In: Jankowsky P, Tscheulin D, Fietkau H-J und Mann F (Hg), Klientenzentrierte Psychotherapie heute. Göttingen, Hogrefe, 351–359

Schmidtchen S (1978a) Handeln in der Kinderpsychotherapie. Stuttgart, Kohlhammer

Schmidtchen S (1978b) Klientenzentrierte Spieltherapie. Weinheim, Beltz

Schmidtchen S (1983) Klientenzentrierte Familientherapie. In: Schneider K (Hg), Familientherapie in der Sicht psychotherapeutischer Schulen. Paderborn, Junfermann, 134–157

Schmidtchen S (1989a) Kinderpsychotherapie. Stuttgart, Kohlhammer
Schmidtchen S (1989b) Personzentrierte Kinderpsychotherapie. In: Behr M, Petermann F, Pfeiffer W und Seewald C (Hg), Jahrbuch für personzentrierte Psychologie und Psychotherapie. Band I. Salzburg, Otto Müller, 182–205
Schmidtchen S (1991) Klientenzentrierte Spiel- und Familientherapie. Weinheim, Beltz
Schmidtchen S, Wörmann D und Hobrücker B (1978) Verlaufsanalyse des Spielverhaltens in der Kinderpsychotherapie. Praxis der Kinderpsychologie und Kinderpsychiatrie 4: 117–125
Schmidtchen S und Engbarth A (1986) Welche Therapeuten- und Klientenvariablen bestimmen den Erfolg einer Spieltherapie? Psychologie, Erziehung und Unterricht 33: 185–195
Slunecko T (1994) Plädoyer für einen Grundlagendiskurs in der Psychotherapieforschung. Psychotherapie Forum 2, 3: 128–136
Stipsits R (1999) Gegenlicht. Studien zum Werk von Carl R. Rogers (1902–1987). Wien, Wiener Universitätsverlag
Taft J (1933) The dynamics of therapy in a controlled relationship. New York, Macmillan
Zielke M (1983) Eine Bedingungsanalyse zur Entwicklung der Gesprächspsychotherapie und Überlegungen zur Prognose. In: Tscheulin D (Hg), Beziehung und Technik in der klientenzentrierten Psychotherapie. Weinheim, Beltz, 140–150

Klientenzentrierte Krisenintervention in der Psychotherapie

Sylvia Keil

Dieser Artikel befasst sich mit der spezifischen Problematik von Krisen innerhalb der Psychotherapie und den Möglichkeiten der Behandlung im Rahmen des Klientenzentrierten Konzepts. Zunächst wird die Übertragbarkeit des Therapiemodells auf die Krisensituation diskutiert. Anschließend soll an Hand eines 6-Dimensionenmodells aufgezeigt werden, wie die Aspekte „Krisenauslöser", „subjektives Krisenerleben", „Beziehungsebenen", „Zeitfaktor", „Krisenstadium" und „Intensität und Eskalation" in einer klientenzentrierten Krisenintervention berücksichtigt werden. Dementsprechende klientenzentrierte Vorgangsweisen werden exemplarisch skizziert.

1. Krisen im Rahmen von Psychotherapie

Der Krisenforschung ist es zu verdanken, dass der psychische Ausnahmezustand während und nach einem belastenden Lebensereignis als Teil einer „normalen" Erscheinung im menschlichen Dasein verstanden wird. Die Krisenreaktion wird als nachvollziehbarer vorübergehender Verlust des psychischen Gleichgewichts betrachtet, der kurzfristig je nach Situation psychologischer, sozialer, juristischer, medizinischer und materieller Hilfe bedarf. Daraus hat sich ein Behandlungsmodell entwickelt, das mit dem Begriff Krisenintervention zusammengefasst wird. Es beinhaltet entlastende und beratende Gespräche, interdisziplinäre Zusammenarbeit und Aufbau eines sozialen Netzwerkes vorzugsweise im privaten Umfeld der Klienten. Die Krisenintervention folgt dem Prinzip der raschen Hilfe zur Selbsthilfe und sie endet, wenn der Klient Ansatzpunkte für die Neuorganisation seines Weiterlebens entwickelt. Krisenintervention wird also in einen Beratungskontext gestellt und von Psychotherapie im engeren Sinn unterschieden. Krisenintervention hilft *bis dato gesunden* Personen neue Bewältigungsmechanismen zu entwickeln und hat damit einen unschätzbaren Wert im Gesundheitssystem. Die Dauer einer Krisenintervention wird mit 8–10 Sitzungen innerhalb eines Zeitraums von bis zu 3 Monaten angegeben (vgl. Sonneck, 1997).

Etwas im Hintergrund der fachlichen Reflexion steht die Bedeutung der Krisenintervention bei deklariert kranken oder schwer traumatisierten Personen. Das sind Personen, die sich bereits in Psychotherapie befinden oder meist aus Anlass einer Veränderungs- oder traumatischen Krise, häufig auch auf Grund einer chronifizierten Krise eine psychotherapeutische Praxis aufsuchen. In der Regel genügt in diesen Fällen jedoch das psychotherapeutische Behandlungsangebot. Von Krisen in der Therapie sprechen wir erst bei akuten psychischen Ausnahmezuständen mit bedrohlichem Charakter. Sie bedürfen rasch einer Änderung/ Entscheidung und werden von Klient und Therapeut deutlich als vom „normalen" psychotherapeutischen Prozess unterschiedlich wahrgenommen. Mehr oder weniger hoch eskalierte Krisen sind trotzdem wesentlicher Bestandteil jeder Psychotherapie und fordern besonderes therapeutisches Geschick und Belastbarkeit. Persönliche Veränderung braucht gewissermaßen die Intensität der Krise. Gutberlet (1985) bezeichnet die Entwicklungsschritte im Verlauf einer Klientenzentrierten Psychotherapie als Aneinanderreihung von „Mini-Krisen". Krisen innerhalb von Psychotherapie ist gemeinsam, dass die Krisenintervention im Rahmen einer vorhandenen Beziehung reflektiert werden muss, und zwar in ihrer Bedeutung für und in ihrer Auswirkung auf die Beziehung und die gemeinsame inhaltliche Arbeit. Die jeweilige Krise geschieht immer vor dem Hintergrund der Gesamtpersönlichkeit des Klienten. Traumatische Ereignisse im Leben des Klienten, z.B. die Geburt eines behinderten Kindes während einer laufenden Psychotherapie, lösen außerdem wegen der besonderen Nähe der Beziehung auch beim Psychotherapeuten eine starke Betroffenheit aus, die im Prozess kontrolliert werden muss.

2. Die Bedeutung des Klientenzentrierten Ansatzes für die Krisenintervention

Klientenzentrierte Krisenintervention basiert auf dem Klientenzentrierten Konzept. Dieses Therapiemodell liefert eine genaue Beschreibung dafür, welche Qualität eine Beziehung haben muss, damit persönliche Veränderung passiert. Problemlösung oder Linderung von psychischem Leid erfolgt durch Persönlichkeitsveränderung im Rahmen des beschriebenen Beziehungsklimas, das festlegt, wie mit Erfahrungen umgegangen werden soll. Die Therapietheorie gibt jedoch keine konkreten Verhaltensweisen vor. Sie beschreibt auf der Abstraktionsebene (vgl. Höger, 1989), in der sie verfasst ist, keine konkreten Abwehrformen, kein störungsspezifisches Wissen, keine typischen entwicklungspsychologisch erforschbaren konkreten Bedürfnisse oder Gefühlsstadien – Wissen also, das für die Ausübung von Psychotherapie und Krisenintervention notwendig ist. Der Klientenzentrierte Ansatz beschreibt jedoch eine spezifische Form, mit sich und anderen in Beziehung zu sein, eine Seinsweise („a way of being *with*" (Rogers, 1980/1991, 187), die Persönlichkeitsentwicklung fördert. Therapeutische Interventionen werden aus dieser Haltung entwickelt und daran gemessen, ob sie geeignet sind, die geforderte Atmosphäre herzustellen.

Das gilt besonders für klientenzentrierte Krisenintervention, wenn die üblichen Techniken versagen. Die Fähigkeit Klientenzentrierter Therapeuten, rasch eine echte wertschätzende Beziehung zu Klienten herzustellen ist gerade auch in Krisenfällen von Vorteil. Das Know-how Klientenzentrierter Psychotherapeuten, ihre Interventionen unter dem Fokus von Empathie, Wertschätzung und Kongruenz zu kreieren und zu überprüfen, prädestiniert sie geradezu als Helfer in Krisensituationen. Empathie in der Krisenintervention erfordert jedoch Kenntnis und Vertrautheit mit typischen krisenspezifischen Erlebensweisen und Notwendigkeiten, die unter Punkt 3 beschrieben werden. Das ständige Bemühen um Kongruenz, das einen differenzierten Umgang mit eigenem Erleben im Kontakt mit dem jeweiligen Klienten voraussetzt, erleichtert in der Krisenintervention einerseits den Umgang mit bedrohlichen Gefühlen und andererseits das Aufrechterhalten der persönlichen Grenzen. Vor allem aus dem kongruenten Kontakt zu den eigenen Empfindungen entstehen individuell angepasste Interventionen.

Der hohe Stellenwert dem das Bedürfnis nach „unconditional positive regard" im Klientenzentrierten Konzept zukommt, gibt eine wesentliche Orientierung vor: Demnach müsste eine Krise bewältigt werden, wenn sich der Klient in seinem Erleben angenommen fühlt. Die Kommunikation von Wertschätzung muss daher ebenfalls an die Krisensituation angepasst werden. So können Halt–Geben, Verantwortung übernehmen, Erlaubnis geben, Ansprechen von Suizidtendenzen in der Krise als konkrete Ausformungen von Wertschätzung erlebt werden, während sie im sonstigen psychotherapeutischen Prozess als entmündigend oder störend erlebt würden.

Im Zustand der Bedrohung erlebt sich die Person tendenziell als wertlos. Die Bedürfnisse nach Selbst-Erhaltung einerseits und Selbst-Entwicklung andererseits geraten in massiven Widerspruch. Das Individuum befindet sich in einem Zustand, den man mit dem eines Autolenkers vergleichen kann, der angesichts einer bedrohlichen Situation Gas und Bremse gleichzeitig oder chaotisch bedient. Veränderungskrisen können m.E. dahingehend verstanden werden, dass ein für das (Über-)Leben wichtiges Erleben zum Bewusstsein drängt, aber nicht ins Selbstkonzept integriert werden kann. Schon das Erleben des Scheiterns, das regelmäßig mit Veränderungskrisen einhergeht, ist häufig verbunden mit der Bedrohung, nicht akzeptiert zu sein. Und doch „soll" die massive Belastungsreaktion die Person offenbar mobilisieren, wichtiges Erleben zuzulassen.

Sämtliche klientenzentrierte Autoren, die sich mit dem Thema befassen, verstehen die Krise als Inkongruenz. Biermann-Ratjen et al. (1995) nehmen die Krisenreaktion sogar als Ausgangspunkt für eine klientenzentrierte Ätiologie der Neurosen und frühen Störungen. Sie bezeichnen die akute Belastungsreaktion (traumatische Krise) als Prototyp für das Erleben von Inkongruenz. Die Symptome der posttraumatischen Krisenreaktion führen sie als Beispiel für den *stagnierenden* Integrationsprozess von Erfahrungen ins Selbstkonzept an. Neurotiker können nicht nur ihre Erfahrungen nicht symbolisieren, sondern sie können in erster Linie nicht die *Erfahrungen der Symptome* der Belastungsreaktion mit ihrem Selbstbild vereinen. Wenn ein Kind in seinen Erfahrungen nicht von wichtigen anderen akzeptiert und verstanden wird, reagiert es mit einem Alarmzustand, in dem die typischen Panikreaktionen wie flüchten, angreifen, totstellen und täuschen auftreten. Die Symptome der klassischen Neurosen wie Depression (totstellen), Angstneurose (flüchten), Zwang (angreifen) und Hysterie (täuschen) entwickeln sich entlang dieser „ethologischen" Panikreaktionen.

Gutberlet (1985) stellt sich Erfahrung und Selbstkonzept in einem erbitterten „Clinch" vor, während der Klient die heftigen Symptome der Krisenreaktion spürt. Abhängig von der Intensität dieses intrapsychischen Kampfes kann es zu einer Desorganisation des Selbstkonzepts kommen, die im Ausbruch einer Psychose sichtbar wird. Es kommt sozusagen ein „Notfalls-Selbst" ans Ruder, das immer noch im Dienst der Erhaltung des Organismus die nicht integrierbaren Erfahrungen zu bewältigen versucht. Die Ausbildung psychotischer Symptome, z.B. Wahnideen oder Halluzinationen, kann zunächst entlastende Funktion haben. Gutberlet führt aber noch zwei andere mögliche Ausgänge des internen Konflikts an: Das Selbstkonzept behält die Oberhand, die Erfahrung kann dem Bewusstsein ferngehalten werden. Oder aber: Es gelingt, die Erfahrung zu symbolisieren und ins Selbstkonzept zu integrieren. Die Krisenreaktion selbst muss daher vor der Hintergrundfolie der Aktualisierungstendenz als die *aktuell mögliche Bewältigungsmöglichkeit* des Organismus verstanden werden.

Sämtliche Vorgehensweisen, welche von den Lehrbüchern über Krisenintervention empfohlen werden, sind in hohem Maß mit dem Klientenzentrierten Konzept kompatibel. Sie betonen die Wichtigkeit des „Beziehung-Herstellens" und die „Hilfe bei der Neuorientierung", d.h. bei der Entwicklung neuer Bewältigungsmechanismen, also Persönlichkeitsveränderungen in Richtung besserer Anpassung. Zusätzlich hat die Erfahrung in der Krisenintervention gezeigt, dass ein interdisziplinäres (funktionales) Helferteam und nach Möglichkeit der Aufbau eines unterstützenden privaten sozialen Netzes hilfreich ist. Auch das entspricht dem Klientenzentrierten Konzept, da es ein Ausdruck der Anerkennung der meist vielschichtigen Bedürfnislagen von Klienten in Krisensituationen ist.

Entscheidend ist aus unserer Sicht natürlich, wie die Bemühungen der einzelnen Helfer beim Klienten ankommen und ob die Qualität der Beziehungen im Hilfssystem dem Anspruch der „notwendigen und hinreichenden Bedingungen" entspricht. An einem Beispiel soll verdeutlicht werden, wie leicht es hier zu Missverständnissen kommen kann. Speierer (1997) berichtet, dass Klienten häufig nach der akuten Phase der Krise weitere Gespräche zur Bewältigung ablehnen, weil – so interpretiert er – die gesunde Aktualisierung wieder in Gang gekommen sei. Orientiert an der Qualität eines klientenzentrierten Beziehungsangebots ist es jedoch als viel wahrscheinlicher anzunehmen, dass diese Klienten nicht in der Weise zu verstehen sind, dass sie keine Hilfe brauchen, sondern dass ihre Ablehnung die erste Herausforderung an die Helfer ist, sie genauer zu verstehen. In einem von Speierer (1992) geschilderten Fall[1] entscheidet folgerichtig der *Therapeut* über das Ende der Krisenintervention. *Er* schickt den Klienten weg, der das erste Gespräch als sehr erfolgreich gelobt hat. Der Therapeut nimmt den Beziehungswunsch, der im Lob

---

[1] Er zeigt am Beispiel zweier vollständiger Transkripte einer insgesamt zweistündigen Krisenintervention, wie „auf der Grundlage des mehrdimensionalen ökologischen Krankheitsmodells bei einer depressiven Störung mit Krankheitswert, unter Beibehaltung der medikamentösen Behandlung die Indikation für eine zusätzliche psychotherapeutische Krisenintervention gestellt und dieselbe durchgeführt wird" (Speierer, 1992, 69).

stecken kann, nicht auf, sondern versteht dies als Ausdruck der Besserung, die keiner aktuellen Behandlung mehr bedarf. Rogers war der erste, der dem Klienten die Fähigkeit zutraute, selbst am besten zu wissen, was für ihn gut ist. Allerdings war das immer *innerhalb* einer förderlichen Beziehung gedacht. Der derzeitige Trend zur raschen Hilfe zur Selbsthilfe, der mit dem Begriff Krisenintervention verbunden wird, respektiert zwar scheinbar die Autonomie des Klienten, lässt sie aber, gemessen an der Qualität eines klientenzentrierten Beziehungsangebotes, alleine.

3. Die sechs Dimensionen einer Krise und ihre Bedeutung für eine personzentrierte Krisenintervention

Die traditionelle Technik der Klientenzentrierten Therapie bildet auch bei Klienten in Krisen die Basis der Vorgehensweise. Sie umfasst wertschätzendes und echtes aktives Zuhören, Kommunikation der Empathie unter besonderer Beachtung des inneren Bezugsrahmens des Klienten, Hinlenken seiner Aufmerksamkeit auf seine körperlich spürbaren Empfindungen (Focusing) und Einbringen des kongruenten Erlebens des Therapeuten. Dies ermöglicht es, rasch eine persönliche Beziehung herzustellen, in welcher der Klient sich intensiv mit seinem eigenen Erleben auseinandersetzen kann.

Wenn aber trotz Bemühens – und Therapeutenfehler seien hier ausgenommen – kein Selbstexplorationsprozess beim Klienten zustande kommt, können dafür grundsätzlich 3 Gründe aus der Therapietheorie abgeleitet werden (vgl. dazu auch das einführende Kapitel in diesem Buch):

1. Der Klient stellt aktuell keinen Kontakt mit dem Therapeuten her (Bedingung 1 der Therapietheorie ist nicht erfüllt).
2. Der Klient hat seinen Kontakt zu seinen Gefühlen und seinem Erleben verloren oder ist davon abgeschnitten (Bedingung 2 der Therapietheorie ist nicht optimal erfüllt, da der Klient die Inkongruenz nicht spürt, weil er *sich* nicht spürt).
3. Der Klient nimmt die Empathie und Wertschätzung des Therapeuten nicht als solche wahr (Bedingung 6 ist nicht erfüllt).

Wenn einer oder mehrere dieser Faktoren gegeben sind, verliert die übliche Technik ihre positive Wirkung und man muss heuristisch neue Zugangsmöglichkeiten zum Klienten entdecken und erproben. Krise ist immer das Ergebnis von vielen zusammenwirkenden Faktoren, die in der

Klientenzentrierte Krisenintervention in der Psychotherapie 359

jeweiligen Situation unterschiedlich gewichtet sein können. Die Grafik in Abb. 1 versucht die Komplexität einer Krise, wie sie sich dem Therapeuten zeigt, in sechs verschiedenen Dimensionen einzufangen.

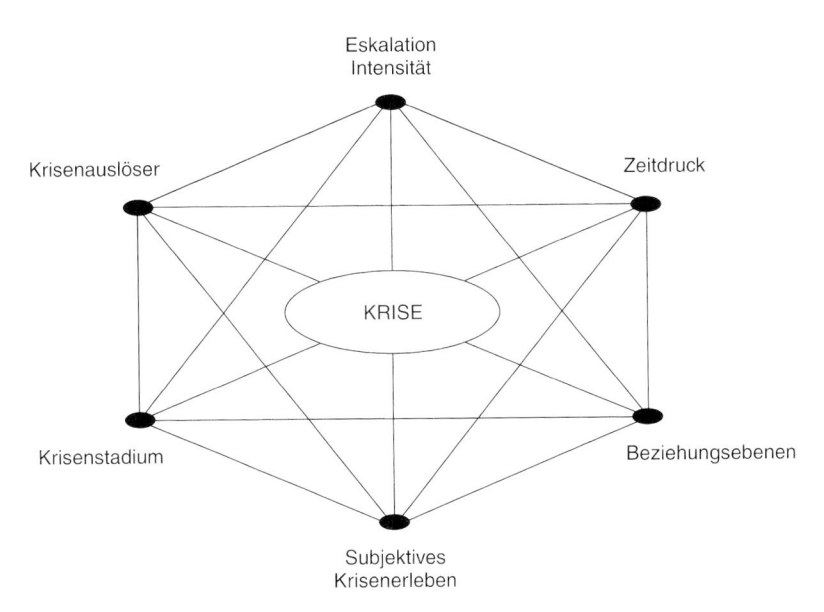

```
            Eskalation
            Intensität
                •
Krisenauslöser         Zeitdruck
    •                      •
          ╱   KRISE   ╲
    •                      •
Krisenstadium         Beziehungsebenen
                •
            Subjektives
            Krisenerleben
```

Abb. 1. Die sechs Dimensionen klientenzentrierter Krisenintervention

Die Verbindungslinien zwischen den einzelnen Dimensionen sollen darauf hinweisen, dass diese sich gegenseitig beeinflussen. Interventionen ergeben sich daher immer aus der Einschätzung und dem Erleben der Gesamtsituation. Ein Beispiel mag dies verdeutlichen:

Eine Klientin, die schon mehrere stationäre Aufenthalte wegen paranoider Psychose hinter sich hat, seit 6 Jahren in Therapie ist und während dieser Zeit schon mehrere psychotische Krisen ambulant gemeistert hat, ruft am Wochenende an und erzählt der Therapeutin: „Ich bin jetzt draufgekommen, woran es liegt: Ich bin nie geliebt worden und deshalb hab ich kein Vertrauen – zu niemandem." Therapeutin: „Auch zu mir nicht?" Klientin ängstlicher: „Ja, ich muss gestehen auch zu dir nicht! Ich habe nie Vertrauen zu dir gehabt, wahrscheinlich deswegen, weil du eine Frau bist, mit Frauen kann ich einfach nicht...". Der Therapeutin fällt die aufgeregte, sich überschlagende Stimme der Klientin auf und sie fragt besorgt: „Hast du Angst, psychotisch zu werden?". Die

Klientin beruhigt sich schlagartig und erzählt, dass sie schon daran gedacht hat, ihre Medikamente für diesen Fall zu nehmen. Die Therapeutin unterstützt sie in diesem Plan. Die Klientin bedankt sich daraufhin und beendet rasch das Gespräch.

Diese kleine Sequenz zeigt wie Zeitfaktor (Telefon, Wochenende), hohe Eskalation (Erregung), Beziehung (Suche nach Halt), subjektives Erleben (die Klientin ist vom Erleben der Belastungsreaktion überfordert), Krisenstadium (präpsychotische Symptome) und schließlich auch der Lebenskontext (Medikamente nehmen, während der Krisenauslöser noch unklar bleibt) zusammenspielen. Die Dimensionen überlappen sich und werden im Folgenden nur zum Zweck der theoretischen Abhandlung gesondert erläutert.

3.1. Intensität und Eskalation

Binder und Binder (1981) haben beschrieben, dass Intensität sowohl eine durchgängige Qualität entwicklungsbestimmender Erlebnisse darstellen kann, wie auch orientierungslose Überhöhungen von Intensität Lebensmöglichkeiten dramatisch beeinträchtigen können. In Krisensituationen sind alle Formen denkbar, sowohl eine Intensität des Erlebens, die schließlich zum Motor einer positiven Veränderung werden kann, wie auch eine solche, die weiter zur Eskalation der Krise beiträgt. Intensitätserlebnisse führen nach Binder und Binder dann zu positiven Veränderungen, wenn sie mit aktiver Kompetenz–Erfahrung und persönlich bedeutsamen neuen Beziehungserfahrungen verbunden sind. Darin ist auch die Chance einer positiven Krisenbewältigung für Klient und Therapeut zu sehen.

Aus kommunikationstheoretischer Sicht wird unterschieden zwischen symmetrischen und komplementären Eskalationen (vgl. Watzlawick et al., 1969). Die beiden Formen gelten sowohl für interpersonelle wie auch für *intra*personelle Kommunikation (vgl. S. Keil, 1994). Ein anderes Muster, das in der systemischen Literatur ausführlich beschrieben wird, ist die Eskalation auf Grund der Versuche, ein Problem nach dem Muster von „Mehr-Desselben" zu lösen.

Glasl (1990) differenziert für Konflikte 9 Eskalationsstufen, die unterschiedliche Behandlung durch die Konfliktregler erfordern. Die Konfliktpartner reagieren von Stufe zu Stufe immer starrer und polarisieren sich. Der Konflikt weitet sich aus, Imageverlust droht und blockiert jede gemeinsame Lösung. Drohungen, Ultimaten und begrenzte Vernichtungsschläge folgen bis zur letzten Stufe, bei der die Partner die eigene

Zerstörung riskieren, um den Gegner zu vernichten („gemeinsam in den Abgrund"). Familientragödien mit Mord und nachfolgendem Selbstmord sind Beispiele für diese höchste bzw. tiefste Stufe der Eskalation. Diese Eskalations – Spirale beschreibt Glasl zwar für interpersonelle Konflikte, sie ist jedoch grundsätzlich auch auf intrapsychische Konflikte übertragbar.

Im Klientenzentrierten Ansatz kennen wir die sieben Stufen der Prozessskala, die den inneren Bezugsrahmen beschreiben, in dem Erleben stattfindet. Rogers weist darauf hin, dass Klienten während einer Sitzung bzw. situationsabhängig auf der Stufenskala hin- und herpendeln können. Eskalation lässt sich in der Sprache der klientenzentrierten Theorie zumindest in Ansätzen mit dem Prozessmodell erklären. Eskalation ist demnach eine Entwicklung in Richtung Kontaktlosigkeit und Rigidität. In Anlehnung an Glasl möchte ich daher die folgenden Eskalationsstufen der Inkongruenz unterscheiden:

Stufe 1: Der Klient lehnt ein Erleben von sich heftig ab, hat aber noch Zugang dazu. Selbstexploration scheint dennoch auf Grund der Eskalation kaum möglich. Härte zu sich selbst, massive Selbstabwertung oder Verzweiflung über sich stehen im Vordergrund. Suizidabsichten sind spürbar oder werden geäußert. Der Zustand dauert nur kurz an. Symptome dabei sind: Spannung, Aufregung, Nervosität, Orientierungslosigkeit, Gefühle der Leere, Autoaggressivität.

Stufe 2: Der Klient wirkt von seinem Erleben völlig abgeschnitten; Erregung, Aggressivität, Depressivität, inadäquates Verhalten nehmen zu; das strukturgebundene Erleben eskaliert symmetrisch oder komplementär. Der Zustand dauert über mehrere Sitzungen hinweg an. Vegetative Beschwerden nehmen zu. Das Verhalten wird jedoch nur in der Sitzung deutlich gezeigt und wirkt sich im alltäglichen Leben noch wenig destruktiv aus.

Stufe 3: Die Symptome von Stufe 2 nehmen an Intensität zu und weiten sich auf die Gestaltung des Alltags aus: Arbeitsfähigkeit, Schlafen und/oder Essen sind beeinträchtigt. Die Störung ist vor dem aufmerksamen sozialen Umfeld nicht mehr zu verbergen. Anzeichen für eine präpsychotische Krise nehmen zu. Dies ist das Vollbild der Krise.

Stufe 4: Der intrapsychische Konflikt überspringt die Grenze, an der Selbstkontrolle noch möglich ist: Ausbruch einer Psychose und/oder Fremd- und Selbstgefährdung. Der Notfall ist eingetreten.

Im Fall hoher Eskalation steht man zunächst vor der Schwierigkeit, überhaupt Kontakt zum Klienten herzustellen. Das ansonsten übliche Durcharbeiten von Problemen bringt im beschriebenen Zustand nichts. Im Zustand der Eskalation ist die Beziehung zu sich selbst lieblos, eine Problembearbeitung würde, selbst wenn sie der Klient heftig fordert (z.B. „Ich muß endlich entscheiden, ob ich kündigen soll!"), die Selbstverletzung fortsetzen, und das noch dazu mit therapeutischer Hilfe. Alle Techniken zur Deeskalation, die dem Klienten helfen, wieder in einen Austauschprozess mit seinem Erleben zu kommen, sind hier hilfreich. Hier soll auf zwei besonders wirksame Methoden hingewiesen werden, die aus dem Klientenzentrierten Ansatz entwickelt wurden bzw. werden können.

Proutys Konzept der Prätherapie (Prouty, 1994; Prouty et al., 1998; vgl. auch Proutys Beitrag in diesem Buch) ist auch für Klienten in akuten Krisen anwendbar. Prouty unterteilt die Beziehungsfähigkeit in den Kontakt zur Welt (reality contact), den Kontakt mit sich (affective contact) und mit anderen (communicative contact). Um auf all diesen Ebenen den unterbrochenen Kontakt wieder herzustellen, benützt er fünf sogenannte Kontaktreflexionen:

- Das Ansprechen der Situation: z.B. „Sie sitzen jetzt hier bei mir" („reality contact")
- Das Ansprechen des Gesichtsausdrucks: z.B. „Sie schauen böse" („affective contact")
- Wort-für-Wort-Wiederholungen: Wiederholen von Worten, auch von Wortsalaten und Neologismen („communicative contact")
- Wiedergeben der Körperhaltung durch Nachahmen oder Beschreiben
- Wiederaufgreifen eines schon stattgefundenen Kontakts: Die einzelnen Interventionen werden immer wieder wiederholt, auch wenn der Therapeut im Moment keine deutliche Reaktion vom Klienten bekommt.

Eine zweite Methode ist es, sich selbst als direkt betroffenen Beziehungspartner zur Verfügung zu stellen. Damit reagiert man kongruent zur Beziehungssituation, die in der Krise ja eher einer privat-zwischenmenschlichen Beziehung als einer therapeutischen entspricht. Dabei ist daran zu denken, dass Rogers' Theorie der zwischenmenschlichen Beziehung beschreibt, wie die Kongruenz des einen Partners auch beim anderen ein Kongruent-Werden bewirkt.

Da der Klient in massiven Beziehungsschwierigkeiten mit sich selbst ist, hat die therapeutische Beziehung die Aufgabe, den Klienten in die Realität zurück zu holen. Die Aufmerksamkeit des Therapeuten richtet sich daher auf das eigene Erleben, die Kommunikation der Kongruenz bekommt Vorrang. Empathie und Wertschätzung treten als Kontrollbedingungen in den Hintergrund. Der Therapeut reagiert weniger auf die verbalen Äußerungen des Klienten, sondern viel mehr als sonst auf den Gesamtzustand der Person, und er versucht zu spüren, welches Verhalten der Klient braucht, um wieder Kontakt zu sich zu bekommen bzw. um die Eskalation zu stoppen. Dabei muss die Intensität der therapeutischen Intervention der Intensität des Erlebens und Verhaltens des Klienten angepasst sein. Wenn etwa Selbstdestruktivität nur unterschwellig geäußert wird, kann es hilfreich sein, die eigene Betroffenheit in dramatischer Form zur Verfügung zu stellen. Die Schwierigkeit ist die, dass man sich hier wie ein realer Beziehungspartner auf die existenzielle Situation einlassen muss, ohne dabei den therapeutischen Charakter der Beziehung aus dem Auge zu verlieren. Hier gilt verstärkt: „Das Maß, inwiefern die Beziehung auch persönlich ist, bestimmt den Erfolg der Therapie." (Swildens, 1991, 55). Sinnvoll ist es, dabei das folgende Splitting vorzunehmen: „Ich (als private Person) empfinde...." vs. „Ich als Therapeutin meine, denke....", und auf diese Weise dem erwachsenen Anteil des Klienten den nötigen Respekt entgegenzubringen und ihm die Sicherheit zu vermitteln, dass die Beziehung nicht in eine private abgleitet.

Während dieses „In-die-Beziehung-hierher-Holens" gilt es besonders wachsam zu sein. Klienten „passiert" es, dass sie in dieser Konfrontation leicht überhörbare Bemerkungen machen, bei denen aber ein stärkere gefühlsmäßige Beteiligung spürbar ist. Diese kleinen Regungen sind angesichts der eskalierten Situation wie ein Beziehungsgeschenk zu verstehen. Ein Beispiel mag das verdeutlichen:

Ein Klient mit einer Borderline–Persönlichkeitsstörung beginnt die Sitzung mit einem heftigen Wutausbruch. Der Fortschritt der Therapie, sein Bemühen seien umsonst gewesen. Alle lehnen ihn ab, jede Tür würde ihm zugeschlagen. So hat das Leben keinen Sinn. Er droht ziemlich konkret mit Selbstmord. Besorgtes Nachfragen, was denn passiert sei, und Verbalisierungen seiner Wut und Enttäuschung bringen ihn nur noch mehr in Raserei und sein Zorn richtet sich ungefiltert gegen die Therapeutin. Diese beschließt endlich ihr Gefühl der Empörung ernst zu nehmen. Mit ähnlicher Intensität brüllt sie den Klienten an: „Jetzt schlägst du die Tür zu mir zu!" Eine heftige lautstarke Auseinandersetzung kommt in Gang. Plötzlich sagt der Klient mit veränderterter ernster Stimme: „Du machst es völlig falsch!" Die Therapeutin bremst sich ein und reagiert sofort wieder „therapeutisch". Der Klient erklärt ihr: Sie mache es völlig falsch, sie müsse zuerst anerkennen, dass alle Türen zu sind. Das sei seine Realität. Die müsse sie einmal akzeptieren. Dann könne er selbst weitergehen. Denn ihm komme das sowieso eigenartig vor, warum gerade bei ihm alle Türen zu sein sollen. Nach dieser Nachhilfestunde in Klientenzentrierter Therapie kann die Therapie, wie wenn es nie diese Krise gegeben hätte, konstruktiv fortgesetzt werden.

Wenn bei höherer Eskalation der therapeutische Kontakt wieder hergestellt wurde, steht noch immer nicht Selbstexploration im Sinn von Problembearbeitung am Plan, vielmehr sind vorerst „Halt-Geben", „Nähren" „Unterstützen bei Entscheidungen", „Ordnung in die Gefühle und Beziehungen bringen" „Erklärungen für die Situation geben" notwendig.

Im Übergang zur Eskalationsstufe 3 kann es manchmal – vor allem wenn Klienten noch keine Erfahrung mit Psychosen haben – hilfreich sein, wenn man deutlich die Gefahr der Dekompensation beim Namen nennt und klare Regeln aufstellt, die zur Deeskalation führen: „Sie müssen dafür sorgen, dass Sie schlafen, dass Sie essen", „Sie müssen dafür sorgen, dass Sie nicht allein sind", „Sie müssen zum Arzt gehen".

Im Notfall setzt die therapeutische Arbeit im engeren Sinn oft völlig aus. Trotzdem ist es wichtig, dass man in Beziehung bleibt und mit dem Klienten gemeinsam den Notfall durchsteht. Die therapeutische Aktivität reduziert sich dabei auf Krisenmanagement wie Kontakte zu Ärzten oder anderen Institutionen für den Klienten bzw. zur eigenen Sicherheit herstellen und halten, mit dem Klienten direkt die aktuellen Geschehnisse austauschen und gemeinsam die nächsten Schritte planen. Allfällige bedeutsame Beziehungsbeobachtungen und Empfindungen sind hier nicht zu thematisieren. Sie dienen für das Verständnis des Klienten in der späteren therapeutischen Weiterarbeit.

3.2. Krisenauslöser

Hier geht es darum zu beschreiben, welche besondere Bedeutung der Klärung des Krisenauslösers, aber auch des gesamten konkreten Lebenskontextes des Klienten für das Vorgehen in der Krisenintervention zukommt.

Erst wenn die Krisenerfahrung verbunden werden kann mit den dazugehörigen konkreten Lebensbedingungen, kann die Erfahrung vollständig ins Selbstbild integriert werden. Daher wird das *Erfassen der bio-öko-psycho-sozialen Situation* in der Krisenintervention notwendiger sein als in den „normalen" Phasen der Psychotherapie. Die Mischung aus äußeren und inneren Faktoren kann im Krisenfall so komplex sein, dass es zunächst nötig ist, die Situation zu ordnen. Die meisten Klienten erzählen ausführlich, um sich zu entlasten, und ordnen dabei für sich die Lage. Es gibt aber Klienten, in der Regel solche mit frühen Störungen, die meist dramatisch von einer intrapsychischen Krise berichten und nur sehr schwer die äußeren Anlässe dafür konkret preisgeben, meist sind es Erlebnisse, die subjektiv sehr mit Scham verbunden werden.

Die Diskrepanz zwischen dem, wie der Klient die äußere Situation wahrnimmt (also seiner Problemdefinition) und wie sie der Therapeut auf Grund der Schilderung des Klienten wahrnimmt (der Problemdefinition des Therapeuten), kann zum Ausgangspunkt für eine Veränderung in der Erfahrung der Situation und damit für neue Bewältigungsmuster werden. Die therapeutische Aufgabe ist dabei das Auseinanderdividieren von konkreten Geschehnissen im jeweiligen tatsächlichen Beziehungsumfeld einerseits und der Erlebensweise des Klienten dazu andererseits. Ein weiteres Ordnungssystem wäre die Unterscheidung danach, welche Probleme in der Situation veränderbar erscheinen und welche nicht veränderbar sind, mit denen also nur ein anderer Umgang gefunden werden kann. Desgleichen ist Ausschau zu halten nach Ressourcen, die der Klient vielleicht nicht ohne besondere Unterstützung erschließen kann (z.B. zum Sozialamt gehen, die Großmutter um Geld bitten, die Eltern um Hilfe ersuchen). Eine wesentliche Quelle der Kreativität bildet bei all dem die Überzeugung, dass in jeder Krise eine Chance steckt.

3.3. Krisenstadien

Das Fortbestehen schwerer Belastungen, materieller oder sozialer Krankheitsgewinn, soziale Konditionierung (z.B. durch Substanzmissbrauch) begünstigen eine Chronifizierung der Krise. Sonneck (1997, 34f.) zeigt in einer Zusammenfassung der Phasenmodelle von Cullberg (4 Phasen für den Ablauf einer traumatischen Krise: Schock, Reaktion, Bearbeitung, Neuorientierung oder Chronifizierung) und von Caplan (4 Phasen einer Veränderungskrise: Konfrontation mit dem Ereignis, Ineffektivität, Mobilisierung zusätzlicher Ressourcen oder Rückzug, totale Verhaltensdesorganisation, „psychischer Zusammenbruch") die Unterschiedlichkeit von Entwicklungsstadien von Krisen deutlich auf.

Aus der Reihenfolge der Schritte, die Ciompi (1996, 21f.) für die Krisenintervention vorschlägt, können indirekt ebenfalls Phasen abgeleitet werden:

1. Den Krisenanlass verstehen,
2. eine gemeinsame Krisendefinition erarbeiten,
3. Gefühle ausdrücken bzw. entlasten,

4. gewohnte Bewältigungsstrategien reaktivieren; Konfrontation mit der Realität: Prioritäten setzen, selektives Anpacken der dringlichsten Aufgaben, durch die Reaktivierung von vorübergehenden sistierten normalen Verhaltensweisen (Schlaf-Wach-Rhythmus, Essen) und vor allem die Wiederaufnahme eines eventuell unterbrochenen Dialogs mit wichtigen Bezugspersonen,
5. nach neuen Lösungen suchen und
6. abschließender Rückblick und Bilanz.

Ciompi (1996) betont, dass die späteren Schritte erst wirklich gesetzt werden können, wenn die früheren erfolgt sind.

Inzwischen gibt es eine Reihe von genaueren Untersuchungen (Heim, 1996), die den Verlauf der Krisenbewältigung bei bestimmten Belastungen erforschen. Sie belegen eine große Bandbreite von Reaktionsmustern der Betroffenen und relativieren daher die oben erwähnten Phasentheorien. Für die Praxis sind sie dennoch nützlich, da sie dazu beitragen, bei aller Rücksicht auf individuelle Abweichungen die typischen Muster einer Krisenreaktion als „normale" Verläufe zu verstehen. In diesem Sinn ist es ertragbar, dass man „außer sich" ist oder nicht schlafen kann, dass es eine Zeit dauern darf, bis das Ereignis verarbeitet ist, dass man auch Jahre später noch an einem Trauma leiden kann u.ä.m. Klientenzentrierte Krisenintervention wird also einerseits angepasst sein müssen an die Notwendigkeiten der jeweiligen Phase des Bearbeitungsprozesses und andererseits offen sein für individuelle unterschiedliche Entwicklungen.

Vor allem dann, wenn eine akute Krise der Anlass war, den Kontakt zum Psychotherapeuten aufzunehmen, aber auch bei allen Krisenfällen im späteren Therapieverlauf ist es wichtig, zwischen Krisenintervention und eigentlichem Therapieprozess deutlich zu unterscheiden. Psychotherapie verlangt einen klaren Veränderungswunsch des Klienten, während in der Krise deren Bewältigung im Vordergrund steht.

3.4. Zeitdruck

Der Zeitfaktor bzw. der Zeitdruck beeinflusst Therapeuten und Klienten im Krisenfall in vielfältiger Weise. Man denke hier etwa daran, dass ein kleiner Moment oder ein richtiges Wort im Extremfall über Tod und Leben entscheiden können.

Eine Krise bricht immer unerwartet herein und fordert ihren Platz. In der Krisenintervention hat man daher zwei Pole gleichzeitig zu beachten:

Einerseits rasch einen Termin zur Verfügung haben, erreichbar sein, mehr Zeit zur Verfügung stellen, andererseits sich nicht unter Zeitdruck bringen lassen, das heißt angesichts der Dringlichkeit der Situation und der Ungeduld des Klienten sich auf den Kontakt einlassen, „wie wenn man unendlich viel Zeit hätte". Das geschieht aus dem Wissen heraus, dass das In-Beziehung-Kommen mit sich und seinen Gefühlen diesen Raum braucht und Therapeut und Klient nur auf dieser Basis Klarheit erreichen und sinnvolle Maßnahmen treffen können.

Es lastet ein besonderer Entscheidungsdruck auf dem Therapeuten, wenn er bei drohender Desorganisation des Selbst oder bei Suizidgefahr am Telefon oder während einer Sitzung das Ausmaß der Gefährdung einschätzen muss. Während derartiger Gespräche läuft der Entscheidungsprozess, ob die Hilfe in der Psychotherapie genügt oder ob andere Maßnahmen getroffen werden müssen, ob Notarzt oder Rettung kommen müssen, ob der Klient selbst ins Spital oder zum Arzt gehen soll, ob Angehörige kontaktiert werden sollten.

Wenn sich die Beunruhigung des Therapeuten durch den Verlauf des Gesprächs noch nicht beseitigen lässt, soll er seine Sorge und die erwogenen Hilfsmaßnahmen mit dem Klienten gemeinsam besprechen. Die Reaktion des Klienten kann dabei ein Korrektiv sein, denn Maßnahmen über das Setting hinaus, die nicht als angemessen erlebt werden, können innerhalb der therapeutischen Beziehung als Vertrauensbruch erlebt werden. Letztendlich darf man sich aber nicht vom Klienten die Entscheidung abnehmen lassen. Gemäß der personzentrierten Sichtweise kann man nie Verantwortung *für* den Klienten ergreifen. Im Krisenfall liegt die besondere therapeutische Herausforderung darin, in der Beziehung zum Klienten sowohl für sich als Person als auch für sich in der Rolle als Therapeut die Verantwortung für das eigene Erleben zu übernehmen. Das eigene Erleben der Bedrohung, der Sorge, des Bedürfnisses nach Schutz und Sicherheit kann zu konkreten Verhaltensweisen führen, welche Grenzen des Klienten überschreiten. Der Klientenzentrierte Therapeut, der mit dem Klienten ins Spital fährt, tut das genaugenommen nicht *für* den Klienten, sondern *für sich*, als Konsequenz *seines* Erlebens.

Der Zeitfaktor in der Krise kann im Übrigen jedoch noch in einer ganz anderen Form eine Rolle spielen. Manchmal muss der Klient lange belastende Wartezeiten ertragen, wie etwa das Warten auf das Ergebnis einer onkologischen Untersuchung oder auf die Reaktion eines Partners, der sich trennen will und jedes Gespräch ablehnt. Die Hilflosigkeit und Unsicherheit in dieser Zeitspanne, in der man sich zum „Untätig-Sein" gezwungen sieht, sind oft sehr schwer zu ertragen. Hier kann man die möglichen (schlimmen) Ergebnisse vorwegnehmen und im imaginierten Probefühlen Bewältigungsstrategien entwickeln.

3.5. Subjektives Krisenerleben

Es gibt immer einen externen oder internen Auslöser, der die Krise zum Ausbruch bringt. Die Krisen- und Stressforschung bestätigt jedoch die zentralen Annahmen des Klientenzentrierten Modells, wonach die subjektive Reaktion auf das Ereignis entscheidend für den Verlauf der Krise ist. Daher wird das Erleben des Klienten immer im Mittelpunkt der Aufmerksamkeit des Therapeuten stehen müssen.

Die Erfahrungen in einer Krise sind so heftig, dass sie nicht sofort bewältigt werden können und daher massive Abwehrreaktionen auslösen. Das können die bekannten Symptome der Schockphase sein: Betäubung, Bewusstseinseinengung, Erstarren, Orientierungslosigkeit oder erhöhte Aktivität. Die Symptome der Reaktionsphase sind Gefühlsüberflutung, Gefühls–Chaos und/oder Depression.

Je intensiver und plötzlicher die äußere Bedrohung ist, desto eher sind die Symptome der Krisenreaktion von außen nachvollziehbar und in ihrer Schutzfunktion erkennbar. Aber auch bereits bestehende neurotische oder psychotische Abwehrformen können auf Grund eines Anlasses dekompensieren und eine Krise auslösen. Abbildung 2 soll den Zusammenhang zwischen dem krisenauslösenden Lebensereignis und der individuellen Vulnerabilität skizzieren.

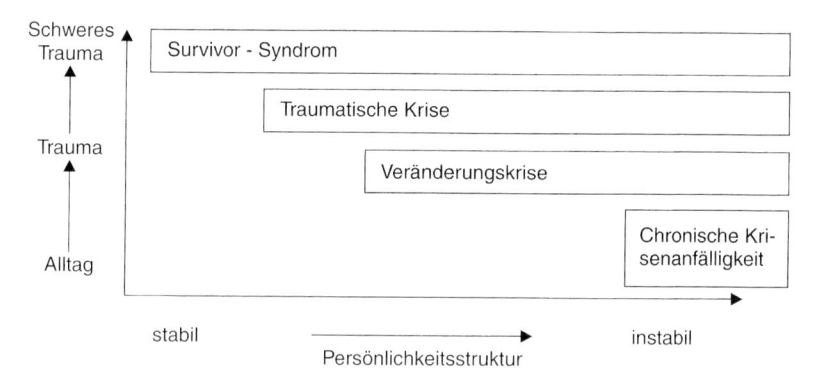

Abb. 2. Zusammenhang zwischen Krisenanlass und individueller Vulnerabilität

Antonovsky (1997) erkannte, dass bestimmte Menschen die Fähigkeit haben, Belastungen derart zu verarbeiten, dass sie gestärkt aus der Krise hervorgehen, während andere das nicht können. Diese „good coper" zeichnen sich durch habituelle Bewältigungsstrategien aus. Er bezeichnet diese Eigenheit als „sense of coherence", als Kohärenzsinn. Dieser setzt sich aus 3 Fähigkeiten zusammen: „Comprehensibility", „Manageability" und „Meaningfulness", also den Fähigkeiten, eine Krise in ihren Zusammenhängen zu begreifen, auf sie unter Ausnützung aller externen und internen Ressourcen zu reagieren und schließlich ihr einen besonderen Sinn im Leben zu erteilen.

Antonovskys Salutogenesemodell beschreibt hiermit, welche konkreten intrapsychischen Prozesse stattfinden müssen, damit eine Krise optimal bewältigt werden kann. Gerade das Prinzip der „Comprehensibility" ist bei psychisch Kranken besonders wesentlich. Oft können vorhandene Probleme erst in einem längeren Therapieprozess mit konkreten Lebensereignissen in Verbindung gebracht werden und damit als Ausdruck einer chronifizierten Krise verstanden werden. Eine Krise überhaupt als solche zu erkennen, ist in langfristigen Therapieverläufen manchmal schwierig, da die Symptome weder vom Klienten noch vom Therapeuten als signifikanter Ausnahmezustand erlebt werden. Die klare Identifikation eines Zustands als Krise ist aber wichtig, da sie bedeutet, dass eine Veränderung dringend notwendig ist und offenbar auch eine organismische Bereitschaft zur Veränderung vorliegt. Hartnäckige schädliche, dem Klienten häufig schon bewusste Abwehrmuster können oftmals erst mit der Kraft der Krisen-Intensität verändert werden.

Chronische Krisenanfälligkeit findet man besonders bei Personen mit Persönlichkeitsstörungen. Alltägliche Erlebnisse können bei ihnen bereits Krisen auslösen. Die Therapie bringt jedoch oft schwere Traumatisierungen in der frühen Kindheit zu Tage, die eine stabile Selbstentwicklung behindert haben.

Das Erleben der Symptome der Belastungsreaktion ist für Klienten in der Regel sehr anstrengend und sie müssen primär darin verstanden und akzeptiert werden. Gerade wenn es sich nicht um die Symptome der „normalen", d.h. nachvollziehbaren Belastungsreaktion handelt, sondern um krisenhaft eskalierte neurotische Abwehrformen, ist es therapeutisch wichtig, das Symptomerleben nicht mit dem tatsächlichen Erleben zu verwechseln. Es sind erstens die Erfahrungen der Belastungsreaktion zu verstehen, zweitens ist empathisch zu begleiten, wie der Klient mit seiner

Belastungsreaktion umgeht und drittens sind mit dem Klienten bessere Bewältigungsstrategien zu suchen.

Neurotische Abwehrformen in der Krise sind entweder inadäquat „still" oder hocheskaliert bzw. gehen mit massiven Symptomen einher, die eine normale Lebensbewältigung behindern. Hier kommt es darauf an, wie man die Abwehr des Klienten bewertet: als in der Situation für die Bewältigung hilfreich oder als Gefahr, die Krise zu verschlimmern. „Stille" Reaktionen können bei einer suizidalen Entwicklung die Ruhe vor dem Sturm oder aber ein Hinweis darauf sein, dass das Erleben so bedrohlich ist, dass darauf nicht einmal reagiert werden kann. Im ersten Fall wird man die Suizdgefahr bzw. das Gefühl der Bedrohung direkt ansprechen müssen, im zweiten Fall wird man in Anbetracht der Krise auf die Abwehr des Klienten unterstützend und akzeptierend reagieren.

Manchmal ahnt man, welche konkrete Erfahrung hinter den oft massiven Symptomen abgewehrt wird. Hier hilft es, diese Erfahrung direkt anzusprechen, wenn die Symptome der Belastungsreaktion nach Einschätzung des Therapeuten ärger sind als das Bewusst-Werden der eigentlichen Erfahrung dahinter. Dies gilt um so mehr, wenn man bedenkt, dass auch positive Erfahrungen wie Erfolg oder Geliebt-Werden bei kranken Personen Krisen auslösen können.

Ein Klient mit Borderline-Störung hat nach vielen Fehlschlägen ein realistisches und attraktives Jobangebot bekommen. Am nächsten Tag ruft der erst seit kurzer Zeit abstinente Klient die Therapeutin an und erklärt: „Ich sauf mich nieder!" Danach folgt eine dramatische Schilderung einer Beziehungskrise. Der Klient ist wütend und ist dabei, in seinen typischen Kreislauf zu geraten: Trinken – schlechtes Gewissen – Suizidgefahr – mühsam das innere Gleichgewicht wieder erlangen – Kontaktschwierigkeiten – Trinken usw. Da der geschilderte Krisenauslöser wenig glaubwürdig wirkt, behauptet die Therapeutin: „Sie wollen sich vor dem Job drücken, Sie halten den Erfolg nicht aus." Der Klient wehrt sich zwar offiziell gegen diese Unterstellung, wirkt aber sichtlich beruhigt und beginnt dann seine Ängste, die mit der neuen Anstellung verbunden sind, zu schildern.

Wenn man keine Ahnung hat, welches Gefühl die Bedrohung auslöst, hilft es, mit dem Klienten direkt auf die Suche nach der abgewehrten Erfahrung zu gehen. Der Therapeut fragt dann etwa: „Angenommen Sie würden sich in der Situation ärgern (schämen, stolz auf sich sein, etc.), würden Sie sich das erlauben?".

Dauerkrisen, die eine hysteriforme Abwehr darstellen, erweisen sich im therapeutischen Prozess als äußerst hartnäckig. Dabei handelt es sich um Klienten, die gewissermaßen von einer Krise in die andere geraten. Kaum ist die eine bewältigt, wird ein anderes Lebensereignis zur Krise. Diese Abwehrform steht für Intensität und strukturiert das Leben im Sinn von Halt und Orientierung. Der therapeutische Prozess wird jedoch auf diese Weise durch die dauernde Notwendigkeit von Kriseninterventionen blockiert.

Veränderungskrisen können auch durch den therapeutischen Prozess selbst ausgelöst werden. Klienten beginnen sich zu spüren, ohne dass sie bereits mit diesem Erleben umgehen können. Da gilt es, sie zu ermuntern, weiterzugehen und zu lernen, mit Gefühlen auf neue Weise umzugehen. Es kann ebenfalls Probleme damit geben und manchmal Krisen hervorrufen, wenn Klienten das in der Therapie erarbeitete neue Verhalten auch bei Gelegenheiten anwenden wollen, bei denen ihre alten Strategien angemessener wären.

Wenn die Symptome der Belastungsreaktion die Krise verschlimmern, wie z.B. bei Panikattacken, kann der Klient lernen, bestimmte (bedrohliche) Gefühlszustände als Symptome zu verstehen und sich bewusst mit Focusingtechniken seinem körperlichen Erleben zuzuwenden, zumindest sich „Platz zu schaffen", oder wenn die therapeutische Arbeit so weit fortgeschritten ist, gezielt den Auslöser zu suchen.

Oft werden Krisenerfahrungen vom Klienten als sinnlos erlebt, was einer ständigen Selbstentwertung gleichkommt. Der Therapeut muss sich dann selbst die Frage stellen, wie er im subjektiven Lebenskontext des Klienten die Krise als sinnvoll erleben könnte. Die Bereitschaft, sich dieser existenziellen Schwierigkeit zu stellen, ist eine Vorbedingung dafür, mit Klienten zu arbeiten, die sich in Krisen befinden, in denen ein positiver Ausgang nicht zu erwarten ist. Was sagt man dem Klienten ernsthaft, wenn er verzweifelt fragt: „Nenne mir *einen* Grund, warum ich weiterleben soll!"? In der Krisenarbeit wird die therapeutische Standfestigkeit immer wieder erschüttert und muss stets wieder neu hervorgebracht werden.

3.6. Beziehungsebenen

Das Krisengeschehen selbst ist ein massiver Appell an die Umwelt. Der Zustand schreit nach Hilfe und fordert eine emotionale Reaktion. Die Krise findet daher eingebettet in einen komplexen Beziehungskontext

```
┌─────────────────────────────┐                                    ┌─────────────────────────────┐
│ Selbsterleben des Therapeuten│                                    │  Selbsterleben des Klienten │
│  (Beziehung zu sich selbst) │                                    │  (Beziehung zu sich selbst) │
└─────────────────────────────┘                                    └─────────────────────────────┘
             ▲                                                                    ▲
             │                                                                    │
      ┌───────────┐         ┌─────────────────────────┐         ┌─────────┐
      │ Therapeut │────────▶│ Therapeutische Beziehung │◀────────│ Klient  │
      └───────────┘         └─────────────────────────┘         └─────────┘
             │                                                                    │
             ▼                                                                    ▼
┌─────────────────────────┐                                        ┌─────────────────────────┐
│ Beziehung zur Lebenswelt│                                        │ Beziehung zur Lebenswelt│
│     des Therapeuten     │                                        │      des Klienten       │
└─────────────────────────┘                                        └─────────────────────────┘
```

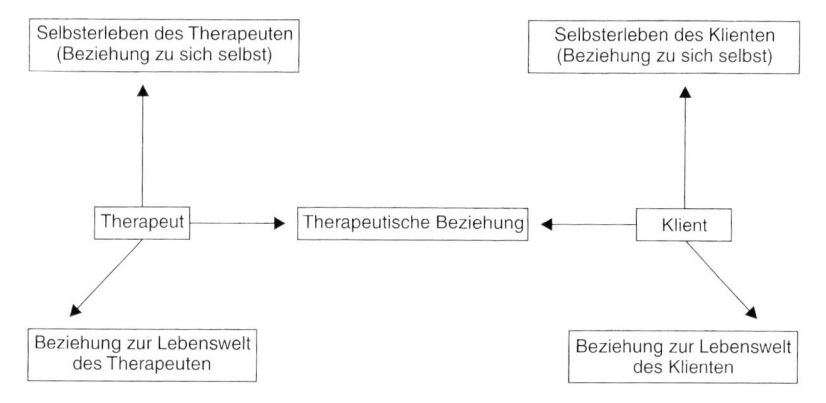

Abb. 3. Beziehungsebenen der klientenzentrierten Krisenintervention

statt. Abbildung 3 zeigt die Beziehungsebenen, die in der Krisenintervention zu beachten sind.

Man kann untersuchen auf welcher Beziehungsebene der Krisenauslöser schwerpunktmäßig liegt und durch welche ursprüngliche Beziehungsdynamik der Ausbruch der Krise unterstützt wurde. Gleichfalls wichtig sind die Änderungen, die auf allen Beziehungsebenen als Reaktion auf die Krise geschehen. Da die Betreuung dem Therapeuten unter Umständen außergewöhnlichen Aufwand an Zeit und emotionaler Energie abfordert, beeinflusst auch die Lebenswelt des Therapeuten die Krisenintervention. Die Lebenssituation des Therapeuten, z.B. Urlaub, Schwangerschaft, Krankheit, kann ebenfalls Krisen bei Klienten hervorrufen.

In der Krise sind wichtige Beziehungs- und Bindungserfahrungen möglich, die ohne Krise nicht erlebt werden können. Die situative Angewiesenheit auf andere lässt beiderseitige Näheerlebnisse zu, die unter normalen Bedingungen als unpassend empfunden würden. Die Grenzen der jeweiligen Beziehungen werden deutlich. Sicherheit/ Klarheit entsteht durch die Erfahrung, ob das soziale Netz tatsächlich trägt oder nicht. Das folgende Beispiel zeigt, wie eine Klientin in einer psychotischen Krise im Rahmen des therapeutischen Prozesses auf der Beziehungsebene anders erlebt werden kann und möglicherweise wichtige Beziehungserfahrungen nachholt.

Eine Therapeutin erlebt ihre Klientin während der ersten psychotischen Episode wie ein Baby, das sie bewachen und beschützen möchte, und reagiert dementsprechend nährend und geduldig. Während eines nächsten Ausbruchs der Psychose erlebt die Therapeutin dieselbe Klientin wie ein eifersüchtiges Kind, das unterschwellig seinem kleinen Geschwisterchen etwas antun will. (Sie will z.B. die Katze der Therapeutin beim Fenster hinauswerfen). Die Therapeutin reagiert diesmal – ganz anders als beim ersten Mal – mit Strenge und thematisiert deutlich die Grenze ihrer Belastbarkeit. Als ein Jahr später wieder eine psychotische Krise droht, empfindet die Therapeutin (aus privaten Gründen), keinerlei Kraft für die Psychosenbegleitung zu haben. Ohne dieses Empfinden zu besprechen, kann die Klientin diesmal mit wenigen Medikamenten die Krise stoppen.

Die Auswirkungen der Krise auf allen Beziehungsebenen sind danach zu analysieren, inwiefern sie geeignet sind, die Krise zu bewältigen oder dazu beitragen, sie zu chronifizieren. Genauso können Fortschritte in der Therapie mit Krisen im nahen Umfeld des Klienten in Verbindung stehen, die auf den Klienten selbst wieder krisenhaft zurückwirken. Beziehungskrisen, die durch die Entwicklung eines Partners ausgelöst werden, sind ein bekanntes Beispiel dafür. Etwas anders liegt folgender Fall:

Der erwachsene Sohn einer Klientin überlebt einen gefährlichen Selbstmordversuch. Er wendet sich an seine Mutter um Hilfe, weil sie in Therapie geht. Es stellt sich heraus, dass der Sohn seit seiner Kindheit den Selbstmord plant. Es wirkt, wie wenn er gewartet hätte, bis die Mutter so stark ist, dass er bei ihr Hilfe bekommen kann.

Krisen können das bestehende therapeutische *Setting* empfindlich stören. Es kann z.B. aus Sicht des Behandlers notwendig sein, Angehörige in die Krisenintervention einzubeziehen. Hier soll mit dem Klienten gemeinsam vorweg geklärt werden, wozu das Angehörigengespräch genau dienen soll und welche Auswirkungen das für die therapeutische Beziehung haben kann. Im Normalfall wäre es besser, den Klienten für solche Familiengespräche an andere Therapeuten zu verweisen. Angesichts des meist vorhandenen Zeitdruckes kann es aber aus pragmatischen Gründen sinnvoll sein, Angehörigengespräche mit einem begrenzten, umrissenen Ziel zuzulassen.

Krisen können auch der Anlass für den Abbruch oder die Unterbrechung einer Psychotherapie sein, wenn das Krisenmanagement soviel Zeit, Energie oder Geld in Anspruch nimmt, dass die Psychotherapie nur eine zusätzliche Belastung darstellen würde. Hier sind gemeinsame Regelungen, wie etwa Telefonate bei Bedarf, günstig.

In anderen Fällen kann es notwendig sein, die Frequenz der Sitzungen zu erhöhen. Wenn zum Beispiel die Gefahr einer Psychose oder von Suizidalität droht, kann es wichtig sein, täglich Kontakt zu halten oder telefonische Erreichbarkeit zu vereinbaren. Oft beruhigt bereits die Möglichkeit, jederzeit einen Kontakt herstellen zu können.

Häufig sind im Krisenfall sehr komplizierte medizinische, juristische, finanzielle u.a. Sachverhalte zu klären und werden in der Therapie thematisiert. Hier ist es einerseits notwendig, klar zu machen, was der Klient in diesen Fragen vom Psychotherapeuten auf Grund dessen fachlicher Kompetenz haben kann, in welchen Angelegenheiten aber unbedingt anderwärtige professionelle Hilfe eingeholt werden muss. Die Aufgabe der Psychotherapie ist es dabei, zu helfen, die oft durchaus schwierigen Beziehungen zu anderen Helfern (ob man diesen vertrauen kann, wie man die eigenen Anliegen besser deutlich machen kann etc.) zu klären.

Einen gar nicht so seltenen Sonderfall stellen *Abbruchkrisen* dar. Klienten wollen manchmal die Therapie beenden, bevor ein wichtiger nächster Entwicklungsschritt ansteht. Hier kommt genaugenommen der Therapeut in die Krise. Er muss bei aller Wertschätzung vor der Entscheidung des Klienten rasch verstehen, worum es diesem tatsächlich geht. Das Ende der Therapie könnte sich ansonsten schädlich auswirken. Im Klienten entsteht womöglich ein Bild von Therapie, das die Fortsetzung zu einem späteren Zeitpunkt erschwert. Abbruchkrisen sind ein Beziehungstest. Besteht ihn der Therapeut, können sich Klienten in bislang zu angstbesetzte Bereiche vorwagen.

Die Reflexion des gesamten Beziehungsfeldes ermöglicht es, die Krise zu verstehen, Ressourcen im Umfeld auszumachen und vor allem Zusammenhänge zu erkennen, die den Sinn und damit auch die Chance der Krise entdecken lassen.

4. Resümee

Ich möchte darauf aufmerksam machen, dass Rogers (1959/1987, 68) die Gültigkeit seiner Theorie der zwischenmenschlichen Beziehung auf den Bereich beschränkt, wo Personen für sich selbst sprechen können. In Krisen wird diese Grenze oft überschritten. Die Utopie der „fully functioning person" ist aber dennoch richtungsweisend. Sie impliziert, was einerseits grundsätzlich der individuelle Beitrag einer Person sein kann, eine Krise zu meistern, welche Bedingungen sie aber andererseits vorfinden muss, damit ihr das konkret gelingt. In einer Welt, in der nicht nur Personen als solche miteinander zu tun haben, sondern die Personen in Institutionen und größere soziale bzw. gesellschaftliche Systeme und deren Dynamik eingebunden sind, ist die individuelle Fähigkeit, vermittels eigener Kongruenz Wertschätzung von anderen zu erreichen, naturgemäß beschränkt. Am Beispiel der Überlebenden des Holocaust wäre von daher etwa zu zeigen, dass Verletzungen nicht verheilen können, solange die Öffentlichkeit durch ihre Ignoranz die Verletzungen gewissermaßen wiederholt. Kultur und soziale Strukturen sind potenziell „Feinde" des subjektiven Erlebens. Wenn gesellschaftliche, aber auch familiäre Normen individuellem Erleben überhaupt keinen Wert mehr beimessen, sind Brutalitäten jeglichen Ausmaßes möglich. Folter, Massenvernichtung, brutale Riten, wie etwa die Beschneidung, können nur unter der Bedingung von völliger Entkoppelung bzw. Dissoziation von subjektivem Erleben und Selbstkonzepten entstehen und ertragen werden.

Klientenzentrierte Krisenintervention ermöglicht es, die Krisenreaktion und vor allem die posttraumatische Belastungsstörung als in sich wertvoll zu verstehen. Damit werden Krisen zu einer Quelle, aus der von Gesellschaft und Kultur verletzte Personen die individuell besten Möglichkeiten für ihr Leben in dieser Welt entwickeln können.

Literatur

Antonovsky A (1997) Salutogenese. Zur Entmystifizierung der Gesundheit. Tübingen, dgvt-Verlag

Biermann-Ratjen E-M, Eckert J und Schwartz H-J (1995) Gesprächspsychotherapie. Verändern durch Verstehen. 7. Aufl. Stuttgart, Kohlhammer

Binder U und Binder J (1981) Klientenzentrierte Psychotherapie bei schweren psychischen Störungen. Frankfurt/M., Fachbuchhandlung für Psychologie

Ciompi L (1996) Krisentheorie heute. Eine Übersicht. In: Schnyder U und Sauvant J-D (Hg), Krisenintervention in der Psychiatrie. Bern Göttingen, Hans Huber, 13–26

Glasl F (1990) Konfliktmanagement. Bern, Haupt

Gutberlet M (1995) Entwurf zu einem Krisenmodell in der Gesprächspsychotherapie/ Klientenzentrierten Psychotherapie. GwG-info 61: 51–62

Heim E (1996) Der Bewältigungsprozess in Krise und Krisenintervention. In: Schnyder U und Sauvant J-D (Hg), Krisenintervention in der Psychiatrie. Bern Göttingen, Hans Huber, 27–44

Höger D (1989) Klientenzentrierte Psychotherapie – ein Breitbandkonzept mit Zukunft. In: Sachse R und Howe J (Hg), Zur Zukunft der Klientenzentrierten Psychotherapie. Heidelberg, Asanger, 197–222

Keil S (1994) The self as a systemic process of interactions of „inner persons". In: Hutterer R, Pawlowsky G, Schmid PF and Stipsits R (eds), Client-centered and experiential psychotherapy. A paradigm in motion. Frankfurt/M., Peter Lang, 53–66

Prouty G (1994) Theoretical evolutions in Person-centered / experiential therapy. Applications to schizophrenic and retarded psychoses. Westport (Ct.), Praeger

Prouty G, Pörtner M und van Werde D (1998) Prä-Therapie. Stuttgart, Klett-Cotta

Rogers CR [1959] (1987) Eine Theorie der Psychotherapie, der Persönlichkeit und der zwischenmenschlichen Beziehungen. Entwickelt im Rahmen des klientenzentrierten Ansatzes. Köln, GwG

Rogers CR [1980] (1991) Klientenzentrierte Psychotherapie. In: Rogers CR und Schmid PF, Person-zentriert. Grundlagen von Theorie und Praxis. Mainz, Grünewald, 185–237

Sonneck G (Hg) [1985] (1997) Krisenintervention und Suizidverhütung. Ein Leitfaden für den Umgang mit Menschen in Krisen. Wien, Facultas-Universitätsverlag

Speierer G-W (1992) Medizin, Ökologie, Klientenzentrierte Psychotherapie und Krisenintervention. In: Straumann U (Hg), Beratung und Krisenintervention. Materialien zu theoretischem Wissen im interdisziplinären Bezug. Köln, GwG, 55–83

Speierer G-W (1997) Personzentrierte gesprächspsychotherapeutische Krisenintervention. In: Moshagen DH (Hg), Klientenzentrierte Therapie bei Depression, Schizophrenie und psychosomatischen Störungen. Heidelberg, Asanger, 113–121

Swildens H (1991) Prozessorientierte Gesprächspsychotherapie. Einführung in die differentielle Anwendung des klientenzentrierten Ansatzes bei der Behandlung psychischer Erkrankungen. Köln, GwG

Watzlawick P, Beavin JH und Jackson DD (1969) Menschliche Kommunikation. Formen, Störungen, Paradoxien. Bern Stuttgart Wien, Hans Huber

Zur Einbeziehung des Körpers in die Klientenzentrierte/ Personzentrierte Psychotherapie

Perspektive 1: Der einbezogene Körper

Lore Korbei

In diesem Aufsatz beschreibe ich den Körper als primäres Kommunikationsmittel und als Träger des Affektes. Sowohl Rogers' als auch vor allem Gendlins Theorien über den Körper zeigen die Wichtigkeit der körperlichen Ebene im therapeutischen Prozess, die Ebene der „gefühlten Bedeutungen", um Erfahrungen zuzulassen. Am Schluss versuche ich zu zeigen, wie man in der Praxis „mit dem Körper" arbeiten kann.

Die Klientenzentrierte/ Personzentrierte Psychotherapie gilt oft als körperfremd, was sich auch in dem irreführenden Begriff Gesprächstherapie äußert. Diese Meinung beruht auf einem Missverständnis: Die körperliche Ebene ist im Personzentrierten Ansatz selbstverständlich einbezogen, sowohl bei Rogers – meist implizit – als auch bei Gendlin explizit. Für Psychotherapie ist eine bestimmte Tiefe des Erlebens notwendig: Diese Ebene des Erlebens ist nur körperlich möglich.

Wie kommt der Körper in der Klientenzentrierten/ Personzentrierten Psychotherapie ins Spiel, in die Bewegung, in die Berührung? Auch das kann nicht anders als aus der Beziehung heraus geschehen, um einer weiteren Entfremdung zu entgehen, die den Körper wiederum abspalten würde. Menschliches Erleben ist immer eingebettet in ein Wechselspiel mit anderen, daher sind auch Äußerungen von Klienten in der Interaktion zu verstehen – als Therapeutin bin ich Mitspielerin, aber auch reflektierend.

1. Der Körper als primäre Quelle und als Träger des Affektes

Vom Säuglingsalter an, läuft auf einer sehr körperlichen Ebene die physiologische Selbst- und wechselseitige Regulation. Gleichzeitig entsteht die Verbindung zwischen physiologischer und psychologischer Regulation (Frischenschlager, 1999, 43). Nonverbale Repräsentanzen entstehen in dieser Zeit, die – so wie die verbalen – bereits (mütterlichen) Beeinflussungen unterliegen. Die Struktur der kindlichen Erfahrungswelt entsteht lange bevor das Kind die Möglichkeit hat zu verbalisieren. Die vorhergehenden präverbalen Stadien sind im verbalen Selbst aufgehoben (Stern, 1995). Alle Organisationsebenen sind in der höchsten Stufe der Kommunikation enthalten, mit anderen Worten, der Körper ist immer schon miteinbezogen.

Der Mensch ist stets in irgendeiner Art von Gestimmtheit. Ob bewusst oder nicht, der momentane Zustand der Muskeln, der Eingeweide, des Gehirns etc. ... entspricht dieser Gestimmtheit. Der Zustand entsteht nicht nur „*in*" der Person, sondern auch im Austausch mit der Umgebung.

Der Affekt (Ciompi, 1998) ist kein rein physiologischer Zustand, sondern ein *psycho-sozio-biologisch* integriertes Konzept.

2. Zu Rogers' und Gendlins Körper–Konzepten

Die körperliche Ebene ist bei Rogers immer schon mitgedacht. Davon zeugen körperbezogene Beispiele für die Veranschaulichung des Wirkens der Aktualisierungstendenz, z.B. das mühsame Gehenlernen des Kleinkindes, das an die Stelle des mühelosen Krabbelns tritt – oder für den organismischen Bewertungsprozess, z.B. „ein Kind, das in einem Augenblick Essen schätzt und sich dann – wenn es satt ist – davor ekelt" (Rogers, 1987, 22 und 37). Diejenigen, die Rogers als Therapeuten kannten, wissen, dass er die Körperlichkeit in der Bewegung, in der Berührung innerhalb der therapeutischen Situation, wenig gelebt hat. Oft hört man Rogers allerdings nach der Befindlichkeit fragen, „at gut's level" sozusagen.

Rogers' Überzeugung ist es, dass die Person weiser ist als ihr Intellekt[1]. Der Körper, das körperliche Gewahrwerden innerhalb einer bestimmten

---

[1] Dazu Polanyi (1985, 23): „Unser Körper ist das grundlegende Instrument, über das wir sämtliche intellektuellen oder praktischen Kenntnisse von der äußeren Welt

Situation, ist Träger präkonzeptueller, präsymbolischer Bedeutungen, die sich entfalten können. Das wurde 1958, sechs Jahre vor Gendlins „A theory of personality change" publiziert. Rogers bezog sich darin ausdrücklich auf Gendlins Arbeiten (Van Balen, 1994, 84).

Worin Uneinigkeit zwischen Rogers und Gendlin besteht, ist die Frage, welchen Stellenwert das Gewahrwerden dieser *gefühlten Bedeutungen* innerhalb der therapeutischen Beziehung hat. Ist eines primordialer als das andere? Ich plädiere für die Möglichkeit, dass Persönlichkeitswandel eben nur in Selbsterfahrung (im Sinne des Experiencing-Prozesses nach Gendlin) innerhalb einer (therapeutischen) Beziehung nach Rogers' Grundhaltungen möglich ist. Eines ist mit dem anderen eng verbunden – nur in der Reflexion darüber trennbar.[2]

Gendlin betont die komplexen Beziehungsmuster zwischen den einzelnen Lebewesen und ihrer Umwelt, dem Körper und seiner Umwelt. Gleichzeitig weist er darauf hin, dass der menschliche Körper implizites Wissen in sich trägt: Der Körper beinhaltet Wissen über... Das eröffnet die Möglichkeit, durch/ mit/ aus unserem Körper zu denken, Körpererfahrungen ernst zu nehmen – und nicht nur „*über*" etwas nachzudenken: „Thinking and living from (within)" (van Balen, 1996, 122). Komplexe Netzwerke von Körpergefühlen, Bildern, Wörtern, Gefühlen etc.... können sich entfalten. Bewusst auf (körperliche) Erfahrungsprozesse zu achten ist etwas, was wir vielleicht vergessen haben, oder durch die Erziehung nie wirklich lernen durften.

Es geht Gendlin in der Psychotherapie darum – und das gilt auch für Rogers, auch wenn er diesen Bereich weniger beachtet hat – den Körper als *situationalen Leib* sprechen zu lassen, d.h. die innere Aura zu einem Thema in der Vergangenheit, Gegenwart oder Zukunft, im Rahmen des von Rogers formulierten Beziehungsangebotes zu Wort kommen zu

---

gewinnen. In allen Momenten unseres Wachlebens sind uns die Dinge der äußeren Welt *dadurch gegenwärtig*, dass wir uns auf unser Gewahrwerden der Kontakte unseres Körpers mit ihnen *verlassen*. Unser Körper ist das einzige Ding in der Welt, das wir gewöhnlich nie als Gegenstand, sondern *als* die Welt erfahren, auf die wir von unserem Körper aus unsere Aufmerksamkeit richten. Erst durch diesen intelligenten Gebrauch unseres Körpers empfinden wir ihn als unseren Körper und nicht bloß als ein äußeres Ding."
[2] Das Problem, das offenbleibt: Darf die Therapeutin den Prozess anstoßen? Bin ich direktiv (nicht klientenzentriert), wenn ich mit dem Felt Sense (der gefühlten Bedeutung) arbeite, den der Klient noch nicht hat?

lassen. Das ist der Prozess des Focusing: Felt Sense ist die gefühlte Bedeutung, Felt Shift ist die körperlich als Erleichterung, als Erweiterung gespürte Veränderung. Focusing heißt, sich in Achtsamkeit, nach den Rogerianischen Kriterien, in ein Erleben hineinbegeben, ein Erleben gestalten, für das wir noch keine Sprache haben – ohne bereits vorgefasste Meinungen und Vorstellungen.[3]

Das Körperliche ist implizit in der Sprache enthalten, die Sprache ist implizit im menschlichen Körper: „Die Sprache beinhaltet sowohl Situationen, als auch Worte. Sie ist nicht einfach „verbal", sondern sie bringt das körperliche Gefühl mit sich, das solche Situationen in uns auslösen" (Gendlin, 1987, 159). Diese Art von Sprachgebrauch lässt neue Bedeutungen zu – wie Doug Land (1992) es ausgedrückt hat: „Manchmal spiele ich Weisen, die ich noch nie zuvor gehört habe."

In der Klientenzentrierten/ Personzentrierten Psychotherapie geht es um die Rückmeldung dessen, was ich als Therapeutin mit meinem *situationalen Leib* aufgenommen habe. Wir begegnen einander in Körperlichkeit, und der Symbolisierungsprozess ist ein körperlicher Vorgang, der Achtsamkeit (Stille) verlangt: Das Implizite will sich ausdrücken, explizit machen.

Empathie, bedingungsfreie Wertschätzung und Kongruenz drücken sich im Kontakt, in der Kommunikation, in den Antworten aus: Die Klientin spricht, der Therapeut hört zu und antwortet. Meine Fähigkeiten als Therapeutin werden im Zuhören und im Antworten liegen. Die Fähigkeit genau zuzuhören (aktives Zuhören/ „accurate/ absolute listening") und genauso differenziert darauf zu antworten (im Sinne des *„saying back"*) ist zu schulen und zu professionalisieren. „Zuhören" meint im klientenzentrierten Kontext mit allen Fühlern offen zu sein für den anderen, heißt genau hinschauen, hinspüren, hinhören etc. ..., heißt alle Kanäle offen zu halten für die verschiedenen Sprachen des Klienten: für seine Gefühle, seine Erkenntnisse, seine Bilder und auch seine Körpergefühle, und das in Achtsamkeit, ohne Druck auszuüben. Um zu verstehen, was wer *„sagt"*, beachten wir die Erfahrungen dieser Person.

Übersetzt wird das Erleben meist von beiden Seiten in die verbale Sprache, und diese Übersetzungen führen immer schon weiter, verändern immer schon. Die verbale Sprache hat Vor- und Nachteile und doch ist

---

[3] Vgl. auch den Beitrag von J. Wiltschko über Focusing im vorliegenden Buch sowie Gendlin und Wiltschko (1999)

sie unser hauptsächliches Kommunikationsmittel. Wenn ein Bild in Gedanken und dann in Sprache gepresst wird, kann das aber auch zu Verlusten führen[4]. Hier sei auf die Gefahr des Vorschnell-Reflektierens, des abgehobenen Erklärens, hingewiesen – das führt zu einer Verkürzung. Das heißt für die Therapie, gegebenenfalls auch ein Bild, ein Gefühl, eine Körpersensation *„unerklärt"* stehen zu lassen und auf die Wirkung zu vertrauen. Die Veränderung des Erlebens kommt *vor* der Einsicht.

Der Symbolisierungsprozess kann in vielen Modalitäten stattfinden, aber Experiencing beinhaltet immer eine Beziehung (Selbst und Andere) und einen Affekt innerhalb dieser Beziehung. Alle Zugänge zum Erleben des Menschen sind gleichwertig, wenn auch personspezifisch/ situationsspezifisch verschieden gewichtet. Alle Modalitäten sind ineinander/ miteinander verschränkt: so sind z.B. Emotionen mit Körpersensationen verbunden, sowie mit Kognitionen und Imaginationen. Welchen Kanal ich benütze, um zur *gefühlten Bedeutung* zu kommen, ist nicht wichtig[5].

Und es wird in Klientenzentrierten Therapien durchaus auch gemalt und getöpfert, geweint und gelacht, berührt, gehalten und sich bewegt. Jeder adäquate Ausdruck wird gefördert; ideal wäre es, Imaginationen vorzugsweise bildnerischen Ausdruck zu verleihen, Körpersensationen in Bewegung und Haltung auszudrücken, Emotionen im direkten Gefühlsausdruck. Um einen vollständigen Symbolisierungsprozess zu ermöglichen, ist die verbale Sprache unabdingbar. Auch Kognition, Reflexion wird nötig sein, um das Erleben subjektiv-logisch zu ordnen, um Integration von Desintegriertem zu ermöglichen.

In der Mannigfaltigkeit dieser Sprachen spielen Präferenzen eine Rolle, auch Ausbildungsfragen, aber auch willkürliche Beschränkungen der Psychotherapie (z.B. Settingfragen). Die Beschränkungen sind nicht nur die, die aus Unfähigkeit heraus entstehen, sondern teilweise auch gewollte: z.B. sexuelle und aggressive Impulse nur in der erzählten Phantasie zuzulassen, nicht im Handeln.

---

[4] G. Flaubert in Madame Bovary: „Die Wahrheit jedoch ist, dass die übervolle Seele sich bisweilen in eine völlig leere Sprache ergießt, denn niemand von uns kann jemals das wirkliche Ausmaß seiner Wünsche, seiner Gedanken oder seiner Leiden ausdrücken; und die menschliche Sprache gleicht einem zersprungenen Kessel, auf dem wir krude Rhythmen, wie für Tanzbären trommeln, während wir uns danach sehnen, eine Musik zu machen, bei der die Sterne schmelzen."
[5] Ähnliches finden für die Psychoanalyse Krause und Merten (1996, 264).

Therapeutische Fühler werden sich – soweit benutzbar, soweit geschult – in hoffentlich viele dieser Kommunikationskanäle ausstrecken. Die Vielfalt therapeutischer Möglichkeiten wird sich dann als besonders wichtig erweisen, wenn es darum geht, dass einige dieser Kanäle beim Klienten verstopft sind. Dann wird der Therapeut vorerst durch jene kommunizieren, die frei sind, um eine schrittweise Erweiterung zu ermöglichen; z.B. bei Klienten, die *„objektive"* Körpersensationen haben, ohne die dazugehörigen Emotionen *„subjektiv"* zu erfahren[6]. Das kann strukturelle Gründe haben, aber auch z.B. kulturelle. So ist eine differenzierte Vorgangsweise möglich und notwendig: auf verschiedenen Ebenen, mit verschiedenen Modalitäten, um neue Erfahrungen zuzulassen und zu integrieren.

Mit jeder geglückten Symbolisierung hat die Klientin ein Stück mehr von sich integriert, mit jeder Symbolisierung, die passt, ist sie ein Stück tiefer „sie selbst" geworden. Der Leib hat die Situation evaluiert, die Person reagiert erleichtert: „Ja, das ist es, was ich im Moment empfinde, erfahre."

Das Selbstkonzept kann sich dadurch erweitern. Beim Felt Sense, also der gefühlten Bedeutung, der zum Felt Shift, also zu einem Lösungsschritt führt, geht es immer auch um Bedeutungsfindung. Die Bedeutung ist aber keine beliebige, sie wird sozusagen mitgeliefert. Sie wird befestigt im gegenseitigen Konsens zwischen Therapeuten und Klienten – innerhalb der Beziehung – und als kongruent erfahren, z.B. ob dieses Zittern Lust oder Angst oder beides bedeutet. Durch Empathie, Kongruenz und bedingungsfreie Wertschätzung sind die dazu notwendige Verstörung und die dazu notwendige Bejahung gegeben[7]: Die Realität wird zwischen allen Beteiligten intersubjektiv ausgehandelt.[8]

---

[6] So Biermann-Ratjen (1998, 108): Ich kann z.B. Angst fühlen, aber ich kann auch merken, dass meine Knie zittern, ohne dass ich Angst fühle. Ich kann wahrnehmen, dass ich eine Gänsehaut bekomme, ohne zugleich festzustellen, dass ich in einem Alarmzustand bin. Diese besondere Eigenschaft der Selbsterfahrung – dass sie im Mantel der Emotionen erscheint, die eine psychische und eine physische Seite haben und deshalb sowohl subjektiv als geistig-seelische und objektiv als körperliche Ereignisse erfahren werden" (Übersetzung durch E.M. Biermann-Ratjen).

[7] „Zuviel" Empathie kann die Abgrenzungsbedürfnisse des Individuums stören – empathisch sein hieße in diesem Fall genau *das* zu verstehen.

[8] Das wechselseitige Aushandeln zwischen Mutter und Kind prägt nicht erst das narrative Selbstempfinden des Kleinkindes, sondern ist als wechselseitige Regulation von der Geburt an (wahrscheinlich schon vorgeburtlich) vorhanden: „What is our shareable universe?" (Stern, 1995).

3. Die Einbeziehung des Körpers in der Praxis

Wie kann dem Körper in der Klientenzentrierten Psychotherapie tatsächlich zu mehr Ausdruck, zu mehr Spielraum verholfen werden? Der Umgang mit Sprache, mit Bildern, mit Gefühlen ist uns bis jetzt zumeist vertrauter.[9]

„Fördere ich den körperlichen Ausdruck zum Beispiel über Bewegung?" „Arbeite ich *am* Körper zum Beispiel über Berührung?" „Wie sicher fühle ich mich in dieser Art von Beziehung, von Begegnung?" „Verfüge ich über ein Repertoire, das über das Ansprechen der Mimik, der Haltung, der Atmung etc.... hinausreicht?" Diesen Fragen soll sich – wie bei allen anderen Kommunikationskanälen – der Psychotherapeut stellen. So denke ich mir auch, dass für den Bereich des bildnerischen Ausdrucks kunsttherapeutische Kenntnisse von Vorteil sind.

Als erstes erscheint es mir notwendig, dass die Therapeutin dies von ihrer Person her glaubhaft macht. Wir wissen, dass Klienten schon auf ganz feine Signale reagieren.

Zur Schulung, zum Nutzbar-Machen des professionell-therapeutischen Kanals im Bereich Körper ist sicherlich Selbsterfahrung in einer körpertherapeutischen Methode von Vorteil. Hier wiederum sind wahrscheinlich unserer Art zu arbeiten nahestehende Methoden wie die Konzentrative Bewegungstherapie, Biodynamische Körperarbeit oder Ricksche Bewegungsanalyse vorteilhafter als stark therapeutenorientierte Richtungen. Das Sich-Wahrnehmen, das Sich-Spüren sollte auch in dieser Art von Erfahrung im Zentrum stehen. Aber auch unsere Alltagserfahrungen mit unserem Körper in unseren verschiedenen Rollen verhelfen zu einem freieren Umgang mit der Körpersprache: beim Sport, beim Tanz, in der Familie, als Patientin, in der Sexualität, um nur einige Beispiele herauszugreifen.

Unser Wissen *über* den Körper wird nicht nur durch einschlägige Theorien erweitert werden, sondern auch durch Literatur, Musik und bildende Kunst. Um die Wahrnehmung von Bewegungsabläufen und intersubjek-

---

[9] Über Anregung von Peter F. Schmid entstand der gemeinsame Lehrgang „*Mit Leib und Seele*", der den Versuch unternimmt, Vertrauen in den Umgang mit dem Körper in der Personzentrierten/ Klientenzentrierten Psychotherapie zu festigen (siehe Schmid, 1994; 1996). In der Schweiz ist Geiser (1999) eine Vorkämpferin für den Einbezug des Körpers in die Klientenzentrierte Psychotherapie.

tiver Kommunikation zu schulen, möchte ich das Studium von Videos über Interaktionen von Kleinkindern und ihren Bezugspersonen anregen. Auch eine entsprechende Raumausstattung wird glaubhaft machen, dass das Setting erweitert ist.

Für die Therapie wird es wichtig sein, im Erstgespräch zu klären, was hier geht und was nicht geht. Innerhalb des Arbeitsbündnisses kann die Therapeutin *„Sitzen und Reden"* ausmachen, aber auch Berühren, Sich-Bewegen oder Malen. Sie kann zum Beispiel darauf hinweisen, dass sie nicht nur verbal zurücksagen, sondern auch andere Modalitäten verwenden wird, z.B. den Atem oder die Körperhaltung, oder gegebenenfalls die Berührung. Empathisches Verstehen kann z.B. in Atmungs- oder Bewegungssynchronizität vermittelt werden.[10] Wie bei allen anderen Interventionen wird es auch hier darum gehen, den Körper person-/situationsspezifisch ins Spiel zu bringen.

Zum Abschluss noch zwei Beispiele für *„Klientenzentrierte Körperpsychotherapie"* aus meiner Praxis. Zuerst eines, das wir alle in unserer Praxis täglich erleben, dann zum Vergleich ein unübliches, das das Berühren des Klienten miteinbezieht.

Zum ersten Beispiel:

Ich betrete das Therapiezimmer und setze mich. Der Klient rückt mit seinem Sessel weg. Das Zurückrücken des Sessels wurde innerhalb der Beziehung aktualisiert. Diese wahrgenommene Reaktion des Klienten hat auch bei mir etwas ausgelöst, beispielsweise habe ich mich daraufhin zugeneigt oder auch abgewandt. Ich gehe davon aus, dass das Zurückrücken des Sessels ein Teil seines im Moment (noch) nicht erlebten Felt Sense ist. Der Affekt, der mit dieser Bewegung verbunden ist, beginnt mich zu interessieren, auch aufgrund meiner Bewegung, der Zu- oder Abwendung, die wiederum Teil meines Felt Sense ist.

Bei Rogers gilt es den zugegebenerweise verführerischen Glauben an das Expertentum aufzugeben, im Klienten *„wie in einem offenen Buch zu lesen"*. Es gilt also die Erfahrung des Klienten zu verstehen, die wiederum mit meiner Reaktion zu tun hat. Verstehen impliziert im Klientenzent-

---

[10] So gibt es bei gelungenen Therapien von Beginn an eine hohe Bewegungssynchronizität zwischen Therapeuten und Klienten, die so schnell funktioniert, dass sie nicht von Kognitionen geleitet sein kann. Im Laufe der Therapie wird es notwendig werden, auch diese Ebene des Erlebens *„explizit"* zu machen, d.h. gegebenenfalls auch verbal zu symbolisieren (vgl. Frischenschlager, 1999, 45).

rierten/ Personzentrierten Ansatz immer, in bedingungsloser Wertschätzung kongruent und empathisch zu verstehen. Wir wissen, dass Affekte mit Bewegungen, die oft nur im Mikrobereich stattfinden, verbunden sind.

Wenn diese Bewegung anerkannt wird, Raum bekommt, sich zu entfalten, adäquat symbolisiert werden kann und auch kommuniziert, wenn sie in ihrer Bedeutung verstanden wird, ist (oft auch nur) ein (kleiner) Schritt in Richtung *„Sich-freier-Fühlen"* geschehen. Wenn ich den Klienten ermutige, sein Zurückrücken des Sessels wahrzunehmen, dann geschieht das in Hinblick auf seinen Felt Sense, der die ganze Situation beinhaltet, die er mit mir, in diesem Moment, in diesem Raum erlebt. Sein Erleben wird im Zentrum stehen, meines – als Antwort – soweit es benötigt wird, zur Verfügung stehen. Unsere Beziehung wird sich hoffentlich als tragfähig genug herausstellen, um neue Aspekte zuzulassen und entstehen zu lassen, neue Bedeutungen zu finden und ihnen Ausdruck zu verleihen. Im konkreten Fall dieses Beispiels: Das Zurückrücken des Sessels durch den Klienten war ein erster Hinweis auf seine Persönlichkeitsstruktur, ein Hinweis, dessen Bedeutung sich selbstverständlich erst im Laufe der Therapie herausstellen sollte. Das Zurückrücken des Sessels vorschnell zu *„deuten"*, wäre ein Fehler.

Die vorher genannte Episode ist der Einstieg in das Erstgespräch mit einem Klienten, dessen Geschichte ich jetzt kurz darstelle: einem Klienten, bei dem die Bewegungen, die Abgrenzung bedeuten, von klein auf eher anerkannt wurden als die Bewegungen, die Verbindung herstellen sollten.[11] Für die mit der Arbeit am Bauernhof überforderten Großeltern, die den Buben betreuten, sollte er möglichst schnell autonom und erwachsen werden. In seinen inneren Arbeitsmodellen, seinen gespeicherten Szenen[12], eben jenen, die seine Art der Wahrnehmung gestalteten, sind Beziehungswünsche mit überfordernder Zurückweisung beantwortet worden. Dies führte tatsächlich zu einer frühen (brüchigen) Autonomie, andererseits zur Verunsicherung bei Beziehungswünschen seinerseits. Schließlich gestaltete der Klient die Zurückweisung jetzt aktiv selbst.

Dieses wurde im Laufe der Therapie auf vielen Ebenen erlebbar: im eben genannten Bewegungsspektrum, in seinen einsamen, oft heroischen

---

[11] Siehe dazu Downing (1996).
[12] Vgl. mit den RIGs („Representations of Interactions that have been Generalized") bei Stern (1995).

Bildern, Phantasien und Träumen, im kargen Ausdruck seiner Emotionen, sowie im verbalen Ausdruck. Meine Reaktion des Sich-Zurücknehmens, des Ja-nicht-zu-nahe-Kommens, gehörte bereits zum Muster dieses *„einsamen Wolfes"*.

Hier habe ich eine Beobachtung aufgegriffen, verdeutlicht und versucht, im Bezugsrahmen des Klienten zu verstehen. In einem Bezugsrahmen, der das *Hier und Jetzt* und das *Dort und Damals* beinhaltet. Das *Dort und Damals* als Verstehenshypothese für das *Hier und Jetzt*[13]. Die Art und Weise, wie der Klient die Beziehung zur Therapeutin gestaltet, ist im *„Körpergedächtnis"* als immer wiederkehrendes, ja auch vertrautes Muster enthalten, das seine Art der Wahrnehmung gestaltet. Für die Auflösung des Musters ist eine adäquate Symbolisierung notwendig. Dass das *„Angebot"* des Klienten einmal anders als im sonstigen Leben aufgegriffen werden könnte, löst Hoffnung und Befürchtung gleichzeitig aus.

Im zweiten Fall habe ich darüber hinaus körperlich interveniert – durch Berührung:

> In unserer Ausbildungsgruppe in der Ukraine gab es einen besonders eifrigen Teilnehmer, N., der aufmerksam und bemüht den Gruppenprozess mitgestaltete. Mein Kollege und ich versuchten, den Prozess des Focusing erleben zu lassen, und danach möglichst anschaulich zu erklären, was *absichtsloses Wahrnehmen* bedeutet.
> N. war die Anstrengung anzusehen: Seine Augenpartie war ganz zusammengezogen, dementsprechend wies auch seine Frage, die sich sehr kompliziert anhörte, auf bemühtes Angespannt-Sein hin.
> In dieser Situation musste ich mir selbst einen kleinen Schubs geben, der mit dem Vertrauen in unsere Beziehung verbunden war. Ich fragte ihn, ob ich ihn im Gesicht berühren dürfe, was er bejahte. Das darauf folgende Ausstreichen seiner Augenpartie durch meine recht zittrigen Finger war ein Auslöser für Weiterführendes und hat ihn, die Gruppe und uns als Ausbilder auf vielen Ebenen beschäftigt.

N. hatte auf körperlicher Ebene einen Anstoß dazu erfahren, was absichtsloses Wahrnehmen bedeuten könnte. Weiters entstand dadurch mit N. ein sehr direkter, körperlicher Kontakt. Als ich zwei Jahre später wieder in die Ukraine kam, begrüßte N. mich, indem er seine Augenpartie ausstrich, sozusagen als Erkennungszeichen – sicherlich auch, weil verbaler Kontakt ohne Dolmetscherin sich schwierig gestaltete.

---

[13] Siehe dazu Keil (1996)

Eine weitere Ebene war, dass diese Intervention meinerseits die Gruppennorm „*Sitzen und Reden*" aufgeweicht hatte, und auch die Aufregung klargemacht hatte, die so ein Durchbrechen mit sich bringt. Ich nehme an, dass in einer Einzeltherapie noch andere Ebenen z.B. innerhalb der persönlichen Geschichte von N. aufgetaucht wären. Ein Indiz dafür ist, dass die Geste bei mir Sehnsucht ausgelöst hatte.

Auch da wären Varianten denkbar gewesen: Ich hätte N. auffordern können, seiner zusammengezogenen Augenpartie einfach nachzuspüren, ich hätte ihn auffordern können, seine Augenpartie selbst auszustreifen – alles das in Achtsamkeit auf sein körperliches Erleben. Ich hätte auch „*körperlich*" weiterarbeiten können, im Wechselspiel von seinem Kopf und meiner Hand, und dann erst zum verbal Symbolisieren einladen. Ja, schon die Einladung, nachzuspüren, wie es sich anfühlen würde, wenn ich seine Augenpartie ausstriche, hätte Klärung gebracht.

Jedenfalls geht es darum, die zusammengezogene Augenpartie „*in den Diskurs*" hineinzunehmen, um die Bedeutung zu erfahren, ihr Bedeutung zu geben.

4. Resümee

In der Klientenzentrierten (Körper)Psychotherapie geht es darum, den Körper „*frei assoziieren*" zu lassen in Hinblick auf die gefühlten Bedeutungen des Klienten, die wiederum innerhalb der Beziehung zur Therapeutin entstanden sind. Dies gilt auch für alle anderen Interventionen im klientenzentrierten/ personzentrierten Bereich. Eine Körperintervention ohne Rücksicht auf die im Moment bestehende Beziehung spaltet den Körper ab – wie bei medizinischen Eingriffen zum Beispiel.[14]

Wissen und Erfahrung werden im Idealfall ununterbrochen mit- und gegeneinander überprüft und abgewogen – im permanenten Regulationsprozess. Eine Trennung zwischen „*körperlich*" und „*verbal*"

---

[14] In der Prä-Therapie (Prouty, 1994) kann das Ansprechen von körperlichen Zuständen von der Beziehungsebene getrennt werden, was bei schwer verstörten Menschen oft entängstigend wirkt.

ist künstlich[15]. Vorgänge auf kognitiver Ebene stehen in direkter Verbindung mit affektiven Prozessen („Affektlogik"), Affekte stehen immer mit körperlichen Zuständen in Verbindung.

Wenn wir an die Schichtungen des Selbst in der Entwicklung des Säuglings bzw. des Kleinkindes denken, an das jeweilige Aufgehoben-Sein der vorhergegangenen Stadien in den darauffolgenden, dann wird klar, dass Erfahrungen auf allen Ebenen wichtig und erstrebenswert sind.

Ich hoffe, dass es mir gelungen ist, mit diesem Beitrag Klientenzentrierte/ Personzentrierte Psychotherapeuten und Psychotherapeutinnen zur Erweiterung ihrer Erfahrungen auf körperlichem Gebiet und der daraus entspringenden Experimentierfreude anzuregen.

Literatur

Biermann-Ratjen E-M (1998) On the development of the person in relationships. In: Thorne B und Lambers E (eds), Person-centred therapy. A European perspective. London, Sage, 106–118

Ciompi L (1998) Die affektiven Grundlagen des Denkens – Kommunikation und Psychotherapie aus der Sicht der fraktalen Affektlogik. In: Welter-Enderlin R und Hildenbrand B (Hg), Gefühle und Systeme. Heidelberg, Carl Auer, 77–100

Downing G (1996) Körper und Wort in der Psychotherapie. Leitlinien für die Praxis. München, Kösel

Frischenschlager O (1999) Präsymbolische Ebenen des psychoanalytischen Diskurses. In: Bartosch E, Hinterhofer H und Pellegrini E (Hg), Aspekte einer neuen Psychoanalyse. Ein selbstpsychologischer Austausch. Wien New York, Verlag Neue Psychoanalyse, 37–52

Geiser-Juchli C (1999) Die „Wirklichkeit" der Person. Über ein radikales Ausschöpfen des personzentrierten Ansatzes. Texte des Ausbildungsinstitutes Gesprächspsychotherapie-Focusing-Körperpsychotherapie (GFK)

Gendlin ET [1986] (1987) Dein Körper – Dein Traumdeuter. Salzburg, Otto Müller

Gendlin ET und Wiltschko J (1999) Focusing in der Praxis. Eine schulenübergreifende Methode für Psychotherapie und Alltag. Stuttgart, Pfeiffer bei Klett-Cotta

---

[15] In meiner unveröffentlichten Abschlussarbeit als Ausbilderin bei der „Österreichischen Gesellschaft für wissenschaftliche klientenzentrierte Psychotherapie und personorientierte Gesprächsführung" (ÖGWG) (1999) mit dem Titel „Überlegungen zu Körper und Sprache in der Klientenzentrierten/ Personzentrierten Psychotherapie" habe ich mich damit näher beschäftigt.

Keil WW (1996) Hermeneutic empathy in Client-centered therapy. In: Esser U, Pabst H and Speierer G-W (eds), The power of the Person-centered approach. New Challenges – Perspectives – Answers. Köln, GwG, 65–80

Krause R und Merten J (1996) Affekte, Beziehungsregulierung, Übertragung und Gegenübertragung. Zeitschrift für Psychosomatische Medizin und Psychoanalyse 42, 3: 261–280

Land D (1992) Manchmal spiele ich Weisen, die ich noch nie zuvor gehört habe – Wirksamkeit von Psychotherapie als Dekonstruktion. Eine notwendige und hinreichende Freiheit von Bedingungen. In: Frenzel P, Schmid PF und Winkler M (Hg), Handbuch der Personzentrierten Psychotherapie. Köln, Edition Humanistische Psychologie, 263–276

Polanyi M [1966] (1985) Implizites Wissen. Frankfurt/M., Suhrkamp

Prouty G (1994) Theoretical evolutions in Person-centered/ experiential therapy. Applications to schizophrenic and retarded psychoses. Westport (Ct.), Praeger

Rogers CR (1987) Eine Theorie der Psychotherapie, der Persönlichkeit und der zwischenmenschlichen Beziehungen. Köln, GwG

Schmid PF (1994) Personzentrierte Gruppenpsychotherapie. Solidarität und Autonomie. Ein Handbuch. Köln, Edition Humanistische Psychologie

Schmid PF (1996) Personzentrierte Gruppenpsychotherapie in der Praxis. Die Kunst der Begegnung. Ein Handbuch. Paderborn, Junfermann

Stern DN [1995] (1998) Mutterschaftskonstellation. Stuttgart, Klett-Cotta

Van Balen R (1994) Klientenzentrierte Therapie und experientielle Therapie: zwei verschiedene Therapien? In: Keil WW, Hick P, Korbei L und Poch V (Hg), Selbst – Verständnis. Beiträge zur Theorie der Klientenzentrierten Psychotherapie. Bergheim, Mackinger, 80–105

Van Balen R (1996) Theory of personality change: A comparison of Rogers, Gendlin and Greenberg. In: Hutterer R, Pawlowsky G, Schmid PF and Stipsits R (eds), Client-centered and experiental psychotherapy. A paradigm in motion. Frankfurt/M., Peter Lang – Europäischer Verlag der Wissenschaften, 117–125

Zur Einbeziehung des Körpers in die Klientenzentrierte/ Personzentrierte Psychotherapie

Perspektive 2: Der einzubeziehende Körper

Beatrix Teichmann-Wirth

> *If my heart could do the thinking and my head began to feel.*
>
> Van Morrison

Ausgehend von einer kommentierten Literatursichtung zum Thema wird zunächst die personzentrierte Theorienbildung, welche den Körper implizit und explizit einschließt, der personzentrierten therapeutischen Realität kritisch gegenübergestellt. Die verschiedenen Ebenen von Körperlichkeit, wie der situationale und der von innen erfühlte Leib werden angesprochen. Sodann wird auf körperliche Entsprechungen von Erfahrungsoffenheit, Starre und Fluss des Erlebens eingegangen. Der Körper wird als Instrument auf den Ebenen der Wahrnehmung, des Ausdrucks und des Handelns einer näheren Betrachtung unterzogen und dabei wird auf die therapeutische Relevanz dieser Dimensionen eingegangen. Schließlich werden einige Aspekte körpereinbeziehenden therapeutischen Handelns aufgegriffen (z.B. Atmung, Setting, Körpersprache, Übungen). Es wird hervorgehoben, dass es zuallererst um die Voraussetzungen beim Therapeuten geht, die eine körpereinbeziehende Personzentrierte Psychotherapie zu einer solchen machen. Der Artikel stellt einen Versuch dar, eine körpereinbeziehende Psychotherapie aus einem personzentrierten Verständnis heraus zu entwickeln.

Ich möchte eine Personzentrierte Therapie, welche den Körper explizit mitberücksichtigt, „körpereinbeziehend" nennen. Dieses etwas sperrig klingende Wort ist anderen Bezeichnungen vorzuziehen. Die Therapie ist nicht „körperorientiert", weil wir uns nicht am Körper, sondern an der Person orientieren. Wenn wir den Körper einbeziehen, so ist das nicht „Körper-Arbeit", weil es ja um die Anregung von Ausdrucksgeschehen *der Person* geht, wiewohl das auch über Übungen, die Ausdruck über den Körper fördern, stattfinden mag. Schon gar nicht ist es eine personzentrierte „Körpertherapie", weil dies ein Widerspruch an sich ist. Es geht um die Person, die den Körper einschließt. Es geht nicht in segmentierter Weise um den Körper; der Körper ist Teil und Wegweiser zur ganzen Person. Über den Körper spreche ich die Person an.

Konzepte zur Einbeziehung des Körpers in die Personzentrierte Therapie

Die – nicht sehr zahlreiche – personzentrierte Literatur zum Thema greift vor allem Fragen der Indikation für körpereinbeziehendes therapeutisches Handeln und die Frage der Methodenintegration auf.

Van Voorthuizen und Eisenga (1992) gehen zunächst auf die Ausgangsbedingungen körperorientierten Handelns ein, den Körper als integrierten Anteil der Person anzusehen, um sich dann der Frage der Methodenintegration zu widmen, wobei sie zu folgender Schlussfolgerung gelangen: „Körperorientierte Methoden können aufgenommen werden, wenn sie am Erlebensprozeß orientiert sind" (ebd., 159).

Henning (1986) regt in seinem Beitrag ein Training von nonverbaler Kommunikation in der Ausbildung an, da er eine „nonverbale Gesprächstherapie" vor allem in der Psychiatrie (insbesondere bei Personen mit Borderlinestörung und Psychosekranken) für angezeigt hält.

Gutberlet (1984) bespricht die Voraussetzung für eine Methodenintegration, nämlich die Ausbildung in der Methode und die Überprüfung der spezifischen Motivation für den Einsatz, um schließlich die Frage nach der Methodenintegration und einem erweiterten Krankheitsmodell mit einem Nein zu beantworten, weil „die Person das Instrument in der Therapie ist" (ebd., 12). Er fokussiert damit die oft diskutierte Frage, ob ein von Empathie, Akzeptanz und Authentizität getragenes Beziehungsangebot hinreichend ist, um sodann zum Schluss zu kommen, dass „klientenzentriertes Handeln einerseits und die Anwendung eines Krankheitsmodells und anderer psychotherapeutischer Methoden andererseits sich nicht zwangsläufig ausschließen. Findet die Integration aus einer Haltung von Empathie und Wertschätzung statt, kann sich dadurch genau diese Haltung vertiefen und das Wachstum des Klienten fördern." (ebd., 13).

In einer Zusammenfassung eines Gesprächs zwischen David Boadella und Anna Auckenthaler unter der Moderation Harald Doppelhofers geht Schmid (1997) zunächst auf körpertherapeutische Ansätze ein, wie sie von Wilhelm Reich, Alexander Lowen und Gerda Boyesen, Fritz Perls und Arthur Janov begründet wurden. Schmid kritisiert die Anwendung derartiger Methoden aufgrund ihrer Unvereinbarkeit mit dem Personzentrierten Ansatz. Hergeleitet von einem personalen Verständnis des Personzentrierten Ansatzes unterstreicht Schmid die Notwendigkeit eines aus dem Ansatz selbst entwickelten, genuinen, körpereinbeziehenden Arbeitens. Er betont, dass dies einen instrumentalisierenden Umgang mit dem Körper, wie auch die einseitige Betonung von Erlebensaktivierung, die gezielte Anwendung von Techniken sowie die diagnostische Betrachtungsweise des Körpers ausschließt. Sein Plädoyer für eine umfassende Realisierung der theoretisch zugrundeliegenden Anthropologie des Ansatzes und damit eine Umsetzung auch der leiblichen Dimension deutet eine Position an, der ich nahe stehe: „Dass die angemessene Arbeitsweise genauso wenig in einem Entweder-Oder („Psycho- oder Körper-Therapie") wie in einem eklektischen Sowohl-Als auch („ein bisschen verbal, ein bisschen Körperübungen") bestehen kann, sondern der Weg zu einem umfassenden Verständnis der Beziehung von Person zu Person – wenn man es so formulieren will: zu einer „anthropologischen Therapie" – führen muss" (Schmid, 1994, 272). Im „unspektakulären Einbeziehen der Körperlichkeit in Menschenbild und Praxis Personzentrierter Therapie," geht es darum, „dem Klienten möglichst viele Ausdrucksmöglichkeiten und Kommunikationskanäle zur Verfügung zu stellen und ihm die Wahl des passenden Ausdrucks zu überlassen." (ebd., 272 bzw. 273).

Heinerth (1996) widmet sich der Indikation von Körperkontakt. Er zeigt auf, dass die Erfüllung der Bedürfnisse nach Angenommen- und Verstandenwerden und nach dem Austausch mit einem kongruenten Du in der Kindheit zuallererst über die Körperlichkeit erfolgt. Körperkontakt sei besonders bei Angst, fundamentalem Mangel an Selbstachtung, Beziehungsunfähigkeit, verbaler Unfähigkeit, Selbststörung und Realitätsverlust indiziert. Vorsicht sei wegen der Verschmelzungsgefahr bei sogenannten „frühen Störungen" geboten. Weiters weist er auf die Gefahren von Körperkontakt hin, wie z.B. Sexualisierung im Kontakt, Vermeidung verbalen Kontakts u.a.m. Die Gruppe wird als eine erleichternde Bedingung erachtet. Er kommt zum Schluss, dass der Königsweg der

Gesprächstherapie die verbale Kommunikation sei und dass „Körperkontakt zur Erreichung klientenzentrierter Ziele nicht notwendig sei" (ebd., 18). Der Wert liege eher im Vorfeld, „nämlich im Ermöglichen empathischer Begleitung, wenn die Sprache versagt, oder in der Vertiefung des Kontakts für mehr Sicherheit in der Beziehung" (ebd., 18).

Sehr differenziert und zudem erfrischend ist der Beitrag von Wethkamp (1997), die aufgrund ihrer langjährigen Erfahrungen in körperorientierten Methoden von der Seite eines körperlichen Erlebens heraus wesentliche Aspekte wie Zeit, Rhythmus oder Sehnsucht nach intensivem Erleben anspricht. Sie trifft auch eine Einordnung von klientenzentrierter Körpertherapie zwischen Gesprächstherapie und anderen Körpertherapien und erkennt als wesentlichen Unterschied das Ziel der Symbolisierung in der klientenzentrierten Körpertherapie gegenüber anderen Körpertherapien. Des weiteren geht sie auf die klientenzentrierten Grundvariablen aus körpertherapeutischer Sicht ein. Wethkamp betont die Notwendigkeit eines tiefgehenden Verständnisses des entsprechenden körpertherapeutischen Ansatzes, dann können Methoden wertvolle Wahrnehmungs- und Zuordnungshilfen sein.

Eine tiefe Selbsterfahrung in körperorientierten Methoden gilt auch für Pfeiffer (1987) hinsichtlich einer patientenorientierten Körpertherapie als notwendige Voraussetzung. Er bezieht sich hier vor allem auf konzentrative Methoden, wie Konzentrative Bewegungstherapie, Feldenkrais-Arbeit, Autogenes Training, Progressive Relaxation, Heileurythmie, Tai Chi, die mit einem personzentrierten Verständnis in der Anwendung gute Dienste für die Gesundung des Patienten leisten können.

Wiltschko (1995; 1996) hat, was die Einbeziehung des Körpers betrifft, Wesentliches geleistet. Er spricht sehr grundsätzliche Bedingungen an, benennt zu beachtende Prozesse und scheut sich nicht, konkrete Anforderungen zu postulieren und damit weder in Verallgemeinerungen noch in einer unantastbaren Spezifität zu bleiben. Darüber hinaus ist seine Sprache erlebensnah, „körperlich" und damit berührend. Da vieles von ihm Erarbeitete im vorliegenden Artikel einfließt, seien seine Beiträge zum Thema an dieser Stelle nicht näher ausgeführt.

Ich möchte Wiltschkos Ausführungen noch zwei Aspekte hinzufügen, die meinem Verständnis nach von Bedeutung sind: Zum einen handelt es sich um die Betonung der Voraussetzungen beim Psychotherapeuten, die gegeben sein müssen, will er den Körper in die Therapie explizit einbeziehen. Dieser Aspekt ist insbesondere für die Ausbildung von Personzentrierten

Therapeuten relevant. Zum Zweiten ist es die stärkere Betonung des Ausdrucks, die meinen Zugang vom Focusing-Ansatz zu unterscheiden scheint. Meine Sichtweise speist sich aus meiner langjährigen personzentrierten Erfahrung als Klientin, Ausbildungskandidatin, Therapeutin und Ausbilderin sowie aus meinen Erfahrungen in Vegetotherapie nach Wilhelm Reich und Bewegungsanalytischer Therapie nach Cary Rick. Bedeutsam waren nicht so sehr die Methoden als die Menschen, die heilsam für mich wirkten, und die Erkenntnis, dass die Methode in vielfältigster Weise Gestalt annehmen kann, je nachdem, welche Person sie „verkörpert".

Körpereinbeziehende personzentrierte Grundlegung

Ich will mit meinem Beitrag nicht weiter die Frage über die Notwendigkeit der Einbeziehung des Körpers aufwerfen (vgl. Wiltschko, 1996a und 1996c) und damit hinter das bereits Selbstverständliche treten, sondern ausführen, wie sich Aspekte in ihrer Körperlichkeit zeigen und was es braucht, um sie darin zu erkennen und zu fördern.

These: *Wäre der Körper in die Klientenzentrierte Psychotherapie selbstverständlich einbezogen, bräuchte es keine explizite Hervorhebung.*

Betrachtet man die personzentrierte Realität, so ist sie auch heute noch vornehmlich – wie Wiltschko (z.B. 1996b, 76) es so prägnant beschreibt – auf die „klassische GT-Übung" Sitzen und Sprechen beschränkt. Auch in den oben erwähnten einschlägigen Veröffentlichungen findet sich eine eher skeptische und misstrauende Haltung dem Verlassen dieses klassischen Settings gegenüber. Gründe für ein derartiges „Handlungs-Tabu" im Personzentrierten Ansatz scheinen mir zum einen in der Biographie von Carl Rogers (ein von Pietismus und Körperfeindlichkeit geprägtes Elternhaus) zu liegen. Weiters vermute ich in der katholischen Tradition, in welcher nachfolgende Generationen in Europa aufwuchsen, einen beeinträchtigenden Einfluss. Dadurch mangelt es an Erfahrungen. In jahrelangen Lehrtherapien, wo auf Stühlen sitzend ein Austausch von Worten stattfindet, können schwerlich körperliche Aspekte ins therapeutische Selbstkonzept aufgenommen werden. Dieser Realität steht gegenüber, dass in der Tiefe des Personzentrierten Ansatzes, in seinem Kern, Annahmen wie die des vertrauenswürdigen Organismus, einer positiven Entwicklungsrichtung und einer organismischen Bewertungsinstanz zu Grunde liegen. Und wenn Rogers den sich selbst verwirklichenden Menschen charakterisiert, so ist der menschliche Organismus zentral. Ein so lebender Mensch „gebraucht seinen Organismus als Mittel, die existentielle Situation in sich und seiner Umwelt so genau wie möglich zu erschließen. Er benutzt alle Daten, die ihm sein Nervensystem zur Verfügung stellen kann, er nutzt sie bewusst, berücksichtigt aber, dass sein Gesamtorganismus vielleicht klüger sein mag, – und oft ist – als sein Bewusstsein. Er lässt seinen Organismus in all seiner Komplexität funktionieren, d.h. aus einer Vielzahl von Möglichkeiten das Verhalten auswählen, das im jeweiligen Augenblick die umfassendste und echteste Befriedigung bringt. Er kann seinem Organismus vertrauen; nicht weil dieser unfehlbar wäre, sondern weil er den Auswirkungen jeder seiner Aktionen vollkommen offen gegenübersteht und sie berichtigen kann, wenn sie ihn nicht befriedigen." (Rogers, 1969/1988, 297). Der Organismus schließt den Körper und seine Fähigkeiten ein. Betrachtet man im eben angeführten Zitat die körperlichen Voraussetzungen, so braucht es, um die existentielle Situation zu erschließen, zunächst ein offenes Sinnessystem. Augen, die sehen, aber auch schauen können, Ohren, die hören und lauschen können, eine Haut, die Kälte, Wärme, aber auch Berührungen empfinden kann, eine Nase, die Gerüche aufschließen kann und einen Geschmackssinn, der hilft zwischen Bekömmlichem und Unbekömmlichem zu unterscheiden. Dies ist die Basis.

These: *Die Offenheit für Erfahrungen, seien sie aus dem Äußeren oder aus dem Inneren (Gefühle, Stimmungen), ist unmittelbar mit der Freiheit von körperlichen Blockaden, wie sie Wilhelm Reich (1987; 1989) als Panzerungen beschreibt, verbunden. Körperliche Blockaden, wie sie sich in chronischen Haltungen zeigen, haben Einfluss auf die Erlebens- und Ausdrucksmöglichkeiten des Menschen. Die Abwehr von Gefühlserleben kommt auch körperlich zum Ausdruck, beziehungsweise bedient sie sich der körperlichen Blockade, welche ihrerseits dann die Abwehr des Erlebens von Emotion bewirkt. Ebenso ist das Offensein für Erfahrungen, das „Im-Fluss-des-Erlebens-Sein", wie es Rogers (1973) als Wesensmerkmal eines existentiell bedeutsamen Lebens erkennt, mit der Freiheit zu vollständiger Ein- und Ausatmung verbunden, welche wieder in direkter Verbindung mit einem frei schwingenden Zwerchfell steht. Wir nehmen die Welt über die Einatmung zu uns und bringen uns und das Erlebte über die Ausatmung in die Welt.*

Wenn Rogers die Therapie als Eins-werdung mit dem eigenen Organismus, als Rückkehr zur sensorischen und innerorganischen Erfahrung versteht und damit ein Wiederaufsuchen der inneren, organismischen Bewertungsinstanz, so sind es hier zuallererst die physiologischen Bedürfnisse, Hunger, Wärme, Halt, die es zu würdigen und zu beantworten gilt. Auf dieser basalen Ebene findet frühzeitig der Bruch statt oder wie Rogers (1967/1984, 41) es ausdrückt: „Das Kind wird dem biologischen Wissen des Körpers untreu und hat damit den in ihm liegenden Bezugspunkt der Wertung aufgegeben".

These: *Um der Entfremdung entgegenzuwirken, ist es notwendig, dass sich der Therapeut in einer Art „holding function" (vgl. Winnicott, 1979) zur Verfügung stellen kann. Er hilft über seine Fähigkeit der organismischen Resonanz dem Klienten, zu erkennen, um welches Bedürfnis es sich im jeweiligen Augenblick handelt. Hier ist also eine Kommunikation auf einer tiefen, vegetativen Ebene von Nöten, so wie dies bei Müttern ihren Säuglingen gegenüber (optimalerweise) der Fall ist.*

Ebenen der Körperlichkeit

Eine Ebene, auf welche häufig Bezug genommen wird (vgl. Wiltschko, 1995; Gendlin, 1994) ist die des von innen gefühlten Körpers. Der Körper wird nicht als Ding einer naturwissenschaftlichen Betrachtung unterzogen, sondern findet als Leib Würdigung. Darüber hinaus wird der Körper als ein situationaler gedacht. „Der Körper ist in der Situation und die Situation ist auch im Körper, in einem Felt Sense. Gefühle sind nicht innere Dinge, sondern das in die Umwelt weitergehende, fortzusetzende Körpererleben" (Gendlin, 1999, 124).

„Der Körper ist selbst die Wechselwirkung" (Gendlin, 1994; zit. nach Wiltschko, 1995, 30). Damit „weiß der Körper etwas über die Situation implizit. In diesem Sinne weiß der Körper im Moment mehr, als wir im Augenblick sagen können." (Wiltschko, 1995, 29). Es wird damit ein sechster Sinn angefügt, der uns Situationen erfühlend beurteilen lässt und die Basis für die organismische Bewertungsinstanz bildet oder vielmehr diese ist.

Ich möchte die Ebene des „äußeren" Körpers, den von „außen" wahrgenommenen Körper ergänzend anfügen.

These: *Besonders bei jenen Personen, bei welchen in einer frühen Lebenszeit ein Bruch zwischen organismischem Selbsterleben und Selbstkonzept stattgefunden hat (insbesondere bei sogenannten Frühstörungen wie Borderlinestörungen und Psychose) ist es wesentlich, den Körper in seiner Faktizität (in seiner Dichte, im Materiellen der Knochen, Gelenke, Muskeln und Gewebssubstanz) wahrnehmen zu können, um das „Gefäß" ihrer*

Erfahrung zu sichern. Wo die Gefahr des Auseinanderfallens gegeben ist, kann man sich dem erfühlten und erfühlenden Leib nicht öffnen.

Cary Rick (1996) stellt diesbezüglich eine stringente Theorie in seiner bewegungsanalytischen Therapie zur Verfügung. Aufgrund von Beobachtungen in der Säuglingsforschung wird davon ausgegangen, dass in der frühkindlichen Entwicklung zunächst die Dimension der Körperstruktur (Gliedmaßen, Rumpf, Gelenke) im Vordergrund steht, sodann deren Funktion (z.B. Beugen und Strecken der Arme) in der Welt und den Beziehungen erkundet werden, und erst dann der Körper, die Körperbewegung zum Instrument eines Ausdrucks wird. Konsequent werden diese Themen in der bewegungsanalytischen Therapiebeziehung je nach Entwicklungsstand des Klienten aufgegriffen.

Starre und Fluss

Wenn die „Persönlichkeit und das Selbst aus dem Fluss der Erfahrung hervorgeht", gibt es keine „zwanghafte Durchstrukturierung von Erfahrung mehr" (Rogers, 1969/1988, 294).

These: *Die Strukturgebundenheit hat eine (charakteristische) Entsprechung im Körper. Das körperliche Nein zur lebendigen Erfahrung ist zwanghaft, d.h. charakteristisch wiederkehrend, starr, unveränderlich und auch dem Bewusstsein unzugänglich. Ist der Körper in seiner freien Bereitschaft zur Aufnahme von Reizen, Erfahrungen und seiner vielfältigen Antwortmöglichkeiten ein anpassungsfähiger, flexibler Mittler zwischen Erfahrung und Bewusstsein, zwischen Organismus und Selbst, so ist im gegenteiligen Fall dieser das wesentlichste Instrument der Blockierung. Welche Inhalte aus dem bewussten Erleben und damit aus dem Selbstkonzept ausgeschlossen werden, ist interindividuell verschieden. Die Verschiedenheit der Erlebensmöglichkeiten und der Einschränkung hat eine Entsprechung in einer charakteristischen (für die Person eigenen) Form der Blockierung, Hemmung, Erstarrung von Körperbereichen.*

Wilhem Reich (1948/ 1989) und in der Folge Alexander Lowen (1981) haben regelmäßig wiederkehrende Muster solcher Blockierungen im körperlichen und psychischen Bereich im Rahmen der Charakteranalyse beschreiben. Sie heben dabei charakteristische Zusammenhänge von körperlicher „Panzerung" und psychischer Erlebens- und Ausdruckseinschränkung hervor. Das Studium der diesbezüglichen Literatur zum Thema bzw. die Selbsterfahrung in diesen Methoden erweitern sicher das

Wahrnehmungsspektrum von Personzentrierten TherapeutInnen. Dennoch gilt es ebenso wie in der Einbeziehung von storungsspezifischen Betrachtungsweisen – meiner Ansicht nach – immer neu die jeweilige Erfahrung (des Flusses bzw. der Starre) zu erkunden. Leitend sollte also die Frage sein, wie das dieser Klient jetzt im Moment auf körperlicher Ebene „macht", womit auf körperlicher Ebene jetzt der Erlebensfluss blockiert wird und auch was sich hier aus der Tiefe des Organismus ausdrücken will. Im Verstehensprozess findet ein Pendeln statt zwischen einem organismischen Verstehen, welches das Implizite, das noch nicht Feste, noch nicht Strukturierte erspürt, und einem selbstkonzeptbezogenen Verstehen, das über die körperliche Identifikation der Haltung die Erlebenswelt der Klientin nachvollzieht (vgl. Finke, 1994).

These: *Das Nachvollziehen dieser Erfahrungen ist nur dann möglich, wenn der Therapeut über einen „freischwingenden", erlebnisfähigen, antwortenden Körper verfügt.*

Der Körper als Ausdrucksinstrument

Der Körper dient als Instrument auf den Ebenen der Wahrnehmung, des Ausdrucks und des Handelns. Auf die Ebene der Wahrnehmung von inneren und äußeren Reizen und die Dimension des fühlenden Leibes, welcher der gesamtorganismischen Bewertung einer Situation dient, wurde schon eingegangen. Es geht hier auch um die Fähigkeit der Beeindruckbarkeit, der Fähigkeit, Eindrücke auf sich wirken zu lassen und diese auch zu identifizieren. Kongruenz setzt die Fähigkeit voraus, dass sich der Therapeut „dessen, was er erlebt oder leibhaftig empfindet, deutlich gewahr wird, und dass ihm diese Empfindungen verfügbar sind" (Rogers, 1983, 31). Eine solche Fähigkeit ist aber an eben diese Freiheit, mit allen sechs Sinnen zu empfinden, geknüpft.

Der Außen-Aspekt von Kongruenz, die transparente Authentizität, bedeutet, dass ich das nach außen bin, was in meinem Inneren lebt. Die Ausdrucksvielfalt mag sich in den Facetten des Gesichtsausdrucks äußern bzw. auch in der Fähigkeit, mit dem Körper all die verschiedenen Gefühlsqualitäten in (an die Situation) angemessener Form zum Ausdruck zu bringen. Betont sei an dieser Stelle, dass es darum geht, über die Möglichkeit zu verfügen, Emotionen in einer differenzierten Weise zum Ausdruck zu bringen. In welcher Form das dann tatsächlich stattfindet – ob ich also etwa meinem vielleicht durchaus heftigen Ärger verbal, begleitet von einem ärgerlichen Blick, oder lautstark mit geballten Fäusten

Ausdruck verleihe, obliegt der organismischen Bewertung der Gesamtsituation. Der Ausdruck ist nicht „gemacht", funktioniert selbstverständlich, sofern der Körper und damit die Person in ihrem Körper frei ist, eine Ausdrucksbewegung geschehen zu lassen.

These: *Der Klient wird das ausdrücken können, was der Therapeut geschehen lassen kann und auch schon in sich und durch sich geschehen lassen hat.*

Der Einladung eines „stummen", zurückhaltenden Therapeuten zum lautstarken Gefühlsausdruck wird schwerlich Folge zu leisten sein. Die Inkongruenz des Therapeuten führt dazu, dass der Klient sich gehemmt fühlt und das Gefühl nicht zum Ausdruck bringen kann. Die Einladung eines inkongruenten Therapeuten stiftet somit eine große Verwirrung im Klienten, welche er „löst", indem er wieder einmal mehr glaubt, dass er selbst unvermögend sei.

Der Körper als Handlungsinstrument

Über die Handlung nimmt der Mensch mit der Welt Beziehung auf. In der Handlung ver-wirklicht er sich selbst. Über den Körper, der das Instrument für die Handlung ist, wirkt eine Person in der Welt.

These: *Die Freiheit, in verschiedener Weise zu handeln, ist unmittelbar daran gebunden, ob ich in meinem Körper dazu frei bin.*

So ist das Beugen und Strecken der Arme eine wesentliche Funktion, um Nähe und Distanz in differenzierter Weise (sozusagen feinabstimmend) zu regulieren. Verfügt ein Mensch nicht über diese Fähigkeit, hält er seine Arme z.B. immer herabhängend an der Seite, so bleibt ihm nur das totale (weil ganzkörperliche) Weggehen bzw. die totale Nähe. Dieses Beispiel mag weit hergeholt scheinen, ist es aber nicht. Es wird jedoch erst sichtbar, wenn man das „klassische" Setting des Sitzens/ Sprechens verlässt und in eine Bewegungsbeziehung eintritt.

In seinen Handlungen erfährt sich der Mensch (er erfährt sich auch in seinem Gefühlserleben, weniger in seinem Denken). Die Handlung ist eine Ebene der Selbstexploration. Verfügt ein Mensch über vielfältige Handlungsmöglichkeiten, erfährt er sich auch vielfältig – im festen Auftreten seine Stärke, im zärtlichen Berühren seine Sanftheit, im Heran-Gehen seinen Mut und seine Geradlinigkeit, im aufrechten Stand seine

Aufrichtigkeit. Im oben genannten Beispiel könnte dies folgendermaßen aussehen: Die Möglichkeit zu Regulation, das Zur-Verfügung-Haben der Funktion „Herholen – Wegstrecken/ Wegstoßen" könnte die Person sodann in ihr Selbstkonzept derart integrieren: Ich habe es in der Hand, wie weit ich dich an mich heranlasse, es liegt (auch) an mir, wie nahe ich dir kommen will, ich sorge für mich, ich kann für mich und meine Bedürfnisse sorgen.

Über die Wahrnehmung von körperlichem Ausdruck (z.B. schon allein durch den Wechsel vom Sitzen ins Stehen) erschließen sich neue Welten des Verstehens. Leider ist in der Personzentrierten Therapie vielfach – wie schon Wiltschko (1996b) bemerkt – das Wahrnehmen auf Fühlen und das Handeln auf Sprechen eingeschränkt. Diese Erlebens- und Handlungsmodalitäten sind es sodann auch, welche dem Prozess der Selbstexploration zugänglich sind.

Die Bedachtnahme auf körperliche Phänomene lässt uns hinter die Selbstkonzepte treten. Es ist ein direkterer Weg zu dem noch nicht Gedachten, noch nicht Gewussten. Damit dieser Zugang dem Reich des Lebendigen, Überraschenden, Neuen und Wahrhaftigen zugehörig bleibt, gilt es diesen Zugang immer neu, „frisch" zu wählen, personzentriert eben, aus dem, was ich als Therapeutin jetzt empathisch verstehe, den anderen unbedingt annehmend und kongruent. Der Körper in seinen Möglichkeiten ist dabei Wegweiser.

Exkurs: Über Gesetzmäßigkeiten des Lebendigen

These: *Sich auf die Welt des Körpers/ Leibes einzulassen, ihn in die Therapie einzubeziehen, bedarf eines Wissens über die „Natur der Dinge".*

Dieses erspürte bzw. aus der Erfahrung geborene Wissen ist naturgemäß nicht ein durch Lektüre erworbenes, es vermittelt sich vielmehr über ein Teilhaben an Naturprozessen bzw. auch im tiefen Körpererleben. Nur dieses tiefe Wissen erlaubt ein furchtloses Dabeisein bei den Lebensprozessen, welche sich äußern wollen. Es erlaubt uns, die dem Prozess eigene Zeit zuzugestehen, nicht verfrüht „anzutauchen". Diese Zeit ist in der Regel langsamer, als wir denken mögen. Es erlaubt uns Bewegungen des Lebendigen wahrzunehmen und sie sich ausdehnen zu lassen, sei es Hinwendung zu sich selbst oder aus sich in die Welt, wie es Will Davis (1989) in seinem Konzept des „Instroke und Outstroke" beschreibt. Es heißt auch, um die zwei Grundbewegungen des Lebens zu wissen, den Wechsel von Ausdehnung und Zusammenziehen, um die „Pulsation" (vgl. Reich, 1987; Kelley, 1992; Boadella, 1991), wie sie sich von der Amöbe bis zum Menschen (hier vor allem in den unwillkürlichen Prozessen) zeigt. Vielleicht findet sich hier auch eine Entsprechung zur Aktualisierungstendenz mit der Funktion der Erhaltung (Zusammenziehen – Kontraktion) und Entfaltung (Ausdehnung – Expansion).

Auf dieser Basis vertraut der Therapeut auch dem Prozess, darauf, dass der nächste Schritt aus sich heraus folgt, dass das Lebendige einer eigenen Ordnung gehorcht. Gendlin (1994) nennt diese Ordnung „order of carrying forward", ein Begriff, den Wiltschko (1995) mit „Fortsetzungordnung" übersetzt. „Die Fortsetzungsordnung sagt, dass die Art, wie der Körper den nächsten Schritt findet, der den gegenwärtigen Erlebensprozess fortsetzen oder weitertragen wird, in einer bestimmten Weise wohlgeordnet ist, obwohl dieser nächste Schritt nicht ein logisches Ergebnis dessen ist, was bereits da war. Der Körper (die Natur, der Kosmos...) hat (ist...) eine Ordnung, die noch nicht fertig, noch nicht vollendet ist. Diese Ordnung verlangt immer nach einem weiteren Fortsetzungsschritt" (ebd., 18). In „einer bestimmten Weise ist dieser Prozess wohlgeordnet", diese Ordnung ist nicht kognitiv zu erfassen, festzuhalten und schon gar nicht vorwegnehmend zu planen. D.h., wenn ich als Therapeutin einen An-Stoß gebe, z.B. durch eine Berührung, so gilt es mit staunender Aufmerksamkeit dem zu folgen – ohne feste Absicht -, was sich weiterbewegen will. Es ist ein Ein-Tauchen in den „Strom des Lebens" (Rogers, 1973, 195), wo vor allem eines gilt, dass Bewegung immer weiter geht. In der therapeutischen Realität geht es darum, welche Interventionen eine solche Weiterbewegung, einen nächsten Fortsetzungsschritt ermöglichen und welche diesen Prozess stoppen.

Organismische Resonanzfähigkeit

Die nachfolgend beschriebenen Aspekte gelten für jeglichen therapeutischen Prozess, sind jedoch meinem Verständnis nach unerlässlich, will man körperliche Prozesse mit berücksichtigen.

Zunächst und vor allem geht es darum, dafür zu sorgen, dass ich ganz da bin oder, wie Gendlin (1990, 205) sagt, „the essence of working with another is to be present as a living being". Es bedeutet die Aufmerksamkeit vom Außen ins Innen zu richten, hin auf meine Atmung, auf meinen Innenraum. Es gilt „das Instrument zu stimmen", vom fokussierten, gerichteten, „hellen" Alltagsbewusstsein zur inneren Achtsamkeit, welche tief, sanft, ruhig ist und weit (vgl. Kurtz, 1985). Da-Sein, das nichts will, „ein umfassendes Gewahrsein, das nichts ausschließt" (Krishnamurti, 1986). Da-Sein ist damit gleichzusetzen, dass ich ganz in meinem Körper bin, mich in meinem Körper seiend wahrnehme (zumeist sind wir befangen in der Welt der Gedanken). Aus dem Da-Sein entsteht Empfänglichkeit, die Bereitschaft, mich anstimmen zu lassen. Dies ist eine grundsätzlich andere Richtung innerer Bewegung. Mein Organismus bildet dabei einen Empfangsraum. Die Wahrnehmung der energetischen Schwingung geschieht über die organismische Resonanz (vgl. dazu auch Wiltschko, 1995). Mein Organismus antwortet auf den Organismus des anderen. Basis dafür ist das Verständnis vom Körper als eines situationalen, dass „Außen und Innen eine ganze Wirklichkeit sind" (ebd., 29).

These: *Die „organismische Resonanzfähigkeit" des Therapeuten/ der Therapeutin ist Voraussetzung dafür, dass dem Ein-Druck vom Geschehen zu vertrauen ist.*

Damit das, „was der Therapeut erlebt (wirklich) immer mit dem Klienten zu tun" hat (Wiltschko, 1995, 19) bedarf es einer Offenheit der „Kanäle". „Organismische Resonanzfähigkeit", wie ich diese Fähigkeit nennen möchte, bedarf einer „Pflege", einer Sorgfalt körperlicher Belange (Nahrungsaufnahme, Bewegung, usw.). Al Baumann, ein Schüler Wilhelm Reichs, nennt eine derartige Lebensweise „Discipline of pleasure" und unterstreicht damit den Aspekt der Achtsamkeit und Bewusstheit. Vielleicht ist es im personzentrierten Zusammenhang angebrachter, von einer Befürsorgung lebensfördernder Lebensführung zu sprechen.

Was im einzelnen zur gesamtorganismischen Offenheit beiträgt (ob Yoga, Laufen bzw. „gesunde" Ernährung usw.) wird zunächst interindividuell unterschiedlich sein, ist der „Faden" jedoch einmal „aufgegriffen", so finden sich auch Übereinstimmungen (z.B. die Bevorzugung von Lebensmitteln gegenüber reiner Nahrungsaufnahme). Es geht nicht um Verordnungen genereller Art, mehr um die Ausrichtung der Wahrnehmung auch auf Erfahrungen leiblicher Art, in dem Sinne, dass ich wahrnehme, was mich öffnet und was mich schließt.

Einige Aspekte in der therapeutischen Praxis

Es ist schwer, über einzelne Elemente im therapeutischen Tun allgemeingültige Aussagen zu treffen. Eigentlich ist dies überhaupt unmöglich, da die Voraussetzung immer der lebendige Moment ist – das, was sich jetzt hier in diesem Augenblick zwischen dem Klienten und mir ereignet. In diesem Sinne möchte ich die folgende Beschreibung als Anregung und Denkanstoss verstanden wissen.

Setting

Ich stimme mit Wiltschko (1996b) überein, dass zwischen Beliebigkeit und starrer Unveränderlichkeit ein Setting zu finden ist, das ich mit einer Qualität von „veränderbarer Verlässlichkeit" charakterisieren möchte. Meiner Erfahrung nach ist das Sitzen in einem schrägen Winkel (nicht direkt gegenüber) als Ausgangs-Setting günstig. Direktes Gegenübersitzen mag zu konfrontierend sein, der Blick kann nur schwer abgewandt werden und die Vorderseite des Körpers in seiner Zugewandtheit ist zu ungeschützt, d.h. der Klient muss mit Hilfe (verkrampfter) Haltung für diesen Schutz sorgen. Überdies schränkt das Sitzen auf Sesseln mit Armlehnen die Zugangsmöglichkeiten ein und fördert auch nicht die Flexibilität. Außerdem ist es die übliche, gesellschaftskonforme Art zu kommunizieren, was fördert, dass vor allem Inhalte aus dem Selbstkonzept auftauchen und verfestigt werden. Dennoch, und auch wenn ich in der Regel aus besagten Gründen ein anderes Setting (schräg gegenüber auf Matten sitzend) vorziehe, gilt zuallererst, dass ein Setting dann förderlich ist, wenn sich der Therapeut darin wohl und authentisch fühlt und es, was die Beziehung zu diesem einen Klienten anbelangt, angemessen ist.

Die Bereitschaft, das Ausgangs-Setting zu verändern (vom Sitzen zum Liegen, Stehen, Bewegen und umgekehrt), hängt mit meiner inneren Beweglichkeit zusammen und ist daher unterschiedlich. Tauchen Inhalte auf, die noch nicht ins Selbstkonzept integriert sind, so halte ich die Anregung zur Anpassung der Körperhaltung ans Erleben für förderlich, dass dieser Prozess stattfinden kann.

Atmung

Der Atem ist der Träger des Erlebens. Das Atemanhalten zählt zu den wirksamsten Maßnahmen, emotionales Erleben zu unterdrücken. Es schützt damit die Integrität des Selbstkonzepts. Die Anregung, die Atmung wahrzunehmen, zu bewusstem Weiteratmen und vertieftem Atmen wirkt strukturgebundenen Prozessen entgegen und fördert das Auftauchen bzw. verstärkte Erleben von Inhalten aus dem organismischen Kern. Die Einfühlung in die Atmung des Klienten schafft eine Verbindung auf einer vegetativen Ebene und ermöglicht damit ein Eintauchen in die Welt des Klienten, die tiefes, nicht-sprachliches, organismusbezogenes Verstehen ermöglicht.

Katharsis

Meiner Erfahrung nach ist es bisweilen günstig zuzulassen, dass der Klient die Ebene der Zeugenschaft und die „als ob"-Qualität der Erfahrung aufgibt zugunsten eines verstärkten Eintauchens ins unmittelbare körperliche Erleben. Es ist als ob im kathartischen Erleben der Mensch an die Quelle der Aktualisierungstendenz heranreichen würde, dort, wo die Erfahrung pur und zunächst ohne Symbolisierung ist. Gerade hier braucht es ein großes Vertrauen in die Aktualisierungstendenz, ein Vertrauen, das nur aus der „Kenntnis" der oben beschriebenen Gesetze des Lebendigen entstehen kann. Kathartisches Erleben, sofern es von einem vertrauensvollen und kundigen Therapeuten begleitet wird, ist besonders bei Personen heilsam, die ein starkes Kontrollbedürfnis haben und bei welchen die Selbstexploration in Form von verbaler Symbolisierung oftmals den Zweck erfüllt, dass sich Erfahrung in ihrer Ursprünglichkeit nicht entfalten kann. Heilsam ist das Eintauchen in die und das Auftauchen aus der kathartischen Erfahrung deshalb, weil der Klient erlebt, dass er nicht „in Stücke" gegangen ist, wenn er sich dem Erleben überlässt, und dass die dann entstehende Symbolisierung noch einen starken Gehalt an Implizitem (Gendlin, 1994; Wethkamp, 1997) hat.

Schweigen

In der Stille wird der Körper spürbar, die Aufmerksamkeit richtet sich nach innen, auch wenn zunächst vor allem das „Getöse" der Gedanken wahrnehmbar wird. Oftmals erachte ich ein explizites Aufsuchen der Stille für angebracht, besonders dann, wenn ich den Eindruck habe, dass der Klient über die Vielzahl der Worte sich von seinem Erleben immer mehr entfernt. Auch mir hilft ein derartiges An- und Innehalten, die Grundschwingung im Raum, jetzt im Moment zu erfühlen, wenn ich bereits zu stark auf die Inhalte und nicht auf das Erleben konzentriert bin. Das Schweigen kann aber auch dazu führen, dass Themen in der therapeutischen Beziehung in den Vordergrund rücken, der Klient z.B. im Schweigen, dann wenn Worte nicht mehr den Blick verstellen, sich angeschaut und beurteilt fühlt (vgl. dazu Henning, 1986).

Techniken/ Methoden/ Übungen

Der „Einsatz" von Techniken im personzentrierten Sinn ist eine Form des Ant-Wortens. Von einer Personzentrierten Therapie ist dann zu sprechen, wenn der Therapeut/ die Therapeutin diese Handlungs-Formen ganz in seine/ ihre Person integriert hat, sie damit authentisch zur Verfügung hat, ohne Bruch. Die „Mehrsprachigkeit in der Therapie" (Stipsits, 1990) ist dann wirklich gegeben, wenn der Therapeut nicht bloß einen „Sprach-Kurs" besucht hat, sondern sich auch längere Zeit im anderssprachigen (Körper-Land) aufgehalten hat. Auch „verwendet" ein körpereinbeziehender Personzentrierter Ansatz den Körper nicht, z.B. um über eine Körper-Übung absichtsvoll etwas zum Ausdruck „bringen zu lassen". Eine den körperlichen Ausdruck ansprechende Intervention (und selbst dieses Wort bringt die Qualität nicht zum Ausdruck) ist eher wie eine Handreichung, die etwas zum Ausdruck kommen lässt, das dafür bereit ist. In diesem Sinne sind Techniken am Maßstab der Therapieprinzipien (vgl. Finke, 1994) zu orientieren. Letzlich geht es nicht um den Einsatz von Techniken oder eine Integration von Methoden, sondern darum, auch über den Körper, mit dem Körper, als Person wirksam zu sein. Gendlins Anregung, Methoden nicht als ein Dazwischen zu verwenden, ist eine hilfreiche Warnung.

Wortsprache – Körpersprache

Das lebendige Wort, das Wort also, das ein authentischer Ausdruck der Person ist, führt eine organismische „Schwingung" mit sich. Das so Gesagte ist aufregend, wachrüttelnd und berührend. Eindrücklich ist das erlebbar, wenn im Focusing ein Wort einen „felt shift" auslöst. Ein solches lebendiges Sprechen könnte man in Anlehnung an Gerda Boyesens „organischer Psychotherapie" als organismisches Sprechen bezeichnen (Boyesen, 1987; vgl. dazu auch Southwell, 1990). Das bewegte, bewegende Wort spricht aus dem Organismus. Worte sind in diesem Sinne nicht nur „Türen zum Körper" (Wiltschko, 1995), sondern Türen aus dem Körper/ Organismus in die Welt. Die Hellhörigkeit des Therapeuten darauf lässt Inhalte in den Hintergrund und Erleben in den Vordergrund treten.

Ebenso wie u.a. bei C.G. Jung der Traum in seiner Sprache zu Wort kommen soll, so gilt es Raum dafür zu geben, dass auch der Körper seine Ausdrucksform finden kann. Dem haftet, wenn man von vorschnellen Interpretationen Abstand nimmt, oft etwas Überraschendes an, etwas, das neu ist und sich auch nicht sogleich in Begriffe übersetzen lässt. Das zu früh in Fassung Gebrachte schränkt das tiefe, aus dem Körper kommende Wissen ein. Der gerade eröffnete Raum wird in die Zweidimensionalität einer Plakatwand gezwungen (nicht jedes Aufstampfen ist Ausdruck von Wut, oftmals drücken sich darin solch elementare „Gefühle" wie Kraft aus). Den Ausdruck in seiner Ursprünglichkeit zu verstehen, bedarf eines Mit-Fühlens, Mit-Empfindens auf der Ebene der organismischen Resonanz und des Mutes, sich auf diese Ebene, fernab von vordergründigen Inhalten, einzulassen.

Epilog

Ob der Personzentrierte Ansatz wirklich ein solcher ist, einer der die Person auch in ihrer Leiblichkeit anspricht, wird sich an der Verwirklichungsvielfalt zeigen, darin, dass es in der therapeutischen Realität nicht mehr die Ausnahme ist, wenn auch Berührung, Bewegung, Liegen und Stehen stattfinden. Dies muss dann auch nicht mehr (rechtfertigend) in der Literatur als indiziert ausgewiesen werden, ist ein derartiges den Körper explizit ansprechendes therapeutisches Tun doch so selbstverständlich wie das Wort und sind die von einzelnen Personzentrierten Therapeuten/ innen bevorzugten Antwortmöglichkeiten doch so vielfältig wie deren Eigen-Art. Fernab von ideologiegeleiteten Diskussionen würde sich eine Tür eröffnen in einen Raum, wo sich Austausch und nicht Diskussion – damit also wirkliche Wissenschaft – ereignet, genau zu betrachten, was ich wie in einem bestimmten Moment, in der Begegnung mit diesem einen Menschen getan habe. Es würde auch den Ausbildungskandidaten/ innen ermöglichen, ohne „konfessionelles" Über-Ich sich zu erkunden in ihrer ur-eigenen Präferenz der Zugangsweise, welche sich sodann in einem angstfreien Raum der Akzeptanz und des Vertrauens in die Selbstaktualisierungstendenz erweitern und entfalten darf.

Letztlich geht es nicht um den Körper in der Psychotherapie, sondern um das Aufsuchen einer dritten Dimension, in welcher die Trennung aufgehoben ist, die Trennung zwischen Körper und Seele, zwischen Wort und Tat, zwischen Gefühl und Kognition. Diese Dimension verlangt nach einer neuen Sprache, es gilt die Gesetze der Linearität und Kausalität zu überwinden, in die Tiefe der Dreidimensionalität hineinzureichen und sich zu öffnen für die Gesetze, welche dort an den Wurzeln des Lebens gelten. Eine derartige Sprache findet sich nicht aus dem Abstrakten, Verallgemeinernden, sondern im lebendigen Miteinander des Augenblicks, wie auch die Art der Einbeziehung des Körpers in die Therapie sich nur für den Moment als angemessen erweist. Mit diesem Paradoxon – zwischen Allgemeingültigkeit und dem für sich jeweils gültigen Besonderen – hatte ich beim Schreiben dieses Artikels und hat der Personzentrierte Ansatz zu leben. Die Sehnsucht nach einem lebendigen, antwortenden Gegenüber begleitete mich dabei.

Literatur

Boadella D (1991) Befreite Lebensenergie. München, Kösel
Boyesen G (1987) Über den Körper die Seele heilen. München, Kösel
Davis W (1989) Arbeit mit dem Instroke. Ströme 2: 16–35
Finke J (1994) Empathie und Interaktion. Methodik und Praxis der Gesprächspsychotherapie. Stuttgart, Tieme
Gendlin E (1990) The small steps of the therapy process: How they come and how to help them come. In: Lietaer G, Rombauts J and Van Balen R (eds), Client-centered and experiential psychotherapy in the nineties. Leuven, Leuven University Press, 205–224
Gendlin E (1994) Körperbezogenes Philosophieren. Gespräche über die Philosophie von Veränderungsprozessen. Würzburg, DAF
Gendlin E (1999) Philosophische Anstöße: Über Therapie und Philosophie. In: Gendlin E und Wiltschko J, Focusing in der Praxis. Eine schulenübergreifende Methode für Psychotherapie und Alltag. Stuttgart, Pfeiffer/Klett-Cotta, 119–131
Gutberlet M (1984) Braucht die klientenzentrierte Psychotherapie die Integration anderer Therapiemethoden und ein erweitertes Krankheitsmodell. GwG-info 57: 5–13
Heinerth K (1996) Indikation für Körperkontakt in der Klientenzentrierten Psychotherapie. In: Esser U, Sander K und Terjung B (Hg), Die Kraft des Personzentrierten Ansatzes. Erlebnisaktivierende Methoden. Köln, GwG, 5–23
Henning H (1986) „Nonverbale Gesprächspsychotherapie"? Zeitschrift für Personenzentrierte Psychologie und Psychotherapie 4: 417–424
Kelley CR (1992) Pulsation, charge and discharge. In: The Radix. Vol. I: Personal growth work. Cali Valle, Fundacion de Psicologia colombiana y Ciencias Afines, 95–101
Krishnamurti J (1986) Einbruch der Freiheit. Berlin, Ullstein
Kurtz R (1985) Körperzentrierte Psychotherapie. Essen, Synthesis
Lowen A (1981) Körperausdruck und Persönlichkeit. München, Kösel
Pfeiffer W (1987) Überlegungen zu einer patientenzentrierten Körpertherapie. GwG 67: 45–46
Reich W [1942] (1987) Die Entdeckung des Orgons I: Die Funktion des Orgasmus. Köln, Kiepenheuer und Witsch
Reich W [1933, 1948] (1989) Charakteranalyse. Köln, Kiepenheuer & Witsch

Rick C (1996) Bewegungsanalytische Therapie. Gontenschwil, Institut für Bewegungsanalyse
Rogers CR [1961] (1973) Entwicklung der Persönlichkeit. Aus der Sicht eines Therapeuten. Stuttgart, Klett
Rogers CR [1967] (1984) Der Prozeß des Wertens beim reifen Menschen. In: Rogers CR und Stevens B, Von Mensch zu Mensch. Paderborn, Junfermann, 37–55
Rogers CR [1969] (1988) Das Ziel, die sich verwirklichende und voll handlungsfähige Persönlichkeit. In: Lernen in Freiheit. Frankfurt/M., Fischer, 287–306
Rogers CR (1977) Therapeut und Klient. Grundlagen der Gesprächspsychotherapie. München, Kindler (ab 1983: Frankfurt/M., Fischer)
Rogers CR [1978] (1979) Die Kraft des Guten. Ein Appell zur Selbstverwirklichung. Frankfurt/M., Fischer
Rogers CR [1979] (1984) Die Grundlagen des Personzentrierten Ansatzes. In: APG (Hg), Persönlichkeitsentwicklung durch Begegnung. Das personzentrierte Konzept in Psychotherapie, Erziehung und Wissenschaft. Wien, Deuticke, 10–26
Schmid PF (1994) Personzentrierte Gruppenpsychotherapie I: Solidarität und Autonomie. Köln, Edition Humanistische Psychologie
Schmid PF (1997) Der Personzentrierte Ansatz und die Körperpsychotherapie. In: Korunka C (Hg), Begegnungen: Psychotherapeutische Schulen im Gespräch. Wien, Facultas, 235–273
Southwell C (1990) Biodynamische Psychologie. In: Rowan J und Dryden W (Hg), Neue Entwicklungen der Psychotherapie. Oldenburg, Transform Verlag, 198–221
Stipsits R (1990) Über Eklektizismus und Fundamentalismus im PCA. apg-Kontakte 1: 8–13
Van Voorthuizen H und Eisenga R (1992) Körperarbeit und Focusing in der klientenzentrierten Psychotherapie. In: Sachse R, Lietaer G und Stiles WB (Hg), Neue Handlungskonzepte der Klientenzentrierten Psychotherapie. Eine grundlegende Neuorientierung. Heidelberg, Asanger, 153–160
Wethkamp B (1997) Eine praxisorientierte Einführung in die klientenzentrierte Körperpsychotherapie. In: Moshagen DH (Hg), Klientenzentrierte Therapie bei Depression, Schizophrenie und psychosomatischen Störungen. Heidelberg, Asanger, 13–30
Wiltschko J (1995) Focusing-Therapie. Focusing Bibliothek. Studientexte Heft 4. Würzburg, DAF
Wiltschko J (1996) Von der Sprache zum Körper. Focusing Bibliothek Bd. 2. Würzburg, DAF
Wiltschko J [1981] (1996a) Personzentrierte Körpertherapie: Zwölf Thesen und ein Protokoll mit Kommentar. In: Von der Sprache zum Körper. Focusing Bibliothek Bd. 2. Würzburg, DAF, 37–47
Wiltschko J [1987] (1996b) Zur Paradoxie der therapeutischen Situation in der Gesprächspsychotherapie. In: Von der Sprache zum Körper. Focusing Bibliothek Bd. 2. Würzburg, DAF, 71–80

Wiltschko J [1988] (1996c) Die drei Warums. In: Von der Sprache zum Körper. Focusing Bibliothek Bd. 2. Würzburg, DAF, 111–117

Winnicott DW [1967; 1971] (1979) Die Spiegelfunktion von Mutter und Familie in der kindlichen Entwicklung In: Vom Spiel zur Kreativität. Stuttgart, Klett-Cotta, 136–155

Personzentrierte Expressive Kunsttherapie: Ein Weg zur Ganzheit[1]

Natalie Rogers

Die Kreativität ist wie die Freiheit:
Wenn man einmal davon gekostet hat,
kann man nicht mehr ohne sie auskommen.
Sie ist eine transformative Kraft,
die den Selbstwert und die Selbstbestimmung stärkt.

Natalie Rogers

Der Artikel gibt eine Einführung in das Grundverständnis, die philosophischen Wurzeln und Anwendungsbezüge des von Natalie Rogers selbst entwickelten Ansatzes der „Personzentrierten Expressive Arts Therapy". Die Autorin macht dabei deutlich, wie sehr sie die Verwendung von kreativen Mitteln auf humanistischen Prinzipien bzw. auf dem Fundament der von ihrem Vater, Carl Rogers, explizierten personzentrierten Grundhaltungen aufgebaut wissen möchte. Spezielles Kennzeichen der von ihr beschriebenen praktischen Arbeitsweise ist die Verknüpfung bzw. Kombination von unterschiedlichen kreativen Ausdrucksformen („Creative Connection") und die Beachtung (der Integration) von Polaritäten sowie die Offenheit für transpersonale Aspekte. Natalie gibt uns Einblick in ihre eigene Lerngeschichte, in ihre persönlichen, heilsamen Erfahrungen mit kreativexpressiven Gestaltungsformen sowie Anwendungsbeispiele für den Einsatz unseres kreativen Potenzials als Hilfe bei der Bewältigung von Krisen und Leidenszuständen sowie als förderndes Agens zu persönlicher Entwicklung.

---

[1] Dieses von Elisabeth Zinschitz aus dem Amerikanischen übersetzte Kapitel enthält auch Material aus Natalie Rogers' Buch „The Creative Connection: Expressive arts as healing" (1993) und ihrem Kapitel in „Foundations of Expressive Arts Therapy" (herausgegeben von Stephen und Ellen Levine, 1999) sowie einem Artikel von Tony Merry (1997) mit dem Titel: „Counselling and creativity: An interview with Natalie Rogers" (siehe auch Literaturverzeichnis).

Ein Teil des psychotherapeutischen Prozesses besteht darin, die kreative Lebensenergie zu wecken. Deshalb überschneiden sich Kreativität und Psychotherapie: Das Kreative ist oft auch therapeutisch; Therapie ist häufig ein kreativer Prozess. Da ich künstlerische Kreativität in meine therapeutische Arbeit integriert habe, benütze ich den Ausdruck *Personzentrierte Expressive Kunsttherapie* („*Person-centered Expressive Arts Therapy*"). Die Bezeichnungen *expressive Therapie* oder *expressive Kunsttherapie* schließen im allgemeinen Tanz-, Mal- und Musiktherapie ebenso mit ein wie Tagebuch schreiben, Poesie, Arbeit mit Bildern, Meditation und improvisiertes Schauspiel. Die Anwendung von Malerei, um emotionale Heilung zu fördern, innere Konflikte zu lösen und individuelle Kreativität zu fördern, ist relativ neu, gewinnt aber immer mehr an Beachtung.

Was ist Personzentrierte Expressive Kunsttherapie?

Kunst ist eine Sprache. Die Expressive Kunsttherapie benützt verschiedene Kunstformen: Bewegung, Zeichnen, Malen, Bildhauern, Musik, Schreiben, Geräusche und Improvisation werden in einem unterstützenden, klientenzentrierten Setting verwendet, um Gefühle zu erleben und auszudrücken. Alle Kunstformen, die aus einer emotionalen Tiefe kommen, führen zu einem Prozess der Selbst-Entdeckung. Wir drücken innere Gefühle aus, indem wir sie außerhalb von uns Gestalt annehmen lassen.

In der auf humanistischen Prinzipien begründeten therapeutischen Welt ist der Begriff *expressive Therapie* für den nonverbalen und/ oder metaphorischen Ausdruck reserviert. Die humanistische Expressive Kunsttherapie unterscheidet sich vom analytischen oder medizinischen Modell der Kunsttherapie, in dem Kunst als diagnostisches Medium verwendet wird, aber auch um Menschen zu analysieren und zu „behandeln". Wir glauben vielmehr an die Fähigkeit der Menschen, für sich selbst die richtige Richtung zu finden, wenn die psychologische Atmosphäre empathisch, ehrlich und fürsorglich ist. Unsere Tradition rührt von vielen humanistischen Psychologen her – insbesondere von Carl Rogers, Abraham Maslow, Rollo May, Clark Moustakas, Ross Mooney, Arthur Combs, Sidney Jourard und Prescott Lecky. Diese Pioniere forderten das autoritäre medizinische Modell heraus und schufen ein Beziehungsmodell zur Förderung von persönlichem Wachstum, in dem der Therapeut die Würde und den Wert des Klienten sowie seine Fähigkeit zur Selbstbestimmung respektiert.

Kunst, auf expressive Weise anzuwenden, bedeutet, in unser Inneres zu gehen, um Gefühle zu entdecken und diese durch visuelle Kunst, Bewegung, Laute, Schreiben oder Schauspiel auszudrücken, ohne sich über die Schönheit der Kunst, über die Grammatik und den Stil des Geschriebenen oder über das harmonische Fließen von Lauten Gedanken zu machen. Auch wenn das Ergebnis interessant und manchmal sogar dramatisch ist, überlassen wir die Ästhetik und das handwerkliche Können jenen, die professionell auf einer künstlerischen Ebene arbeiten wollen. Dieser Ansatz verbindet hingegen viele Kunstformen miteinander und legt den Schwerpunkt auf den heilenden Prozess der kreativen Kunst und auf die Verwendung von Bildersprache, um zu Einsichten in Bezug auf sich selbst zu gelangen.

Wir verwenden Kunst, um loszulassen, um uns auszudrücken und Einsicht in uns selbst zu erlangen. Gefühle wie Trauer, Schmerz, Angst, Wut oder das Gefühl, gefangen zu sein, festzusitzen oder sich zu langweilen, all das kann über Farben, Formen, Bewegungen, Klänge oder Gedichte zum Ausdruck gebracht werden. Expressive Kunsttherapeuten sind sich dessen bewusst, dass, wenn man den Geist, den Körper und die Gefühle miteinbezieht, dies die intuitive Kraft und die Vorstellungsfähigkeit des Klienten ebenso fördert wie sein logisches, lineares Denken. Da emotionale Zustände selten logisch sind, eröffnet die Verwendung von Bildern und von nonverbalen Medien dem Klienten einen neuen Weg, um sich selbst zu erkunden und sich mitzuteilen.

Der Schaffensprozess selbst ist eine starke integrative Kraft. Die verbale Therapie konzentriert sich auf emotionale Störungen und unangemessenes Verhalten. Wie die verbale Therapie führt auch die expressive Therapie den Klienten in die Welt seiner Gefühle, aber sie fügt außerdem noch eine Dimension hinzu, einen Weg, um die freien Teile seines Selbst zu nützen. Therapie kann auch ein freudiges, lebendiges Lernen sein, und zwar auf zahlreichen Ebenen: auf jener der Sinne (inkl. der kinästhetischen), aber auch der konzeptuellen, der emotionalen und der mystischen Ebene. Klienten berichten, dass die expressive Kunst ihnen hilft, ihre Probleme zu überwinden und ein neues Verständnis ihrer Seele oder ihres Geistes zu finden, sich selbst als Menschen zu sehen, die in der Welt konstruktive Handlungen setzen.

Die Anwendung von expressiver Kunst hilft den Klienten, Gefühle zu identifizieren und damit in Kontakt zu sein, unbewusstes Material zu erkunden, Energie freizumachen, Einsicht zu gewinnen, Probleme zu lösen und die intuitiven und spirituellen Dimensionen des Selbst zu entdecken.

Wenn eine Klientin dem Therapeuten ihre persönliche Kunst zeigt, öffnet sie ihm ein Fenster zu ihrer Seele.

Die Tatsache, dass die personzentrierte Philosophie meines Vaters, Carl Rogers (vgl. 1951/1973; 1961/1973; 1980/1981), die Grundlage für meine Form der Expressiven Kunsttherapie darstellt, ist für mich von erheblicher Wichtigkeit. Grundlage meines Ansatzes ist der tiefe Glaube an die angeborene Fähigkeit jedes Menschen, sein volles Potenzial zu erreichen, wenn ein personzentriertes, wachstumsförderliches Umfeld vorhanden ist. So wie Carl sich von der Psychoanalyse und der Interpretation abgewandt hat, lehne auch ich die analytische und interpretierende Form der Kunst- und Bewegungstherapie ab. In Bezug auf die Methode bedeutet das, dass ich mit den Klienten mitgehe, je nachdem wie sie ihren künstlerischen Ausdruck, ihr Bewegen oder ihr Schreiben reflektieren.

Weshalb ist die expressive Kunst eine so wesentliche Erweiterung des Personzentrierten Ansatzes? Einfach ausgedrückt: Wir können nicht alle Aspekte des Selbst integrieren, wenn wir nicht alle Aspekte des Selbst miteinbeziehen. Wir erwecken unsere Kreativität zu neuem Leben, indem wir uns auf einen kreativen Prozess einlassen.

Die „kreative Verbindung" („Creative Connection")

Ich habe den Begriff der „Creative Connection" geprägt, um einen Prozess zu beschreiben, in dem eine Kunstform den kreativen Ausdruck in einer anderen Kunstform anregt und fördert, wobei alle Kunstformen mit unserem essenziellen Wesen in Verbindung kommen. Indem ich die klientenzentrierten Wurzeln meiner psychologischen Ausbildung sowie meine Ausbildung in Bewegungs- und Kunsttherapie benützte, machte ich einige persönliche Entdeckungen. Ich stellte fest, dass, wenn ich in Anwesenheit eines empathischen, nicht-urteilenden Zeugen ein trauriges oder böses Gefühl tanzte, meine Gefühle und Wahrnehmungen sich dramatisch veränderten. Wenn ich nach dieser Bewegung Bilder malte, entwickelten sich diese zu einer spontanen, expressiven und offenbarenden Kunst. Wenn ich danach frei schrieb, tauchte ich tiefer in ansonsten kontrollierte Gefühle und Gedanken ein. Da wurde mir plötzlich klar, dass der empathische Zeuge von Kunst, Bewegung und Tagebuch-Schreiben dem klientenzentrierten Therapeuten ähnlich ist. Ich entwickelte auch den Gedanken, dass die Anwendung von aufeinanderfolgenden Kunstformen innere Wahrheiten hervorbringt, die oft in einer neuen Tiefe und Bedeutung offenbar werden. Inneres Heilen findet aufgrund dieser „kreativen Verbindung" statt.

Die Anwendung der expressiven Kunst mit Klienten

Normalerweise findet Psychotherapie auf einer verbalen Ebene statt, und der verbale Prozess wird immer eine wichtige Rolle spielen. Ich bemerkte, dass ich mich, indem ich Kunst als ein weiteres Ausdrucksmittel anbot, von der Art, wie mein Vater arbeitete, wegbewegte. Darüber machte ich mir allerdings keine großen Sorgen. Ich wusste, dass es meinem Wesen entsprach, die Integrität und die Selbstbestimmtheit des Klienten zu respektieren. Es war meine Absicht, den Bezugsrahmen des Klienten empathisch zu verstehen. Dennoch hatte ich entdeckt (wie auch andere Kollegen), dass die Anwendung der Kunst als eine andere Sprache mich der Welt des Klienten sogar noch näher brachte. Die Ich-Du-Beziehung gewann in dem Ausmaß, wie ich zuhörte, auf welche Weise die Klienten mit ihren Bewegungen, ihren Bildern oder ihren Lauten arbeiteten. Noch erstaunlicher war die Tatsache, dass ihre Gefühle sich veränderten, während sie sich künstlerisch betätigten.

Die Möglichkeit, expressive Kunst anzuwenden, biete ich dem Klienten irgendwann während der ersten drei Sitzungen an. Ich beschreibe die klientenzentrierte Philosophie und den Prozess der Expressiven Kunsttherapie. Ich sage vielleicht so etwas wie: „Als Expressive Kunsttherapeutin bin ich darin ausgebildet, Bewegung, Kunst und Bilder zu benützen, um Ihnen zu helfen, sich selbst mit symbolischen, nonverbalen Mitteln zu erkunden oder auf eine innere Reise zu gehen. Manchmal werde ich Ihnen diese Methoden anbieten. Oft findet ein Heilungsprozess statt, indem wir diese Art von spontanem, freiem Ausdruck anwenden. Wir müssen uns über die künstlerische Qualität des dabei Geschaffenen keine Gedanken machen. Dieses Ergebnis kann Ihnen allerdings neue Informationen über sich selbst geben. Ich verwende Kunst nicht, um eine Diagnose über Sie zu erstellen oder um Sie zu interpretieren. Die Prozesse von Kunst und Bewegung stehen Ihnen als ein weiterer Zugang zum Selbst-Ausdruck und zur Heilung zur Verfügung."

An diesem Punkt bitte ich um eine Reaktion vom Klienten. Manche Menschen verwenden das Material mit Begeisterung. Andere sagen: „Ich kann nicht zeichnen" oder „Ich bin kein kreativer Mensch" oder „Ich habe zwei linke Füße und kann nicht tanzen". Ich versichere ihnen kurz, dass hier nicht ihre Kreativität oder ihre Zeichenbegabung beziehungsweise ihr Tanzenkönnen geprüft wird, sondern dass dies eine Methode ist, um sich selbst kennen zu lernen. Die Ängstlichen verlieren ihre Reserve normalerweise, wenn sie beschließen, das Risiko einzugehen und eine Form künstlerischen Ausdrucks auszuprobieren.

Ich versichere ihnen außerdem, dass sie, wenn ich ihnen die Gelegenheit gebe, sich selbst auf nonverbale Weise auszudrücken, immer „nein" sagen können. Ich sage vielleicht: „Ich werde Ihnen Vorschläge machen und sie ermutigen, aber die Entscheidung liegt bei Ihnen. Ich werde das respektieren." Ich höre vielleicht einen Seufzer der Erleichterung beim Klienten. Ich mache jedoch häufig die Erfahrung, dass viele Menschen die expressive Kunst sehr gerne anwenden möchten. Es kann sein, dass die Unsicherheit eher beim Therapeuten liegt, der sie ihnen anbietet.

Vertrauen in den Weg des Klienten

Menschen, die mich in einer Demonstrationssitzung beobachten, fragen mich oft: „Wie wusstest du, ob du diesem Klienten Malerei oder Bewegung oder Töne anbieten solltest?" Ich *weiß* es nicht in dem Sinne, dass eine Kunstform, die ich anbiete, falsch oder richtig sein könnte. Ich greife auf Anhaltspunkte des Klienten zurück und – das ist das Wichtigste – ich vertraue darauf, dass der Klient mir den richtigen Weg zeigen wird. Ich biete immer mehrere Möglichkeiten an.

Die Leute fragen mich auch: „Wann bieten Sie diese Möglichkeit, einen künstlerischen Prozess auszuprobieren, an?" Es gibt viele mögliche Zugänge, wenn man Kunst als eine Ausdrucksform wählt. Wenn eine Klientin ein starkes Gefühl ausdrückt, wie beispielsweise eine tiefe Traurigkeit über den Verlust eines geliebten Menschen, sage ich möglicherweise: „Vielleicht können Sie dieses Gefühl auch in einer Farbe oder einer Bewegung ausdrücken?" Die Klientin sagt vielleicht: „Nein, ich muss darüber noch ein wenig reden." Das kann ich ohne weiteres akzeptieren. Wenn sie sagt: „Ja, das könnte mir vielleicht helfen, mehr über dieses Gefühl zu entdecken", dann frage ich: „Möchten Sie lieber malen oder sich bewegen oder Laute oder Geräusche machen?" Ich gehe den Weg, den die Klientin vorgibt. Wenn eine Klientin sich für Malerei entscheidet, sitze ich still daneben als eine empathische Zeugin. Dann bitte ich die Klientin, mir zu sagen, was sie während dieser kreativen Tätigkeit gefühlt hat. Wir sehen uns das Ergebnis gemeinsam an und ich ermutige sie, es zu beschreiben und dem eine Bedeutung zu geben. Sie erlaubt mir, in ihre Welt der Bilder und der Fantasie einzutreten. Wenn sie sich zu dem Bild bewegen oder tanzen möchte, kann das ihre Reise weiterbringen. Ich überprüfe immer wieder: „Fühlt sich das richtig an für Sie? Möchten Sie noch weiter nachsehen? Verstehe ich Sie richtig? Erfasse ich da Ihre wirkliche Bedeutung?"

Hier fragt der Leser vielleicht: „Lenkt das Angebot der expressiven Kunst nicht von dem Zweck der Therapie ab?" Ich glaube nicht. Ich sage meinen Studenten: „Wenn Sie fest daran glauben, dass der Klient Wissen über sich selbst so wie die Fähigkeit zur Selbstbestimmung in sich trägt, und wenn Sie immer wieder überprüfen, ob Sie richtig verstehen, wo er sich in einem bestimmten Augenblick befindet, dann werden Sie diesem Klienten ein guter Gefährte sein."

Carl Rogers' Vermächtnis

Der Leser mag hier die Frage stellen: „Inwiefern unterscheiden sich Ihre therapeutische Theorie und Vorgangsweise von jener Ihres Vaters?" Menschen, die die beiden Videoaufnahmen (Rogers N., 1988; 1997) gesehen haben, auf denen ich meine Arbeitsweise vorzeige, oder die mich persönlich erlebt haben, sagten mir, dass sie meine tiefe Verbindung mit der Seinsweise meines Vaters spüren. So wie Carl gelange ich in einen anderen Bewusstseinszustand, wenn ich mich in den Bezugsrahmen des Klienten einfühle. Ich versuche, mich intuitiv auf sein Gefühl und auf manche unausgesprochene Botschaften einzustimmen. Ich bezeichne das als „sowohl der Musik als auch den Worten zuhören". Ich versuche immer so zu reagieren, dass der Klient weiß, ich verstehe ihn, und zusammen können wir eventuelle Missverständnisse korrigieren.

Meiner Meinung nach habe ich mich insofern über Carls Arbeit hinaus entwickelt, als ich den Klienten die Kunst als eine zusätzliche Sprache anbiete. Ich habe Carl einmal eingeladen, am Lehrkörper der ersten drei von mir entwickelten Ausbildungsprogramme der Personzentrierten Expressiven Therapie teilzunehmen. Es war wunderbar, ihn dabei zu haben. Er war begierig zu sehen, was wir machten, und sehr an den Ergebnissen interessiert. Ich weiß, dass er davon persönlich profitierte, da er zum ersten Mal in den 84 Jahren seines Lebens Bewegung und Tanz zu schätzen begann. (Meine Mutter Helen hatte ihm bereits etwas Freude am Malen vermittelt.)

Die „kreative Verbindung" im Gruppenprozess

Um Menschen intensiv in diesen Prozess der „kreativen Verbindung" einzubeziehen, haben wir ein Programm entwickelt, in dem Gruppenteilnehmer jeden Tag viele Stunden mit einer Reihe künstlerischer Erfahrungen verbringen, die sie in ihr Inneres führen[2]. Bei jedem Schritt auf diesem Weg wird den Gefühlen ein künstlerischer Ausdruck gegeben. Wir beginnen beispielsweise mit irgendeiner authentischen Bewegung, wobei wir die Augen geschlossen halten und den Körper sprechen lassen. Wir laden die Teilnehmer dazu ein, dies von Lauten begleiten zu lassen.

Nachdem die Teilnehmer zwanzig Minuten nach innen gekehrt waren, aber Bewegung als äußeres Ausdruckmittel benützt haben, bringen sie sich dann im Stillen über Malerei mit Ölfarbe oder Pastellkreide oder über Tonarbeit oder Collagen weiter zum Ausdruck. Inzwischen ist durch das kollektive, innere Erleben nebeneinander ein „heiliger" Raum für Kreativität entstanden. Die visuelle Kunst kommt aus einer gefühlten, körperlichen Erfahrung. Die Kunst mag aus abstrakten Farben, die unbekümmert auf das Blatt geworfen wurden, oder aus sorgfältig konstruierten Collagen, bestehen; das ist egal. Jeder Mensch fühlt sich sicher genug, um in seinem Stil und seinen Ausdrucksmitteln frei sein zu können.

Als Nächstes schreiben die Teilnehmer zehn Minuten lang ohne Unterbrechung, aber auch ohne Zensur oder Sorge um die Logik dessen, was da herauskommt, so dass sie Zugang zu ihren freien Assoziationen oder Geschichten erhalten. Das Schreiben muss sich dabei nicht spezifisch auf die Bewegung oder Bilder beziehen. Das ist viel mehr eine Zeit, in der man eine frei fließende Form des Schreibens nützen kann, um das Unbewusste hochkommen zu lassen.

Danach ist dann Platz zum Reden. Es ist hilfreich, mit jemandem, der empathisch zuhört, über den Prozess zu sprechen, um das Erlebte zu verstehen. In dieser Phase kann die Bedeutung des Bildes erforscht werden, indem man diesem eine Stimme gibt oder indem man die Farben oder den Fluss der Linien dadurch erlebt, dass sie zu einer Bewegung oder einem Laut gestaltet werden. Vielleicht animiert das Schreiben zu einem schauspielerischen Ausdruck. Diese Spirale von Aktivitäten schält nach und nach die Schichten der Hemmung ab, und lässt uns in den Kern unseres Wesens hineinfallen. Indem wir unser Zentrum finden, können wir uns einer universellen Energiequelle öffnen, die Vitalität und ein Gefühl des Eins-Seins hervorruft.

Menschen sind oft überrascht darüber, wie sie malen, zeichnen, tanzen oder schreiben können, wenn sie in einer anregenden, gewährenden,

---

[2] Vgl. dazu die empirische Untersuchung von Merrill und Andersen (1993) zur Anwendung von Expressive Arts in der Gruppe und die detaillierte Darstellung eines derartigen Gruppenprozesses bei Silverstone (1993/ 1997)

nicht urteilenden Umgebung sind. Sie sagen dann Dinge wie: „Ich begann einen Baum zu malen, aber irgendwie wurde ein Engel daraus." Oder: „Ich suchte nach bestimmten Bildern in der Zeitschrift für eine Collage, aber irgendwie sprangen mir diese Bilder ins Auge und wollten verwendet werden." Diese spontanen Ereignisse können auch auf kinästhetischer Ebene stattfinden. Ein Mann sagte: „Ich tanzte nicht, es tanzte mich!"

Die heilende Kraft der expressiven Kunst

Es ist schwer, die Tiefe und Kraft des Prozesses der expressiven Kunst in Worten auszudrücken. Ich hoffe, dass Sie, wenn ich Ihnen die folgende persönliche Geschichte beschreibe, indirekt meinen eigenen Wachstumsprozess mittels Bewegung, Malerei und Tagebuch-Schreiben in einer akzeptierenden Umgebung nachvollziehen können.[3]

Die Monate nach dem Tod meines Vaters waren eine emotionale Berg- und Talfahrt für mich. Der Verlust fühlte sich enorm groß an, dennoch war da auch ein Gefühl der Befreiung. Ich fühlte, dass sein Tod mir neben dem großen Schmerz auch eine seelische Tür geöffnet hatte. In dieser Zeit der Trauer half mir die Expressive Kunst.

Eine Freundin lud mich ein, eine Woche in einem Häuschen in Bolinas Bay zu verbringen. Ich malte ein schwarzes Bild nach dem anderen. Jedes Mal, wenn mich diese dunklen Bilder langweilten, begann ich ein neues Gemälde. Das ergab aber auch wieder ein schwermütiges und düsteres Bild. Obwohl meine Freundin in erster Linie eine Künstlerin ist, erlaubten mir ihre therapeutische Ausbildung und ihre Fähigkeit, meinen emotionalen Zustand zu akzeptieren, authentisch zu sein.

Später nahm ich an einem Wochenendworkshop teil, der von einer anderen Freundin, ebenfalls einer Künstlerin und Therapeutin, geleitet wurde. Ich verbrachte meine Zeit damit, eine Skulptur zu machen und zu malen. Dieses Mal waren die Gezeiten das Thema – und wieder malte ich schwarze Bilder. Ich fühlte mich von meiner Trauer überwältigt. Die Gezeiten immer wieder zu malen, drückten meine Gefühle von Hilflosig-

---

[3] Der Artikel von Natalie Rogers (1995) stellt sehr ausführlich ihre eigene Entwicklung als Hintergrund für ihr Werk dar, während Rogers N. (1980/1983) vor allem ihre Emanzipation als Frau schildert.

keit aus. Eine Tonarbeit zeigte einen Kopf, der unter einer enormen Welle hervor schaut. Äußere Anforderungen, wie das Haus meiner Eltern ausräumen, Entscheidungen über die Besitztümer meines Vaters zu treffen und Hunderten von Menschen zu antworten, die ihn gern gehabt hatten, forderten ihren Tribut. Auch jetzt konnte ich durch die Kunst meinen Emotionen wieder freien Lauf lassen, was Raum für ein Gefühl von Erleichterung schuf. Indem meine Freundin mich dazu ermutigte, die künstlerische Erfahrung zu verwenden, konnte ich einen großen Schritt machen, indem ich losließ und meinen inneren Prozess verstehen lernte. Ich dachte, ich sollte innerhalb eines Monats über meine Trauer hinweg sein, aber diese beiden Frauen gaben mir die Erlaubnis, meine ganze Traurigkeit fließen zu lassen. Die Ergebnisse meiner expressiven künstlerischen Tätigkeit jenes Jahres legen ein Zeugnis meines anhaltenden Erlebens von Verlust ebenso wie des Öffnens neuer Horizonte ab.

Wenn jemand einen tiefen Schmerz erlebt, gibt es oft auch einen Zugang zu spirituellen Ebenen. Drei Monate nach dem Tod meines Vaters flog ich in die Schweiz, um als Co-Facilitatorin mit einer Ausbildungsgruppe zu arbeiten. Das war zu einer Zeit, als ich das intensive Gefühl hatte, mit Menschen, mit der Natur und mit meinen Träumen verbunden zu sein. Ich erlebte, dass ich mit anderen gleichgeschaltet war, es gab besondere Botschaften und bedeutsame Bilder. Eines Nachts wachte ich von etwas auf, das sich wie nach vielen großen Flügelschlägen in meinem Zimmer anhörte. Am nächsten Morgen zeichnete ich das Erlebnis, so gut ich konnte.

An einem Nachmittag leitete ich in unserer Gruppe in eine Übung mit Bewegung, die „Schmelzen und Wachsen" hieß. Die Gruppe wurde in Paare aufgeteilt und jeder Partner sah dem anderen beim Tanzen, beim „Schmelzen" und „Wachsen" zu. Mein Kollege und ich nahmen zusammen an dieser Übung teil: Er sah mir zu, während ich langsam verschmolz, von ganz groß bis zum völligen Zusammenfallen auf dem Boden. Später schrieb ich in mein Tagebuch:

Ich liebe die Gelegenheit zu schmelzen, völlig loszulassen. Als ich mit dem Boden verschmolz, fühlte ich wie mich völlig entspannt. Ich gab mich hin! Sofort fühlte ich, wie ein unglaubliches Licht mich durchfuhr. Auch wenn meine Augen geschlossen waren, leuchtete alles. Erstaunt lag ich einen Moment ruhig da und begann dann langsam zu „wachsen", bis ich zu meiner vollen Größe gelangte.

Mein Herz war aufgebrochen, und gleichzeitig machte mich das vollkommen verletzbar und erfüllte mich mit innerer Kraft und Licht. Einige Tage später kam ein weiteres Gezeitenbild in mir auf. Dieses Mal war helles, blaugrünes Wasser von einem rosarot-goldenen Himmel erhellt.

Ich erzähle diese Beispiele aus zwei Gründen. Erstens möchte ich die transformative Kraft der expressiven Kunst illustrieren. Zweitens möchte ich darauf hinweisen, dass personzentrierte expressive Therapie auf sehr spezifischen humanistischen Prinzipien beruht. Es ist zum Beispiel äußerst wichtig, dass ich mit Menschen zusammen war, die mir erlaubten, mit meiner Trauer und meinen Tränen da zu sein, und die mir nicht auf die Schulter klopften und mir sagten, dass alles in Ordnung sei. Ich wusste, dass ich, wenn ich etwas zu sagen hätte, gehört und verstanden werden würde. Keiner meiner Kollegen interpretierte meine Kunst oder gab mir einen Rat, wie ich trauern sollte.

Die Überwindung innerer Polaritäten

Wenn ich mit Gruppen arbeite, verbringen wir oft Zeit damit, ein Brainstorming zu machen, um unsere „inneren Polaritäten" zu erkennen, und das Ergebnis sind lange Listen: Liebe/ Hass, Kraft/ Schwäche, nahe/ fern, introvertiert/ extrovertiert, froh/ traurig, gewalttätig/ friedlich, und so weiter. Auch wenn diese Gegensätze einförmig als „gute" oder „schlechte" Eigenschaften erscheinen mögen, ist eine derartige Unterscheidung gar nicht so einfach. Während Menschen, die ihre Trauer verleugnen, diese eventuell anerkennen und akzeptieren lernen müssen, kann es sein, dass andere Menschen sich erlauben müssen, frohe oder optimistische Gefühle zuzulassen.

In Jungianischen Begriffen ist der *Schatten* jener Aspekt des Selbst, der unbekannt ist oder im Bereich des Unbewussten lebt. Die Teile des Selbst, die wir zurückweisen, verleugnen oder unterdrücken, werden häufig als destruktive oder schlechte Impulse gesehen. Es bedarf emotionaler und körperlicher Energie, um diese Schattenanteile unter Kontrolle zu halten. Es ist aber wesentlich, die eigene dunkle Seite auf eine Weise, die keinen Schmerz verursacht, zu erkennen, zu akzeptieren, auszudrücken und freizulassen, wenn man verhindern will, dass diese starken Kräfte auf gewalttätige Weise ausagiert werden. Wir verbannen unsere Kreativität, unsere Kraft, unsere rebellischen Anteile, unsere Sinnlichkeit, unsere Sexualität und unsere Bereitschaft zu lieben auch häufig in den Bereich des Unbewussten. Daher stoßen wir auf viele verloren gegangene Schätze, wenn wir uns trauen, die Tiefen des Unbewussten zu erkunden. Wenn wir unsere unbekannten Anteile kennen lernen, können sie unsere Verbündeten werden: lang verloren geglaubte Teile unserer Persönlichkeit, die wir brauchen, um vollständig zu sein. Wir werden zu vollständigeren, schwungvolleren, mitfühlenderen Menschen (Zweig und Abrams, 1990).

Die expressive Kunst ist ein wirksames Hilfsmittel, um Wut, Angst, Scham, Einsamkeit, Apathie und den tiefen Brunnen der Depression aufzudecken. Ich habe erlebt, wie viele Klienten oder Gruppenteilnehmer Bewegung und Kunst verwendet haben, um ihre Angst vor dem Tod, ihre Angst, verrückt zu werden oder immer in der tiefen, dunklen Grube der Depression bleiben zu müssen, zum Ausdruck zu bringen. Wenn sie eine Stimme, ein Bild, einen Laut oder eine Tanzgestalt erhalten, können Ängste zu jenen Kräften werden, die Veränderung bewirken. Wenn sie genau so, wie sie sind, akzeptiert werden, können sie uns auf dem Weg zur Heilung helfen.

Unseren Schatten zu akzeptieren, mag weniger schwierig sein, als das Licht zu umarmen. Wenn wir davon sprechen, das Licht zu umarmen, geht es darum, uns für unsere Spiritualität, für unsere Fähigkeit, Liebe, Mitgefühl und allumfassende Bewusstseinszustände zu erleben, zu öffnen. Seit ich als Therapeutin und Gruppen-Facilitator arbeite, habe ich oft die Erfahrung gemacht, dass Menschen Probleme damit haben, Liebe anzuerkennen und zu fühlen. Sie akzeptieren bereitwillig negative Gedanken über sich selbst und andere, aber sie stellen fest, wie sie Komplimente, Fürsorge und Liebe abwehren. Wir neigen dazu, uns dagegen zu wappnen, Liebe anzunehmen. Die Fähigkeit, zu geben und zu nehmen, sei dies nun von einem anderen Menschen, von Tieren oder von einer universellen Energiequelle, mag eine Voraussetzung dafür sein, dass man bedingungslos lieben kann.

Die humanistischen Prinzipien

Da nicht alle Psychotherapeuten mit den in diesem Kapitel dargelegten Prinzipien einverstanden sein werden, ist es wichtig, sie deutlich zu formulieren:

- Alle Menschen haben eine angeborene Fähigkeit zur Kreativität.
- Der kreative Prozess wirkt heilsam. Das expressive Ergebnis vermittelt dem Menschen wichtige Botschaften. Der tief transformative Moment liegt jedoch im Schaffensprozess.
- Persönliches Wachstum und höhere Bewusstseinszustände werden durch Selbstgewahrsein, Selbstverstehen und Einsicht erzielt.
- Selbstgewahrsein, Selbstverstehen und Einsicht werden erreicht, wenn wir unsere Emotionen erkunden. Gefühle wie Trauer, Wut, Schmerz, Angst, Freude und Ekstase sind der Tunnel, durch den wir gehen

müssen, um auf die andere Seite zu gelangen: zum Selbstgewahrsein, zum Verständnis und zur Ganzheit.
- Unsere Gefühle und Emotionen sind eine Energiequelle. Diese Energie kann in expressive Kunst geleitet werden, um freigegeben und transformiert zu werden.
- Expressive Kunst – dazu gehören Bewegung, Malerei, Schreiben, Laute, Musik, Meditation und Arbeit mit Bildern – führt uns in das Unbewusste. Das erlaubt uns häufig, bis dahin unbekannte Facetten unseres Selbst auszudrücken und so neue Information und neues Bewusstsein ans Tageslicht zu bringen.
- Kunstformen stehen durch das, was ich als „kreative Verbindung" bezeichne, in einer Wechselbeziehung zueinander. Wenn wir uns bewegen, hat das einen Einfluss darauf, wie wir schreiben oder malen. Wenn wir schreiben oder malen, hat das einen Einfluss darauf, wie wir fühlen und denken. Während des Prozesses der „kreativen Verbindung" stimuliert und nährt eine Kunstform die andere und bringt uns zu einem inneren Kern oder einem Wesen, aus dem unsere Lebensenergie kommt.
- Es besteht eine Verbindung zwischen unserer Lebenskraft – unserem inneren Kern oder unserer Seele – und dem Kern aller Wesen.
- Deshalb entdecken wir, wenn wir auf eine innere Reise gehen, um unseren Kern oder unsere Ganzheit aufzuspüren, unser Bezogensein auf die Welt außerhalb von uns. Das Innere und das Äußere werden eins.

Es gibt vieles, was mit dieser Arbeit entdeckt werden kann: der Geist, die Seele, die Fähigkeit, über sich selbst zu lachen, neue Weisheit oder das Wissen, dass mit jedem Kampf im Leben wichtige Lektionen gelernt werden können.

Anwendungsbereiche der Personzentrierten Expressiven Therapie

Auch wenn das Gebiet der expressiven Kunst relativ neu ist, wird diese schon bei vielen Gruppen von Klienten erfolgreich angewendet.

Psychotherapeuten, Sozialarbeiter, Krankenpfleger, allgemein Fachleute im Bereich der psychischen Gesundheit, aber auch Mitglieder von Selbsthilfegruppen haben festgestellt, dass die expressive Kunst nützlich ist, um Menschen zu helfen, ihre Gefühle zu erkunden und ihr Verhalten zu ändern. Menschen, die an diesem Programm teilnehmen, meinen, dass die Anwendung expressiver Kunst ihr persönliches Wachstum in jedem Schritt vertieft. In Behandlungszentren für Alkoholiker wird die expressive Kunst angewendet, um den Patienten die Gelegenheit zu geben, über ihre Heilung hinaus die eigene Kreativität wieder anzuregen und Bilder der Hoffnung für ihre Zukunft zu finden. Ein Grund, weshalb Menschen drogensüchtig werden, liegt häufig darin, dass ihre Kreativität blockiert ist. Die expressive Kunst bietet ihnen die Gelegenheit, mit der angeborenen Fähigkeit zur Kreativität erneut in Verbindung zu treten.

Bei Frauen und Männern, die sexuellem Missbrauch ausgesetzt waren und diese Erfahrungen aus ihrem Bewusstsein verbannt haben, kann die expressive Kunst helfen, diese Verletzungen aufzudecken und sie zu heilen. Mitarbeiter und Therapeuten in Sterbekliniken, die Menschen in ihrer Trauer unterstützen, erleben diese nonverbalen Methoden als besonders zielführend. Wenn jemand trauert, gibt es oft keine Worte für den Schmerz. Farbe und Bilder bieten der Trauer jedoch ein Ventil.

Kinder sind frei in der Anwendung der Kunst, bis jemand sie beurteilt, benotet oder ihre Kunst missversteht. Dann kann es passieren, dass sie aufhören, ihre kreative Fähigkeit anzuwenden, bis sie in eine akzeptierende, nicht urteilende Umgebung kommen. In der Spieltherapie wurde die expressive Kunst schon immer als eine Sprachform für das Kind benützt.

Sogar manche Betriebe haben damit begonnen, auf die Kunst zurückzugreifen, um sie in der Teamarbeit zu nützen und Probleme und Ziele auf der Organisationsebene zu fokussieren.

Zukunftsperspektiven

Es ist unerlässlich, dass unsere Beziehungen, unsere Familien, unser Bildungssystem, unsere Betriebe und unsere politischen Führer den kreativen Prozess anregen, unterstützen und anwenden, um das persönliche Wohlbefinden zu fördern und um eine fantasievolle, aufgeklärte Zusammenarbeit zu ermöglichen, damit für diesen bewegten Planeten friedliche Lösungen gefunden werden. Der Prozess der „kreativen Verbindung" – die personzentrierte Philosophie und die expressive Kunst - ist ein Weg, Kreativität anzuregen und Menschen zu befähigen, energisch und selbstbestimmt zu werden.

Auf dem Weg zu unserem Ziel, ganze Menschen zu werden, die mehr zu Selbstverwirklichung und Selbstbestimmung fähig sind, ist Gewahrsein immer der erste Schritt. Ohne Gewahrsein können wir keine Entscheidungen treffen. Personale Integration entsteht im natürlichen Fluss der Ereignisse, wenn wir symbolische und expressive Mittel verwenden. Wenn wir einmal so weit sind, dass wir unbekannte Aspekte unseres Selbst aufdecken, dann gehört es zum Prozess, diese Teile ihren rechtmäßigen Platz in unserer Psyche finden zu lassen, und wir können die ekstatische universelle Einheit, das Gefühl mit allen Lebensformen verbunden zu sein, stärker erleben.

Es ist nie zu erwarten, dass die Menschen dieser Welt einer Meinung sein werden – es wird immer Konflikte und Kontroversen geben –, aber wir können davon ausgehen, dass sie auf kreative Weise reagieren werden, wenn es darum geht, Lösungen zu finden, die für alle von Vorteil sind. Wenn wir als globale Gemeinschaft unsere Auseinandersetzungen wirklich auf friedliche Weise einer Lösung zuführen wollen, dann ist das möglich. Wir verfügen über alle notwendigen technischen Ressourcen und über die erforderliche Intelligenz, um unsere globalen Krisen zu lösen. Die Unvereinbarkeit scheint zwischen jenen zu bestehen, die Macht über andere haben wollen, und jenen, die Kooperation und Zusammenarbeit möchten. Das hierarchische System hat nicht funktioniert. Damit wir überleben, müssen wir ein Modell anwenden, das nicht aus Abstufungen und Pyramiden, sondern aus Kreisen besteht. Wir brauchen die Bereitschaft und die Entschlossenheit, um auf kreative, kooperative und großzügige Weise mögliche Lösungen zu erörtern.

Stellen Sie sich vor, wie aufregend das wäre, wenn wir genauso viel kreative Energie, Geld und Entschlossenheit in die Entwicklung einer möglichen Zukunft investieren wie in die Kriegsführung. Wir sind dazu imstande, unglaubliche Mengen an Gütern und Technologie aufzutreiben, wenn wir ein angestrebtes Ziel erreichen wollen. Alles, was wir brauchen, ist der gemeinsame Wille, ein Ziel anzustreben, das die Lebensqualität für die Bewohner dieser Erde verbessert.

Nichts hält uns wirklich von Lösungen für unsere globalen Dilemmas ab, lediglich die Schranke, mit der wir unsere Kreativität unzugänglich machen. Wenn wir uns für unser inneres kreatives Potenzial öffnen, können wir das Mögliche anpeilen. Wenn wir das Mögliche ins Visier nehmen, regt dies unseren Willen und unsere Entschiedenheit, das zu schaffen, an. Diese Vision festzuhalten, ist ein wichtiger Schritt im kreativen Prozess. Wir können die Pioniere sein, die die Fackel entflammen lassen.

Literatur

Abrams J and Zweig C (eds) (1991) Meeting the shadow: The hidden power of the dark side of human nature. Los Angeles, Tarcher

Merrill C and Andersen S (1993) Person-centred expressive therapy: an outcome study. In: Brazier D (ed), Beyond Carl Rogers. London, Constable, 109–128

Merry T (1997) Counselling and creativity: an interview with Natalie Rogers. British Journal of Guidance and Counselling 25, 2: 263–273

Rogers CR [1951] (1972) Die klient-bezogene Gesprächstherapie. München, Kindler (ab 1983: Die klientenzentrierte Gesprächspsychotherapie. Frankfurt/M., Fischer)

Rogers CR [1961] (1973) Entwicklung der Persönlichkeit. Psychotherapie aus der Sicht eines Therapeuten. Stuttgart, Klett

Rogers CR [1980] (1981) Der neue Mensch. Stuttgart, Klett-Cotta

Rogers N [1980] (1983) Ich hab ein Recht auf mich. München, Knaur

Rogers N (1988) The creative connection: Self-expression as a path to personal empowerment (Videotape). Santa Rosa, Person-Centered Expressive Arts Therapy Institute

Rogers N (1993) The Creative Connection: Expressive arts as healing. Palo Alto, Science and Behavior Books

Rogers N (1995) The creative journey. In: Suhd M (ed), Positive regard. Carl Rogers and other notables he influenced. Palo Alto, Science and Behavior Books, 175–224

Rogers N (1997) Psychotherapy with the experts: Person-centered therapy with Dr. Natalie Rogers (Videotape). Needham Heights (MA), Allyn und Bacon

Rogers N (1999) The creative connection: a holistic expressive arts process. In: Levine SK and Levine EG (eds), Foundations of Expressive Arts Therapy: Theoretical and clinical perspectives. London, Kingsley, 113–131

Silverstone L (1993, 1997) Art therapy: the person-centred way. Art and the development of the person. 2nd ed. London, Jessica Kingsley

Der Traum in der Klientenzentrierten Psychotherapie[1]

Wolfgang W. Keil

Die Bedeutung des Traums im Klientenzentrierten Therapiekonzept wird in diesem Artikel im Rahmen der geschichtlichen Entwicklung eines personzentrierten Verständnisses vom Traum dargestellt. Bei Rogers und beim frühen Gendlin hat der Traum zunächst keinen besonderen Stellenwert. Erst in den 80er Jahren werden zeitgleich sowohl in Europa als auch in Nordamerika eine Reihe von Konzepten für den Umgang mit Träumen in der Klientenzentrierten Psychotherapie entwikkelt. Hervorgehoben wird hier das Konzept von Gendlin, das Träume als „unvollendete Erlebnisse" versteht, deren volle persönliche Bedeutung durch einen Focusing-Prozess herausgearbeitet werden kann. In der Folge werden weitere personzentrierte Auffassungen vom Traum sowie dem therapeutischen Umgang damit referiert. Dazu zählen u.a. die Konzepte von Jennings, Vossen, Pfeiffer, Finke und Schmid. Anschließend wird versucht, die Stellung und die Bedeutung des Traums innerhalb der Persönlichkeitstheorie von Rogers zu verorten. Zum Abschluss werden verschiedene Vorgehensweisen beim Umgang mit Träumen in der Klientenzentrierten Psychotherapie zusammengefasst und die herausragende Bedeutung der Arbeit mit Träumen in dieser Therapieform betont.

1. Die Entwicklung des klientenzentrierten Traumkonzepts

Dem Traum ist in der Klientenzentrierten Psychotherapie jahrzehntelang nur eine randständige Position zugekommen. In der Praxis beschäftigte man sich mit Träumen nur insofern und in dem Ausmaß, als sie von den Klienten selbst eingebracht wurden. In der Theorie wurde ein spezifisches Verständnis des Traums nicht diskutiert. Dies hängt sicherlich

---

[1] Der Artikel basiert auf einem Vortrag beim 2. Weltkongress für Psychotherapie in Wien, 4.–8. Juli 1999.

damit zusammen, dass die Bedeutung des Traums im Werk von Carl Rogers nicht sehr groß erscheint und kaum erörtert wird. Erst in den achtziger Jahren wurden eine Reihe von spezifischen klientenzentrierten Konzepten zum Traum ausgearbeitet und Überlegungen zum therapeutischen Umgang damit angestellt.

1.1. Der Traum bei Rogers

In den therapeutischen Konzepten von Rogers wird die Arbeit mit Träumen kaum erwähnt. Wie auch andere therapeutische Methoden hat für ihn die „Traumanalyse" keinen wesentlichen therapeutischen Wert; sie kann jedoch, wie viele andere Techniken, ein Medium bilden, durch welches die Grundhaltungen kommuniziert werden können (Rogers, 1957/ 1991, 183). Dass die Arbeit mit Träumen keinen besonderen Stellenwert für Rogers hatte, dürfte an seiner radikalen Orientierung am Klienten bzw. seiner Ablehnung des Expertentums in der Therapie und damit zusammenhängend seiner starken Ablehnung der Psychoanalyse liegen. Zumindest der späte Rogers scheint aber doch Träume als Ausdruck einer höheren Bewusstseinsform und damit als sehr bedeutsam für die Person einzuschätzen. Träume, die etwas weissagen, werden von ihm als Beispiel für die intuitive Fähigkeit, „mit dem gesamten Organismus zu fühlen", genannt, und Rogers plädiert dafür, dazu noch viel mehr in Erfahrung zu bringen und Forschung zu betreiben (Rogers, 1976/ 1981, 151).

1.2. Die Entwicklung des Traumverständnisses bei Gendlin

Eine bemerkenswerte Entwicklung des Stellenwerts der Träume lässt sich im Werk von Gendlin feststellen. In seinem Experiencingkonzept (Gendlin, 1964/ 1978) wird der Traum nur nebenbei und als eine Form „extrem strukturgebundenen Erlebens" dargestellt. Der Traum figuriert hier in *einer* Reihe mit psychotischen, hypnotischen und halluzinatorischen Erlebensformen. Strukturgebundenheit meint dabei starres, in sich verschlossenes Erleben, bei welchem die Person nicht wirklich sie selbst sein kann. Dies lässt den Traum als therapeutisch nicht sehr relevant erscheinen. Erst viele Jahre später befasst sich Gendlin ausführlich mit Träumen und räumt ihnen in der Folge eine große Bedeutung für die Therapie ein. Das Ergebnis dieser Auseinandersetzung ist vor allem sein bekanntes Buch über den Körper als Traumdeuter (Gendlin, 1986/ 1987). Gendlin scheint hier eine Differenzierung bei den Formen strukturgebundenen Erlebens vorzunehmen. Er unterscheidet nämlich gewohnheitsmäßige Gefühle und Ereignisse als sogenannte „fertige Erlebnisse" von sogenannten „unvollendeten Ereignissen", d.h. von Erleben in veränderten Bewusstseinszuständen wie eben auch im Traum. Die Träume werden nun als Erlebensprozesse gesehen, die zwar unfertig sind, die aber zugleich wichtige persönliche Bedeutungen beinhalten. Um diese Bedeutungen erfassen zu können, ist es notwendig, die unvollständigen und gewissermaßen darin erstarrten Prozesse wieder in einen lebendigen Erlebensfluss und damit zur Vervollständigung zu bringen. Diese Vervollständigung soll mittels eines Focusingprozesses geschehen, indem zum Traum bzw. zu jedem seiner Elemente ein Felt Sense gebildet und exploriert wird.

Ein Focusingprozess kommt bekanntlich in Gang, wenn man „dem Körper eine Frage stellt" und die Aufmerksamkeit auf das dadurch ausgelöste körperliche Empfinden richtet. Zur Formulierung solcher den Traum betreffender geeigneter Fragestellungen möchte Gendlin bewährte Traumkonzepte aus allen Psychotherapieformen heranziehen. Er stellt daher in eklektischer Weise sechzehn Perspektiven zusammen, in denen der Traum bzw. die einzelnen Traumelemente gesehen werden können. Dabei handelt es sich neben den einfachen Fragen nach den Gefühlen im Traum, nach den Assoziationen die er auslöst und den Tagesresten, die er beinhaltet, auch um Fragestellungen wie die nach den klassischen Elementen eines Dramas (also welche Orte, Handlungen und Charaktere im Traum vorkommen), nach den im Traum angedeuteten Entwicklungsmöglichkeiten (etwa bzgl. der eigenen Sexualität, Spiritualität oder des eigenen Kindseins) u.v.a.m. Es geht dabei nicht darum, sich *alle* diese Fragen zu stellen, sondern eben nur jene auszuwählen, die im eigenen Inneren eine spürbare Resonanz hervorrufen. Unverzichtbar sind dabei vielleicht die Frage nach den Gefühlen, die im Traum empfunden wurden, die Frage nach den Assoziationen, die zum Traum aufsteigen, sowie die Frage nach der Botschaft des Traums bezüglich des eigenen persönlichen Wachstums. Wenn eine „Wachstumsbotschaft" nicht evident erlebt werden kann, empfiehlt Gendlin, eine sogenannte „Voreingenommenheitskontrolle" („bias control") anzuschließen. Diese besteht in der Frage nach den zur eigenen Lebensrealität gegensätzlichsten Elementen im Traum bzw. darin, den Felt Sense zum persönlich unangenehmsten Teil des Traums zu erspüren und damit weiterzuarbeiten, um auf diesem Weg doch eine Wachstumsbotschaft zu erreichen.

Graessner (1989), der im Gefolge von Gendlin die Traumarbeit mittels Focusing vertritt, befindet, dass der Fragenkatalog von Gendlin für die Traumarbeit nicht wesentlich ist, ja diese eventuell stören oder erschweren kann. Wesentlich ist vielmehr, dass Gendlin den Traum als „aus dem Körper" kommenden unfertigen Erlebensprozess versteht, der durch einen ebenfalls körperlich begründeten Focusingprozess lebendig gemacht und in seiner personalen Sinnhaftigkeit erschlossen werden kann. Es ist ein Grundanliegen von Gendlin, dass der Vorgang der Traumauslegung ganz in der Person des Träumers selbst stattfindet und nichts von außen, etwa vom Therapeuten her hinein interpretiert wird. Dies wird durch die konsequente Arbeit mit dem Felt Sense zu allen Traumelementen sichergestellt.

1.3. Die Entstehung klientenzentrierter Traumkonzepte in den 80er Jahren

Es fällt auf, dass nach mehreren Jahrzehnten der theoretischen Abstinenz erst zum Zeitpunkt des Erscheinens von Gendlins Buch sowohl in Amerika als auch vor allem in Europa eine Fülle von weiteren Konzepten zum Traum in der Klientenzentrierten Therapie entwickelt wurden. Da stellt sich die Frage, warum die Entwicklung solcher Konzepte erst nach einer so langen Zeit stattfinden und warum sie nicht ohne Schwierigkeiten vor sich gehen konnte. Meiner Meinung nach hängt dies mit einer bestimmten Problematik bei der Weiterentwicklung des Grundverständnisses von Klientenzentrierter Therapie überhaupt zusammen. Es geht hier um die Entwicklung von einer absichtslosen Nichtdirektivität zu einem experienziellen Miteinander oder einer klinischen Zielorientierung. Die Unterschiede lassen sich dabei an der Frage festmachen, ob es für diese Therapie wesentlich ist, die Grundhaltungen allein und mit voller diagnostischer Absichtslosigkeit („with a profoundly non-diagnostic mindset"; Brodley und Brody, 1996, 317) oder die Grundhaltungen so zu verwirklichen, dass sich die Aufmerksamkeit auf Unterschiede im Klientenerleben richtet, sei es dass damit (störungsspezifisch) inkongruentes Erleben gewahr und verstanden werden, sei es dass dadurch strukturgebundenes und oberflächliches Erleben wieder lebendig und vertieft werden kann. Wenn es das legitime und sogar notwendige Ziel Klientenzentrierter Psychotherapie ist, vermittels der Grundhaltungen Inkongruenz gewahr werden zu lassen oder implizit wirksames Erleben wiederherzustellen, dann gewinnt gerade auch der Traum eine besondere Rolle und Wichtigkeit für den therapeutischen Prozess. Nach unserem allgemeinen Verständnis nimmt ja der Traum eine Brückenstellung zwischen unbewusstem und bewusstem Erleben ein und er kann von daher ein wichtiges Hilfsmittel beim Erreichen der geschilderten Therapieziele bilden.

Vossen (1988) hat paradigmatisch dargestellt, wie schwierig und zugleich spannend diese Weiterentwicklung des Verständnisses von Klientenzentrierter Therapie für ihn persönlich gewesen ist und wie ihn übrigens sogar ein Wiederholungstraum bei dieser Entwicklung kontinuierlich begleitet hat. Er berichtet, dass ihn zunächst am Rogersansatz die Ablehnung jedes diagnostischen Hinschauens und expertenhaften Eingreifens sowie die radikale Hinwendung zum bedingungslosen Einfühlen fasziniert hat. Allmählich gestattet er sich aber doch die Wahrnehmung, dass diagnostisches Hinschauen nicht per se verobjektivierend und instrumentalisierend sein und damit im Gegensatz zum einfühlsamen Begegnen stehen muss. So ergibt sich für ihn mit der Zeit eine gültige Integration von bedingungsfreiem Einfühlen und genauem Hinschauen und einem daraus folgenden aktiveren Handeln im therapeutischen Prozess. Die Arbeit an einer klientenzentrierten Traumtherapie war für ihn dann der Schlussstein bei dieser Integration: „... das Aufnehmen der Linie des Begegnens in die des Schauens, des Hinschauens auf Bilder als Mittel, Gefühle zu erschließen, das wechselweise Zusammengehen intensiven *Schauens* und fühlenden *Begegnens.*" (Vossen, 1988, 32).

1.3.1. Das Konzept von Jennings

Als Beispiel für die Entwicklung in Amerika soll hier das Konzept zur personzentrierten Traumanalyse von Jennings (1987) referiert werden, das er in der dritten Nummer der damals gerade neu herausgekommenen Person-Centered Review veröffentlicht hat. Der Autor widmet seinen Artikel Carl Rogers in der Hoffnung, damit einen Anstoß zur Entwicklung „einer personzentrierten Philosophie zur Welt der Träume" zu geben. In seinem Entwurf plädiert Jennings ausdrücklich dafür, dem Traum einen eigenen Stellenwert in Theorie und Praxis der Personzentrierten Therapie zu geben, weil Träume ein ganz wesentliches Erfahrungs- und Erkenntnispotential darstellen. Sie ermöglichen dem Träumer „ergänzende intelligente Perspektiven" zu seiner Welt, seinen Beziehungen und seinem Selbst. Zusätzlich argumentiert Jennings, dass der Jungsche Grundsatz, wonach der Träumer selbst der beste Interpret seiner Träume sei, doch gerade im Personzentrierten Ansatz in hervorragendster Weise zu verwirklichen sei. Neben einer Reihe von technischen Hinweisen postuliert Jennings zwei ontologische und zwei methodologische Grundannahmen für eine personzentrierte Traumanalyse. Zum Wesen des Traums gehört es, dass er seine Bedeutung in sich selbst trägt und er nicht als Symbol für einen anderen Inhalt aufzufassen ist („the dream is the dream is the dream"). Nur ein erlebendes Sich-Einlassen auf den eigenen Traum – und das ist ja ein fundamental personzentrierter Prozess – bietet den Zugang zu seinem Verständnis. Der zweite Grundsatz ist der der chronologischen Folgerichtigkeit des Traums. Die chronologische Abfolge der Bilder und Ereignisse ist nicht als Zufallsmischung anzusehen, sondern begründet die innere „Logik" und damit die Bedeutung des

Traums. Aus diesen beiden Wesensmerkmalen des Traums ergeben sich auch die beiden methodischen Hauptlinien einer personzentrierten Traumanalyse nach Jennings. Bei dieser sollte nämlich einerseits der Traum Element für Element ausführlich im Detail durchgearbeitet und andererseits dabei die chronologische Reihenfolge der Elemente genau beachtet werden.

1.3.2. Die Entwicklung in Europa

Schon etliche Jahre vor dem Erscheinen des Buches von Gendlin plädiert Gerl (1981) dafür, Träume in die Klientenzentrierte Therapie einzubeziehen und mit Focusing an ihnen zu arbeiten. Da Träume nicht unsere normale, logisch-begriffliche Sprache sprechen, ist es notwendig, ihnen in ihrer eigenen bildhaft-fühlenden Sprache zu begegnen. Es geht darum, die *gefühlte* ganzheitliche Bedeutung des Traumerlebens zu finden und zu entfalten, und nicht darum, eine *gemeinte* Bedeutung davon zu formulieren. Genau dies ist durch Focusing bzw. die Arbeit mit dem Felt Sense möglich. Dadurch findet der Klient wieder Zugang zur anderen, das sprachlich-logische Denken überschreitendenden Wirklichkeit des Traums und damit zu einem Potential, das er bisher noch nicht für sein Leben kultiviert hat.

Nach dieser Arbeit von Gerl und einem nur auf Niederländisch erschienenen Werk von Wijngaarden (1985) befassen sich in den späten achtziger Jahren eine Reihe von niederländischen und deutschen Kolleginnen und Kollegen gleichzeitig mit Theorie und Methodik eines klientenzentrierten Umgangs mit Träumen. Dabei ergab es sich, dass viele von ihnen ihre Überlegungen 1988 auf dem ersten Kongress für Klientenzentrierte und Experienzielle Therapie in Leuven (Belgien) der Fachöffentlichkeit vorstellten. Hier sei vor allem auf die Arbeiten von Finke (1990), Graessner (1989), Vossen (1988), Van Werde und Gendlin (1989) und Wijngaarden (1991) verwiesen. Pfeiffer (1989) hat die Arbeit mit Träumen als ein zentrales Thema dieses Kongresses bezeichnet. Zusammenfassend hält er dazu fest, dass nun im klientenzentrierten Bereich der Traum als wichtige Ergänzung zum Wacherleben verstanden wird. Vor allem wegen seiner kompensatorischen und seiner prospektiven Dimension kann der Traum als Ausdruck der Aktualisierungstendenz des Organismus gesehen werden. Übereinstimmung herrscht auch darüber, dass der Traum keine verschlüsselte Chiffre für etwas anderes darstellt, sondern sich selbst mitteilen soll und kann, indem der Träumer sich auf ihn einlässt. Es wird dabei auch eine spezifische Bezogenheit des Traumes auf die aktuelle Lebenssituation des Träumers angenommen. Die Traumgestalten und -elemente beinhalten weiters immer auch Aspekte der Person des Träumers. Während sich bei diesen Konzepten für Pfeiffer eine große Übereinstimmung im Verständnis des Traums feststellen lässt, sieht er zwei unterschiedliche Vorgehensweisen bei der klientenzentrierten Traumarbeit. Gendlin und den Vertretern des Experiencingkonzepts geht es demnach in erster Linie darum, den Felt Sense des Träumers zu den einzelnen Bildern und Elementen des Traums zur Entfaltung und Symbolisierung zu bringen. Damit wird sichergestellt, dass der Traum wirklich vom Träumer selbst exploriert und interpretiert wird. Demgegenüber arbeiten andere Klientenzentrierte Therapeuten mehr „bildorientiert – dialogisch". Die intensive Auseinandersetzung mit den Traumbildern steht hier im Vordergrund und der Therapeut ist dabei ein miterlebender Partner, der seine eigene Resonanz darauf dialogisch mit einbringt.

Die Vorgehensweise, die Pfeiffer „bildorientiert" nennt, kann wahrscheinlich treffender als phänomenologisch bezeichnet werden, da die Aufmerksamkeit nicht den Bildern als solchen gilt, sondern die im Traum sich zeigenden Phänomene möglichst genau erfasst werden sollen. Dies entspricht im übrigen ziemlich gut der Tradition des phänomenologischen Vorgehens im Rogersansatz überhaupt. Eine diesem Anliegen entsprechende und einfühlsame Darstellung des Traumes hat Vossen (1988) gegeben. Er verweist zunächst darauf, dass der Traum ein Geschehen ist, das uns überkommt und beschäftigt; der Traum hat also eine emotionale Ladung. Zugleich hat der Traum aber meist auch etwas Unverständliches und vielleicht auch Abstoßendes an sich. Dies verleitet dazu, den Traum abzutun und als ein komisches oder unverständliches Ding anzusehen, auf das man sich eben nicht einlässt. Die emotionale Ladung ist dann aber dennoch nicht ganz verschwunden, sondern sie ist sozusagen in der Traumstory kondensiert oder kristallisiert. Vossen meint, dass der frühe Gendlin zunächst nur diesen Ding-Charakter des Traums im Auge hatte, als er ihn einfach bloß als extrem strukturgebundenes Erleben darstellte. Der Traum kann aber wieder ent-dinglicht und in ein lebendiges inneres Erleben eingebunden werden. Er besitzt also auch eine dynamische Ladung, die einen bedeutsamen Prozess anstoßen, einen Durchbruch, eine Vertiefung bewirken kann. Die wesentliche Struktur dieser Dynamik ist übrigens auch für Vossen vor allem im Anfang des Traums, in der Eröffnung der Traumhandlung, in den Orten der Szenerie, in den ersten Worten des Traums schon gegeben. Die Wahrnehmung der Traumeröffnung bedarf daher besonderer Empathie und Sensibilität.

1.4. Neuere Ergänzungen zur klientenzentrierten Traumarbeit

Die wesentlichen Gesichtspunkte des klientenzentrierten Verständnisses vom Traum und von der therapeutischen Traumarbeit sind bereits in den Ende der achtziger Jahre erschienenen Beiträgen enthalten. In den neunziger Jahren erscheinen einige weitere Arbeiten, die zum Grossteil Zusammenfassungen der bisherigen Konzepte und einige Ergänzungen dazu bringen. Von diesen sollen hier die Beiträge von Finke und Schmid referiert werden, die vor allem hinsichtlich der Methodik einer klientenzentrierten Traumarbeit pointierte und unterschiedliche Positionen vertreten.

Finke (1994) unterscheidet einleitend zwei Arten von therapeutischer Traumarbeit: eine, die auf einer spezifischen Anschauung vom Wesen des Traumes beruht und eine, die sich einer solchen Wesensbestimmung enthält. Die Traumgeschichte bleibt bei letzterer hinsichtlich ihres eigentlichen Sinnes unbefragt und der Traum wird ähnlich einer TAT-Tafel als Projektionsfolie für die in der Therapie aktuelle Problematik des Klienten verwendet. Finke plädiert aber für ein spezifisches gesprächstherapeutisches Traumkonzept. Dieses wird charakterisiert durch ein phänomenologisches Symbolverständnis, durch die Annahme einer progressiven, zukunftsgerichteten Tendenz des Traums, durch die Annahme, dass alle Traumgestalten auch verschiedene Aspekte des eigenen Selbst enthalten, und durch die Annahme einer kompensatorischen Funktion des Traums im Sinn einer „Verkehrung ins Gegenteil" bzw. im Sinn von Gendlins „bias control". Dies entspricht inhaltlich in etwa der Darstellung von Pfeiffer.

Für das therapeutische Vorgehen entwickelt Finke dann einen Rahmen, innerhalb dessen die verschiedenen Interventionsmöglichkeiten bei der klientenzentrierten Traumarbeit in einem klaren logischen Bezug zueinander gesehen werden können. Er verweist dabei darauf, dass bei der Traumarbeit einmal auf der Ebene des Traumbewusstseins, also der Traumbilder selbst, und einmal auf der Ebene des Wachbewusstseins, also der Resonanz auf den Traum gearbeitet wird. Auf der Ebene des Traums wird zunächst im Sinne des einfühlenden Verstehens versucht, die Traumstimmung zu erfassen und zu verdeutlichen, während dann im Sinn des konkretisierenden Verstehens einzelne Traumelemente genauer betrachtet werden oder auch ein direkter Dialog mit einzelnen Traumgestalten („Traumhandeln") angeregt wird. Auf der Ebene des Wachbewusstseins geht es zunächst im Sinn des selbstkonzeptbezogenen Verstehens darum, die Reaktionen auf den Traum zu erfassen, dann eventuell auch darum, leitende Themen aus der Traumgeschichte herauszuarbeiten, und schließlich können in Entsprechung zum organismusbezogenen Verstehen die Bedeutungen des Traums erarbeitet werden. Finke hat an anderer Stelle erläutert, dass es sich dabei um Interpretationen in dem Sinn handelt, dass einzelne Erfahrungen in einen größeren Erlebens-Zusammenhang des Klienten gestellt werden. Diese Art des Interpretierens ist geleitet von den wesentlichen Merkmalen des klientenzentrierten Traumverständnisses. Dazu zählen, wie oben angeführt, das phänomenologische Symbolverständnis, die progressive Tendenz des Traums, die Annahme, dass alle Traumgestalten Aspekte des eigenen Selbst enthalten und die kompensatorische Funktion des Traums im Sinn der Darstellung des Gegenteils. Das phänomenologische Symbolverstehen ist dabei in gewisser Hinsicht der übergeordnete Aspekt, der die anderen mit einschließt. Diese logischen Stufenfolgen des Intervenierens auf den beiden Ebenen des Traum- und des Wachbewusstseins sind allerdings so zu verstehen, dass sie keinesfalls immer starr einzuhalten sind und dass es ständig zu einem Hin- und Herpendeln zwischen den beiden Ebenen kommt. Zu beachten ist weiters, dass es Finke bei all dem nie um kognitive Einsicht geht, sondern dass auch die sogenannten Interpretationen immer als Anstöße für den Erlebensprozess gemeint sind.

Was das methodische Vorgehen bei der klientenzentrierten Traumarbeit angeht, nimmt Schmid (1992) in seinem Handbuchartikel eine deutlich andere Position als die eben dargestellte ein. Schmid postuliert, dass es keine verallgemeinerbare personzentrierte Technik des Umgangs mit Träumen geben kann. Person- und beziehungsunabhängig einsetzbare Techniken sind für ihn mit dem Personzentrierten Ansatz unvereinbar. Wie explizit und wie ausführlich mit Träumen gearbeitet wird, sollte der Therapeut dem Klienten überlassen. Der Therapeut soll eben personzentriert und nicht traumzentriert arbeiten. Trotzdem Schmid die Gewichtung der Traumarbeit gänzlich dem Klienten überlassen will, betont er die große Bedeutung des Traums für die Person des Träumers. Er versteht den Traum grundsätzlich als Ausdruck der Aktualisierungstendenz. Der konkrete Trauminhalt kann als Produkt des Konflikts zwischen Aktualisierungstendenz und Selbstaktualisierungstendenz angesehen werden. Vom Selbst abgewehrte Erfahrungen „melden sich" im Traum und drängen nach Symbolisierung und Integration. Daher mutet der Traum oft fremd und unverständlich an, lässt einen aber dennoch nicht los. Nach Rogers' Differenzierung von Abwehr und Desorganisation ordnet Schmid den Traum dem desorganisierten Erleben zu. Schmids Verständnis der Trauminhalte als Ausdruck der abgewehrten Erfahrungen erscheint mir sehr parallel zum ursprünglichen Verständnis von Freud, wo im Traum in verdeckter Form verdrängte Strebungen bzw.

Wunscherfüllungen zum Ausdruck kommen. Schmid setzt sich aber insofern davon ab, als er betont, dass die klassische Psychoanalyse den Traum besonders in seiner regressiven und retrospektiven Bedeutung sieht, wohingegen der Personzentrierte Ansatz sich mit den offenen Chancen und der Bedeutung für die Weiterentwicklung befassen will. Dabei gilt, dass alle Elemente des Traums Produkt des Träumers sind und etwas über ihn aussagen. Der Traum ist daher ein Encounter oder noch besser eine Encountergruppe mit sich selbst. Den adäquaten Zugang zum Traum als kreativer Schöpfung bietet Empathie und nicht Interpretation. Darüber hinaus wird darauf hingewiesen, dass das Unverständliche am Traum oft erst dadurch sich erschließt, indem der Traum einem Gegenüber erzählt und so in eine personale Begegnung eingebracht wird.

2. Die Position des Traums in der klientenzentrierten Persönlichkeitstheorie

Das personzentrierte Traumverständnis hat sich mehr pragmatisch aus der therapeutischen Arbeit und weniger aus dem theoretischen Diskurs bzw. aus der methodenspezifischen Persönlichkeitstheorie heraus gebildet. (Dies stellt im übrigen eine Parallele zur nachträglichen Entwicklung der Rogers'schen Persönlichkeitstheorie als Konsequenz aus dem vorgängigen Therapiekonzept dar). Von daher ist es auch verständlich, dass der Traum in seiner Position als Zwischenglied zwischen bewusstem und unbewusstem Erleben im Rahmen der klientenzentrierten Persönlichkeitstheorie vorerst als nur ungenau verortet und definiert anzusehen ist. Während die Bedeutung des Traums für die Person und für die Therapie ziemlich einhellig dargestellt wird, sind eine genauere Definition des Traums und sein Stellenwert innerhalb der Persönlichkeitstheorie wohl noch weiter zu diskutieren und klären. Was ist der Traum als Brücke zwischen bewusstem und unbewusstem Erleben genau, wenn wir „Bewusstes" und „Unbewusstes" jedenfalls als psychische Instanzen nicht kennen? Ist der Traum nun ein Ausdruck der Aktualisierungstendenz bzw. der organismischen Erfahrungen oder ein Ausdruck des Selbst oder wo und wie entsteht er in der Person genau?

2.1. Das Unbewusste bei Freud und Jung

Bevor die Frage erörtert wird, aus welchem „Unbewussten" im Sinn einer klientenzentrierten Persönlichkeitstheorie der Traum hervorgeht, möchte ich in Kürze die Traumkonzepte und die dazugehörigen Auffassungen vom Unbewussten von Freud und Jung skizzieren. Diese Auffassungen sind ja (oft in einer trivialisierten Form) Allgemeingut geworden und können daher als Hintergrundfolie bei der Diskussion und Klärung des eigenen Traumverständnisses dienen.

Für Freud ist der Traum ein hervorragender Ausdruck des ansonsten nahezu gänzlich unzugänglichen Unbewussten. In seiner ersten Auffassung von der psychischen Struktur beinhaltet das Unbewusste fast ausschließlich das vom Individuum Verdrängte; im Traum äußern sich somit die infantilen, libidinösen Wünsche des Unbewussten. Da das Bewusstsein diese Strebungen aber nicht zulassen kann bzw. ihr direkter Ausdruck den Schlaf unterbrechen würde, kommen sie nicht direkt, sondern nur verschlüsselt und chiffriert zum Ausdruck. Die Traumzensur transformiert den latenten in den manifesten Trauminhalt um und verwendet dabei die sogenannten Tagesreste als Bildmaterial. Aus dem manifesten Traum ist dann nur durch konsequente Analyse Stück für Stück des latenten Traums und damit die Gestalt der verdrängten Triebwünsche zu rekonstruieren.

Im Gegensatz zu Freud ist der Traum für Jung keine verkappte Wunscherfüllung, sondern ein offener Ausdruck der inneren Wahrheit, eine „Zustandsbeschreibung der psychischen Gesamtperson". Das steht in Zusammenhang mit einer ebenfalls völlig anderen Auffassung vom Unbewussten. Dieses ist nicht ein leerer Container, der dann mit den triebgeschichtlichen Verdrängungen aufgefüllt wird, sondern es enthält schon von vornherein die (archetypischen) Erfahrungen unseres ganzen Herkommens. Weiters werden Bewusstsein und Unbewusstes komplementär bzw. kompensatorisch verstanden. Ein Übergewicht des Unbewussten (Triebhaftigkeit, Ich-Überschwemmung) dezentriert den Menschen ebenso wie ein Übergewicht des Bewusstseins (Mangel an Emotionalität, Kreativität usw.). Die Entwicklung des Selbst ist nur über die Integration beider Pole möglich. Der Traum ist dabei die wichtigste Korrekturinstanz, die eine verlorene Balance aufzeigt und dadurch den ersten Schritt zu ihrer Wiederherstellung leistet.

2.2. Personzentriertes Verständnis des Organismus als Ganzheit

Es ist wohl evident, dass das personzentrierte Menschenbild den Auffassungen von Jung viel näher steht als denen von Freud. Dennoch ist festzuhalten, dass sich ein klientenzentriertes Verständnis des unbewussten Erlebens auch von der Jungschen Auffassung des Unbewussten unterscheidet. Die klientenzentrierte Persönlichkeitstheorie kennt wohl unbewusstes Erleben oder abgewehrtes Erleben, sie kennt aber kein Unbewusstes als psychische Instanz, die einen großen Teil unseres inneren Erlebens und äußeren Verhaltens steuert. Es ist vielmehr der Organismus bzw. die Person als Ganzes die steuernde Instanz. Weiter ist organismisches Erleben nicht so massiv vom Bewusstsein abgetrennt, sondern es ist per definitionem potentiell der Gewahrwerdung zugänglich. Der Traum kann somit nicht als Botschaft einer verborgenen Instanz aus unserem Inneren angesehen werden, sondern muss grundsätzlich als Produkt der Person oder des Organismus als Ganzheit gelten. Die personzentrierten Traumkonzepte haben zwar die Aufgabe, den Traum *bestimmten Funktionen* des inneren Erlebens zuzuordnen bzw. ihn in bestimmten Teilen des Gesamtorganismus zu verorten. Es soll jedoch bei diesen Bemühungen, das Wesen des Traumerlebens zu erfassen, die Einbettung in die Person als Ganzes zur Genüge bedacht und die Prämisse der Ganzheitlichkeit deutlich genug gemacht werden.

2.3. Drei Varianten einer personzentrierten Traumdefinition

In vielen personzentrierten Traumkonzepten wird der Traum als Ausdruck der Aktualisierungstendenz bezeichnet. Wenn man es genau nimmt, hat diese Definition aber eigentlich keinen Informationsgehalt. Da letztlich alle Erlebens- und Verhaltensformen Ausdruck der Aktualisierungstendenz sind, bleibt die spezifische Definition oder Funktion des Traums unklar. Mit dieser Beschreibung soll wohl ausgedrückt werden, dass sich im Traum die Aktualisierungstendenz in besonders originärer Weise äußert und dadurch das „unendliche" Potential und die Ressourcen der Person ins Spiel kommen. Dies würde mit anderen Worten bedeuten, dass der Traum als organismisches Erleben im eigentlichen Sinn anzusehen ist. Wie andere, die dem Traum eine komplementäre Funktion zum Wachbewusstsein zuschreiben, wäre hier wohl auch Vossen (1988) einzuordnen, der postuliert, dass der Traum stets unserem Bewusstsein und unserem bewussten Handeln vorausgeht. Im Traum wird demnach das erzählt und ausgearbeitet, was *jetzt* in uns lebt und dabei ist, in das Bewusstsein hervorzukommen. Ähnliches dürfte auch Finke (1994) meinen, obwohl er nicht die Begriffe des Organismischen, sondern die des Selbst verwendet. Er unterstreicht, dass der Traum nicht als Wiederkehr des Verdrängten, sondern als eigene Weise der Selbstdarstellung, als *Ausdruck sui generis* des Selbst bzw. der Selbstaktualisierungstendenz zu verstehen sei. Es scheint, dass hier nicht das Selbst in der Definition der Rogersschen Persönlichkeitstheorie gemeint ist, sondern wohl das größere Selbst im Sinn der Gesamtheit des Organismus.

In den personzentrierten Traumkonzepten lässt sich eine weitere Interpretationslinie ausmachen, die den Traum nicht einfach dem organismischen Erleben zuordnet, sondern ihn als Ausdruck einer Divergenz oder eines Konflikts zwischen Organismus und Selbst versteht. Die deutlichste Formulierung dieses Verständnisses findet sich bei Schmid (1992). Er begreift den konkreten Trauminhalt als Produkt eines Konflikts zwischen Aktualisierungstendenz und Selbstaktualisierungstendenz. Vom Selbst abgewehrte Erfahrungen drängen zum Gewahrwerden, und dies ist möglich, weil die Wertorientierungen und der Realitätsbezug des Selbst im Schlaf teilweise ausgeschaltet sind. Weil im Träumerleben einmal die abgewehrten Erfahrungen und dann wieder das abwehrende Selbst die Herrschaft übernehmen, ordnet es Schmid dem desorganisierten Erleben im Sinn der Rogers'schen Persönlichkeitstheorie zu.

Das Traumkonzept von Gendlin (1986/ 1987; 1993) kann eventuell als mittlere Position zwischen dem Verstehen des Traums als organismischer Erfahrung und seiner Bestimmung als Konflikt zwischen Organismus und Selbst verstanden werden. Dazu sei in Erinnerung gerufen, dass Gendlin mit seinem Experiencingkonzept eine Theorie schaffen wollte, die persönliche Veränderung darstellen und erklären kann. Da Veränderung immer prozesshaft ist, sollen auch die dafür verwendeten Begriffe prozesshaft und nicht statisch sein. Es wird daher beispielsweise kein irgendwo in uns lokalisierbares Unbewusstes angenommen, das unser Erleben steuert, sondern vielmehr von unvollendeten, steckengebliebenen Prozessen gesprochen, die bestimmte Auswirkungen und Folgen mit sich bringen. Ebenso gibt es kein Selbst als Instanz, sondern ein immer mehr oder weniger Sich-selbst-Sein als ein mehr oder weniger authentisches Reagieren („Antworten") auf den in sich („im Körper") gespürten fortlaufenden Erlebensstrom. Träume sind deswegen unvollendete Erlebnisse, weil wir im Schlaf nicht in diesem Sinn eines Selbst-Seins mit ihnen in Kontakt treten und auf sie reagieren können. Gleiches gilt für Erleben in tiefer Meditation, im Drogenrausch oder unter Hypnose. Unvollendete Erlebnisse sind noch völlig im Prozess einer unendlichen, immer neuen und ungewohnten Bedeutungsfindung. Von daher versteht sich übrigens auch die tendenzielle Unverständlichkeit, Fremdheit und Bedrohlichkeit der Träume. Da sie aber ähnlich dem Felt Sense „aus dem Körper" kommen, tragen sie Botschaften der Bedürfnisse, Mängel und Probleme unseres Lebens in sich und implizieren zugleich Zugänge zu unserem Potenzial und den Ressourcen, um jene zu bewältigen. Hier ist Gendlins Auffassung vom lebenden Körper vorausgesetzt, der nicht nur unsere Triebe und Bedürfnisse enthält (dies wäre bloß ein „Restkörper"), sondern immer schon ein implizites „Wissen" über die dafür nötigen Verhaltensweisen, somit ein „Wissen" über die dabei entstehende Wechselwirkung mit der Umwelt und damit ein vorgängiges „Wissen" über die Umwelt besitzt. Von daher ist es möglich, dass über ein körperliches Fühlen wie den Felt Sense die für die jeweilige Situation „richtigen" Bedeutungen und Schritte erspürt werden können. Das Dilemma des Traumes ist es aber, dass wir einerseits das „Neue", das im Traum entsteht, nicht integrieren können, weil wir im Schlaf nicht ganz „Wir-Selbst" sind, und wir andererseits uns im Wachzustand an den Traum nur mehr erinnern können und nicht mehr in der Lage sind, in der direkten Erfahrung dessen, was „neu" ist, drinnen zu sein. Mit Hilfe des Felt Sense über den Traum können die unvollendeten Erlebnisse aber doch weitergeführt werden, weil dadurch der „Körper" wieder dazukommt, das „Neue" zu erfahren und die „Schritte" zu vollziehen.

3. Therapeutische Traumarbeit

Für die therapeutische Arbeit mit Träumen gilt das Gleiche, was für klientenzentriertes, therapeutisches Vorgehen insgesamt gilt. Es soll dabei die für persönliche Veränderung notwendige Vertiefung des Erlebens erreicht und gehalten werden. Diese Tiefe des Erlebens kann durch die Merkmale der Intensität, der Authentizität und der Offenheit oder Empathie zu sich selbst charakterisiert werden. Die Offenheit gegenüber dem eigenen inneren Erleben bedeutet, dass man sich vom eigenen Traum wirklich etwas sagen lassen möchte und dass man sich auf die Bilder und Szenen des Traums mit Respekt und Empathie einlässt. Dies ermöglicht gleichzeitig die Intensität des Erlebens, also eine spürbares Gemeintsein und Betroffensein. Die Authentizität des Erlebens ist gegeben, wenn man die eigene Resonanz im Sinn eines Felt Sense achtsam im gegenwärtigen Moment aus dem eigenen Inneren entstehen lässt. Gendlin hat die Exploration des Traums und aller seiner Elemente durch einen Focusingprozess als das Spezifikum seiner Traumarbeit herausgestrichen. Dazu ist zu sagen, dass jedes wirkliche Sich-Einlassen auf den Traum ohnehin genau diesen Vorgang der Bildung und Exploration des Felt Sense darstellt, gleichgültig ob dies nun bewusst vermittels des Focusingkonzepts oder vermittels einer konzeptfreien und gewissermaßen absichtslosen Bezugnahme auf das eigene Erleben geschieht. Es ist also gar nicht notwendig, das Focusingkonzept bewusst anzuwenden. Seine Verwendung kann dem Therapeuten aber helfen, einen Vorgang, der ohnehin geschieht, klarer und bewusster wahrzunehmen und zu begleiten. Es wird dann nicht eine „beziehungsunabhängige Technik" angewendet, sondern der Felt Sense des Klienten empathisch begleitet.

In ähnlicher Weise möchte ich die Bevorzugung der Traumarbeit überhaupt, also das Angebot des Therapeuten an den Klienten, dessen Traum näher anzuschauen oder an einer solchen Arbeit dranzubleiben, als genuines klientenzentriertes Vorgehen verstanden wissen und nicht als technikbezogen und traum- und somit nicht personzentriert ablehnen, wie Schmid (1992) es tut. Es ist allerdings immer sicherzustellen, dass der Klient sich in der Therapie wirklich mit dem Traum beschäftigen möchte und in diesem Sinne seine eigene Wahl trifft.

Wesentlich für einen klientenzentrierten Umgang mit Träumen ist das schon öfter erwähnte phänomenologische Symbolverständnis. Schmid (ebd.) beschreibt den Traum als kreatives Produkt wie ein Kunstwerk, das seine Bedeutung in sich trägt und diese nur durch seine ihm eigene Ausdrucksform vermittelt. Es geht also nicht so sehr darum, dass Klient und Therapeut bestimmte schon feststehende, aber symbolisch verdeckte Trauminhalte entschlüsseln, sondern dass sie sich miteinander auf die Suche nach einer persönlichen Botschaft des Traumes an den Träumer begeben. Dazu sollte der Traum zunächst ausführlich und gut vor Augen geführt und vergegenwärtigt werden. Wenn dies hilfreich ist, kann der Klient dabei eingeladen werden, den Traum in der Ichform und in der Gegenwart, als ob er ihn jetzt erleben würde, darzustellen.

Um die Botschaft des Traums zu finden, kann man sich von einem leitenden Thema, das den ganzen Traum beherrscht, oder auch von einzelnen auffallenden Gestalten und Szenen ansprechen lassen. Vossen (1988) hat darauf hingewiesen, dass die Eröffnung des Traumes in besonderer Weise die zum Traum führenden Impulse und Sinnlinien beinhalten kann. Der Beginn des Traums dürfte dem Anliegen, also der Entstehung der Traumbotschaft jedenfalls näher sein als etwa das Ende der Traumgeschichte. Von welchen Bildern auch immer man sich besonders ansprechen lässt, zu beachten ist, dass die Bilder nicht nur von ihrem allgemeinen Gehalt her, sondern vor allem in ihrem Zusammenhang mit der Person des Träumers, d.h. mit seinen Bedeutungen, seinen emotionalen Resonanzen und seiner Lebensrealität gesehen werden.

Die Traumarbeit kann dann darin bestehen, dass vorwiegend mit einem einzelnen herausragenden Motiv gearbeitet oder dass der Traum Szene für Szene durchgegangen wird. In beiden Fällen werden die gegenwärtigen emotionalen Resonanzen von Klient und Therapeut wie auch deren Assoziationen zur realen Situation des Klienten eine große Rolle spielen. Der Klient geht dabei etwa dem nach, was er im Traumgeschehen genau sieht, wie ihn dies jetzt berührt oder inwiefern er etwas aus seinem

Leben darin wiederfindet. Der Therapeut macht die Bilder vielleicht noch plastischer oder auch noch allgemeiner, assoziiert konkretisierende Ausdrücke und Redensarten dazu, reflektiert die emotionale Resonanz des Klienten oder versucht, mit dem Klienten zusammen das Spezifische und Aktuelle gerade dieses Traumes herauszufinden. Es kann sehr zur Vertiefung helfen, wenn der Klient eingeladen wird, sich in bestimmte auffallende Traumelemente hineinzuversetzen und diese zu personifizieren und ihre Absichten, Motive und Resonanzen innerhalb des Traumgeschehens zu erkunden. Offene Fragen können auch in einem regelrechten Dialog mit den Traumgestalten behandelt und einer Klärung zugeführt werden. Ein solches Vorgehen legt sich vor allem dann nahe, wenn Gestalten, die den Träumer bedrohen oder Situationen, die ihm unangenehm sind, im Vordergrund des Interesses stehen. Dies entspricht im übrigen dem Anliegen von Gendlins „Voreingenommenheitskontrolle", die besonders dann am Platz ist, wenn sich aus dem Traum noch keine Wachstumsbotschaft ergeben hat. In diesem Sinn kann auch versucht werden, einen negativ endenden Traum jetzt in der Phantasie weiterzuführen und zu einem „optimalen Ende" zu bringen. Gerl (1981) versteht die Traumarbeit überhaupt so, dass der Klient eingeladen wird, in seinen Traum zurückzukehren und ihn wiederzuträumen und weiterzuträumen.

Damit bleibt man nicht beim Traum stehen, der ja eine Metapher für die Beziehung des Klienten zu sich bzw. seinen aktuellen Problemen darstellt, sondern eröffnet durch den Wandel der Metapher vielleicht auch eine Weiterentwicklung der durch sie dargestellten Beziehung zu sich selbst. Und dies bildet das Wesen des therapeutischen Prozesses persönlicher Veränderung.

Zusammenfassend lässt sich also sagen, dass der Traum eine hervorragende Bedeutung für das innere Erleben der Person hat. Die therapeutische Arbeit mit Träumen ist daher als genuines klientenzentriertes Vorgehen zu verstehen und sollte einen bevorzugten Platz in der Klientenzentrierten Psychotherapie einnehmen.

Literatur

Brodley B and Brody A (1996) Can one use techniques and still be client-centered? In: Hutterer R, Pawlowsky G, Schmid PF and Stipsits R (eds), Client-centered and experiential psychotherapy. A paradigm in motion. Frankfurt/M., Lang, 369–374

Finke J (1990) Dreamwork in client-centered psychotherapy. In: Lietaer G, Rombauts J and Van Balen R (eds), Client-centered and experiential psychotherapy in the nineties. Leuven, Leuven University Press, 503–510
Finke J (1994) Empathie und Interaktion. Stuttgart, Thieme
Gendlin ET [1964] (1978) Eine Theorie der Persönlichkeitsveränderung. In: Bommert H und Dahlhoff H-D (Hg), Das Selbsterleben in der Psychotherapie. München, Urban & Schwarzenberg, 1–62 (auch auszugsweise: Eine Theorie des Persönlichkeitswandels (übersetzt von J. Wiltschko). Focusing Bibliothek, Studientexte Heft 1. Würzburg, DAF, 1992)
Gendlin ET [1986] (1987) Dein Körper – dein Traumdeuter. Salzburg, Otto Müller
Gendlin ET (1993) Focusing ist eine kleine Tür... Gespräche über Focusing, Träume und Psychotherapie. Focusing-Bibliothek Bd. 4. DAF, Würzburg
Gerl W (1981) Mit Träumen arbeiten – dort wo der Klient ist. GwG-Info 45: 35–38
Graessner D (1989) Traumbearbeitung und Focusing. GwG-Zeitschrift 74: 43–48
Jennings JL (1987) The dream is the dream is the dream. Person-Centered Review 1, 3: 310–333
Pfeiffer WM (1989) Arbeit mit Träumen – ein zentrales Thema des Kongresses in Leuven 1988. GwG-Zeitschrift 74: 68–70
Rogers CR [1957] (1991) Die notwendigen und hinreichenden Bedingungen für Persönlichkeitsentwicklung durch Psychotherapie. In: Rogers CR und Schmid PF, Person-zentriert. Mainz, Grünewald, 165–184
Rogers CR [1976] (1981) Jenseits der Wasserscheide. Und wohin jetzt? In: Rogers CR (Hg), Der neue Mensch. Stuttgart, Klett-Cotta, 137–152
Schmid PF (1992) „Die Traumkunst träumt, und alle Zeichen trügen ...". Der Traum als Encounter und Kunstwerk. In: Frenzel P, Schmid PF und Winkler M (Hg), Handbuch der Personzentrierten Psychotherapie. Köln, Edition Humanistische Psychologie, 391–409
Van Werde D und Gendlin ET (1989) Dein Körper – dein Traumdeuter. Ein Beispiel, Kommentar und Bedenkungen. GwG-Zeitschrift 74: 71–76
Vossen T (1988) Traumtherapie – personenzentriert. GwG-Zeitschrift 72: 30–43
Wijngaarden HR (1985) Luisteren naar droomen. Meppel, Boom
Wijngaarden HR (1991) Traum, geführter Tagtraum und aktive Imagination in der klientenzentrierten Psychotherapie. In: Finke J und Teusch L (Hg), Gesprächspsychotherapie bei Neurosen und psychosomatischen Erkrankungen. Heidelberg, Asanger, 187–195

Kurzzeit- und längerfristige Psychotherapie

Jochen Eckert

In den Anfängen wurde Klientenzentrierte Psychotherapie als eine kurze Therapie mit einem mittleren Behandlungsbedarf von 30 Sitzungen praktiziert. Heute beträgt der durchschnittliche Behandlungsaufwand 69 Sitzungen in einem mittleren Zeitraum von 2 Jahren. Es werden aufgrund der Darstellungen in der Literatur und von Beobachtungen der Praxis der Klientenzentrierten Psychotherapie die Bedingungen erörtert, die sich auf den Zeitbedarf auswirken: Der Zeitbedarf des Patienten, vor allem Art und Ausmaß seiner Störung, die Therapieziele, die Art des psychotherapeutischen Prozesses, der Zeitrahmen des Therapeuten und die äußeren Rahmenbedingungen. Diese Faktoren tragen dazu bei, daß sich bezüglich des Zeitrahmens in Theorie und Praxis vier Settings Klientenzentrierter Psychotherapie unterscheiden lassen: Klientenzentrierte Kurzzeittherapie, Gesprächspsychotherapie mit üblichem Behandlungsaufwand (Normaltherapie), Klientenzentrierte Langzeittherapie, fraktionierte Gesprächspsychotherapie.

Der auch als Romanautor bekannte amerikanische Gruppenpsychotherapeut Irvin Yalom erzählt in seinem neuesten Buch „Die Reise mit Paula" sechs Geschichten aus der Welt der Psychotherapie. In einer der Geschichten – „Trost aus dem Süden" – befasst er sich mit der Dauer von stationärer Psychotherapie, indem er die Frage stellt: „Wie hoch ist die Lebenserwartung einer Therapiegruppe in der psychiatrischen Station eines Krankenhauses? Antwort: eine Sitzung" (Yalom, 2000, 79). Als Folge von gesetzlichen und Vorgaben der Kostenträger („managed care") seien die stationären Behandlungszeiten für psychiatrische Patienten so kurz geworden, dass er in seinen fünf Jahren als Gruppentherapeut auf einer Station nur selten dieselben Gruppenteilnehmer in zwei aufeinanderfolgenden Sitzungen angetroffen habe, in dreien niemals. Hingegen habe er sehr viele Patienten nur einmal gesehen. Sie nahmen an nur einer einzigen Gruppentherapiesitzung teil und wurden am nächsten Tag entlassen.

Solche Rahmenbedingungen, wie Yalom sie beklagt, sind inzwischen auch in Europa immer häufiger Anlass dafür, über die notwendige Dauer von Psychotherapien nachzudenken. Yalom löst das Zeitproblem für sich durch zwei Maßnahmen: Zum einen stellt er sich auf den vorgegebenen Zeitrahmen ein und fragt sich, welche therapeutischen Ziele in einer einzigen Gruppensitzung zu erreichen sind, und zum anderen ändert er die therapeutische Technik. Bei solchen Maßnahmen bleibt allerdings etwas auf der Strecke, was viele Psychotherapeuten als das Herzstück einer Psychotherapie betrachten, nämlich eine Beziehung zum Patienten. Für Yalom ist das der Grund, diese Art von psychotherapeutischer Arbeit einzustellen: „In einer einzelnen Sitzung ließ sich nur ein bestimmtes Ziel erreichen. Ich hatte das Gefühl, als wäre ich zu den ersten Minuten einer potenziell ergiebigen Unterhaltung verurteilt" (Yalom, 2000, 81). Und er formuliert vor diesem Hintergrund eine weitere Bedingung, die für die Dauer von Psychotherapie von Bedeutung ist, nämlich die Arbeitsbedingungen, die der Therapeut selbst braucht: „Ich sehnte mich nach mehr. Ich wollte tiefer gehen, im Leben meiner Patienten eine größere Rolle spielen" (Yalom, 2000, 81).

Damit sind bereits folgende wichtige, die Therapiedauer beeinflussende Faktoren benannt:

- Die äußeren Rahmenbedingungen einer Psychotherapie,
- die Ziele einer Psychotherapie und
- der individuelle Zeitrahmen des Psychotherapeuten.
- Die beiden weiteren wichtigen Faktoren sind der Zeitrahmen des Verfahrens und – last not least – der Zeitrahmen des Patienten.

Diese Faktoren sollen im folgenden als Gliederungspunkte für eine Erörterung der Rolle der Zeit in der Klientenzentrierten Psychotherapie[1] dienen.

---

[1] Im Folgenden wird der in Deutschland übliche Begriff Gesprächspsychotherapie benutzt, wenn Klientenzentrierte Psychotherapie als heilkundliches Verfahren in der auf C. Rogers zurückgehenden Anwendungsform gemeint ist. Modifikationen, wie Kurztherapie, werden mit dem Adjektiv klientenzentriert gekennzeichnet.

1. Wie viel Zeit braucht das Verfahren?

Die Zeit, die ein Verfahren für die Linderung bzw. Behebung psychischer Störungen braucht, ist in nicht unerheblichem Maße abhängig von den theoretischen Vorstellungen vom Weg, der zum Ziel führen soll. Dieser Weg ist z.B. bei den nicht symptomzentrierten Verfahren ein anderer als bei den symptomzentrierten Verfahren, und er ist in der Regel länger.

Die Gesprächspsychotherapie ist kein symptomzentriertes Verfahren. Für Rogers sind Symptome bzw. psychische Störungen vielmehr Ausdruck einer Störung der Wahrnehmung von Erfahrungen und ihrer Repräsentation im Selbstkonzept eines Menschen. Veränderung der Symptomatik setzt Veränderungen des Selbstkonzepts voraus oder genauer: Veränderungen der Prozesse, die die Wahrnehmung und das Erleben steuern (vgl. Eckert, 1999). Im Original liest sich das so:

> *„Im Verlauf des (therapeutischen) Prozesses wird eine neue oder revidierte Konfiguration des Selbst aufgebaut. Sie enthält Wahrnehmungen, die bislang geleugnet wurden. Sie enthält eine genauere Symbolisierung eines viel größeren Bereichs von Erfahrung. Sie umfasst eine Reorganisation der Werte, wobei die Erfahrung des Organismus deutlich als das anerkannt wird, was das Beweismaterial für die Wertungen liefert. Langsam beginnt ein neues Selbst aufzutauchen, das dem Klienten viel mehr sein „wirkliches" Selbst zu sein scheint, da es in weit größerem Ausmaß auf all seinen ohne Verzerrung wahrgenommenen Erfahrungen basiert"* (Rogers, 1973, 184).

Die zeitlich stabile Veränderung eines Selbstkonzepts ist ein komplexer psychologischer Prozess, der verschiedene Ebenen berührt, u.a. die Wahrnehmung der eigenen Person, Veränderungen in der Art der Wahrnehmung, in den Wertvorstellungen, im Verhalten etc. (Rogers, 1973, 132–178), und der natürlich eine gewisse Zeit in Anspruch nimmt.

Dennoch charakterisiert Rogers sein Verfahren als „kurze" Therapie (vgl. Linster und Rückert, 1998). „Kurz" bedeutet hier jedoch zunächst nur, dass eine Klientenzentrierte Psychotherapie im Vergleich zur klassischen psychoanalytischen Kur einen deutlich geringeren Zeitbedarf hat.

Wie viel Zeit wurde nun tatsächlich für eine Behandlung in den Anfängen der Klientenzentrierten Psychotherapie aufgewandt? Angaben dazu finden sich u.a. in der 1954 publizierten Therapiestudie mit Klientenzentrierten Psychotherapien, die Ende der 40er und Anfang der 50er Jahre im Counseling Center der Universität von Chicago durchgeführt worden sind. Zu dieser Zeit betrug der durchschnittliche Zeitaufwand für eine

Klientenzentrierte Einzeltherapie 31 Sitzungen, in einem Zeitraum von 33 Wochen (Rogers und Dymond, 1954, 40). Die Unterschiede zwischen den einzelnen Behandlungen bezüglich des Zeitaufwandes sind jedoch beträchtlich: Sie variieren zwischen min. 6 und max. 108 Sitzungen verteilt auf einen Zeitraum von 4 bis 137 Wochen.

Gut 25 Jahre später berichten Binder et al. (1979) über das Ergebnis einer Erhebung in den Praxen von 6 Klientenzentrierten Psychotherapeuten in Deutschland mit insgesamt 180 abgeschlossenen Gesprächspsychotherapien. Sie errechnen eine durchschnittliche Therapiedauer von 38,6 Therapiesitzungen (s = 38,7) mit einer Spanne von 2 bis 240 Sitzungen.

Weitere 15 Jahre später zeichnet sich ein Anstieg der mittleren Behandlungsdauer ab: 302 Gesprächspsychotherapeuten in Deutschland antworten auf die Frage nach der Behandlungsdauer ihrer letzten regulär abgeschlossenen Gesprächspsychotherapie. Die mittlere Therapiedauer in dieser als repräsentativ anzunehmenden Therapeuten-Patienten-Stichprobe beträgt 69,2 Sitzungen (s = 39,1)[2] in einem Zeitraum von durchschnittlich 100 Wochen (Eckert und Wuchner, 1994).

Vor diesem Hintergrund wäre Gesprächspsychotherapie – zumindest in Deutschland – als eine mittellange psychotherapeutische Behandlung mit einem durchschnittlichen Therapieaufwand von rund 70 Stunden verteilt auf zwei Jahre zu charakterisieren.

Es werden mehrere Gründe für die – im Laufe der Entwicklung der Klientenzentrierten Psychotherapie und ihrer Verbreitung in der Praxis – zu beobachtende Verdoppelung der „Therapiedosis" angenommen. Es handelt sich dabei um ein Phänomen, dass auch bei anderen Therapieverfahren zu beobachten war. Eine der Ursachen ist sicherlich die, dass Psychotherapiepatienten heute mit einem Durchschnittsalter zu Behandlungsbeginn von 34 Jahren (s = 9 Jahre) im Vergleich zu den Psychotherapieklienten der 50er und 60er Jahre fünf bis sieben Jahre älter sind, wenn sie mit einer Behandlung beginnen. Ein Grund dafür ist sicherlich der, dass heute auch Menschen in höherem Lebensalter psychotherapeutisch behandelt werden. Die noch auf Freud zurückgehende und lange gültige Lehrmeinung, Menschen über 40 Jahre seien einer Psychoanalyse bzw. Psychotherapie nicht mehr ausreichend zugänglich, wurde immer wieder widerlegt und gilt heute als überholt.

---

[2] Die Verteilung ist etwas linksschief, so dass der Median deutlich unter dem Mittelwert liegt, d.h. 50% der Therapien sind bereits nach 61 Stunden abgeschlossen.

Ferner wurde festgestellt, dass heute zwischen dem ersten Auftreten einer Störung und der Aufnahme einer Psychotherapie als Behandlung der Wahl im Mittel sieben Jahre liegen (Meyer et al., 1991), d.h. Psychotherapeuten behandeln heute auch psychische Störungen, die bereits als chronisch einzustufen sind. Weiterhin scheint zur Verlängerung der Behandlungszeiten der Umstand beizutragen, dass im Laufe der Zeit das Indikationsspektrum für Psychotherapie über den klassischen Bereich der Neurosen hinaus deutlich erweitert worden ist. Der Borderline-Patient mit Derealisationserlebnissen hätte vor 40 Jahren ebensowenig einen Therapieplatz von einem Psychotherapeuten angeboten bekommen wie die 55-jährige depressiv erkrankte Frau.

Mit einem mittleren Behandlungsumfang von 70 Stunden ist die Gesprächspsychotherapie im Vergleich zur Psychoanalyse und der psychoanalytischen Therapie weiterhin als „kurze" Therapie zu kennzeichnen, nicht aber als Kurztherapie. Von Kurztherapie wird in der Literatur nämlich ziemlich übereinstimmend nur dann gesprochen, wenn der Behandlungsumfang mindestens 12 Sitzungen (Mann, 1978), aber nicht mehr als 30 Sitzungen (z.B. Meyer, 1981) umfasst.

Wie an der Streuung der mittleren Therapiedauer von Gesprächspsychotherapien abzulesen ist, gibt es eine nicht unerhebliche Anzahl von Gesprächspsychotherapien, die 30 Stunden und weniger dauern und somit zumindest formal als Kurztherapien angesehen werden könnten. Dass eine erfolgreiche Gesprächspsychotherapie mit weniger als 30 Stunden nicht in jedem Fall mit einer erfolgreichen Kurztherapie gleichgesetzt werden darf, soll die erste der folgenden Fallvignetten demonstrieren.

2. Wie viel Zeit brauchen Patienten?

Die folgenden Fallbeispiele sollen zeigen, wie viel Therapiezeit Patienten brauchen und zu welchen Variationen es bei der Inanspruchnahme von Therapiezeiten kommt, wenn der Zeitbedarf der Patienten berücksichtigt werden kann.

Der Zeitbedarf von Patienten in der Praxis: Vier Fallvignetten

Herr A: 66 Sitzungen verteilt auf fünf Behandlungsepisoden in 16 Jahren. Krisenintervention, Klientenzentrierte Kurzzeittherapien oder fraktionierte Gesprächspsychotherapie?

Herr A. wendet sich auf Anraten eines Arztes erstmals 1984 an einen Gesprächspsychotherapeuten. Er hat sich unsterblich in die Babysitterin seiner Kinder verliebt. Er weiß, dass es eine Liebe ist, die nicht im Sinne einer realen Beziehung erwidert wird, aber er sieht seine Ehe als in hohem Maße gefährdet an. Nach fünf Monaten mit 12 Sitzungen beendet er die Behandlung. Er sehe sich nun wieder in der Lage, die notwendigen Entscheidungen selbst zu treffen.

Zwei Jahre später meldet er sich erneut. Er habe berufliche Probleme. Er müsse eigentlich neue Projekte entwickeln, könne sich aber zu nichts aufraffen und vermeide es, die notwendigen Kontakte aufzunehmen. Nach 17 Sitzungen, verteilt auf ein halbes Jahr, hat er das Gefühl, beruflich wieder Fuß gefasst zu haben. Nach abermals zwei Jahren (1988) fühlt er sich nach dem Tod seines Stiefvaters erneut behandlungsbedürftig. Er ist überrascht, dass ihn dieser Tod so erschüttert, dass er von einer Depression erfasst wird, die für ihn in keinem Verhältnis zu der Beziehung steht, die er zu seinem Stiefvater gehabt hat. Diese Behandlungsepisode schließt der Patient nach fünf Monaten mit 13 Sitzungen ab. Es vergehen 10 Jahre, bis sich der Patient 1997 wieder meldet. Anlaß sind anhaltende Verstimmungen und eine eingeschränkte Leistungsfähigkeit nach dem Tod seiner Mutter vor zwei Jahren. Nach vier Monaten mit 14 Sitzungen stellt der Patient fest, auf einem für ihn neuen Fundament zu stehen, das ihm ausreichende Sicherheit gewähre. Der Anlaß zur fünften Behandlungsaufnahme im Jahr 2000 weist eine Parallele zur ersten auf: Der Patient hat von seiner Frau erfahren, dass sie eine längere Liebesbeziehung mit einem anderen Mann hatte. Er reagiert darauf mit Depressionen, Schlafstörungen und Arbeitsunfähigkeit. Er denkt an Trennung. Diese Behandlungsepisode umfasst bisher 10 Sitzungen und ist noch nicht abgeschlossen, aber der Patient befindet sich bereits wieder im „Aufbruch".

Wie ist dieser Behandlungsverlauf therapietheoretisch bzw. -technisch einzuordnen?

Ich neige dazu, ihn weder als eine Reihe von klientenzentrierten Kriseninterventionen (vgl. den Beitrag von S. Keil in diesem Buch) noch von Kurzzeittherapien aufzufassen, sondern als eine sogenannte fraktionierte Gesprächspsychotherapie, weil zwei Phänomene in allen Behandlungsepisoden eine Rolle spielten: Der Versuch des Patienten, sein depressives Erleben nicht wahrzunehmen bzw. es zu verleugnen (Inkongruenz) und – damit sicher im Zusammenhang stehend – die schmerzliche Erkenntnis, dass seine Mutter für ihn weitgehend unerreichbar gewesen ist, er von ihr in wesentlichen Teilen seines Erlebens nicht verstanden worden ist. Diese

Erkenntnis stand jeweils am Ende der Behandlungsepisoden. Sie hatte für den Patienten auf der einen Seite etwas Entlastendes und Stabilisierendes, auf der anderen Seite hatte der Umstand, vom Therapeuten darin verstanden und akzeptiert zu werden, auch etwas Bedrohliches. Wenn er meinte, sein äußeres Leben jeweils wieder im Griff zu haben, beendete er die Therapie.

Der Therapeut hatte fast bei jeder Ankündigung des Patienten, die Therapie jetzt zu beenden, den Impuls, darauf hinzuweisen, dass es dazu noch zu früh sei, dass wichtige Probleme noch nicht besprochen worden seien. Er unterdrückte diesen Impuls aber, weil er nach der zweiten Therapieepisode verstanden hatte, dass der Patient fürchtete, die Erfahrungen in der Beziehung mit seiner Mutter würden sich in der therapeutischen Beziehung wiederholen, weshalb er versuchen musste, möglichst schnell nicht mehr auf diese angewiesen zu sein. Ein vorsichtiger Versuch, dieses Problem mit dem Patienten direkt zu besprechen, machte deutlich, dass dieser Bereich noch viel zu angstbesetzt war, als dass er der Selbsterfahrung des Patienten hätte zugänglich werden können. Dem Therapeuten ermöglichte das Wissen um dieses Problem jedoch, den Patienten jedesmal „gehen" zu lassen, auch wenn dieser wesentliche Konflikt nicht Thema geworden war. Er folgte bei dieser Entscheidung auch dem klientenzentrierten Prinzip der Nichtdirektivität, das ja u.a. auf der entwicklungspsychologischen Annahme beruht, dass Menschen mit einer angeborenen Aktualisierungs- bzw. Selbstaktualisierungstendenz ausgestattet sind, die Entwicklung und Wachstum fördern.

Der bisherige Therapieverlauf rechtfertigt m.E. dieses Vorgehen des Therapeuten. Der Patient sah jeweils sein ihm wichtiges Ziel der Therapie erreicht: Er konnte sich selbst wieder als Person annehmen, er sah seine Leistungsfähigkeit wiederhergestellt, und er war imstande, sich erneut Hilfe zu suchen, wenn das bisher Erarbeitete sich als nicht mehr ausreichend tragfähig erwies.

Frau B: Eine gescheiterte Kurzzeittherapie, aber eine erfolgreiche Gesprächspsychotherapie

Frau B, Mitte 50, Ehefrau eines niedergelassenen Nervenarztes mit zwei erwachsenen Töchtern, von denen eine noch im Haus lebt, wird zum wiederholten Male beim Ladendiebstahl ertappt. Die ermittelnde Kriminalkommissarin kommt zu dem Schluss, dass es sich um ein „psychologisches Problem" handeln müsse, und ordnet eine psychiatrische Untersuchung bzw. Behandlung an. Der Psychologe, der die psychologische

Untersuchung durchführt, kommt zu demselben Schluss. Am meisten verwundert ihn, dass der Ehemann der Patientin weder von den vorangegangenen Ladendiebstählen noch vom jetzigen Vorgang etwas weiß. Die Patientin begründet das damit, dass sie ihn nicht „belasten" wolle. Außerdem sei es ihr sehr peinlich. Der Psychologe steht während dieses Erstgesprächs aus Gründen, die nichts mit der Patientin zu tun haben, zeitlich sehr unter Druck. Es fällt ihm ein, dass er auch in einem Forschungsprojekt über Kurz- bzw. Fokaltherapie engagiert ist, für das noch geeignete Fälle gesammelt werden. Er hat diagnostische und psychotherapeutische Vorerfahrungen mit kleptomanen Patienten. Er weiß, dass sich die rechtliche Position der Patientin sehr verbessern würde, wenn sie dem Staatsanwalt vortragen könnte, dass sie eine psychotherapeutische Behandlung begonnen habe bzw. in absehbarer Zeit aufnehmen werde. Er macht der Patientin das Angebot einer maximal 15 Sitzungen umfassenden Gesprächspsychotherapie als Kurzzeittherapie mit dem Ziel, ihr Problem nicht mehr vor ihrem Mann verheimlichen zu müssen. Als die Patientin drei Jahre später nach rund 120 Sitzungen die Behandlung beendet, ist ihr Mann inzwischen verstorben, ohne von den Kaufhausdiebstählen seiner Frau etwas erfahren zu haben. Auch die geplante zeitliche Begrenzung der Behandlung auf 15 Stunden ist gescheitert. Aber die Gesprächspsychotherapie ist nicht ohne Erfolg: Es ist seit Behandlungsaufnahme vor drei Jahren zu keinem weiteren Ladendiebstahl gekommen und die Patientin hat auch nicht mehr Angst vor einem Rückfall. Die Frage, ob eine Kurzzeittherapie überhaupt indiziert war, lässt sich nicht mit letzter Sicherheit beantworten. Sicher ist nur, dass der Therapeut das Therapieziel nicht ausreichend mit seiner Patientin abgestimmt hatte. Und eine der Voraussetzungen für das Gelingen einer zeitbegrenzten Gesprächspsychotherapie ist ein mit dem Patienten abgestimmtes Therapieziel. Auf die Frage, welche Therapieziele für eine Kurztherapie geeignet sind, soll später eingegangen werden.

Frau C: Eine erfolgreiche Kurzzeittherapie als Behandlungsversuch

Frau C. wird von Ihrem Hausarzt an die psychosomatische Abteilung einer Universitätsklinik überwiesen. Sie hat seit mehreren Jahren unterschiedliche psychosomatische Beschwerden, vor allem eine immer wieder aufflammende Magenschleimhautentzündung. Ihr wird eine auf 30 Sitzungen limitierte Gesprächspsychotherapie im Rahmen eines Forschungsprojekts angeboten. Es ist ihr wichtig, dem Gesprächspsychotherapeuten in der 1. Sitzung mitzuteilen, dass es nicht ihre, sondern die Idee ihres Internisten war, sie zu den „Psychoärzten" zu schicken. Sie wolle aber nichts unversucht lassen, denn ihre dauernden Magenschmerzen seien schon sehr lästig. Die Patientin schöpft die 30 vorgesehenen Stunden voll aus, ihre psychosomatischen Symptome sind gegen Ende der Behandlung weitgehend zurückgegangen und sie fühlt sich insgesamt psychisch stabiler, was sich auch in den Testergebnissen ablesen lässt. Das gute und stabile Therapieergebnis wird neun Monate nach Therapieabschluss in einer katamnestischen Untersuchung durch neutrale Beurteiler bestätigt.

Es gab bei dieser Therapie von seiten des Gesprächspsychotherapeuten keine explizite Therapiezielvereinbarung. Die Indikation für eine Kurzzeittherapie war von den Therapeuten der Forschergruppe gestellt worden. Sie hatten mit der Patientin die zeitliche Begrenzung abgesprochen. Entscheidende Voraussetzungen für das Gelingen dieser Kurzzeittherapie scheint die Bereitschaft der Patientin gewesen zu sein, sich auf eine zeitbegrenzte Behandlung einzulassen. Dabei hatte die Patientin bezüglich der Therapiedauer Vorstellungen, die unter dem Therapieangebot lagen: Sie erwartete, wenn überhaupt, dann innerhalb von 10 Sitzungen Hilfe. Das Therapieziel war für die Patientin: Die immer wiederkehrenden und sie sehr beeinträchtigenden Magenschmerzen sollten beseitigt werden. Die Patientin ist auch ein Beispiel dafür, dass die Behauptung, keine Eigenmotivation für eine Psychotherapie zu haben, kein zwingendes Ausschlusskriterium für eine Kurzzeittherapie darstellt.

Frau D: Eine geplante Langzeittherapie

Frau D., eine 23jährige Studentin, wird von einem niedergelassenen Nervenarzt gezielt an einen Gesprächspsychotherapeuten überwiesen, von dem bekannt ist, dass er auch Patienten mit Borderline-Persönlichkeitsstörungen behandelt. Der Gesprächspsychotherapeut führt im Rahmen der Indikationsdiagnostik das Diagnostische Interview für Borderliner (DIB) von Gunderson et al. (1981) durch und findet die Diagnose bestätigt. Damit entfallen auch Überlegungen, ob eine Kurzzeittherapie indiziert sein könnte. In einer Übersichtsarbeit über die Behandlung von Borderline-Persönlichkeitsstörungen wird festgestellt, dass die Forschung eine für die Praxis wichtige Frage eindeutig beantwortet habe: Es gebe keine Kurztherapie für Patienten mit einer Borderline-Persönlichkeitsstörung. Mit welchem therapeutischen Verfahren man auch immer diese Patienten behandele, die Behandlung brauche Zeit (Eckert et al., 2000). Das hat in erster Linie etwas mit der Schwere der Störung zu tun, die ja definitionsgemäß langanhaltend und die gesamte Person umfassend ist: Die Borderline-Persönlichkeitsstörung zeichnet sich durch ein „tiefgreifendes Muster von Instabilität in zwischenmenschlichen Beziehungen, im Selbstbild und in den Affekten sowie von deutlicher Impulsivität" (DSM-IV

Diagnose 301.83; APA, 1994, 739) aus. Die für eine Kurzzeittherapie als notwendig erachtete Festlegung eines umschriebenen Therapieziels wird dem Störungsbild nicht gerecht.

Auch diese Patientin weist eine ganze Reihe von behandlungsbedürftigen Beeinträchtigungen auf: Phasen von Depression, in denen sie sich innerlich leer fühlt; Angst vor Impulsdurchbrüchen im Zustand rasender Wut (sie hat ihre Schwester mit einem Messer bedroht); Angst, verrückt zu werden oder es zu sein; Depersonalisationserlebnisse (muss in einen Spiegel sehen, um ein Gefühl für sich selbst zu bekommen); promiskuitives Verhalten, das regelmäßig in Enttäuschung und in Zustände von innerer Leere mündet; zeitweise täglicher Alkohol- und gelegentlicher Drogenmissbrauch. Der Therapeut notiert sich zwei generelle Therapieziele der Patientin: Sie sehnt sich nach einer richtigen Beziehung, und sie möchte sich ihrer Identität sicherer sein und ihr Leben danach ausrichten können. Die über ihr Krankheitsbild gut informierte Patientin vergewissert sich einer für sie ausreichenden Therapiezeit in der Form, dass sie sich mindestens ein Jahr Therapiezeit vom Therapeuten garantieren lässt. Tatsächlich dauert die reguläre Behandlung mit mindestens einem Kontakt pro Woche sechs Jahre und umfasst insgesamt 250 Behandlungsstunden. Danach nimmt die Patientin in größeren Zeitabständen Kontakt zum Therapeuten auf. Sie berichtet dann vor allem über ihre konkreten Lebensumstände und die jeweiligen Veränderungen. Sie möchte den Kontakt zum Therapeuten nicht ganz aufgeben. Der Therapeut unterstützt dieses Anliegen der Patientin, weil ihr damit ermöglicht wird, zu überprüfen, wie weit eine Beziehung erhalten bleiben kann, auch wenn sie eigentlich beendet in dem Sinne ist, dass man sich nicht mehr regelmäßig sieht und spricht. Diese borderlinespezifische Problematik, Beziehungen zu anderen Menschen innerlich nicht „festhalten" zu können – Psychoanalytiker sprechen hierbei von mangelnder „Objektkonstanz" – und in der Reaktion darauf die Angst zu entwickeln, verlassen zu werden, war bei der Patientin zu Beginn der Therapie sehr ausgeprägt und auch noch am Ende der regelmäßigen Behandlung vorhanden. Insofern können die späteren sporadischen Kontakte als Teil der Behandlung aufgefasst werden, obwohl man von ihnen nicht mehr als von einer Psychotherapie im engeren Sinne sprechen kann.

3. Wie viel Zeit brauchen Therapeuten?

Die Zeit, die Therapeuten brauchen, um ihre therapeutischen Möglichkeiten möglichst gut im Dienste des Patienten auszuschöpfen, kann sehr unterschiedlich sein. So wie es Therapeuten gibt, die ausgezeichnete Einzeltherapien durchführen, aber miserable Gruppenpsychotherapeuten sind, so gibt es auch Therapeuten, die erfolgreiche Kurz- oder Fokaltherapeuten sind, aber bei Behandlungen, die länger als ein Jahr dauern, ihren Patienten zunehmend weniger gerecht werden. Die therapeutische Erfahrung lehrt, dass nicht jeder Therapeut mit jedem Patienten und in jedem therapeutischen Setting gleich gut seine psychotherapeutischen Kapazitäten ausschöpfen kann. Leider findet man darüber wenig oder gar nichts in den Psychotherapielehrbüchern. Das gilt nicht nur für verhaltenstherapeutische Lehrbücher, z.B. Fiedler (1996), sondern auch für gesprächspsychotherapeutische, z.B. Sachse (1999), sodass man bei der Diskussion des Zeitbedarfs von Psychotherapeuten auf biographische Äußerungen, wie die eingangs zitierte von Yalom, oder auf eigene klinische Erfahrungen und Beobachtungen zurückgreifen muss.

Langzeit- und Kurzzeittherapien unterscheiden sich in ihren Anforderungen an die therapeutische Arbeit. Einer dieser Unterschiede liegt im therapeutischen „Ertrag" für den Therapeuten. Bei Langzeittherapien hat der Therapeut die Möglichkeit, den Patienten eine längere Strecke in dessen Leben zu begleiten. Er wird den Patienten als Person und in seiner Entwicklung besser kennenlernen als in der Kurzzeittherapie. Er wird mit dem Patienten zusammen nicht nur Holz- und Umwege beschreiten, sondern auch Rückschritte erleben, weil Langzeitpatienten meistens auch stärker beeinträchtigt sind als Kurzzeitpatienten. Dem Therapeuten sollte als Ertrag seiner therapeutischen Arbeit im wesentlichen genügen, den Patienten zu verstehen, d.h. er sollte nicht darauf angewiesen sein, ihn auch möglichst schnell zu verändern.

Bei Kurzzeittherapien steht die zu lösende Aufgabe – in der Regel ein klar umschriebenes therapeutisches Ziel – im Vordergrund. Der therapeutische Ertrag kann daran bemessen werden, ob es gelingt, die intendierten Veränderungen auch in der vereinbarten Zeit herbeizuführen. Der Therapeut bekommt somit eine ziemlich unmittelbare Rückmeldung über die Qualität und Effektivität seiner therapeutischen Arbeit.

Therapeuten unterscheiden sich im Hinblick darauf, auf welchen der skizzierten Erträge sie in ihrer therapeutischen Arbeit mehr angewiesen sind bzw. besser zurechtkommen. Daneben gibt es vermutlich auch Therapeuten, für deren therapeutische Arbeit es günstig ist, wenn sie sowohl Kurz- als auch Langzeittherapien durchführen.

Wichtig ist im konkreten Behandlungsfall, dass der „persönliche Zeitbedarf" des Therapeuten in etwa mit dem Zeitbedarf des Patienten übereinstimmt, bevor der Therapeut dem Patienten ein Behandlungsangebot macht. Es sollte also bei der Indikationsstellung auch auf die Passung der Therapiezeiten von Patient und Therapeut geachtet werden.

4. Wie viel Zeit wird theoretisch gebraucht und empirisch aufgewendet?

Die angeführten Fallvignetten verdeutlichen, wie es zu einer erheblichen Variation im Behandlungsumfang von Gesprächspsychotherapien und in der Gestaltung des zeitlichen Rahmens kommen kann. Ein Ergebnis der bereits oben angeführten repräsentativen Befragung von deutschen Gesprächspsychotherapeuten über den Rahmen von Gesprächspsychotherapien ist, dass rund zwei Drittel aller Gesprächspsychotherapien innerhalb eines festen zeitlichen Rahmens durchgeführt werden, d.h. durchgängig mit einer Sitzung pro Woche. Bei rund einem Drittel der Gesprächspsychotherapien wird der zeitliche Rahmen flexibel gehandhabt, indem meistens gegen Ende der Behandlung die Behandlungsfrequenz herabgesetzt wird, d.h. der Abstand zwischen zwei Sitzungen beträgt mehr als eine Woche. Ein solches Arrangement geht häufig auf einen entsprechenden Wunsch der Patienten zurück. Sie wollen ausprobieren, wie gut sie ohne die gewohnte wöchentliche Therapiesitzung zurechtkommen, und die in der Selbständigkeit gemachten Erfahrungen mit ihrem Therapeuten besprechen.

Diese Praxis erklärt, warum für die mittlere Therapiedauer von knapp 70 Sitzungen fast zwei Jahre Therapiezeit aufgewendet werden. Solche „Streckungen" des Therapiekontingents, das bei kassenfinanzierten Therapien durch die Anzahl der von der Krankenkasse genehmigten Sitzungen festgelegt wird, sind auch aus der Praxis der Verhaltenstherapie und psychoanalytischen Therapie bzw. Psychoanalyse (Kordy und Kächele, 1995) bekannt. Sieht man in der Häufigkeit, in der Gesprächspsychotherapien gestreckt werden, einen Beleg dafür, dass das eine therapeutisch sinnvolle Gestaltung des Zeitrahmens ist, dann heißt das auch, dass Patienten der Behandlungsdauer für ihren Genesungsprozess eine mindestens so große, wenn nicht eine größere, Bedeutung zumessen als der Therapiedosis, d.h. der Sitzungszahl. Diese Feststellung schließt nicht aus, dass in Einzelfällen die Streckung des Therapiestundenkontingents auf den Therapeuten zurückgeht und diese ihren Grund nicht in therapeutischen Überlegungen hat, wenn z.B. der Therapeut eine Streckung anbietet, weil er momentan freie Behandlungsplätze hat. In der Regel gehen aber die Therapeuten, die ihrem Patienten eine Streckung anbieten, von der Erfahrung aus, dass dieses Vorgehen ein gute Möglichkeit bietet, den Therapieerfolg zu überprüfen und zu sichern.

Die in der ersten Fallvignette (Herr A) dargestellte fraktionierte Gesprächspsychotherapie ist in der Praxis sicherlich eine eher seltenere Variante der Gestaltung des zeitlichen Rahmens. Es kommt zwar immer wieder einmal zur Wiederaufnahme der Behandlung beim selben Therapeuten, aber meistens nicht zu weiteren Fortsetzungen. Bei einem zweiten Therapieversuch scheint es eher die Regel zu sein, dass sich die Patienten an einen anderen Therapeuten wenden und nicht selten auch das Verfahren wechseln. Das geht z.B. aus einer Untersuchung der Praxis verhaltenstherapeutischer und psychoanalytischer kassenfinanzierter Therapien (Brockmann et al., 2000) hervor: Rund 30 Prozent der in den Praxen niedergelassener Psychotherapeuten behandelten Patienten haben bereits eine oder mehrere psychotherapeutische Behandlungen bei anderen Therapeuten erfahren.

Alle – oder fast alle – praktizierenden Psychotherapeuten kennen Patienten, die zuvor bei einem anderen Therapeuten mit einem anderen therapeutischen Verfahren erfolglos bzw. nicht ausreichend erfolgreich behandelt worden sind. Dieser Umstand eignet sich bekanntlich in hohem Maße dazu, die Vorurteile gegenüber den jeweils anderen Verfahren zu pflegen. Seltener wird diskutiert, ob nicht vielleicht die Wiederaufnahme der psychotherapeutischen Behandlung bei einem anderen Therapeuten und/oder in anderen Verfahren eine für den Patienten sinnvolle Modifikation und Ergänzung der vorangegangenen Behandlung darstellt. Gemessen an der Häufigkeit solcher Wiederaufnahmen in der Praxis ist der Umfang der theoretischen Diskussion und der empirischen Erforschung dieses Phänomens erstaunlich dürftig.

Auf der Suche nach Patientenmerkmalen, die Einfluss auf die Behandlungsdauer nehmen, wurde in der o.g. Untersuchung von Eckert und Wuchner (1994) auch der Frage nachgegangen, ob für ältere Patienten mehr Therapiezeit aufgewendet wird als für jüngere. Bei den untersuchten 302 abgeschlossenen Gesprächspsychotherapien war das nicht der Fall. Die Korrelation zwischen Behandlungsdauer und Lebensalter der Patienten bei Behandlungsbeginn war r = –0,10. Da aber nur nach „regulär abgeschlossenen" Therapien gefragt worden ist, bleibt die Frage unbeantwortet, ob es einen Zusammenhang zwischen Lebensalter und Therapieerfolg gibt, und das Ergebnis sagt auch nichts über einen möglichen Zusammenhang zwischen dem Grad der Chronifizierung der Störung und der notwendigen Therapiedauer aus.

Wie bereits im Fall von Frau D dargestellt worden ist, ist die Zeit, die ein Patient braucht, um von einer Gesprächspsychotherapie zu profitieren, von der Art seiner psychischen Störung abhängig. Das haben bereits die Ergebnisse der Erhebung von Binder et al. (1979) belegt, und das wurde in der Studie von Eckert und Wuchner (1994) bestätigt: Wie in Tabelle 1

Tabelle 1: Diagnostische Klassifikation (ICD-9) von 300 Patienten mit einer ordnungsgemäß* abgeschlossenen Einzel-Gesprächspsychotherapie und durchschnittliche Therapiedauer (Zahl der Sitzungen)

Diagnosen	Gesamt % (N)	Frauen % (N)	Männer % (N)	Durchschnittl. Therapiedauer (Sitzungen)
Neurosen	48% (144)	75% (108)	25% (36)	72.4
Anpassungsstörungen	13.3% (40)	75% (30)	25% (10)	71.3
Persönlichkeitsstörungen	7.7% (23)	56.5% (13)	43.5% (10)	73.7
Akute Belastungsreaktion	7.7% (23)	78.3% (18)	21.7% (5)	56.4
Psychosomatische Störungen	7.3% (22)	72.7% (16)	27.3% (6)	55.1
Essstörungen	5.3% (16)	87.5% (14)	12.5% (2)	86.5
Posttraumatische Belastungsreaktion	3.6% (11)	100% (11)	0% (0)	55.4
Identitätsstörung**	3.0% (9)	78% (7)	22% (2)	45.6
Alkoholabhängigkeit	2.3% (7)	29% (2)	71% (5)	79.6
Sexuelle Störungen	1.6% (5)	0% (0)	100% (5)	58.6
Gesamt	100% (300)	73% (219)	27% (81)	69.2

* = Patient und Therapeut stimmten darin überein, dass die Behandlung „auf Grund des Erreichten" abgeschlossen werden konnte.
** = „Freie" klinische Diagnose, ansonsten: ICD-9-Diagnosen bzw. ICD-10- bzw. DSM-III-R Diagnosen, die in ICD-9-Diagnosen transformiert wurden.

abzulesen ist, brauchen z.B. Patienten mit Essstörungen und Patienten mit einer Persönlichkeitsstörung eine im Mittel deutlich höhere Therapiedosis als Patienten mit einer akuten Belastungsreaktion.

Transformiert man die diagnostischen Kategorien in die entwicklungspsychologischen Annahmen des Klientenzentrierten Konzepts, dann brauchen Patienten mit hoher Wahrscheinlichkeit dann mehr Therapiezeit, wenn als Grundlage ihrer Störung ein fragiles Selbst bzw. Selbstkonzept anzunehmen ist, d.h. wenn es sich um sogenannte frühe Störungen (siehe Biermann-Ratjen in diesem Buch und Biermann-Ratjen et al., 1998, 93 ff.) handelt. Zu diesen Störungen gehören vor allem die psychosenahen Persönlichkeitsstörungen, wie die Borderline-Persönlichkeitsstörung, aber auch die Essstörungen, die Ausdruck einer Selbstkonzeptstörung (Identitätsstörung) sind.

Natürlich ist die höhere Therapiedosis nicht die einzige Modifikation des therapeutischen Vorgehens im Vergleich zur „üblichen" Gesprächspsychotherapie bei der Behandlung früher Störungen. Therapietechnische Modifikationen in Abhängigkeit vom Störungsbild und vom Therapieprozessstadium sind an anderer Stelle beschrieben worden, u.a. von Finke und Swildens auch in diesem Buch. Swildens (1991) z.B. strukturiert den Therapieverlauf Therapieprozessphasen entsprechend, in denen jeweils die Voraussetzungen für die Arbeit in der nächsten Phase geschaffen werden. Die Anzahl der Phasen, die durchlaufen werden sollten, variiert in Abhängigkeit von der Art und Schwere der Störung sowie von den Erwartungen des Patienten an das Ergebnis der Psychotherapie. So ist es bei Patienten mit frühen Störungen häufig erforderlich, sie zunächst einmal an eine Psychotherapie als eine für sie hilfreiche Behandlung heranzuführen. Swildens bezeichnet diesen ersten Zeitabschnitt als Prämotivationsphase. Sie entfällt bei den meisten Psychotherapiepatienten mit stabilerem Selbstkonzept, die dann insgesamt nur kürzere Behandlungszeiten benötigen. Eine ausführliche Falldarstellung einer längerfristigen Behandlung unter der Perspektive der Therapieprozessphasen gibt Swildens (1997) in einem Fallbuch, in dem sich auch die Darstellung einer Gesprächspsychotherapie mit einer essgestörten Patientin findet (Petersen, 1997), bei der die sich der Prämotivationsphase anschließende Symptomphase nicht durchlaufen werden musste. Die störungsspezifischen Modifikationen der Gesprächspsychotherapie von Patienten mit Borderline-Persönlichkeitsstörungen als Ausdruck einer „frühen" Störung stellen z.B. Eckert (2000) und Eckert und Biermann-Ratjen (2000) dar, einen Behandlungsverlauf schildert Heinerth (1997).

Zusammenfassend ist festzustellen, dass die Art der Störung des Patienten den offenbar größten Einfluss auf die Dauer von Gesprächspsychotherapien hat. Andere denkbare Variablen, wie das Lebensalter, haben keinen wesentlichen Einfluss auf die Therapiedauer, oder ihr Einfluss ist, wie der der Schwere und Chronifizierung einer Störung, bisher noch nicht ausreichend erforscht worden.

5. Welchen Zeitbedarf haben Therapieziele?

Die Ziele einer Gesprächspsychotherapie lassen sich auf fünf Ebenen definieren (Eckert, 1999):

1. Therapieziele, die sich aus der Persönlichkeitstheorie und der Störungstheorie ergeben: Veränderung des Selbstkonzepts, Verminderung bzw. Aufhebung von Inkongruenz.
2. Therapieziele, die sich aus dem Menschenbild ergeben: „Das Selbst zu sein, das man in Wahrheit ist": Veränderung in Richtung Autonomie, Verantwortung für sich selbst, Entwicklung in Richtung Offenheit für Erfahrungen, Selbstvertrauen.
3. Normative Therapieziele: Von der Gesellschaft vorgegebene Therapieziele, die sich u.a. aus dem Krankheitsbegriff ableiten, z.B. Wiederherstellung der Arbeitsfähigkeit.
4. Therapieziele, die sich aus dem gesprächspsychotherapeutischen Therapieprozess ergeben: Erhöhung der Selbstreflexion und der Selbstexploration.
5. Therapieziele, die dem Therapieprozess immanent sind: Ein Gesprächspsychotherapeut strebt nicht primär eine Symptombeseitigung an, sondern die Entwicklung der Person.

Obwohl es klar zu sein scheint, dass das Erreichen dieser verschiedenen Therapieziele unterschiedlich viel Zeit in Anspruch nimmt, sollten sie nicht in dieser Hinsicht miteinander verglichen werden. Sie sind auf unterschiedlichen Abstraktionsebenen angesiedelt und auch insofern voneinander abhängig. So definiert das aus der Persönlichkeits- und Therapietheorie abgeleitete 1. Therapieziel eine Veränderung des Selbstkonzepts, während das aus dem gesprächspsychotherapeutischen Prozess abgeleitete 4. Therapieziel – „Erhöhung der Selbstexploration" – ein Verhalten benennt. Eine Erhöhung der Selbstexploration kann innerhalb einer einzigen Therapiesitzung erreicht werden. Die Selbstexploration ist aber zugleich eine Voraussetzung dafür, dass andere Prozesse angestoßen werden, die erst nach einiger Zeit zu einer dauerhaften Veränderung des Selbstkonzepts führen.

Die Therapieziele von Patienten sind häufig identisch mit den sogenannten normativen Therapiezielen, z.B. die Wiederherstellung der Arbeitsfähigkeit, oder mit dem sogenannten Therapieanlass, z.B. Ängste, die verhindern, dass öffentliche Verkehrsmittel benutzt werden können, oder psychosomatische Beschwerden, die sich auf die Leistungsfähigkeit auswirken, oder Beziehungsprobleme, die zu Minderwertigkeitsgefühlen oder Einsamkeit führen.

Eine grobe Orientierung bezüglich des erforderlichen Zeitaufwands für die Therapieziele von Patienten ergibt sich aus den durchschnittlichen Therapiezeiten für die einzelnen Störungen (siehe Tabelle 1). Wichtig erscheint noch der Hinweis auf eine Erfahrung aus der therapeutischen Praxis: Gar nicht selten spielt in Gesprächspsychotherapien das Symptom, das Behandlungsanlass war, nach wenigen Therapiesitzungen keine Rolle mehr, weil sich seine Bedeutung für den Patienten relativiert hat oder – das wird häufig von psychosomatischen Symptomen oder bestimmten Ängsten berichtet – weil es sich zurückgebildet hat.

6. Welcher Zeitrahmen wird durch äußere Bedingungen vorgegeben?

Die äußeren Bedingungen, vor allem der Behandlungsumfang einer Psychotherapie, die nicht privat finanziert wird, werden von den jeweiligen Kostenträgern mitbestimmt. Das sind – in Deutschland seit 1967 – bei ambulanter Psychotherapie als Heilbehandlung die gesetzlichen und privaten Krankenkassen sowie die Rentenkassen, wenn die Psychotherapie als rehabilitative Maßnahme angesehen wird. Stationäre Psychotherapie wird meistens als Rehabilitationsbehandlung eingesetzt. Die Zuteilung von Therapiestundenkontingenten erfolgt bei den kassenfinanzierten Psychotherapien verfahrensspezifisch (siehe Tabelle 2).

Diese Regelung ist in gewissen Grenzen sinnvoll, weil die verschiedenen psychotherapeutischen Verfahren, wie oben ausgeführt, auf Grund der jeweiligen Störungs- und Therapietheorie und den damit verbundenen Unterschieden in den Therapiezielen und Wegen, diese zu erreichen, unterschiedlich viel Zeit brauchen.

Tabelle 2: Leistungsumfänge (Begrenzungen) von kassenfinanzierten Einzelpsychotherapien bei Erwachsenen nach den Richtlinien des Bundesausschusses der Ärzte und Krankenkassen (Psychotherapie-Richtlinien) in Deutschland.

	Analytische Psychotherapie	Tiefenpsychologisch fundierte Psychotherapie	Verhaltenstherapie
Kurzzeittherapie	entfällt	25	25
Normaltherapie	160	50	45
Besonderer Fall	240	80	60
Höchstgrenze im Regelfall bzw. Ausnahmefall (VT)	300	100	80

Die Gewährung von Behandlungskontingenten richtet sich leider nicht nur nach Gesichtspunkten einer optimalen psychotherapeutischen Versorgung. So ist es in jüngster Vergangenheit wegen Geldknappheit der Kostenträger zu drastischen Reduzierungen der Therapiezeiten im stationären Bereich gekommen.

Abschließend soll noch kurz auf die Therapiezeiten eingegangen werden, die in kontrollierten Studien, d.h. Studien mit einer Kontrollgruppe, auftauchen. 22 Gesprächspsychotherapiestudien, die in der Meta-Analyse von Grawe et al. (1994) ausgewertet worden sind, weisen einen mittleren Behandlungsumfang von 14,3 Sitzungen in einem Zeitraum von 10,3 Wochen auf (vgl. Eckert, 1995). Noch kürzer sind die Gesprächspsychotherapien in der Meta-Analyse von Wittmann und Matt (1986). Der mittlere Therapieumfang beträgt dort nur 10,8 Stunden und liegt damit sogar noch um ein Drittel unter dem von Verhaltenstherapie (15,2 Stunden). Diese Zahlen werden bei gesundheitspolitischen Diskussionen gern als Argument für die Einstufung der Gesprächspsychotherapie als Kurztherapie, die mit weniger als 20 Stunden auskommt, eingesetzt. Deshalb ist mit Nachdruck darauf hinzuweisen, dass diese Zahlen nicht die therapeutische Realität spiegeln, sondern ein Artefakt von Untersuchungsplänen sind. Die angegebenen Stundenzahlen sind die Anzahl der Sitzungen zwischen Prä- und Posttestung. Der Zeitpunkt der Posttestung ist aber nicht identisch mit einem regulären Behandlungsabschluss, sondern entspricht häufig der den Kontrollgruppenpatienten zumutbaren Wartezeit von z.B. einem Vierteljahr. In vielen Studien sind die Patienten nach der Posttestung weiterbehandelt oder an niedergelassene Psychotherapeuten zur Weiterbehandlung überwiesen worden. Die Ergebnisse der vorliegenden kontrollierten Wirksamkeitsstudien lassen also nur die Aussage zu, dass sich die Wirksamkeit von Gesprächspsychotherapie bereits innerhalb der ersten 10 bis 20 Sitzungen nachweisen lässt, nicht aber die, dass das Wirksamkeitspotential von Gesprächspsychotherapie nach 10 bis 20 Sitzungen ausgeschöpft sei (vgl. Eckert, 1995).

7. Zusammenfassung

Nach Durchsicht der Literatur und aufgrund von Beobachtungen der Praxis der Klientenzentrierten Psychotherapie wurden im Hinblick auf den zeitlichen Rahmen vier Durchführungsformen unterschieden:

a) *Klientenzentrierte Kurzzeitpsychotherapien* (vgl. auch Linster und Rückert, 1998)
Von Klientenzentrierter Kurzzeitpsychotherapie sollte gesprochen werden, wenn folgende Bedingungen vorliegen:
- Patient und Therapeut vereinbaren vor der Aufnahme der Behandlung eine limitierte Stundenzahl von 30 Sitzungen oder weniger.
- Patient und Therapeut einigen sich auf ein umschriebenes Therapieziel, das innerhalb des gesteckten Behandlungsrahmens mit großer Wahrscheinlichkeit auch zu erreichen ist.

Gesprächspsychotherapien, die ohne diese Vereinbarungen mit einem Behandlungsaufwand von weniger als 30 Stunden auskommen, sollten als kurze Gesprächspsychotherapien, nicht jedoch als Klientenzentrierte Kurzzeitpsychotherapien verbucht werden.

b) *Gesprächspsychotherapien* mit einem üblichen zeitlichen Behandlungsumfang
Diese „Normaltherapien" haben einen mittleren Behandlungsumfang von rund 70 Sitzungen in einem Zeitraum von zwei Jahren.

c) *Klientenzentrierte Langzeitpsychotherapien*
Diese unterscheiden sich von üblichen Gesprächspsychotherapien formal nur dadurch, dass Patient und Therapeut auf Grund der Störung des Patienten bereits zu Behandlungsbeginn wissen, dass der zeitliche Rahmen einer durchschnittlich langen Gesprächspsychotherapie mit großer Wahrscheinlichkeit nicht ausreicht.
Gesprächspsychotherapien, die ohne diese Vereinbarung länger als 2 Jahre dauern und mehr als 100 Stunden umfassen, sollten als längere Gesprächspsychotherapien verbucht werden

d) *Fraktionierte Gesprächspsychotherapien*
Vereinbarungen über einen fraktionierten Therapieverlauf scheinen in der Praxis eher selten zu sein. Die fraktionierte Behandlung im Fallbeispiel von Herrn A. war nicht geplant, sondern hat sich ergeben. Mir ist auch

keine klientenzentrierte Literatur zu dieser Form der Gestaltung des Zeitrahmens bekannt. Bekannt ist nur, dass Behandlungswiederaufnahmen nicht selten sind. Wie häufig unter welchen Modalitäten das allerdings passiert und welche Erfahrungen damit gemacht werden, sollte möglichst bald erforscht werden.

Die wichtigsten Unterschiede zwischen Langzeit- und Kurzzeitpsychotherapien sind nochmals in der Tabelle 3 zusammengefasst:

Tabelle 3: Charakteristische Unterschiede von klientenzentrierter Langzeit- und Kurzzeitpsychotherapie

	Kurzzeitpsychotherapie	*Langzeitpsychotherapie*
Therapieziele	• eher eng umschriebene Therapieziele, z.B. ein bestimmtes Symptom oder Problem	• häufig mehr als ein Therapieziel • häufig globale Ziele („beziehungsfähig" werden) • Häufig ist das Ziel nicht die Veränderung eines bestimmten Zustandes, sondern die Entwicklung von Strategien zu seiner Bewältigung
Therapieprozess-ziele	• aufgabenorientiert bzw. symptomzentriert • das Therapieziel und seine Erreichung bleibt durchgängiges Thema	• stärker beziehungsorientiert • der Therapieprozess steht mehr im Vordergrund als das Erreichen bestimmter Therapieziele (Verstehen, nicht verändern wollen) • das Therapieziel selbst wird Gegenstand der Therapie, d.h. zur Disposition gestellt • es werden u.U. neue Therapieziele formuliert
Spezifische therapeutische Aufgaben	• das Therapieziel nicht aus dem Auge verlieren und Abweichungen als Ausdruck von Vermeidungsverhalten verhindern	• den Patienten in der Therapie halten, d.h. einen vorzeitigen Abbruch verhindern

	• das nahende Behandlungsende immer wieder zum Therapiethema machen	• die Therapiemotivation erhalten und fördern • ggf. gezielte Vorbereitung auf den therapeutischen Prozess • bei Selbstdefiziten Zeit und Gelegenheiten zum „Nachreifen" einräumen • das Behandlungsende aktiv mitgestalten, weil die Trennungsprobleme z.T. erheblich sind • variables Setting, z.B. bei Krisen
Störungsspezifische Indikationen	• indiziert in der Regel nur bei Störungen, die als Ausdruck einer sekundären Inkongruenz anzusehen sind (Linster und Rückert, 1998, 231)	• indiziert vor allem bei Patienten, deren Störung sich auf ein nicht ausreichend stabiles Selbstkonzept zurückführen lässt.

(Fortsetzung Tabelle 3)

Literatur

APA (1994) Diagnostisches und statistisches Manual psychischer Störungen, DSM-IV. Göttingen-Bern, Hogrefe, Verlag für Psychologie

Biermann-Ratjen E-M, Eckert J und Schwartz H-J (1997) Gesprächspsychotherapie. Verändern durch Verstehen. 8. Aufl. Stuttgart, Kohlhammer

Binder HJ, Binder U, Kratzsch S und Schmalzriedt L (1979) Behandlungsdauer bei klientenzentrierter Psychotherapie: Eine kritische Analyse. GwG-Info 36: 1–21

Brockmann J, Schlüter T und Eckert J (2001; in Druck) Die Frankfurt-Hamburger Langzeit-Psychotherapiestudie – Ergebnisse der Untersuchung psychoanalytisch orientierter und verhaltenstherapeutischer Langzeit-Psychotherapien in der Praxis niedergelassener Psychotherapeuten. In: Stuhr U, Leuzinger-Bohleber M und Beutel M (Hg), Langzeit-Psychotherapie. Stuttgart, Kohlhammer

Eckert J (1995) Wie effektiv ist Gesprächspsychotherapie wirklich? Über die Bedeutung des Faktors Zeit in der Gesprächspsychotherapie. In: Eckert J (Hg), Forschung zur Klientenzentrierten Psychotherapie. Aktuelle Ansätze und Ergebnisse. Köln, GwG, 185–192

Eckert J (1999) Therapieziele in der Gesprächspsychotherapie. In: Ambühl H und Strauß B (Hg), Therapieziele. Göttingen, Hogrefe, 117–141

Eckert J (2000) Die gesprächspsychotherapeutische Behandlung von Patienten mit Borderline-Persönlichkeitsstörung. In: Reimer Ch, Eckert J, Hautzinger M und Wilke E, Psychotherapie. Ein Lehrbuch für Ärzte und Psychologen. 2. Aufl. Berlin Heidelberg, Springer, 537–554

Eckert J und Wuchner M (1994) Frequenz-Dauer-Setting in der Gesprächspsychotherapie heute. Teil 1: Einzeltherapie bei Erwachsenen. GwG-Zeitschrift 95: 17–20

Eckert J und Biermann-Ratjen E-M (2000) Gesprächspsychotherapie nach Rogers – Prinzipien einer klientenzentrierten Behandlung von Patienten mit einer Borderline-Persönlichkeitsstörung. In: Kernberg OF, Dulz B und Sachsse U (Hg), Handbuch der Borderline-Störungen. Stuttgart New York, Schattauer, 595–612

Eckert J, Dulz B und Makowski C (2000) Die Behandlung von Borderline-Persönlichkeitsstörungen. Psychotherapeut 45: 271–285

Fiedler P (1996) Verhaltenstherapie in und mit Gruppen. Weinheim, Beltz

Grawe K, Donati R und Bernauer F (1994) Psychotherapie im Wandel. Von der Konfession zur Profession. Göttingen, Hogrefe

Gunderson JG, Kolb JE und Austin V (1981) The Diagnostic Interview for borderline patients. American Journal of Psychiatry 138: 896–903

Heinerth K (1997) Borderline-Persönlichkeitsstörung. In: Eckert J, Höger D und Linster H (Hg), Praxis der Gesprächspsychotherapie. Störungsbezogene Falldarstellungen. Kohlhammer, Stuttgart, 50–72

Kordy H und Kächele H (1995) Der Einsatz von Zeit in der Psychotherapie. Psychotherapeut 40: 195–209

Linster H und Rückert D (1998) Gesprächspsychotherapie als Kurztherapie oder Klientenzentrierte/ Personzentrierte Kurztherapie. Psychotherapeuten Forum 6: 225–235

Mann J [1973] (1978) Psychotherapie in 12 Stunden. Zeitbegrenzung als therapeutisches Instrument. Olten, Walter

Meyer A-E (ed) (1981) The Hamburg Short Psychotherapy Comparison Experiment. Psychotherapy and Psychosomatics 35: 81–207

Meyer A-E, Richter R, Grawe K, Graf v.d. Schulenburg J-M und Schulte B (1991) Forschungsgutachten zu Fragen eines Psychotherapeutengesetzes im Auftrage des Bundesministeriums für Jugend, Familie, Frauen und Gesundheit. Universitäts-Krankenhaus Hamburg-Eppendorf, Hamburg

Petersen H (1997) Anorexia nervosa. In: Eckert J, Höger D und Linster H (Hg), Praxis der Gesprächspsychotherapie. Störungsbezogene Falldarstellungen. Stuttgart, Kohlhammer, 31–49

Rogers CR und Dymond RF (1954) Psychotherapy and personality change. Chicago, The University of Chicago Press

Sachse R (1999) Lehrbuch der Gesprächspsychotherapie. Göttingen Bern, Hogrefe

Swildens H (1991) Prozessorientierte Gesprächspsychotherapie. Köln, GwG

Swildens H (1997) Agoraphobie mit Panikattacken und Depression. In: Eckert J, Höger D und Linster H (Hg), Praxis der Gesprächspsychotherapie. Störungsbezogene Falldarstellungen. Stuttgart, Kohlhammer, 13–30

Wittmann WW und Matt GE (1984) Meta-Analyse als Integration von Forschungsergebnissen am Beispiel deutschsprachiger Arbeiten zur Effektivität von Psychotherapie. Psychologische Rundschau 37: 20–40

Yalom ID [1999] (2000) Die Reise mit Paula. München, Goldmann

Teil III

Spezielle Anwendungsbereiche

Spezielle Anwendungsbereiche: Einleitung

Gerhard Stumm und Wolfgang W. Keil

Mit diesem Abschnitt möchten wir anhand ausgewählter Praxisfelder die Breite des Anwendungsspektrums des Personzentrierten Ansatzes im psychotherapeutischen Bereich verdeutlichen. Dabei werden auch die Besonderheiten spezieller Klientengruppen herausgestellt und praxisrelevante spezifische Hinweise für die Arbeit in den einzelnen Tätigkeitsfeldern und Einsatzgebieten gegeben.

Nachdem der Klientenzentrierte Ansatz in den 40er und 50er Jahren große, auch empirisch belegte Erfolge mit gängigen Klientengruppen, die eher als neurotisch gestört zu betrachten sind, zu verzeichnen hatte, war es ein besonderer Anreiz für Rogers, die Anwendung seines Ansatzes auch auf schwerer gestörte Personen auszudehnen. Die Arbeit am Mendota State Hospital in Madison, Wisconsin, stellte hier eine enorme Herausforderung dar. Das „Wisconsin-Projekt" kann als ein weiterer, wenn auch nicht unproblematischer Meilenstein in der Geschichte der Personzentrierten Psychotherapie angesehen werden. Die zuvor gesammelten Erfahrungen und die daraus abgeleitete Praxis mit weniger stark beeinträchtigten Klienten erwiesen sich nur zum Teil als auf die psychiatrische Population übertragbar. Die Erfolge in der Arbeit mit schizophrenen Personen waren bei weitem nicht so überwältigend. Es bedurfte ganz besonderer Anstrengungen im Team und in den therapeutischen Prozessen, um in diesem Kontext zu bestehen. Die Skepsis des medizinischen Establishments einem psychiatrischen Department gegenüber, das von einem Psychologen geleitet wurde, stellte zudem eine andauernde Belastung dar. Trotzdem konnten auch hier spezifische hilfreiche Wirkungen festgestellt werden (Rogers et al., 1967), wobei sich insbesondere die authentische Selbsteinbringung der Psychotherapeuten als wesentliche Wirkvariable herausschälte.

Obwohl Rogers 1963 mit Beendigung dieser Aktivität den psychiatrischen Sektor fortan nicht mehr betrat, sondern sich zunehmend der

Arbeit mit „Gesunden" widmete und seine therapeutische Laufbahn überhaupt weitgehend abgeschlossen hatte, nahmen sich andere personzentrierte Vertreter dieses Einsatzbereiches an. Aus europäischer Sicht sind hier - trotz der Position von Annemarie und Reinhard Tausch, wonach schwere psychiatrische Erkrankungen keine Indikation für „Gesprächspsychotherapie" darstellen, – vor allem Ute und Johannes Binder (1979), Swildens, die „Hamburger Gruppe" um Eckert und Biermann-Ratjen, die insbesondere eine umfangreiche Praxis mit Personen mit Borderlinestörungen aufzuweisen hat, sowie die Essener Gruppe um Finke, Teusch, Böhme u.a. zu nennen, die den Personzentrierten Ansatz „unter Versorgungsbedingungen" zum Einsatz bringt (Teusch, Finke und Gastpar, 1994). Im Beitrag von *Ludwig Teusch und Jobst Finke* über die *Klientenzentrierte Psychotherapie in der Psychiatrie* wird denn auch mit einem stationärem Blickwinkel die medizinische bzw. multiprofessionelle Perspektive u.a. an der Essener Klinik mit empirischer Forschung, die auch die Effizienz von Gesprächspsychotherapie belegt, sowie kurz die Kombination mit Verhaltenstherapie und Psychopharmaka beschrieben. Die Autoren unterstützen eine störungs- und phasenspezifische Perspektive, mit Anlehnung z.B. an Swildens und die von ihm eingebrachten Prozessphasen sowie an Speierer und sein Differenzielles Inkongruenzmodell, und operieren mit differenziellen störungs- und therapietheoretischen Ausformulierungen, konkret von Substanzabhängigkeit, schizophrenen und Persönlichkeitsstörungen, Depressionen und Angststörungen. Pro Störungskategorie werden Aspekte herausgestellt, die für die Arbeit mit Personen mit derartigen Problemen als hilfreich erachtet werden – im Sinne von störungsspezifischem Wissen und zur Wahrnehmungsschärfung von individuellen Phänomenen, die aus verallgemeinerbaren Erfahrungen konzeptualisiert wurden. Zum Teil sind die praktischen Bemühungen technikorientiert, z.B. in Form des Gebrauchs von Manuals. Gesprächspsychotherapie wird auch als „therapeutisches Basiskonzept" für andere Verfahren eingesetzt.

Ebenfalls im psychiatrischen Kontext entstand die von *Garry Prouty* begründete und entwickelte *Pre-Therapy*, die er selbst in einer kompakten Einführung vorstellt. Seine Methode zählt mittlerweile in einer Reihe von psychiatrischen Einrichtungen (u.a im Rahmen der von Dion Van Werde geleiteten Institution in Belgien) zum wirksamen Repertoire in der praktischen Arbeit mit psychotischen, autistischen, gehirnverletzten und behinderten Personen. Auf phänomenologisch-existenzialistischer Basis befasst sich Prä-Therapie mit der konkreten und realistischen Natur des Bewusstseins und nützt dies dahingehend, als auf den konkreten Verarbeitungsstil der genannten Patientengruppen gezielt eingegangen wird.

Prouty greift dabei Bedingung eins der sechs von Rogers definierten Bedingungen auf und kritisiert, dass Rogers „psychologischen Kontakt" voraussetzt, dass er keine Definition des Konzepts gibt und dass er keine Theorie geleistet habe, die helfe, „psychologischen Kontakt" herzustellen. Pre-Therapy erhebt den Anspruch, dies zu vermögen. Kontaktreflexionen (situationsbezogene, gesichtsmäßige, Wort-für-Wort, körperliche und Wiederholungen) als Antworten des Psychotherapeuten auf den Klienten sollen bei diesem die Kontaktfunktionen (Realitätsbezug zur Welt, affektive Resonanz als Selbstbezug und Kommunikation als Bezug zu anderen) fördern, die wiederum als Kontaktverhalten (Verbalisierung von Welt, verbaler, körperlicher oder Gesichtsausdruck, Sprache mit sozialer Bedeutung) operationalisierbar und damit messbar sind.

Prouty postuliert ein „prä-expressives Selbst", das sehr in sich gekehrten und gestörten Patienten zu eigen sei. Es kann sich plötzlich ent- und auch wieder verhüllen. Prä-expressive Zeichen können verbale oder auch sub-verbale Prozesse sein, die mithilfe von Pre-Therapy in einem „prä-expressiven Prozess" zu voller Expression und Kongruenz gelangen können und nach Prouty das Gegenteil von Regression bedeuten.

Mit den speziellen Aspekten, die in der *Arbeit mit geistig Behinderten* zu beachten sind, befasst sich der Beitrag von *Marlis Pörtner*. Auch sie ist übrigens der Auffassung, dass die gewohnte Arbeitsweise mit anderen Personengruppen hierbei nicht einfach eins zu eins übertragen werden kann. Sie plädiert außerdem für die wechselseitige Ergänzung von Klientenzentrierter Psychotherapie und personzentrierter Gestaltung des Alltags für Menschen mit geistiger Behinderung. Typisch sind ja einerseits Behinderungen und andererseits psychische Probleme, die – nicht selten bedingt durch Bewertungen aus der Umwelt – als Folge davon auftreten und Leidensdruck bereiten. Es geht um das Akzeptieren der Eigenarten dieser Personen, aber auch um das „Öffnen von Räumen", was bei dieser Klientel (oft mangelnde Freiwilligkeit, Befindlichkeit kann nur schwer mitgeteilt werden, Sprachstörungen, verlangsamtes oder übersteigertes Tempo) spezifische Probleme aufwirft. Dabei ist auch die Zusammenarbeit mit den Bezugspersonen und die Ressourcenperspektive statt einer Defizitorientierung von großer Wichtigkeit. Als Ziele definiert Pörtner stärkere Selbst-Annahme und Selbstständigkeit, Erkennen von Grenzen, um sich nicht zu überfordern und damit nicht wieder das Selbstwertempfinden zu schwächen. Pörtner verweist dabei ebenfalls auf Proutys prä-therapeutischen Ansatz zur Hebung der Kontaktfunktionen und Van Werdes Vorreiterrolle in der Anwendung desselben in einem stationären Alltag.

Einer gesonderten Betrachtung aus personzentrierter Sicht unterzieht *Wolfgang Keil* in seiner gründlich angelegten Literaturübersicht (siehe auch seine Aufstellung von empirischen Studien und von Erfahrungsberichten professioneller Helfer in dieser Hinsicht im Anhang seines Beitrages) die *Arbeit mit süchtigen Personen*, jenen Bereich, der bereits im – auf die psychiatrische Versorgung bezogenen – Beitrag von Teusch und Finke ansatzweise behandelt ist. Ohne auf die einzelnen Störungskategorien (wie z.B. Alkoholabhängigkeit, Drogenmissbrauch und -abhängigkeit, Medikamentenabhängigkeit, Esssüchte, Spielsucht) differenzierter einzugehen, untersucht der Autor global, zugleich jedoch störungsspezifisch, die Phänomenologie süchtiger Personen, die Swildens in Anlehnung an Jaspers als „Drangkranke" versteht und bezeichnet, und bezieht sich dabei auch auf die Fragen der Therapiemotivation und Co-Abhängigkeit von Angehörigen. Für die therapeutische Praxis, die in erster Linie in einem institutionellen Zusammenhang steht, werden einige zentrale Richtlinien skizziert: Dazu zählt, dass die unbedingte Wertschätzung des Psychotherapeuten der süchtigen Person gilt, nicht aber deren Sucht. Ein Leitsatz ist die Orientierung hin zur Abstinenz, zur „Freiheit vom Suchtmittel", um überhaupt eine Basis für eine psychotherapeutische bzw. inkongruenzorientierte Arbeitsweise zu schaffen und den eigendynamischen Teufelskreis der Abhängigkeit vom Suchtmittel zu stoppen. Angesichts der Komplexität der Probleme von süchtigen Personen ist es vielfach von Vorteil, sowohl den Rahmen der Arbeit im Blick zu haben (z.B. Beachtung der Helfersysteme, Kooperation mit anderen professionellen Helfern) als auch das Umfeld der Klienten (z.B. Angehörigenarbeit) einzubeziehen.

Es gibt im Rahmen der Klientenzentrierten Psychotherapie eine Reihe von Autoren, die sich mit dem Zugang zu sogenannten psychosomatischen Patienten beschäftigen. So fokussiert Sachse (1995) auf die Entwicklung einer tragfähigen therapeutischen Beziehung. Erst auf dieser Basis wird das möglich, was er für den wesentlichsten therapeutischen Vorgang bei psychosomatischen Klienten hält: „Prozessdirektives" Eingreifen des Therapeuten, welches die Auseinandersetzung des Klienten mit seinem Umgang mit dem eigenen inneren Erleben ("Bearbeitungsweise"; vgl. dazu das Kapitel von Sachse in diesem Buch) bzw. mit seinen Vermeidungsmustern dabei ermöglichen soll. Binder & Binder (1991) haben das Anliegen eines solchen störungsspezifischen Verstehens und Vorgehens vielleicht noch deutlicher zum Ausdruck gebracht: Sie verstehen die typischen „inneren emotionalen Leerstellen" der psychosomatisch leidenden Person nicht als Abwehr, sondern als fehlende Erlebensprozesse, die sich lebensgeschichtlich bedingt noch gar nie entwickeln konnten. Hier soll in der Psychotherapie nachgeholt werden können, was dem Klienten bisher nicht möglich war: die Aktualgenese neuer Gefühle, Motive und Verstehensmöglichkeiten des eigenen Erlebens. Um diese emotionale Bedeutungssuche behutsam begleiten zu können, muss der Therapeut das verwirrende Beziehungsangebot des Klienten, das von Ausdrucksformen wie etwa einem „exekutiven Defizit", einer „asymbiotischen Nähe" oder einer „geschichtsreduzierten Selbstwahrnehmung" gekennzeichnet ist, adäquat verstehen und beantworten können.

In der psychotherapeutischen Arbeit mit sogenannten psychosomatisch kranken Personen ist oft eine mangelnde Psychotherapiemotivation anzutreffen. Diese Klienten verfügen häufig über eine somatische Laienätiologie und sind ihrem Erleben und psychischen Prozessen gegenüber wenig aufgeschlossen. Daher ist eine flüssige Selbstexploration nicht möglich. Umso mehr muss der Tenor in einer solchen Ausgangslage lauten: „den Patienten dort abholen, wo er sich befindet". *Elisabeth Reisch* zeigt in ihrem Artikel über die Arbeit mit *Personen mit psychosomatischen Störungen* auf, dass der psychotherapeutische Zugang hier davon ausgehen müsse, die Erkrankung und ihre Verarbeitung als einen „intelligenten Ausdruck des Organismus" bzw. als „kluge und angemessene Erlebens- und Verhaltensweise" zu verstehen. Das erfordere auch die Beachtung von Kontextvariablen und situativen Gegebenheiten (Überweisung, Vorerfahrungen, Behandlungsauftrag bzw. -erwartungen, Beachtung der Etikette „psychisch krank", Einstellung der Familie bzw. des Partners). Reisch spannt ihren Beitrag vor allem über den Bezug des Patienten zu seinem Symptom und anhand des Erstkontakts als Ausgangspunkte auf. Sie wandelt in Analogie zum Prozesskontinuum sieben Stufen des Bezugs des Klienten zu seiner Symptomatik ab: von äußeren Gegebenheiten über die Symptomatik, deren allgemeine und zunehmend persönliche Zusammenhänge, bis zu einer Sicht des Symptoms als Teil von sich, als „hausgemacht" und letztlich weise Reaktion. Für die Praxis empfiehlt sie, die Balance zwischen dem bewussten Wunsch des Klienten und dem Ausdruck auf der Symptomebene zu wahren, indem beide Ebenen empathisch und wertschätzend beantwortet werden (vom „Entweder-oder" zum „Sowohl-als-auch"). Die Gefahr besteht ihres Erachtens darin, sich zum Komplizen des Klienten für Einseitigkeiten zu machen und damit einen Teil des Gesamtorganismus zu kränken, indem entweder zu sehr die Symptombekämpfung oder die schonungslose Aufdeckung der Symptomhintergründe – unter Missachtung der Abwehrmotive des Klienten – angepeilt wird. Ebenso sei auf die Balance beim Bedürfnis nach Nähe einerseits und nach Distanz andererseits zu achten.

Ein – aus personzentriertem Blickwinkel – noch relativ wenig erschlossenes Tätigkeitsfeld beleuchten *Brigitte Macke-Bruck und Nora Nemeskeri* in ihrem Artikel über die Anwendung des Personzentrierten Ansatzes im Bereich der *Psychoonkologie*. Sie zeigen dabei auf, wie vielfältig die Betreuungserfordernisse bei krebskranken Personen gelagert sind und wie viele unterschiedliche Aspekte in diesem sensiblen Arbeitsfeld und bei den nicht selten tabuisierten Betroffenheiten Beachtung finden können. Von Todesängsten geplagten Patienten offen und einfühlsam zu begegnen, ihnen z.B. bei der Verarbeitung der Diagnosestellung, vor und nach Operationen und bei Rezidiven eine Stütze zu sein, stellt eine schwierige, aber auch existenzielle und lohnenswerte Herausforderung dar. Auch hier sind die Angehörigenarbeit, aber auch die Psychohygiene der helfenden Person, die sich derartigen Belastungen aussetzt, Säulen des Versorgungssystems. Mit ihren Ausführungen zu palliativen Maßnahmen streifen sie jene Thematik, der sich Christian Metz in seinem folgenden Beitrag noch eingehender annimmt. Auch an diesem Beispiel wird deutlich, dass vor allem im medizinischen Sektor Psychotherapie nur eine Interventionsform unter vielen anderen ist und im Ensemble der jeweils benötigten Hilfestellungen ihren Platz oft erst zu finden hat. Die Grenzen zu anderen Formen der Begleitung und Betreuung sind – speziell im institutionellen Setting – fließend. Ungeachtet des Settings und der spezifischen Aufgabenstellung hilft die von humanistischen Leitmotiven getragene personzentrierte Grundhaltung, die Anliegen der medizinischen Psychologie und die Ganzheit leidender Menschen ernst zu nehmen – so die Autorinnen, die auf eine reiche Erfahrung in diesem Feld zurückblicken können.

Am Ende – auch dieses Buches – steht der Tod sowie schwerwiegende Verluste bzw. deren Bewältigung! Die durch Trennungen und Einschnitte bedingte Trauer ist grundsätzlich nicht pathologisch, sondern eine geradezu wünschenswerte Reaktion und bedarf per se nicht einer unterstützenden professionellen Behandlung. Tatsächliche oder drohende Verlustereignisse erschüttern jedoch das Selbstkonzept. Wenn also der Trauerprozess, die Verarbeitung des Umbruchs ins Stocken gerät, kann Trauerbegleitung zu einem sehr nützlichen Mittel der Hilfe werden. Dabei wird, da die individuellen Trauermuster doch zu verschieden sind, nunmehr weniger von der früher üblichen phasischen Betrachtung des Trauerprozesses ausgegangen. *Christian Metz* widmet sich in seinem abschließenden Beitrag dem Thema *Trauerarbeit und „Palliative Care"* aus einer personzentrierten Perspektive. An der Person Rogers' zeigt der Autor auf, dass dem Tod von diesem - im Gegensatz zu einem bewegenden Leben - bei weitem nicht jener Stellenwert eingeräumt wurde, den er in der existenziellen Tradition hat, wonach uns damit unerbittlich die Bodenlosigkeit, Vergänglichkeit und Endlichkeit unserer Existenz vor Augen geführt wird (vgl. z.B. Yalom, 1989). In diesem Sinne liegt es nur allzu nahe, auch im Umgang mit Trennungen und Tod Echtheit als wichtigste förderliche Haltung hervorzuheben. Den Tod einer geliebten Person als eine Veränderung der Beziehung, als Tor für neue Beziehungen und für die Verwirklichung eigener, ungelebter Potenziale zu begreifen, ist wohl ein recht anspruchsvoller Prozess, der – selbst unter günstigen Umständen – seine Zeit braucht. Demgegenüber ist auf die Probleme zu achten, die durch sozial-kommunikative Einwirkungen (im Sinne von Speierer) entstehen und zu einer inkongruenten Verarbeitung von Verlustereignissen beitragen. Der Autor entlehnt daher aus dem Focusing das Prinzip, den Schmerz herauszustellen, um davon nicht überschwemmt zu werden und sich ihm trotzdem zuwenden zu können. Außerdem stellt er das Konzept einer „Klientenzentrierten Trauertherapie" von Jerneizig und Langenmayr vor und den Ansatz von Worden, der von Traueraufgaben ausgeht. Beachtenswert ist für Metz die Prävention von pathologischer Trauer durch eine veränderte Einstellung gegenüber Verlusterlebnissen und Trauer, was sozusagen erst gesellschaftlich ausgebildet werden müsste. Er schließt damit, die von ihm mitgetragene Ausbildung in „Palliative Care" kurz vorzustellen und diese als wegweisend für den Bereich der Trauer- und Sterbebegleitung zu würdigen.

Literatur

Binder U und Binder J (1979) Klientenzentrierte Psychotherapie bei schweren psychischen Störungen. Neue Handlungs- und Theoriekonzepte zur Veränderung. Frankfurt/M. Fachbuchhandlung für Psychologie (ab 1994: Eschborn, Klotz)

Binder U und Binder J (1991) Studien zu einer störungsspezifischen klientenzentrierten Psychotherapie. Schizophrene Ordnung – Psychosomatisches Erleben – Depressives Leiden. Eschborn, Klotz

Rogers CR, Gendlin ET, Kiesler D and Truax CB (1967) The therapeutic relationship and its impact: A study of psychotherapy with schizophrenics. Madison, University of Wisconsin Press

Sachse R (1995) Der psychosomatische Patient in der Praxis: Grundlagen einer effektiven Therapie mit „schwierigen" Klienten. Stuttgart, Kohlhammer

Teusch L, Finke J und Gastpar M (Hg) (1994) Gesprächspsychotherapie bei schweren psychiatrischen Störungen. Neue Konzepte und Anwendungsfelder. Heidelberg, Asanger

Yalom I [1980] (1989) Existentielle Psychotherapie. Köln, Edition Humanistische Psychologie

Personzentrierte Psychotherapie in der Psychiatrie

Ludwig Teusch und Jobst Finke

Die Personzentrierte Psychotherapie bzw. die Klientenzentrierte Psychotherapie ist wegen ihres non-direktiven Ansatzes und ihrer hermeneutischen Methodik eine Herausforderung für die Psychiatrie. Aber die Klientenzentrierte Psychotherapie muss sich auch ihrerseits von den Denkansätzen und klinischen Notwendigkeiten der Psychiatrie herausfordern lassen und sowohl ihre Störungs- und Therapietheorie wie ihre Therapiepraxis entsprechend modifizieren und erweitern. Dies betrifft sowohl die Notwendigkeiten, wie sie mit den behandlungspraktischen Abläufen einer psychiatrischen Klinik verbunden sind, als auch die angemessene Therapie der klassischen psychiatrischen Krankheitsbilder. Schizophrene Erkrankungen, Angst- und depressive Störungen, Suchterkrankungen und Persönlichkeitsstörungen erfordern nicht nur jeweils spezifische Akzentuierungen des klientenzentrierten Behandlungsmodells, sondern auch differenzielle Ausformungen der allgemeinen klientenzentrierten Störungstheorie, die diese Behandlung jeweils begründen. Darüber hinaus legt insbesondere die Behandlung schwerer psychiatrischer Störungen nahe, die Kombination der Personzentrierten Psychotherapie mit anderen Verfahren zu konzeptualisieren und systematisch zu untersuchen.

1. Entwicklung und Entwicklungstendenzen der Personzentrierten Psychotherapie in der Psychiatrie

Die Psychiatrie ist die medizinische Disziplin, in der naturwissenschaftliches Denken mit geisteswissenschaftlichem zusammentrifft. Sie ist Schnittstelle einer kausal-bzw. bedingungsanalytischen und einer hermeneutischen Methodik. Dies bedeutet für die phänomenologisch/hermeneutisch orientierte Personzentrierte Psychotherapie, dass sie sich im psychiatrischen Raum mit einer klassifizierenden, diagnostizierenden und hinsichtlich der Veränderungstheorie auch funktionalistischen Ausrichtung auseinandersetzen muss. Will die Klientenzentrierte Psychotherapie nicht völlig außerhalb der psychiatrischen Diskurse stehen, bedeutet dies die Notwendigkeit einer Assimilation der o.g. Denkweisen. Andererseits kann sie von ihrem Ansatz her, sowohl in theoretischer wie in behandlungspraktischer Hinsicht, ein wichtiges Korrektiv zum nüchternen Zweckrationalismus naturwissenschaftlicher Positionen sein (Weise, 1991). In diesem Sinne kann der Personzentrierte Ansatz eine die therapeutische Grundeinstellung und Atmosphäre prägende „Basisposition" einer psychiatrischen Klinik sein. Die akzeptierende, die Würde und die tendenzielle Autonomie der Person achtende Grundhaltung wird gemeinsamer Hintergrund für das gesamte therapeutische Team. Hinsichtlich der behandlungspraktischen Abläufe des Stationsbetriebes spielt hier auch eine Rolle, dass mit der Personzentrierten Psychotherapie eine non-direktive Einstellung einer kustodialen Haltung, wie sie traditioneller Weise mit der Psychiatrie verbunden ist, gegenübersteht. Die Ansprüche beider Haltungen sind miteinander abzugleichen, wobei wiederum differentielle, d.h. dem jeweiligen Störungsbild angemessene Lösungen gefunden werden müssen.

Über die genannte Basisposition hinaus ist der Personzentrierte Ansatz aber auch als ein bei den typischen psychiatrischen Krankheitsbildern einzusetzendes Verfahren zu sehen, wie unten dargestellt wird.

In der psychiatrischen Praxis muss die Personzentrierte Psychotherapie Patienten mit unterschiedlichen Störungen und Persönlichkeitsproblemen gerecht werden, in der Klinik muss sie sich konzeptionell auch mit den Rahmenbedingungen einer stationären Behandlung auseinandersetzen. Die Personzentrierte Psychotherapie als leitendes Therapieverfahren muss auch die nichtverbalen Therapieansätze, wie Bewegungstherapie, Gestaltungstherapie, konzeptionell integrieren. Hierzu gehört auch die Konzeptualisierung der Interaktion mit anderen Verfahren, wie der Psychopharmakotherapie. Aus dieser Adaptierung der Gesprächspsychotherapie an eine psychiatrische Universitätsklinik mit Versorgungsauftrag erwuchsen eine Reihe der hier vorgestellten Erfahrungen und Ergebnisse. Es erwies sich als notwendig, die theoretische Fundierung und Differenzierung der Gesprächspsychotherapie kritisch zu überprüfen. Dies betraf sowohl die Störungslehre wie die Behandlungstheorie. Um diesen Aufgaben gerecht zu werden, bedurfte es hinsichtlich der allgemeinen Störungslehre einer Darstellung des komplexen Zusammenwirkens verschiedener pathogenetischer Faktoren. Gerade für die Ausbildungssituation in einer psychiatrischen Klinik erschien es wichtig, über eine die psychischen Phänomene ordnende und spezifisch erklärende Störungslehre wie über Konzepte einer differenzierenden Therapietechnik zu verfügen.

2. Personzentrierte Psychotherapie psychiatrischer Störungen

Die Personzentrierte Psychotherapie hat sich bei einem breiten Spektrum psychiatrischer Störungen auch unter den üblichen Arbeitsbedingungen einer psychiatrischen Klinik bewährt und als ein wirksames Behandlungsverfahren erwiesen. Seit den 80er Jahren des 20. Jahrhunderts konnte dies durch eine Reihe von systematischen Studien zur Therapieevaluation belegt werden. Bedeutsam für die Etablierung in der psychiatrisch-psychotherapeutischen Versorgung war die Entwicklung einer störungs- und prozessbezogenen Gesprächspsychotherapie (Swildens, 1991; Teusch et al., 1994; Finke, 1996).

Carl Rogers selbst hat im Rahmen des sogenannten Wisconsin-Projekts u.a. mit Gendlin, Kiesler und Truax Ende der 50er Jahre mit schizophrenen Patienten gearbeitet. Obwohl sie Besonderheiten der therapeutischen Beziehungsgestaltung mit schizophrenen Patienten sehr eindrucksvoll beschrieben (Rogers et al., 1967; Gendlin, 1964) und die Erfahrungen aus dieser Studie die Entwicklung der Gesprächspsychotherapie hin zu einer Personzentrierten Therapie richtungsweisend beeinflusst haben (Teusch und Finke, 2000), lehnte Rogers ein krankheitsbildbezogenes, störungsspezifisches Vorgehen ab. Verworrenheit, Wahnideen oder auch Stimmenhören wurden als eine – wenngleich mitunter schwer verständliche – Form der Selbstmitteilung, als eher graduell denn als kategorial von der Norm abweichend aufgefasst. Auch wenn der Betroffene offensichtlich psychotisch sei, solle diesem Umstand weder sonderliche Bedeutung zugemessen werden, noch seien irgendwelche besondere Verfahrensweisen heranzuziehen (Rogers, 1977, 173f.). Rogers und seine Mitarbeiter haben die Personzentrierte Psychotherapie als ein dezidiert individualistisches auf den jeweiligen Klienten abgestimmtes Vorgehen konzipiert, in dem für eine Differenzierung nach bestimmten diagnostischen Gruppen von Patienten kein Raum war. Rogers befürchtete, dass die Unmittelbarkeit der therapeutischen Beziehung und des individuellen Vorgehens leiden würde, wenn Patienten mit einem bestimmten diagnostischen Etikett versehen würden. Auf grundsätzliche Aspekte des Störungsverständnisses von Carl Rogers und aktuelle störungsbezogene Konzepte wird an anderer Stelle näher eingegangen (siehe Finke und Teusch in diesem Band).

Inzwischen gibt es eine Reihe von Arbeiten zum personzentrierten Vorgehen bei Patienten mit definierten psychiatrischen Erkrankungen. Besonders hervorzuheben sind einige Übersichten (Finke und Teusch,

1991; Teusch und Finke, 1993; Greenberg et al., 1994; Teusch et al., 1994; Hutterer, 1996) und die Lehrbücher von Swildens (1991), Finke (1994) und Sachse (1999). Die Personzentrierte Psychotherapie verfügt inzwischen über krankheitstheoretische und therapietheoretische Arbeiten zu praktisch allen psychiatrischen und psychosomatischen Erkrankungen. Sie beschränken sich längst nicht mehr auf die traditionellen psychotherapeutischen Domänen der depressiven und angstneurotischen Störungen, sondern gelten auch für Suchterkrankungen, schizophrene Störungen und Persönlichkeitsstörungen, insbesondere Borderline-Störungen. Die störungsbezogenen Konzepte stützen sich vor allem auf ein differenzielles Inkongruenzmodell, das systematisch von Speierer (1994a; 1994b) dargestellt wurde. Eine idealtypische Modellskizze zeigt Abb. 1.

Es ist sicher kein Zufall, dass viele Vertreter eines störungsbezogenen Vorgehens aus der medizinischen Versorgung kommen (Swildens, Finke, Teusch). Dies dürfte nicht nur daran liegen, dass in der Klinik krankheits- und störungsbezogen „gedacht" wird. Vielmehr macht die multiprofessionelle Arbeit mit Mitarbeitern unterschiedlicher theoretischer Orientierung die Explizierung des eigenen Vorgehens notwendig. Insbesondere die stationäre Behandlung umfasst oft eine Kombination von erlebnis- und konfliktzentriertem Vorgehen mit verhaltenstherapeutischen bzw. psychopharmakologischen Ansätzen. Eine rationale Integration unterschiedlicher Ansätze, etwa von Psychotherapie und Pharmakotherapie (Teusch und

	Depression	*Agoraphobia*	*Zwang*
Selbst-Ideal	Geliebt werden, guter Charakter	leistungsstark, erfolgreich, unabhängig	perfekt, angepasst
Selbstbild	schlechter Charakter, nicht geliebt	schwach, inkompetent	eher positiv, kontrolliert, ordentlich
Selbstbild/Selbstideal-Diskrepanz	++	+	+/0
Autonomiewünsche	latent	latent, Phantasien von Freiheit	manifest
Wünsche nach Geborgenheit und Anlehnung	manifest, sucht Anerkennung und Zuneigung	manifest, sucht Umsorgung und Harmonie	latent, Schutzbedürfnis abgewehrt, gruppen-konform

Abb. 1. Unterschiedliche Inkongruenzmuster bei Depression, Angst und Zwang (nach Teusch und Finke, 1999)

Gastpar, 1996; 2000) setzt eine theoretische Explizierung des jeweiligen theoretischen und therapiepraktischen Konzeptes voraus.

Bis in die 80er Jahre galt die Personzentrierte Psychotherapie psychotisch Kranker oder Suchtkranker nach ihren Protagonisten im deutschsprachigem Raum, Reinhard und Annemarie Tausch, als wenig geeignet. In anderen Lehrbüchern der Personzentrierten Psychotherapie tauchten Begriffe wie Schizophrenie oder Psychose gar nicht erst auf (vgl. Teusch, 1988).

Nachfolgend soll auf die wichtigsten Erkrankungsformen näher eingegangen werden in Anlehnung an die Kategorien der ICD 10 (F 1, 2, 3, 4 und 6).

2.1. Substanzabhängigkeit (F 1)[1]

Die Personzentrierte Psychotherapie hat sich auch bei Patienten mit Substanzabhängigkeit bewährt. Auch hier ist, wie bei den meisten schweren psychiatrischen Störungen natürlich nicht ein im engeren Sinne nondirektives Vorgehen, sondern ein Vorgehen unter Einbeziehung des ganzen Spektrums Personzentrierter Psychotherapie notwendig. Zwar ist eine bejahende akzeptierende einfühlende Haltung ein zentrales Wesensmerkmal im Umgang mit Substanzabhängigen, hinzukommen müssen aber weitere prozessdirektive Anteile: Beachtung der Abstinenz, Konfrontieren, Strukturieren und Selbstwertstabilisierung (Finke und Teusch, 2001a).

- *Beachtung der Abstinenz*
Abstinenz ist in der Regel ein zentrales Ziel der Behandlung. Der Therapeut muss sich daher vergewissern, ob er mit dem Patienten in dieser Zielbestimmung übereinstimmt. Zugleich ist Abstinenz nicht nur Ziel, sondern auch Voraussetzung der Behandlung im engeren Sinne, auch wenn es im Verlauf der Behandlung zu Rückfällen kommt. Insoweit der Therapeut sich vom Abstinenzwillen des Patienten überzeugen muss, wird er auch die Beibehaltung der Abstinenz aktiv thematisieren. Insofern umfasst seine Haltung auch eine in gewisser Hinsicht kritischprüfende Seite im Sinne eines prozessdirektiven Vorgehens, die aus dem

---

[1] Vgl. dazu auch den Beitrag über die personzentrierte Arbeit mit Suchtkranken im vorliegenden Band

Verständnis beziehungsweise dem Therapieprinzip der aktiven Sorge zu verstehen ist.

- *Konfrontieren und Strukturieren*
Da der Suchtkranke meist gewöhnt ist, Frustration und Konfliktspannungen unmittelbar durch das Suchtmittel aufzulösen, ist er häufig nur sehr begrenzt fähig, negative Emotionen voll zu vergegenwärtigen und sich mit widersprüchlichen und quälenden Motiven auseinanderzusetzen. Er zeigt also ein Vermeidungsverhalten gegenüber zentralen Emotionen und Motiven. Der Therapeut ist daher gefordert, stärker als in der Psychotherapie anderer Störungen, den Patienten mit Widersprüchen und inneren Spannungen immer wieder zu konfrontieren. Wenn der Patient dazu neigt, bestimmte Erlebnisaspekte in ihrer Bedeutung einzuebnen, emotional bedeutsame neben belanglosen Erfahrungen nicht ausreichend zu gewichten, kommt dem Therapeuten die Aufgabe zu, stärker strukturierend und erlebnisaktivierend einzugreifen.

- *Selbstwertstabilisierung*
Gerade wegen ihres Suchtverhaltens, etwa des Trinkverhaltens, leiden Suchtpatienten häufig unter schweren Schuld- und Schamgefühlen. Sie haben die Kontrolle über den Substanzgebrauch verloren. Daraus resultiert ein negatives Selbstkonzept. Umso wichtiger ist es, dass der Therapeut den Patienten in einer Weise konfrontiert, dass zusätzliche Beschämungen vermieden werden. Allerdings soll er manifeste Schamgefühle einfühlsam aufgreifen und dem Patienten eine Auseinandersetzung ermöglichen. Auf diese Weise wird die dysfunktionale Bewältigung solcher Schamgefühle durch erneutes Trinken vermieden.

Aus den angeführten Aspekten wird deutlich, dass die Behandlung von Suchtkranken ein störungsspezifisches Vorgehen erfordert (Luderer, 1986). Wichtig ist die schwierige Balance herzustellen zwischen Stabilisierung des Selbstwerterlebens und Förderung von Änderungsoptimismus und andererseits auch konfrontativen Interventionen (Finke und Teusch, 2001a).

2.2. Schizophrene Störungen (F 2)

Unbestritten sind schizophrene Störungen und wahnhafte Störungen multikausal zu erklären. Biologische Faktoren, soziale Aspekte und Beziehungsaspekte beeinflussen das Auftreten, die Ausformung und den Verlauf schizophrener Störungen. Es bedarf einer Kombination von Psychopharmakotherapie, sozialpsychiatrischen Maßnahmen und psychotherapeutischen oder psychoedukativen Ansätzen, um eine völlige oder weitgehende restitutio ad integrum zu erreichen. Der Personzentrierte Psychotherapieansatz kann mit unterschiedlicher Zielsetzung angewandt werden. Prouty hat in seinen Arbeiten zur Prätherapie die Beziehungsaufnahme zu schwer gestörten substuporösen, antriebsgeminderten oder halluzinierenden Patienten mit gesprächspsychotherapeutischen Mitteln eindrucksvoll dargelegt (siehe auch Proutys Beitrag im vorliegenden Band).

Die grundlegenden Axiome der Personzentrierten Psychotherapie gelten auch für die Behandlung schizophrener Patienten (Teusch, 1986a; 1994). Auch schizophrene Patienten sind auf Entwicklung und Entfaltung angelegt und haben die Fähigkeit zur Selbstwahrnehmung und Symbolisierung, wenngleich diese erheblich beeinträchtigt sein kann. Auch schizophrene Patienten bedürfen der Anerkennung und Wertschätzung als zentraler psychotherapeutischer Bedingung, mit der Einschränkung, dass diese Anerkennung und Wertschätzung wegen der besonderen Vulnerabilität angemessen sein muss: weder grenzverletzend übermäßig noch zu reserviert distanziert. Unter diesen Voraussetzungen sind auch bei schwersten schizophrenen Störungen Entwicklung und Bewältigung möglich.

Die Basis günstiger Entwicklungsbedingungen ist eine aktiv empathische therapeutische Grundhaltung. Bezogen auf das jeweilige Zustandsbild lassen sich unterschiedliche Schwerpunkte therapeutischer Interventionen ableiten (Teusch, 1986a; 1990; 1994; Baier und Teusch, 1997). Bei desorganisiertem Denken kommt dem Strukturieren der Leitgedanken wie der zentralen Gefühle eine besondere Bedeutung zu. Bei Verlust der Ich-Grenzen kann es wichtig sein, die Selbstexploration zu begrenzen und im Rahmen des Beziehungsklärens die Abgrenzung zwischen dem Erleben des Patienten und dem Erleben des Therapeuten herauszuarbeiten und zu betonen. Bei paranoiden Störungen ist die Realitätsprüfung in Form des Konfrontierens im personzentrierten Sinne wichtig (Teusch et al., 1987). Finke (1994) hat besondere Gesprächsregeln für den gesprächspsychotherapeutischen Umgang mit schizophrenen Patienten (siehe Abb. 2) aufgestellt.

Bei schizophrenen Störungen ist eine Gesprächspsychotherapie im engeren Sinne indiziert, wenn

- akute Konflikte, die die psychotische Dekompensation ausgelöst haben, nach ihrem Abklingen weiter bestehen,

- prämorbide Entwicklungsdefizite die Gesundung behindern oder das Wiedererkrankungsrisiko erhöhen,
- die Verarbeitung der Erkrankung oder ihrer Auswirkungen erschwert ist oder,
- Therapieresistenz vorliegt, trotz sozialpsychiatrischer und pharmakologischer Maßnahmen.

Neben umfangreichen Erfahrungen in der ambulanten Personzentrierten Psychotherapie schizophrener Störungen, über die vor allem Binder und Binder (1991; 1996) und Hutterer (1996) berichtet haben, hat sich das personzentrierte Vorgehen sowohl als therapeutisches Basiskonzept als auch spezifisch als Einzel- und Gruppenpsychotherapie in der klinischen Anwendung an der Essener Universitätsklinik für Psychiatrie und Psychotherapie über viele Jahre hinweg bewährt. Empirische Studien zeigen, dass es zu einer signifikanten Abnahme der körperlichen Affektresonanz und der Depressivität kommt und dass die Kontaktfähigkeit signifikant verbessert wird (Teusch et al., 1983; Teusch, 1986a; 1990). Eine systematische Abbrecherstudie wies darauf hin, dass ein intensives personzentriertes Vorgehen mit Einzel- und Gruppenpsychotherapie dann indiziert ist, wenn die akuten Krankheitssymptome abgeklungen sind und ausreichende Krankheitseinsicht besteht (Teusch, 1986b).

2.3. Depressive Störungen (F 3)

Depressive Störungen werden ebenfalls ätiopathogenetisch als multikausal aufgefasst. Aus personzentrierter Sicht ist bei Depressiven das Bedürfnis nach Selbstbehauptung und aggressiv getönter Selbstdurchsetzung häufig nicht symbolisiert. Ihr Selbstkonzept ist gekennzeichnet durch eine ausgeprägte Diskrepanz zwischen Selbstbild und Idealbild (siehe Abb. 1) Einem hohen Selbstideal steht ein negatives Selbstbild gegenüber. Der Patient, der sich selbst oft aufs Äußerste abwertet, wünscht Anerkennung und Bestätigung seines Selbstwerts durch andere. Dies verleitet ihn zu starker Anpassung, die wiederum dazu führt, seine Bedürfnisse nach Selbstbehauptung zu verleugnen. Wünsche nach Zuwendung gehen einher mit einer Ambivalenz gegenüber wichtigen Bezugspersonen. Der Wunsch nach Anerkennung ist oft mit einer geheimen Vorwurfshaltung verbunden (Finke, 1994). Durch diese Konstellation erklärt sich die für Depressive typische Dynamik von Auto- und Fremdaggressionen. Diese Inkongruenzkonstellation und die sich daraus ergebenden Beziehungserwartungen und die depressive Symptomatik mit Erleben von Hoffnungslosigkeit, Verzweiflung und Antriebslosigkeit legen bestimmte thematische Schwerpunkte nahe. Diese implizieren therapeutische Zielsetzungen,

- Geben Sie dem Schizophrenen das Gefühl, dass Sie seine Gedanken, auch die wahnhafter Art, als für ihn bedeutsam anerkennen. Bekunden Sie ihr Bemühen, diese zu verstehen.
- Zeigen Sie ihm, dass Sie sein Bedürfnis nach Distanz akzeptieren. Lassen Sie sich durch seine evtl. Zurückweisung nicht frustrieren.
- Helfen Sie dem Kranken, seine Gedanken und Erlebnisse präzise zu benennen, zu unterscheiden und zu ordnen.
- Beziehen Sie (beim selbstkonzeptbezogenen Verstehen) die Äußerungen des Patienten nachdrücklich auf die wertende und stellungnehmende Instanz in ihm selbst und vermitteln Sie ihm, dass er selbst Zentrum seines Denkens, Erlebens und Handelns ist.
- Fördern Sie das Vertrauen des Patienten in seine Wahrnehmungsfähigkeit und regen Sie gleichzeitig auch seine Möglichkeit zur Selbstkritik an.
- Teilen Sie dem Patienten Ihre Sicht der „Realität" in möglichst persönlicher und authentischer Weise mit.
- Seien Sie für Ihren Patienten transparent und lassen Sie zu, dass das Subjektive und Angreifbare auch Ihrer Äußerungen und Stellungnahmen deutlich wird.

Abb. 2. Gesprächsregeln für die Behandlung schizophrener Patienten (in Anlehnung an Finke, 1994)

denen bestimmte Interventionen als Mittel zur Zielerreichung zugeordnet werden können (Finke und Teusch, 1999).

In der Symptomphase ist es wichtig, das Erleben von Hoffnungslosigkeit und Sinnlosigkeit so aufzugreifen, dass der Patient sich in seinem Erleben verstanden fühlt und spürt, dass der Therapeut ihn durch die „Seelenfinsternis" (Finke und Teusch, 1999) begleitet. Ein wichtiges Ziel liegt also darin, sich in das Erleben des Patienten hinein zu versetzen und empathisch auf die depressiven Gefühle einzugehen. Entsprechend ist der Umgang mit typischen Schuld- und Insuffizienzgefühlen. Darüber kommt es zu einer zunehmenden Auseinandersetzung des Patienten mit seinen Idealbildungen und seiner Selbstabwertung und in der Folge zu einer Korrektur seiner Einstellungen. Bei schwerer depressiver Einengung ist es wichtig, dass der Therapeut Zuversicht und auch Überzeugung von der zeitlichen Begrenztheit der depressiven Krise vermittelt. Bei weniger schwer depressiven Kranken wird er dies eher indirekt durch seine Haltung verdeutlichen, bei schwer depressiv beeinträchtigten Patienten auch ganz direkt.

In der Beziehungs- und Konfliktphase ist der Betroffene in der Regel mit der Klärung von Beziehungskonflikten mit nahen Angehörigen befasst. Wichtig ist im weiteren Therapieprozess, dass der Patient Enttäuschungen und Ärger auch dem Therapeuten gegenüber aussprechen kann, ohne

Verlustängste habe zu müssen. Auf diese Weise kann es gelingen, dass er sich zunehmend zu seinen latenten Wünschen nach Selbstbehauptung bekennen kann.

In der Abschiedsphase geht die Beziehungsklärung weiter, hier mit dem Ziel, Schmerz und Trauer der Abschiedssituation als ein berechtigtes angemessenes Gefühl anzuerkennen und dieses unabwendbare Erlebnis ertragen zu lernen.

Fallbeispiele finden sich bei Finke (1991), Char et al. (1996), eine systematische Darstellung mit Interventionsbeispielen findet sich bei Finke und Teusch (1999) und empirische Ergebnisse, die u.a. die ausgezeichnete „antidepressive" Wirksamkeit der Personzentrierten Psychotherapie belegen, bei Finke et al. (1994), Teusch et al. (1999) und Greenberg und Watson (2001).

2.4. Angststörungen (F 4)

Die personzentrierte Behandlung von Angststörungen gehört zu den traditionellen Domänen der Personzentrierten Psychotherapie. In der allgemeinen Störungstheorie der Personzentrierten Psychotherapie ist Angst ein zentrales Konstrukt. Angst tritt nach Rogers immer dann auf, wenn eine ausgeprägte Differenz zwischen organismischer Erfahrung und Selbstkonzept besteht und diese Diskrepanz sich der Gewahrwerdung nähert. „Anxiety is a state in which the incongruence between the concept of self and the total experience of the individual is approaching symbolization in awareness. When experience is obviously discrepant from the self-concept, a defensive response to threat becomes increasingly difficult. Anxiety is the response of the organism to the ‚subception' that such discrepancy may enter awareness, thus forcing a change in the self-concept" (Rogers, 1959). Mit Angststörungen im engeren Sinne meint man jedoch diejenigen Störungen, bei denen bestimmte Angstsymptome auftreten. In unserer Essener Arbeitsgruppe wurde eine differenzierte Konzeptionalisierung der Agoraphobie und der Panikstörung entwickelt. Jahrelange klinische Erfahrungen in einem speziellen Angstbehandlungsprogramm fanden ihren Eingang in einem Behandlungsmanual (Teusch und Finke, 1995) und wurden schließlich in naturalistischen bzw. kontrollierten Studien evaluiert.

Entwicklungspsychologisch lässt sich aufgrund dieser klinischen Erfahrungen (Finke, 1994; Speierer, 1994a; 1994b; Teusch und Finke, 1995) bei dieser Gruppe von Angstkranken eine unzureichende Selbständigkeitsentwicklung erkennen. Durch einen Mangel an elterlicher Empathie gegenüber den Bedürfnissen des Kindes und vor allem durch mangelndes Akzeptieren und Anerkennen von Selbständigkeitsregungen bleibt die Entwicklung zur Autonomie unvollständig. Das so sich entwickelnde Selbstbild ist gekennzeichnet durch mangelndes Vertrauen in die eigenen Kräfte und ein Selbstideal mit Wünschen nach Beherrschtheit, Kontrolliertheit und Unabhängigkeit (Speierer, 1994a). Die Betroffenen suchen Schutz und Geborgenheit und befürchten vor allem verlassen zu werden und Einsamkeit (Finke, 1994, 129). Die Ambivalenz zwischen Autonomie und Abhängigkeitsbestrebungen wird als Grundlage für die Entstehung von Panik und Agoraphobie angesehen, die ausgelöst wird durch aktuelle Spannungen oder Konflikte im Zusammenhang mit phantasierter drohender oder realer Trennung.

Für die Behandlung wurde ein schrittweises Vorgehen entwickelt (siehe Abb. 3) mit jeweils eigenem Schwerpunkt in der Symptomphase, der Beziehungs- und Konfliktphase und der Abschiedsphase in Anlehnung an die Phaseneinteilung nach Swildens (1991). An dieser Stelle sei nur kurz erwähnt, dass die Beachtung der Symptomphase und die Möglichkeit, durch ein differenziertes Spektrum von Interventionen dem Patienten in dieser Phase zu helfen, seine erlebten Symptome zu „entkatastrophieren", die aktive Angstbewältigung zu unterstützen und ihn auch für Zusammenhänge zwischen Angstsymptomen und seelischen Belastungen zu sensibilisieren, in einer Phase mit hoher Konfliktabwehr ein ganz zentrales Anliegen ist. Viel zu früh denken viele konfliktzentrierte Therapeuten an eine verhaltenstherapeutische oder psychopharmakologische Behandlung, wenn der Patient beharrt, er sei nur körperlich krank, ihm drohe wirklich ein Herzinfarkt, oder seine massiven Schwindelgefühle und die Angst umzukippen seien Folge von Schädigungen des Gleichgewichtssinns. Ein geduldiges, intensives Eingehen auf das Symptomerleben ist in dieser Phase die vertrauensbildende Voraussetzung für die weitere Therapie. Sie ist damit auch in besonderer Weise adaptiert auf Patienten mit diesen Störungen und insofern besonders klienten- bzw. patientenzentriert.

Wir haben zahlreiche Patienten mit zum Teil über Jahrzehnte chronifizierten Angststörungen stationär personzentriert behandelt. Die Reduktion der Panik- und Agoraphobiesymptome erwies sich als außerordentlich eindrucksvoll und braucht einen Vergleich mit der verhaltenstherapeutischen Reizkonfrontation nicht zu scheuen (Teusch et al., 1997; Teusch und Böhme, 1999). Auf der Symptomebene kommt es auch bei schweren chronifizierten Angststörungen zu einer hochsignifikanten

Phasenbezogene Interventionsformen bei Panik und Agoraphobie

Symptomphase

Erleben des Patienten	Therapieziele	Interventionsformen
■ Paniksymptome	■ „Ent-katastrophierung" funktioneller Beschwerden	■ Einfühlendes Wiederholen ■ Konkretisierendes Verstehen
■ Agoraphobe Vermeidung	■ Förderung von aktiver Angstbewältigung	■ Anerkennen ■ Ermutigen ■ Konfrontieren
■ Somatogenese-Konzept ■ „mein einziges Problem ist meine Angst"	■ Sensibilisierung für Zusammenhänge zwischen Angstsymptomen und seelischen Belastungen	■ Selbstkonzeptbezogenes Verstehen ■ Beziehungsklären

Beziehungs- und Konfliktphase

Erleben des Patienten	Therapieziele	Interventionsformen
■ Heimweh ■ Konfliktvermeidung ■ Kann sich nicht abgrenzen ■ Hilfsbereit, immer „im Stress" ■ Angst, auf sich allein gestellt zu sein	■ Erweiterung der Autonomie ■ Verbesserung der Konfliktfähigkeit ■ Realisierung angemessener Abhängigkeitswünsche	■ Selbstkonzept- und Organismus-bezogenes Verstehen ■ Beziehungsklären ■ Konfrontieren ■ Selbsteinbringen

Abschiedsphase

Erleben des Patienten	Therapieziele	Interventionsformen
■ Wiederaufflackern der Symptome ■ Ausblenden des Abschieds	■ Bearbeitung von Trennung ■ Zulassen von Abschiedsschmerz	■ Interpretieren ■ Selbsteinbringen ■ Beziehungsklären

Abb. 3. Störungsbezogene Therapieziele in der Personzentrierten Psychotherapie (in Anlehnung an Teusch und Finke, 1995)

Abnahme von Panikattacken und agoraphoben Vermeidungssymptomen im Behandlungsverlauf. Katamnestische Untersuchungen zeigen, dass es im Anschluss an die Behandlung zu einer sogenannten Nachbesserung kommt, wie sie für die Personzentrierte Psychotherapie bei Angststörungen bereits von Grawe (1976) nachgewiesen werden konnte. Eine zusätzliche intensive verhaltenstherapeutische Reizkonfrontation verbessert die Ergebnisse nicht (Teusch und Böhme, 1999). Auf der Persönlichkeitsebene zeigt sich, dass die Personzentrierte Psychotherapie die körperliche Affektresonanz nachhaltig verbessert. Die Patienten können sich gegenüber den Erwartungen anderer besser abgrenzen, die subjektive Stressbelastung und Beanspruchung lässt nach und die soziale Resonanz bessert sich, die soziale Orientierung, also die Orientierung an Erwartungen anderer und an äußeren Normen nimmt ab. Es kommt nachweislich zu einer überdauernden Zunahme an Autonomie und Lebenszufriedenheit (Teusch und Böhme, 1991; Teusch et al., 1997; Teusch und Böhme, 1999; Teusch und Finke, 1999; Teusch et al., 2001a).

2.5. Persönlichkeitsstörungen[2]

Unsere Erfahrungen beziehen sich vor allem auf schwere, stationär behandlungsbedürftige persönlichkeitsgestörte Personen. Um den Besonderheiten dieser Patienten gerecht zu werden, sind störungsbezogene Modifizierungen notwendig. Es kommt darauf an, einerseits ein besonderes Ausmaß an Akzeptanz und Bestätigung zu realisieren, andererseits jenen Interventionen besondere Beachtung zu schenken, die sich aus dem Therapieprinzip Echtheit herleiten lassen, wie Konfrontieren und Selbstöffnen (Eckert, 1994; Finke, 1994; Finke und Teusch, 2001b).

Hervorstechende Symptome der Patienten mit Persönlichkeitsstörung bestehen oft in einer ausgeprägten allgemeinen Ängstlichkeit, einer Kontaktscheu bis hin zu einer sozialen Phobie, Selbstunsicherheit und dem Gefühl allgemeiner Hilf- und Ratlosigkeit. Sie entsprachen im wesentlichen den diagnostischen Gruppen der ICD-10-Kriterien F60.6 bis F60.8. Dem steht eine Gruppe von Patienten gegenüber, die vorwiegend unter Impulsdurchbrüchen, dem quälenden Gefühl der inneren Leere und der Verlassenheit sowie selbstverletzendem Verhalten leiden. Diese Patienten sind um den Pol der Borderline-Störung zu gruppieren, gemäß den ICD-10-Kriterien F60.30, F60.31 und F60.4.

Die Patienten der erstgenannten Gruppe mit ihrer ausgeprägten Selbstunsicherheit, Verzagtheit und Ängstlichkeit sind in ganz besonderem Maße auf die unbedingte Wertschätzung ihres Therapeuten angewiesen,

---

[2] Vgl. dazu auch das entsprechende Kapitel im Beitrag über Prozessorientierte Gesprächspsychotherapie von Hans Swildens im vorliegenden Band

dies eben auch dann, wenn sie nicht die scheinbar längst überfälligen Therapiefortschritte machen. Dies kann gerade dem Klientenzentrierten Therapeuten insofern schwer fallen, als er ja von seinem Menschenbild her dem Ideal von Autonomie und Selbstverwirklichung nahe steht. Deshalb könnte er dazu neigen, angesichts der scheinbaren Passivität und Abhängigkeit dieser Patienten ungeduldig zu werden und sie vorschnell zu einer Autonomie zu drängen, die sie für sich erlebnishaft noch gar nicht verwirklichen können. Das therapeutische Vorgehen erfordert hier eine immer schwierige Balance zwischen Bekunden von Anteilnahme, Bestätigung und Ermutigung einerseits und ein Zurückverweisen des Patienten auf sich selbst durch ein empathisches Spiegeln der oft widersprüchlichen Gefühle und Bedürfnisse andererseits. Die bei diesen Patienten so wichtige Ressourcenmobilisierung und Förderung der Bewältigungskompetenz hat einmal sehr direkt zu geschehen durch Ermutigung und Erarbeitung von Problemlösungen, zum anderen aber auch indirekt, indem der Therapeut im Prozess des Einfühlenden Verstehens sein Vertrauen in die Selbstheilungskräfte des Patienten deutlich macht (Swildens, 1991).

Mit den anderen Formen von Persönlichkeitsstörungen, die sich um den Pol der Borderline-Störung gruppieren, haben sich viele klientenzentrierte Autoren befasst (Eckert, 1994; Eckert et al., 1996; 1999; Henning, 1989; Swildens, 1991; 1996; de Haas, 1988; Sachse, 1997; Finke und Teusch, 2001b). Dieses große Interesse verdankt diese Störungsart der bedeutsamen Frage, ob und inwiefern das personzentrierte Standardverfahren modifiziert werden muss, um für die entsprechenden Patienten hilfreich zu sein. Die Neigung zu Selbstbeschädigungen, die geringe Spannungstoleranz und Impulskontrolle sowie die oft verzerrte Wahrnehmung von Beziehungsangeboten dieser Patienten schienen einige Grundvoraussetzungen personzentrierter Therapietheorie in Frage zu stellen. Insgesamt betonen die meisten Autoren, bei der Therapie dieser Patienten nicht nur auf der Ebene der Empathie zu intervenieren, sondern auch strukturierend und stützend (Bestätigung, Ermutigung, Ratschläge), aber auch konfrontierend sowie im Sinne von Beziehungsklären und Selbsteinbringen zu arbeiten. Da diese Patienten ihren oft heftigen und rasch wechselnden Emotionen, vor allem Angst und Wut, ausgeliefert sind (Eckert, 1994), kommt es zwar auch auf ein geduldiges Klären dieser Gefühle im Sinne des einfühlenden Verstehens an. Darüber hinaus aber wird sich der Therapeut der scheinbar paradoxen Aufgabe stellen müssen, solche Gefühle in ihrer subjektiven Berechtigung anzuerkennen und dennoch ihre Unangemessenheit für den Patienten erlebbar zu machen. Durch die Gegenwärtigkeit des

Therapeuten kann der Patient neue Kommunikationserfahrungen machen, die ihm helfen, seine oft widersprüchlichen Bedürfnisse zu integrieren und sie stärker mit den jeweils relevanten Kontaktpersonen abstimmen zu können.

Die aktuelle Forschungsaktivität gilt konzeptionellen Fragen einer störungsspezifischen Gesprächspsychotherapie (Finke, 1994; Humphreys et al., 1994; Finke und Teusch, 2001b) und deren Integration in ein stationäres Setting sowie der empirischen Begleitforschung. In einer naturalistischen Studie mit 1-Jahres-Katamnese zeigte sich, dass die Patienten mit Persönlichkeitsstörungen in vielen Variablen höhere Ausgangswerte hatten, die Besserung aber im gleichen Ausmaß erfolgte, wie bei Patienten ohne Persönlichkeitsstörung. In den Änderungsmaßen ließen sich durchwegs signifikante Besserungen feststellen (Böhme et al., 1998; Teusch et al., 2001b).

3. Personzentrierte Psychotherapie in Kombination mit anderen Verfahren

3.1. Integration von Personzentrierter Psychotherapie und Verhaltenstherapie

Modellhaft für die Frage der Kombination wurden Grundlagen und störungsspezifisches Vorgehen der Personzentrierten Psychotherapie bei Angststörungen beschrieben und in Beziehung gesetzt zur verhaltenstherapeutischen Reizkonfrontation (Teusch, 1995). Leitend war die Vorstellung vom supplementären Charakter beider Therapieformen. Darauf basierend wurde ein Angstbehandlungsprogramm entwickelt, in dem die Personzentrierte Einzel- und Gruppenpsychotherapie, Gestaltungs- und Bewegungstherapie kombiniert wird mit der verhaltenstherapeutischen Reizkonfrontation. Die Reizkonfrontation (Mathews et al., 1988) und Personzentrierte Psychotherapie (Teusch und Finke, 1995) wurden manualgeleitet durchgeführt. Die Manualisierung erleichtert die systematische Untersuchung der Kombination von Personzentrierter Psychotherapie und Verhaltenstherapie und insbesondere auch den Vergleich zur reinen Personzentrierten Psychotherapie (siehe Abb. 4). Auf dieser Basis wurden umfangreiche naturalistische Verlaufsstudien ebenso wie prospektiv-randomisierte Vergleichsstudien durchgeführt. Sie zeigen differentielle Therapieeffekte beider Ansätze, die Rückschlüsse auf eine gezielte differentielle Indikationsstellung zulassen (Teusch et al., 1997; Teusch und Böhme, 1999; Teusch et al., 2001a).

3.2. Integration von Personzentrierter Psychotherapie und Pharmakotherapie

Die Entwicklung spezifischer psychopharmakologischer Behandlungsstrategien und die störungs- und prozessspezifische Orientierung der Personzentrierten Psychotherapie legen unter dem Gesichtspunkt einer undogmatischen Optimierung der Therapie eine Untersuchung über die Kombinationsmöglichkeiten (siehe Abb. 4) nahe. Entsprechend wurden in den letzten Jahren zunehmend auch das personzentrierte Vorgehen mit Psychopharmakotherapie kombiniert. In einer umfangreichen Therapie- und Verlaufsstudie wurden mittelschwer depressiv-gestörte Patienten, die Personzentrierte Psychotherapie erhielten, einer Gruppe mit zusätzlicher antidepressiver Therapie gegenübergestellt (Teusch et al., 1999). Bei diesen Untersuchungen ging es um die Frage, ob die psychotherapeutische Prozessaktivität durch zusätzliche Psychopharmakotherapie verbessert werden kann, insbesondere ob es frühzeitiger zu einer vermehrten Selbstexploration kommt und ob zusätzliche Psychopharmakotherapie die Depressivität stärker reduziert. Beide Ansätze erwiesen sich als ausgesprochen wirksam mit hochsignifikanten Verbesserungen im Therapie-und Katamneseverlauf; eine Überlegenheit bei zusätzlich psychopharmakologischer Behandlung ließ sich interessanterweise nicht nachweisen.

4. Schlussperspektive

Die Störungstheorie der Personzentrierten Psychotherapie wurde unter verschiedensten Aspekten, so ihrer Rückführung auf Carl Rogers, ihrer anthropologischen Implikationen und ihrer therapietheoretischen Konsequenzen untersucht. Schließlich ging es auch darum, die störungsbezogenen Ansätze weiterzuentwickeln, um so die Personzentrierte Psychotherapie als ein Verfahren zu erweisen, das unterschiedliche psychische Störungen zu erklären und nach einem schlüssigen Konzept spezifisch zu behandeln vermag.

In Zukunft wird es darum gehen, die aus der klientenzentrierten Therapietheorie entwickelten komplexen und jeweils differenziell einzusetzenden Behandlungsanleitungen in der breiteren therapeutischen Versorgung einzusetzen. Auf wissenschaftlicher Ebene ermutigen die bisherigen Ergebnisse, die Gesprächspsychotherapie als spezifische Therapieform weiter zu entwickeln und in kontrollierten Studien zu überprüfen.

	Psychotherapie		Pharmakotherapie	
Therapieform	Personzentrierte Psychotherapie	Verhaltenstherapie	Antidepressiva	Anxiolytika
Theoretische Basis	Inkongruenzmodell	lerntheoretisches Modell	Regulationsstörung der Neurotransmitter (serotonerges System)	Rezeptormodell (GABA-erges System)
Therapieziele	Symptombewältigung, Erweiterung der Autonomie, Verbesserung der Konfliktfähigkeit, Realisierung angemessener Abhängigkeitswünsche	Aktives Überwinden von Panik und Vermeidung	Unterdrücken von Panikattacken; dadurch Überwinden von agoraphober Vermeidung	Unterdrücken von Panikattacken / antizipatorischer Angst; dadurch Überwinden von agoraphober Vermeidung
Therapietechnik	Phasen- und prozessspezifisches Vorgehen	Reizkonfrontation	trizyklische Antidepressiva Serotonin-Reuptake-Hemmer MAO-Hemmer	neuere Anxiolytika
Wirkungen	Einsicht in Konflikte, Zunahme interpersoneller Kompetenz, verzögerte Abnahme von Panik und Vermeidung	rasche Abnahme von Panik und Vermeidung, Erfahrung; Ich kann Panikattacken bewältigen	rasche Verminderung von Panik, Abnahme der Vermeidung	sofortige Verminderung von Panik und antizipatorischer Angst, Abnahme der Vermeidung
Nebenwirkungen	Vorübergehende Verschlechterung mit Gefühlen von Wut oder Verzweiflung	Vorübergehende Zunahme von Panik und Erwartungsangst	Zahlreiche körperliche Nebenwirkungen	Vigilanzminderung, Medikamentenabhängigkeit

Abb. 4. Grundlagen, Ziele, Wirkungen und Nebenwirkungen verschiedener Verfahren zur Behandlung von Panik und Agoraphobie (in Anlehnung an Teusch und Gastpar, 1996)

Literatur

Baier M und Teusch L (1997) Ein Behandlungskonzept zur Bewältigung belastender Emotionen und kognitiver Defizite bei Schizophrenie. In: Moshagen DH (Hg), Klientenzentrierte Therapie bei Depression, Schizophrenie und psychosomatischen Störungen. Heidelberg, Asanger, 105–112

Binder U und Binder J (1991) Studien zu einer störungsspezifischen klientenzentrierten Psychotherapie. Frankfurt, Klotz

Binder U (1996) Klientenzentrierte Psychotherapie mit Patienten aus dem schizophrenen Formenkreis. Ein systemimmanentes, störungsspezifisches Verstehens- und Handlungskonzept. In: Hutterer-Krisch R (Hg), Psychotherapie mit psychotischen Menschen. 2. erw. Aufl. Wien New York, Springer, 185–210

Böhme H, Finke J, Gastpar M und Staudinger Th (1994) Veränderung von Kausalattributionen und Coping durch stationäre Gesprächspsychotherapie. Psychotherapie, Psychosomatik, Medizinische Psychologie 44: 432–439

Böhme H, Finke J und Teusch L (1998) Effekte stationärer Gesprächspsychotherapie bei verschiedenen Krankheitsbildern: Ein-Jahres-Katamnese. Psychotherapie, Psychosomatik, Medizinische Psychologie 48: 20–29

Char E, Finke J und Gastpar M (1996) Gesprächspsychotherapie der Depression im stationären und ambulanten Setting. In: Frielingsdorf-Appelt C, Pabst H und Speierer GW (Hg), Gesprächspsychotherapie: Theorie, Krankheitsbehandlung, Forschung. Köln, GwG, 95–103

Eckert J (1994) Die Auswirkungen trieb-und selbsttheoretischer Auffassungen der Aggression auf die Psychotherapie von Patienten mit einer Borderline-Störung. In: Teusch L, Finke J und Gastpar M (Hg), Gesprächspsychotherapie bei schweren psychiatrischen Störungen. Neue Konzepte und Anwendungsfelder. Heidelberg, Asanger, 42–48

Eckert J, Griep G und Wuchner M (1999) Behandlungsziele und- Ergebnisse bei Borderlinepatienten. In: Meyer-Cording G und Speierer G-W (Hg), Gesundheit und Krankheit. Theorie, Forschung und Praxis der klientenzentrierten Gesprächspsychotherapie heute. Köln, GwG, 199–219

Eckert J and Wuchner M (1996) Long-term development of borderline personality disorder. In: Hutterer R, Pawlowsky G, Schmid PF and Stipsits R (eds), Client-centered and experiential psychotherapy. A paradigm in motion. Frankfurt/M., Peter Lang, 213–233

Finke J (1991) Die Krankheitslehre der Gesprächspsychotherapie am Beispiel der Depression. In: Finke J und Teusch L (Hg), Gesprächspsychotherapie bei Neurosen und psychosomatischen Erkrankungen. Heidelberg, Asanger, 73–82

Finke J (1994) Empathie und Interaktion. Methodik und Praxis der Gesprächspsychotherapie. Stuttgart, Thieme

Finke J (1996) Störungsspezifische Behandlung als Voraussetzung stationärer Gesprächspsychotherapie bei schweren psychischen Störungen. In: Frielingsdorf-Appelt C, Pabst H und Speierer GW (Hg), Gesprächspsychotherapie: Theorie, Krankheitsbehandlung, Forschung. Köln, GwG, 105–115

Finke J und Teusch L (1991) Gesprächspsychotherapie bei Neurosen und psychosomatischen Erkrankungen. Heidelberg, Asanger, 45–57

Finke J und Teusch L (1999) Psychotherapiemanual – Entwurf zu einer manualgeleiteten Gesprächspsychotherapie der Depression. Psychotherapeut 44: 101–107

Finke J und Teusch L (2001a; in Druck) Prävention und Therapie der Sucht in der Gesprächspsychotherapie. In: Fengler J (Hg), Prävention der Sucht. Landsberg, ecomed Verlagsgesellschaft

Finke J und Teusch L (2001b) Die gesprächspsychotherapeutische Behandlung der Borderline-Persönlichkeitsstörung. In: Dammann G und Janssen PL (Hg), Psychotherapie der Borderline-Störungen. Stuttgart, Thieme, 134–143

Gendlin ET (1964) Schizophrenia: problems and methods of psychotherapy. Review of Existential Psychology and Psychiatry 4(2): 168–179

Grawe K (1976) Differentielle Psychotherapie I. Bern Stuttgart Wien, Huber

Greenberg LS, Elliott RK and Lietaer G (1994) Research on experiential psychotherapies. In: Bergin AE and Garfield SL (eds), Handbook of psychotherapy and behavior change. New York, Wiley, 821–830

Greenberg LS and Watson J (2001; in press) Experiential therapy of depression: Differential effects of client-centered relationship conditions and process experiential interventions. Psychotherapy Research

Haas O de (1988) Strukturierte Gesprächspsychotherapie bei Borderline-Klienten. GwG-Zeitschrift 71: 64–69

Henning H (1989) Bemerkungen zum Borderline-Syndrom. GwG-Zeitschrift 76: 348–349

Humphreys MP und Finke J (1994) Gesprächspsychotherapie bei Patientin mit narzißtischen Persönlichkeitsstörungen. In: Teusch L, Finke J und Gastpar M (Hg), Gesprächspsychotherapie bei schweren psychiatrischen Störungen. Heidelberg, Asanger, 53–60

Hutterer R (1996) Rogerianische Psychotherapie schwerer Störungen. In: Hutterer-Krisch R (Hg), Psychotherapie mit psychotischen Menschen. 2. erw. Aufl. Wien New York, Springer, 504–516

Luderer H-J (1986) Störungsspezifische Konzepte bei der klientenzentrierten Therapie Alkoholabhängiger. Zeitschrift für Personenzentrierte Psychologie und Psychotherapie 5: 447–456

Mathews A, Gelder M und Johnston D (1988) Agoraphobie. Eine Anleitung zur Durchführung einer Exposition in vivo unter Einsatz eines Selbsthilfemanuals (dt. Bearbeitung durch Wilke C und Hand I). Berlin, Springer

Rogers CR [1959] (1987) Eine Theorie der Psychotherapie, der Persönlichkeit und der zwischenmenschlichen Beziehung. Köln, GwG

Rogers CR, Gendlin ET, Kiesler D and Truax CB (1967) The therapeutic relationship and its impact: A study of psychotherapy with schizophrenics. Madison, University of Wisconsin Press

Rogers CR (1977) Therapeut und Klient. München, Kindler

Sachse R (1999) Lehrbuch der Gesprächspsychotherapie. Göttingen, Hogrefe

Sachse R (1997) Persönlichkeitsstörungen: Psychotherapie dysfunktionaler Interaktionsstile. Göttingen, Hogrefe

Speierer G-W (1994a) Die Inkongruenz bei Neurosen mit vorrangiger Angstsymptomatik als Voraussetzung der Indikation der Gesprächspsychotherapie.

In: Behr M, Esser U, Petermann F und Pfeiffer WM (Hg), Jahrbuch für personenzentrierte Psychologie und Psychotherapie. Köln, GwG, 30–40

Speierer G-W (1994b) Das Differentielle Inkongruenzmodell (DIM). Handbuch der Gesprächspsychotherapie als Inkongruenzbehandlung. Heidelberg, Asanger

Swildens, H (1991) Prozessorientierte Gesprächspsychotherapie. Einführung in eine differenzielle Anwendung des klientenzentrierten Ansatzes bei der Behandlung psychischer Erkrankungen. Köln, GwG

Swildens H (1996) Client-centered psychotherapy in personality disorders. In: Esser U, Pabst H and Speierer G-W (eds), The power of the Person-centered approach. Köln, GwG, 205–214

Teusch L (1986a) Gesprächspsychotherapie schizophrener Patienten. Zeitschrift für Personenzentrierte Psychologie und Psychotherapie 5: 391–398

Teusch, L (1986b) Behandlungsabbrüche und Verlegungen schizophrener Patienten im Verlauf der stationären Behandlung mit psychotherapeutischem Schwerpunkt. Psychiatrische Praxis 13: 177–184

Teusch L (1988) Klientenzentriertes Handeln in der Psychiatrie. In: GwG (Hg), Orientierung an der Person I. Köln, GwG, 31–36

Teusch L (1990) Klientenzentrierte Gruppenpsychotherapie schizophrener Patienten. In: Behr M, Esser U, Petermann F und Pfeiffer WM (Hg), Jahrbuch für personenzentrierte Psychologie und Psychotherapie Bd. 2. Salzburg, Otto Müller, 144–158

Teusch L (1994) Gesprächspsychotherapie bei schizophrenen Störungen. In: Teusch L, Finke J und Gastpar M (Hg), Gesprächspsychotherapie bei schweren psychiatrischen Störungen. Neue Konzepte und Anwendungsfelder. Heidelberg, Asanger, 90–99

Teusch L, Beyerle U, Lange HU, Schenk GK and Stadtmüller G (1983) The client-centered approach to schizophrenic patients – first empirical results. In: Minsel WR and Herff W (Hg), Research on psychotherapeutic approaches. Frankfurt, Lang, 140–148

Teusch L, Köhler KH und Finke J (1987) Die Bearbeitung von Wahnphänomenen in der klientenzentrierten Gesprächspsychotherapie. In: Olbrich HM (Hg), Halluzination und Wahn. Berlin, Springer, 168–173

Teusch L und Böhme H (1991) Was bewirkt ein stationäres Behandlungsprogramm mit gesprächspsychotherapeutischem Schwerpunkt bei Patienten mit Agoraphobie und/oder Panik? Ergebnis einer Ein-Jahres-Katamnese. Psychotherapie, Psychosomatik, Medizinische Psychologie 41: 68–76

Teusch L und Finke J (Hg) (1993) Krankheitslehre der Gesprächspsychotherapie. Neue Beiträge zur theoretischen Fundierung. Asanger, Heidelberg

Teusch L, Finke J und Gastpar M (1994) Gesprächspsychotherapie bei schweren psychiatrischen Störungen. Neue Konzepte und Anwendungsfelder. Heidelberg, Asanger

Teusch L und Finke J (1995) Die Grundlagen eines Manuals für die gesprächspsychotherapeutische Behandlung bei Panik und Agoraphobie. Psychotherapeut 40: 88–95

Teusch L, Böhme H and Gastpar M (1997) The benefit of an insight oriented and experiential approach on panic and agoraphobia symptoms: Results of a controlled comparison of client-centered therapy and a combination with behavioral exposure. Psychotherapy and Psychosomatics 66: 293–301

Teusch L and Böhme H (1999) Is the exposure principle really crucial in agoraphobia? The influence of client-centered „nonprescriptive" treatment on exposure. Psychotherapy Research 9, 1: 115–123

Teusch L, Böhme H, Finke J and Gastpar M (1999) The influence of additional antidepressive medication on the assimilation process of problematic experiences in psychotherapy. New Research Program and Abstracts, p. 8. APA Annual Meeting. 15.–20. 5. 1999. Washington (D.C.), USA

Teusch L und Finke J (1999) Gesprächspsychotherapie bei Angststörungen: Grundlagen, Therapie, Ergebnisse. Gesprächspsychotherapie und Personzentrierte Beratung 30, 4: 241–254

Teusch L und Finke J (2000) Gesprächspsychotherapie. In: Studt HH und Petzold ER (Hg), Psychotherapeutische Medizin. Psychoanalyse – Psychosomatik – Psychotherapie. Berlin New York, De Gruyter, 314–317

Teusch L und Gastpar M (2000) Zum Verhältnis von Psychotherapie und Pharmakotherapie: Störungspotentiale und positive Interaktionsmöglichkeiten. In: Möller HJ (Hg), Therapie psychiatrischer Erkrankungen. Stuttgart, Enke, 62–71

Teusch L, Böhme H und Finke J (2001a) Konfliktzentrierte Monotherapie oder Methodenintegration? Veränderungsprozesse von Gesprächspsychotherapie mit und ohne verhaltenstherapeutische Reizkonfrontation bei Agoraphobie mit Panikstörung. Nervenarzt 72: 31–39

Teusch L, Böhme H, Finke J and Gastpar M (2001b; zur Publikation angenommen) Effects of client-centered psychotherapy for personality disorders alone and in combination with psychopharmacological treatment: an empirical follow-up study. Psychotherapy and Psychosomatics

Weise K (1991) Psychotherapie in der Psychiatrie. GwG-Zeitschrift 82: 41–50

Prä-Therapie: Eine Einführung zur Philosophie und Theorie[1]

Garry Prouty

In diesem in die Grundzüge der Prä-Therapie einführenden Beitrag werden zunächst die phänomenologischen und existenzphilosophischen Grundlagen des von Garry Prouty selbst entwickelten Ansatzes skizziert. Prouty greift anschließend die für ihn zentrale Frage des „psychologischen Kontakts" auf und nimmt kritisch Bezug darauf, wie dieses Konstrukt von Rogers zwar als Voraussetzung für Psychotherapie genannt, doch von ihm nur wenig in seinem Gehalt und seiner Herstellbarkeit ausgeleuchtet wurde. Unter Bezugnahme auf das philosophische Fundament wird in weiterer Folge das praktische Vorgehen mit seinen klar umrissenen, von Konkretheit bestimmten Konzepten, die sich speziell für die Arbeit mit schizophrenen, autistischen und entwicklungsbehinderten Klienten eignen, herausgearbeitet. Im einzelnen werden verschiedene Formen von konkreten Kontaktreflexionen durch den prä-therapeutisch orientierten Therapeuten vorgestellt, die zu einer Verbesserung der Kontaktfähigkeit der Klienten beitragen sollen, was sich auch in deren messbarem Kontaktverhalten (Realitätsbezug, affektiver Kontakt und verbale Kommunikation) niederschlägt. In einem abschließenden Exkurs geht der Autor noch auf das von ihm so benannte prä-expressive Selbst, auf prä-expressive bzw. prä-symbolische Zeichen und den prä-expressiven Prozess ein, womit fragmentierte Seins- und Ausdrucksweisen gemeint sind, die aber nicht mit regressiven Zuständen verwechselt werden dürfen.

1. Existenziell-Phänomenologische Grundlagen

Die traditionelle Klientenzentrierte und Experienzielle Psychotherapie befasst sich mit dem *Prozess* des Experiencing (Rogers, 1961; Gendlin, 1964). Prä-Therapie beschäftigt sich darüber hinaus mit der *Struktur* des Experiencing (Prouty, 1994).

---

[1] Übersetzung aus dem Amerikanischen durch Elisabeth Zinschitz

1.1. Die existenziellen Strukturen des Bewusstseins

Der amerikanische Philosoph Farber (1959; 1967) stimmt nicht mit Husserls Behauptung (vgl. Spiegelberg, 1978) überein, dass die Phänomenologie als Methode die naturalistischen und realistischen Eigenschaften der Erfahrung „aufhebt". Statt dessen besteht er auf einem Verständnis der phänomenologischen Methode, welche die naturalistischen und realistischen Eigenschaften miteinbezieht: Die Phänomenologie soll das Bewusstsein in seinem natürlichen und realistischen Zustand beschreiben. Dieser Zugang zur phänomenologischen Methode erlaubt der Prä-Therapie, sich dem menschlichen Bewusstsein, wie dieses sich im Alltag – bei einem normalen Menschen – gestaltet, zuzuwenden. Eine solche naturalistische Haltung kommt in der Äußerung von Merleau-Ponty zum Ausdruck, dass das phänomenale Feld der Lebenserfahrung strukturell als *Welt*, *Selbst* oder *Andere* polarisiert wird. Wenn man diese philosophischen Ideen miteinander verbindet, kann das gewöhnliche, alltägliche, natürliche Bewusstsein als kommend von, gerichtet auf und verbunden mit *Welt*, *Selbst* und den *Anderen* verstanden werden. Ich lebe mit der *Welt* und erfahre sie bewusst in der gesamten ihr innewohnenden Mächtigkeit. Ich lebe mit dem *Selbst* und erfahre es bewusst mit seinem gesamten psychologischen Wert. Ich lebe mit den *Anderen* und erfahre sie bewusst in all ihrer Bedeutungsstiftung. Das beschreibt die *existenziellen* Strukturen des Bewusstseins. Sie sind die „Polaritäten unseres Eingebunden-Seins" in unserem Leben. Sie sind die „erhellenden Gegebenheiten" unserer Existenz. Sie sind die „Bühne" für das Drama unserer Sinngebung. Sie sind die grundlegenden existenziell-phänomenologischen Strukturen der Prä-Therapie.

Zu einer konkreten Phänomenologie

Die Prä-Therapie steht in der Tradition der phänomenologischen Psychiatrie und Psychologie (Husserl, 1925; Jaspers, 1913). Insbesondere bedeutet Prä-Therapie das, was Buber (1964) als „auf das Konkrete hinweisen" bezeichnet. Wenn wir sagen, dass Prä-Therapie auf das Konkrete ausgerichtet ist, so ist damit eine bestimmte „Sichtweise" bzw. Dimension unserer erlebten Erfahrung gemeint. Wir beziehen uns dann auf das konkrete, wahrgenommene, unmittelbare Erleben: Es geht um diesen bestimmten Stuhl mit diesen Armlehnen und dem geflochtenen Sitz, um dieses spezifische Geräusch der Klimaanlage, um genau dieses Gefühl der Spannung beim Schreiben.

Wir betonen diesen Zugang, da viele Therapeuten auf allgemeine symbolische Bedeutungen eingehen und nicht darauf, was *jetzt gerade da ist*, was *da existiert*. Hier sei Rollo May zitiert, der meinte, die existenzielle

Psychologie kennzeichne sich durch einen Sinn für das Reale und das Konkrete (May, 1983).

Das „Als-es-Selbst": Zu einem philosophischen Verständnis des Konkreten

Das „Als-es-Selbst" (Prouty, 1994; Prouty, van Werde und Pörtner, 1998) beschreibt die philosophische „Sichtweise" des konkreten Phänomens. Das Konzept wurzelt in Farbers phänomenologischem Naturalismus (siehe oben), der meinte, dass das Phänomen genau so beschrieben werden sollte, wie es *auf natürliche Weise im Bewusstsein erscheint*. Das konkrete Phänomen wird beschrieben, wie es sich selbst manifestiert. Darin unterscheidet er sich von Husserl, der für die Aufhebung der natürlichen und realistischen Haltung gegenüber dem Phänomen plädierte.

Das „Als-es-Selbst" ist auch in Sartres Beschreibung (1952) des Phänomens als „ganz und gar auf sich selbst verweisend" gemeint (aus der engl. Ausgabe übers. von E.Z.). Das heißt, das Phänomen bedingt sich selbst, es bezieht sich auf sich selbst oder verweist auf sich selbst. Das Phänomen „ist, was es ist, denn es offenbart sich als das, was es ist"."Das Phänomen kann als solches beschrieben werden, denn es verweist ganz und gar auf sich selbst". Das Phänomen wird „an sich" beschrieben.

Scheler (1953) bezeichnet das so verstandene Phänomen als *ent-symbolisiert*. „Etwas kann nur so lange als es selbst erscheinen, als es nicht durch irgendein Symbol in Erscheinung tritt. Anders ausgedrückt: nur dann, wenn es nicht lediglich als die Erfüllung eines Zeichens gemeint ist, das vorher irgendwie definiert wurde. In diesem Sinne ist die phänomenologische Philosophie eine fortwährende Entsymbolisierung der Welt" (übers. von E.Z.). Mit anderen Worten: Das Phänomen erscheint in nicht-symbolischer Form „als es selbst". Das konkrete Phänomen erscheint in einer *natürlichen, nicht-symbolischen, (nur) auf sich selbst verweisenden* Form.

Zu einem psychologischen Verständnis des Konkreten

Konkretheit ist eine sehr wichtige Variable, will man das Erleben hirngeschädigter und psychotischer Menschen verstehen (Goldstein, 1939; Goldstein und Scheerer, 1941; Freidman, 1961; Mazumdar und Mazumdar, 1983). Gelb und Goldstein (vgl. Gurswitch, 1966) führten eine vergleichende phänomenologische Untersuchung von hirngeschädigten Patienten und solchen ohne Hirnschädigung durch. Die Patienten mit einer Hirnschädigung konnten unterschiedliche Farbschattierungen nicht derselben Farbe zuordnen, die normalen Patienten nahmen sie als Schattierungen ein und derselben Farbe wahr. Die Wahrnehmung der Klienten mit Hirnschädigung war ausschließlich an den konkreten Reiz gebunden, das heißt, sie konnten keine Kategorien (für die Schattierungen derselben Farbe) erstellen. Ihre Art der Wahrnehmung wurde als „konkret" bezeichnet, während jene der normalen Patienten mit dem Begriff „kategorial" belegt wurde. Arieti (1955) beschrieb die Art der kognitiven Wahrnehmung bei schizophrenen Patienten ebenfalls als konkret. Diese Ergebnisse sind wesentlich für das Verständnis der Prä-Therapie-Methode, die auf außergewöhnlich konkreten Reflexionen beruht. Diese Reflexionen sind sehr exakt und wahrhaftig duplikativ. Die Prä-Therapie ist auf die konkrete Wahrnehmungsform hirngeschädigter, geistig behinderter oder psychotischer Klienten zugeschnitten.

2. Die psychologische Theorie

Carl Rogers (1957; 1959) definiert „psychologischen Kontakt" als die erste Bedingung einer therapeutischen Beziehung. Die Kritik von Prouty (1990) dazu lautet: (1) Rogers *nimmt an*, dass in Beziehungen zwischen Klienten und Therapeuten psychologischer Kontakt vorhanden ist. (2) Seine Theorie enthält *keine Definition des Begriffes* „psychologischer Kontakt". (3) Die Theorie beschreibt nicht, wie ein solcher psychologischer Kontakt, wenn er beeinträchtigt oder nicht vorhanden ist, wiederhergestellt oder entwickelt werden kann. Diese Überlegungen zu Rogers' Begriff von psychologischem Kontakt waren die Grundlage für die Entwicklung der Prä-Therapie. Die Prä-Therapie bietet eine Theorie des psychologischen Kontaktes bei *kontaktbeeinträchtigten* Klienten. Sie umfasst die Reaktionen des Therapeuten (Kontaktreflexionen), den Prozess des Klienten (Kontaktfunktionen) sowie operationalisierte und messbare Verhaltensweisen (Kontaktverhalten).

2.1. Kontaktreflexionen

Kontaktreflexionen sind außerordentlich konkrete und sehr genau benennende Reaktionen des Therapeuten, die *empathischen Kontakt* zum verbalen und non-verbalen Ausdruck des Klienten herstellen. Die Konkretheit dieser Reflexionen dient dazu, der „konkreten Einstellung" (Gurswitch, ebd.) schizophrener und hirngeschädigter Klienten entsprechen zu können. Ihre empathische Qualität ist auf die erahnte Präsenz des „prä-expressiven Selbst" (Prouty, 1998c) ausgerichtet und ihre Exaktheit ebnet den Weg für eine Kommunikation auf dem regredierten Niveau des Klienten.

2.1.1. Situationsreflexionen

Existenzielle Denker beschreiben Menschen häufig als „in Situationen" befindlich, wobei sie davon ausgehen, dass diese in eine Bezogenheit zur „Welt" eingebettet sind (Brockelman, 1980). Situationsreflexionen (SR) intendieren den *Kontakt* des Klienten mit der Situation, seiner Umgebung oder seinem Umfeld. Zum Beispiel: „Du rollst den Ball";„du schaust auf den Boden." Solche Reflexionen fördern den Kontakt mit der Realität.

2.1.2. Gesichtsausdrucksreflexionen

Arthur Burton (1973) sieht das menschliche Gesicht, in phylogenetischen Entwicklungsbegriffen ausgedrückt, als das „Ausdrucksorgan" ausschließlich des Menschen. Viele regressive chronische Patienten verkörpern aber auf *prä*-expressive Weise ihre Gefühle in ihrem Gesicht. Jeder von ihnen hat eine lange Geschichte psychosozialer Isolation sowie von Institutionalisierung und übermäßiger medikamentöser Behandlung (Reiss, 1994). In der Folge zeigen viele von ihnen (nur) latente oder prä-expressive Affekte in ihrem Gesichtsausdruck. Ein Beispiel für Gesichtsausdrucksreflexionen (GR) wäre: „Du hast Tränen in den Augen." Ein anderes Beispiel wäre: „Du siehst ängstlich drein". Noch konkreter wäre: „Deine Augen sind weit offen". Diese Reflexionen tragen zur Entwicklung eines affektiven Kontakts bei.

2.1.3. Wort-für-Wort-Reflexionen

Wort-für-Wort-Reflexionen (WWR) sind Versuche, mit regressiven Klienten, die kommunikationsbeeinträchtigt sind, kommunikativen Kontakt herzustellen. Oft sind das Menschen mit Psychosen, Hirnschädigungen oder geistiger Behinderung, welche Symptome wie Satz-/Wortfragmente, Echolalie, Neologismen oder Wortsalat zeigen. Der Klient sagt zum Beispiel „Baum" (unverständlich), „Katze" (unverständlich), „Augen" (unverständlich). Der Therapeut wiederholt die bloßen Wörter, auch wenn er die Bedeutung des Satzes nicht verstanden hat. An diesem Bemühen ist nicht unbedingt wichtig, dass die Bedeutung verstanden wird, sondern die Empathie für das expressive Bemühen des Klienten. Gelegentlich werden auch bloß Laute wiederholt.

2.1.4. Körperhaltungsreflexionen

In der existenziellen Sprache von Medard Boss (1994) können menschliche Organismen als „bodying forth" beschrieben werden, was bedeutet, dass der Organismus sich in Bezug auf das existenzielle Dasein zum Ausdruck bringt. Körperhaltungsreflexionen (BR) sind empathische Reaktionen auf ein solches „bodying forth" und fördern die Entfaltung dieser Ausdrucksweise hin zu einer verbalen Kommunikation. Solche Ergebnisse zeigen sich in Untersuchungen zu den Symptomen der Katatonie (Prouty und Kubiak, 1988a). Es gibt zwei Arten von Körperhaltungsreflexionen. Die erste ist verbal, wie zum Beispiel: „Du hältst deinen Arm hoch". Die zweite ist direkter, wenn zum Beispiel der Therapeut mittels seines eigenen Körper reflektiert, indem er empathisch reagierend seinen eigenen Arm hoch hält.

2.1.5. Wiederaufgreifende Reflexionen

Wiederaufgreifende Reflexionen (WR) sind keine spezifische Technik. Sie verkörpern vielmehr das Prinzip der *Kontakterneuerung*. Wenn eine bestimmte Reflexion erfolgreich war und eine Reaktion hervorrief, dann wird diese *Reflexion wiederholt*. Es gibt zwei Arten von empathischen Reaktionen. Die erste ist die „kurzfristige"; die zweite die „langfristige". Ein Beispiel für eine kurzfristige Kontakterneuerung ist: Eine Klientin war still, berührte nur ihre Stirn, was der Therapeut immer wieder reflektierte. An einem bestimmten Punkt sagte die Klientin dann: „Großmutter", und entwickelte von dort aus dann einige wirkliche Gefühle zum Tod ihrer Großmutter. Ein Beispiel für eine langfristige Kontakterneuerung fand statt, als der Therapeut sagte: „In der letzten Sitzung sagtest du ‚Baby' und zeigtest auf deinen Bauch". Allmählich entfaltete sich der Prozess zu einer wahren Geschichte von einer wirklichen Schwangerschaft und vom Trauma einer Abtreibung.

Es gibt für Kontaktreflexionen mit unterschiedlichen Patienten mit einem niedrigen Funktionsniveau viele Beispiele aus der Praxis: Prouty (1976; 1990; 1995; 1997; 1998a; 1998b), Prouty und Pietrzak (1988), Prouty und Kubiak (1988a; 1988b), Prouty und Cronwall (1990), McWilliams und Prouty (1998), Peters (1992; 1999), Pörtner (1996), Van Werde (1989; 1990; 1992; 1994), Van Werde und Morton (1999), Van Werde und Prouty (1992).

2.2. Kontaktfunktionen

Perls (1969) beschrieb „Kontakt als eine Ich-Funktion". In der Prä-Therapie wird dieses Konzept um die „Kontaktfunktion(en)" erweitert. Diese Kontaktfunktionen werden durch Prä-Therapie entwickelt oder wiederhergestellt und sind deshalb deren theoretischen Ziele. Die Kontaktfunktionen sind Realitätskontakt, affektiver Kontakt und kommunikativer Kontakt. Gefördert werden sie durch Kontaktreflexionen.

Prä-Therapie: Eine Einführung zur Philosophie und Theorie 505

Realitätskontakt bezeichnet das Gewahrwerden von Menschen, Orten, Dingen und Ereignissen (Welt). Affektiver Kontakt (Selbst-Kontakt) ist das Gewahrwerden von Stimmungen, Gefühlen und Emotionen – unseren Reaktionen auf die Welt und auf andere. Stimmungen sind subtil, diffus und werden im allgemeinen eher erahnt. Gefühle sind klarer und spezifischer einzuordnen. Emotionen sind intensiver und deutlich spürbar. Außerdem gehen sie im allgemeinen auf irgendein Ereignis zurück. Kommunikativer Kontakt wird als die Symbolisierung unseres Selbst und der Welt für andere definiert. Dabei geht es in erster Linie um soziale Sprache. Realitätskontakt, affektiver Kontakt und kommunikativer Kontakt sind die Funktionen, die die Person und ihr existenzielles Dasein integrieren. Der Klient bedarf eines Zugangs zur Welt, zum Selbst und zum Anderen, um als Therapie-Klient funktionieren zu können; deshalb sind das die für eine Therapie *notwendigen Vor-Bedingungen*.

Im folgenden Fallbeispiel (Prouty, 1994, 42) wird gezeigt, wie Kontaktfunktionen entwickelt werden. Realitätskontakt, affektiver Kontakt und kommunikativer Kontakt entfalten sich zu einer Interaktion zwischen Therapeutin und Klientin. Diese Klientin hat eine chronische Schizophrenie und befindet sich in der Psychiatrie; die Therapeutin ist eine Studentin.

K:	Komm mit.
T: WWR	Komm mit.
	(Die Patientin führte mich in eine Ecke des Aufenthaltsraums. Wir standen dort und schwiegen, wie mir vorkam, sehr lange. Da ich nicht mit ihr kommunizieren konnte, beobachtete ich ihre Körperbewegungen und reflektierte diese ziemlich genau.)
K:	(Die Patientin legte ihre Hand an die Wand.) Kalt.
T: (WW-KR)	(Ich legte meine Hand an die Wand und wiederholte das Wort.) Kalt.
	(Sie hielt die ganze Zeit meine Hand, aber wann immer ich ihr eine Reflexion anbot, drückte sie meine Hand fester. Dorothy begann, Wortfragmente zu nuscheln. Ich reflektierte sorgfältig nur jene Worte, die ich verstehen konnte. Was sie sagte, erhielt langsam einen Sinn.)
K:	Ich weiß nicht mehr, was das hier ist. (Sie berührte die Wand; *Realitätskontakt*) Die Wände und Stühle haben keine Bedeutung mehr (*existenzieller Autismus*).

T: WW-KR	(Ich berührte die Wand). Du weißt nicht mehr, was das hier ist. Die Stühle und Wände haben keine Bedeutung mehr für dich.
K:	(Die Patientin begann zu weinen; *Affektiver Kontakt*)
K:	(Nach einiger Zeit begann sie wieder zu sprechen. Dieses Mal sprach sie deutlich; *Kommunikativer Kontakt*). Mir gefällt es hier nicht. Ich bin so müde,... so müde.
T: WWR	(Während ich sanft ihren Arm berührte, war diesmal ich diejenige, die ihre Hand fester drückte. Ich reflektierte.) Du bist so müde, so müde.
K:	(Die Klientin lächelte und sagte mir, dass ich mich direkt vor sie auf einen Stuhl setzen sollte. Sie begann meine Haare zu flechten.)

Dieses Beispiel zeigt deutlich, wie sich in einem therapeutischen Kontext allmählich Kontaktfunktionen entfalten.

2.3. Kontaktverhalten

Die Anwendung der Kontaktreflexionen und die Entwicklung der Kontaktfunktionen führen allmählich zu einer Veränderung im Verhalten. Die Verhaltensveränderungen (Kontaktverhalten) werden zu Forschungszwecken als Grundlage für Messungen operationalisiert. Realitätskontakt wird als die Benennung von Menschen, Orten, Dingen und Ereignissen definiert. Affektiver Kontakt wird als der Ausdruck von Affekt mittels Körper, Sprache oder Mimik operationalisiert. Kommunikativer Kontakt wird in sozial verständlichen Worten oder Sätzen gemessen.

Pilotstudien der Prä-Therapie haben die Skalierung und die Messbarkeit der drei Dimensionen Realität, Affekt und Kommunikation untersucht. Bei ersten Untersuchungen wurden bezüglich Realitätskontakt und kommunikativem Kontakt im Vergleich mit Kontrollgruppen signifikante Unterschiede festgestellt (Hinterkopf, Prouty und Brunswick, 1979). Eine andere Studie, bei der es um die Kontaktreaktionen des Klienten pro Minute ging, ergab einen starken Anstieg in allen drei Dimensionen (Prouty, 1990). De Vre (1992) brachte Daten hervor, die die Validität und Reliabilität unterstützten. Dinacci (1997) konnte mittels Videoaufnahmen die Entwicklung von Klienten aufgrund von Prä-Therapie dokumentieren. In einer Vergleichsstudie mit kleinem Stichprobenumfang konnte er relevante Unterschiede zwischen behandelten Patienten und solchen, die nicht behandelt worden waren, nachweisen (Prouty, in Druck).

3. Das prä-expressive Selbst

Das prä-expressive Selbst ist ein intuitives und heuristisches Konzept, das sowohl aufgrund meiner persönlichen Erfahrung als auch aufgrund klinischer und quantitativer Studien zur Prä-Therapie entwickelt wurde: Als kleiner Junge lebte ich mit meinem geistig behinderten/ psychotischen Bruder in einem Haushalt. Vor langer Zeit erkannte ich bereits, welchen Einfluss diese Erfahrungen auf die Entstehung der Prä-Therapie gehabt haben. Eines Tages, als ich 11 Jahre alt war, hatte ich einen Freund zu mir nach Hause eingeladen. Wir unterhielten uns und ich sagte zu ihm: „Ich frage mich, ob er (mein Bruder) versteht, was wir sagen?" Zu meiner großen Verwunderung antwortete dieser: „Du weißt doch, dass ich dich verstehe, Garry" und fiel dann wieder zurück in seinen regressiven, autistischen Zustand. Jahrelang „verfolgte" mich diese Erfahrung, gab mir ein Gefühl, dass „da drinnen jemand war". Aber erst *nach* der Veröffentlichung meines ersten Buches wurde mir die Bedeutung dieser Erfahrung klar: Im Vorwort zu diesem Buch berichtet Luc Roelens, ein belgischer Psychiater, – im Rahmen seiner Argumentation gegen das medizinische Verständnis von schizophrenen Zuständen – von ähnlichen Fällen, z.B. von einer Klientin in einem ernsthaften und chronischen katatonen Zustand: Als man ihr sagte, dass ihr Gatte vom Dach gefallen war und sich beide Beine gebrochen hatte, antwortete sie sofort, dass sie heimgehen und sich um alles kümmern wolle. Sie hatte danach keinen Rückfall mehr. In Nachuntersuchungen jeweils vier Jahre und zehn Jahre später wies sie lediglich einen milden Autismus auf. Ein anderer Fall, von dem Roelens berichtete, betraf einen stummen Patienten mit einer Schizophrenie, der in einem demenz-ähnlichen Zustand war. Dieser wurde von einer Krankenschwester gefüttert, wobei er sich verschluckte und sie mit Coca-Cola voll spuckte. Er reagierte augenblicklich darauf, indem er sagte: „Entschuldigen Sie bitte, das war nicht meine Absicht". Dann fiel er wieder in seinen vorherigen Zustand von Isolation zurück.

Mein Bruder und diese beiden Fälle bieten einen Anhaltspunkt für die Präsenz eines „prä-expressiven Selbst", das dem Autismus, der Regression, der Psychose, der geistigen Behinderung, der Senilität usw. zugrunde liegt. Es ist jemand „da drinnen".

Prä-expressive Zeichen

Prä-expressive Zeichen sind abgeleitet vom verbalen und sub-verbalen Prozess psychotischen Ausdrucks. Der Gebrauch von Wort-für-Wort-Reflexionen psychotischen Inhaltes führt dazu, dass der Klient sich zur

Realität hin bewegt. Zum Beispiel drückt ein junger katatonischer Patient sich aus, indem er nuschelt „Priester sind Teufel". Das entwickelte sich auf die Dauer über Kontaktreflexionen zu einer Realität homosexueller Annäherungsversuche durch einen Priester aus seiner Ortschaft. Die Bewegung von einer stark verdichteten Metapher zum Ausdruck eines latenten realen Inhalts wird „prä-expressiver Prozess" genannt. Die psychotische Metapher ist „prä-expressiv". Sie enthält die Realität des Patienten in einer prä-expressiven Form. Die semiotische Struktur eines solchen anfangs psychotischen Ausdrucks kann folgendermaßen beschrieben werden: Diese prä-expressiven Formen haben *keinen Kontext*, aus dem man eine Bedeutung ableiten kann, und *keinen Bezug*, anhand dessen ihre symbolische Funktion vervollständigt werden könnte. Das bedeutet, dass diesen Ausdrucksweisen der Realitätsbezug fehlt, und sie scheinen sich auf keine reale Quelle zurückführen zu lassen. Wenn man nicht versteht, dass die latente Realität prä-expressiv „verpackt" ist, kann man dem therapeutischen Potenzial der psychotischen Ausdrucksweise nicht gerecht werden.

Weitere Anzeichen eines prä-expressiven Selbst fanden sich in einzelnen Fallgeschichten und quantitativen Pilotstudien. Sie weisen alle eine Bewegung auf von fragmentierten, unvollständigen, eigenartigen, inkohärenten Ausdrucksweisen hin zu mehr Zusammenhang und Kongruenz – eine Tendenz von einem prä-expressiven zu einem expressiven Zustand hin.

Das prä-expressive Selbst ist eine *pro-aktive Struktur* von Erleben und Symbolisierung, die noch nicht verarbeitet werden. Diese ist in erster Linie durch eine organismische, prä-symbolische Tendenz zur Realität hin gekennzeichnet, möglicherweise ist dies eine Ausdrucksform der Selbstaktualisierungstendenz (Rogers, 1978). Es ist der Gegenpol des Freudschen Konzepts der Regression. Die organismische, prä-symbolische Tendenz *hin zur Realität* steht dem Regressionskonzept der Bewegung *weg von der Realität* diametral entgegen. Das Konzept der Regression ist ein *Entwicklungs*konstrukt, während prä-expressiv ein *therapeutisches* Konzept ist. Diese Konzepte haben einen unterschiedlichen funktionalen Kontext. Sie führen auch zu radikal unterschiedlichen Sichtweisen des psychotischen Prozesses für den Psychotherapeuten. Das Bild, das sich aus der prä-expressiven Sichtweise ergibt, enthält eine Ahnung eines „vergrabenen Selbst", das Bedeutung und Realität in einer *andersartigen semiotischen Struktur* zum Ausdruck bringt und das durch „primitive" Reflexionen (im Sinne der Prä-Therapie) verarbeitet werden kann.

4. Schlussfolgerung

Philosophisch gesehen, befindet sich die Prä-Therapie im Kontext der existenziell-phänomenologischen Tradition. Sie bietet eine „konkrete" Sichtweise des Phänomens, welche konsistent ist mit dem konkreten kognitiven Stil hirngeschädigter und schizophrener Klienten. Auf der Ebene der klientenzentrierten Theorie erweitert die Prä-Therapie Carl Rogers' Begriff von psychologischem Kontakt um drei Dimensionen: die Kontaktreflexionen, die Kontaktfunktionen und das Kontaktverhalten. Die Kontaktreflexionen werden beschrieben als Situationsreflexionen, Gesichtsausdrucksreflexionen, Wort-für-Wort-Reflexionen, Körperhaltungsreflexionen und wiederaufgreifende Reflexionen. Die Kontaktfunktionen oder inneren Funktionen werden als Realitätskontakt, affektiver Kontakt und kommunikativer Kontakt aufgeschlüsselt. Das Kontaktverhalten, das auch für Untersuchungszwecke benützt wird, wird operationalisiert als: Benennung von Menschen, Orten, Dingen und Ereignissen (Realität), Ausdrucksverhalten (Affekt) und soziale Sprache (Kommunikation). Pilotstudien unterstützen dieses theoretische Paradigma.

Klinische und quantitative Studien werden heuristisch in das Konzept des prä-expressiven Selbst integriert. Das wird als ein wesentliches Anliegen des Ansatzes gesehen. Europäische Beiträge gibt es in Form von empirisch gewonnenen Ergebnissen (Dinacci, 1997) und mit dem Konzept des „Kontaktmilieus" (Van Werde). Der Ansatz wird darüber hinaus im geriatrischen Bereich (Van Werde und Morton, 1999) und als zusätzliche Methode bei der Behandlung von Klienten mit multipler Persönlichkeitsstörung und mit Traumata (Roy, 1997; Coffeng, 1995; 1997) angewendet.

Literatur

Arieti S (1955) Interpretation of schizophrenia. New York, Robert Brunner
Boss M (1994) Existential foundations of medicine and psychology. London New York, Aronson
Brockelman P (1980) Existential phenomenology and the world of ordinary experience. New York, University Press of America
Buber M (1964) Elements of the interhuman. In: Friedman M (ed), The worlds of existentialism. New York, Random House, 547–549
Burton A (1973) The presentation of the face in psychotherapy. Psychotherapy: Theory, Research, and Practice 10, 4: 301–307

Coffeng T (1995) Experiential and pre-experiential therapy for multiple trauma. In: Esser U, Pabst G and Speierer G-W (eds), The power of the person-centered approach. New challenges – perspectives – answers. Köln, GwG, 185–203

Coffeng T (1997) Pre-experiential contact with dissociation (video). 4th International Conference on Client-centered and Experiential Therapy. Lisbon

De Vre R (1992) Prouty's pre-therapie. Master's thesis. Department of Psychology, University of Ghent, Ghent (Belgium)

Dinacci A (1997) Ricerca sperimentale sul trattamento psicologico de pazienti schizofrenici con la Pre-terapia di G. Prouty. Psicologia Della Persona II, 4: III–VIII

Farber M (1959) Consciousness and natural reality. Naturalism and Subjectivism. Albany (N.Y.), State University of New York Press, 176–208

Farber M (1967) Descriptive philosophy. Phenomenology and existence: Toward a philosophy within nature. New York, Harper Torchbooks, 14–37

Freidman G (1961) Conceptual thinking in schizophrenic children. Genetic Psychology Monographs 63: 149–196

Gendlin ET (1964) A theory of personality change. In: Worchel P and Byrne D (eds), Personality change. New York, Wiley, 102–148

Goldstein K (1939) The significance of special tests for diagnosis and prognosis in schizophrenia. American Journal of Psychiatry 96: 575–588

Goldstein K and Scheerer M (1941) Abstract and concrete behavior: An experimental study with special tests. Psychological Monographs 53, 2

Gurswitch A (1966) Gelb-Goldstein's concept of „concrete" and „categorical" attitude and the phenomenology of ideation. In: Wild J and Edie J (eds), Studies in phenomenology and psychology. Evanston (Il.), Northwestern University Press, 359–384

Hinterkopf E, Prouty G and Brunswick L (1979) A pilot study of Pre-therapy method applied to chronic schizophrenic patients. Psychosocial Rehabilitation Journal 3: 11–19

Husserl E (1925) Phänomenologische Psychologie. Den Haag, Nijhoff

Jaspers K (1913) Allgemeine Psychopathologie: ein Leitfaden für Studierende, Ärzte und Psychologen. Berlin, Springer

McWilliams K and Prouty G (1998) Life enrichment of a profoundly retarded woman: An application of Pre-Therapy. The Person-Centered Journal 5, 1: 29–35

Merleau-Ponty M (1962) The phenomenal field. In: Honderich T (ed), The phenomenology of perception. London, Routledge and Kegan Paul, 52–63

Mazumdar DP and Mazumdar TK (1983) Abstract and concrete behavior of organic, schizophrenic and normal subjects on the Goldstein-Scheerer Cube Test. Indian Journal of Clinical Psychology 10, 1: 5–10

May R (1983) The discovery of being. New York, Norton (dt.: Die Erfahrung „Ich bin". Paderborn, Junfermann, 1986)

Perls F (1969) Ego, hunger and aggression. New York, Vintage Books (dt.: Das Ich, der Hunger und die Aggression. Stuttgart, Klett-Cotta, 1978)

Peters H (1992) Psychotherapie bij geestelijk gehandicapten. Lisse, Swetz and Zeitlinger

Peters H (1999) Pre-Therapy: An approach to mentally handicapped people. Journal of Humanistic Psychology 39, 4: 8–29

Pörtner M (1996) Ernstnehmen – Zutrauen – Verstehen. Personzentrierte Haltung im Umgang mit geistig behinderten und pflegebedürftigen Menschen. Stuttgart, Klett-Cotta

Prouty G (1976) Pre-therapy: a method of treating pre-expressive psychotic and retarded patients. Psychotherapy: Theory, Research, and Practice 13: 290–294

Prouty G (1990) Pre-therapy: A theoretical evolution in the person-centered/ experiential psychotherapy of schizophrenia and retardation. In: Lietaer G, Rombauts J and Van Balen R (eds), Client-centered and experiential psychotherapy in the nineties. Leuven, Leuven University Press, 645–658

Prouty G (1994) Theoretical evolutions in Person-centered/ experiential psychotherapy: Applications to schizophrenic and retarded psychoses. Westport (Ct.), Praeger

Prouty G (1995) Pre-therapy: An overview. Chinese Mental Health Journal 9(5): 223–225

Prouty G (1998a) Pre-Therapy and Pre-Symbolic experiencing: Evolutions in Person-centered/ experiential approaches to psychotic experience. In: Greenberg L, Watson J and Lietaer G (eds), Handbook of experiential psychotherapy. New York, The Guilford Press, 388–406

Prouty G (1998b) Uma introdução à pré-terapia. In: A Pessoa Como Centro. Lisboa, 57–62

Prouty G (1998c) Pre-therapy and the pre-expressive self. Person-Centred Practice 6, 2: 80–88

Prouty G (2001; in press) Pre-therapy: A treatment for the psychotic retarded. In: Došen A and Kay N (eds), The handbook of treatment of mental illness and behavior disorder in children and adults with mental retardation. Washington (DC), American Psychiatric Press

Prouty G (in press) Client-centered/ Humanistic research and practice with schizophrenic persons. In: Cain D and Seeman J (eds), Humanistic psychotherapies. Handbook of research and practice. Washington (DC), American Psychological Association

Prouty G and Cronwall M (1990) Psychotherapy with a depressed mentally retarded adult: An application of pre-therapy. In: Došen A and Menolascino F (eds), Depression in mentally retarded children and adults. Leiden, Logon, 281–293

Prouty G and Kubiak M (1988a) The development of communicative contact with a catatonic schizophrenic. Journal of Communication Therapy 4, 1: 13–20

Prouty G and Kubiak M (1988b) Pre-therapy with mentally retarded/ psychotic clients. Psychiatric Aspects of Mental Retardation Reviews 7, 10: 62–66

Prouty G and Pietrzak S (1988) Pre-therapy method applied to persons experiencing hallucinatory images. Person-Centered Review 3, 4: 426–441

Prouty G, Van Werde D und Pörtner M (1998) Prä-Therapie. Stuttgart, Klett-Cotta

Reiss S (1994) Handbook of challenging behavior: Mental health aspects of mental retardation. Worthington (Oh.), IDS Publishing Corporation

Rogers CR (1957) The necessary and sufficient conditions of therapeutic personality change. Journal of Consulting Psychology 21: 95–102 (Die notwendigen und hinreichenden Bedingungen für Personlichkeitsentwicklung durch Psychotherapie. In: Rogers CR und Schmid PF, Person-zentriert. Grundlagen von Theorie und Praxis. Mainz, Grünewald, 1991, 165–184)

Rogers CR (1959) A theory of therapy, personality, and interpersonal relationships, as developed in the client-centered framework. In: Koch S (ed), Psychology: A study of a science. Vol. III. New York, McGraw-Hill, 158–256 (dt.: Eine Theorie der Psychotherapie, der Persönlichkeit und der zwischenmenschlichen Beziehungen. Entwickelt im klientenzentierten Ansatz. Köln, GwG, 1987)

Rogers CR (1961) A process conception of psychotherapy. In: On becoming a person. Boston, Houghton Mifflin, 125–159 (dt.: Entwicklung der Persönlichkeit. Psychotherapie aus der Sicht eines Psychotherapeuten. Stuttgart, Klett, 1973)

Rogers CR (1978) The formative tendency. Journal of Humanistic Psychology 18: 23–26

Roy B (1997) An illustration of memory retrieval with a DID client. Paper presented at Eastern Psychological Association, Washington DC

Sartre JP (1952) Das Sein und das Nichts. Versuch einer phänomenologischen Ontologie. Hamburg, Rowohlt

Scheler M (1953) Phenomenology and the theory of cognition. Selected philosophical essays. Evanston (IL), Northwestern University Press

Spiegelberg H (1978) The Phenomenological Movement: A historical introduction. Vol 1. The Hague, Nijhoff

Van Werde D (1989) Restauratie van het psychologisch contact bij acute psychose. Tijdschrift voor Psychotherapie 5: 271–279

Van Werde D (1990) Psychotherapy with a retarded schizo-affective woman: An application of Prouty's pre-therapy. In: Došen A, Van Gennep A and Zwanikken G (eds), Treatment of mental illness and behavioral disorder in the mentally retarded: proceedings of an international congress. Leiden, Logon, 469–477

Van Werde D (1992) Contact-faciliterend werk op een afdeling psychosenzorg: Een vertaling van Prouty's pre-therapie. Vereniging voor Rogeriaanse Therapie 4: 3–20

Van Werde D (1994) Dealing with the possibility of psychotic content in a seemingly congruent communication. In: Mearns D (ed), Developing person-centred counseling. London, Sage, 125–128

Van Werde D and Morton I (1999) The relevance of Prouty's pre-therapy to dementia care. In: Morton I (ed), Person-centred approaches to dementia care. Bycester (U.K.), Winslow Press, 139–166

Van Werde D und Prouty G (1992) Het herstellen van het psychologisch contact bij een schizophrene jonge vrouw, een toepassing van pre-therapie. Tijdschrift Klinische Psychologie 22, 4: 269–280

Der Personzentrierte Ansatz in der Arbeit mit geistig behinderten Menschen

Marlis Pörtner

Von seinen Grundlagen und von seinem Menschenbild her sowie in methodischer Hinsicht kommt der Personzentrierte Ansatz den spezifischen Anforderungen der Arbeit mit geistig behinderten Menschen sehr entgegen. Nachfolgend werden die besonderen Rahmenbedingungen, Schwierigkeiten und Schwerpunkte in der Psychotherapie für diese spezielle Klientengruppe beschrieben sowie die Voraussetzungen, die personzentrierte Grundsätze für diese Arbeit mitbringen. Über die Psychotherapie hinaus bewährt sich die personzentrierte Haltung auch im Alltag von Einrichtungen, in denen behinderte Menschen leben, sofern den Strukturen und Aufgaben der Institution Rechnung getragen wird. Es werden die Elemente personzentrierter Arbeit dargestellt, auf die es in diesem Bereich besonders ankommt, sowie die Möglichkeiten sinnvoller gegenseitiger Ergänzung von Klientenzentrierter Psychotherapie und personzentrierter Gestaltung des Alltags für Menschen mit geistiger Behinderung.

1. Klientenzentrierte Psychotherapie für Menschen mit geistiger Behinderung

Psychotherapie für Menschen mit geistiger Behinderung ist ein relativ neuer Arbeitsbereich, der noch am Anfang seiner Entwicklung steht. Die Klientenzentrierte Psychotherapie verfügt sowohl von ihren Grundprinzipien wie von ihren methodischen Ansätzen her über geeignete Voraussetzungen für dieses spezielle Gebiet und kann einen Beitrag zu dessen Weiterentwicklung leisten. Erst seit den 80er Jahren findet das Thema „Psychotherapie für Menschen mit geistiger Behinderung" auf Kongressen und in der Literatur zunehmend Beachtung. Angehörige verschiedener therapeutischer Schulen haben sich damit auseinandergesetzt (z.B. in Hennicke und Rotthaus, 1993; Lotz, Koch und Stahl, 1994; Lotz, Stahl und Irblich, 1996), darunter auch einige Klientenzentrierte Therapeutinnen (z.B. Badelt, 1984; 1990; 1991; Peters, 1986; 1992a/ 2001;

1992b; Pörtner, 1984; 1990; 1996a; 1996b; 1998; 1999; 2000a; Prouty, 1977; 1990; 1994; Wollmann, 1996; Zinschitz, 1997). Insgesamt sind es jedoch immer noch wenige, die sich in diesem Bereich engagieren.

Lange Zeit wurde sowohl in der klassischen Psychiatrie wie in der herkömmlichen Behindertenpädagogik der Standpunkt vertreten, dass die Verhaltensauffälligkeiten geistig behinderter Menschen ausschließlich auf hirnorganische Defekte zurückzuführen und weder nachvollziehbar noch veränderbar seien. Es ging in erster Linie darum, Menschen mit geistiger Behinderung zu versorgen. Allmählich jedoch setzte sich die Erkenntnis durch, dass Verhaltensstörungen sehr wohl auch durch ungünstige Lebensumstände verursacht sein können. Fortschrittliche Pädagogen setzten sich für Enthospitalisierung und für Normalisierung der Lebensbedingungen von Menschen mit geistiger Behinderung ein. Sie nahmen an, dass der Organismus auf positive Lebensbedingungen positiv reagieren und Verhaltensstörungen verschwinden würden. Doch das erwies sich als Trugschluss. Zum Teil wurden die Störungen noch auffälliger, weil durch die neuen, offeneren Betreuungskonzepte auch die Individualität der behinderten Menschen deutlicher zutage trat. Es stellte sich sogar heraus, dass Menschen mit geistiger Behinderung häufiger an psychischen Störungen leiden als die Durchschnittsbevölkerung (Gaedt, 1987; Lotz und Koch, 1994).

Wenn wir uns die Lebensgeschichten und den Alltag vieler Menschen mit geistiger Behinderung vor Augen führen, erstaunt dieser Befund nicht. Barbara Senckel begründet auf einleuchtende Weise „die erhöhte psychische Verletzlichkeit und Verletztheit" von Menschen mit geistiger Behinderung. Neben „behinderungsbedingten Einschränkungen der kognitiven Verarbeitung und einer relativen Ich-Schwäche" nennt sie als Ursachen traumatisierende Erfahrungen wie: „Mangel an grundlegender Annahme und Wertschätzung; sich wiederholende emotionale Verlassenheit und Trennungen; Abwertung, Zurücksetzung, Ausgrenzung; Fremdbestimmung, Anpassungsdruck, Kontrolle; Einschränkung, Verweigerung der Selbstbestimmung (auch da, wo sie möglich wäre); Perspektivelosigkeit" (Senckel, 1998, 37). Solchen und ähnlichen Erfahrungen begegnen wir bei Menschen mit geistiger Behinderung immer wieder. Sie prägen das spätere Verhalten – oft in einer Weise, die für Außenstehende befremdlich und schwer nachvollziehbar ist. Sie reagieren darauf verständnislos oder ablehnend und verstärken so, ohne es zu wollen, das störende Verhalten: ein Teufelskreis entsteht, der kaum mehr zu durchbrechen ist. Das Zusammenleben wird erschwert, Aggressionen, Unsicherheit, innere Spannungen aber auch diffuse Schuldgefühle machen den Betroffenen zu schaffen, und die Lebensqualität ist erheblich beeinträchtigt.

Es besteht also durchaus ein Bedarf an psychotherapeutischen Angeboten für Menschen mit geistiger Behinderung. Doch wie kann Psychotherapie den spezifischen Anforderungen im Umgang mit ihnen gerecht werden? Obschon der Personzentrierte Ansatz diesen Anforderungen in vieler Hinsicht entgegenkommt, können auch klientenzentrierte Therapeuten die gewohnte Arbeitsweise nicht einfach eins zu eins übertragen. Sie müssen sich Gedanken machen über unterschiedliche Voraussetzungen und Gewichtungen und darüber, wie sie ihr therapeutisches Handeln entsprechend abwandeln können, ohne die personzentrierten Grundlagen aufzugeben.

1.1. Grundsätzliche Bedenken

Nicht unberechtigt werden immer wieder auch grundsätzliche Bedenken gegen Psychotherapien mit geistig behinderten Menschen angemeldet und die Meinung vertreten, man müsse sie „akzeptieren statt therapieren" (Stahl, 1996, 20).

Aus personzentrierter Sicht sind jedoch Therapie und akzeptierende Haltung kein Widerspruch. Im Gegenteil: Menschen so zu akzeptieren, wie sie sind, wird in der Klientenzentrierten Therapie als eine Grundbedingung betrachtet, die Veränderungsprozesse überhaupt erst möglich macht. (Allerdings würden wir für therapeutische Prozesse nicht den Begriff „therapieren" brauchen, der suggeriert, dass es die Therapeutin ist, die den Klienten verändert.) Menschen mit geistiger Behinderung so zu akzeptieren, wie sie sind, bedeutet jedoch keineswegs, ihnen keine Entwicklungschancen mehr einzuräumen. Beides ist notwendig: einerseits den anderen Menschen so anzunehmen, wie er ist, ohne ihn in eine bestimmte Richtung verändern zu wollen, andererseits ihm durchaus Entwicklungsschritte zuzutrauen, aufmerksam darauf zu achten, wo sich solche anbahnen, und sie einfühlend zu unterstützen und zu fördern. Meine Formulierung lautet deshalb: „Akzeptieren und nicht bestimmte Veränderungen bewirken wollen, aber Bedingungen bieten, die Veränderung ermöglichen." Damit ist zugleich ein zentraler Aspekt der Klientenzentrierten Psychotherapie umschrieben. Psychotherapie wird nicht als etwas verstanden, was mit anderen Menschen „gemacht" wird, sondern als ein Öffnen von Räumen, in denen sie eigene, ihnen bisher nicht zugängliche Ressourcen entdecken und nutzen können.

Wenn Sylvia Görres als analytisch orientierte Autorin, in Bezug auf Menschen mit geistiger Behinderung schreibt: „So kann Psychotherapie vielfach zur erstmaligen Erfahrung einer nicht wertenden, nicht urteilenden, ihn ernstnehmenden Beziehung eines anderen Menschen zu ihm werden" (Görres, 1996, 30), formuliert sie damit fast wörtlich, was die Klientenzentrierte Psychotherapie als zentralen Faktor im therapeutischen Prozess betrachtet. Und ihre Warnung: „Geistig Behinderte sind jeder Form von autoritärer Machtausübung hilfloser ausgeliefert als wir. Suggestiven Anweisungen, unzensierten emotionalen Übergriffen, z.B. in einer negativen Gegenübertragung, stehen sie wehrlos gegenüber" (Görres, 1996, 34), können auch klientenzentrierte Therapeutinnen nur beherzigen. Sie erinnert an ein Grundprinzip der Klientenzentrierten Psychotherapie und macht deutlich, wie unverzichtbar es ist, auch – und gerade – geistig behinderten Menschen mit einer *einfühlenden, akzeptierenden, nicht wertenden* Haltung zu begegnen und bereit zu sein, sich auf *ihre* Welt einzulassen, mag sie noch so unverständlich und unzugänglich erscheinen.

1.2. Spezifische Aspekte, Schwierigkeiten und Gewichtungen

Die Grundhaltung, mit der wir Menschen mit geistiger Behinderung begegnen ist dieselbe wie bei nicht behinderten Klientinnen auch. Doch die Voraussetzungen sind nicht ganz dieselben. Menschen mit geistiger Behinderung kommen in der Regel *nicht aus eigenem Antrieb* in eine Psychotherapie, sondern werden von Bezugspersonen geschickt. Auch wenn sie sprechen können, sind sie *selten in der Lage über ihre Befindlichkeit zu reden*, sodass diese nur sehr indirekt zum Ausdruck kommt. *Sprachlosigkeit, Sprachstörungen und bizarre Ausdrucksweisen* erschweren das Verständnis. Sich auf den – meist verlangsamten, oft sprunghaften, zuweilen aber auch überhetzten *Rhythmus der behinderten Menschen* einzustellen, fällt nicht immer leicht. Eine weitere Schwierigkeit besteht in der *Unklarheit, ob gewisse Verhaltensweisen durch die Behinderung bedingt sind oder auf psychische Störungen hinweisen*. Außerdem ist *Flexibilität in Bezug auf das Setting* erforderlich, denn nicht immer lässt es sich so gestalten, wie es für eine Psychotherapie wünschenswert wäre.

Einige Elemente, die ich in der Klientenzentrierten Psychotherapie ganz allgemein für wichtig halte (Pörtner, 1994), haben in der Arbeit mit geistig behinderten Menschen besonderes Gewicht. Dazu gehören die *kleinen Schritte*, die Einsicht, dass *der Weg ebenso wichtig ist wie das Ziel*, das Wissen darum, dass *nicht die Defizite entscheidend sind, sondern die Ressourcen* und vor allem auch die Erkenntnis, dass *das Wichtigste außerhalb der Therapiestunde geschieht*.

Menschen mit geistiger Behinderung verlangen – von wenigen Ausnahmen abgesehen – kaum jemals aus eigenem Antrieb nach einer Psychotherapie. Viele können sich gar nicht recht vorstellen, was das ist, andere empfinden – nicht selten aufgrund von Erfahrungen in der Psychiatrie – eine diffuse Angst vor allem, was in irgendeiner Form mit der Bezeichnung „Psycho" zu tun hat. In der Regel sind es die Angehörigen, Versorger oder Mitarbeiterinnen der Einrichtung, die finden, die betreffende Person bedürfe psychotherapeutischer Hilfe. (Dasselbe gilt für die meisten Therapien mit Kindern und Jugendlichen.) Nicht selten verbinden sie damit ganz bestimmte Ziele und sehr konkrete Vorstellungen davon, was die Therapie bewirken soll. Da muss die Therapeutin sorgfältig darauf bedacht sein, sich nicht zum Erfüllen von Aufträgen benutzen zu lassen, sondern wirklich offen zu bleiben für die Anliegen des Klienten selber. Nur so besteht die Chance, dass er *Vertrauen gewinnt*, dass *eine therapeutische Beziehung entsteht* und dass *aus der Unfreiwilligkeit ein selber Wollen wird*. Dieser Wandel vollzieht sich nicht immer schon in der ersten Stunde. Es braucht Zeit – bei den einen mehr, bei den anderen weniger – doch ohne dieses selber Wollen bleibt die Psychotherapie chancenlos. Für den Therapeuten ist es oft eine Gratwanderung, denn – anders als bei nicht behinderten erwachsenen Klientinnen – ist er *auf Zusammenarbeit und Austausch mit den Bezugspersonen angewiesen*. Wir werden darauf noch zurückkommen. Grundsätzlich geht es in der Psychotherapie *niemals darum, behinderte Menschen nach den Wünschen der Bezugspersonen umzuformen, sondern darum, ihnen ganz persönliche Entwicklungsschritte und Entscheidungsfindungen zu ermöglichen*.

Oft ist *schwer zu unterscheiden, ob gewisse Verhaltensweisen durch die Behinderung bedingt oder als Anzeichen psychischer Probleme zu betrachten sind*. Das ist wohl mit ein Grund, weshalb das Vorhandensein solcher Störungen lange Zeit gar nicht erkannt wurde. Inzwischen weiß man, dass behinderte Menschen zwar an denselben psychischen Erkrankungen leiden wie nicht behinderte Menschen, doch „dass deren Erscheinungsweise sich mit zunehmendem Behinderungsgrad von dem gewohnten Krankheitsbild entfernt" (Senckel, 1998, 22). Zudem ist bei manchen Symptomen „unklar, ob sie bei geistig behinderten Menschen dieselben Rückschlüsse zulassen wie bei nicht behinderten" (Senckel, 1998, 21). Herkömmliche diagnostische Kategorien sind also nur bedingt anwendbar. In diesem Zusammenhang erweist es sich als Vorteil, dass in der klientenzentrierten Sichtweise der Schwerpunkt nicht auf der Diagnostik liegt, sondern auf dem Bemühen, *die subjektive Welt des Klienten zu verstehen*. Bei geistig behinderten Menschen ist das besonders wichtig, denn sie „besitzen nur ein eingeschränktes Spektrum an Verhaltens- und

Reaktionsweisen, um die unterschiedlichsten inneren Zustände auszudrücken" (Senckel, 1998, 21). Die Vorstellung von einer „prä-expressiven" Ebene (Prouty, 1994; Prouty, Van Werde und Pörtner, 1998), auf der etwas nach Ausdruck sucht, das sich noch nicht recht auszudrücken vermag, öffnet einen Zugang zum vertieften Verständnis von Verhaltensweisen oder Äußerungen, die zunächst nicht nachvollziehbar scheinen.

Der ausschließlich „diagnostische Blick", der immerzu die Defizite im Auge hat, trübt den Blick auf das, was behinderte Menschen können, und legt sie allzu sehr auf das fest, was sie nicht können. Was fehlt, steht dann so sehr im Vordergrund, dass kaum beachtet wird, was da ist. So kann es sich nicht weiterentwickeln und verkümmert. Denn: *nicht in den Defiziten liegt das Potential zu Veränderung, sondern in den Ressourcen*. Die müssen aufgespürt, gefördert und genutzt werden. Wie wichtig es ist, sich bei geistig behinderten Menschen an den Ressourcen zu orientieren, haben nicht nur klientenzentrierte Therapeuten erkannt. Fengler betont dabei noch einen anderen Aspekt: „Ressourcen-Orientierung hat unmittelbar mit Psychohygiene zu tun. Wer als Therapeut den Therapieverlauf als Entwicklung und Entfaltung von Möglichkeiten betrachtet und sich selbst entsprechend als Gärtner sieht oder als Heger, oder als jemand, der ein kostbares Geschenk auspackt, also aus-wickelt oder ent-wickelt, wird gewiss von einem anderen Lebensgefühl dabei geleitet sein als jemand, der eine Behinderung mit psychologischen Techniken *bekämpft*. Denn dieser letztere befindet sich im Krieg" (Fengler, 1996, 131). In diesem prägnanten Bild finden wir wesentliche Elemente der Klientenzentrierten Psychotherapie wieder.

Sprachlosigkeit, Sprachstörungen und bizarre Verhaltensweisen sind Barrieren für die Verständigung, die überwunden werden müssen. Vielen Menschen mit geistiger Behinderung steht Sprache gar nicht oder nur sehr beschränkt zur Verfügung. Die Beziehung bahnt sich dann in einem subtilen, nicht verbalen, vor-sprachlichen Bereich an, den viele Therapeutinnen erst noch entdecken müssen. Ein eindrückliches Beispiel in dieser Hinsicht ist „Ein hoffnungsloser Fall?" (Pörtner, 1996a, 170–182): die Erfahrungen der Psychologin Barbara Krietemeyer mit einer schwer behinderten Frau. Für den Zugang zu solch „sprachlosen" Menschen ist Proutys Prä-Therapie eine unschätzbare Hilfe (Prouty, 1994; Prouty, Van Werde und Pörtner, 1998) (siehe auch Proutys Beitrag über Prä-Therapie im vorliegenden Buch). Verbal oder nicht verbal, müssen wir *die „Sprache" des Gegenübers finden* – und immer wenn uns das gelingt, bedeutet es auch für uns eine Bereicherung und eine Erweiterung unseres menschlichen Verständnisses und unserer therapeutischen Kompetenz.

Sprachstörungen verschiedenster Art kommen auch bei leichter behinderten Menschen häufig vor und erschweren der Therapeutin das einfühlende Verstehen. Hier bewährt sich ein altes (manchmal zu Unrecht belächeltes) methodisches Element der Gesprächspsychotherapie: *Wiederholen, was man verstanden hat*. Viele Menschen, die sich sprachlich schlecht ausdrücken können, erleben immer wieder, dass ihre Umgebung mit „jaja" reagiert, ohne im geringsten verstanden zu haben, was sie ausdrücken wollten – eine Erfahrung, die sie zunehmend ausgrenzt und isoliert. Wenn sie nun – oft zum erstenmal – erleben, dass jemand nicht locker lässt, bis er wirklich verstanden hat, so ist das ein zutiefst befreiendes Erlebnis, das meist mit einem tiefen Aufatmen quittiert wird. Wie wichtig diese Erfahrung für einen Menschen mit geistiger Behinderung ist, hat mich eine meiner ersten Klientinnen auf eindrückliche Weise gelehrt: Auch als ich mich schon recht gut in ihre Ausdrucksweise eingehört hatte und das eigentlich nicht mehr nötig fand, bestand sie hartnäckig darauf, dass ich jeden ihrer Sätze wiederholte. Offensichtlich brauchte sie diese Bestätigung, um sicher zu sein, dass ich sie wirklich verstanden hatte (Pörtner, 1984; 1990).

Andere, denen Sprache zur Verfügung steht und die sich vordergründig sehr gut ausdrücken können, sprechen oft in vorgefertigten Klischees, die sie von den „Normalen" aufgeschnappt haben, denen sie so gerne gleichen möchten. Diese „Fertigsätze" haben meist wenig oder nur sehr indirekt mit ihrem Erleben zu tun, doch weil die behinderten Menschen sie mit „Normalität" verbinden, klammern sie sich daran und finden nur schwer zu einer persönlicheren Ausdrucksweise. Der Therapeut muss die *Erlebensqualität*, die sich indirekt und oft sehr versteckt in diesen vordergründig banalen und oft stereotypen Redewendungen ausdrückt, sensibel wahrnehmen können. Und er braucht Geduld und einen langen Atem, um dem behinderten Menschen dieses eigene Erleben behutsam und ganz allmählich ein wenig näher zu bringen, indem er immer wieder *die Erlebensqualität und den emotionalen Gehalt in seinen Äußerungen aufgreift* – auch das ist ein bewährtes methodisches Element der Klientenzentrierten Psychotherapie.

Oft ist es sehr schwierig für den begleitenden Therapeuten, dem *Rhythmus des behinderten Menschen* zu folgen. Ausgeprägte Verlangsamung kann, ebenso wie hektisches Springen von einem Punkt zum anderen, die Geduld auf eine harte Probe stellen. In diesem Zusammenhang ist auch *das zeitliche Setting* zu überdenken. Für manche – aber durchaus nicht für alle – Menschen mit geistiger Behinderung sind kürzere Sitzungen von 20–30 Minuten sinnvoll. Bei manchen erscheinen größere

Abstände zwischen den einzelnen Sitzungen angebracht, bei anderen wiederum erweist sich schon die eine Woche, die dazwischenliegt, als Kluft, die sie schwer überbrücken können. Wir stehen auch in dieser Beziehung noch am Anfang unserer Erfahrungen und sollten entsprechend flexibel sein in Bezug auf die Gestaltung der individuellen zeitlichen Struktur.

Phasen, in denen alles zu stagnieren scheint, erleben wir auch bei anderen Klientinnen, doch sind sie bei Menschen mit geistiger Behinderung noch viel ausgeprägter. Umso aufmerksamer müssen *die kleinen, ja manchmal winzigen Schritte* beachtet werden, die oft kaum wahrnehmbar, eben doch passieren. Dabei ist es nützlich, von Zeit zu Zeit zurückzublicken. Aus einem gewissen Abstand wird auf einmal eine – oft recht beachtliche – Wegstrecke sichtbar, die trotz scheinbarem Stillstand zurückgelegt worden ist. Oder was als ständiges sich im Kreise Drehen erschien, erweist sich im Rückblick als spiralförmige Bewegung, die sich unmerklich, aber stetig öffnet. Es sind vielleicht Nuancen: Die Klientin gerät immer noch ausser sich über gewisse Verhaltensweisen eines Mitbewohners, aber sie kann sich schneller wieder auffangen; der Klient, dessen Ausbrüche in seiner Wohngruppe gefürchtet sind, hat immer noch Wutanfälle, aber sie äußern sich jetzt häufiger verbal und nur noch selten in Tätlichkeiten. Das sind Veränderungen, die durchaus zählen, auch wenn es nur kleine Schritte sind.

Was ich an anderer Stelle über die Bedeutung der kleinen Schritte in der Klientenzentrierten Psychotherapie geschrieben habe (Pörtner, 1994), gilt in besonderem Maße auch für Menschen mit geistiger Behinderung. Sie (und ihre Bezugspersonen!) sind meist so fixiert auf ihre Defizite, dass sie gar nicht zu erkennen vermögen, wenn sie einen – vielleicht kleinen, aber bedeutsamen – Schritt gemacht haben. Deshalb müssen diese kleinen Schritte aufmerksam wahrgenommen und nachdrücklich ermutigt werden, nicht nur von der Therapeutin in der Therapiestunde, sondern vor allem auch von den Bezugspersonen im Alltag. Denn: „Jeder Schritt, und sei er noch so klein, beweist die Fähigkeit, Schritte zu machen, und birgt das Potential zu weiteren Schritten" (Pörtner, 1996, 38).

Ganz besonders trifft für Menschen mit geistiger Behinderung zu, dass der Weg ebenso wichtig ist wie das Ziel. Ihr Selbstkonzept ist geprägt von Erfahrungen wie: „ich kann das nicht, ich bin unfähig, ich mache es falsch". Sich selbst als jemanden zu erleben, der fähig ist, Schritte zu machen, der nicht mehr nur festgefahren, sondern in der Lage ist, etwas zu verändern und „es richtig zu machen", eröffnet dem Selbstbild neue

Perspektiven. Und das ist viel entscheidender als ein bestimmtes Ziel zu erreichen – vor allem, wenn dieses Ziel von anderen vorgegeben wird.

1.3. Schwerpunkte im therapeutischen Prozess

Worum geht es denn nun aber in der Psychotherapie für Menschen mit geistiger Behinderung, wenn nicht darum, gezielt unerwünschte Verhaltensweisen zu verändern?

Ganz grundsätzlich werden in einer Psychotherapie *Veränderungen im Selbstkonzept* angestrebt. Für die meisten Menschen mit geistiger Behinderung (wie übrigens für viele andere Klienten auch) geht es zunächst vor allem darum, *ein besseres Selbstwertgefühl* zu entwickeln, *eine andere – annehmendere, versöhnlichere – Haltung zu sich* zu finden, damit weitere Veränderungen überhaupt möglich werden. Sich selbst anzunehmen fällt Menschen mit geistiger Behinderung im allgemeinen sehr schwer, denn sie werden von der Umwelt ständig mit ihrer Unfähigkeit und Unzulänglichkeit konfrontiert. Sie leiden unter ihrem „anders Sein" und messen sich an dem, was sie für „normal" halten. In aller Regel haben sie ein schlechtes Selbstwertgefühl – die unrealistische Selbstüberschätzung, die bei manchen zu beobachten ist, widerlegt das nicht: es ist nur die Kehrseite derselben Medaille. *Sich mehr zuzutrauen*, auf der anderen Seite aber auch *seine Grenzen zu erkennen* – in dieser Hinsicht vermag Psychotherapie etwas zu bewirken, und dabei ist die personzentrierte Haltung ein entscheidender Faktor. Vom Therapeuten angenommen sein, hilft der Klientin, sich – mit ihren Unzulänglichkeiten – auch selber besser anzunehmen. Das allein bedeutet schon Veränderung. Das Lebensgefühl verbessert sich, und Energien werden freigesetzt, die neue Blickwinkel eröffnen und vielleicht weitere Entwicklungsschritte ermöglichen.

Die Kontaktfunktionen entwickeln, wiederherstellen und festigen, ist ein weiteres zentrales Element in der Psychotherapie mit geistig behinderten Menschen. Prouty definiert Kontaktfunktionen als „Kontakt zur Realität, Kontakt zu sich selbst und Kontakt zu anderen" (Prouty, 1994; Prouty, Van Werde und Pörtner, 1998). Diese sind bei geistig behinderten Menschen fast immer beeinträchtigt oder haben sich nur unzulänglich entwickeln können. Hier bietet Proutys Konzept der Prä-Therapie, ganz auf klientenzentrierten Grundlagen aufbauend, wertvolle methodische Hilfen, die nicht nur für die Psychotherapie Bedeutung haben, sondern sich auch auf Alltagssituationen umsetzen lassen (Prouty, 1994; Prouty, Van Werde und Pörtner, 1998; Pörtner, 1993; 1996c) (siehe auch das entsprechende Kapitel in Proutys Beitrag im vorliegenden Buch).

Sich selbst besser annehmen können, mehr in Kontakt sein mit der Realität, mit den eigenen Gefühlen und mit anderen Menschen – das hat unweigerlich Auswirkungen auf das Verhalten und erweitert den Handlungsspielraum. Trotzdem wir nicht gezielt Verhaltensänderungen zu bewirken suchen: sie bleiben nicht aus, wenn das Selbstkonzept sich verändert und das Selbstwertgefühl stärker wird. Und es macht einen entscheidenden Unterschied, ob jemand brachliegende Ressourcen in sich selber entdeckt und eigene Schritte macht – wenn auch vielleicht nicht genau die, welche wir uns vorgestellt haben – oder ob er in eine bestimmte Richtung gedrängt wird. Auch das ist ein wesentliches Element der klientenzentrierten Sichtweise, nicht nur in Bezug auf Menschen mit geistiger Behinderung.

Manche behinderte Menschen können Veränderungen im Selbstkonzept durchaus verbalisieren, oft in erstaunlich ausdrucksstarken Bildern. Vor allem aber lassen sie sich am Verhalten ablesen: mehr Sicherheit, mehr Selbstbewusstsein, mehr Mut zu Eigenständigkeit und eigener Meinung – sowohl im Alltag wie auch der Therapeutin gegenüber.

Das wichtigste geschieht außerhalb der Therapiestunde – diese Binsenwahrheit können sich Therapeuten nie genug vor Augen halten. Sie gilt keineswegs nur für Menschen mit geistiger Behinderung, aber für sie ganz besonders. Die aufregendsten Erlebnisse in der Therapiestunde nützen dem Klienten wenig, wenn es ihm nicht gelingt, im Alltag neue und andere Erfahrungen mit sich und anderen zu machen. Auch deshalb ist Austausch und Zusammenarbeit mit den Bezugspersonen eine Notwendigkeit.

1.4. Die Zusammenarbeit mit den Bezugspersonen

Menschen mit geistiger Behinderung sind *selten in der Lage, das was sie in der Therapiestunde erleben, ohne Hilfestellung von außen auf den Alltag zu übertragen.* Sie trauen sich wenig zu und sind schnell entmutigt. Deshalb sollten die Bezugspersonen in der Lage sein, sich anbahnende Prozesse zu verstehen, damit sie im Alltag nicht untergehen, sondern unterstützt werden können. Verhaltensweisen, die zunächst nur als störend wahrgenommen werden, sind unter Umständen Anzeichen für wichtige Entwicklungsschritte. Wenn die Bezugspersonen dafür sensibilisiert sind, können sie angemessener darauf reagieren. Der Therapeut seinerseits erfährt oft nur durch Rückmeldungen von Bezugspersonen, dass sich im Alltag positive Veränderungen abzeichnen oder neue Schwierigkeiten aufgetaucht sind. Manche Menschen mit geistiger Behinderung erleben zwar Veränderungen, aber nehmen sie nicht bewusst als solche wahr: sie leben so sehr im Augenblick, dass sie im Moment, wo sich etwas verändert hat, schon nicht mehr wissen, wie es vorher war. Andere nehmen Veränderungen sehr wohl wahr, können sie aber nicht formulieren oder mitteilen.

Eine weitere Schwierigkeit besteht darin, dass viele Menschen mit geistiger Behinderung Mühe haben, über Erlebnisse zu sprechen, die einige Tage zurückliegen. Konflikte und Probleme – oder auch positive Erfahrungen – sind für sie schnell nicht mehr präsent, und wenn nicht etwas ganz Akutes vorliegt, wissen sie nicht so recht, was sie mit der Therapiestunde anfangen sollen. Da ist es hilfreich, wenn die Therapeutin nachfragen oder den Klienten auf Ereignisse, von denen sie erfahren hat, ansprechen kann. Für Menschen mit geistiger Behinderung wäre es oft sinnvoller, wenn sie gleich nachdem etwas geschehen ist, darüber sprechen könnten. In dieser Hinsicht sind Therapeuten im Vorteil, die innerhalb einer Institution arbeiten: Gespräche können von Fall zu Fall angesetzt werden, wenn es notwendig ist oder wenn die Klientin es von sich aus wünscht. Zudem steht ihnen in der Regel ein geeigneter Therapieraum zur Verfügung, während die Therapeutin, die von außen in die Institution kommt, oftmals *bezüglich des Settings erhebliche Abstriche in Kauf nehmen* und sich mit einer Ecke im Aufenthaltsraum oder in der Eingangshalle begnügen muss, wo Lärm und ein ständiges Kommen und Gehen die Konzentration erschweren. Außerhalb der Institution zu stehen, hat auf der anderen Seite den unschätzbaren Vorteil der größeren Neutralität und Distanz.

Ein gelegentlicher *Erfahrungsaustausch* mit den Bezugspersonen ist demnach wünschenswert und notwendig, zugleich aber muss unbedingt *die Vertraulichkeit der Therapiestunde* gewahrt bleiben. Das ist eine heikle Balance, die vom Therapeuten Subtilität, Transparenz und klares Differenzieren erfordert. Zum Beispiel kann er das Verständnis der Bezugspersonen erweitern, indem er aus seiner Sicht schildert, wo der Klient zur Zeit steht, *ohne inhaltlich etwas von dem preiszugeben, was dieser ihm anvertraut hat*. Es gibt jedoch auch Klientinnen, die ausdrücklich wünschen, dass die Therapeutin etwas an die Bezugspersonen weitergibt, was in der Therapiestunde zur Sprache gekommen ist, weil sie das im Alltag nicht so klar ausdrücken können. In jedem Fall müssen die Klienten informiert werden, wenn Gespräche stattfinden, und sich darauf verlassen können, dass die Grenze zwischen dem, was zur Sprache kommen kann, und dem, was vertraulich bleiben muss, strikt eingehalten wird.

Zusammenarbeit ist auch deshalb wichtig, weil Menschen mit geistiger Behinderung überfordert sind, wenn die Gegensätze zwischen dem, was sich im Verlauf der Therapie entwickelt, und dem, was in ihrem Umfeld verlangt oder toleriert wird, zu groß sind. Therapeut und Bezugspersonen dürfen auf keinen Fall gegeneinander arbeiten, denn es sind immer die behinderten Menschen, die es ausbaden müssen und darunter leiden. Deshalb ist es wichtig, *den Bezugspersonen beratend beizustehen* und bei ihnen Verständnis für die therapeutische Arbeit und für den Entwicklungsprozess des Klienten zu wecken. Auf der anderen Seite muss sich die Therapeutin aber *auch in die Bezugspersonen einfühlen können, sie ernstnehmen und ihre Rahmenbedingungen anerkennen und berücksichtigen.* Zwar darf sie, wie schon erwähnt, keinesfalls zur Erfüllerin von Aufträgen werden, aber es kann in bestimmten Situationen durchaus sinnvoll sein, einer Klientin auch einmal die Position der Bezugspersonen zu erklären – ohne sie selber einzunehmen – und so vielleicht etwas mehr Verständnis dafür zu wecken.

Besonders gut sind die Voraussetzungen für die Zusammenarbeit mit Mitarbeitern von Institutionen, in denen ebenfalls auf personzentrierter Grundlage gearbeitet wird. Da hat der Personzentrierte Ansatz den großen Vorteil, dass in seinem Rahmen über die Psychotherapie hinaus auch *Konzepte für andere Arbeitsgebiete* entwickelt worden sind.

2. Personzentrierte Arbeit im Alltag von Einrichtungen für Menschen mit geistiger Behinderung

Die Einsicht, dass *das wichtigste außerhalb der Therapiestunde geschieht*, verweist auf die entscheidende Bedeutung, welche der Gestaltung des Alltags für die seelische Gesundheit geistig behinderter Menschen zukommt. Dion Van Werde belegt eindrücklich, wie sehr die Art und Weise, wie der Alltag in einer psychiatrischen Klinik abläuft, die Kontaktfunktionen stärken oder beeinträchtigen kann. Die Konzepte, die er an der psychiatrischen Klinik Sint-Camillus in Gent (Belgien) gemeinsam mit den zuständigen Mitarbeitern für die Gestaltung des Stationsalltags, der Beschäftigungstherapie, der Freizeitangebote u.a.m. entwickelt und verwirklicht hat (Van Werde, 1994; 1995; Van Werde und Van Akoleyen, 1994; Pörtner, 1996a; Prouty, Van Werde und Pörtner, 1998), sind beispielhaft und zukunftweisend, auch für Einrichtungen, in denen Menschen mit geistiger Behinderung leben.

Aus personzentrierter Sicht hat *das Erleben eine zentrale Bedeutung*. Menschen mit geistiger Behinderung haben meist wenig Zugang dazu. Naturgemäß bietet der Alltag sehr viel mehr Gelegenheiten, das Erleben anzuregen und darauf einzugehen als die Therapiestunde. Diese Gelegenheiten zu erkennen und zu nutzen, ist für viele Bezugspersonen zunächst ungewohnt. Sie sind viel mehr auf das ausgerichtet, was geschieht, als darauf, *wie* etwas geschieht und *wie es erlebt wird*. Doch wenn ihre Wahrnehmung erst einmal für die Qualität des Erlebens sensibilisiert ist, eröffnen sich ihnen ganz neue Aspekte der Beziehung und der Kommunikation. Auch lässt sich auf diese Weise manche aggressive Eskalation vermeiden. Zumindest aber – und das allein ist schon sehr wichtig – wird bei den behinderten Menschen die Entfremdung vom eigenen Erleben im Alltag nicht noch weiter verstärkt.

Aus den Grundlagen des Personzentrierten Ansatzes lassen sich ganz konkrete Richtlinien für die Alltagsarbeit in sozialen Einrichtungen ableiten – Richtlinien, die nicht etwas vorschreiben, sondern ein Gerüst bieten, an dem sich das Handeln orientieren kann. Das personzentrierte Konzept „Ernstnehmen, Zutrauen, Verstehen" (Pörtner, 1996a; 1996b; 1998; 2000a; 2000b; 2000c), das ich aufgrund langjähriger Erfahrung als Supervisorin und Praxisberaterin in solchen Institutionen entwickelt habe, beruht auf den gleichen Grundprinzipien wie die Klientenzentrierte Psychotherapie, ist jedoch ganz auf die praktische Arbeit in einer Einrichtung – zum Beispiel für Menschen mit geistiger Behinderung oder für pflegebedürftige oder alte Menschen – zugeschnitten. Es vermittelt den Mitarbeiterinnen in solchen Einrichtungen konkrete Handhaben, wie sie im Alltag personzentriert arbeiten können.

Trotzdem die Grundprinzipien dieselben sind, halte ich eine *klare Unterscheidung zwischen Klientenzentrierter Psychotherapie und dem Personzentrierten Ansatz im weiteren Sinn* für unerlässlich (Pörtner und Monstein, 1985; Pörtner, 1994). Die Rahmenbedingungen sind anders, die Aufgaben sind andere. Gerade da, wo sich die Bereiche überschneiden – und das kommt in der Arbeit mit geistig behinderten Menschen immer wieder vor – ist die Unterscheidung besonders wichtig. Man muss die Grenze kennen, um sie zu respektieren, aber wenn nötig auch einmal bewusst überschreiten zu können. Bezugspersonen müssen sich im Alltag auch einmal therapeutisch verhalten, um eine schwierige Situation zu entschärfen oder eine Eskalation zu verhindern. Und die Arbeit der Therapeutin mit einem geistig behinderten Menschen kann sich streckenweise in einem Bereich bewegen, den ich nicht als Psychotherapie im engeren

Sinn, sondern eher als personzentrierte Beratung oder Begleitung bezeichnen würde. Die beiden unterschiedlichen Tätigkeitsgebiete können sich sinnvoll ergänzen, wenn mit der gleichen Grundhaltung gearbeitet wird. Das lässt die betroffenen Menschen eine Kontinuität erleben, die sich positiv auf ihre Befindlichkeit und auf das Zusammenleben in der Gruppe auswirkt.

Das Umfeld, in dem Menschen mit geistiger Behinderung leben, sollte ihre Eigenständigkeit fördern, ihnen Entscheidungsspielraum lassen, sie in ihrer persönlichen Entwicklung nicht behindern und ihnen größtmögliche Selbstbestimmung erlauben. Doch wie lässt sich das verwirklichen, wenn sie doch in mancher Hinsicht den damit verbundenen Anforderungen nicht gewachsen und auf Hilfe angewiesen sind?

In diesem Zusammenhang ist das *Gleichgewicht zwischen Rahmen und Spielraum* von zentraler Bedeutung. Es ist ein tragendes Element in der Alltagsarbeit und muss – angepasst an die beteiligten Personen und an die jeweilige Situation – immer wieder neu gefunden werden. Ein Rahmen ist nur dann sinnvoll, wenn er Spielraum absteckt, und Spielraum kann nur dann genutzt werden, wenn er überschaubar ist, also einen klaren Rahmen hat. Eine wichtige Hilfe sind dabei *Stützen für selbstständiges Handeln*. Um etwas selbstständig zu tun, fehlt bei Menschen mit geistiger Behinderung manchmal nur ein kleines Verbindungsstück, eine Verknüpfung, die sie nicht machen können. Wenn die Bezugspersonen solche Lücken differenziert wahrnehmen, können sie dem betreffenden Menschen genau die Unterstützung geben, die er braucht, ohne ihn dadurch mehr als unbedingt nötig in seiner Selbstständigkeit einzuschränken.

Das Postulat, die Selbstständigkeit geistig behinderter Menschen zu fördern, ist heute allgemein anerkannt. Doch wenn wir genau hinsehen, beinhaltet es oft sehr genaue Vorstellungen davon, was diese Menschen „selbstständig" tun müssten. Ob es auch dem entspricht, was sie selber wollen, wird meist nicht gefragt. So kippt, was als Förderung von Selbstständigkeit gedacht ist, nicht selten in Bevormundung um. Ich spreche deshalb lieber von *Eigenständigkeit fördern*. Eigenständig handeln kann manchmal auch heißen, sich nicht so zu verhalten, wie die Bezugspersonen es möchten. Das sollte nicht als persönliche Kränkung aufgefasst und bekämpft, sondern als eigenständige Regung begrüßt und – wo immer der Rahmen es zulässt – unterstützt werden.

Menschen, die weitgehend fremdbestimmt leben müssen, haben meist ein ausgeprägtes Bedürfnis nach Eigenständigkeit, auch wenn sie vordergründig zu Überanpassung neigen. Wenn für dieses Bedürfnis nur wenig Spielraum vorhanden ist, kann es sich an Kleinigkeiten festhaken, die den Bezugspersonen völlig nebensächlich erscheinen, den betroffenen Menschen aber äusserst wichtig sind. Menschen mit geistiger Behinderung empfinden dieses Autonomiebedürfnis oft sehr diffus und bringen es durch widerspenstiges, für ihre Umgebung unverständliches Verhalten zum Ausdruck. Wenn wir dieses Verhalten nicht mehr nur als etwas Störendes betrachten, das bekämpft werden muss, sondern als Ausdruck von Eigenständigkeitsbestrebungen zu verstehen versuchen, dann lässt sich nicht nur mancher fruchtlose Machtkampf vermeiden, sondern es eröffnen sich auch ganz neue Gesichtspunkte für Veränderungen und Entwicklungsmöglichkeiten.

Auch im Alltag müssen die kleinen Schritte beachtet und ermutigt, muss der Rhythmus der behinderten Menschen berücksichtigt werden. Entwicklungsschritte können nur dann richtig umgesetzt und verankert werden, wenn es im eigenen Rhythmus geschieht. Menschen mit geistiger Behinderung sind in der Regel langsamer und können weniger große Abschnitte überblicken als wir. In einem weitgehend vom Tempo der „Normalen" bestimmten Alltag erleben sie permanent, dass sie überrannt werden und nicht mitkommen. Leichter behinderte Menschen entwickeln vielfach ein erstaunliches Geschick, das zu überspielen. Die Bezugspersonen merken es meist gar nicht und überfordern sie noch mehr. Die Erfahrung des Ungenügens, des nicht Nachkommens ist für Menschen mit geistiger Behinderung so allgegenwärtig und erdrückend, dass ihnen die Bedeutung der kleinen Schritte, die ihnen hin und wieder gelingen, kaum bewusst wird. Es lohnt sich solche kleinen Schritte geradezu „mit der Lupe zu suchen" und sie zu bestärken, auch wenn sie in eine andere Richtung führen, als die Bezugspersonen erwarten.

Die Crux mit sogenannten Verhaltens- oder Erziehungszielen ist, dass Erfolg lediglich daran gemessen wird, ob sie erreicht werden oder nicht. Der Blick bleibt starr auf das Ziel gerichtet. Impulse, die in eine andere Richtung weisen, bleiben unbeachtet, obschon sie ganz neue Perspektiven eröffnen könnten, wenn die Bezugspersonen nicht so fixiert wären auf das von ihnen formulierte Ziel. Auch die Behindertenpädagogik distanziert sich in den letzten Jahren mehr und mehr von solchen Zielvorgaben. Nachdem in den 70er Jahren von außen bestimmte Förderprogramme im Vordergrund standen, warnen namhafte Pädagogen heute vor einer „Ver-Objektivierung' behinderter Menschen durch Medizin, Therapie und Pädagogik" (Hähner, Niehoff, Sack und Walther, 1998, 7) und plädieren für „eine Neuorientierung unter dem Paradigma der Selbstbestimmung".

Diese Forderung deckt sich mit der personzentrierten Grundhaltung, für die Eigenständigkeit und Selbstverantwortung des Individuums an erster Stelle stehen.

Für die Arbeit mit behinderten Menschen braucht es schöpferische Phantasie und berufliches Rüstzeug. Doch um beides sinnvoll einsetzen zu können, müssen die Bezugspersonen *zuerst einmal sehr aufmerksam auf die behinderten Menschen hören, genau hinschauen, sich in ihre Welt einfühlen, ihre Bedürfnisse erkennen und ernstnehmen.* Menschen mit geistiger Behinderung können oft nur sehr schwer, nur indirekt oder verschlüsselt ausdrücken, was sie wollen, besonders wenn sie nicht sprechen. Umso sorgfältiger müssen auch *die feinen, leisen, kaum wahrnehmbaren Reaktionen* wahrgenommen werden. Wenn wir uns dafür sensibilisieren, können wir durchaus unterscheiden, ob jemand widerwillig, ängstlich, interessiert, erregt, verkrampft, entspannt oder erfreut reagiert. Diese Sensibilisierung der Wahrnehmung, diese *Offenheit für das Andere im anderen Menschen* ist in meinen Augen eine der wichtigsten Anforderungen in allen Berufen, die mit geistig behinderten Menschen zu tun haben. Sie ist die Voraussetzung, auf der theoretisches Wissen, diagnostische Kenntnisse und pädagogische Konzepte (die in den einschlägigen Ausbildungen meist viel mehr Raum einnehmen) erst fruchtbar werden können.

Ich betrachte es immer noch als wesentlichen Aspekt dieser Arbeit, Menschen mit geistiger Behinderung zu *fördern* – auch wenn dieser Begriff bei fortschrittlichen Pädagogen in Verruf geraten ist. Dass er lange Zeit einseitig auf die zu Recht in Frage gestellten „Förderkonzepte" reduziert wurde, sollte uns jedoch nicht veranlassen, das Postulat „fördern" pauschal abzulehnen und fallen zu lassen. Allerdings heisst fördern für mich nicht, Zielsetzungen für andere Menschen festzulegen (auch wenn sie noch so sinnvoll erscheinen mögen) und sie dann dahin zu trimmen, diese Ziele zu erreichen.

Aus personzentrierter Sicht verstehe ich unter fördern: *Bedingungen schaffen, in denen Menschen Entwicklungsschritte machen können, aber nicht müssen.* Fördern heißt, *der Eigenständigkeit eines Menschen Raum geben* und ihm dabei behilflich sein, diese Eigenständigkeit auf für ihn konstruktive Weise zu leben. Fördern heißt, Menschen mit geistiger Behinderung *etwas zuzutrauen* und ihnen *Erfahrungen ermöglichen* – mit der Realität, mit sich selbst und mit anderen. Fördern beinhaltet aber auch: *Grenzen erkennen und respektieren* – die eigenen, die des anderen, die der Institution. Diese Einstellung ist die gemeinsame Basis, von der sowohl Therapeuten wie Bezugspersonen ausgehen müssen, wenn sie personzentriert arbeiten. Auf dieser Grundlage können sich die beiden Tätigkeitsbereiche sinnvoll ergänzen.

3. Ausblick

Als ich vor fast zwanzig Jahren, noch in der Ausbildung, mit zwei geistig behinderten Frauen therapeutisch zu arbeiten begann (Pörtner, 1984; 1990), war das Neuland – nicht nur für mich, sondern auch für die Ausbilder und für die Supervisionsgruppe, die mich dabei begleiteten. Diese Arbeit wurde für mich zur Schlüsselerfahrung und zu einem wesentlichen Baustein meiner therapeutischen Ausbildung. Sie hat mein Verständnis der Klientenzentrierten Psychotherapie entscheidend geprägt. Seither habe ich stets auch Menschen mit geistiger Behinderung in meiner Praxis. Ich verdanke ihnen immer wieder Erfahrungen und Einsichten, die für meine gesamte therapeutische Tätigkeit von Bedeutung sind. Bei keinen anderen Klienten erlebe ich so deutlich, dass ich als Therapeutin nicht „mache", sondern ermögliche, und dass das Entscheidende dabei ist, mich kongruent und ohne zu werten auf ihre Welt einzulassen. Die Tätigkeit als Praxisberaterin in Einrichtungen für Menschen mit geistiger Behinderung ist eine wertvolle Ergänzung: Sie gibt mir Einblick in die äußeren Bedingungen dieser persönlichen Welten und sorgt dafür, dass ich auf dem Boden der Realität bleibe und mich nicht in therapeutische Idealvorstellungen versteige. Auch das ist ein ganz entscheidender Faktor in unserer Tätigkeit – nicht nur mit geistig behinderten Menschen.

Wenn ich an anderer Stelle gesagt habe, es brauche gleichsam eine Lupe, um Entwicklungsschritte im therapeutischen Prozess von Menschen mit geistiger Behinderung wahrzunehmen, so gilt umgekehrt auch, dass die Arbeit mit geistig behinderten Menschen so etwas wie ein „Vergrößerungsglas" darstellt, durch das noch viel deutlicher sichtbar wird, worauf es in der Klientenzentrierten Psychotherapie wirklich ankommt und was personzentrierte Haltung bedeutet.

Eine andere Person ernstnehmen, das andere in ihr respektieren, uns in ihre – vielleicht zunächst fremde und unverständliche – Welt einfühlen, versuchen ihre „Sprache" zu verstehen (auch wenn sie sich nicht verbal oder nur in Lauten und Wortfetzen ausdrücken kann) und sie in ihrem Tempo auf ihrem Weg begleiten – das alles sind unverzichtbare Elemente der beruflichen Kompetenz Klientenzentrierter Therapeuten. Die Begegnung mit geistig behinderten Menschen ist eine ganz besondere Chance, sich diese anzueignen. Ich hoffe deshalb, dass künftig mehr klientenzentrierte

Therapeutinnen diese Chance ergreifen und sich der Arbeit mit geistig behinderten Menschen zuwenden. Es besteht ein Bedarf an psychotherapeutischen Angeboten für Menschen mit geistiger Behinderung und an kompetenten Therapeuten, die sich damit befassen. Deshalb ist zu wünschen, dass diesem Arbeitsgebiet im klientenzentrierten Umfeld, vor allem auch in der Ausbildung, vermehrt Aufmerksamkeit geschenkt wird. Ich meine, die Zeit sei reif dafür.

Literatur

Badelt I (1984) Selbsterfahrungsgruppen geistig behinderter Erwachsener. Geistige Behinderung 4: 195–207

Badelt I (1990) Client-centered psychotherapy with mentally handicapped adults. In: Lietaer G, Rombauts J and van Balen R (eds), Client-centered and experiential psychotherapy in the nineties. Leuven, Leuven University Press, 671–681

Badelt I (1991) Die klientenzentrierte Gesprächspsychotherapie mit geistig behinderten Erwachsenen. In: Görres S und Hansen G (Hg), Psychotherapie bei Menschen mit geistiger Behinderung. Bad Heilbrunn, Klinkhardt, 15–26

Fengler J (1996) Belastende Faktoren psychotherapeutischer Arbeit mit geistig behinderten Menschen. Zur Psychohygiene der Therapeutenperson. In: Lotz W, Stahl B und Irblich D (Hg), Wege zur seelischen Gesundheit für Menschen mit geistiger Behinderung – Psychotherapie und Persönlichkeitsentwicklung. Bern, Hans Huber, 112–140

Gaedt, C (Hg) (1987) Psychotherapie bei geistig Behinderten. 2. Neuerkeröder Forum. Neuerkeröder Anstalten, Eigenverlag

Görres S (1996) Ethische Fragen in der Psychotherapie mit geistig behinderten Menschen. In: Lotz W, Stahl B und Irblich D (Hg), Wege zur seelischen Gesundheit für Menschen mit geistiger Behinderung – Psychotherapie und Persönlichkeitsentwicklung. Bern, Hans Huber, 29–39

Hähner U, Niehoff U, Sack R und Walther H (Hg) (1998) Vom Betreuer zum Begleiter. Eine Neuorientierung unter dem Paradigma der Selbstbestimmung. Marburg, Lebenshilfe-Verlag

Hennicke K und Rotthaus W (Hg) (1993) Psychotherapie und Geistige Behinderung. Dortmund, verlag modernes lernen

Lietaer G, Rombauts J and van Balen R (eds) (1990) Client-centered and experiential psychotherapy in the nineties. Leuven, Leuven University Press

Lotz W und Koch U (1994) Zum Vorkommen psychischer Störungen bei Personen mit geistiger Behinderung. In: Lotz W, Koch U und Stahl B (Hg), Psychotherapeutische Behandlung geistig behinderter Menschen – Bedarf, Rahmenbedingungen, Konzepte. Bern, Hans Huber, 13–39

Lotz W, Koch U und Stahl B (Hg) (1994) Psychotherapeutische Behandlung geistig behinderter Menschen - Bedarf, Rahmenbedingungen, Konzepte. Bern, Hans Huber

Lotz W, Stahl B und Irblich D (Hg) (1996) Wege zur seelischen Gesundheit für Menschen mit geistiger Behinderung – Psychotherapie und Persönlichkeitsentwicklung. Bern, Hans Huber

Peters H (1986) Client-Centered benaderingswijzen in de zwaksinigenzorg. In: van Balen R, Leijssen M und Lietaer G (red), Droom en werkelijkheid in Client-centered Psychotherapie. Leuven/Amersfoort, Acco, 205–221

Peters H (1992a) Psychotherapie bij geestelijk gehandicapten. Amsterdam/ Lisse, Swets und Zeitlinger (dt.: Psychotherapeutische Zugänge zu Menschen mit einer geistigen Behinderung. Stuttgart, Klett-Cotta, 2001)

Peters H (1992b) Personzentriertes Handeln in der Therapie geistig Behinderter. GwG-Zeitschrift 86: 15–21

Pörtner M (1984) Gesprächstherapie mit geistig behinderten Klienten. Brennpunkt 18: 6–23 (auch: GwG-info 56: 20–30)

Pörtner M (1990) Client-Centered therapy with mentally retarded persons: Catherine and Ruth. In: Lietaer G, Rombauts J and van Balen R (eds), Client-centered and experiential psychotherapy in the nineties. Leuven, University Press, 659–669

Pörtner M (1993) Klientenzentrierte Therapie mit geistig Behinderten und Schizophrenen – Garry Proutys Konzept der Prä-Therapie. Brennpunkt 54: 15–22

Pörtner M (1994) Praxis der Gesprächspsychotherapie – Interviews mit Therapeuten. Stuttgart, Klett-Cotta

Pörtner M (1996a) Ernstnehmen, Zutrauen, Verstehen – Personzentrierte Haltung im Umgang mit geistig behinderten und pflegebedürftigen Menschen. Stuttgart, Klett-Cotta

Pörtner M (1996b) Working with the mentally handicapped in a person-centered way – is it possible, is it appropriate and what does it mean in practice? In: Hutterer R, Pawlowsky G, Schmid PF and Stipsits R (eds), Client-centered and experiential psychotherapy. A paradigm in motion. Frankfurt/M., Peter Lang, 513–527

Pörtner M (1996c) Garry Proutys Konzept der Prä-Therapie. In: Lotz W, Stahl B und Irblich D (Hg), Wege zur seelischen Gesundheit für Menschen mit geistiger Behinderung – Psychotherapie und Persönlichkeitsentwicklung. Bern, Hans Huber, 216–226

Pörtner M (1998) Serieus nemen, vertrouwen, begrijpen. Cliëntgerichte zorg voor mensen met een verstandelijke handicap. Maarssen, Elsevier/ de Tijdstroom

Pörtner M (1999) Psychotherapie mit Menschen mit geistiger Behinderung. Brennpunkt 81: 7–13

Pörtner M (2000a) Trust and understanding. The person-centred approach to everyday care for people with special needs. Ross-on-Wye, PCCS Books

Pörtner M (2000b) Fördern und Fordern. Gratwanderung zwischen Überforderung und Unterforderung. Geistige Behinderung 1: 31–39

Pörtner M (2000c) Ernstnehmen, Zutrauen, Verstehen. Behinderung in Familie, Schule und Gesellschaft 3: 47–53

Pörtner M und Monstein P (1985) Personzentrierte Beratung – Überlegungen zu einem Konzept. Brennpunkt 22: 19–23 (auch: GwG-info 60: 68–71)

Prouty G (1977) Protosymbolic method: A phenomenological treatment of schizophrenics. Journal of Mental Imagery 1, 2: 339–342

Prouty G (1990) Pre-therapy: A theoretical evolution in person-centered/ experiential psychotherapy of schizophrenia and retardation. In: Lietaer G, Rombauts J and van Balen R (eds), Client-centered and experiential psychotherapy in the nineties. Leuven, Leuven University Press, 645–658

Prouty G (1994) Theoretical evolutions in person-centered/ experiential therapy – Applications to schizophrenic and retarded psychoses. Westport (Ct.), Praeger

Prouty G, Van Werde D und Pörtner M (1998) Prä-Therapie. Stuttgart, Klett-Cotta

Senckel B (1998) Du bist ein weiter Baum – Entwicklungschancen für geistig behinderte Menschen durch Beziehung. München, Beck

Stahl B (1996) Zum Stand der Entwicklung in der Psychotherapie mit geistig behinderten Menschen. In: Lotz W, Stahl B und Irblich D (Hg), Wege zur seelischen Gesundheit für Menschen mit geistiger Behinderung – Psychotherapie und Persönlichkeitsentwicklung. Bern, Hans Huber, 14–28

Van Werde D (1994) „Werken aan contact" als leidmotief van de wekelijkse afdelingsvergadering in residentiële psychosenzorg. Tijdschrift voor Psychiatrie 36, 8: 46–53

Van Werde D (1995) Contact-facilitered werk op een afdeling psychosenzorg. In: Lietaer G und van Kalmthout M (red), Praktijkbook gesprekstherapie. Psychopathologie en experiëntiële procesbevordering. Utrecht, de Tijdstroom, 178–187

Van Werde D und Van Akoleyen J (1994) „Verankering" als kernidee van residentiële psychosenzorg. Tijdschrift Klinische Psychologie 24, 4: 269–280

Wollmann C (1996) Überlegungen zum humanistischen Menschenbild in der Psychotherapie mit geistig behinderten Menschen. In: Lotz W, Stahl B und Irblich D (Hg), Wege zur seelischen Gesundheit für Menschen mit geistiger Behinderung – Psychotherapie und Persönlichkeitsentwicklung. Bern, Hans Huber, 227–237

Zinschitz E (1997) Der personzentrierte Ansatz in der Arbeit mit behinderten Menschen. Person 2: 120–127

Konzepte der Klientenzentrierten Psychotherapie mit süchtigen Menschen

Wolfgang W. Keil

In diesem Artikel werden die vielen, z.T. sehr verstreuten Beiträge zur Klientenzentrierten Psychotherapie mit Abhängigen zusammenfassend dargestellt. Zunächst werden als wesentliche Elemente eines personzentrierten Verständnisses von Sucht das spezifisch strukturgebundene Erleben und die Beziehungsdynamik Abhängiger, die Co-Abhängigkeit von Angehörigen, das Pseudomotiv zur Therapie und die Eskalation von negativer Ausgangslage, Drang und Rausch beschrieben. Anschließend wird eine Praxeologie der Klientenzentrierten Suchttherapie skizziert, indem ein phasenspezifisch unterschiedliches Verständnis des Therapieprozesses bzw. des therapeutischen Vorgehens, der Einbezug der Angehörigen und der Einbezug von personzentrierter Sachinformation referiert werden. Im abschließenden Anhang findet sich eine Auflistung von praktischen Erfahrungsberichten sowie empirischen Untersuchungen.

In der Klientenzentrierten Psychotherapie gab es zunächst keine spezifischen Konzepte für die Arbeit mit von Suchtmitteln abhängigen Personen. Mittlerweile verfügen wir aber über einen Fundus von personzentrierten Sichtweisen der Phänomene von Sucht und Abhängigkeit sowie von praxeologischen Konzepten einer Klientenzentrierten Therapie mit Abhängigen. Dies ist einer Reihe von in diesem Bereich tätigen Klientenzentrierten Therapeutinnen und Therapeuten zu danken, die sich für eine grundlegende Reflexion ihrer Praxis engagiert haben. Im Rückblick erscheint es übrigens bemerkenswert, dass in diesem Bereich spezielle personzentrierte Perspektiven schon lange vor dem Einsetzen der allgemeinen Diskussion über störungsspezifische Konzepte in der Klientenzentrierten Therapie entstanden sind.

Es überrascht nicht, dass praktisch alle diesbezüglichen Beiträge aus der therapeutischen Arbeit im Rahmen von Institutionen hervorgegangen sind. Eine wirksame Psychotherapie von Abhängigen hat ja in der Regel sowohl eine medizinische Behandlung der Abhängigkeit wie auch eine tatsächliche Veränderung der Umwelt des Abhängigen zur Voraussetzung bzw. zur Folge. Die dafür notwendige Kapazität können vor allem institutionalisierte Einrichtungen im stationären oder ambulanten Bereich bieten.

In der folgenden Darstellung werden zuerst verschiedene personzentrierte Sichtweisen von Phänomenen der Sucht und anschließend einige Konzepte für ein spezifisches klientenzentriertes Vorgehen in der Therapie referiert.

1. Personzentriertes Verständnis von Suchtphänomenen

Störungsspezifisches strukturgebundes Erleben

Während die Ausdrucksformen der meisten anderen psychischen Schwierigkeiten gut erkennbar sind oder sich sogar massiv der Wahrnehmung aufdrängen, ist der Abhängige zunächst in die Verheimlichung seines Symptoms gegenüber sich und Anderen verstrickt. Dörner und Plog (1996, 245) heben dieses Merkmal besonders hervor: „Wenn es also überhaupt eine Auffälligkeit des noch erfolgreich verheimlichenden Suchtkranken gibt, dann ist es die betonte Unauffälligkeit, die Überanpassung, das übertriebene, dauerangestrengte Bemühen, zunächst unauffällig und besser als Andere zu sein, was wir alle aufrecht zu erhalten helfen. Denn wir leiden alle am selben Leiden: „Bloß nicht zugeben, dass wir nicht mehr können, mag kommen was will, wir sind immer unser eigener Herr, der Kapitän unserer Seele[1], beherrschen zumindest uns selbst!'". An dieser Unauffälligkeit fällt aber eventuell die angespannte Bemühung, also das Unechte oder Strukturgebundene (i.S. von Gendlin) des Erlebens auf. In den frühen Veröffentlichungen klientenzentrierter Suchttherapeuten werden dementsprechende Phänomene besonders hervorgehoben, beschrieben und problematisiert. So wird etwa ausgeführt, dass Drogenabhängige sich mit Hilfe der Droge mit einem „Quargelsturz"[2] umgeben, der bewirkt, dass nichts sie wirklich berührt (Janisch, 1984), oder dass

---

[1] Der Ausdruck „Kapitän seiner Seele" wird von den Anonymen Alkoholikern zur Verspottung des Alkoholikers verwendet, der versucht, mit seinem Willen gegen die Flasche anzukämpfen.
[2] Österreichischer Ausdruck für Käseglocke

Alkoholkranke kaum fähig sind, Beziehung zu ihren Erfahrungen und Gefühlen aufzunehmen, bzw. diese zu erleben und zu reflektieren (Feselmayer und Heinzl, 1985).

Beiglböck und Feselmayer (1991)[3] beschreiben die Alkoholabhängigen als schwach in der emotionalen Kommunikation, als fantasiearm und als sprachlich eingeengt (d.h. nur an den Ausdruck konkreter Details gebunden). Dies entspricht der Diagnose der Alexithymie. „Diese Inkongruenz der Person der Süchtigen wird durch die Einnahme des Suchtmittels passager weitgehend reduziert. In diesem Zustand ist der Süchtige für uns jedoch therapeutisch nicht erreichbar. Für den Therapeuten bedeutet dies aber ein besonderes Engagement in der Gestaltung der Beziehung zum Suchtkranken. Das Besondere besteht nun darin, dass dieses Beziehungsangebot oft missverstanden wird. Es muss einerseits besonders empathisch sein, um eben z.B. Gefühle erfahrbar zu machen, andererseits aber konfrontierend in Bezug auf das süchtige Verhalten. Diese besondere Art des Beziehungsangebotes wird oft zum zentralen Thema in der Therapie gemacht, denn es muss Klarheit darüber herrschen, dass die Empathie dem Patienten gilt und seiner Sucht keinerlei empathische Haltung entgegengebracht wird." (ebd., 51f.).

Böhler (1994, 5) formuliert den Zustand des Abhängigen mit den Begriffen des Klientenzentrierten Konzepts: „In der Sprache des Personenzentrierten Ansatzes befindet sich der Süchtige in einem Zustand der Verschlossenheit gegenüber sich selbst und seinen Erfahrungen. Er ist sich entfremdet. Wesentliche Aspekte der Erfahrung sind von der Gewahrwerdung ausgeschlossen, um das rigide Selbstkonzept aufrechterhalten zu können, welches immer irrealere Züge annimmt. Der Abhängige versucht, die sich zunehmend vergrößernde Inkongruenz zwischen enttäuschendem Selbstbild und grandiosem Idealbild mit Hilfe der steigenden Drogendosis aufzuheben. Gelingt ihm dies nicht mehr, so sind quälende Schuld-, Scham- und Ohnmachtsgefühle spürbar, die letztlich beim Zusammenbrechen des Selbstkonzepts zu ernsthafter Suizidgefährdung führen können."

Tasseit (1997) schildert eindrücklich, wie Alkoholkranke gerade zum Zeitpunkt nach der Entgiftung und Behandlung des Entziehungssyndroms ihre Abhängigkeit und damit ihre Selbstinkongruenz nicht wahrnehmen oder bagatellisieren. Sie empfinden Hinweise darauf als Kritik und reagieren beleidigt, oder sie sehen sich als Opfer eines zufälligen Missgeschicks

---

[3] Die gleiche Argumentation findet sich auch in Beiglböck, Burian, Feselmayer und Marx (1994).

bzw. eines bedauerlichen eigenartigen Ausrutschers oder Schicksalsschlags. Tasseit setzt hier spezifische Akzente der Klientenzentrierten Therapie, indem er Akzeptanz und Empathie nicht der Fortsetzung des Alkoholabusus, sondern eindeutig der Person des Patienten, der sich in einer fragilen Übergangssituation befindet, zuwenden möchte. Durch das einfühlsame Verstehen seiner inneren Welt kann diese auch dem Klienten erschlossen und ihm damit auch die eigene Inkongruenz erlebbar und gewahr werden. Dazu konfrontiert Tasseit den Patienten gerade nicht damit, dass er Alkoholiker sei, interveniert aber insofern spezifisch „aktiv", als er alles aufgreift bzw. weiterführt, was zum Thema Alkohol und zum Thema der möglichen nächsten Schritte diesbezüglich gesagt wird.

Wenn hier von einer typisch störungsspezifischen Form des Erlebens die Rede ist, darf das übrigens nicht so verstanden werden, als stünde so etwas wie eine bestimmte Form von *Suchtpersönlichkeit* hinter diesem Erleben. Luderer (1986) hat zusammengefasst, dass weder die psychoanalytischen Auffassungen von einer passiv-abhängigen Ausgangspersönlichkeit, noch die lerntheoretischen Spannungsreduktions-Konzepte einer empirischen Überprüfung standgehalten haben. Dennoch können aber bei fast allen Alkoholkern bestimmte Inhalte des Erlebens vorausgesetzt werden. Dies hat für Luderer zur Folge, dass diese Inhalte im Sinne einer Einladung zu einer weiteren Selbstexploration angesprochen werden können, auch wenn der Patient sie von sich aus noch nicht geäußert hat.

Störungsspezifische Beziehungsdynamik

Eine Folge dieses strukturgebundenen Erlebens ist es, dass Abhängige häufig sogenannte „Klammerbeziehungen" (Janisch, 1984; Feselmayer und Heinzl, 1985) zur Therapeutin entwickeln. Dabei geht es darum, dass die Klienten von der Therapeutin, der sie zunächst nur mit Misstrauen und Skepsis begegnen, in der Folge aber doch gesagt bekommen wollen, „wo es lang geht". Dies um so mehr, als sie der Therapeutin zumuten, dass diese sie durchschauen kann, während sie selbst dies nicht vermögen. Die Therapeutin soll außerdem, wie die Droge, jederzeit verfügbar sein und primär Wohlbefinden herstellen. Eine zusätzliche „Beziehungsfalle" wird darin gesehen, dass die Abhängigen tendenziell sich als Opfer und nicht als Gestalter ihrer Umwelt erleben und damit ihre Sozialpartner einschließlich der Therapeutin in die Rolle des Verantwortung übernehmenden Helfers drängen.

Schmidt-Schmölcke (1990) hat die Beziehungsdynamik zwischen Abhängigen und ihren Angehörigen konzis dargestellt: „Der Neigung, Problemen aus dem Weg zu gehen, kann ein Mensch A nur dann nachgehen, wenn ihm ein Mensch B gegenübersteht, der die Neigung hat und sich deshalb dazu verführen lässt, A Probleme abzunehmen. In dem Maße, in dem B die Verantwortung für die Schwierigkeiten von A übernimmt, kann bei A die Vermeidungs- und Anspruchshaltung wachsen." (ebd., 188f.). Wenn diese Helferrolle übernommen wird, wird das so entstehende Machtgefälle vom Abhängigen unterschwellig als Entwertung wahrgenommen. „Auf dieser Grundlage setzt nunmehr der Abhängige an, indem er sich das Verantwortungsgefühl des Partners zunutze macht, um Macht über ihn auszuüben – ihn ‚springen zu lassen'." (ebd., 190). Dem gegenüber bietet ein personzentriertes Beziehungsangebot die Chance, dass ein solches Beziehungsmuster nicht weiter reproduziert wird. Schmidt-Schmölcke plädiert in diesem Zusammenhang dafür, die Entscheidungskompetenz, wann und was vom Klienten eingebracht wird, konsequent bei diesem zu belassen. Darüber hinaus zeigt er auf, dass ein personzentriertes Verstehen des Verheimlichens und Lügens Abhängiger als „unbeeinflussbare Reflexe auf äußere Einflüsse" bzw. als hochgradig „reaktiv erlebte Handlungen" ein bloßes direktes Konfrontieren mit der Realität obsolet erscheinen lässt und bessere Zugänge zur Selbstexploration des Abhängigen eröffnen kann.

Die Beziehungsdynamik zwischen Abhängigen und ihrer Umwelt wird von Beiglböck und Feselmayer (1991) ganz ähnlich, aber mit den Begriffen der Systemtheorie[4] dargestellt. Demnach befindet sich der Alkoholkranke in einem eskalierenden symmetrischen Konflikt sowohl mit seiner Umwelt wie auch mit dem Alkohol selbst. Während die Umwelt dazu tendiert, dem Abhängigen Schwäche und Labilität dem Trinken gegenüber vorzuhalten, versucht dieser verstärkt, sich und der Umwelt bzw. „der Flasche" zu beweisen, dass er doch weiterhin normal trinken kann, also „Kapitän seiner Seele" ist. Eine derartige Dynamik bildet den Hintergrund sowohl für die Entwicklung wie für das Aufrechterhalten des Abhängigkeitssyndroms. Das oberste Ziel einer Therapeutin muss es daher sein, zu verhindern, dass die therapeutische Beziehung von dieser Dynamik her gestaltet wird bzw. nicht in einen solchen symmetrischen Konflikt mit dem Alkoholkranken zu gelangen.

---

[4] Hier wird speziell auf den berühmten Aufsatz von Bateson (1981) über die systemtheoretische Betrachtung des Alkoholismus zurückgegriffen.

Co-Abhängigkeit

Von der spezifischen Beziehungsdynamik her wird klar, dass die Abhängigkeit kaum als rein individuelle Störung verstanden werden kann. Für seine Entstehung sowie für die weitere Entwicklung benötigt der eskalierende symmetrische Konflikt die dafür passenden Partner. Für die Charakteristik dieser Partner wird im Bereich der Suchttherapie der von Schaef (1996) in einem weiteren Zusammenhang entwickelte Begriff der Co-Abhängigkeit verwendet. Janisch (1996, 75) beschreibt die Position von relevanten Angehörigen von Abhängigen sehr deutlich: „Co-Abhängigkeit meint also die Abhängigkeit des ‚Zuhelfers' davon, einen Suchtkranken zu haben, der seiner Fürsorge und Pflege bedarf. Äußerlich gesehen übernimmt der co-abhängige Teil alle wesentlichen Lebensfunktionen. Spätestens zu dem Zeitpunkt, wenn der Suchtkranke sich um seine eigene Heilung bemüht, wird das Defizit auf Seiten des Co-Abhängigen deutlich. Wie der Suchtkranke sein Suchtmittel braucht, benötigt der Co-Abhängige den Suchtkranken, um sich selbst vollständig zu fühlen. Auch sein Leben verarmt, auch er gerät in soziale Isolation."

„Pseudomotiv" zur Therapie

Eine ganz wesentliche Grundsituation ist für Abhängige darin zu sehen, dass sie mit der Droge über ein äußerst potentes „Heilmittel" verfügen, das ihrer erlebten negativen Ausgangslage wirksam Abhilfe schaffen kann. „Da die Droge scheinbar immer, sofort, ohne große eigene Anstrengung und zuverlässig wirkt, ist sie stärker als das Beziehungsangebot, das wir dem Klienten anbieten können." (Böhler, 1994, 5). Dies führt in der Regel dazu, dass auch die erlebte Veränderungsbereitschaft, die zu einer Psychotherapie motiviert, eigentlich ein Pseudomotiv darstellt, das dem Klienten selbst schwer oder gar nicht zugänglich ist (Heinitz, 1997). Man möchte zwar das süchtige Verhalten los werden, aber auf die Droge nicht wirklich verzichten bzw. sich nicht wirklich mit den eigenen Hintergründen des Drogenverlangens auseinandersetzen. Dies wird noch verstärkt durch das große Ausmaß an Scham und wiederholter narzisstischer Kränkung, das der Abhängige durch sein Nachgeben gegenüber dem Drang nach der Droge erlebt. Heinitz hat herausgearbeitet, wie hier die klientenzentrierte Grundhaltung des wirklichen, bedingungsfreien Akzeptierens zu einer tragenden Säule therapeutischen Handelns wird. Neben einem genauen empathischen Begleiten „in Verbindung mit eher vorsichtigem Konfrontieren" führt vor allem das wertschätzende Ernstnehmen des Pseudomotivs „zu dessen Überwindung bzw. einer Erweiterung der Motivation in Richtung echter Veränderungsbereitschaft" (ebd., 36). Gegenüber der vorhin beschriebenen früheren Akzentsetzung, dass die empathische Wertschätzung des Klientenzentrierten Therapeuten der Person des Süchtigen, keinesfalls aber der Sucht gilt, wird hier differenziert, dass dem Klienten nicht primär vermittelt werden soll, dass die Therapeutin „gegen" die Sucht eingestellt sei, sondern dass sie bereit ist, mit dem Klienten dem *Problem* seiner Sucht nachzuspüren.

Sucht als Eskalation von negativer Ausgangslage, Drang und Rausch

Die prägnanteste Sichtweise der Sucht im klientenzentrierten Bereich hat wohl Swildens (1991) entwickelt. Er verwendet für alle Formen von Sucht, aber auch für bestimmte Essstörungen und sexuelle Perversionen den Begriff der Drangkrankheit, da der *Drang* den gemeinsamen psychopathologischen Kern all dieser Störungen bildet. „Unter Drang wird eine mit dem ‚Selbst' und mit dem Organismus syntone Tendenz verstanden, welcher nach mehr oder weniger Motivkonflikt nachgegeben wird.... Danach tritt häufig Bedauern auf über die Kapitulation vor dem Bedürfnis, einmal wegen der sozialen Folgen, besonders aber weil Aspekte des Selbstbildes verletzt wurden (‚Ich muss mich beherrschen können', ‚Ich bin doch keiner, der durch seine Lüste bestimmt wird'." (ebd., 144). Swildens bezieht sich dabei auf Jaspers, der die *Dranghandlung* als Folge eines Motivkonflikts, der durch anziehende Zielvorstellungen mitbestimmt ist, unterscheidet sowohl von der *Triebhandlung*, die zwar auch ich-synton ist, aber keinen Motivkonflikt kennt, als auch vom ich-dystonen *Zwang*, bei dem ein Motivkonflikt, aber keine anziehende Zielvorstellung besteht. Die Sucht unterscheidet sich von der Gewohnheit durch ein gieriges, ruheloses und ungeduldiges Verlangen. Wesentlich ist dabei der Mangel an Bereitschaft, den ersehnten Zustand auf dem Weg persönlicher Anstrengung zu erreichen.

In Form einer tendenziell eskalierenden Spirale sind mit dem Drang zwei weitere Phänomene verbunden: der negative Ausgangszustand des Süchtigen und der vom Suchtmittel hervorgerufene Rauschzustand. Den Ausgangspunkt bildet nach Swildens immer eine negative Grundstimmung, die allerdings unterschiedliche Ausformungen haben kann. Es kann sich dabei um eine depressive, eine ängstlich-paranoide oder eine resigniert-hungrige Gestimmtheit handeln, die negative Grundstimmung kann aber auch durch eine oberflächliche Heiterkeit verdeckt sein.

Dieser Ausgangszustand wird typischerweise nicht durch persönliche Auseinandersetzung und eigene Anstrengung, sondern durch den Gebrauch des Suchtmittels überwunden. Dieses ermöglicht ein Wohlbefinden tendenziell im Sinne eines Rausches. Dafür kennzeichnend sind ein verändertes Zeiterleben (ein „unaufhörliches Heute"), ein verändertes Raumerleben (Grenzenlosigkeit, Leichtigkeit) sowie ein verändertes Selbsterleben im Sinn eines Übereinstimmens mit dem eigenen Körper bzw. dem eigenen Selbst. Die Grenzenlosigkeit wirkt sich auch im Überschreiten der Grenzen zu den Anderen aus, sei es in Richtung erlebter Einheit und Verbundenheit, sei es in Richtung von Dominanz und Aggressivität.

Tendenziell endet der Rausch im Kater, d.h. die negative Ausgangssituation wird noch weiter verstärkt. Da das Nachgeben gegenüber dem Drang darüber hinaus die Autonomie und Würde des eigenen Selbst beeinträchtigt, verstärken sich außerdem die Scham darüber und das Verheimlichen dieses Nachgebens. Von diesen Erlebensmustern aus werden die Kommunikationspartner tendenziell in die Rollen entweder des verstehenden Beichtvaters oder des nicht verstehenden Kritikers gedrängt. Die Abhängigen kommen so dazu, zugleich ihre Sucht zu verbergen oder zu verharmlosen, aber andererseits auch Kritik und Strafe dafür herauszufordern. Die Klientenzentrierte Therapeutin muss beide ihr zugemuteten Rollen vermeiden können. Swildens betont dabei zwei immer zu integrierende Aspekte: die Therapeutin soll sich empathisch in die innere Lage des Abhängigen hineinversetzen können, zugleich aber völlig klar darüber sein, dass dieser lernen muss, die negative Ausgangslage für einige Zeit ertragen zu können.

2. Praxeologie der Klientenzentrierten Therapie mit Abhängigen

Notwendigkeit von „zwei" Therapien

Die Psychotherapie mit Abhängigen wird oft als relativ schwierig empfunden. Beiglböck und Feselmayer (1991) vermuten, dass dies zum Teil daran liegt, dass bei diesen Klienten eigentlich zwei Störungsbilder zu finden sind. „Neben der Grundstörung besteht eine massive Abhängigkeit, die eine Eigendynamik entwickelt, wobei die Wechselwirkungen zwischen Grundstörung und Abhängigkeit nur schwer voneinander zu trennen sind. Daher wird die alleinige Behandlung der Grundstörung erfolglos bleiben" (ebd., 49). Bei den Suchttherapeuten scheint weitgehend Übereinstimmung darüber zu herrschen, bei der Therapieplanung das Schwergewicht zuerst auf das Problem der Abhängigkeit zu legen. Die meisten therapeutischen Konzepte für die Behandlung von Abhängigen sehen in diesem Sinn die Krankheitseinsicht und die

Entscheidung zur Abstinenz als Vorbedingung für eine Psychotherapie bzw. als erste Phase der therapeutischen Auseinandersetzung an. Feselmayer und Heinzl (1985) haben vermutlich als Erste das Konzept von zwei Therapien für Alkoholkranke formuliert. Sie gehen dabei von der Erfahrung bzw. dem Postulat von Rogers aus, dass wir uns nicht ändern und nicht von dem, was wir sind, entfernen können, bevor wir nicht völlig das, was wir sind, akzeptiert haben. Dies gilt in eminenter Weise auch für Suchtkranke. „In unserem Verständnis der Alkoholkrankheit muss sich der Suchtkranke als Suchtkranker verstehen lernen. Erst nach Erlangung einer gewissen Krankheitseinsicht durch den Patienten kann der therapeutische Prozess in Gang gesetzt werden. Beim Suchtkranken sind es also jeweils zwei selbstständige Therapien mit eigener Indikationsstellung, eigenen Therapiekontrakten und Therapiezielen. Therapieziel der ersten Therapie ist Erzielung der Abstinenz, in der zweiten Therapie arbeiten wir mit den zu Grunde liegenden Persönlichkeitsstörungen." (ebd., 41). Dieses früh entwickelte Konzept von den zwei Therapien bei Abhängigen ist in der Folge immer wieder aufgegriffen und bestätigt worden. Es wird dabei weniger im Sinn einer äußerlich-organisatorisch getrennten Etablierung von zwei Therapiegängen verstanden, als vielmehr im Sinn eines spezifischen Eingehens der Therapeutin auf spezifische Gegebenheiten bei Abhängigen wie etwa das überwiegend strukturgebundene Erleben bzw. die Unzugänglichkeit der eigenen Inkongruenz. Dazu kommt speziell bei den Alkoholkranken die von den meisten Behandlungseinrichtungen geteilte Auffassung von der Unumgehbarkeit der Abstinenz. Die Alkoholkrankheit wird dabei als eine bleibende, nicht heilbare, aber stillzulegende Krankheit gesehen.

In Ergänzung zu dieser stringenten Auffassung sei auf Happel (1992) verwiesen, der meint, dass das Behandlungsziel der Abstinenz im Bereich des Alkoholismus weiterhin professioneller Standard sei, sich bei der Drogenproblematik mittlerweile aber als kontraproduktiv erweise. Er plädiert hier dafür, nicht in jedem Fall umfassend die seelischen Bedingungen der Störung zu bearbeiten, sondern mehr eine unterstützende und begleitende Hilfestellung ins Auge zu fassen. „Die entsprechenden Stichworte dieser neuen Konzeption sind: Suchtbegleitung, niederschwellige, akzeptierende Drogenarbeit, ‚harm reduction' (Gefährdungsminderung)" (ebd., 194). Dabei muss allerdings berücksichtigt werden, dass Happels Arbeit sich thematisch auf Krisenintervention und Beratung und nicht auf Psychotherapie in diesem Bereich bezieht.

Prozessorientierte Gesprächspsychotherapie

Was sich beim Konzept von zwei Therapien bei Alkoholkranken schon abzeichnet, nämlich die Notwendigkeit eines phasenspezifisch unterschiedlichen Verständnisses des therapeutischen Prozesses, hat Swildens (1991) systematisch erweitert und für alle schweren Störungen ausgearbeitet. Er hat damit innerhalb der Klientenzentrierten Therapie das Konzept einer „Prozessorientierten Gesprächspsychotherapie"[5] entwickelt. Über die Unterscheidung der Therapiephasen vor und nach der Krankheitseinsicht hinaus werden dabei im Erleben und in der Motivation des Abhängigen wie in den dazu jeweils adäquaten Vorgangsweisen des Therapeuten die Stufen der Prämotivations-, der Symptom-, der Konflikt-, der existenziellen und der Abschiedsphase ausdifferenziert.

Zu Beginn der Therapie geht es demnach darum, ein eigentliches Therapiemotiv (über das schon beschriebene „Pseudomotiv" hinaus) überhaupt erst zu erarbeiten. Diese Phase ist gekennzeichnet vom Verheimlichen des Abhängigen und vom beginnenden Aushandeln der Begrenzung des Suchtmittelgebrauchs. Erst wenn der Abhängige eine Zeit lang von seinem Drang abstehen kann, wird die Spannung zwischen seiner negativen Ausgangslage und der ersehnten Abhilfe durch die Droge zugänglich und reflektierbar. Dies ist die Voraussetzung für die Symptomphase, d.h. das Erfassen der persönlichen Bedeutungen des Symptoms. Und erst wenn das Symptom als für die Person bedeutsam erlebt werden kann, kann die Arbeit sich der Persönlichkeitsstruktur, dem süchtigen Weltentwurf, den Blockaden in der eigenen Entwicklung zuwenden bzw. in die existenzielle Phase eintreten. Swildens weist darauf hin, dass man vor dieser Phase mit allerlei Schwierigkeiten rechnen muss, etwa dem Gefühl, mit der beginnenden Abstinenz schon alles geschafft zu haben oder der Bagatellisierung von Rückfällen oder dem *„dry drunk symptom"* in Form einer neurasthenisch-depressiven Reizbarkeit und Aggressivität. „Das Trockenbleiben alleine ist für Alkoholabhängige kein Lebensinhalt, wenn es auch anfänglich häufig alle Kräfte beansprucht. Abstinent leben muss mit der Zeit als sinnhaft erlebt werden." (Böhler, 1994, 7). Für die Arbeit an der existenziellen Thematik fasst Swildens die Problematik einprägsam zusammen in Form von sogenannten Alibis vor den Anforderungen der eigenen Existenz, die er bei den Abhängigen als „Ich kann es nicht" bzw. „Ich kann es nicht alleine" formuliert.

---

[5] Vgl. dazu Swildens' eigene Darstellung im Teil I dieses Buches

In all diesen Phasen soll die Klientenzentrierte Therapeutin auf verschiedene Weise „aktiv intervenieren", indem sie etwa das Explorieren wichtiger Erinnerungen anregt, Widerstände gegen Veränderung oder auch Widerstände in der Therapiebeziehung thematisiert und vor allem, indem sie dem Klienten hilft, seiner eigenen Mythe und seiner Alibis gewahr zu werden und diese auf ihre Funktion für das eigene Dasein hin in Frage zu stellen.

Einbezug von Angehörigen

Die spezifische Beziehungsdynamik zwischen Abhängigen und ihrer Umwelt legt es nahe, die Abhängigkeit nicht als individuelle, sondern als „psychosoziale Krankheit" (Janisch, 1996) zu verstehen und dementsprechend die relevanten Angehörigen in die Therapie mit einzubeziehen. Beiglböck und Feselmayer (1991) verweisen beim Phänomen der Abhängigkeit auf das Zusammenspiel von Psyche, (körperlicher) Wirkung der Droge und Umwelt. Dementsprechend plädieren sie für drei (gesonderte) Behandlungen: die medizinische für den Entzug, die (klientenzentrierte) Einzeltherapie für das Individuum und eine systemische Therapie für alle Umweltbezüge. Noch ausgeprägter wird die dezidierte Verwendung von mehreren psychotherapeutischen Therapieformen bei der Behandlung Alkoholkranker von diesen Autoren in Beiglböck et al. (1994) argumentiert. Dem kann entgegengehalten werden, dass in stationären Einrichtungen zwar meist mehrere Therapiemethoden praktiziert werden, dass aber keine innere Notwendigkeit besteht, auf andere Methoden überzugehen, wenn es um den Einbezug der Angehörigen geht. Eine Klientenzentrierte Therapie wäre in keinem Fall vollständig, wenn in ihr nicht auch die realen Beziehungen und die Lebensumwelt des Klienten adäquat einbezogen würden.

Janisch (1996) berichtet von den Versuchen einer personzentrierten Arbeit mit Angehörigen in seiner Institution und Tasseit (1997) hat ein klares Konzept einer personzentrierten Paartherapie als Herzstück der psychotherapeutischen Behandlung Alkoholkranker entwickelt. In seinem Programm dient ein vorgängiges Gespräch mit dem Patienten und seiner Partnerin dazu, die Situation des Paares zu erkennen und Informationen (über die Lebensführung, z.B. die Wohnung als „alkoholfreie Zone", über Rückfälle u.ä.m.) zu geben. Die Paartherapie beginnt erst, wenn der Patient nach der Entgiftung Krankheitseinsicht erlebt und sich als abstinenter Alkoholabhängiger akzeptiert hat. Das Ziel der Paartherapie ist es, die Kommunikation des Paares wahrzunehmen, in Frage zu stellen und zu verbessern. „Im Gegensatz zu den gängigen kommunikationstherapeutischen Ansätzen geht es hier (wenn überhaupt, dann) nur am

Rande um ein Training von Kompetenzen und spezifischen Handlungsweisen. Vielmehr handelt es sich um ein situatives Probieren und Experimentieren. Das heißt wiederum: Die hinter den Sachinhalten der gesprochenen Wörter und Sätze liegenden Gefühle, Selbstoffenbarungen, Appelle, partnerschaftlichen Einstellungen sowie überhaupt der Beziehungsaspekt von Kommunikation werden erlebnismäßig transparent gemacht." (ebd., 175).

Schmidt-Schmölcke (1990) verweist indirekt darauf, wie schwierig Suchttherapie ist, wenn es nicht gelingt, den oder die Angehörigen in irgendeiner passenden Form in die Therapie des Abhängigen zu integrieren. Am Beispiel einer Mutter, von welcher der Sohn Geld für Drogen mit der Drohung erpresst, sich das Geld sonst anderweitig zu beschaffen, wird gezeigt, wie schließlich die Angehörigen ebenfalls hilflos werden und nur mehr so und nicht anders glauben, reagieren zu können. Dies bedeutet, dass sie ihr Handeln ganz ähnlich wie der Abhängige selbst als „unbeeinflussbare Reflexe auf äußere Einflüsse" bzw. als hochgradig „reaktiv erlebte Handlungen" empfinden. Ihr Erleben ist damit abhängig geworden vom Verhalten des Abhängigen. Wenn sie sich nun an eine Beratungsstelle wenden, setzen sie oft ihre letzte Hoffnung darein, doch noch wirksam werden zu können bzw. Einflussmöglichkeiten auf den Abhängigen zu bekommen. Personzentrierte Hilfe besteht dann aber nicht darin, mit irgendwelchen Psychotricks die Angehörigen vordergründig handlungsfähig zu machen, sondern vielmehr darin, die für die Angehörigen so beängstigende Hilflosigkeit wahrzunehmen und auszuhalten.

Personzentrierte Information

Die meisten Behandlungskonzepte für Abhängige beinhalten verschiedenste Formen gezielter Information bzw. kognitiver Instruktion über die Krankheit, ihre Entwicklung, ihre Erscheinungsformen und ihre Folgen. Luderer (1986) hat darauf hingewiesen, dass es aber vielen Patienten nicht gelingt, die Informationen auf sich zu beziehen, auch wenn sie in einer durchaus verständlichen Form dargeboten werden. Die kognitive Instruktion kommt weiters der Tendenz vieler Abhängiger entgegen, das Trinken als vom übrigen Erleben und Verhalten abgespalten zu erleben. Die Therapeuten in Luderers Einrichtung haben sich daher bemüht, die Informationen am Erleben der Patienten anzuknüpfen, indem sie den Themen ihrer Informationsgruppensitzungen systematisch Selbsterfahrungsbereiche zuordneten. „Wir versuchten in dem einleitenden Vortrag, unseren Patienten den Einstieg in die Selbsterfahrung zu erleichtern, indem wir solche Erlebnisse ansprachen, die die Patienten sich oft nicht eingestehen können und deren sie sich schämen. In der Gruppe wurde immer wieder deutlich dass derartiges Erleben häufig, ja selbstverständlich ist, dass Mitpatienten und Therapeuten darum wissen und dass ungestraft darüber gesprochen werden kann." (ebd., 451). In diesem Sinn wurde hier bei der Darstellung des Krankheitsmodells von Jellinek etwa über das typische Verheimlichen der Sucht und den Kampf um die Selbstachtung gesprochen oder im Zusammenhang mit den Alkohol-Folgekrankheiten überhaupt der Umgang mit dem eigenen Körper thematisiert.

Die Bedeutsamkeit einer wirklich personzentrierten Form der Information und Aufklärung über die Sucht und über den Umgang mit dieser Krankheit wird auch noch von einem anderen Gesichtspunkt her unterstrichen. Von dieser Krankheit sind in einem überwiegenden Ausmaß die unteren Schichten der Gesellschaft betroffen, bzw. stellen diese den größten Anteil an Patienten in den einschlägigen Einrichtungen. Nun haben gerade den unteren Schichten zugehörige Menschen von ihrer Sozialisation her tendenziell weder die Fähigkeit zum Wahrnehmen und Artikulieren ihres inneren Erlebens gut ausbilden können, noch haben sie ausreichende Möglichkeiten gehabt, für ihre Lebensgestaltung relevante Informationen zu beschaffen und wahrzunehmen. Sowohl beim Einstieg in die Psychotherapie wie auch bei der Information und Aufklärung über die Krankheit müsste also darauf Bedacht genommen werden.

Jülisch-Tscheulin (1988), die ihre Erfahrungen mit abhängigen Unterschicht-Patienten dargestellt hat, berichtet u.a. davon, dass ihre Klientel auf Interventionen, die in der Klientenzentrierten Therapie eher abgelehnt werden, wie Wertungen, Anleitungen oder Provokationen, mit größerer Selbstoffenheit reagieren, während die üblichen Versuche empathischen Verstehens wirkungslos bleiben. Sie kommt in der Folge u.a. zu dieser Schlussfolgerung: „Als Gesprächspsychotherapeutin bin ich darauf eingestellt und trainiert, Gefühle und gefühlsmäßige Bedeutungen des Patienten von seinem inneren Bezugsrahmen her zu erfassen. Meine Klientel äußert aber relativ wenig Emotionales direkt oder indirekt. Ihre Aufmerksamkeit ist eher nach außen gerichtet, und anstatt Gefühle zu reflektieren, werden diese in Handlungen ausgedrückt und nicht oder kaum wahrgenommen. Insofern muss das Verbalisieren emotionaler Erlebnisinhalte wirkungslos bleiben, weil es Voraussetzungen des Patienten übergeht.... Orientierung daran könnte bedeuten, auf Fähigkeiten des Patienten zurück zu greifen, und ihn sich z.B. über Handlungen (in Rollenspielen, interaktionellen Übungen und Ähnlichem) erleben und spüren zu lassen." (ebd., 76).

3. Resümee

Es kann wohl gesagt werden, dass die beschriebenen Beiträge insgesamt einen beachtlichen Fundus einer störungsspezifischen Klientenzentrierten Therapietheorie für den Bereich der Sucht ergeben. Als spezifischen Beitrag des Klientenzentrierten Konzepts für die Psychotherapie mit Abhängigen möchte ich dabei zunächst das achtsame Verstehen des *inneren Bezugsrahmens* einer Person mit Drangerleben hervorheben. Dadurch kann die Therapeutin u.a. das typische Nicht-Aushalten der negativen Ausgangslage sowie das Verheimlichen und Verleugnen des Abhängigen in empathischer Weise akzeptieren, ohne es jedoch inhaltlich zu befürworten. Weiters bietet ein klientenzentriertes Verständnis der Beziehungsdynamik Abhängiger die Chance, sich personal auf die Beziehung mit dem Abhängigen einzulassen, ohne sich aber unbemerkt die Verantwortung für diesen delegieren und ihn somit in eine weitere Abhängigkeit kommen zu lassen. Eine Grundlage dafür bietet das respektvolle Ernstnehmen des „Pseudomotivs", bei welchem aber gleichzeitig das Gewahrwerden von dessen Inkongruenz ermöglicht wird. Schließlich führen alle diese Perspektiven dazu, den Prozess der Therapie in seinen unterschiedlichen Phasen zu sehen und zu verstehen. Die Klientenzentrierte Therapeutin ist von daher darauf eingestellt und in der Lage, die Arbeit an der Motivation und am Zugang zur persönlichen Bedeutung der Symptome genauso in den Therapieprozess zu integrieren wie auch die Auseinandersetzung mit dem existenziellen Lebens- und Weltentwurf des Klienten sowie mit seiner persönlichen Umwelt.

Die Klientenzentrierte Therapie kann vielleicht auch in Anspruch nehmen, dass sie zu einem gewissen Paradigmenwechsel im therapeutischen Umgang mit Abhängigen beigetragen hat. Görgen (1993) meint, dass speziell in der Drogentherapie zunächst konfrontierende, aufdeckende und verfahrensorientierte Vorgangsweisen samt den dahinterliegenden analogen Therapietheorien und Menschenbildern eine zentrale Rolle gespielt haben. Der Paradigmenwechsel besteht darin, dass nunmehr „dem Aspekt einer offenen, zugewandten, akzeptierenden und direkten therapeutischen Beziehung der Vorrang vor pädagogischen (‚Um')-Erziehungskonzepten" (ebd., 31) gegeben wird. Es sollte nach dem Dargestellten aber völlig klar sein, dass die Arbeit am Ernstnehmen der inneren Ausgangslage der Person des Süchtigen bzw. an der Fähigkeit zur Freiheit vom Suchtmittel den Mittelpunkt der Therapie darstellt.

Anhang: Erfahrungsberichte und empirische Untersuchungen

Erfahrungsberichte

Janisch (1984) reflektiert die ersten Jahre seiner Arbeit in einer Einrichtung für Drogentherapie.

Luderer (1986) berichtet im Rahmen einer theoretischen Arbeit kurz über Selbsterfahrungs- und Informationsgruppen in einer Reha-Einrichtung für alkoholabhängige Männer.

Genser (1987) betrachtet fünf „Alltags-Dimensionen" bei der Therapeut-Patient-Interaktion und bringt dabei gelegentlich Beispiele für typisches Verhalten von Alkoholkranken.

Jülisch-Tscheulin (1988) referiert ihre Erfahrungen mit alkoholabhängigen Unterschichtklienten.

Häseli (1991) gibt einen berührenden persönlichen Bericht von ihrer Arbeit mit Drogensüchtigen und AIDS-Kranken bzw. HIV-Positiven am Platzspitz in Zürich.

Lawaczek (1994) bringt die Prozessanalyse einer gesamten Therapie mit einer alkoholkranken Frau.

Janisch (1996) schildert den Einbezug von Angehörigen in einer Drogentherapie-Einrichtung.

Geishofer (1997) berichtet über den Aufbau einer ambulanten Betreuungsstruktur für Suchtkranke in der Steiermark.

Heinitz (1997) enthält eine ausführliche Darstellung der Therapie mit einem Drogenabhängigen. Diese Arbeit ist aufgrund der therapeutischen Verschwiegenheitspflicht nicht öffentlich zugänglich.

In Mitterhuber und Wolschlager (2000) bringt letzterer prägnante kurze Beispiele für alle Therapiephasen i.S. von Swildens aus einer Therapie mit einer Alkoholabhängigen.

Untersuchungen

Hunt und Seeman (1990): Qualitative Untersuchung (grounded theory) mit je 15 alkoholabhängigen Frauen, die sich nach der Entgiftung und vor einer Psychotherapie bzw. nach deren Abschluss befinden.

Happel (1992) berichtet im Rahmen eines Artikels über Krisenintervention im Suchtbereich von einem Forschungsprojekt über Selbstheilung bei Drogenabhängigen.

Görgen (1993) referiert eine eigene Untersuchung über die Selbst- und Fremdbildveränderungen durch die Therapie von Drogenabhängigen.

Speierer (1998): Kurzbericht über eine Studie zur Inkongruenzdynamik von alkoholabhängigen PatientInnen (N=90) im Vergleich mit 65 Psychotherapiepatientinnen und 273 NichtpatientInnen sowie Vorbericht über Speierer (2000)

Speierer (2000): Forschungsbericht über eine Studie zu Psychopathologie, Komorbidität, Inkongruenzdynamik, Indikationsstellung, Psychotherapieziele und -effekte von alkoholabhängigen PatientInnen; Vergleich von deutschen und tschechischen PatientInnen sowie von PatientInnen, die nach der Entgiftung direkt entlassen werden, mit den PsychotherapieklientInnen.

Literatur

Bateson G (1981) Die Kybernetik des „Selbst": eine Theorie des Alkoholismus. In: Ökologie des Geistes. Frankfurt/M., Suhrkamp, 400–435

Beiglböck W, Burian W, Feselmayer S und Marx R (1994) Psychotherapie in der Behandlung Substanzabhängiger. In: Springer A (Hg), Suchtkrankheit. Das Kalksburger Modell und die Entwicklung der Behandlung Abhängiger. Wien, Springer, 201–225

Beiglböck W und Feselmayer S (1991) Der ungeliebte Klient – Aspekte der Psychotherapie mit Abhängigen. Personzentriert 2: 48–63

Böhler J (1994) Personenzentrierte Psychotherapie mit chronisch alkoholabhängigen Menschen in einem therapeutischen Übergangswohnheim. Brennpunkt 59: 3–10

Dörner K und Plog U (1996) Irren ist menschlich. Lehrbuch der Psychiatrie/Psychotherapie. 1. Aufl. der Neuausgabe. Bonn, Psychiatrieverlag

Feselmayer S und Heinzl K (1985) Die klientzentrierte Psychotherapie mit Suchtkranken. Wiener Zeitschrift für Suchtforschung 8, 1/2: 39–49

Geishofer MH (1997) Ein ganzheitliches Modell ambulanter Suchtkrankenhilfe. In: Deter D, Sander K und Terjung B (Hg), Die Kraft des Personzentrierten Ansatzes: Praxis und Anwendungsgebiete. Köln, GwG, 89–98

Genser B (1987) Zur Interaktion von Psychotherapeut und Patient in der stationären Alkoholentwöhnungstherapie. GwG-Zeitschrift 68: 23–30

Görgen W (1993) Klientenzentrierte Einzeltherapie von Drogenabhängigen im stationären Setting. GwG-Zeitschrift 92: 26–32

Häseli R (1991) Begegnung mit Menschen auf dem Platzspitz. Brennpunkt 47: 15–18

Happel H-V (1992) Krisenintervention im Sucht- und Drogenbereich. In: Straumann U (Hg), Beratung und Krisenintervention. Materialien zu theoretischem Wissen im interdisziplinären Bezug. Köln, GwG, 192–206

Heinitz C (1997) Unveröffentlichte Abschlussarbeit für das Psychotherapeutische Fachspezifikum in der Österreichischen Gesellschaft für wissenschaftliche, klientenzentrierte Psychotherapie und personorientierte Gesprächsführung (ÖGwG), Linz

Hunt C and Seeman J (1990) A study of women's recovery from alcoholism. Person-Centered Review 5, 2: 233–248

Janisch W (1984) Der klientenzentrierte Ansatz in der Drogentherapie. Theorie kontra Praxis. Personzentriert 2: 19–29

Janisch W (1996) Therapeutische Arbeit mit Angehörigen Suchtkranker. Personzentriert 1: 72–81

Jülisch-Tscheulin B (1988) Klientzentriertes Handeln bei alkoholabhängigen Unterschichtpatienten auf einer Entwöhnungsstation. In: GwG (Hg), Orientierung an der Person. Bd 1. Diesseits von Psychotherapie. Köln, GwG, 71–78

Lawaczek K (1994) Prozessanalyse. Brennpunkt 59: 14–33

Luderer H-J (1986) Störungsspezifische Konzepte bei der klientenzentrierten Therapie Alkoholabhängiger. Zeitschrift für personenzentrierte Psychologie und Psychotherapie 5, 4: 447–456

Mitterhuber B und Wolschlager H (2001) Differenzielle Krankheitslehre der Klientenzentrierten Therapie. In: Frenzel P, Keil WW, Schmid PF und Stölzl N (Hg), Klienten-/ Personzentrierte Psychotherapie. Kontexte, Konzepte, Konkretisierungen. Wien, WUV/ Facultas, 147–189

Schaef AW (1996) Co-Abhängigkeit. Die Sucht hinter der Sucht. München, Heyne

Schmidt-Schmölcke M (1990) Personenzentrierte Arbeit mit Abhängigen – Reflexion meiner Erfahrungen als Diplom-Sozialpädagoge in einer Jugend- und Drogenberatungsstelle von 1983 bis 1988. In: Deter D und Straumann U (Hg), Personenzentriert Verstehen – Gesellschaftsbezogen Denken – Verantwortlich Handeln. Köln, GwG, 186–203

Speierer G-W (1998) Neue Forschungsergebnisse zum Regensburger Inkongruenzanalyse Inventar (RIAI) und zur Gesprächspsychotherapie bei Personen mit Alkoholabhängigkeit. Gesprächspsychotherapie und Personzentrierte Beratung 4: 237–240

Speierer G-W (2000) AlkoholpatientInnen: Psychopathologie, Begleitsymptome, Indikationsstellung, Therapieziele und Behandlungseffekte aus der Sicht der Gesprächspsychotherapie. In: Speierer G-W (Hg), Neue Ergebnisse der ambulanten und stationären Gesprächspsychotherapie. Köln, GwG, 31–48

Swildens H (1991) Prozessorientierte Gesprächspsychotherapie. Köln, GwG

Tasseit S (1997) Familien und Paare in der gesprächspsychotherapeutischen Behandlung von Suchtkranken. Gesprächspsychotherapie und Personzentrierte Beratung 3: 171–178

Zur Arbeit mit Personen mit psychosomatischen Störungen

Elisabeth Reisch

In diesem Artikel wird die Möglichkeit eines klientenzentrierten Zugangs zum psychosomatischen Patienten aufgezeigt. Die mitunter gezeigte Skepsis bzw. Ablehnung des psychosomatischen Patienten Psychotherapie gegenüber lädt den Therapeuten nicht selten dazu ein, entweder selbst resignativ zu reagieren oder – dem entgegengesetzt – in therapeutischen Aktionismus zu verfallen. Klientenzentrierte Gesprächspsychotherapie bietet demgegenüber die Möglichkeit, durch ein sorgfältig abgestimmtes Beziehungsangebot den psychosomatischen Patienten genau dort abzuholen, wo er sich befindet. Dazu ist es nötig, nicht nur seine emotionale Befindlichkeit genau zu verstehen, sondern auch Bezug auf Kontextvariablen und situative Gegebenheiten zu nehmen, die das „Hier und Jetzt" des Patienten ausmachen. In diesem Zusammenhang sind etwa folgende Fragen bedeutsam: Wie genau gestaltete sich der Überweisungsvorgang? Wie lautet der Behandlungsauftrag? Was bedeutet es für den psychosomatischen Patienten, nun auch noch unter Umständen das Stigma eines psychisch Kranken zu haben? Der Fokus dieses Artikels bezieht sich auf den therapeutischen Erstkontakt und zeigt, wie genau sich wertschätzende Empathie in dieser schwierigen Beziehungskonstellation gestalten kann.

Psychotherapie mit psychosomatischen Patienten gilt im allgemeinen als schwierig, bzw. psychotherapeutische Interventionen scheitern immer wieder am unklaren bzw. ambivalenten Therapieauftrag. Dies geschieht besonders häufig bei psychosomatischen Patienten, die eine klassische somatische Behandlung bevorzugen und Psychotherapie gegenüber skeptisch bis ablehnend eingestellt sind. Misserfolge bei einer rein somatisch orientierten Behandlung führten sie zwar unter Umständen zur Psychotherapie, ein eindeutig klarer und freiwilliger Entschluss ist dies jedoch in der Regel nicht (vgl. Reisch, 1994; 1997).

Die Unklarheit im einzelnen Behandlungsauftrag ist dabei symptomatisch für die Unklarheit in der Psychosomatik im allgemeinen: Wer ist für die Patienten zuständig – der somatisch orientierte Arzt oder der Psychotherapeut? Welche Beziehung hat der Patient zu seiner Symptomatik, und welche Rolle spielt dabei das Gesundheitssystem? In welchem Kontext tritt die Symptomatik auf und welche Auswirkungen hätte eine Heilung?

Und die allerwichtigste Frage: Wie kann überhaupt Zugang zum psychosomatischen Patienten gefunden werden, der sich häufig auf die „Psycho-Schiene" abgeschoben fühlt und neben seinen körperlichen Symptomen nun auch noch mit der Tatsache konfrontiert wird, "dass irgendetwas mit seiner Psyche nicht stimmt?"

In diesem Artikel liegt der Fokus auf der Frage, wie genau ein therapeutischer Zugang zum psychosomatischen Patienten gefunden werden kann, der die spezifische Beziehungsgestaltung des Patienten mit berücksichtigt und sinnvoll nutzt. Wie können die sogenannten Defizite der psychosomatischen Patienten (emotional nicht ansprechbar, keine Krankheitseinsicht, Psychotherapie gegenüber abwehrend usw.) verstanden werden als kluge und dem Kontext angemessene Erlebens- und Verhaltensweisen?

Gerade die Klientenzentrierte Gesprächspsychotherapie bietet mit ihrem Beziehungsansatz hier konkrete Möglichkeiten, mit psychosomatischen, die Therapie zunächst vielleicht auch abwehrende Patienten, sinnvoll zu arbeiten.

Grundsätzlich geht es hier um folgende Thesen, die im weiteren Verlauf genauer erläutert werden:

- Nicht das psychosomatische Symptom ist das Problem, sondern die spezifische defizitäre Beziehungsaufnahme, die der Patient zu seiner Symptomatik einnimmt.
- Da es den Gesprächspsychotherapeuten um die Beziehung und nicht das Symptom selbst geht, sind auch somatisch begründbare Symptome gesprächspsychotherapeutisch angehbar.
- Klientenzentrierte Gesprächspsychotherapie ist eine ressourcenorientierte Therapieform im Vergleich zu defizitorientierten Therapieformen.
- Aus (1) bis (3) geht hervor, dass die Gesprächspsychotherapie im Bereich der Psychosomatik ausgesprochen effektiv ist – und damit übrigens auch kostensparend.

Kontaktaufnahme und Erstgespräch

Klientenzentrierte Gesprächspsychotherapie zeichnet sich in erster Linie dadurch aus, auf die Beziehung im Hier und Jetzt zu fokussieren.

Im folgenden werden drei typische Beispiele eines Erstkontakts mit psychosomatischen Patienten vorgestellt:

1. Frau A. erscheint zu den psychotherapeutischen Gesprächen in betont gelassener, um freundlichen Kontakt bemühter und überlegen wirkender Haltung. Sie hätte sich zu psychotherapeutischen Gesprächen entschlossen, „da ich für meine Gesundheit wirklich alles tun möchte". Sie könne sich zwar nicht so recht vorstellen, was ihre somatischen Beschwerden (häufige Schwindelattacken, Schwächezustände, ab und zu auftretende Migräneanfälle) evtl. mit ihrem Allgemeinbefinden zu tun haben könnten, aber „ein Versuch ist es mir schon einmal wert".

2. Herr F. wünscht sich gleich zu Beginn eines stationären Heilverfahren psychotherapeutische Einzelgespräche, „um vielleicht auf diesem Weg endlich meine Schmerzen in den Griff zu bekommen". Er leidet seit Jahren unter starken Magenbeschwerden, somatisch wäre schon alles abgeklärt und nun habe er sich damit abgefunden, „dass das wohl irgendetwas mit Stress zu tun haben könnte". Er wünsche sich aus diesem Grund Anleitungen für Stressabbau, vielleicht auch das Erlernen von autogenem Training, damit er dann, auch nach der Kur, alleine wirkungsvoll gegen seine Beschwerden angehen könne.

3. Herr K. wird von seinem Hausarzt wiederholt dahingehend motiviert, „nun endlich einen Therapeuten aufzusuchen". Zum lange aufgeschobenen, nun endlich stattfindenden Erstgespräch erscheint er sichtlich irritiert und auch wütend über die Tatsache, hierher geschickt worden zu sein. Den Vorschlag, sich psychotherapeutisch behandeln zu lassen, empfindet er „als völlig abwegig", gleichzeitig sieht er keine andere Chance, sich das Wohlwollen des Arztes zu erhalten, als seinem Wunsch nach Psychotherapie nachzukommen.

Dies sind typische Sequenzen von therapeutischen Erstgesprächen mit psychosomatischen Patienten. Was wir daran sehen können, bzw. im therapeutischen Kontakt deutlich zu spüren bekommen, ist, dass diese Klienten weder Selbstexploration wünschen, noch sich auf ihre Symptome selbstreflektiv beziehen.

Was genau interessiert uns als Gesprächspsychotherapeuten daran?

Normalerweise beschäftigen sich Klientenzentrierte Therapeuten mit der Bereitschaft bzw. Fähigkeit des Klienten zur Selbstexploration (vgl. auch „Skala zur Einschätzung des Ausmaßes der Selbstexploration des Klienten"; Tausch et al., 1969; Tausch, 1973).

Der wichtigste Punkt im Umgang mit psychosomatischen Patienten besteht nun darin, sich genau an diesem Punkt respektvoll zurückzuhalten. Wir haben vom psychosomatischen Patienten zunächst weder den Wunsch noch die Erlaubnis zu dieser Art von Beziehungsaufnahme. Das Verbalisieren emotionalen Erlebens, normalerweise indiziert, ist in unserem Fall genau das Gegenteil von wertschätzender Empathie.

Die „Skala zur Einschätzung des Ausmaßes der Selbstexploration des Klienten" kann jedoch abgewandelt werden und genau auf den für uns wichtigen Aspekt der Beziehung des psychosomatischen Patienten zu seiner Symptomatik fokussieren:

Der Standort des Patienten in Bezug zu seiner Symptomatik

Stufe 1:
Der Klient sagt nichts über seine Symptomatik. Er spricht ausschließlich über Tatbestände, die unabhängig von seiner Person sind.
Beispiel:
„Auf meiner Arbeit und auch zu Hause geht alles ganz normal zu. Der Arzt hat mich halt jetzt zur Kur geschickt."

Stufe 2:
Der Klient berichtet von seiner Symptomatik als etwas, das unabhängig von seiner Person ist. Er nimmt keine Beziehung dazu auf.
Beispiel:
„Die Kopfschmerzen kommen manchmal wie vom Himmel geflogen."
„Meine Beschwerden sind wahrscheinlich wetterabhängig."

Stufe 3:
Der Klient steht der Tatsache ambivalent gegenüber, dass es allgemeine Zusammenhänge zwischen ihm und seiner Symptomatik geben könnte.
Beispiel:
„Es könnte schon sein, dass ich manchmal mehr Kopfschmerzen habe, wenn ich gestresst bin. Aber so sicher bin ich mir da nicht."

Stufe 4:
Der Patient erkennt, dass es allgemeine Zusammenhänge zwischen sich und seiner Symptomatik gibt.
Beispiel:
„Wenn ich Ärger habe, schlägt sich das auf den Magen." „Stress verschlimmert meine Kopfschmerzen."

Stufe 5:
Der Patient erkennt neben den allgemeinen Zusammenhängen immer mehr die konkreten und spezifischen Zusammenhänge zwischen sich und seiner Symptomatik. Er nimmt eine Beziehung zu seinem Symptom insofern auf, als er es als einen Teil von sich selbst wahrnimmt.
Beispiel:
„Heute morgen beim Frühstücken war so ein leichter Druck in meinem Magen, ich glaube, ich hatte Angst, mich falsch zu benehmen."

Stufe 6:
Die Beziehung des Klienten zu seiner Symptomatik wird immer differenzierter. Der Klient nimmt eine Beziehung zu seiner Symptomatik insofern auf, als er sie immer mehr als Symbol für sein inneres Erleben ansieht. Statt gegen die Symptomatik anzukämpfen, wird der Versuch deutlich, die jeweilige Botschaft wahrzunehmen und zu verstehen.
Beispiel:
„Da ist immer so eine innere Stimme in mir, die mich begleitet. Wenn ich von meinem Denken her nicht merke, wie es mir geht, so höre ich einfach darauf, was mein Körper mir mitteilt."

Stufe 7:
Der Patient beginnt, den Ausdruckscharakter seiner Symptomatik nicht nur zu verstehen, sondern darüber hinaus auch noch positiv zu wertschätzen.
Beispiel:
„Von meinem Verstand her würde ich oft gar nicht merken, wie es mir geht. Es ist ein ganz eigenartiges und schönes Gefühl, sich darauf verlassen zu können, dass es da noch einen Teil in mir gibt, der auf mich aufpasst. Meine Kopfschmerzen sagen mir z.B. ganz eindeutig, wann ich mich von anderen distanzieren muss. Ich bin richtig dankbar darüber, dass ich mich auf meinen Körper und seine Botschaften immer verlassen kann, und dass sie mir weiterhelfen."

Zu Therapiebeginn werden wir es meist mit Patienten zu tun haben, die – bezogen auf diese Einteilung – sich auf Stufe 1–3, manchmal auch 4 und 5 befinden. Das störungsspezifische Erleben und Verhalten, das sich darin äußert, wird von Binder und Binder (1991) u.a. als „exekutives Defizit" (Unfähigkeit, eigene Motive und Bedürfnisse wahrnehmen und umsetzen zu können) und „asymbiotische Nähe" (emotional unterkühltes Nichtbetroffensein bei persönlichen Themen vs. emotionale Erregtheit und hohe Beziehungsrelevanz bei neutralen Themen) charakterisiert. In ähnlicher Weise beschreibt Sachse (1995; Atrops und Sachse, 1994) die Störung der Selbstregulationsmechanismen und die mangelhafte Fähigkeit zur Selbstexploration bei psychosomatisch leidenden Menschen.

Wie genau kann dem Rechnung getragen werden und wie kann eine klientenzentrierte Beziehungsaufnahme aussehen, wenn der Patient seine Inkongruenz mitunter gar nicht wahrnimmt?

Kontaktaufnahme und Erstgespräch

Beginnen wir mit den spannenden Augenblicken der ersten Minuten der Kontaktaufnahme:

Ein psychosomatischer Patient öffnet die Tür, betritt den Therapieraum, schaut uns mehr oder weniger irritiert, verunsichert oder böse an und sagt beispielsweise so etwas wie:

„Freiwillig bin ich bestimmt nicht hier".

„Ich habe keine Probleme, in meinem Leben ist alles bestens geregelt."

Oder „Rumreden macht auch keine Schmerzen weg".

Was erzählt uns der Patient alles in diesem Augenblick? Was erfahren wir zunächst über seine intrapsychische Situation?

- Er hat keine Therapiebereitschaft.
- Er zeigt keinerlei Veränderungserwartungen.
- Sein Krankheitskonzept ist somatisch orientiert und hat nichts mit unserem psychologischen Krankheitskonzept zu tun.
- Er zeigt einen somatischen, keinesfalls aber einen psychischen Leidensdruck.
- Seine Selbstdarstellung zeichnet sich dadurch aus, dass er nichts von sich erzählt (vgl. auch das Konzept der Alexithymie)[1].

Diese Beziehungsdefinition des Psychosomatikers trifft uns Psychotherapeuten natürlich an unserem empfindlichsten Punkt: an unserer Identität als Helfer. Wenn beispielsweise ein Klient käme und von seinem Ehepartner so reden würde („am liebsten würde ich von ihm davonlaufen usw."), dann könnten wir uns schon eher gelassen zurücklehnen, und uns fiele dann auch meist etwas dazu ein, z.B. „am liebsten würden Sie also ihren Mann verlassen, aber gleichzeitig bleiben Sie auch bei ihm, da scheinen Sie in einer ziemlichen Spannung zu leben" oder „vielleicht können wir uns das ja noch einmal genauer anschauen.... erzählen Sie doch mal..." usw.

Diese innere Freiheit spüren wir hier, wo wir uns selbst als Zielscheibe der Ablehnung empfinden, meistens nicht. Sonst könnten wir ja vielleicht sagen: „Auf der einen Seite merke ich, dass Sie ganz schön sauer sind hier zu sein, und auf der anderen Seite sind Sie doch gekommen... Das muss ja ziemlich schwierig für Sie hier sein." Oder: „Auf der einen Seite möchten Sie mit Psychotherapie nichts zu tun haben, auf der anderen Seite sind, wie Sie erzählen, die somatischen Interventionen gescheitert. Das stelle ich mir für Sie ziemlich schlimm vor, vielleicht empfinden Sie es im Moment fast als aussichtslos, dass Ihnen geholfen wird" usw.

Meiner Meinung nach besteht nun die einzige Aufgabe des Klientenzentrierten Gesprächspsychotherapeuten darin, in Balance zu bleiben zwischen dem

a) bewussten Wunsch des Patienten, den er äußert (z.B. „Bei mir ist psychisch alles bestens geregelt") und
b) der Ausdrucksform des Symptoms auf der Körperebene (z.B. „Mir tut alles weh, ich brauche ganz dringend Hilfe")

Beziehungsanalytisch ausgedrückt bedeutet dies, dass ich dem bewussten Wunsch des Patienten und seinem Körpersymptom gleichermaßen wertschätzende Empathie entgegen zu bringen versuche.

Die Beziehungsaufnahme des Patienten zu seinem Symptom ist eben meist geprägt von Angst, Wut, Resignation, Ablehnung usw. Eine thera-

---

[1] Alexithymie wird v.a. in der psychoanalytischen Literatur als Persönlichkeitsdefizit verstanden, als „Defekt in der Ich-Struktur" (vgl. Marty, M'Uzan und David, 1963). Solche Personen scheinen keine Beziehung zu ihrem Innenleben zu haben und sie werden als unlebendig, fantasiearm und unkreativ wahrgenommen.

peutische Neuinformation ist es nun, dass beiden Teilbereichen seines Erlebens gleichermaßen wertschätzende Empathie gegenübergebracht wird, d.h. der Patient gelangt im besten Fall intrapsychisch von einer Entweder-oder-Beziehung zu einer Sowohl-als-Auch-Beziehung. Wie genau kann dies geschehen?

Zunächst einmal bedeutet wertschätzende Empathie, die Kontextvariablen, die zum therapeutischen Erstkontakt geführt haben, genau zu verstehen.

Wie bereits ausgeführt, darf es zunächst gerade nicht darum gehen, den psychosomatischen Patienten mit dem Fokussieren auf sein inneres Erleben in irgendeiner Weise zu nahe zu rücken. Meiner Meinung nach müssen zunächst die Kontextvariablen gemeinsam mit ihm besprochen werden, die zu diesem – für ihn unter Umständen sehr unangenehmen – Erstkontakt überhaupt geführt haben:

Wie genau war der Überweisungsvorgang? Ist der psychosomatische Patient freiwillig hier, oder wurde er geschickt? Hat er Vorerfahrung mit Psychotherapie? – und wenn ja, welche? Wurde dabei seine Selbstachtung verletzt, oder machte er positive Erfahrung damit? Welche Vorstellungen bezüglich der Wirkungsmechanismen von Psychotherapie hat er? Welche Bedeutung hat „Psychotherapie" für ihn? Fühlt er sich auf die „Psycho-Schiene" abgestellt? Wie reagiert seine Familie? Was denkt beispielsweise sein Ehepartner, wenn der psychosomatische Patient eine Therapie beginnt? Nimmt ihn nun keiner mehr in der Familie sonderlich ernst oder ist genau das Gegenteil der Fall?

Diese kontextuellen Faktoren sind es meiner Meinung nach, die gerade im Bereich der Psychosomatik ganz besonders sorgfältig bedacht werden müssen.

Klientenzentrierte Psychotherapie als Balanceakt zwischen zwei Polen des Erlebens

Wenn sich der psychotherapeutische Patient in seinem „Hier-angekommen-sein" verstanden fühlt, kann damit begonnen werden, seine spezifische Beziehungsaufnahme den beiden Teilbereichen seines Erlebens gegenüber (bewusster Wunsch bzw. Selbstbild des Patienten einerseits und Symptomebene andererseits) anzugehen.

Sehen wir uns beispielhaft vier verschiedene Möglichkeiten an und stellen uns die Frage, wie darauf klientenzentriert reagiert werden könnte:

1. *Der psychosomatische Patient möchte sein Symptom bekämpfen und sucht einen Verbündeten dazu.*
Hier finden wir beispielsweise Patienten, die schon seit Jahren im somatischen Bereich den Beschwerden in unterschiedlichster Form den Kampf angesagt haben und nun den Psychotherapeuten dafür gewinnen möchten, „die Ärmel hochzukrempeln" und mit ihm in den Ring zu steigen.

Hier finden sich viele Möglichkeiten, Fehler zu machen. Allein das Anbieten beispielsweise von Entspannungsverfahren, Autogenem Training usw. bedeutet beziehungsanalytisch ausgedrückt ein Mitagieren mit dem bewussten Wunsch des Patienten, etwas *gegen* seine Spannung, Unruhe usw. zu unternehmen. Wir befinden uns dann nicht mehr in Balance, im Gleichgewicht mit beiden Teilen, sondern übernehmen die Position des bewussten Denkens gegen die ungeliebte Symptomatik des Körpers.

Eine mögliche klientenzentrierte Therapeutenäußerung, die in Balance mit beiden Teilbereichen des Erlebens des Patienten ist, könnte beispielsweise folgendermaßen lauten:

„Ich verstehe, dass Sie nach soviel Leid und körperlichen Schmerzen diese nun endlich loswerden wollen. Gleichzeitig fände ich es nicht fair, gegen etwas in Ihrem Körper zu arbeiten, das wir noch gar nicht richtig verstanden haben. Sind Sie einverstanden damit, dass wir uns zunächst über Ihre Schmerzen unterhalten, bevor wir genauer entscheiden, wie wir weiter vorgehen?"

2. *Der Patient möchte seine Kontrollinstanz verändern und den Ausdruckscharakter seiner Symptomatik mehr wertschätzen.*
Diese Variante treffen wir mitunter im ambulanten Setting einer Psychotherapie an, wenn der psychosomatische Patient beispielsweise von einem Kuraufenthalt zurückgekommen ist. Nach jahrelangem Kampf gegen seine Symptomatik hat er hier vielleicht das erste Mal die wohltuende Wirkung des Ernstnehmens der Beschwerden empfunden und ist nun – in erster Euphorie – in Gefahr, bei seinem intrapsychischen Beziehungsmuster einfach nur die Vorzeichen umzudrehen. Dies lautet dann beispielsweise so:

„Wissen Sie, während meiner Kur habe ich endlich gelernt, was mein Symptom mir alles Gutes sagen will. Bisher habe ich viel zu viel gearbeitet, das soll jetzt anders werden."

Nimmt der Therapeut unkritisch diese Patientenäußerung an, verbündet er sich gegen einen Teilbereich des Erleben des Patienten, der ihm bisher unter Umständen viele Jahre treu begleitet hat und der es *auch* verdient, wertgeschätzt zu werden.

Eine mögliche klientenzentrierte Therapeutenäußerung könnte beispielsweise heißen:

„Ich verstehe Sie so, dass es da zwei Tendenzen in Ihrem Leben gibt: Bisher haben Sie eher die eine gelebt, nämlich darauf geachtet, dass in Ihrem Leben alles gut geregelt ist und bestens läuft und jetzt, während Ihres Kuraufenthaltes ist noch etwas Neues dazu gekommen. Im Moment scheint es mir so, dass Sie entweder die eine Tendenz in Ihnen, nämlich viel zu arbeiten, *oder* die andere Tendenz, sich endlich einmal ausruhen zu wollen, wertschätzen können. Im Moment scheinen Sie sich noch gar nicht recht vorstellen zu können, wie es sich vielleicht anfühlen könnte, wenn beides seinen Platz haben könnte."

3. *Der Patient äußert seinen Distanzwunsch in der Therapie, nicht aber seine Nähebedürfnisse.*
Dieser Punkt zeigt die häufig anzutreffende, auch hier bereits erwähnte, Beziehungsgestaltung des psychosomatischen Patienten zum Therapeuten. Der psychosomatische Patient schweigt beispielsweise, sagt, dass er freiwillig bestimmt nicht gekommen wäre, ist unfreundlich und ablehnend, usw.

„Fallen" im Therapieprozess entstehen wieder dann, wenn auch in diesem interpersonellen Geschehen nicht auf eine Balance geachtet wird, sondern der Therapeut entweder resigniert (also nur den Distanzwunsch des Patienten ernst nimmt) oder mitagiert (beispielsweise indem er den Patienten mit viel Mühen dazu bringen möchte, den Wert von Psychotherapie doch bitte schön endlich einsehen zu wollen).

Eine Möglichkeit, Distanz und Nähe gleichermaßen wertzuschätzen, könnte beispielsweise so aussehen:

„Es muss ja wirklich schwierig für Sie sein, hier zu sein, ohne es wirklich zu wollen. Wie konnte das eigentlich geschehen? Vielleicht erzählen Sie mir das einfach mal, damit ich mir das besser vorstellen kann."

4. *Der Patient äußert seine Nähebedürfnisse, nicht aber seine Distanzbedürfnisse.*
Manchmal kommen psychosomatische Patienten mit sehr starkem Leidensdruck zur Psychotherapie („seit zehn Jahren nehme ich schon Medikamente und nichts hat etwas gebracht. Wie froh bin ich, endlich den Schritt zur Therapie gefunden zu haben").

Die „Falle" besteht nun darin, dass der Psychotherapeut seine Ärmel hochkrempelt, seinen Konkurrenzgefühlen bezüglich somatisch orientierten Ärzten neue Nahrung gibt und – ohne das Geschehen zu reflektieren – psychotherapeutisch „loslegt". Er merkt dabei nicht, wie sehr sich der Patient mit dieser Äußerung selbst abwertet – und viele Jahre Erfahrung seines Lebens ebenso.

Eine mögliche klientenzentrierte Therapeutenäußerung, die auch „das Abgewertete" im Patienten respektiert, könnte beispielsweise lauten:

„Sie haben jetzt schon jahrelang ganz viel im somatischen Bereich ausprobiert und vielleicht können wir ja Ihre vielen Erfahrungen gut nutzen, wenn wir nun psychotherapeutisch mit Ihrer Symptomatik arbeiten."

Schlussbemerkung

Unser gesprächspsychotherapeutischer Ansatz klingt mitunter sehr bescheiden: Wir brauchen keine komplizierten Theorien, keine langen Anamnesen – uns interessiert nur die Beziehung, wie sie sich zwischen Patient und Therapeut im Hier und Jetzt konstelliert – und das genügt als Bedingung für den Klienten bzw. Patienten, in einen konstruktiven Kontakt mit sich selbst zu gelangen.

Wir sind auch hier immer nur von einer Augenblicksaufnahme ausgegangen und wenn wir diese genau verstehen und mittels wertschätzender Empathie dem Patienten gegenüber ausdrücken, dann hat dieser die Chance, sich mit gleicher wertschätzender Empathie im Laufe der Zeit selbst zu betrachten – und zwar allen Teilbereichen seines Erlebens gegenüber. Wir verstehen die Symptomatik als klugen und intelligenten Ausdruck des Organismus und wissen, dass es nun um das Ernstnehmen und Symbolisieren der oft verschlüsselten Körperbotschaft geht.

Wir bieten dem Patienten statt dem gewohnten und krankmachenden „entweder – oder" ein „sowohl – als auch" an. Wir nehmen ihm nichts weg, sondern lassen ihm das, was er schon hat. Wir arbeiten mit ihm daran, wie die verschiedenen Teilbereiche seines Erlebens miteinander „freundschaftlich" kooperieren können, anstatt sich zu bekämpfen. Genau dies bedeutet meiner Meinung nach wertschätzende Empathie und ist Anspruch und Chance zugleich.

Literatur

Atrops A und Sachse R (1994) Vermeiden psychosomatische Klienten die Klärung eigener Motive? Eine empirische Untersuchung mit Hilfe des Focusing. In: Behr M, Esser U, Petermann F, Sachse R und Tausch R (Hg), Jahrbuch für Personzentrierte Psychologie und Psychotherapie, Bd. IV. Köln, GwG, 41–59

Binder U und Binder J (1991) Studien zu einer störungsspezifischen klientenzentrierten Psychotherapie. Schizophrene Ordnung – Psychosomatisches Erleben – Depressives Leiden. Eschborn, Klotz

Marty P, De M'Uzan M et David C (1963) L'investigation psychosomatique. Paris, Presses Universitaires de France

Reisch E (1994) Verletzbare Nähe – ein klientenzentrierter Weg zum psychosomatischen Patienten. München, Pfeiffer

Reisch E (1997) Somatisierungsstörung. In: Eckert J, Höger D und Linster HW (Hg), Praxis der Gesprächspsychotherapie. Störungsbezogene Falldarstellungen. Stuttgart, Kohlhammer, 118–130

Sachse R (1995) Psychosomatische Störungen als Beeinträchtigung der Selbstregulation. In: Schmidtchen S, Speierer GW und Linster H (Hg), Die Entwicklung der Person und ihre Störung. Bd. 2. Köln, GwG, 83–116

Tausch R [1960] (1973) Gesprächspsychotherapie. Göttingen, Hogrefe

Tausch R, Zehelein H, Fittkau B und Minsel WR (1969) Variablen und Zusammenhänge in psychotherapeutischen Gesprächen. Zeitschrift für Psychologie 176: 93–102

Der Personzentrierte Ansatz in der Psychoonkologie

Brigitte Macke-Bruck und Nora Nemeskeri

Der vorliegende Artikel befasst sich aus personzentrierter Sicht mit dem Arbeits- und Forschungsgebiet der Psychoonkologie. Die Situation krebskranker Menschen und die Möglichkeiten der medizin-technischen Therapien zur Krebsbehandlung werfen für Patienten, Ärzte und Pflegepersonal psychologische und psychosoziale Probleme auf, die ein multidisziplinäres Behandlungs- und Betreuungskonzept erforderlich machen. Psychosoziale und psychotherapeutische Interventionen führen zu einer deutlichen Verbesserung der Krankheitsverarbeitung, Befindlichkeit und Lebensqualität krebskranker Menschen. Im Rahmen eines multifaktoriellen Krankheitsverständnisses ist der Personzentrierte Ansatz immer an der betroffenen Person orientiert. Ausgehend von eigenen klinischen und praxisbasierten Erfahrungen in der personzentrierten Betreuung krebskranker Menschen wird auf deren Selbst-, Körper- und Behandlungserleben eingegangen. Darüber hinaus werden die spezifischen Aspekte der Belastungssituationen für alle am Behandlungs-und Betreuungsprozess Beteiligten dargestellt.

Krebserkrankungen galten in unserer Gesellschaft lange Zeit als sicher todbringend. Nach wie vor wird „Krebs" als heimtückisches, unheilbares Leiden gesehen, als eine Krankheit, die schwerste Schmerzen, Siechtum und Verstümmelung des eigenen Körpers mit sich bringt. Personen, welche eines der heterogenen neoplastischen Krankheitsbilder, die als „Krebs" bezeichnet werden, diagnostiziert bekommen, befinden sich somit in einer extrem belastenden Lage. Sie müssen sich mit ihrer Diagnose und der Ungewissheit ihrer Prognose auseinandersetzen, aber auch mit den Metaphern der Krankheit „Krebs" (Sontag, 1978). Allgemein wird meist Negatives mit Krebs assoziiert. Dies gilt auch oft für die Betreuer von onkologischen Patienten und kann sich in ihrer Art, den Betroffenen zu begegnen, widerspiegeln (Tausch, 1981). Durch dieses Labyrinth zu den eigenen und eigentlichen Fragen zu finden, kann für Patienten manchmal nahezu unmöglich werden.

Im folgenden sollen aus personzentrierter Sicht Bedingungen beschrieben werden, die den betroffenen Personen, ihren Angehörigen und den Betreuern auf dem Weg der Krisenbewältigung zu helfen vermögen. Darüber hinaus ist unser Anliegen, die spezifischen Belastungssituationen und -dimensionen von Krebserkrankungen, zum einen mit dem Fokus auf dem Erleben der Betroffenen, zum anderen aus der Perspektive der Angehörigen und Betreuenden, zu beschreiben.

Wenngleich statistisch gesehen das Verlaufsbild onkologischer Erkrankungen einem Wandel von einer relativ akut lebensbedrohlichen Krankheit hin zur chronischen Erkrankung unterzogen ist, beinhaltet das für die einzelne Person keineswegs eine relevante Minderung ihrer Betroffenheit. Die zentralen Themen werden meist die gleichen bleiben: Der Patient muss sich mit der persönlichen Bedeutung von Kranksein, Ungewissheit, Schmerzen, Verlust, mit dem eigenen Körper und dem eigenen Tod, mit Unerledigtem in seinem Leben und mit dem Abschiednehmen befassen, genauso wie mit der Bedeutung einer, vielleicht nur vorläufigen, Genesung für sich selbst.

Angehörige und Betreuer wiederum sind angefragt in Bezug auf ihre Vorerfahrungen zur Bewältigung von Angst, Trennung, Verlust und ihre Stellungnahme zum eigenen Tod. Die Helfer im onkologischen Feld sind überaus häufig mit Sterben und Tod konfrontiert. Sie arbeiten gewissermaßen in der Randzone, in welche das Sterben von unserer Gesellschaft delegiert wurde. Insofern tragen sie im Vergleich zu Kollegen anderer medizinischer Gebiete und zur Durchschnittsbevölkerung viel stärker an der Belastung in der Begegnung mit einem Sterbenden (vgl. dazu den Beitrag von Christian Metz im vorliegenden Buch).

1. Unterschiedliche Stadien und Prozesse bei der Krebserkrankung

1.1. Verdacht und Diagnose

Der persönliche und/oder ärztliche Verdacht auf eine Krebserkrankung verunsichert und irritiert zutiefst. Der Mensch wird zum Patienten, der die weiteren medizinischen Untersuchungen, die für die Abklärung notwendig sind, ängstlich über sich ergehen lässt. Wenn die Diagnose „Krebs" bestätigt wird, stellt dies für die meisten Menschen eine so hohe emotionale Belastung dar, dass sie einer traumatischen Krisensituation gleichzusetzen ist. Die Aktualisierung der damit verbundenen angstvollen

Phantasien („rettungslos verloren", „sozial isoliert", „schmerzhaftes Sterben") wird als extreme Hilf- und Hoffnungslosigkeit erlebt, dem die betroffene Person meist nur durch ein „Nicht-wahrhaben-Wollen" der bedrohlichen Mitteilung entgegnen kann (Meerwein, 1978).

Verschiedene Studien zur Aufklärungsproblematik belegen, dass Patienten mehrheitlich über ihre Diagnose informiert werden wollen (Köhle et al., 1990; Schlömer, 1994). Der betroffene Patient wird sich aber nur dann in seiner psychischen Belastung verstanden *und* unterstützt fühlen, wenn die geforderte *offene Kommunikation* zwischen Arzt und Patient so gestaltet ist, dass „die Gesprächsdimensionen Information, emotionale Wärme und Patientenzentriertheit in einem einigermaßen ausgewogenen Ausmaß vorhanden sind" (Senn und Glaus, 1998, 56).

1.2. Krankheitsverarbeitung und subjektive Krankheitstheorie

Krankheitsverarbeitungsprozesse (Coping) werden als Bemühungen der erkrankten Person verstanden, die erlebten inneren und äußeren Belastungen, die im Rahmen einer Erkrankung auftreten können, zu bewältigen. Grundsätzlich wird im Rahmen einer Krankheit unterschieden zwischen Anforderungen und Belastungen auf körperlicher und psychischer Ebene, Veränderungen im Selbst und im eigenen Körper, in den sozialen Beziehungen, notwendige Anpassungen an neue Situationen und einer möglichen Bedrohung des Lebens (Harrer, 1995; Kruse und Wöller, 1994).

Bezüglich der Frage, welche Krankheitsverarbeitungsmodi zu einer besseren Bewältigung der Erkrankung führen (vgl. Beutel und Muthny, 1988; Hürny, 1996), steht fest, dass der Prozess der Krankheitsverarbeitung positiv beeinflusst wird von Faktoren der familiären und sozialen Unterstützung, vor allem in Form einer vertrauensvollen Beziehung zu allen am Behandlungs- und Betreuungsprozess Beteiligten (Heim, 1988; Meerwein, 1998). Auch scheinen aktive, problemlösende und zur emotionalen Entlastung führende Copingformen eher adaptionsfördernd zu sein, als Passivität, Resignation, Selbstbeschuldigung und Unterdrückung von Gefühlen (Heim, 1988).

In diesem Zusammenhang kommt den gedanklichen Vorstellungen erkrankter Menschen über das Wesen, die Entstehung und die Behandlung ihrer Erkrankung, eine besondere Bedeutung zu. Diese subjektive Krankheitstheorie oder „Laienätiologie" des Patienten ist immer im Kontext seiner

Lebensgeschichte zu verstehen. In der Beziehung des Patienten zu allen am Behandlungs- und Betreuungsprozess Beteiligten fördert die Kenntnis seiner subjektiven Krankheits- und Gesundheitstheorie das Verständnis, dass Bewältigungsformen für jede Person und ihr Problem zu einem bestimmten Zeitpunkt und in einem bestimmten Kontext individuell zu betrachten sind. In der Folge können Behandlungs-und Betreuungskonzepte entwickelt werden, welche durch die aktive Einbeziehung des Patienten in *seine* Behandlung, auch dessen autonome Entscheidungen, die sich z.B. auf therapeutischen Maßnahmen der Erkrankung beziehen, besser integrieren können.

Die Art und Weise der Beziehung zwischen Arzt und Patient, der Belastungsgrad der therapeutischer Maßnahmen und deren Nebenwirkungen haben Einfluss auf das Krankheitsverhalten (Compliance), ebenso wie die verschiedensten Behandlungsalternativen, mit denen krebskranke Personen in ihrem Umfeld konfrontiert werden. Oft wird alleine das Ansprechen von alternativen Behandlungsmethoden oder die Ablehnung einer weiteren Chemotherapie als maladaptive Bewältigungsform bzw. als Non-Compliance-Problem des Patienten missverstanden und nicht als belastungs- und erkrankungsspezifische Reaktion im krankheitsverarbeitenden Prozess gesehen. Ein patientenzentriertes Behandlungs- und Betreuungskonzept versteht Compliance nicht als passive Befolgung ärztlicher Anordnungen, sondern vielmehr als vertrauensvolles und kommunikatives Arbeitsbündnis zwischen Arzt und Patient, an dem beide gleichermaßen beteiligt sind. Gerade wenn der Patient in einer angemessenen Interaktion ein Akzeptieren all seiner Gefühlsäußerungen durch den Arzt erfährt, wird für ihn die aktuelle psychische Entlastung am deutlichsten spürbar (Struck, 1976).

1.3. Medizinisch-therapeutische Maßnahmen

Die Bewältigung der Therapien zur Krebsbehandlung stellt durch die hohen psychophysischen Belastungen der Patienten eine spezifische Problematik dar. Viele Patienten fürchten sich vor dem eingreifenden, „aggressiven" Charakter der therapeutischen Maßnahmen der Chirurgie, Chemo- oder Strahlentherapie (Meerwein, 1998). Je nach Tumorart und aktuellem „state of the art" wird von den behandelnden Ärzten eine spezifische Abfolge der therapeutischen Maßnahmen vorgeschlagen. Chemo- und Strahlentherapie werden entweder kurativ oder als Rezidivprophylaxe oder in Kombination vor bzw. nach chirurgischen Maßnahmen eingesetzt. Aber auch palliativ kann eine lokale Bestrahlung zur Schmerzlinderung angezeigt sein.

Wenn *chirurgische Maßnahmen* zum Verlust von Körperteilen oder zu körperlicher Entstellung führen, sollten bereits präoperativ stützende psychotherapeutische Interventionen angeboten werden, die auch postoperativ fortgesetzt werden müssen, da die schweren körperlichen Beeinträchtigungen und erheblichen depressiven Reaktionen die meisten Patienten in ihren Bewältigungsmöglichkeiten überfordern. Allein der erste Verbandswechsel nach verstümmelnden operativen Eingriffen ist als schwere Krisensituation zu betrachten, denn hier wird im besonderen Maße der unwiederbringliche Verlust der körperlichen Integrität deutlich. Daher sind in weiterer Folge Hilfs- und Unterstützungsressourcen zu mobilisieren, die der psychischen Verarbeitung der Operation und ihrer Folgen dienlich sind. Dies gilt auch für Patienten, die einer Knochenmarkstransplantation zugeführt werden.

Die häufig auftretenden Nebenwirkungen der *Chemotherapie*, in Abhängigkeit von Dosis und individueller Toleranz der verordneten Zytostatika, werden von einem hohen Prozentsatz der Patienten als „krankmachend" erlebt. Übelkeit und Erbrechen, Müdigkeit, Haarausfall, Verdauungsstörungen, Entzündungen der Schleimhäute führen zu einer großen körperlichen Beeinträchtigung sowie psychischen Labilisierung des Selbstwertgefühls und damit zu einer weiteren Verminderung der Lebensqualität im Alltag des Patienten.

Die psychischen und körperlichen Belastungen durch die möglichen Nebenwirkungen der *Strahlentherapie*, die in Abhängigkeit von der Strahlendosis, dem bestrahlten Gebiet und der individuellen Strahlentoleranz auftreten können, sind weitgehend vergleichbar mit denen der Chemotherapie. Der Behandlungsraum, in dem Patienten isoliert mit dem hochtechnischen Bestrahlungsgerät konfrontiert werden, wirkt ebenso angstauslösend, wie die möglichen Spätfolgen der Strahlentherapie (Schlömer, 1994).

Wichtig erscheint auch, dass der Behandlungsablauf nicht durch unnötig lange Wartezeiten, meist in einem atmosphärisch trostlosen Warteraum, in dem andere, auch erkennbar schwerst Kranke, angstvoll auf ihre Behandlung warten, den Patienten zusätzlich belasten. Der Wunsch nach Informationsvermittlung bezüglich der Strahlentherapie, aber auch nach konstanten Bezugspersonen in der radiologischen bzw. onkologischen Abteilung spielt auch in der Betreuung strahlenbehandelter Patienten eine bedeutende Rolle. Die Erfahrung des radiologischen Klinikpersonals zeigt leider, wie oft sie sich einem Patienten gegenüber sehen, der noch unter dem Diagnose-Schock leidet bzw. nur unzureichend über seine Krebserkrankung und deren Behandlung aufgeklärt wurde.

1.4. Psychotherapeutische Betreuung

Häufig bestehen die Aufgaben eines Psychotherapeuten im klinischen Alltag aus Krisenintervention (vgl. Brossi, 1998) oder stützender Beratung. Im Rahmen stationärer personzentrierter Beratung wird manchmal der Beginn für eine Einzel- oder Gruppenpsychotherapie gesetzt. Die erste Klippe, die es dann gemeinsam zu umschiffen gilt, ist der Übergang in ein extramurales Betreuungsangebot, sei es ambulant (meist zeitlich begrenzt), sei es in einer psychotherapeutischen Praxis. Der Überweisungsvorgang kann die Trennung von einer, nach anfänglich bestehender Skepsis, vertraut gewordenen Person erfordern, hin zu jemandem, den der Betroffene nicht kennt.

Psychotherapie verlangt im psychoonkologischen Bereich ein spezifisches Setting: Die Rahmenbedingungen für eine gelingende Zusammenarbeit müssen auf die besondere Situation bzw. Thematik des Klienten angepasst werden. So sollte der Psychotherapeut beispielsweise vorher klären, zu welchen Veränderungen des Settings er in der Lage ist, ob er bereit ist zu Besuchen im Krankenhaus oder zu Hause am Krankenbett oder auch zur Einbeziehung von Angehörigen. Hier sei auch auf den Beitrag von Reisch (1994) verwiesen, in welchem sie die Bedeutung des Erfassens der „Kontextbedingungen" als Grundlage des Beginns einer geglückten Klient-Therapeut-Beziehung herausarbeitet.

Die Anliegen, die in Psychotherapie führen, sind vielfältig: Nicht immer ist es die bedrohliche Lebenskrise, „krebskrank" zu sein, und/oder das Bedürfnis, einen Sinn für sich darin zu finden, manchmal ist es auch der Wunsch, schon lange bestehende innere Konflikte zu lösen. Gelegentlich ist es die innere Notwendigkeit, gelegentlich die neu auftauchende Bereitschaft, sich mit schwierig erlebten Beziehungskonstellationen, die viel „Energie binden", unverarbeiteten Trennungserlebnissen, persönlich sehr stressvollen Lebensstilen auseinander zu setzen. Viele Klienten kommen auch im Auftrag ihrer Angehörigen. Hier ist der Psychotherapeut aufgefordert, sich zunächst gemeinsam mit diesen Klienten auf die Spurensuche nach deren eigener Motivation zu machen. Ähnliches gilt für „schwierige" Patienten, die von ihren klinischen Behandlern zur psychologischen Betreuung geschickt werden.

Im Kontext der Indikationsfrage möchten wir auf die hohe Co-Morbidität psychischer Phänomene und onkologischer Erkrankungen hinweisen, die eine umfassende, die medizinischen Maßnahmen ergänzende psychosoziale Betreuung notwendig erscheinen lassen (Schwarz, 1994). Allerdings werden als Kontraindikation für eine langfristige Psychotherapie Kriterien, wie „fehlendes Krisengefühl, hoffnungsvolles Vertrauen in den behandelnden Arzt, gute adaptive Verleugnungsfähigkeit, aber auch die Angst, Psychotherapie verschlimmere den Zustand, tiefe Verbitterung und Selbstaufgabe sowie niedriger Bildungsstand" von Worden (1984; zit. nach Meerwein, 1998, 127) genannt.

1.5. Belastungsdimensionen in der Nachsorge

Der Verlauf der Krebserkrankung kann zur Heilung, zur chronischen Krankheit oder zum Tod führen. Nach der ersten medizinisch-therapeutischen Behandlungsphase beginnt die Zeit der Rekonvaleszenz des Patienten. Für die Lebensqualität des Patienten sind neben der objektiven somatischen Situation (Rezidiv- und Beschwerdefreiheit), den sozialen Voraussetzungen (soziales Netzwerk) und den ökonomischen Bedingungen auch die subjektive Bewertung der eigenen Lebenssituation und ihren Belastungen sowie die vorhandenen Bewältigungsressourcen von Bedeutung (Leiberich et al., 1993). Krankheitsverarbeitung und Rehabilitation sind notwendig für die Wiedereingliederung in den familiären und beruflichen Alltag und können in dieser Phase effektiv unterstützt werden durch das Angebot von psychosozialen Betreuungsmaßnahmen, Selbsthilfeorganisationen sowie spezifischen Rehabilitationsmaßnahmen für diejenigen Patienten, die verstümmelnden operativen Eingriffen ausgesetzt worden sind (z.B. Brustverlust bei Brustkrebs, Stomaanlage bei Darm- oder Blasenkrebs usw.). Für diese, im wahrsten Sinn des Wortes, körperlich verletzten und gekennzeichneten Patienten kann psychotherapeutische Unterstützung helfen, die oft tief empfundene Unsicherheit gegenüber allen körperlichen Empfindungen zu verringern bzw. mit den körperlichen Veränderungen umgehen zu lernen und so schrittweise wieder zu einem neuen Körpervertrauen zu gelangen.

In einem patientenorientierten Gesamtbehandlungsplan beinhaltet die umfassende Nachsorge eine psychosoziale und psychotherapeutische Hilfestellung für den betroffenen Patienten, nicht nur bei der Verarbeitung von Behandlungsfolgen (z.B. Schmerzgeschehen, Beeinträchtigung der Attraktivität, Sexualität, Leistungsfähigkeit und Beweglichkeit, Diät- und Hygienevorschriften usw.), sondern auch für die oft über Jahre notwendigen Kontrolluntersuchungen in klinischen Ambulanzen, denn das Warten auf den Kontrollbefund stellt eine sich wiederholende Stresssituation dar, in der erneut Ängste und Befürchtungen bei den Betroffenen wie auch bei den Angehörigen aktualisiert werden.

Wenn ein Rezidiv oder Metastasierungsprozess festgestellt wird, erlebt dies der Patient oft als weit größere psychische Belastung als die Erstdiagnose. Denn diese neuerliche Krisensituation wird vor allem auch durch das Schwinden der Hoffnung auf Heilung, Enttäuschung über die bisher angewandten Behandlungsmaßnahmen sowie Furcht vor Schmerzen, neuerlichen oft als aversiv erlebten Therapien und Alleingelassenwerden bestimmt. In dieser Phase ist der Patient in seiner psychischen Belastbarkeit überfordert und benötigt zunächst emotionale Unterstützung und Orientierungshilfen durch den Arzt. Hier wird im besonderen Maße auch die emotionale Belastung des behandelnden Arztes deutlich, der nicht nur mit der Depressivität, Wut und Angst des Patienten konfrontiert wird, sondern auch mit der eigenen Enttäuschung über die Grenzen der medizinisch-therapeutischen Möglichkeiten.

1.6. Palliative Maßnahmen

Wenn die Krebserkrankung fortschreitet, wird für den Patienten zunehmend die Bedrohung seines Lebens, die Angst vor dem Sterben und dem Tod in den Vordergrund treten. Dort, wo dem kurativen Helfen Grenzen gesetzt werden, müssen palliative Maßnahmen, also linderndes, stützendes und begleitendes Helfen, in den Betreuungsplan miteinbezogen werden (Frischenschlager, 1995). Kübler-Ross (1971) hat u.a. mit ihrem 5-Phasen-Modell des menschlichen Sterbens (*Isolation, Zorn, Verhandeln, Depression und Annahme*) einen wesentlichen Beitrag zum besseren Verständnis Sterbender geleistet. Die Beschreibung der wichtigsten emotionalen Reaktionen stellt eine hilfreiche Orientierung in der Begegnung mit Sterbenden dar, der Verarbeitungsprozess soll aber keinesfalls linear oder regelhaft verstanden werden, sondern verläuft für jeden sterbenden Menschen auf seine ganz individuelle Weise (Köhle et al., 1990; Flammer und Tausch-Flammer, 1992; Senn und Glaus, 1998).

Das Bedürfnis, sich mit dem eigenen Sterben auseinanderzusetzen, äußern Kranke, was den Zeitpunkt und die Art betrifft, sehr unterschiedlich. Manche möchten von sich aus offen darüber sprechen, andere wiederum vermitteln in einer Form von stillem Einvernehmen, dass sie in das Sterben einwilligen, die meisten allerdings äußern ihre Bereitschaft dazu vorsichtig, durch Andeutungen, Bilder, Metaphern, das Mitteilen von Träumen oder auch nonverbal mit Blicken und Gesten. Betroffene spüren meist sehr genau, wo es echte Bereitschaft und Feinfühligkeit für diese Auseinandersetzung gibt (Tausch und Tausch, 1985). In der Sterbephase selbst können Helfer viel tun, indem sie Aufmerksamkeit geben, liebevoll sorgen, mit einer Berührung ihre Gegenwart vermitteln oder einfach still dasitzen bzw. sich um lindernden medizinischen Beistand kümmern (Stoddard, 1987; Student, 1989). Wir ermuntern auch ausdrücklich, Spielräume im klassischen Klinikalltag nicht ungenutzt zu lassen. Manchmal lässt sich durch Kleinigkeiten einiges erträglicher gestalten, indem etwa eine Sitzwachegenehmigung erwirkt wird oder die Übersiedlung in ein kleineres Krankenzimmer bzw. ein Paravent mehr Intimität gewährt oder ein persönlicher Lieblingsgegenstand erfreut.

In der Betreuung eines unheilbar Kranken und Sterbenden sind wenige Aufgaben so wichtig, wie das Eingehen auf seine kommunikativen Bedürfnisse, auf seinen Wunsch nach kontinuierlicher emotionaler Unterstützung und Begleitung sowie die Linderung seiner Schmerzen. Obwohl krebskranke Patienten vor allem an tumorbedingten (85%) und/oder therapiebedingten (12–17%) Schmerzen leiden können, erhalten nach wie vor nur ca. 30% der Patienten eine ausreichende Schmerztherapie (Striebel, 1999). Bei den Möglichkeiten der modernen Schmerztherapie erscheint es geradezu unverständlich, krebskranke Patienten an chronischen physischen Schmerzen und in deren Folge an den unübersehbaren psychischen und sozialen Veränderungen leiden zu lassen.

Die Abklärung eines multifaktoriell bedingten Schmerzgeschehens wird durch eine bio-psycho-soziale Diagnostik erleichtert, die das Ausmaß der Krebserkrankung, die individuellen Bewältigungsformen und sozialen Unterstützungsmöglichkeiten der krebskranken Person mit einbezieht (Herzog und Egle, 1993). Gerade dieses diagnostische Vorgehen erlaubt es auch „psychogen" oder „psychosomatisch" bedingtes Schmerzgeschehen zu erfassen und damit zu verstehen, dass der Patient uns durch seine Schmerzen vielleicht eine Botschaft zukommen lassen möchte (LeShan, 1999).

Palliative, auf Linderung der Beschwerden des Patienten gerichtete Maßnahmen ersetzen die belastende kurative, also auf Heilung abzielende Behandlung und sollen die Lebensqualität des Betroffenen möglichst optimal bis zu seinem Lebensende erhalten (vgl. Doyle et al., 1999). Der Prozess des Übergangs von kurativer zu palliativer Betreuung ist für alle Beteiligten besonders schmerzlich und gleichermaßen enttäuschend. Wir sind dabei *alle* auf die Fragen der Begrenztheit unseres menschlichen Seins, unseres Könnens und Wollens zurückgeworfen. Diese schwierige

Situation versuchen Palliative-Care und hospizmedizinische Betreuungsangebote aufzufangen (vgl. dazu den Beitrag von Christian Metz im vorliegenden Buch). Es ist allerdings anzumerken, dass in unserem Sprachraum nach wie vor viele Patienten und ihre Familien keine derartigen Angebote vorfinden und sich oft als „hoffnungsloser Fall" alleingelassen erfahren.

2. Personzentrierte Beratung und Psychotherapie im onkologischen Behandlungskonzept

In den Reaktionen Betroffener auf eine Krebserkrankung, in der Alltagspsychologie und in wissenschaftlichen Modellen werden immer wieder Fragen nach der *Ursächlichkeit* psychosozialer Faktoren bei der Krebsentstehung aufgeworfen. Psychologische Theorien, die mit Krebs in Beziehung stehen, sind bereits in der Antike beschrieben worden. Hinsichtlich der in der Psychosomatik kontrovers diskutierten psychoätiologisch orientierten Frage der „*Krebspersönlichkeit*", liefern die wissenschaftlichen Forschungsbemühungen keinen Beweis eines spezifischen „typus carcinomatosus" (Typ C) in der Onkogenese (Schwarz, 1994; 1998). Die wissenschaftliche Psychoonkologie, so resümiert Meerwein (1998), verfüge zum heutigen Zeitpunkt nicht über eine psychogenetische Krebstheorie, strebe eine solche auch nicht an, sondern untersuche vielmehr die Bedeutung psychosozialer Faktoren im Rahmen eines *multifaktoriellen* Verständnisses der Krebserkrankungen sowie für den Krankheitsverlauf und für den Krankheitsverarbeitungsprozess.

Dieser Erkenntnisstand gegenwärtiger Forschung wird zunehmend in die Gestaltung von Betreuungskonzepten aufgenommen (Stierlin und Grossarth-Maticek, 1998; vgl. Langer et al., 1990). Obgleich die Realität, die Betroffene im klinischen Alltag oft noch vorfinden, anders gestaltet ist, gilt für die Behandlungs- und Betreuungspraxis, dass zu deren Gelingen im klinischen Alltag eine bio-psycho-soziale Herangehensweise verwirklicht sein sollte: Ein multidisziplinäres Netz von Betreuern begleitet die Betroffenen kontinuierlich im Verlauf des Krankheitsgeschehens, im Falle einer Remission oder Heilung weitmaschig darüber hinaus. Damit sich der einzelne Patient nicht im Betreuungsnetz verliert, müssen im Team die jeweiligen Zuständigkeiten geklärt werden, muss die betroffene Person darüber informiert sein und ihre Ansprechpartner selbst wählen können.

Also nicht das Tumorgeschehen, sondern die Person des Patienten steht im Mittelpunkt, und psychische Begleitung ist ein integrierter Teil im gesamten Betreuungskonzept. Der Wunsch nach einer begleitenden

Psychotherapie geht naturgemäß vom Patienten aus und die Indikation dazu wird immer ganz individuell gestellt.

2.1. Personzentrierte Begleitung

In der Begegnung mit krebskranken Menschen werden Ärzte, Pflegepersonal und Begleiter mit ihrem Selbstbild und ihren eigenen Krankheits- und auch Todesvorstellungen konfrontiert. Erst das Verständnis der Interaktion, der wechselseitigen Abwehr- bzw. Verarbeitungsmöglichkeiten, ermöglicht ihnen offen und frei auf deren emotionale Bedürfnisse einzugehen. Personzentrierte Begleitung bzw. Beratung kann Betroffenen von all jenen Helfern zuteil werden, die von *personzentrierten Einstellungen* geleitet sind, und dies ist nicht an bestimmte Professionen gebunden.

Diese innere Haltung ist gekennzeichnet von Präsenz, von der Fähigkeit, auch in heiklen Situationen in Kontakt zu treten, von Respekt, Einfühlungsvermögen, innerer Wahrhaftigkeit und der Bereitschaft, zu erspüren, ob und wie der Patient imstande ist, dieses Beziehungsangebot aufzunehmen. Besonders charakteristisch für eine personzentrierte Beziehung sind die persönliche Anteilnahme bzw. ein wirkliches Sich-einlassen des Helfers sowie die Konzentration auf das Verstehen und die Exploration des inneren Erlebens des Patienten. Dieser fühlt sich durch einen offenen Umgang von Seiten der Betreuer angeregt, seine Sorgen, Befürchtungen und Wünsche zu äußern. Patienten erfahren so, dass sie in der eigenen Person Ressourcen vorfinden, die ihnen bei der Bewältigung der belastenden Situation helfen können. Die betreuende Person kann ihr Fachkönnen und -wissen der betroffenen Person und deren *aktuellen* Bedürfnissen entsprechend verfügbar machen. An folgenden Beispielen möchten wir sichtbar machen, dass unter solchen Bedingungen dieser besondere Prozess im Patienten gefördert werden kann (Rogers, 1991; Gordon und Edwards, 1997).

Im Rahmen der Planung der Strahlentherapie führen eine Ärztin und eine Patientin ein Gespräch. Die Ärztin greift mit einer respektvollen Bemerkung auf, dass sie in deren Mimik etwas Ängstliches fände. Die Patientin erlebt, dass sie, von uneingestandenen Sorgen und unausgesprochenen Fragen bewegt, diese formulieren kann, wenn ihr jemand aufmerksam zuhört. Im Gespräch äußert sie ihre Angst, auch sie könnte, wie ihre Großtante, als unerwünschte Folgewirkung der Strahlentherapie eine Strahlenkrankheit der Haut bekommen. Mit Schaudern erinnert sie die Bilder ihrer Kindheit von der nässenden Wunde, deren Geruch und nimmt erleichtert die Informationen über moderne Bestrahlungsmethoden auf.

Ein Patient, der gerade wieder auf der Onkologischen Station aufgenommen wurde, eröffnet der Psychotherapeutin, dass er nicht gleich eine weitere Chemotherapie erhalten möchte. Er entdeckt in seiner „Erschöpfung" tiefliegende Verzweiflung und die Angst, die Zuwendung des kurativ orientierten Arztes zu verlieren. Von der Psychotherapeutin dazu ermuntert, wird es für ihn denkbar, dieser Befürchtung vor dem Arzt Ausdruck zu verleihen.

Wenn Ärzte signalisieren, dass sie sich Zeit für ein Gespräch nehmen werden, um auch schlechte Nachrichten, beispielsweise von einem Rezidiv, genau zu erörtern, kann das die Möglichkeit zur Auseinandersetzung erleichtern. Zuletzt möchten wir noch auf die Bedeutung eines wertschätzenden Umgangs in Konfliktsituationen zwischen Betreuer und Patient hinweisen. *So könnte die Krankenschwester, vorausgesetzt sie fühlt sich in dieser Situation nicht persönlich angegriffen, sagen: „In Ihren Augen habe ich etwas falsch gemacht".*

Im Gegensatz zur personzentrierten Beratung, wo es darum geht, den Betroffenen zu ermöglichen, die für sie selbst wichtige emotionale Bedeutung ihres Problems zu klären und somit mehr Spielraum im Handlungsbereich zu gewinnen, zielt die Personzentrierte Psychotherapie im Einzel- oder Gruppensetting darauf ab, einen Prozess der Persönlichkeitsentwicklung zu fördern, im Dienste des persönlichen Wachstums, der Konfliktlösung und der Linderung von seelischen und körperlichen Beschwerden.

2.2. Personzentrierte Psychotherapie

Während uns in der psychotherapeutischen Privatpraxis krebskranke Personen mit dem ausdrücklichen Wunsch nach einer begleitenden Psychotherapie begegnen, sieht es in unserer beruflichen Praxis im klinischen psychoonkologischen Bereich meist anders aus. Allein der Gedanke psychischer Betreuungsbedürftigkeit kann als sehr bedrohlich für das Selbstkonzept erlebt werden. Für das durch die Erkrankung bereits stark beeinträchtigte Selbstwertgefühl des Patienten kann dies eine zusätzliche Kränkung bedeuten. Wir sind deshalb im Gespräch mit diesen Patienten besonders darauf bedacht, sie im Finden ihrer Ressourcen zu unterstützen. Ähnliches gilt für die Versuche der Verleugnung, die vor dem seelischen Vernichtungsgefühl schützen sollen, wenn man mit der Krebsdiagnose konfrontiert wird (Meerwein et al., 1976).

Die Abwehr der existenzbedrohlichen Gefühle („nichts ist mehr, wie es war") kann der erkrankten Person helfen, sich der neuen Lebenssituation schrittweise anzupassen. Erst das Verstehen dieser Inkongruenz bzw. der

Reaktionsweisen *aus dem Erleben* des Patienten macht es möglich, auch die Aufklärung als prozesshaftes Geschehen zu betrachten, in welchem dem Patienten die zu vermittelnden Informationen, auch für das Behandlungsprocedere, wiederholt und angemessen dargelegt werden müssen.

Bei einer dermaßen belastenden Lebenskrise erscheinen uns jene Personen eher vulnerabel, die bereits in den Beziehungskonstellationen ihrer Kindheit eine größere Inkongruenz zwischen Selbst und Erfahrung entwickelten als solche, die sich von ihren bedeutsamen Bezugspersonen stärker empathisch verstanden und unbedingt positiv im für ihr Selbst wichtigen Erleben beachtet erfuhren (Finke, 1994).

Gerade dann, wenn die Fähigkeit des Klienten zu Selbstexploration und Experiencing gering ist, also wenn Abwehr, unvollständiges Symbolisieren oder Verleugnung von für sein Selbstkonzept bedrohlichen Erlebnisinhalten den Therapieprozess hemmen, braucht es ein besonderes Verstehen des selbstbehauptenden Aspektes seiner Selbstaktualisierungstendenz. Kann *das Bedürfnis des Klienten nach positiver Selbst(be)achtung* dergestalt respektiert werden, ermöglicht ihm dies eine neue Beziehungserfahrung, die zugleich eine Entwicklung seines Selbstkonzepts bedeutet und somit zu größerer Offenheit gegenüber bisher bedrohlicher Erfahrungen bzw. zu einer neuen gesamtorganismischen Bewertung führt (Biermann-Ratjen et al., 1995). Wichtig erscheint uns, als Therapeut stets gewahr zu haben, dass, auch im Falle eines Begleitens bis zum Tode, der Therapieverlauf vom sich aktualisierenden Organismus des Klienten getragen ist. Das kritische Moment ist dabei, in welchem Ausmaß sich in der Klient-Therapeut Beziehung ein verlässliches Feld der hinreichenden und förderlichen Bedingungen (Rogers, 1987) entwickelt. Aus personzentrierter Sicht ist es hier also nicht erforderlich, eine scharfe Trennung von kurativen und palliativen psychotherapeutischen Interventionen vorzunehmen. Die Aufgabe des Personzentrierten Therapeuten besteht vielmehr darin, den Klienten im Schaffen einer spezifischen, auf ihn möglichst geringfügig bedrohlich wirkenden, therapeutischen Umgebung zu begleiten.

Im Laufe der Erkrankung kann es auch Situationen geben, in welchen der Klient von sehr starken Stimmungsschwankungen, von Angst oder Schmerz überwältigt ist. Hier verhilft die therapeutische Begleitung dem Klienten dazu, als Person zu den eigenen Gefühlen wieder eine selbstreflexive *Beziehung* zu finden. Aus der Erfahrung des Überflutet-werdens aufgetaucht, kann er dann beispielsweise sagen, er fühle sich jetzt nicht mehr „nur noch als Angst", sondern spüre, wie ihn Wellen von

Ängstlichkeit durchströmen, er fände in sich sogar noch einen Ort, wo keine Angst sei (vgl. Gendlin, 1964).

Weiters – dies werten wir allerdings nicht als Schwierigkeit im therapeutischen Prozess, sondern als Teil gelungener Begleitung – möchten wir noch erwähnen, dass in der Sterbephase das Selbst, das ja immer auch körperliche Aspekte hat, sich zunehmend vom todkranken Körper verabschiedet, dass Trauer und Scham angesichts des körperlichen Verfalls und der Angewiesenheit auf fremde Hilfe in den Hintergrund treten und das Abschiednehmen vom eigenen Leben, von den Angehörigen und Begleitern an Bedeutung gewinnt.

Abschließend sei noch auf den Stellenwert der personzentrierten Gruppe verwiesen. Sie birgt die Möglichkeit auch mit anderen an Krebs erkrankten Menschen in Beziehung zu treten, im Erlebnis der gemeinsamen Betroffenheit und in der Erfahrung, auch für Andere hilfreich sein zu können (Tausch, 1980; Franke und Sonntag, 1988).

3. Pädiatrische Psychoonkologie

Im Folgenden wollen wir kurz auf einige wichtige Aspekte in der pädiatrischen Psychoonkologie eingehen. Die Kenntnis der entwicklungspsychologischen Prozesse erleichtert das Verständnis und die Einfühlung in all jene psychischen Reaktionen, die wir in der Betreuung krebskranker junger Menschen erleben. Ihre Ängste, Hoffnungen und Phantasien, ihre Gefügigkeit und Auflehnung sind im Kontext mit *Alter, Entwicklungsphase, Eltern-Kind-Beziehung, Krankheitsverlauf, Krankheitsbehandlungen und Krankenhauserfahrungen* zu sehen.

Schwerstkranke Kinder und Jugendliche haben nicht nur mit Ausmaß und Folgen ihrer Erkrankung, sondern auch mit zum Teil erheblichen Einschränkungen ihrer für das Heranwachsen notwendigen positiven *Erlebens-, Entwicklungs- und Aktivitätsmöglichkeiten* zu kämpfen. Die psychosoziale und psychotherapeutische Betreuung krebskranker Kinder und Jugendlicher sieht immer die gleichzeitige Begleitung der Familie vor und umfasst die Stützung und Förderung aller Betroffenen unter Einbeziehung der interaktionellen Eigenheiten sowie der individuellen und familiären Bewältigungsstrategien (Mangold, 1995).

Die von personzentrierten Einstellungen geprägte *offene Kommunikation* zwischen Arzt und Patient erfährt eine Erweiterung in eine *offene familiäre Kommunikation*, die die gleiche emotionale Unterstützung sowohl für die kindlichen als auch für die erwachsenen Personen der Familie ermöglicht und in der nicht *über* das Kind, sondern *mit* dem Kind gesprochen wird. Dabei sind auch die Geschwister miteinzubeziehen, um deren Ängste und Befürchtungen hinsichtlich des krebskranken Geschwisters zu verringern (Petermann, 1992). So wird auch die Zuwendung, die möglicherweise nicht mehr im vertrauten Ausmaß erfolgen kann, nicht als Vernachlässigung erlebt.

In jedem Fall ist es notwendig, das krebskranke Kind möglichst frei von Schmerzen zu halten und ihm die Gewissheit zu vermitteln, dass es, auch wenn es sterben sollte, nicht alleine ist (Bürgin und Di Gallo, 1998).

4. Personzentrierte Begleitung für Angehörige und für Betreuer

Was von psychosomatisch orientierten Betreuern und in der Hospizarbeit als selbstverständlich erachtet wird, ist im herkömmlichen klinischen Alltag nicht sicher verankert: Da das Verhalten von Angehörigen und Betreuern einen erheblichen Einfluss auf den Patienten und seine Krankheitsverarbeitung hat, wird deren aktuellem Befinden und deren spezifischen Möglichkeiten, krisenhafte Situationen zu bewältigen, hier explizit Raum gewidmet.

4.1. Achtsamkeit für Angehörige

Schwere Krankheit stellt für den Patienten selbst *und* seine Angehörigen eine Krisensituation dar und doch ruhen in vielen Familien oder Lebensgemeinschaften bis dahin unausgeschöpfte Potentiale zu deren Bewältigung. Der Schicksalsschlag wird letztlich nicht nur als schmerzlicher Verlust erlebt, sondern kann auch bereichernd erfahren werden. Im Idealfall holen sich diese Personen selbst die erforderliche bzw. gewünschte Unterstützung von außen.

Allerdings sehen wir auch weniger hoffnungsvolle Entwicklungen, wo die schmerzlichen Erfahrungen zur Erschöpfung der Ressourcen der ganzen Familie bzw. von einzelnen Mitgliedern führen. Anzeichen dafür können bedenkliche Reaktionen auf den Schock der Erstdiagnose sein, Erschöpfungszustände, Überforderungsgefühle, starke Reizbarkeit, tiefe Verzweiflung, die Unfähigkeit, zwecks eigener Erholung,

Betreuungsaufgaben zu verteilen, „ungerechtfertigte" Reklamationen bei den Behandlern. Selbst bei Personen, und da insbesondere bei Kindern, die sich in der Situation scheinbar „problemlos" zurechtfinden, ist es notwendig und sinnvoll, sich in persönlichen Gesprächen von der Stimmigkeit des Eindrucks zu überzeugen. Spätestens, wenn sich Angehörige von ihren eigenen Ängsten oder außergewöhnlich heftiger Trauer überwältigt fühlen, sie an ihre persönlichen Grenzen der Krisenbewältigung gekommen sind, ist es Zeit, sie wirklich zu ermuntern, sich nach psychotherapeutischer Unterstützung oder spiritueller Begleitung für sich selbst umzusehen.

Auch Angehörige brauchen *angemessene* Unterstützung (vgl. Tausch, 1981; Tausch und Tausch, 1985; LeShan, 1993; Meerwein, 1998), sei es, dass sie ganz praktische Hilfen und Informationen benötigen, wie sie Freunde, Bekannte, Sozialarbeiter, lokale sozialmedizinische Vereine, Hospizdienste geben können oder im Falle langer Pflege, freie Zeiten, um auch einmal etwas anderes zu erleben, – oder für den betroffenen Kranken eine Übergangspflege, sei es jemanden, der einfühlend zuhören kann oder der auch noch in der Trauerzeit zugegen ist. Angehörige brauchen gelegentlich einen Vermittler, um sich ihrem kranken Familienmitglied zu öffnen und mit ihm in ein liebevolles, ehrliches Gespräch einzutreten. Wenn die Angst, aufgrund einer familiären oder genetischen Disposition ebenfalls an Krebs zu erkranken, auftaucht, wird ein Angehöriger selbst Unterstützung benötigen.

4.2. Verständnis für die Person des Helfers

Aus der Perspektive von Patienten und deren Angehörigen erscheint das Verhalten ihrer Betreuer nicht immer hinreichend beruhigend, hilfreich und förderlich. Sprachliche Barrieren behindern die Aufklärung verwirrender bzw. verletzender Situationen. In einem Forschungsprojekt von Annemarie Tausch (1980) wurde gezeigt, dass die Selbstöffnung von Krebspatienten, ihren Angehörigen und Ärzten in personzentrierten Gesprächsgruppen persönlich und gegenseitig als sehr bereichernd und entlastend erlebt wurde und in der Folge zu manch einer Veränderung des stationären Alltags führte.

Patienten meinen zurecht, sie sollten im Mittelpunkt der Bemühungen stehen, tatsächlich sehen sich die Behandler in institutionellen Strukturen aber vielfältigen widersprüchlichen Aufgaben gegenüber, für die sie sich oft nicht gut ausgebildet fühlen. Die Behandler, die im onkologischen Bereich arbeiten, sind *ständig* mit den Grenzen der scheinbar so potenten

Schulmedizin konfrontiert, und es ruht besonders viel Verantwortung auf ihnen bei der Ausbalancierung zwischen dem Auftrag, primär nicht zusätzliches Leid zuzufügen und dennoch heilend bzw. lebensverlängernd zu wirken. Durch das Zulassen einer offeneren Beziehung zu den Patienten wird die persönliche Belastung bei deren Sterben für einige Helfer besonders hoch, und es erscheint verständlich, dass sie diese bedrohliche Situation zu vermeiden suchen.

Ohne hier detailliert auf die Ursachen und Hintergründe der Abwehr- und Schutzfunktionen bei Ärzten oder beim Pflegepersonal eingehen zu können, möchten wir folgende Aspekte nicht unerwähnt lassen: Mangelnde Reflexion der eigenen Berufswahl aus lebensgeschichtlicher Perspektive, uneingestandene Ängste, aber auch zu hohe Anforderungen an sich selbst als Helfer und gering entwickelte psychosoziale Kompetenzen bzw. Bereitschaft zur interdisziplinären Zusammenarbeit können zu Fehlleistungen, Überforderung oder Burnout führen und vom Patienten als abwehrende Haltung oder auch menschliche Kälte verstanden werden.

Für sich selbst Hilfe in Anspruch zu nehmen, kann für Helfer in Widerspruch zu ihrem Selbstverständnis stehen oder unterschwellig als bedrohlich erlebt werden. Fortbildungen und Schulungen in person- bzw. klientenzentrierter Gesprächsführung zur Verbesserung der Patient-Helfer Beziehung (Gordon und Edwards, 1997; Weinberger, 1996), Sitzvisiten, Fall- und Teamsupervision sind ressourcenorientierte Formen der Unterstützung. Dies alles ersetzt aber nicht die Formen der Supervision, die zur Entwicklung von Organisationsstrukturen erforderlich sind und den Betreuern helfen, zu *guten* Arbeitsbedingungen, die wiederum auf die Patienten und Angehörigen rückwirken, zu gelangen. Die Burnout-Prophylaxe gründet also sowohl im pfleglichen Umgang mit den persönlichen Ressourcen des einzelnen Betreuers als auch in guter interdisziplinärer Zusammenarbeit, einer offenen Atmosphäre im Team und der Möglichkeit, inhumane institutionelle Strukturen wenigstens geringfügig zu adaptieren.

5. Resümee

Es war in diesem Beitrag unser Ziel, aus personzentrierter Sicht die vielfältigen Probleme und Bedürfnisse krebskranker Menschen und Möglichkeiten der Unterstützung dieser Personen aufzuzeigen. Dabei halten wir es für hilfreich, ein kontinuierliches Betreuungsangebot bereits ab dem

Zeitpunkt der Diagnosestellung jedem Patienten zur Verfügung stellen zu können, da erfahrungsgemäß psychosoziale und psychotherapeutische Unterstützung benötigt wird. Nach unserem Verständnis wird ein umfassendes Behandlungs- und Betreuungskonzept für krebskranke Patienten und ihre Angehörigen am ehesten verwirklicht werden können, wenn medizinisch-therapeutische Behandlung, psychosoziale und psychotherapeutische Interventionen möglichst auf einer multidisziplinären Zusammenarbeit aufbauen. Die Personzentrierte Psychotherapie hat in diesem Konzept einen eigenständigen Platz. Für den Klienten kommt es in der therapeutischen Beziehung zu einer Entwicklung seines Selbstkonzeptes und damit eröffnen sich ihm wieder – zuvor vielleicht verlorengeglaubte – oder neue persönliche Ressourcen. Abschließend sei noch bemerkt, dass die Personzentrierte Therapie aufgrund ihrer erkenntnistheoretisch *systemischen Implikationen* einen Beitrag zur Erforschung psychoneuroimmunologischer Phänomene und zum tieferen Verstehen von an Krebs erkrankten Personen leisten kann.

Literatur

Beutel M und Muthny FA (1988) Konzeptualisierung und klinische Erfassung von Krankheitsverarbeitung – Hintergrundtheorien, Methodenprobleme und künftige Möglichkeiten. Psychotherapie, Psychosomatik, Medizinische Psychologie 38: 19–27

Biermann-Ratjen E-M, Eckert J und Schwartz H-J (1995) Gesprächspsychotherapie: Verändern durch Verstehen. 7. Aufl. Stuttgart, Kohlhammer

Brossi R (1998) Krisenintervention auf der Grundlage des klientenzentrierten Konzepts. Brennpunkt 74: 26–45

Bürgin D und Di Gallo A (1998) Pädiatrische Psycho-Onkologie. In: Meerwein F und Bräutigam W (Hg), Einführung in die Psycho-Onkologie. 5. Aufl. Bern, Huber, 143–157

Doyle D, Hanks GWC and MacDonald N (1999) Oxford Textbook of Palliative Medicine. 3rd ed. Oxford, Oxford University Press

Finke J (1994) Empathie und Interaktion: Methodik und Praxis der Gesprächspsychotherapie. Stuttgart, Thieme

Flammer E und Tausch-Flammer D (1992) Die personzentrierten Einstellungen in der Begleitung Sterbender. In: Behr M, Esser U, Petermann F, Pfeiffer WM und Tausch R (Hg), Jahrbuch für Personzentrierte Psychologie und Psychotherapie. Bd. 3. Köln, GwG, 132–143

Franke A und Sonntag U (1988) Gruppentherapie bei Patientinnen mit Krebs. In: Sander K und Esser U (Hg), Personenzentrierte Gruppenarbeit: Förderung und Entwicklung der Person und der Gruppe in Ausbildung und Beratung. Heidelberg, Asanger, 154–161

Frischenschlager O (1995) Psychoonkologie. In: Frischenschlager O, Hexel M, Kantner-Rumplmair W, Ringler M, Söllner W und Wisiak UV (Hg), Lehrbuch der Psychosozialen Medizin. Wien, Springer, 601–611

Gendlin ET (1964) A theory of personality change. In: Worchel P and Byrne D (eds), Personality change. New York, Wiley, 100–148

Gordon T und Edwards SW (1997) Patientenkonferenz: Ärzte und Kranke als Partner. Hamburg, Hoffmann und Campe

Harrer M (1995) Krankheitsverarbeitung. Coping. In: Frischenschlager O, Hexel M, Kantner-Rumplmair W, Ringler M, Söllner W und Wisiak UV (Hg), Lehrbuch der Psychosozialen Medizin. Wien, Springer, 411–426

Heim E (1988) Coping und Adaptivität: Gibt es ein geeignetes oder ungeeignetes Coping? Psychotherapie, Psychosomatik, Medizinische Psychologie 38: 8–18

Herzog C und Egle UT (1993) Psychologische Aspekte bei Malignomschmerz. In: Egle UT und Hoffmann SO (Hg), Der Schmerzkranke: Grundlagen, Pathogenese, Klinik und Therapie chronischer Schmerzsyndrome aus bio-psycho-sozialer Sicht. Stuttgart, Schattauer, 590–601

Hürny C (1996) Psychische und soziale Faktoren in Entstehung und Verlauf maligner Erkrankungen. In: Adler R, Herrmann JM, Köhle K, Schonecke OW, Uexküll T v und Wesiack W (Hg), Psychosomatische Medizin. 5. Aufl. München, Urban & Schwarzenberg, 953–969

Köhle K, Simons C und Kubanek B (1990) Zum Umgang mit unheilbar Kranken. In: Adler R, Herrmann JM, Köhle K, Schonecke OW, Uexküll T v und Wesiack W (Hg), Psychosomatische Medizin. 4. Aufl. München, Urban & Schwarzenberg, 1199–1244

Kruse J und Wöller W (1994) Krankheitsverarbeitung und Krankheitsbewältigung. In: Tress W, Kruse J, Mans E, Rosin U, Reister G und Wöller W (Hg), Psychosomatische Grundversorgung. Kompendium der interpersonellen Medizin. Stuttgart, Schattauer, 132–139

Kübler-Ross E [1969] (1971) Interviews mit Sterbenden. Stuttgart, Kreuz

Langer M, Ringler M und Fiegl J (1990) Integration psychologischer Betreuungsstrategien in den Behandlungsablauf beim Mammakarzinom. Wiener Klinische Wochenschrift 102, 23: 683–687

Leiberich P, Averbeck M, Grote-Kusch M, Schroeder A, Olbrich E und Kalden JR (1993) Lebensqualität von Tumorkranken als multidimensionales Konzept. Zeitschrift für Psychosomatische Medizin und Psychoanalyse 39: 26–37

LeShan L [1989] (1993) Diagnose Krebs, Wendepunkt und Neubeginn: ein Handbuch für Menschen, die an Krebs leiden, für ihre Familien und für ihre Ärzte und Therapeuten. Stuttgart, Klett-Cotta

LeShan L [1977] (1999) Psychotherapie gegen Krebs: Über die Bedeutung emotionaler Faktoren bei der Entstehung und Heilung von Krebs. 8., um ein Nachw. erw. Aufl. Stuttgart, Klett-Cotta

Mangold B (1995) Pädiatrische Psychoonkologie. In: Frischenschlager O, Hexel M, Kantner-Rumplmair W, Ringler M, Söllner W und Wisiak UV (Hg), Lehrbuch der Psychosozialen Medizin. Wien, Springer, 612–621

Meerwein F, Kauf S und Schneider G (1976) Bemerkungen zur Arzt-Patientenbeziehung bei Krebskranken. Zeitschrift für Psychosomatische Medizin und Psychoanalyse 22: 278–300

Meerwein F (1978) Psychosoziale Aspekte der Onkologie. Schweizerische Medizinische Wochenschrift 108: 1359–1360

Meerwein F (1998) Die Arzt-Patient-Beziehung des Krebskranken. In: Meerwein F und Bräutigam W (Hg), Einführung in die Psycho-Onkologie. 5. überarb. und erg. Aufl. Bern, Huber, 63–142

Petermann F (1992) Krebskranke Kinder: Psychosoziale Folgen und Linderung durch Elternberatung. In: Behr M, Esser U, Petermann F, Pfeiffer WM und Tausch R (Hg), Jahrbuch für personzentrierte Psychologie und Psychotherapie, Bd. 3. Köln, GwG, 98–115

Reisch E (1994) Verletzbare Nähe: Ein klientenzentrierter Weg zum psychosomatischen Patienten. München, Pfeiffer

Rogers CR [1957] (1991) Die notwendigen und hinreichenden Bedingungen für Persönlichkeitsentwicklung durch Psychotherapie. In: Rogers CR und Schmid PF (Hg), Person-zentriert. Grundlagen von Theorie und Praxis. Mainz, Grünewald, 165–184

Rogers CR [1959] (1987) Eine Theorie der Psychotherapie, der Persönlichkeit und der zwischenmenschlichen Beziehungen. Köln, GwG

Schlömer U (1994) Psychologische Unterstützung in der Strahlentherapie. Wien, Springer

Schwarz R (1994) Die Krebspersönlichkeit: Mythos und klinische Realität. Stuttgart, Schattauer

Schwarz R (1998) Psychosoziale Einflüsse auf die Krebsentstehung. In: Meerwein F und Bräutigam W (Hg), Einführung in die Psycho-Onkologie. 5. überarb. und erg. Aufl. Bern, Huber, 15–48

Senn H-J und Glaus A (1998) Wahrhaftigkeit am Krankenbett – auch bei Tumorkranken? In: Meerwein F und Bräutigam W (Hg), Einführung in die Psycho-Onkologie. 5. überarb. und erg. Aufl. Bern, Huber, 49–61

Sontag S (1978) Krankheit als Metapher. München, Hanser

Stierlin H und Grossarth-Maticek R (1998) Krebsrisiken – Überlebenschancen. Wie Körper, Seele und soziale Umwelt zusammenwirken. Heidelberg, Carl Auer

Stoddard S (1987) Die Hospiz-Bewegung. Freiburg, Lambertus

Striebel HW (1999) Therapie chronischer Schmerzen: ein praktischer Leitfaden. Stuttgart, Schattauer

Struck K-D (1976) Hilfreiche Gespräche mit krebskranken Patienten. In: Jankowski P, Tscheulin D, Fietkau H-J und Mann F (Hg), Klientenzentrierte Psychotherapie heute: Bericht über den I. Europäischen Kongress für Gesprächspsychotherapie in Würzburg 28.9. – 4.10.1974. Göttingen, Hogrefe, 260–268

Student J-Ch (1989) Das Hospizbuch. Freiburg, Lambertus

Tausch A-M (1980) Personenzentrierte Hilfe für Krebspatienten. In: Hautzinger M und Schulz W (Hg), Klinische Psychologie und Psychotherapie: Depression und Psychosomatik. Kongressbericht Berlin 1980. Tübingen, DGVT und Köln, GwG, 207–214

Tausch A-M (1981) Gespräche gegen die Angst. Krankheit – ein Weg zum Leben. Reinbek, Rowohlt

Tausch A-M und Tausch R (1985) Sanftes Sterben. Was der Tod für das Leben bedeutet. Reinbek, Rowohlt

Weinberger S (1996) Klientenzentrierte Gesprächsführung. Eine Lern- und Praxisanleitung für helfende Berufe. 7. Aufl. Weinheim, Beltz

Personzentrierte Trauertherapie und Palliative Care

Christian Metz

Die diversen Modelle in der Trauerforschung fördern – zumindest indirekt – eine fragwürdige Pathologisierung der Trauer und scheinen damit die Dringlichkeit von professioneller psychotherapeutischer Trauerbegleitung nahe zu legen. Demgegenüber mag es erstaunen, wie wenig explizit das Thema Sterben, Tod und Trauer im Lebenswerk von Carl Rogers zum Ausdruck kommt. In dem Maße wie Leben als ein Prozess ständiger Veränderung vollzogen und verstanden wird, ist hierin weniger die Verdrängung einer existentiellen Herausforderung zu vermuten, als vielmehr eine radikale Lebenszugewandtheit gerade auch an den Grenzen des Lebens. Für den Umgang mit Verlust und Abschied sowie für die Begleitung von trauernden Menschen lässt sich lernen von den „notwendigen und hinreichenden Bedingungen für Persönlichkeitsentwicklung": Neuorientierung und Lebens(um)gestaltung geschehen vorrangig in einer wechselseitigen Beziehung und in dem Maße, wie personzentrierte Grundhaltungen die Ambivalenz und Komplexität eines erlittenen Verlustes wahrnehmen helfen – als Störfall und als Ressource. Hierbei ist auch die therapeutische Unterstützung bei „problematischen" Trauerverläufen einbezogen, welche die Kompetenz der Betroffenen auf ihren Trauerwegen solidarisch für zukunftsweisende Schritte und Aufgaben einer konstruktiven Entwicklung und Vollendung des Lebens zu fördern sucht.

1. Sterben, Tod, Trauer – (k)ein Thema in der Psychotherapie ?

Irvin Yalom stellte einen herausfordernden Befund aus: „Die sporadischen Artikel, die vom Tod handeln und die tatsächlich in der psychotherapeutischen Literatur erscheinen, sind normalerweise in zweit-oder drittklassigen Zeitschriften zu finden und bleiben anekdotisch. Es sind Kuriositäten am Rande des Hauptstroms der Theorie und Praxis." (1989, 73). Die einzige Ausnahme liege in dem Bereich, in dem der Tod nicht ignoriert werden kann: bei der Versorgung eines sterbenden Patienten.

Wie in der weithin kurativ orientierten Medizin ist Sterbe-und Trauerbegleitung bis heute lediglich ein Grenzgebiet. Doch während Trauer in ihren öffentlichen Ausdrucksformen zunehmend verschwindet, verdichtet sich im inneren Erleben der Betroffenen nicht selten eine heimliche Not, die – individualisiert und ausgegrenzt – überfordert und vereinsamt. Daher war es folgerichtig, dass – erstmals durch Freud (1917) – das Phänomen „Trauer" aus dem Grenzgebiet medizinischer Aufmerksamkeit zum Gegenstand psychologischen Interesses erhoben wurde. In diesem Zusammenhang ist es interessant, dass die englischsprachige Begriffsentwicklung weiterhin einen Unterschied für öffentliche Trauer („mourning") und private Trauer („grief") aufweist (vgl. Averill, 1968; Kübler-Ross, 1969; Stroebe und Stroebe, 1987; Stephenson, 1994; Smeding und Aulbert, 1997).

Insbesondere in neuerer Zeit entstanden verschiedene psychoanalytisch gestützte, verhaltens-psychologisch oder entwicklungsgeschichtlich orientierte, aus der Stresstheorie abgeleitete oder sich auf das Konzept des „Coping" stützende Entwicklungen in der Trauerforschung (Lindemann, 1944). Statt von Symptomen zu sprechen, ging man zunehmend auf die Begriffe „Trauerphänomene" und „Trauerkonstrukte" über. Diese Entwicklung hatte jedoch zur Folge, dass der an sich normale Trauerprozess in die Nähe des Krankhaften gerückt wurde. Eine derartige „Pathologisierung" der Trauer wurde durch die Dominanz der Stufen- und Phasenmodelle des Trauerprozesses in den sechziger und siebziger Jahren insofern gefördert, als die ursprünglich deskriptiv angebotenen Stufen oder Phasen oft als präfigurierte, zwangsläufige Abfolgen von Reaktionen aufgefasst worden sind (Bowlby, 1969; Spiegel, 1972; Kast, 1982). Da die empirische Forschung das Auftreten und die Abfolge der beschriebenen Phasen nicht generell bestätigen konnte und andererseits die Umsetzung dieser Modelle in praktisch anwendbare Behandlungsstrategien nicht gelang, wurden diese Stufen- und Phasenmodelle weitgehend verlassen (Smeding und Aulbert, 1997). An ihre Stelle traten Modelle ohne jede sequentielle oder lineare Vorstellung, die eine mehr nach Komponenten gegliederte Struktur des Trauerprozesses bevorzugten (ebd., 867).

In jüngerer Zeit werden zielorientierte Modelle bevorzugt, in denen Ziele der Trauerarbeit formuliert werden (Worden, 1982/1987; 1991). Hierbei ist eine weiterbestehende „Resttrauer" durchaus nicht als unbewältigte Trauerarbeit oder als ein unbeendeter, nicht abgeschlossener Trauerprozess und somit als pathologisch einzustufen (Katz und Chochinov, 1998).

2. Sterben, Tod, Trauer – vergessene Lebens-Themen im Werk von Carl R. Rogers ?

Im Schlagwortregister, sowie unter den Artikeln von Carl Rogers' Bibliographie findet sich meines Erachtens – zumindest auf den ersten Blick – (ausdrücklich) wenig zu den Themenkreisen Alter, Sterben, Tod, Abschied, Trauer. Ist dies Zufall oder ein Hinweis auf die landläufig verbreitete Tabuisierung jener Schattenbereiche? Oder werden diese (unausweichlichen) *Lebens*-Themen anderswo/ anderweitig erörtert?

Vielleicht kann der Befund zutreffender so gedeutet werden, dass Carl Rogers' Interesse vorwiegend diesseitig lebenszugewandt ist. Sterben als Teil des Lebens wahrzunehmen, betont Rogers etwa in seinem Manuskript „Living the process of dying" (1979). Einige Anmerkungen Rogers' – vor allem aus seinem Buch „A Way of Being" (1980) – mögen diese *Lebens*-Perspektive beleuchten:

2.1. „Death – an openness to the experience"

In seinen und „thoughts regarding death" (1980) merkt der fast 80-jährige Rogers an, dass er (auch in seinem Alter) sehr wenig über den Tod nachdenke. Dass der Tod das totale Ende der Person bedeute, sei für ihn keine tragische oder schreckliche Aussicht, wenn auch – nicht zuletzt durch das Miterleben der schweren Krankheit und schließlich des Sterbens seiner Frau – in seinen letzten Lebensjahren das Interesse an derartigen Grenzfragen, an „paranormalen Phänomenen" von Leben an der Schwelle des Todes und von möglichem Leben nach dem Tod (vgl. die Hinweise auf Moody, Kübler-Ross und Arthur Koestler), allgemein an Spiritualität, zunehme. Die intuitive, spirituelle Dimension in der personzentrierten Beziehung wird fortan expliziter betont – auch in ihrer entscheidenden Bedeutung für den therapeutischen Prozess (Rogers, 1986).

2.2. Lern-Prozess leben – bis zuletzt

Im Kapitel „Growing old: Or Older and Growing" beschreibt der knapp achtzigjährige Carl Rogers seinen eigenen körperlichen Abbauprozess, indem er einerseits im biographischen Verlauf die spürbaren Defizite markiert, nicht ohne andererseits zu betonen, welche Fähigkeiten und Lebensmöglichkeiten ihm noch gegeben sind: „So, I am well aware that I am obviously old. Yet from the inside I'm still the same person in many ways, neither old or young. It is that person of whom I will speak..." (Rogers, 1980, 72). Bei der Auflistung seiner (neu begonnenen) Aktivitäten und Initiativen wird deutlich, wie sehr – angeregt durch äußere Anfragen, Kritik, politische Krisen- und Konfliktherde – das Lernen und die Herausforderung in grenz-überschreitenden Projekten [z.B. Brasilien 1979] als willkommene *Provokation zum Leben* wahrgenommen werden, bezeichnenderweise gerade zu der Zeit, als durch Krankheit und Tod seiner Frau Helen die „Schattenseiten des Lebens" deutlicher zutage treten: „One very full year – 1979 – in which pain, mourning, change, satisfaction, and risk were all markedly present" (Rogers, 1980, 89). Sein persönliches Engagement in Nordirland, Zentralamerika (1985), Südafrika (1986) bezeugt seine ausgeweitete politische Perspektive bis zuletzt, – freilich auch in diesen Dimensionen stets in personzentrierter Absicht und Erfahrung.

2.3. „Risk-taking style of living"

Das Verlangen, lebenslang ein Lernender zu sein, äußert sich in einem „risikofreudigen Lebensstil". Wenn / wo nichts (mehr) passieren kann, ist das offenkundig eher ein Zeichen von toter Friedhofsruhe als von Lebens-Sicherheit. Die Angst vor diesem ‚Tod vor dem Tod' scheint größer zu sein als jede neue Herausforderung: „I am bored by safety and sureness.... I'm bored to hear myself saying the same things. It is necessary to my life to try something new. But perhaps the major reason I am willing to take chances is that I have found that in doing so, whether I succeed or fail, I *learn*. Learning, especially learning from experience, has been a prime element in making my life worthwhile. Such learning helps me to expand. So I continue to risk." (Rogers, 1980, 77f.).

2.4. The process of change is life

Rogers erfährt und versteht Leben als einen Prozess steter (Ver-)Änderung:
„Increasingly I discover that being alive involves taking a chance, acting on less than certainty, engaging with life. All of this brings change and for me *the process of change is life*. I realize that if I were stable and steady and static, I would be living death. So I accept confusion and uncertainty and fear and emotional highs and lows because they are the price I willingly pay for a flowing, perplexing, exciting life." (Rogers, 1980, 89).

Ähnlich beschreibt er allgemein auch den Verlauf des therapeutischen Prozesses als Verschiebung in der Lebensqualität vom Stillstand zum Prozess (Rogers, 1961). Auf einen lebensförderlichen Umgang mit Verlusten bezogen, könnte dies heißen: wo Trauer ins Fließen gerät, wo die Veränderung des Lebens geschehen darf, bricht neues Leben aus dem Leid auf.

2.5. Erfahrungsbezogene Bescheidenheit im Umgang mit Sterben und Tod

Im Zweifelsfall ist der Erfahrung mehr zu trauen als der Spekulation: Rogers sucht bei der Beschreibung des Sterbens einen Vergleichspunkt im Bewusstseinsverlust unter Narkose, um dies sogleich zu relativieren hin auf die tatsächliche (noch ausständige) Erfahrung des Sterbens. Dabei wird ein schleichender und progressiver Bewusstseinsverlust (etwa im Falle eines dementiellen Abbauprozesses) mehr gefürchtet als der Tod selbst. Sein eigenes Sterben (ein plötzlicher Tod nach einem Sturz am Ende eines fröhlichen Feier-Abends im Februar 1987) entspricht wohl weitgehend der Art und Weise, wie er für sich das Lebensende gewünscht hatte: „I think that no one can know whether he or she fears death until it arrives. Certainly, death is the ultimate leap in the dark and I think it is highly probable that the apprehension I feel when going under an anaesthetic will be duplicated or increased when I face death. Yet I don't experience a really deep fear of this process. So far as I am aware, my fears concerning death relate to its circumstances. I have a dread of any long and painful illness leading to death. I dread the thought of senility or of partial brain damage due to a stroke. My preference would be to die quickly, before it is too late to die with dignity. ... I consider death with, I believe, an openness to the experience. It will be what it will be, and I trust I can accept it as either an end to, or a continuation of, life." (Rogers, 1980, 87f.).

2.6. „I will die young"

Carl Rogers hat bis zuletzt viele Menschen beeindruckt durch seine wache Lebendigkeit und Offenheit für den Fluss des Lebens. Rückschläge und Verluste, Enttäuschungen und Trauer scheinen nicht außer Kraft gesetzt zu haben, was seinen Eltern früh über ihn prophezeit worden war: „dass er jung sterben werde". „As a boy, I was rather sickly, and my parents have told me that it was predicted I would die young. This prediction has been proven completely wrong in one sense, but has come profoundly true in another sense. I think it is correct that I will never live to be old. So now I agree with the prediction: I believe that I will die young." (Rogers, 1980, 89).

3. Der PCA mit seinen „notwendigen und hinreichenden Bedingungen für Persönlichkeitsentwicklung" als Kriterien einer hilfreichen Trauerbegleitung

3.1. Was leistet der Personzentrierte Ansatz für die Re-/ Dekonstruktion der Person und ihres Lebensentwurfes angesichts von Tod und Scheitern?

Bei Trennung und Verlust kommt es zu einer Des-Integration und Inkongruenz, da die verlorengegangene Beziehung Teil des Selbst war. Die Erschütterung des Selbstbildes durch eine (zumal plötzlich eingetretene und oft als gewaltsam erlebte) Lebensveränderung lässt neben dem erlittenen Verlust nicht selten auch die (alte) Fassung verlieren. Konstruktive Persönlichkeitsveränderung im Verlauf eines Trauerprozesses kann beschrieben werden als eine Veränderung in der Persönlichkeitsstruktur des Individuums, sowohl an deren Oberfläche als auch in tieferen Schichten: in eine Richtung von größerer (Re-)Integration, einer Verminderung von inneren Konflikten, eines Zugewinns von verfügbarer Energie zugunsten einer wirkungsvollen Lebensführung (Rogers, 1957; Ehrmann, 1992).

3.2. Vor allem und trotz allem: Wir sind in Beziehung

Zunächst erscheint mir wichtig, den Begriff „Beziehungsverlust" zu präzisieren, ja zu korrigieren: Selbst durch einen plötzlichen Tod ist die Beziehung ja nicht plötzlich tot oder „verloren" gegangen. Vielmehr ist eine radikale Änderung dieser Beziehung eingetreten und ein Prozess fortschreitender Veränderung dieser Beziehung unumkehrbar eröffnet.

Dass der Mensch grundsätzlich interaktional ist, in Wechselwirkung lebt, ist der jeweiligen Wahrnehmung und ihrer Symbolisierung vorgängig: als leibhaftige Wesen *sind* wir die Wechselwirkung und die Interaktion. Sich selbst nach einem Verlust (wieder/ anders als bisher) als getrennte Person wahrzunehmen, mit eigenen Gefühlen, Erfahrungen, Lebensperspektiven kann (manchmal ungeahnte) Potentiale wachrufen. Es birgt die Möglichkeit, kreative, offene, beziehungsfähige Einstellungen anderer Menschen gegenüber (wieder-)zugewinnen sowie zukunftsorientierte Entwicklungslinien selbst zu bestimmen bzw. bestimmen zu müssen (Metz, 1994). Somit können Trennungs- und Verlusterfahrungen prinzipiell als Gegenzeichnungen von Beziehungserfahrungen betrachtet werden.

Eine grundlegende Hypothese im PCA ist, dass sich bedeutsame positive Persönlichkeitsveränderung nur in einer Beziehung ereignet. In einer therapeutischen Beziehung ist der Therapeut selbst angefragt als Person und in seiner Rolle quasi als „Geburtshelfer" und Wegbegleiter hin zu neuem Leben (Rogers, 1958; Flammer und Tausch-Flammer, 1992).

3.3. Die notwendigen und hinreichenden Bedingungen für eine Persönlichkeitsveränderung im Kontext der Trauerbegleitung

Wie elementar und zugleich radikal kritisch Rogers' Aufsatz über die notwendigen und hinreichenden Bedingungen einer Persönlichkeitsveränderung auch nach 40 Jahren noch wirkt, wird deutlich, wenn man ihn allgemein auf das breite Spektrum von Methoden, Schulen und vielfältigen Ansprüchen gerade auch im Bereich der „Trauerarbeit" bezieht (Rossow, 1980).

Mir scheint, gerade die *Echtheit* wird im Umgang mit trauernden Menschen im Rahmen einer Begleitung bzw. Therapie besonders auf die Probe gestellt, da die gesellschaftsüblichen Mitleidsäußerungen und Schonungsmechanismen (unwissentlich) hineinspielen und eine Fassade bzw. einen Jargon der Betroffenheit nahe legen. Demgegenüber die gegenwärtigen Gefühle und inneren Reaktionen bei sich selbst wahrzunehmen und möglichst stimmig zu verkörpern, bedeutet nicht, „total transparent" sein zu müssen für den anderen: dies würde vom anderen und der Auseinandersetzung mit seiner/ihrer Trauer eher ablenken. Doch ist es in der Tat not-wendig, dem anderen in Bezug auf sich selbst nichts wohlmeinend an scheinbarem Mit-Gefühl vorzuspielen.

Weiters kann die eigene innere Betroffenheit im einfühlenden Verstehen wie ein Sog diesen inneren Freiraum des „als ob" verengen bzw. eigene Trauergeschichten in einer Weise wachrufen, dass die erlebte Solidarität in der Trauer auf Kosten der Unterscheidung geht. In diesem Zusammenhang kann der erste Prozess-Schritt beim Focusing sehr unterstützend wirken: zunächst (und wenn erforderlich immer wieder) einen inneren Freiraum zu schaffen, einen Schritt zurückzugehen, den Schmerz aus sich „herauszustellen" etc., um so den eigenen Felt Sense zu gewinnen bzw. nicht zu verlieren (Gendlin, 1981; 1993; Coffeng, 1994a).

Sodann wird eine „therapeutische Ersatzbeziehung" weniger wahrscheinlich sein, welche die Lücke des Verlustes verzweifelt zu schließen sucht. Statt dessen wird die Differenz in der Interaktion (zwischen mir und dem Klienten, zwischen dem Klienten und dem Verstorbenen, zwischen mir und dem Verstorbenen etc.) immer wieder wachgehalten.

Rogers war überzeugt, dass eine Übertragung von Gefühlen, die vom Therapeuten ausgehen, sowie eine Übertragung von projizierten Gefühlen des Klienten auf den Therapeuten sich im Prozess einer Personzentrierten Therapie/ Begleitung auflösen (Rogers, 1986; 1987a). Dass der Klient – wenigstens zu einem minimalen Grad – die beiden Erlebnisweisen (unbedingte positive Wertschätzung dem anderen gegenüber und empathisches Verstehen des inneren Bezugsrahmens des anderen) sowie das Bemühen, diese Erfahrung dem andern zu kommunizieren, wahrnehmen und annehmen kann, wird m.E. oft dadurch gewährleistet, dass ich eben *nicht genau* verstehen kann, was z.B. dieser konkrete Verlust für den anderen bedeutet. Dies (mitfühlend) auszudrücken, läßt meinen *Versuch zu verstehen* annehmbarer werden.

Aufschlussreich erscheint mir dabei, die Antworten des Therapeuten weniger als „Spiegeln der Gefühle" des anderen aufzufassen, sondern vielmehr als Versuche zu verstehen *(„testing understandings")* oder als Empfindungen zu überprüfen *(„checking perceptions").* Hierin ist deutlicher der *Wunsch zu fragen* und möglichst genau die Farbe, den Klang und Geschmack der Bedeutung zu ermessen, die der andere im Moment erlebt und äußert: Versuche, die innere Welt des anderen zu porträtieren (Rogers, 1986, 375–377). Zugleich wird damit auch deutlich, dass *Empathie* kein Zustand, sondern *ein Prozess* ist, in dem die Vergewisserung des Verstehens und Verstanden-werdens vorrangig durch den Klienten erfolgt (Rogers, 1961).

4. Aktualisierungstendenz und Lebens-Erfahrung im Fragmentarischen

4.1. „Abschiedlich" existieren – „endlich" leben lernen! Selbstkonzept und Aktualisierungstendenz: ein optimistisches Vorurteil an Grenzen

Abschied nehmen zu müssen, ist unweigerlich Teil der menschlichen Existenz (Kast, 1982; Yalom, 1989). Wenn wir aufmerksam unser Leben betrachten, können wir sehen, dass unser ganzes Leben durchzogen ist von Abschieden und Verlusten. Das beginnt bei der Geburt, wenn wir den Mutterschoß verlassen, es endet, wenn wir uns im Sterben von den Menschen, die uns wichtig sind, trennen müssen. Wie oft in unserem Leben sterben Hoffnungen und Träume in uns! Wie oft müssen wir Erreichtes im Leben loslassen, müssen wir der Unwiederholbarkeit von Begegnungen mit Menschen ins Auge sehen, müssen wir lebenswichtige Erfahrungen, Erlebnisse und Momente hinter uns lassen: etwa das Sterben der ersten großen Liebe und die Trauer um diesen Verlust; Abschied vom Elternhaus, Abschied von der Studienzeit; Trauer der Eltern, wenn sie ihre Kinder loslassen müssen; Vergänglichkeit; Älterwerden; Funktionsdefizite. . . .

Der Tod ist also nicht nur ein einmaliges Letzt-Ereignis, er ragt immer schon ins Leben hinein, fordert immer schon Veränderung. Eigentlich sind Menschen existentiell kundig in Sachen Trauer (Müller und Schnegg, 2000). Nicht trauern zu wollen bzw. nicht trauern zu dürfen, hätte den Preis der Gefühllosigkeit: Ein drastischer Verlust an Lebendigkeit, eine einengende (angstmachende) Erstarrung des Selbst(konzepts), eine lebensmindernde Verzerrung bzw. Verleugnung alltäglicher existentieller Erfahrungen.

Zum abschiedlichen Existieren gehört demgegenüber das Wissen um die Geschichte [*Erinnerung*], die wir haben, um unsere innerste Identität, das Wissen darum, dass es auch für uns Erlebnisse von Ganzheit, von Kontinuität gibt, die unser Begrenzt-Sein übersteigt. Eine solche Ekstase ist nicht nur spektakulär zu verstehen: In allen Momenten, wo wir – herausgefordert durch alltägliche wie außergewöhnliche Erfahrungen und Widerfahrnisse – das Leben riskieren in eine *Zukunft* hinein und die Personen werden, die wir zu werden geschaffen sind (Yalom, 1989). „Die Erkenntnis, immer wieder loslassen zu müssen, kann uns dazu bringen, uns so intensiv als möglich einzulassen, auf Beziehungen, auf das Leben. Gerade das wehmütige Gefühl, das die Abschiedlichkeit in uns auslöst, kann in uns auch die lebendigsten Gefühle für das Leben und das Lebendige wecken: Lebensleidenschaft." (Kast, 1994, 122).

Für eine therapeutische (Trauer-)Begleitung heißt das: Kann ich dem/ der anderen als Person begegnen, die *im Prozess befindlich* ist *zu werden* – oder (inwieweit) bin ich durch seine (ihre) bzw. meine Vergangenheit gebunden? Kann der kreative Spielraum zukünftiger Potentialität eröffnet werden, wo der andere (und ich selbst) als lebendige Personen bestärkt werden, welche fähig sind zu kreativer innerer Entwicklung?

4.2. Aktualisierungstendenz und gegenläufige Trauerwege als therapeutische Herausforderung

Konfrontiert zu werden mit Verlust, Abschied, Tod und Trauer provoziert Ambivalenz und Widersprüchlichkeit im Umgang mit diesen Grenzen: Wenn durch einen Verlust das bis dahin angenommene Selbstbild aus seiner Fassung zu geraten droht, kann dadurch zugleich ein zukunftsweisender anderer Umgang mit sich selbst und mit den Mitmenschen an der Zeit sein. Doch nicht selten können rigide Wertvorstellungen oder Tabus (*„in unserer Familie wird nicht geweint"*; *„es gehört sich nicht, von einem Verstorbenen schlecht zu sprechen"*; *„bei mir muss alles glatt gehen"*; *„Du musst tapfer sein"* u.ä.) hierbei eine soziogene Inkongruenz in der Lebensumgebung fördern. Solche interaktionalen, systemischen Hindernisse für Trauerwege existieren in etlichen Familien und Freundeskreisen. Provoziert durch den erlittenen Verlust den eigenen weiteren Lebens-Weg zu suchen, kann heißen, aus bisherigen sozialen Beziehungen auszuwandern. Der Störfall kann (ungeahnte) Ressourcen wirksam werden lassen.

Im Erleiden eines Verlustes und im Durchleben der Trauer mit allen damit verbundenen Gefühlen wie Schmerz, Wut, Angst, Schuldgefühlen, Selbstvorwürfen, etc. ist eine Reorganisation des Selbst auf einer anderen / neuen Ebene jedoch keineswegs garantiert. Das Selbstbild kann geprägt werden von Unsicherheit, Hilflosigkeit oder Hoffnungslosigkeit. Die Erinnerungen werden idealisiert. Auch die Symptome, unter denen der Verstorbene in seiner letzten Lebensphase gelitten hat, können sich übertragen. Psychophysiologische Symptome entwickeln sich häufig und können von der Umgebung als somatische Krankheit wahrgenommen werden. Appetitverlust, Gewichtsverlust, Energieverlust und Schlafstörungen gehören dazu. Änderungen der Lebensführung bewirken Folgeprobleme. Der Stress des Traumas kann zu erhöhter Anfälligkeit gegenüber Krankheiten wie Krebs führen (Husebö und Klaschik, 2000; Spurrel und Creed, 1993). Diverse „Ersatzformen der Trauer", die einen hohen Grad an Inkongruenz äußern, lassen die Aktualisierungstendenz eine konfuse und ambivalente Rolle spielen.

Bemerkenswert ist in diesem Zusammenhang beispielsweise die hohe Zahl an Scheidungen nach dem plötzlichen Verlust eines Kindes: offenbar sind die Arten und Weisen der Eltern-Paare, mit Trauer umzugehen, als zu unterschiedlich erlebt bzw. gedeutet worden, um darin weiterhin einen gemeinsamen Lebensweg erkennen zu können. Womöglich sind durch den Verlust des bis dahin verbindenden Familien-Mitgliedes auch bereits latent vorhandene Beziehungsstörungen aktuell aufgebrochen (Lothrop, 1991).

In einer Therapie (hier: mit Trauernden) können nun Bedingungen geschaffen werden, unter denen Menschen spontan und ohne/ mit weniger Angst versuchen mögen, sich neu auszusprechen, ihr (verändertes) Leben zu verstehen und anzunehmen und auch wieder verschiedene Möglichkeiten des Lebens für sich zu wählen, indem Beziehungsmuster neu erlebt und gestaltet werden können und in diesem Sinn neu erschaffen werden (Fehringer, 1991). Die Fähigkeit zu kontinuierlicher Fortdauer eines Organismus in Richtung auf größere Variabilität, Flexibilität hin zur maximal erreichbaren Komplexität lässt eine „Ordnung durch Fluktuation" (I. Prigogine) vermuten, die gerade an den Übergängen zu neuer Lebensgestaltung (und ihren Alternativen) ein „vorbewusstes Probehandeln" nahe zu legen scheint (ebd).

Eine solche Zuversicht hat Rogers mehr durch Therapie-Erfahrung denn durch theoretische Spekulation gewonnen: Eine Änderung im Verhalten stellt sich fast von selbst ein, wenn eine Reorganisation der Wahrnehmungsstruktur erlebt wird (Rogers und Wood, 1977). Dies zu ermöglichen (zutreffender wohl: nicht zu verhindern) und zu schützen, erscheint mir eine vorrangige therapeutische Aufgabe zu sein, welche das Axiom der Aktualisierungstendenz praktisch ernst nimmt.

Es stellt sich meines Erachtens die Frage, ob und inwieweit eine direktive Beschleunigung im Trauerprozess hilfreich ist, oder ob dabei Symptome nur verschoben werden. Damit ist der „Faktor *Zeit*" sowie der innere Rhythmus in einer Trauer /-begleitung zu problematisieren: Wie schnell kann Trauer „bewältigt" werden? Ist solch instruktives Vorgehen nicht auch Ausdruck eines mangelnden Vertrauens in die Aktualisierungstendenz und selbstständige Kompetenz des Trauernden? Ein Entladen von Emotionen führt offenbar nicht „automatisch" zur „Verarbeitung" oder zu „experiential shifts". Die Möglichkeiten und Grenzen einer intensiven Kurztherapie, wie sie etwa R.W. Ramsay entwickelt hat, sind immer wieder (selbst)kritisch diskutiert worden (Jerneizig und Langenmayr, 1992; Coffeng, 1994a; 1994b).

5. Klientenzentrierte Trauertherapie

5.1. Therapiekonzept

Den deutschen *Begriff „Klientenzentrierte Trauertherapie"* prägten Ralf Jerneizig und Arnold Langenmayr, um Therapien zu kennzeichnen, die

- vorrangig auf problematische Anteile von Trauer zentriert sind (Jerneizig, Langenmayr und Schuber, 1985);
- nicht den Anspruch einer umfassenden Psychotherapie erheben, sondern ihre Aufgabe in einer zeitweiligen Begleitung Trauernder, insbesondere in problematischen Phasen oder bei Blockierungen „normaler" Trauerverläufe sehen;
- ihren Abschluss nicht im Ende jeglicher Trauer, sondern in der (wiedererlangten) Fähigkeit der Klienten finden, ihre individuelle Trauerarbeit selbständig fortzuführen (Jerneizig und Langenmayr, 1992, 26f.).

Die Studie von Jerneizig und Langenmayr (1992) wollte die durch Therapie erreichte Entlastung der Betroffenen und die Verbesserungen von deren psychischen und psychosomatischen Symptomen im Vergleich zum normalerweise zu erwartenden Verlauf empirisch feststellen.

Die Umstände des Todes scheinen eine starke Auswirkung auf Intensität und Art der Trauer zu haben: ein plötzlicher Tod ist ein *Risikofaktor* für eine problematisch verlaufende Trauer (Glick, Weiss und Parkes, 1974; Parkes, 1975; Richards und McCallum, 1979; Vachon, 1982; Lundin, 1984; Parkes, 1990; Saunders, 1993). Desgleichen belegen die Ergebnisse der Harvard Studie (Glick et al., 1974; Parkes und Weiss, 1983), dass die *Todesumstände* einer der bedeutsamsten Faktoren zur Vorhersage des Trauerverlaufes waren. Die vorbereitende Trauer, bedingt durch den stufenweisen Verlust von körperlichen und psychosozialen Funktionen und Beziehungen, ist für den Kranken und seine Angehörigen eine wichtige Vorbereitung auf den bevorstehenden Verlust des Lebens (Rando, 1983; 1984).

Nach Parkes (1975) korrelierte ein schlechter Trauerverlauf signifikant mit: Tod nicht durch Krebs, kurzer Erkrankungsdauer und dem Fehlen einer Möglichkeit, den Tod mit dem Partner zu besprechen.

Ein weiterer erschwerender Todesumstand ist der *Suizid*, da er so gut wie immer Schuldgefühle beim Trauernden auslöst, die über das normale Maß der mit der Trauer verbundenen Schuldgefühle weit hinaus gehen.

Auch eine künstliche Verlängerung des Sterbeprozesses wird als möglicher Risikofaktor für den Trauerprozess angesehen (Maddison, 1968). So wurde auch deutlich, dass vor allem Gefühle der Depression, Hilflosigkeit und Schuldgefühle, aber auch alle anderen erfassten psychischen Symptome durch die Therapie reduziert werden. Zudem zeigen sich bei allen erhobenen physischen und psychosomatischen Beschwerden (z.B. Magen-Darm-Störungen, Schlafstörungen, Herz-Kreislaufstörungen usw.) deutliche Verbesserungen.

Abweichend vom allgemeinen Konzept der Klientenzentrierten Psychotherapie und unter Berücksichtigung der besonderen Belange Trauernder stehen folgende drei Grundannahmen im Mittelpunkt des Trauer-Therapiekonzeptes:

1. *Wissensvermittlung*: Ein Inhalt einer klientenzentrierten Trauertherapie muss die Vermittlung von Wissen über die Trauer sein. Diese Wissensvermittlung hilft dem Klienten angstfreier mit seiner Trauer umzugehen, eine Zukunftsperspektive zu entwickeln und sich auf eine therapeutische Beziehung einlassen zu können. Zu einer ähnlichen Einschätzung kommen auch Balkwell (1981) und Bergeest und Haupt (1984).
2. Klientenzentrierter *Umgang mit dem Trauernden*: Die Therapie erfolgt auf der Grundlage des Klientenzentrierten Konzeptes, das heißt, dem Klienten wird unbedingte Wertschätzung, Kongruenz und Empathie entgegengebracht. Bezogen auf die klientenzentrierte Trauertherapie bedeutet dies:

- *Unbedingte Wertschätzung*: Der Trauernde darf alle Gefühle und Empfindungen, die er gegenüber dem Verstorbenen bewusst oder unbewusst erlebt, erfahren und äußern, ohne dass sie einer Bewertung unterzogen werden. Auch ansonsten negativ sanktionierte Gefühle der Aggression, der überdurchschnittlichen Weinerlichkeit usw. werden vom Therapeuten akzeptiert und in ihrem Ausdruck gefördert. Dadurch wird der Klient in die Lage versetzt, auch verdrängte oder verleugnete Gefühle wahrnehmen und in sein Selbstkonzept integrieren zu können. Gleichermaßen bestätigen Studien von A.M. Tausch (1981) die Ansicht, dass eine Therapie mit dem Ziel, Kongruenz zu vermehren, auch die psychische Gesundheit vermehrt.
- *Kongruenz:* Der Therapeut ist in der therapeutischen Situation er selbst. Als Modell für einen enttabuisierten, offenen und ehrlichen Umgang mit der Trauer lebt er dem Klienten vor, dass es nicht notwendig ist, irgendwelche Anteile der Trauer zu unterdrücken oder zu verleugnen.
- *Empathie:* Der Therapeut vollzieht mit seinem empathischen Verstehen das individuelle Trauererleben des Klienten nach und kann aus dem internalen Bezugsrahmen des Klienten heraus die Bedeu-

tung einzelner Gefühle und Verhaltensweisen erschließen und gemeinsam mit dem Klienten Alternativen erarbeiten. Offenheit, Empathie, das Fördern von Erinnerungen sowie die Anerkennung des Verlustes zählen zu den grundlegenden Notwendigkeiten eines therapeutischen Trauerprozesses (vgl. Schoenberg, 1980).
Gleichzeitig erlebt sich der Trauernde in seiner individuellen Trauer angenommen und von dem Druck befreit, sich in irgendeiner Form „verhalten zu müssen". Er kann seine ureigenste Trauer leben. Im Verstehen dieses individuellen Trauerprozesses finden Therapeut und Klient gemeinsam zu den Bedeutungsinhalten scheinbar unangepasster und störender Trauerinhalte. „Nur aus der Außensicht erscheint sein [des Klienten] Verhalten irrational, dumm oder neurotisch. Von seinem Standpunkt aus betrachtet, steht sein Verhalten durchaus in Übereinstimmung mit seiner Weise, die Welt zu erfahren; zu dieser inneren Erfahrungswelt möchte der Klientenzentrierte Therapeut vordringen, bei dem Versuch, seinen Klienten zu verstehen." (Jerneizig und Langenmayr, 1992, 27).
Nach Raphael (1983) zielt eine Trauertherapie u.a. darauf ab, ein ermöglichender Prozess zu sein, der keine Exklusivität beansprucht, vielmehr der je eigenen Trauerarbeit des Betroffenen sowie dem sozialen Netzwerk von unterstützenden Angehörigen und Freunden Raum lässt und eher eine zusätzliche Unterstützung (facilitating support) bei der Trauer anbietet, wie es in diesem bestimmten Kontext vereinbart worden ist.

3. *Vermittlung von Handlungskonzepten für den sozialen Alltag:* Zu erarbeiten sind „konkrete Handlungsschritte, die den Klienten in die Lage versetzen, in seiner veränderten und als sinnlos und unüberwindbar erlebten sozialen Situation kleine, Sicherheit vermittelnde Erfolgserlebnisse im alltäglichen Leben und Erleben zu erreichen." (Jerneizig und Langenmayr, 1992, 27).

Einen Unterschied von *klientenzentrierter Trauertherapie* gegenüber einer *Trauer-Beratung* sieht Jerneizig darin gegeben, dass

1. es sich um eine problematisierte Form der Trauer handelt;
2. die Intervention deutlich länger dauert als 10 Sitzungen, wobei eine Therapiestunde in etwa 45–50 Minuten dauert. Im Mittel dauerten die Trauertherapien etwa 20–25 Sitzungen;
3. die Bedingungen der klientenzentrierten Trauertherapie erfüllt sind und
4. eine therapeutische Beziehung entsteht.

5.2. Beratung und Therapie in Trauerfällen (nach Worden)

In seinem Buch „Beratung und Therapie in Trauerfällen" gibt J. William Worden von der Harvard Medical School detaillierte Anweisungen für die Therapie von Trauernden, deren Trauerprozess „ungesund" verläuft. Hier ist eine Zusammenfassung der *Vorgehensweise* nach Worden (1982/1987):

1. Körperliche Krankheit ausschließen;
2. Vertrag mit Klienten abschließen:
   Zeit: begrenzt auf acht bis zehn therapeutische Sitzungen;
   Ziel: Exploration des Verlustes und der Beziehung zum gegenwärtigen Problem: die den Tod umgebenden Konflikte, die der Bewältigung der fünf Traueraufgaben im Weg stehen, erkennen und lösen; die *fünf Traueraufgaben* bewältigen:

   a. *Die Wirklichkeit des Verlustes annehmen*:
      – keine Sedativa,
      – helfen, Erinnerungen zu schaffen,
      – Abschiedsrituale.
   b. *Den Schmerz des Verlustes und andere Gefühle zulassen*:
      – nicht Schmerz wegnehmen wollen durch Medikamente, sondern im Hindurchgehen unterstützen und helfen zu fühlen, was da ist;
   c. *Sich an ein Leben ohne den Verstorbenen anpassen*;
   d. *Der Erfahrung einen Sinn geben*;
   e. *Sich allmählich emotional vom Verstorbenen lösen* und die freigesetzte Liebesenergie ohne Schuldgefühle für neue Beziehungen zufließen lassen.

Inhalte:
a. Wiederbeleben der Erinnerungen,
b. evaluieren, welche Traueraufgaben nicht bewältigt wurden,
c. mit den durch Erinnerungen belebten Gefühlen (oder auch mit mangelnden Gefühlen) umgehen,
d. explorieren, wo „Verbindungsgegenstände" der Trauerbewältigung im Weg stehen, und den Bezug dazu auflösen,
e. die Endgültigkeit des Todes annehmen,
f. in der Vorstellung sich mit dem Ende der Trauer befassen,
g. sich endgültig vom Verstorbenen verabschieden.

Es ist sehr bemerkenswert, dass die selbstkritische Revision und Erweiterung dieses Modells durch Worden selbst (1991) weder in der deutschen Übersetzung noch in der Rezeption im deutschsprachigen Raum bislang zur Kenntnis genommen worden ist.[1] Die Ziel-Korrektur gegenüber 1982 lautet: „dem Verstorbenen emotional einen neuen Platz zuweisen und das eigene Leben wieder aufnehmen". Dies ist äußerst relevant für einen angemessenen Umgang mit weiterbestehender bzw. wieder gegenwärtiger „Resttrauer".

5.3. Trauer und Focusing

Hierbei ist ein introspektiver Prozess angezielt, bei dem man sich dem sogenannten Felt Sense zuwendet: in dem Maße, wie die körperlich spürbare Intuition in bezug auf Themen aus dem eigenen Leben aufgenommen wird, statt das Problem zu analysieren, erfährt man es in seiner gesamten Komplexität. Wenn dieses Gefühl in Worten, Bildern oder Symbolen ausgedrückt wird, ändert sich dieses körperliche Gefühl („felt shift"). Die emotionale und kognitive Bedeutung des Problems verändert sich ebenfalls. Erlebt wird eine innerliche Öffnung des Problems, ein Gefühl, als bewege sich etwas und als komme man der Lösung des Problems näher (Coffeng, 1994a; 1994b).

Bezogen auf die (sechs) Schritte der Focusing-Technik, zutreffender die inneren Erlebensschritte, die bei einer Persönlichkeitsveränderung „passieren" (Gendlin, 1978/1981), mögen folgende Hinweise für die Trauerbegleitung hilfreich sein:

Freiraum schaffen: Ausreichende Distanz haben bedeutet: Sobald der andere (z.B. durch lebhafte Erinnerungen an den Verstorbenen oder an dessen Sterbeprozess) blockiert, ängstlich oder angespannt ist, anregen, im übertragenen Sinn einen Schritt zurückzutreten, um innerlich Freiraum zu schaffen. Von dieser Distanz aus untersuchen wir gemeinsam, an welchem Punkt die Erinnerung so betroffen macht, wie sich das anfühlt, und welche Einzelheit in der Erinnerung sie so trifft. Dies ist auch eine wichtige Intervention, wenn Klient den Kontakt zu seinem Felt Sense verliert.

Damit eine Klientin ein emotionelles Ereignis richtig durchleben kann, ist es wichtig, dass sie eine angemessene Distanz zu diesem Ereignis einhält, sowohl in der Vorstellung als auch gefühlsmäßig (Gendlin, 1978/1981). Es gilt, weder sich zu identifizieren noch zu analysieren. Ist das (Verlust-) Ereignis zu weit weg, empfindet man kaum etwas; ist es zu nahe, wird

---
[1] Diesen Hinweis verdanke ich einem Workshop mit R. Smeding, Wien, 23.11.1999.

man von Angst überwältigt und verliert den Kontakt zu der eigenen inneren Erlebniswelt. Man ist nicht in der Lage genau zu spüren, was man fühlt, und schon gar nicht dazu, dieses Gefühl zu verbalisieren.

Felt Sense finden: Dies ist eine wichtige Quelle für Veränderungen im erinnerten Bild. Der Klient spürt den Felt Sense und reorganisiert das Bild (zugleich das Gefühl, die Sache wieder unter Kontrolle zu haben): „focal completing". Wenn eine Person eine angsterregende Situation aushalten und mit ihrem innerlichen Körpergefühl (Felt Sense) in Kontakt bleiben kann, stellt sich eine Reduktion der Angst ein (Gendlin, 1964).

Felt Sense und Griff vergleichen: Passt dieses Wort zu dem, was innerlich gespürt wird? Beachtung der nonverbalen Reaktion wie Seufzen, Gesichtsausdruck etc.

Die letzten Sitzungen sind dem Verabschiedungsritual gewidmet: Die Klientin versucht immer wieder, sich die verstorbene Person als im Raum anwesend und vor sich stehend vorzustellen, und bemüht sich auszudrücken, was sie spürt und was sie sagen muss, bevor sie sich trennen kann. Die Art und Weise eines solchen ritualisierten Abschieds ist behutsam und am jeweiligen (religiös-spirituellen) Verständnis des Klienten orientiert gemeinsam zu entwickeln.

Der körperliche Felt Sense ist der Leitfaden sowohl für die Klientin als auch für den Therapeuten. Die therapeutische Vorgangsweise ist bei Klienten mit pathologischer Trauer anzupassen.

6. Resümee und Ausblick

Die Unachtsamkeit gegenüber dem Tod in der Theorie und Praxis wie auch in der Ausbildung der Psychotherapie ist eklatant. Die methodologischen Probleme im Bereich der Trauerforschung sind erheblich und verdeutlichen die Komplexität von beeinträchtigenden Faktoren wie auch die individuelle und situative Differenz im Umgang mit Verlust und Trauer.

Während vorherrschende Modelle Trauerphänomene und Trauerverläufe tendenziell pathologisieren und somit die Dringlichkeit von professioneller psychotherapeutischer Trauerbegleitung für den „Normalfall" nahe legen, kann der Personzentrierte Ansatz die eigenen Fähigkeiten der Trauernden, kreativ und lebensfördernd mit Trauer umzugehen, wachrufen und erschließen. Statt die Beziehungs-Kompetenz der Betroffenen durch

Konstrukte und normierte Bewältigungsstrategien, vorschnelle Interpretationen und expertenorientierte Interventionen einzuschränken, erweisen sich personzentrierte wechselseitige Beziehungsprozesse gerade im Umgang mit den Grenzen des Leben als not-wendig wirksam.

Gegen eine Entmündigung durch Experten ist die Aufgabe einer therapeutischen Begleitung prinzipiell subsidiär zu verstehen. „Trauernde zu trösten" ist als (wiederzugewinnende) soziale Kompetenz zu fördern und anzuregen. Hierbei ist die „stille Revolution" des personenbezogenen Ansatzes eine wirksame Kraft: gerade dort, wo die Grenzen des Tuns und Machens die (impliziten) Einstellungen, Wertvorstellungen und Haltungen gerade der helfenden Berufe in Frage stellen: Was ist – patienten-sprich: person-orientiert im Interesse des/ der Betroffenen zu tun bzw. zu lassen, so dass gerade in den „Störungen" die „Ressourcen" des (zwischen)menschlichen Vermögens zum Tragen kommen? (Rogers, 1977; Fässler-Weibel, 1991; Metz, 1999).

Es existieren „im Stillen" seit geraumer Zeit bemerkenswerte Praxis-Beispiele, oft im Verborgenen wirksam (Parkes, 1975, 194; Pfeiffer, 1985, 181), so etwa modellbildend im Rahmen eines „Widow Aid"-Programmes in Boston, wo Witwen, die ihren Verlust schon ausreichend betrauern konnten, neu verwitweten Frauen konkrete Unterstützung und Begleitung anbieten. Diese „volunteers" sind sorgfältig ausgewählt und vorbereitet und werden fachkundig begleitet.

Auch zahlreiche Selbsthilfegruppen, die sich – angeregt von der internationalen Hospizbewegung – in vielen Regionen bereits gebildet haben, versuchen, eine Brücke zwischen dem einzelnen und der Gesellschaft zu schlagen. (Weiterführende Kontaktadressen sind zusammengestellt in Student, 1989).

Wo Risikofaktoren einen normalen Trauerprozess erschweren, wird freilich kompetente Trauerberatung bzw. -therapie angezeigt sein. Wichtiger als alle therapeutischen Bemühungen dürfte wohl die vorbeugende *Prävention* sein, welche eine veränderte Einstellung zu Verlusterlebnissen anzielt. Bereits im Rahmen von Kindergarten, Schul-Ausbildung (speziell natürlich als verpflichtender Baustein in medizinischen, pflegerischen und therapeutischen Ausbildungen), Erwachsenenbildung (z.B. Volkshochschulen), in Familienkreisen, kirchlichen Gemeinden etc. (Metz, 1999; 2000). Erfahrungen von Verlust und Abschied, Sterben, Tod und Trauer als Lebens-Themen aufzugreifen und eine alltägliche „ars vivendi" einzuüben. Die (rituelle) Gestaltung der Lebensübergänge, die alle Beteiligten und

Betroffenen in ihrer jeweiligen Kompetenz einbezieht, möge hierzu neue Wege in eine Lebenskultur eröffnen, wo Raum wird auch für gemeinsame Trauerwege (Kutter, 1985; Crenshaw, 1990; Metz, 1994). Antizipatorische Trauer ist als lebenslanger Prozess zu verstehen und zu vollziehen, der auf allen Ebenen der Selbsterfahrung stattfindet und gekennzeichnet ist von einer weiten Palette an negativen Gefühlen und Gedanken, die zu erleben und auszuhalten sind. Die Auseinandersetzung mit der antizipatorischen Trauer erscheint eher in einem positiven Licht, wenn sie bewusst und aktiv gestaltet wird. Vorweggenommenes Trauern ist gleichzeitig eine sehr persönliche wie gemeinschaftliche Aufgabe des sterbenden Menschen sowie der ihm Nahestehenden. Kulturelle Einflüsse (Parkes et al., 1997), Auswirkungen der institutionellen Umgebung (Krankenhaus, Palliativstation, Hausbetreuung, (Tages)Hospiz etc.) sowie Geschlechtsunterschiede (Stroebe, 1998) sind für zukünftige Forschungen zu berücksichtigen.

Solange unsere Gesellschaft Trauer wie eine Krankheit behandelt, sie möglichst schnell auszumerzen oder ruhig zu stellen sucht, läuft sie Gefahr, eine lebenswichtige Quelle zuzuschütten. Ungelebte, niedergeschlagene Trauer macht niedergeschlagen. Kurzfristige Trauer-Bewältigung zähmt nur vordergründig die Wucht und Macht der Trauer. Sie wird ihren Ausdruck anderweitig suchen: in (auto-) destruktiver Gestalt, in Depressivität, leibhaftiger Versteinerung etc.

Anderen in der Trauer Beistand zu sein – nicht nur als Lebens-, sondern auch als Verlust -und Schmerzbeistand, ist eine Kompetenz, auf die unsere Gesellschaft in schulischer und außerschulischer Ausbildung wenig Wert legt. Nicht einmal Ärzte, Krankenschwestern und SozialarbeiterInnen haben in ihrer Ausbildung die Gelegenheit, das Trösten zu lernen, wo es doch in keinem anderen Beruf so Not tut (Schibilsky, 1989; Metz, 2000).

Das Institut für interdisziplinäre Forschung und Fortbildung der Universitäten Klagenfurt, Wien, Innsbruck, Graz (IFF) hat in Kooperation mit mehreren Trägern nach mehrjähriger Entwicklung Palliative Care als neue Grenz-Wissenschaft erstmalig im deutschen Sprachraum universitär verankert (Metz, 1999). Der Internationale Universitätslehrgang, der von einem interdisziplinären Staff getragen wird, richtet sich zugunsten einer umfassenden Versorgung schwerkranker, sterbender Menschen und deren Bezugspersonen innerhalb des gesamten Gesundheitswesens vorwiegend an ÄrztInnen und Diplompflegekräfte mit mehrjähriger Berufserfahrung, weiters an PsychologInnen, SeelsorgerInnen, SozialarbeiterInnen und TherapeutInnen mit mehrjähriger Erfahrung in der

Begleitung schwerkranker Menschen sowie an Leitungspersonen aus Verwaltung und Management.

Trauerbegleitung ist ein integraler Bestandteil von Palliative Care. Dies schlägt sich in den Forderungen der WHO nieder, in denen es heißt, dass ein Ziel der palliativmedizinischen Begleitung „die Unterstützung der Familie bei der Krankheitsbewältigung und bei der Trauer über den Verlust hinaus" „darstellt." (WHO, 1990; Stjernswärd und Teoh, 1990).

Damit ist quer zu den professionellen Kompetenzen und Rollen eine kritische Rückfrage an die eigene Entwicklung und psychosoziale-spirituelle Kompetenz gestellt: Ich werde einen anderen nicht weiter/ „tiefer" begleiten können, als ich selbst zu gehen bereit und imstande bin. In diesem authentischen Maße werde ich Beziehungen stiften können, die anderen – als selbstständige Personen – Wachstum ermöglichen.

Hierbei wäre die vielfältige Praxis von Hospizen und Palliativ-Einrichtungen stärker zu nutzen als ein Lernfeld für not-wendige Kompetenz im alltäglichen (und oftmals bereits präventiven) Umgang mit Trauernden: was jeweils zu tun und zu lassen ist, damit „das Loch, in das Menschen fallen, zur Quelle wird", aus denen sie nachhaltig leben können (Smeding, 1998).

Literatur

Averill J (1968) Grief: Its nature and significance. Psychological Bulletin 6: 721–748

Balkwell C (1981) Transitions to widowhood: A review of the literature. Family Relations 30: 117–127

Bergeest H und Haupt U (1984) Personzentrierte Arbeit mit Sterbenden. In: Spiegel-Rösing I und Petzold H (Hg), Die Begleitung Sterbender: Theorie und Praxis der Thanatotherapie. Ein Handbuch. Paderborn, Junfermann, 311–328

Bowlby J [1969] (1983/1994) Verlust, Trauer und Depression. Frankfurt/M., Fischer

Coffeng T (1994a) Focusing und Trauer. Personzentriert 1: 80–94

Coffeng T (1994b) Den Kontakt mit dem Kind wiederherstellen. Trauertherapie für Erwachsene, die in ihrer Kindheit einen Verlust erlitten haben. Personzentriert 1: 95–115

Crenshaw DA (1990) Bereavement. Counseling the grieving throughout the life cycle. New York, Continuum

Ehrmann W (1992) Trennung. Als wär's ein Stück von mir. Die Bedeutung von Verlust und Trauer für das Selbstkonzept. In: Frenzel P, Schmid PF und Winkler

M (Hg), Handbuch der personzentrierten Psychotherapie. Köln, Edition Humanistische Psychologie, 353–364
Fässler-Weibel P (Hg) (1991) Gelebte Trauer. Vom Umgang mit Angehörigen bei Sterben und Tod. Freiburg (CH), Paulusverlag
Fehringer C (1991) Die Aktualisierungstendenz und die formative Tendenz im Konzept des PCA. In: Frenzel P (Hg), Selbsterfahrung als Selbstfindung. Regensburg, Roderer, 59–99
Flammer E und Tausch-Flammer D (1992) Die personzentrierten Einstellungen in der Begleitung Sterbender. In: Behr M, Esser U, Petermann F, Pfeiffer WM und Tausch R (Hg), Jahrbuch für Personzentrierte Psychologie und Psychotherapie. Bd. 3. Köln, GwG, 132–143
Freud S [1917] (1975) Trauer und Melancholie. In: Studienausgabe. Bd. III. Frankfurt/M., S. Fischer, 193–212
Gendlin ET [1964] (1978) Eine Theorie der Persönlichkeitsveränderung. In: Bommert H und Dahlhoff HD (Hg), Das Selbsterleben (Experiencing) in der Psychotherapie. München Wien, Urban & Schwarzenberg, 1–62
Gendlin ET [1978] (1981) Focusing. Technik der Selbsthilfe bei der Lösung persönlicher Probleme. Salzburg, Otto Müller
Gendlin ET (1993) Focusing ist eine kleine Tür... Würzburg, DAF
Glick I, Weiss RS and Parkes CM (1974) The first year of bereavement. New York, Wiley
Husebö S und Klaschik E (2000) Palliativmedizin. 2. überarb. Aufl. Berlin Heidelberg New York, Springer
Jerneizig R, Langenmayr A und Schuber U (1985) Klientenzentrierte Psychotherapie bei problematischen Trauerverläufen. GwG-Zeitschrift 82: 65–69
Jerneizig R und Langenmayr A (1992) Klientenzentrierte Trauertherapie. Göttingen, Hogrefe
Kast V (1982) Trauern. Phasen und Chancen des psychischen Prozesses. Stuttgart, Kreuz
Kast V (1994) Sich einlassen und loslassen. Neue Lebensmöglichkeiten bei Trauer und Trennung. Freiburg, Herder
Katz L and Chochinov HM (1998) The spectrum of grief in Palliative Care. In: Bruera E and Portenoy RK (eds), Topics in Palliative Care. Vol. 2. New York Oxford, Oxford University Press, 295–310
Kübler-Ross E (1969) Interviews mit Sterbenden. Stuttgart, Kreuz
Kutter P (Hg) (1985) Jenseits von Trauer. Beiträge zur Krisenbewältigung und Krankheitsvorbeugung. Göttingen, Verlag für Medizinische Psychologie im Verlag Vandenhoeck und Ruprecht
Lindemann E (1944) Symptomatology and management of acute grief. American Journal of Psychiatry 101: 141–149
Lothrop H (1991) Gute Hoffnung – jähes Ende. München, Kösel
Lundin T (1984) Morbidity following sudden and unexpected bereavement. British Journal of Psychiatry 144: 84–88
Maddison DC (1968) The relevance of conjugal bereavement for preventive psychiatry. British Journal of Medical Psychology 41: 223–233

Metz C (1994) Kommunikation mit Sterbenden und Angehörigen. In: Jehle F (Hg), Leiden verstehen lernen: Vom Umgang mit Sterbenden und deren Angehörigen. Winterthur, Verlag zum Ziel, 34–47

Metz C (1999) Kann man Sterbebegleitung und Trauern lehren und lernen? In: Heller A, Heimerl K und Husebö S (Hg), Wenn nichts mehr zu machen ist, ist noch viel zu tun. Wie alte Menschen würdig sterben können. Freiburg, Lambertus, 193–201

Metz C (2000) Palliative Care und Organisationales Lernen – am Beispiel des interprofessionellen Seminarzyklus „Palliative Geriatrie". In: Heller A, Heimerl K und Metz C (Hg), Kultur des Sterbens. 2. Aufl. Freiburg, Lambertus, 193–200

Müller M und Schnegg M (2000) Unwiederbringlich – Vom Sinn der Trauer. 3. Aufl. Freiburg i. Br., Herder

Parkes CM (1975) Determinants of outcome following bereavement. Omega, Journal of Death und Dying 6: 303–323

Parkes CM (1990) Risk factors in bereavement: Implications for the prevention and treatment of pathologic grief. Psychiatric Annuals 20: 308–13

Parkes CM and Weiss RS (1983) Recovery from bereavement. New York, Basic Books

Parkes CM, Laungani P and Young B (1997) Death and bereavement across cultures. London New York, Routledge

Pfeiffer (1985) Trauer und Tröstung. Pastoralblatt 6: 173–182

Rando TA (1983) An investigation of grief and adaption in parents whose children have died from cancer. Journal of Pediatric Psychology 8: 3–20

Rando TA (1984) Grief, dying and death. Champaign (IL), Research Press

Raphael B (1983) Anatomy of bereavement. New York, Basic Books

Richards J and McCallum J (1979) Bereavement in the elderly. The New Zealand Medical Journal 89: 201–204

Rogers CR (1957) The necessary and sufficient conditions of therapeutic personality change. Journal of Consulting Psychology 21, 2: 95–103 (dt.: Die notwendigen und hinreichenden Bedingungen für Persönlichkeitsentwicklung durch Psychotherapie. In: Rogers CR und Schmid PF, Person-zentriert. Grundlagen von Theorie und Praxis. Mainz, Grünewald, 1991, 165–184)

Rogers CR (1958) The characteristics of a helping relationship. Personnel and Guidance Journal 37: 6–16

Rogers CR [1961] (1973) Entwicklung der Persönlichkeit. Psychotherapie aus der Sicht eines Therapeuten. Stuttgart, Klett

Rogers CR [1977] (1978) Die Kraft des Guten. Ein Appell zur Selbstverwirklichung. München, Kindler

Rogers CR (1979) Manuskript: Living the process of dying

Rogers CR (1980) A way of being. Boston, Houghton Mifflin

Rogers CR [1980] (1991) Klientenzentrierte Psychotherapie. In: Rogers CR und Schmid PF, Person-zentriert. Mainz, Grünewald, 185–237

Rogers CR [1986] (1991) Ein klientenzentrierter bzw. personzentrierter Zugang zur Psychotherapie. In: Rogers CR und Schmid PF, Person-zentriert. Mainz, Grünewald, 238–256

Rogers CR (1986a) Reflections of feelings. Person-Centered Review 1, 4: 375–377
Rogers CR und Wood JK [1974] (1977) Klientenzentrierte Theorie. In: Rogers CR, Therapeut und Klient. Frankfurt/M., Fischer, 113–141
Rossow W (1980) Klientenzentrierte Gesprächsführung im Trauerfall. Wege zum Menschen 32: 270–280
Saunders C (1993) Hospiz und Begleitung im Schmerz. Freiburg i. Br., Herder
Schibilsky M (1989) Trauerwege. Beratung für helfende Berufe. Düsseldorf, Patmos
Schoenberg B (ed) (1980) Bereavement Counseling: A multidisciplinary handbook. London, Grennwood Press
Smeding R (1998) Das Loch, in das ich fiel, wurde zur Quelle, aus der ich lebe – Wege durch die Trauer. In: Daiker A (Hg), Selig sind die Trauernden. Ostfildern, Schwabenverlag, 13–24
Smeding R und Aulbert E (1997) Trauer und Trauerbegleitung in der Palliativmedizin. In: Aulbert E und Zech D (Hg), Lehrbuch der Palliativmedizin. Stuttgart, Schattauer, 866–878
Spiegel Y (1972) Der Prozeß des Trauerns. Analyse und Beratung, München, Kaiser
Spurrel MT and Creed FH (1993) Lymphocyte response in depressed patients and subjects anticipating bereavement. British Journal of Psychiatry 162: 60–64
Stephenson JS (1994) Grief and mourning. In: Fulton R and Bendiksen R (eds), Death and identity. Philadelphia, Charles Press, 136–177
Stjernswärd J and Teoh N (1990) Palliative Care – a WHO-priority. Palliative Medicine 4: 71–72
Stroebe MS (1998) New directions in bereavement research: Exploration of gender differences. Palliative Medicine 12: 5–12
Stroebe W and Stroebe MS (1987) Bereavement and health. Cambridge, Cambridge University Press
Student JC (Hg) (1989) Das Hospiz-Buch. Lambertus, Freiburg
Tausch AM (1981) Gespräche gegen die Angst. Krankheit: Ein Weg zum Leben. Reinbek, Rowohlt
Vachon MS (1982) Correlates of enduring distress patterns following bereavement: Social network, life situation and personality. Psychological Medicine 12: 783–788
Worden JW [1982] (1987) Beratung und Therapie in Trauerfällen. Ein Handbuch. Bern, Huber
Worden JW (1991) Grief Counseling and Grief Therapy. New York, Springer
World Health Organization (1990) Cancer pain relief and Palliative Care. WHO Technical Report Series 804. Geneva, World Health Organization
Yalom ID [1980] (1989) Existentielle Psychotherapie. Köln, Edition Humanistische Psychologie

Stichwortregister

A

"abschiedlich" existieren   *592f.*
Abschiedsphase   *486, 488*
absent-présent   *216, 225*
Absichtslosigkeit   *48, 49, 50, 268, 386, 430*
Abstinenz   *481f., 541*
Abstraktionsebenen, des therapeutischen Beziehungsangebots *32f., 47, 77, 354f.*
Abwehr (-haltungen, -prozesse)   *20, 38f., 137, 199, 201, 368, 371*
Abwehrbearbeitung   *38*
affect-attunement   *129*
Aggression   *10, 124, 141*
Agoraphobie   *155–159, 486–489*
Aktualisierungstendenz   *2, 10f., 52, 80ff., 109, 125f., 134, 164f., 180, 224, 238, 289, 298, 320, 356f., 378, 402, 435, 438, 594f.*
akute Belastungsreaktion   *356, 369f.*
Alibi   *69, 190, 192, 542*
Alkoholabhängigkeit, -krankheit   *535f., 537, 541, 543f.*
"Als-es-Selbst"   *501*
Angehörige(n), Einbezug von   *543f., 577f.*
Angststörung   *155–159, 195, 486–489*
Ansprechbarkeit (des Klienten)   *43f.*
Arbeitsbeziehung   *201*
Arbeitsmodell (inneres)   *129, 131, 385*
a-soziale Reaktion   *114, 115, 116*

Atmung   *404f.*
äußerer Dialog   *108, 109, 113, 327*

B

Bearbeitung der Bearbeitung   *276f.*
"Bearbeitung" von Beziehungspartnern   *111*
Bearbeitungsangebot(e)   *71, 267, 275*
Bearbeitungsebene, -orientierung   *70, 267, 272*
Bedingungen, notwendige und hinreichende   *21–23, 47, 76, 79, 323–326, 591f.*
Begegnung (personale)   *65f., 75–105, 431*
Begegnungsphilosophie   *9f., 78f., 83*
Begleitung, personzentrierte   *573f., 577–579*
Bewertungsbedingungen   *136, 137, 165, 168, 170*
Beziehung, Beziehungsebene (therapeutische)   *4, 31–35, 65f., 80, 82f., 131, 153, 181, 239f., 272, 338*
Beziehung (Arbeit an der), Beziehungsklären   *112, 113–117, 159, 277, 281, 483*
Beziehungsangebot   *31, 50, 67, 152, 174f., 178, 191, 210, 357, 573*
Beziehungsdynamik   *536f.*
Beziehungsform(en), Beziehungsebenen   *37, 112, 277, 371f.*
Beziehungstherapie → relationship therapy

Beziehungsverlust 590
Bezugspersonen, Einbezug von 522–524, 578f.
bias control → Voreingenommenheitskontrolle
Bindung 131
Borderline-Störung 154, 363, 370, 453, 490

C

carrying forward 29f., 242, 261, 402
Co-Abhängigkeit 538
Coping 369, 565f., 586
"Creative Connection" 291, 414, 417–419

D

Depression, depressiv 148, 149, 150, 191f., 194, 450, 484–486
Desorganisation, desorganisiertes Erleben 18, 20, 356, 367, 435, 439, 483
Diagnose(n), Diagnostik 40–42, 53, 76, 87, 171–174, 183, 242, 331, 336f., 431, 517f.
Diagnostik, prozessuale 40f.
Dialog, dialogisch 84, 97, 433, 442
differenziell (-es therapeutisches Vorgehen) 54, 68, 88, 96, 149f., 154, 161, 187, 189
Differenzielles Inkongruenzmodell (DIM) 68, 163–185
direct reference, direct referent 213, 218, 225, 236
Drang(krankheit) 539f.
Drogen(abhängigkeit) 541, 544, 546
Du 79, 84, 86
Dysthymie, dysthyme Störung 148

E

Empathie, empathisches (einfühlendes) Verstehen 6, 23, 25, 26, 28f., 98, 126, 131–135, 140, 198, 254, 269f., 309, 325, 326, 340, 355, 434f., 536, 598
Empathie, Hermeneutische 29, 98
Encounter 83, 296, 298, 436
Entwicklungsphasen des Personzentrierten Ansatzes 5–8
Entwicklungspsychologie, -phasen, -theorie 16f., 21, 123–145
Erfahrung(en) 14f., 24, 126, 220, 387, 589
Erfahrung, verleugnete 15, 20
Erfahrung, verzerrte 15, 20
Erleben 14f., 22, 29, 131, 138ff., 143, 154, 217, 225, 232, 236f., 256, 304, 306f., 320, 346, 368ff., 377, 405, 440, 525, 534–536, 558–561
Erlebensmodalitäten 241, 246, 255, 256
Erstgespräch, -kontakt 175, 384, 385, 373, 553f., 556–558
Ethik, ethisch 78–80, 95f., 99f.
Existenzialien, existenziell 190, 500,
Existenzialismus, Existenzphilosophie 9, 69, 233
existenzielle Phase 196, 542
"experience as a referent" → direct referent
Experiencing 6f., 14, 29f., 34, 65, 69–71, 212, 224f., 306f.
Experiencingskala 232
experiential therapy, Experienzielle Psychotherapie 46, 48, 49, 90f., 212–227, 233, 235
experienziell, experienzieller Ansatz 70, 209–230
Explizierung 266f., 271–275
Expressive Arts Therapy, Expressive Kunsttherapie 291, 411–426

F

Facilitator 87, 305, 310
Familienkonzept 288
Familienspieltherapie 289
Familientherapie, klienten-, personzentrierte 288, 319–333

Feedback *302, 304, 308f., 380*
Felt sense *29, 34, 69f., 135, 217, 225, 226, 233f., 237–239, 241f., 248–251, 306, 385, 429, 433, 440, 601*
Felt shift *30, 242f., 380*
Focusing *69f., 227, 232, 233–235, 380, 429, 432, 440, 600f.*
Focusing-(orientierte) Therapie *70, 90f., 231–264*
Forschung (zur Personzentrierten Psychotherapie) *11, 297f., 303, 447f., 457f., 462, 491, 547*
Fortsetzungsordnung → carrying forward
Freiraum *116, 251f., 600*
frühe Störung(en) *21, (140f.), 459*
fully functioning person *16f., 35*

G

Gegenübertragung *37, 39f.*
Gegenwärtigkeit *26, 84–87, 92, 98, 307–310, 344f.*
geistig Behinderte(n), Arbeit mit *471, 513–532*
Gesundheit, psychische *16f., 53, 166f., 211, 322*
Gewahrwerden von Erfahrung *34, 131, 135, 379, 439*
"ghosting" *328*
Grenzen setzen *340*
Grundausstattung des Menschen *12*
Grundhaltung(en) *25–29, 54, 65, 67, 76, 86, 94, 98, 174, 188, 214, 289, 298, 308, 430, 478*
Grundorientierungen (des therapeutischen Vorgehens) *8f., 45–50, 65–72, 96f., 99*
Gruppe(n), Arbeit mit *187f., 295f., 298, 299f., 445f.*
gruppendynamische Orientierung *301*
Gruppentherapie, klienten-, personzentrierte *86f., 295–317, 417–419*

Gruppenprozess-Stundenbogen (GRP 20) *172*
guiding *256–258*

H

Handlungsmodalitäten *241, 255, 256*
Handlungsorientierung → Prozessdirektivität
Handwerkszeug, therapeutisches *34, 92–96*
Hier-und-Jetzt *301f., 308f., 338, 386, 561*
humanistische Prinzipien *422f.*

I

Ich *79, 84, 86, 215, 216, 218, 225, 237, 239*
implizit (wirksames Experiencing), implizites Funktionieren *29, 30, 46, 212, 214, 216, 225*
Indikation *42–45, 51, 171–174, 273, 465*
Indikation(smodell), adaptive(s) *43, 52*
Indikation(smodell), differenzielle(s) *43, 51, 53f.*
Information (personzentrierte) *544, 565, 597*
Informationsverarbeitungstheorie *219–221*
Inkongruenz(en) *17, 18f., 22, 25, 50, 67, 79, 96, 98, 113, 133, 167–171, 176f., 199, 290, 324f., 356, 361, 430, 480, 535*
Inkongruenz, primäre *197*
Inkongruenzanalyse *171f., 175f., 180, 182f.*
Inkongruenzbearbeitung *174f., 176f., 181*
Inkongruenzdynamik *170f.*
Inkongruenzmodell *19, 149*
Inkongruenzquellen *168–170*
Inkongruenztoleranz *166*
innerer Bezugsrahmen, inneres Bezugssystem *23, 70, 361, 546*

innerer Dialog *108, 109, 113, 327*
Intensität (des Erlebens) *359, 360–364, 440*
"Interaktion zuerst" *212, 214f.*
Interaktionelle Orientierung *66f., 97, 107–119*
Interaktionelle Szene *117*
"intergenerational echoing" *329*
Interpersonale Theorie, Interpersoneller Ansatz *107f., 301*
Interpretation(en) *116, 435*
"interspace reflection" *327f.*

K

Kernselbst *128f.*
Kinder- und Jugendlichenpsychotherapie, personzentrierte *289, 329f., 335–352, 576f.*
Klärung (internaler Determinanten) → Explizierung
klientenzentriert *6, 48, 83, 236, 249*
Klientenzentriertes Konzept, klientenzentriertes Modell *24, 123, 125f., 133f., 135f., 138ff., 354f.*
Klinische Orientierung(en) *49, 65, 67–69, 121–206*
Kohärenzsinn *369*
Konfliktfreie (Stress-) Inkongruenz *168*
Konfliktinkongruenz *168*
Konfliktlösungsmuster *125, 271*
Konflikt-/Problemphase *194–196, 485f., 488*
Konfrontation, konfrontieren *32, 83, 93, 302, 363, 482*
Kongruenz, kongruent *22, 25, 26f., 133, 166f., 308, 309, 325, 355, 399, 591, 597*
Kongruenzdynamik *167*
konstruktivistisch *11*
Kontakt, psychologischer *21f., 126, 132, 133, 323f., 339, 358, 362, 413, 471, 502–506*
Kontaktfunktionen *504–506, 521f.*

Kontaktreflexionen *502–504*
Konzeptualisierung des therapeutischen Vorgehens *151f., 160*
Körper, körperliche Dimension in der Personzentrierten Psychotherapie *85, 235f., 238, 239, 240, 241, 290, 377–410*
Körper, "äußerer" *397*
Körperkontakt *393f.*
Körpersprache *406f.*
Krankheit(sbegriff), psychische *17f., 53, 87f., 460*
kreative Medien *291, 415f.* (siehe auch "Creative Connection")
Krebserkrankung, Stadien der *564–572*
Krisen in der Psychotherapie *353f.*
Krisenauslöser *364f.*
Krisenintervention *179f., 290, 353–356*
Krisenstadien *365f.*
Kurzzeittherapie, -verfahren *51, 292f., 445–466*

L

längerfristige Psychotherapie *445–466*
Lebenserfahrungskonstrukte *165*
Leib, situationaler *379f., 397*
listening *69, 253–256, 380*

M

Menschenbild *9ff., 52, 78, 82, 89, 123, 124, 287, 298, 437, 460, 490*
Metakommunikation *115f., 303*
Methoden (Methodik) in der Personzentrierten Psychotherapie *31–35, 89–96, 243f., 249, 251, 253, 362, 406, 477*
Methodenintegration *392–394*
"mind-body-not-yet-split" *212, 214, 216, 224*
Mythe *69, 190, 192, 200*

N

narratives Selbst   *130*
narzisstisch   *154, 198*
Nicht-direktiv(ität), non-direktiv   *3, 4, 5f., 47, 77, 83, 451*
nicht-positionelle Haltung   *114, 115*

O

Offenheit für Erfahrung(en)   *396, 440, 587*
Organisationsentwicklung   *296*
organismische Resonanz   *397, 402f.*
Organismus, organismisch   *10, 12f., 14, 109, 125f., 127, 215, 217–219, 298, 299, 308, 336, 396, 428, 438*

P

Paartherapie   *288, 543f.*
Palliative Care   *474f., 570f., 585–608*
Panik(störung)   *141, 155–159, 179, 356, 486–489*
Paradigma, Paradigmenwechsel   *3, 31, 66, 80, 143, 266, 344, 546*
paranoid   *359, 483*
partialisieren   *249, 255*
PatientInnenfragebogen   *172*
"perceive"   *23, 213*
Person (-Sein)   *13, 81, 82, 83, 87f., 91, 99f., 211, 218, 254, 273, 299*
Persönlichkeitsstörung(en)   *141, 149, 153, 197–202, 369, 489–491*
Persönlichkeitstheorie   *12–16, 118, 212, 436–440, 460*
Personorientierung, personzentriert   *77f., 81*
Phänomenologie, phänomenologisch   *9, 87, 88, 91, 147, 159, 189f., 191f., 214f., 233, 244, 345, 433, 434, 441, 499–502*
phasenspezifisches therapeutisches Vorgehen   *36, 193–202*
Polaritäten, innere   *421f.*
positive(r) Beachtung, Bedürfnis nach   *14, 138*
positive(r) Selbstbeachtung, Bedürfnis nach   *136f., 575*
posttraumatische Belastungsreaktion   *356*
Pragmatismus   *9, 233*
prä-expressiv   *507f.*
Prämotivationsphase   *193, 459, 542*
Präsenz, presence → Gegenwärtigkeit
Prä-Therapie, pre-therapy   *362, 470, 499–512*
Priorität der Kommunikationsebenen   *114f.*
Problemlösungsstrategien → Konfliktlösungsmuster
Problemphase → Konfliktphase
Processing   *222f.*
Prozess (therapeutischer)   *35–37, 125, 151, 211, 300, 305f., 326f.*
Prozessorientiert(er Ansatz), Prozessorientierte Gesprächspsychotherapie   *36, 48, 69, 187–206, 211*
Prozessdirektivität   *70, 267f., 305f., 472*
Prozess-Experienzieller Ansatz   *70, 91f., 203f., 220f.*
Prozessgleichung   *35f.*
Prozesskontinuum, -skala   *35, 213, 342, 361, 473*
Prozess(uales) Selbst → Selbstprozess
Pseudo(therapie)motiv   *54, 538f.*
Psychiatrie, psychiatrisch   *469f., 477–497*
Psychoanalyse, -analytisch, -analytiker   *123, 124f., 127, 130–132, 136, 139, 142, 338*
psychodefiziente Entwicklung   *110f.*
psychodynamischer Aspekt   *67*
Psychoonkologie   *474, 563–583*
Psychosomatik, psychosomatisch   *452, 472f., 551–562*
psychotoxische Entwicklung   *110f.*

Q

Qualitätskontrolle *181*

R

Realitätswahrnehmung *124f., 126*
"receive" *23, 213*
reflection of feelings *6, 209f.*
Regensburger Inkongruenzanalyse-Inventar (RIAI) *172, 175*
Relationship therapy *337, 341*
Rigidität (der Kommunikation, der Beziehungsgestaltung) *109ff., 114, 116, 361*
RIGs *129*
Rückmeldung → Feedback

S

Säuglingsforschung *127–130*
saying back *255*
Schemata *222, 226, 227, 265, 272f., 274f., 279*
Schizophren(-e Störungen) *479, 482–484*
Schweigen *405*
Selbst *10, 13f., 31, 143, 165f., 215, 438, 439*
Selbstaktualisierung(stendenz), Selbstentfaltungstendenz *10, 134, 137, 138, 199, 320f., 435*
Selbstaufmerksamkeit *150*
Selbstbehauptungstendenz, Selbsterhaltung *136, 137, 199, 355f., 575*
Selbsteinbringung, -offenbarung *27, 93, 201, 304, 309, 469*
Selbstempfindung, auftauchende *128*
Selbstentwicklung *130f., 133–138, 143, 355f.*
Selbstentwicklungsphasen *128–130, 138–143*
Selbsterfahrung(en) *126, 138ff., 143f., 451*
Selbstexploration *44, 109, 179, 197, 199, 200, 201, 358, 400, 460, 483, 554f.*
Selbstheilungstendenz *163*
Selbst-Ideal *13*
Selbstkonzept *13, 126, 135f., 139, 142, 158, 165, 170, 190, 198, 213, 216, 217, 223, 290, 321, 356, 382, 447, 484, 520*
Selbstorganisation, Selbstregulation *2, 3, 127, 133, 134, 135, 139, 291*
Selbstprozess *13, 216, 222, 224*
Selbstständigkeit *526*
Selbststruktur *13*
Selbstwahrnehmung *124f., 126, 149, 321*
Selbstwerterleben, -gefühl *148, 482, 521*
"Selektion" von Beziehungspartnern *111*
sense of self *128, 130, 134*
Somatisierungsstörungen *195*
Spiel(e) *84, 86, 347, 348*
Spieltherapie *330, 339f., 342f.*
spirituelle Dimension *85*
Sprachstörungen *518ff.*
Störungen, Störungslehre, -theorie *20f., 87f., 164–171, 182f.*
störungsspezifischer/s Ansatz, Vorgehen *45, 67f., 87, 96, 147–162, 163, 281, 470, 472*
Strömungen in der Personzentrierten Psychotherapie → Grundorientierungen
strukturgebunden(-es Erleben) *30, 245–248, 292, 398f., 428*
subjektives Selbst *129*
Süchtige(n), Substanzabhängige(n) (Arbeit mit) *472, 481–484, 533–549*
Symbolisierung(sprozesse) *17, 34, 134f., 217, 225, 226, 290, 381*
Symptomerleben *158*
Symptomphase *193f., 485, 487, 488, 542*
symptomzentriert *447*
System(theorie) *127, 346, 537*
szenisches Verstehen *41, 67*

T

Technik(en) in der Personzentrierten
  Psychotherapie *2, 31–35, 46f.,
  85f., 90, 92–96, 152, 153, 160, 210,
  243f., 358, 362, 406, 435, 441f., 493*
tenderness *66*
Therapietheorie, -konzept, -modell
  21–45, 47f., 66, 112, 160, 174f.
Therapieziel(e) *452, 453, 454, 460f.,
  464, 481, 493, 541*
Transparenz *26f., 181, 308, 309*
Trauer(begleitung), Trauertherapie
  474, 585–592, 595–601
Traum, Traumarbeit, therapeutische
  260, 290, 292, 427–443

U

Übertragung *4, 37, 39, 125, 243, 592*
U(mgebung)–I(ndividuum)–Einheit,
  U-I-Ebene *215, 216*
Unbewusstes *15f., 135, 212, 436f., 439*
Unmittelbarkeit *85*
Untersuchungen (empirische) →
  Forschung
unvollendetes (unfertiges) Erleben
  292, 428f., 439

V

verbales Selbst *129f.*
Vermeidungsstrategien *276f.*

vitalistisch *11*
"Voreingenommenheitskontrolle"
  429, 434, 442

W

Wahlverhinderung *192*
Wahrnehmung *215f., 327, 401*
Wertintrojekte → Bewertungsbedingungen
Wertschätzung, unbedingte *22f.,
  25, 28, 133f., 139f., 325, 340, 355,
  597*
Widersprüchlichkeit (der Kommunikation, der Beziehungsgestaltung)
  109ff., 114
Widerstand *37ff., 83f., 115, 125,
  192, 201, 214, 304*
Wiederherstellung, des Experiencing-
  prozesses *30, 46, 49, 50, 69*
Wiederholungszwang, -charakter
  178, 248
Wirkfaktor(en) *4, 31*

Z

Zielorientierung, zielorientiert (-er
  Ansatz), Zielorientierte
  Gesprächspsychotherapie *71, 99,
  203, 265–284*

Personenregister

A

Abe T *298, 314*
Abelson RP *270, 282*
Abrams J *421, 426*
Adler R *581*
Alexander F *107*
Allen FH *338, 350*
Ambühl H *57, 465*
Anchin JC *119*
Andersen S *418, 426*
Andronico MP *293*
Antonovsky A *369, 375*
Arieti S *502, 509*
Atrops A *556, 562*
Atwood GE *145*
Auckenthaler A *11, 55, 161f., 288, 293, 393*
Aulbert E *586, 607*
Austin V *466*
Aveline M *316*
Averbeck M *581*
Averill J *586, 604*
Axline VM *100, 289, 293, 319, 330, 332, 339, 341f., 350*

B

Badelt I *513, 530*
Baier M *483, 494*
Balkwell C *597, 604*
Barrett-Lennard GT *36, 56, 86, 100, 295–299, 311, 341f., 350*
Bartosch E *144, 388*
Bastine R *56, 150, 161, 187, 204*
Bateson G *111, 118, 537, 548*
Baumann A *403*
Beavin JH *376*
Bebout J *296f., 311f.*
Beck AP *296–298, 312*
Beck AT *279, 281*
Beck H *7, 56*
Becker A *51*
Becker K *270, 281*
Becvar DS *320, 332*
Becvar RJ *320, 332*
Beebe J *263, 296, 300, 313*
Behr M *57f., 60f., 105, 293, 312, 316f., 348, 350–352, 496, 562, 580, 582, 605*
Beier EG *108, 114–116, 119*
Beiglböck W *535, 540, 543, 537, 548*
Bendiksen R *607*
Benjamin LS *279, 281*
Bergeest H *311, 316*
Bergin AE *282, 495*
Berk TC *315*
Berlin JI *232, 263, 288, 293*
Bernauer F *57, 266, 282, 466*
Berzon B *296, 300, 312, 315*
Beutel M *465, 565, 580*
Beyerle U *496*
Biermann-Ratjen EM *9f., 14, 16, 21–23, 25, 42–44, 52f., 56, 67, 71, 94, 96, 98, 100, 123, 127, 138f., 144, 148, 161, 197, 204, 297, 309, 311, 313, 343, 350, 356, 375, 382, 388, 459, 465f., 470, 575, 580*

Binder HJ 68, 96, 149f., 189, 360, 375, 448, 458, 465, 472, 484, 494, 556, 562
Binder U 56, 68, 94, 96, 138, 144, 149f., 189, 198, 360, 375, 472, 484, 494, 556, 562
Blocksma DD 296, 312
Boadella D 393, 402, 408
Boeck-Singelmann C 144, 289, 293f., 343, 350f.
Böhler J 535, 538, 542, 548
Böhme H 311, 316, 470, 487, 489, 491, 494, 496
Bommert H 443, 605
Boss M 262, 503, 509
Boukydis C 260f.
Bowlby J 129, 139, 586, 604
Boy AV 309, 312
Boyesen G 393, 406, 408
Bozarth JD 8, 33, 56, 65f., 71, 90, 93, 96, 100
Braaten L 297f., 312
Bracke PE 307, 312
Brandchaft B 145
Bransford JD 269, 282
Braun J 263
Bräutigam W 580, 582
Brazier D 317, 333, 426
Brink DC 77, 101
Brockelman P 503, 509
Brockmann J 457, 465
Brodley B 8, 46, 49, 56, 65f., 71, 90f., 93, 100, 210, 228, 430, 442
Brody A 49, 56, 65, 71, 93, 100, 430, 442
Brossi R 568, 580
Bruera E 605
Brunswick L 506, 510
Buber M 7, 9, 56f., 79, 84f., 100, 239, 500, 509
Bugental JFT 307, 312
Bürgin D 577, 580
Burian W 535, 548
Burton A 503, 509
Byrne D 262, 510, 581

C

Cain D 264, 314, 511
Caplan G 365
Carkhuff RR 297, 316
Carlston ED 284
Carson RC 108, 119
Cartwright D 46, 58
Caspar F 57, 283
Cassens J 263
Chase WG 270, 282
Chochinov HM 586, 605
Ciompi L 365f., 375, 378, 388
Clarkin JF 281
Coffeng T 260f., 509f., 591, 595, 600, 604f.
Coghlan D 296, 306, 312, 314
Cohen D 3, 56
Cohn R 27
Colijn S 314
Collumbien E 314
Combs A 412
Cooper CL 311
Cornell AW 261, 264
Corsini R 228, 262
Coulson WR 296f., 312
Creed FH 594, 607
Crenshaw DA 603, 605
Cronwall M 504, 511
Cullberg J 365
Czogalik D 56

D

Dahlhoff HD 443, 605
Daiker A 607
Damman G 495
David C 557, 562
Davis W 401, 408
De Haas OP 105, 108, 119, 490
De Vre R 506, 510
Den Ouden B 229, 263
Deter D 548f.
Devonshire CM 296, 312
Di Gallo A 577, 580
Di Pol G 313

Dierick P *295, 298, 300, 303f., 307, 312–314*
Dilling H *164, 170, 184*
Dilthey W *233*
Dinacci A *506, 509f.*
Donaldson W *283*
Donati R *57, 266, 282, 466*
Donigion J *312*
Doppelhofer H *393*
Dorfman E *289, 293, 335, 339, 341, 350*
Dörner K *534, 548*
Dosen A *511f.*
Downing G *385, 388*
Dryden W *316, 409*
Dugo JM *297, 312*
Dulz B *466*
Duval S *150*
Dymond RF *448, 466*

E

Ebbeson EB *283*
Ebert-Wittich S *260f.*
Edie J *510*
Edwards SW *573, 579, 581*
Egle UT *571, 581*
Ehlers B *144, 293f., 350f.*
Ehrmann W *590, 604*
Eisenga R *392, 409*
El Boushy M *315*
Ellinwood C *289, 293, 335, 341f., 350,*
Elliott R *9, 72, 90f., 101, 220f., 229, 265, 282, 307, 495*
Eng AM *297, 312*
Engbarth A *344, 352*
Esser U *57, 60f., 92, 185, 206, 288, 293, 297, 312f., 315–317, 351, 389, 408, 496, 510, 562, 580, 582, 605*
Evans R *3, 56*

F

Farber BA *77, 101*
Farber M *500f., 510*
Farson RE *300, 307, 312, 315*
Fässler-Weibel P *602, 605*
Fehringer C *4, 289, 335, 344, 350, 595, 605*
Fengler J *495, 518, 530*
Fenichel O *124, 144*
Feselmayer S *535–537, 540, 543, 548*
Feuerstein HJ *231, 261, 264*
Fiedler P *279, 282, 455, 466*
Fiegl J *581*
Fietkau HJ *119, 161, 204, 351, 582*
Finke J *8, 18, 26, 28, 33, 37–39, 51, 53, 56f., 61, 67f., 72, 77, 94, 96f., 101f., 141, 147f., 151, 161f., 156, 158, 189, 202, 204, 206, 297, 311–313, 316, 399, 406, 408, 427, 432, 434f., 438, 443, 459, 470, 472, 475, 477, 479–491, 494–497, 575, 580*
Fittkau B *562*
Flammer E *570, 580, 591, 605*
Flaubert G *381*
Franke A *297, 313, 576, 580*
Freeman A *279, 581*
Freidman G *501, 510*
French TM *107*
Frenzel P *33, 55, 57f., 60f., 72, 93, 96, 101f., 104, 315, 344, 350f., 389, 443, 541, 604f.*
Freud A *124, 144*
Freud S *435–437, 586, 605*
Friedman N *235, 261*
Friedman M *509*
Frielingsdorf-Appelt C *312, 494*
Frischenschlager O *123–125, 127, 130, 132f., 144, 231, 261, 378, 384, 388, 570, 581*
Frohburg I *297, 313*
Frühmann R *316*
Fulton R *607*

G

Gaedt C *514, 530*
Galbraith M *263*
Gans E *315*

Garfield SL *282, 495*
Gastpar M *206, 311f., 470, 475, 481, 493–497*
Gaylin NL *288f., 319–323, 327–329, 332f.*
Gazda GM *313f.*
Geiser-Juchli C *388, 383*
Geishofer MH *547f.*
Gelder M *495*
Gendlin ET *7, 9, 14, 23, 29–31, 34, 46f., 49, 57, 69f., 90f., 97, 101, 103, 174, 177, 189, 204f., 209–229, 231–239, 242–246, 250, 252, 258–264, 290–292, 296, 300, 303, 313, 377–380, 388f., 397, 402, 405f., 408, 427–430, 432–434, 439f., 442f., 475, 479, 495, 499, 510, 534, 576, 581, 591, 600f., 605*
Genser B *547f.*
Gerl W *268, 282, 432, 442f.*
Glasl F *360f., 375*
Glaus A *565, 570, 582*
Glick I *596, 605*
Goetze H *289, 342, 351*
Goldstein K *10, 320, 333, 501, 510*
Gordon T *288, 293, 296f., 312f., 573, 579, 581*
Görgen W *546–548*
Görres S *516, 530*
Grabowski J *269, 282*
Graessner D *429, 432, 443*
Graf v.d. Schulenburg JM *55, 466*
Grawe K *11, 43, 55, 57, 266, 278, 282, 462, 466, 489, 495*
Greenberg LS *9, 70, 72, 90f., 101, 119, 204, 209, 220–227, 229f., 265, 282, 307, 312f, 389, 480, 486, 495*
Griep G *494*
Groddeck N *260, 264, 291, 293*
Grossarth-Maticek R *582*
Grote-Kusch M *581*
Grüß U *311, 313*
Guardini R *83, 101*
Gurney BG *288, 293, 342, 351*
Gurney LF *288, 293*
Gunderson JG *453, 466*
Gurswitch A *501f., 510*
Gutberlet M *354, 356, 375, 392, 408*

H

Hähner U *527, 530*
Haley J *108, 118f.*
Hammer E *220, 262*
Hammer M *262*
Hand I *495*
Hanilton DL *284*
Hansen G *530*
Happel HV *541, 547f.*
Harrer M *565, 581*
Hart JT *5, 57, 209, 228f., 293f.*
Häseli R *547*
Hastie R *283*
Haupt U *597, 604*
Hautzinger M *465, 582*
Heidegger M *9, 233, 262*
Heim E *366, 375, 565, 581*
Heimerl K *606*
Heinerth K *393, 408, 459, 466*
Heinitz C *538, 547f.*
Heinzl K *535f., 541, 548*
Helgert N *167, 169, 172, 185*
Helle M *11, 55*
Heller A *606*
Henderson V *7, 58f.*
Hendricks MN *232, 264*
Hennicke K *513, 530*
Henning H *392, 405, 408, 495*
Hensel T *144, 293f., 350f.*
Herff W *496*
Herman CP *283*
Herrmann JM *581*
Herrmann T *269f., 282*
Herzog C *571, 581*
Hexel M *581*
Hick P *62, 264, 389*
Higgins ET *283*
Hildenbrand B *388*
Hinterhofer H *144, 388*
Hinterkopf E *506, 510*
Hobbs N *296, 298, 313*
Hobrücker B *344, 352*

Hochkirchen B 298, 316
Hockel CM 289, 343, 351
Hoffmann SO 581, 293
Höger D 9f., 12, 25, 32f., 43, 47,
  56–58, 71, 77, 101, 204, 206, 354,
  375, 466, 562
Hoijtink TA 315
Honderich T 510
Hörmann H 269f., 282
Horney K 107
Howe J 56f., 101, 184, 205, 375
Humphreys MP 491, 495
Hunt C 547f.
Hürny C 565, 581
Husebö S 594, 605f.
Husserl E 500f., 510
Hutterer R 3, 10, 56–59, 61, 71,
  100f., 229, 313, 376, 389, 442, 480,
  484, 495, 531
Hutterer-Krisch R 494

I

Iberg JR 601
Irblich D 513, 530–532
Iseli C 58, 105

J

Jackson DD 118, 376
Jaede W 289, 342f., 351
Jager E 51
James W 233f., 321, 333
Janisch W 534, 536, 538, 543, 547f.
Jankowski P 119, 161, 204, 582
Janov A 393
Janssen PL 56, 495
Jaspers K 472, 500, 539, 510
Jellinek A 545
Jennings JL 427, 431f., 443
Jerneizig R 475, 595f., 598, 605
Johnson F 298, 313
Johnston D 495
Jourard S 412
Jülisch-Tscheulin B 545, 547, 549
Jung CG 406, 436f.

K

Kächele H 456, 466
Kalden JR 581
Kantner-Rumpelmair W 581
Kaplan HJ 184
Kast V 586, 592f., 605
Katz L 586, 605
Kauf S 582
Kavanagh JF 282
Kay N 511
Keil S 1, 290, 353, 360, 376, 450
Keil WW 1, 5, 8, 23, 29, 34, 46, 55,
  57f., 60–62, 65–67, 72, 94–96, 98,
  101f., 104f., 107, 149, 159, 161, 264
  287f., 292, 295, 315, 389, 427, 469,
  472, 533, 549
Kelley CR 402, 408
Kemper F 144, 289, 293f., 350
Kendall D 312
Kernberg O 466
Kierkegaard S 9
Kiesler DJ 91, 103, 107f., 110, 119,
  204f., 263, 303, 313, 475, 479, 495
Kintsch W 269, 282
Kirschenbaum H 3, 7, 58
Kirtner W 46, 58
Klaschik E 594, 605
Klein M 263
Koch S 512
Koch U 513f., 530
Ködel R 297, 313
Köhle K 565, 570, 496, 581
Köhler KH 496
Kolb JE 466
Korbei L 58, 62, 105, 264, 291, 377,
  389
Kordy H 456f.
Korunka C 104, 409
Kratzsch S 465
Krause R 381, 389
Kremer JW 296, 312
Krishnamurti J 408
Kriz J 52, 58
Kruse J 565, 581
Kubiak M 504, 511

Kübler-Ross E 570, 581, 586f., 605
Kuhl J 274, 282
Kurtz R 403, 408
Kutter P 603, 606

L

Lacan J 214f.
Laireiter AR 60
Lambers E 104f., 144, 388
Lambert NJ 229
Land D 297, 312, 380, 389
Lange HU 496
Langenmayr A 475, 595f., 598, 605
Langer EJ 270, 282
Langer I 311, 316
Langer M 572, 581
Lao-Tse 305
Laungani P 603, 606
Lawaczek K 547, 549
Lecky P 412
Lee LA 103
Leiberich P 569, 581
Leijssen M 205, 306, 313, 531
LeShan L 571, 578, 581
Leuzinger-Bohleber M 465
Levant RF 229, 288, 293f., 315, 317
Levin D 263
Levinas E 77, 79f., 84, 86, 102, 104
Levine E 411, 426
Levine S 411, 426
Lewis CM 297, 312
Lieberman MA 313
Lietaer G 5, 26, 39, 56–58, 71f., 90, 100f., 105, 119, 205f., 220, 227–230, 261, 264, 282f., 288, 295, 298, 300, 303f., 307f., 312–316, 332, 408f., 443, 495, 511, 530–532
Lindemann E 606
Linster H 56–58, 71, 204, 206, 288, 294, 447, 463, 465f., 562
Long S 313
Lorenzer A 111, 119
Lothrop H 594, 606
Lotz W 513f., 530–532
Lowen A 393, 398, 408

Luderer HJ 482, 495, 536, 544, 547, 549
Lundin T 596, 606

M

Macke-Bruck B 474, 563
Maddison DC 596, 609
Makowski C 466
Malnati R 312
Mangold B 576, 581
Mann F 119, 161, 204, 351, 449f., 582
Mann J 466
Mans E 581
Marcel AJ 274, 282
Martin D 58
Marty P 557, 562
Marx R 535, 548
Marziali E 281
Maslow AH 10, 163, 184, 412
Mathews A 491, 495
Matt GE 462, 466
Maus C 151, 162, 275, 283
May R 412, 500f., 510
Mazumdar DP 501
Mazumdar TK 501
McCallum J 596, 606
McCarrell NS 269
McGaw WH 307, 315
McGuire-Bouwman K 235
McIllduff E 296
McWilliams K 504, 510
Meador BD 296f., 312, 314
Mearns D 58, 66, 72, 512
Meerwein F 565f., 569, 572, 574, 578, 580, 582
Mente A 92, 102, 297, 314
Merleau-Ponty M 9, 214–216, 233, 500, 510
Merrill C 418, 426
Merry T 411, 426
Merten J 381, 384
Metz C 474f., 564, 572, 585, 591, 602f., 606
Meyer AE 51, 55, 449, 466
Meyer-Cording G 72, 101, 206, 494
Miles MB 296, 313

Minsel WR   *496, 562*
Mitterhuber B   *547, 549*
Moen M   *229, 263*
Möller HJ   *497*
Mombour W   *184*
Monden-Engelhardt C   *144, 293f., 350f.*
Monstein P   *525, 531*
Mooney R   *412*
Morton I   *504, 509, 512*
Moshagen DH   *185, 376, 409, 494*
Moustakas C   *335, 341, 351, 412*
Mullan H   *307, 314*
Müller D   *261, 264*
Müller M   *593, 606*
Müller O   *58, 60f., 105, 262, 293, 316, 351f., 388, 443, 496, 605*
Munroe-Blum H   *281*
Murayama S   *298, 314*
Muthny FA   *565, 580*

N

Nakata Y   *298, 314*
Natanson M   *262*
Neagu G   *260, 264*
Nemeskeri N   *58, 105, 474, 563*
Nickerson RS   *282*
Niehoff U   *527, 530*
Nitsch KE   *269, 282*
Nojima K   *298, 314*
Nuttin J   *217, 215, 229*

O

Oberlander M   *263*
Olbrich E   *581*
Olbrich HM   *496*
Olsen L   *263*
Olsen-Webber L   *260, 264*
Orlinsky DE   *278, 282*
Ostrom TM   *283*

P

Pabst H   *185, 206, 312, 389, 494, 496, 510*

Page R   *298, 314*
Paivio SC   *204*
Palermo DS   *282*
Panagiotopoulos P   *20, 58*
Parkes CM   *596, 602f., 605f.*
Parks BK   *278, 282*
Patterson CH   *76, 90, 102*
Pavel FG   *5, 8, 58*
Pawlowsky G   *35, 56, 58, 71, 100f., 229, 313, 376, 389, 442, 494, 531*
Pellegrini E   *144, 388*
Perls F   *393, 504, 510*
Petermann F   *57f., 60f., 105, 293, 312, 316f., 351f., 496, 562, 577, 580, 582, 605*
Peters H   *504, 510f., 513, 531*
Petersen H   *466, 459*
Petzold ER   *497*
Petzold H   *56, 316, 604*
Pfeiffer WM   *4f., 7, 57f., 60f., 75, 80, 96f., 102, 105, 293, 301, 312, 314, 316f., 337, 351f., 394, 408, 427, 432–434, 443, 496, 580, 582, 602, 605f.*
Pietrzak S   *504, 511*
Pinsof WM   *312*
Pious C   *300, 312*
Plog U   *43, 59, 288, 294, 534, 548*
Poch V   *62, 264, 389*
Polanyi M   *378, 389*
Pomrehn G   *297, 314*
Portenoy RK   *605*
Porter HF   *296, 312*
Pörtner M   *59, 376, 471, 501, 504, 511, 513f., 518, 521, 524f., 531f.*
Prigogine I   *595*
Pritz A   *56*
Prouty G   *21, 46f., 59, 91, 102, 260, 264, 362, 376, 389, 470f., 483, 499, 501f., 504, 506, 510–512, 514, 518, 521, 524, 532*

Q

Quitmann H   *12, 59*

R

Rando TA 606, 596
Rank O 4, 58, 337f., 351
Rapaport WJ 263
Raphael B 598, 606
Rasch-Owald S 58, 105
Raskin NJ 77, 90, 101f., 288, 294f., 297, 314
Raum U 269f., 282
Reich W 393, 395f., 398, 402f., 408
Reimer C 465
Reisch E 473, 551, 562, 568, 582
Reisel B 4, 289, 335
Reiss S 511, 503
Reister G 581
Renn K 245, 254, 258, 264
Revenstorf D 51, 59
Rice LN 9, 72, 90f., 101, 211, 213, 219–221, 223, 226, 229f., 262, 265, 282f., 307, 311–313, 315, 332
Richards J 596, 606
Richter R 55, 466
Rick C 395, 398, 409
Ringler M 581
Roelens L 507
Rogers CR 2–11, 13, 17, 19–26, 28f., 31f., 35f., 38–42, 46–48, 52f., 56–61, 66, 68–72, 75–84, 86–92, 95, 97–104, 107–109, 112, 114f., 118f., 123, 125, 127, 132–137, 144f., 147, 150–153, 161, 163f., 166f., 169, 178, 184, 187–189, 203, 204, 205, 209–214, 217, 219f, 223f., 228f., 231f., 242, 258, 262f., 265, 289–294, 296–300, 302–308, 311, 313–315, 317, 319f., 322f., 325, 333, 335–339, 341f., 344f., 350–352, 355, 358, 361f., 374, 376, 377–379, 384, 389, 395–399, 402, 409, 412, 414, 417, 426–429, 431, 435, 439, 443, 446–448, 466, 469, 471, 474, 479, 486, 492, 495, 499, 502, 508f., 511f., 541, 573, 575, 582, 585, 587–592, 595, 602, 606f.
Rogers ME 103
Rogers N 411, 417, 419, 426
Rogers WR 296, 315
Röhl K 311, 315
Rombauts J 56f., 71, 100, 206, 228f., 261, 264, 312–316, 332, 408, 511, 530f.
Römer MC 297, 315
Rosenbaum M 311
Rosenberg RL 60, 103, 314
Rosin U 581
Rösner S 172, 185
Rossow W 591, 607
Rotthaus W 513, 530
Rowan J 409
Roy B 509, 512
Rückert D 447, 463, 465f.

S

Sachse R 8f., 11, 40, 52f., 55–58, 60f., 70–72, 92, 101, 104, 151, 162, 184, 188, 201–203, 205, 265–270, 274f., 279, 281–283, 375, 409, 455, 466, 472, 475, 480, 490, 495, 556, 562
Sachsse U 466
Sack R 527, 530
Sadock B 184
Safran JD 221, 229
Sander K 92, 100, 297, 313, 315, 408, 548, 580
Sander LW 139, 141f., 144f.
Sanford RC 166f., 178, 184
Santen B 260, 264
Sartre JP 216, 501, 512
Sauer J 11, 40, 60
Saunders C 596, 607
Sauvant JD 375
Schaef AW 538, 549
Scheerer M 501, 510
Scheler M 501, 512
Schenk GK 496
Schibilsky M 603, 607
Schindler R 301, 315
Schleiermacher F 158
Schlömer U 565, 567, 582

Schlüter T 465
Schmalzriedt L 465
Schmid PF 5, 8, 11, 26, 33, 46, 55–61, 65f., 71f., 75, 77–84, 86f., 89f., 93, 96, 98, 100–105, 119, 144, 205, 229, 287, 295, 297–299, 310, 314f., 333, 351, 376, 383, 389, 393, 409, 427, 434–436, 439, 441–443, 494, 512, 531, 549, 582, 604, 606
Schmidt MH 184
Schmidtchen S 289, 294, 343f., 346, 351f., 562
Schmidt-Schmölcke M 536, 544, 549
Schmitt GM 311, 315
Schnegg M 593, 606
Schneider G 582
Schneider I 288, 293
Schneider K 351
Schneider W 56
Schnyder U 375
Schoenberg B 598, 607
Schonecke OW 581
Schroeder A 581
Schuber U 596, 606
Schulte B 55, 466
Schulte D 270, 283
Schulz W 582
Schwab R 317
Schwartz HJ 23, 56, 71, 94, 96, 98, 100, 127, 144, 161, 375, 465, 580
Schwarz R 569, 572, 582
Seeman J 264, 314, 511, 547f.
Seewald C 61, 105, 293, 296, 315, 352,
Senckel B 514, 517f., 532
Senn HJ 565, 570, 582
Sherman E 315
Shlien JM 39, 60, 90, 105, 229, 263, 294, 315, 317
Silverstone L 291, 294, 418, 426
Simon HA 270, 282
Slunecko T 89, 104f., 345, 352
Smeding R 586, 600, 604, 607
Snijders JA 297, 315
Söllner W 581

Solomon LN 296, 312, 315
Sommer K 41, 61
Sonneck G 104, 354, 376
Sonntag S 576, 580
Sontag S 563, 582
Southwell C 406, 409
Speierer GW 8, 16, 19, 53, 61, 68, 72, 101, 156, 162–164, 166–170, 172, 175, 180, 184f., 189, 202, 205f., 298, 312, 316, 357, 376, 389, 470, 475, 480, 486f., 494–496, 510, 547–549, 562
Spiegel Y 586, 607
Spiegelberg H 500, 512
Spiegel-Rösing I 604
Spielhofer H 13f., 61
Spittler HD 92, 102, 297, 314, 316
Springer A 548
Spurrel MT 594, 607
Srull TK 270, 283
Stadtmüller G 496
Stahl B 513, 515, 530–532
Standal S 136
Stapert M 260, 264
Staudinger T 494
Stephenson JS 586, 607
Stern D 16, 123, 127f., 130, 139, 143–145, 385, 389
Stevens B 103, 262, 409
Stierlin H 572, 582
Stiles WB 58, 282f., 409
Stipsits R 3, 56–59, 61, 71, 100f., 229, 313f., 344, 346, 352, 376, 389, 406, 409, 442, 494, 531
Stjernswärd J 604, 607
Stoddard S 571, 582
Stolorow RD 132, 145
Stölzl N 55, 60f., 72, 101f., 104, 315, 549
Strange WP 282
Straumann U 164, 185, 376, 549
Strauß B 465
Striebel HW 582
Stroebe MS 586, 603, 607
Stroebe W 586, 607
Strotzka H 51, 61

Struck KD   566, 582
Student JC   571, 582, 602, 607
Studt HH   497
Stuhr U   465
Stumm G   1, 46, 52, 58, 61, 65, 287, 469
Suhd M   58, 426
Sullivan HS   107, 119, 139
Swildens H   5, 8f., 36, 47f., 53, 61, 69, 72, 96, 105, 149, 156, 162, 170,185, 187, 189, 197f., 205f., 297, 305, 316, 363, 376, 459, 466, 470, 472, 479f., 487, 489f., 496, 539f., 542, 547, 549

T

Taft J   323, 333, 338, 341, 352
Tasseit S   535f., 543, 549
Tausch AM   297, 316, 470, 481, 571, 578, 582f., 597, 607
Tausch C   311, 316
Tausch R   8, 57, 61f., 297, 313f., 316f., 470, 481, 554, 562, 571, 578, 580, 582f., 605
Tausch-Flammer D   570, 580, 591, 605
Teichmann-Wirth B   291, 391
Teoh N   604, 607
Terjung B   92, 100, 296, 316, 408, 548
Teusch L   8, 40, 51, 53, 61, 68, 102, 147f., 151, 158, 161f., 189, 202, 204–206, 311, 316, 443, 470, 472, 475, 477, 479–491, 493–497
Thomas BA   297f., 311, 313f., 316
Thorne B   3f., 58, 61, 66, 72, 85, 104f., 144, 316, 388
Tomlinson TM   57, 209, 228f., 232, 263, 293f.
Tönnies S   297, 314
Tress W   581
Truax CB   91, 103, 149, 162, 204f., 263, 296f., 316, 475, 495
Tscheulin D   8, 56, 61, 68, 72, 119, 150, 160–162, 187f., 202, 204, 206, 351f., 582

Tschuschke V   56
Tulving E   274, 283

U

Uexküll T   581

V

Vachon MS   596, 608
Van Akoleyen J   524, 532
Van Balen R   5, 7, 47, 56f., 61f., 70f., 203, 209, 214, 225, 228f., 303, 312–317, 332, 379, 389, 408, 443, 511
Van der Linden P   8, 66, 72, 97, 102, 105, 107–110, 112f., 115f., 119, 303, 317
Van der Veen F   288, 294
Van Dijk T   269, 282
Van Gennep A   512
Van Kalmthout M   206, 532
Van Kessel W   8, 66, 72, 97, 102, 105, 107f., 110, 112f., 115f., 119, 303, 317
Van Morrison   391
Van Noort MF   315
Van Voorthuizen H   392, 409
Van Werde D   59, 376, 432, 443, 470f., 501, 504, 509, 511f., 518, 521, 524, 532
Vanaerschot G   316f.
Vaughan F   184
Vogel G   270, 283
Vossen T   427, 430–433, 438, 441, 443

W

Wacker P   58, 105
Walsh RN   184
Walther H   527, 530
Wascher W   77, 105
Watson JC   72, 90, 101, 119, 227, 229f., 486, 495, 511

Watzlawick P 360, 376
Weakland J 118
Webber LT 260, 264
Weiderer M 175, 184
Weinberger S 579, 583
Weiner W 282
Weinrich E 269f., 283
Weise K 298, 313, 478, 497
Weiss JF 298, 314
Weiss RS 596, 605f.
Welter-Enderlin R 388
Wesiack W 581
Westermann B 317
Wethkamp B 394, 405, 409
Wexler DA 9, 219–221, 223, 230, 262, 269, 283, 311f., 315, 332
Wicklund RA 150
Wijngaarden HR 432, 443
Wild J 510
Wilke C 495
Wilke E 466
Wiltschko J 46, 58, 61, 70, 90, 105, 231, 235, 237, 239, 241–245, 249f., 252, 257, 259f., 262–264, 380, 388, 394f., 397, 401–404, 406, 408–410, 443
Winkler M 57f., 82, 101, 105, 351, 389, 443
Winnicott DW 397, 410
Wisiak UV 581
Wittmann WW 462, 466

Wittrahm A 80, 105
Wöller W 565, 581
Wollmann C 514, 532
Wolschlager H 547, 549
Wood JK 26, 62, 90, 103, 105, 297, 317, 595, 607
Worchel P 262, 510, 581
Worden JW 475, 569, 586, 599f., 608.
Wörmann D 352
Wuchner M 448, 457f., 466, 494
Wyer RS 270, 283

Y

Yalom ID 296, 300–303, 313, 317, 445f., 455, 466, 475, 585, 592f., 607
Young B 606
Young JE 279, 284

Z

Zanna M 283
Zech D 607
Zehelein H 562
Zielke M 43, 62, 344, 352
Zinschitz E 209, 295, 319, 411, 499, 514, 532
Zurhorst G 81, 105
Zwanikken G 512
Zweig C 421, 426

Autorenverzeichnis

Herausgeber

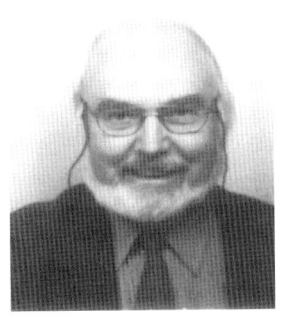

Keil, Wolfgang Walter, 1937, Mag.rer.soc.oec., Klientenzentrierter Psychotherapeut, Ausbilder und Lehrtherapeut in der „Österreichischen Gesellschaft für wissenschaftliche klientenzentrierte Psychotherapie und personorientierte Gesprächsführung (ÖGwG)", Gruppentherapeut und Gruppendynamiktrainer im „Österreichischen Arbeitskreis für Gruppentherapie und Gruppendynamik (ÖAGG)", Wien; *wichtigste Veröffentlichungen*: Selbst-Verständnis. Beiträge zur Theorie der Klientenzentrierten Psychotherapie (hg. gem. mit P. Hick, L. Korbei und V. Poch) Bergheim, Mackinger 1994; Klienten-/ Personzentrierte Psychotherapie. Kontexte, Konzepte, Konkretisierungen (hg. gem. mit P. Frenzel, P. Schmid und N. Stölzl) Wien, WUV 2001; Grundbegriffe der Personzentrierten und Focusing-orientierten Psychotherapie (hg. gem. mit G. Stumm und J. Wiltschko) Stuttgart, Pfeiffer/ Klett-Cotta 2002; in Vorbereitung.

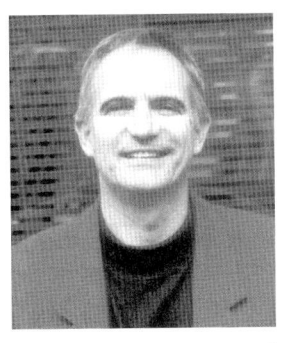

Stumm, Gerhard, 1950, Dr.phil., Klinischer Psychologe und Gesundheitspsychologe, Personzentrierter Psychotherapeut in freier Praxis, Ausbilder der „Arbeitsgemeinschaft Personenzentrierte Psychotherapie, Gesprächsführung und Supervision (APG)", Ausbildungsleiter der Sektion „Forum" der APG, Wien; *wichtigste Veröffentlichungen*: Psychotherapie: Schulen und Methoden (hg. gem. mit B. Teichmann-Wirth) Wien, Falter 1991; 1994; Wörterbuch der Psychotherapie (hg. gem. mit A. Pritz) Wien, Springer 2000; Grundbegriffe der Personzentrierten und Focusing-orientierten Psychotherapie (hg. gem. mit J. Wiltschko und W. Keil) (in Vorbereitung; Stuttgart, Pfeiffer/ Klett-Cotta 2002); Personenlexikon der Psychotherapie (hg. gem. mit P. Gumhalter, N. Nemeskeri, A. Pritz und M. Voracek) Wien, Springer 2002; in Vorbereitung.

Übersetzung und Mitarbeit

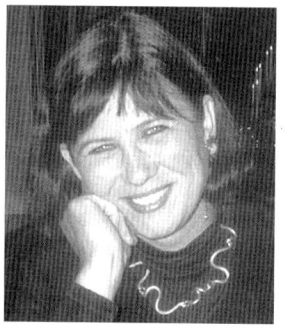

Zinschitz, Elisabeth, 1959, Mag.phil., Klientenzentrierte Psychotherapeutin, Supervisorin für Berufstätige im Behindertenbereich, tätig in der Elternberatung für Eltern behinderter Kinder und Erwachsene, Wien; Übersetzerin von u.a. klientenzentrierten Artikeln, Vorträgen und Büchern, z.B.: Feuerstein H-J, Müller, D und Weiser Cornell A (Hg) Focusing im Prozess. Ein Lesebuch. Köln, GwG 2000; Peters H, Psychotherapeutische Zugänge zu Menschen mit einer geistigen Behinderung. Stuttgart, Klett-Cotta 2001; Autorin einer Reihe von Beiträgen zur Psychotherapie mit geistig behinderten Menschen, z.B. L'annonce d'un handicap – le debut d'une histoire. In: Zribi G und Sarfaty J (eds) Construction de soi et handicap mental. Paris, ENS 2000; A challenge for the belief in the actualizing tendency. In: Bower DW (ed) The person-centered approach: Applications for living. Lincoln, NE, Writers Club Press 2000.

Autoren/innen

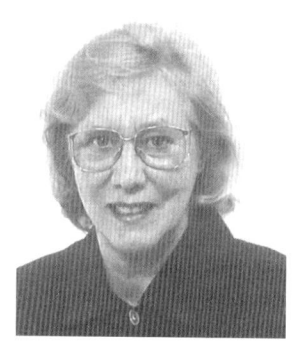

Biermann-Ratjen, Eva-Maria, 1939, Dipl.Psych., Klinische Psychologin, bis 1999 Dozentin an der Klinik für Psychiatrie und Psychotherapie der Universität Hamburg, Klientenzentrierte Psychotherapeutin, Ausbilderin für Gesprächspsychotherapie in der „Gesellschaft für wissenschaftliche Gesprächspsychotherapie (GwG)", Hamburg; *wichtigste Veröffentlichungen*: Gesprächspsychotherapie (gem. mit J. Eckert und H.-J. Schwartz) Stuttgart, Kohlhammer 1979; 1995.

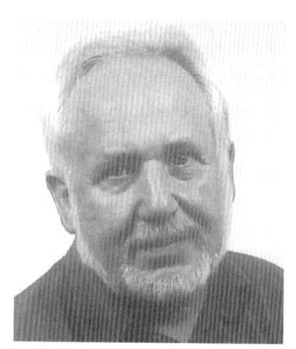

Eckert, Jochen, 1940, Dipl.Psych., Dr.phil., Univ.Prof. für Klinische Psychologie/ Psychotherapie am Fachbereich Psychologie der Universität Hamburg, Klientenzentrierter Psychotherapeut, Ausbilder für Gesprächspsychotherapie und Präsident der „Deutschen Psychologischen Gesellschaft für Gesprächspsychotherapie (DPGG)", Hamburg; *wichtigste Veröffentlichungen*: Gesprächspsychotherapie (gem. mit E.-M. Biermann-Ratjen und H.-J. Schwartz) Stuttgart, Kohlhammer 1979; 1995; Praxis der Gesprächspsychotherapie.

Störungsbezogene Falldarstellungen (hg. gem. mit D. Höger und H.W. Linster) Stuttgart, Kohlhammer 1997; Psychotherapie: ein Lehrbuch für Ärzte und Psychologen (gem. mit C. Reimer, M. Hautzinger und E. Wilke) Berlin Heidelberg, Springer 1996; 2000.

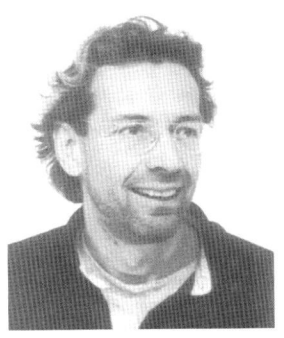

Fehringer, Christian, 1953, Mag.phil., Personzentrierter Psychotherapeut und Supervisor in freier Praxis; Ausbilder und Lehrtherapeut in der APG, Sektion IPS; Gründungsmitglied und Gesellschafter der PCA-Austria, Wien; Tätigkeitsschwerpunkte: therapeutische Arbeit mit Jugendlichen, Familien und Erwachsenen; Interessensschwerpunkte: Vergleichende Forschung systemtheoretischer/konstruktivistischer Ansätze und personzentrierter Theorie sowie die Erzeugung von Wirklichkeit durch Sprache in therapeutischen Beziehungen.

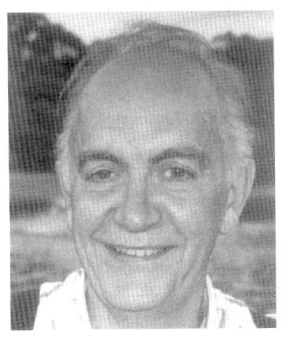

Finke, Jobst, 1937, Dr.med., Facharzt für Psychotherapeutische Medizin sowie für Neurologie und Psychiatrie, Oberarzt an der Klinik für Psychiatrie und Psychotherapie der Universität Essen, Klientenzentrierter Psychotherapeut, Ausbilder in der „Gesellschaft für wissenschaftliche Gesprächspsychotherapie (GwG)", Essen; *wichtigste Veröffentlichungen*: Krankheitslehre der Gesprächspsychotherapie (hg. gem. mit L. Teusch) Heidelberg, Asanger 1993; Empathie und Interaktion. Methodik und Praxis der Gesprächspsychotherapie. Stuttgart, Thieme 1994; Beziehung und Intervention. Interaktionsmuster, Behandlungskonzepte und Gesprächstechnik in der Psychotherapie. Stuttgart, Thieme 1999.

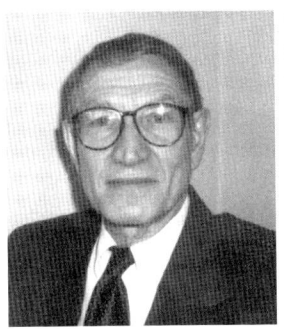

Gaylin, Ned, 1935, Ph.D., Professor an der University of Maryland (College Park); dort auch Leiter des Ausbildungsprogramms für Ehe- und Familientherapie; seit langem mit Kinder- und Familientherapie befasst, mit Schwerpunkt auf der kindlichen Entwicklung im familiären Kontext; *wichtigste Veröffentlichungen*: Family, self, and psychotherapy: A person-centered perspective. Ross-on Wye, PCCS Books 2001.

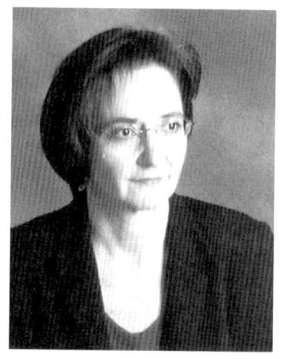

Keil, Sylvia, 1956, Dipl. Sozialarbeiterin, Klientenzentrierte Psychotherapeutin in freier Praxis, Supervisorin, Lehrtherapeutin und Co-Ausbildnerin in der „Österreichischen Gesellschaft für wissenschaftliche klientenzentrierte Psychotherapie und personorientierte Gespächsführung (ÖGwG)"; Lektorin an der Bundes-Akademie für Sozialarbeit Wien, Ausbildung für Berufstätige; Interessensschwerpunkte: Systemtheoretische Implikationen des Personzentrierten Ansatzes, Übertragbarkeit des klientenzentrierten Beziehungskonzepts in den Alltag.

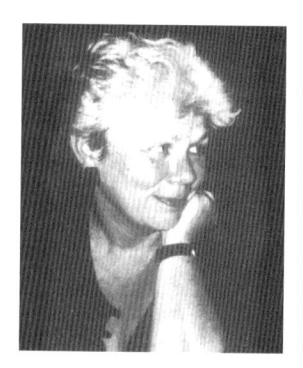

Korbei, Lore, 1945, Dipl. Sozialarbeiterin, freiberufliche Klientenzentrierte Psychotherapeutin und Supervisorin, Ausbilderin und Lehrtherapeutin in der „Österreichischen Gesellschaft für wissenschaftliche klientenzentrierte Psychotherapie und personorientierte Gesprächsführung (ÖGwG)", Gesellschafterin der PCA-Austria; von Gene Gendlin autorisierte Focusing-Ausbilderin und Koordinatorin für Österreich am International Focusing Institute New York; *wichtigste Veröffentlichungen*: Selbst-Verständnis. Beiträge zur Theorie der Klientenzentrierten Psychotherapie (hg. gem. mit W. Keil, P. Hick und V. Poch) Bergheim, Mackinger 1994.

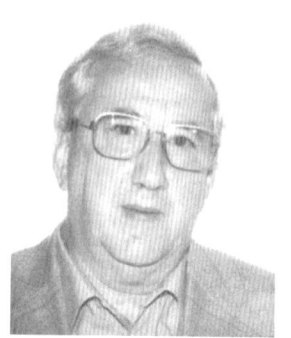

Lietaer, Germain, 1939, Dr.Psychol., Klientenzentrierter Psychotherapeut, Klinischer Psychologe, Professor an der Katholischen Universität in Leuven, Abteilung Psychotherapie und Tiefenpsychologie, Ausbildung und Forschung in der Klientenzentrierten und experienziellen Psychotherapie, Leuven (Belgien); *wichtigste Veröffentlichungen*: Client-centered and experiential psychotherapy in the nineties (hg. gem. mit J. Rombauts und R. Van Balen) Leuven, Leuven University Press 1990; Leerboek Gesprekstherapie. De cliënt–gerichte benadering (hg. gem. mit H. Swildens, O. de Haas und R. Van Balen) Leusden, de Tijdstroom 1991; Neue Handlungskonzepte der Klientenzentrierten Psychotherapie (hg. gem. mit R. Sachse und W. Stiles) Heidelberg, Asanger 1992; Praktijkboek gesprekstherapie (hg. gem. mit M. van Kalmthout) Leusden, de Tijdstroom 1995; Handbook of experiential psychotherapy (hg. gem. mit L. Greenberg und J. Watson) New York London, The Guilford Press 1998.

Autorenverzeichnis

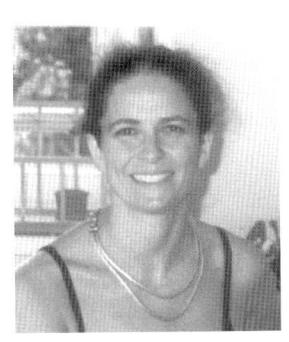

Macke-Bruck, Brigitte, 1960, Dr.med., Personenzentrierte Psychotherapeutin und Supervisorin in freier Praxis; Ausbilderin der „Sektion Forum" der „Arbeitsgemeinschaft Personenzentrierte Psychotherapie, Gesprächsführung und Supervision (APG)"; Lehrbeauftragte im Universitätslehrgang des Instituts für Interdisziplinäre Forschung und Fortbildung der Universitäten Klagenfurt, Wien, Graz und Innsbruck (Bereich Palliative Care und Organisationales Lernen); bis 1993 auch ärztliche Tätigkeit u.a. in der Hospiz-Bewegung, Wien.

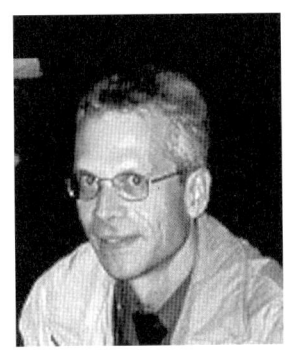

Metz, Christian, 1955, Mag., Dr.theol., Personzentrierter Psychotherapeut und Supervisor im Bereich Krankenhaus und Geriatrie; Mitarbeiter und Lehrbeauftragter am Institut für Interdisziplinäre Forschung und Fortbildung den Universitäten Klagenfurt, Wien, Graz und Innsbruck (Bereich Palliative Care und Organisationales Lernen); wissenschaftlicher Koordinator des Internationalen Universitätslehrgangs Palliative Care, Schwerpunkt: Entwicklung und Leitung von Qualifizierungsprogrammen im Bereich Hospizarbeit / Palliative Care; *wichtigste Veröffentlichungen*: Kultur des Sterbens (hg. gem. mit A. Heller und K. Heimerl) Freiburg, Lambertus 2000.

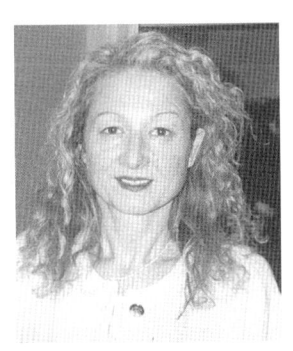

Nemeskeri, Nora, 1955, Dr.phil., Personenzentrierte Psychotherapeutin und Supervisorin in freier Praxis, Klinische Psychologin und Gesundheitspsychologin; Ausbilderin der „Sektion Forum" der „Arbeitsgemeinschaft Personenzentrierte Psychotherapie, Gesprächsführung und Supervision (APG)"; freie wissenschaftliche Mitarbeiterin der psychosomatischen Frauenambulanz der Universitätsklinik für Tiefenpsychologie und Psychotherapie, Wien; langjährige klinische Tätigkeit in den Bereichen Gynäkologie und Urologie, Wien; *wichtigste Veröffentlichungen*: Identität, Begegnung, Kooperation. Personzentrierte Psychotherapie an der Jahrhundertwende (hg. gem. mit C. Iseli, W. Keil, L. Korbei, S. Rasch-Owald, P. Schmid und P.I. Wacker) Köln, GwG (in Druck) 2001.

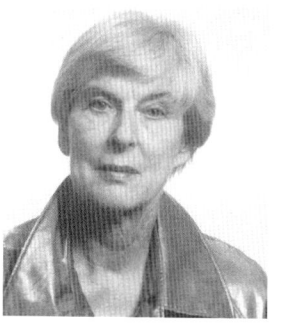

Pörtner, Marlis, 1933, Psychologin und Psychotherapeutin in eigener Praxis in Zürich; Praxisberaterin und Supervisorin in verschiedenen sozialen Institutionen; seit vielen Jahren psychotherapeutische Arbeit mit Menschen mit geistiger Behinderung; *wichtigste Veröffentlichungen*: Praxis der Gesprächspsychotherapie – Interviews mit Therapeuten. Stuttgart, Klett-Cotta 1994; Ernstnehmen, Zutrauen, Verstehen – Personzentrierte Haltung im Umgang mit geistig behinderten und pflegebedürftigen Menschen. Stuttgart, Klett-Cotta 1996; Prä-Therapie (gem. mit G. Prouty und D. van Werde) Stuttgart, Klett-Cotta 1998.

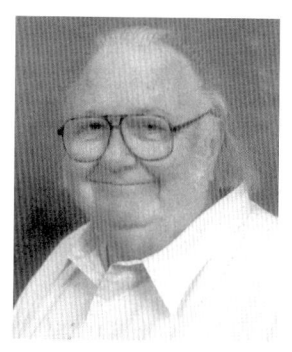

Prouty, Garry, 1936, Dr.Sc., em. Professor für Psychologie am Prairie State College; Klientenzentrierter/ Experienzieller Psychotherapeut; Begründer der Prä-Therapie; Fellow des Chicago Counseling and Psychotherapy Center; Ehrenmitglied der Chicago Psychological Association; *wichtigste Veröffentlichungen*: Theoretical evolutions in person-centered/ Experiential therapy – Applications to schizophrenic and retarded psychoses. Westport, Praeger 1994; Prä-Therapie (gem. mit M. Pörtner und D. van Werde) Stuttgart, Klett-Cotta 1998.

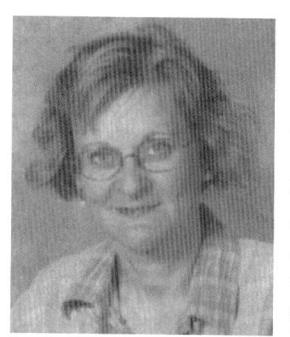

Reisch, Elisabeth, 1957, Dipl.Psych., Dr.rer.nat., psychologische Psychotherapeutin in eigener Praxis, Klientenzentrierte Gesprächspsychotherapeutin, Supervisorin; Ausbildung in klinischer Hypnose, 10 Jahre Klinikerfahrung (vor allem mit psychosomatischen Patienten/innen); 1998 erster Wissenschaftspreis der „Gesellschaft für wissenschaftliche Gesprächspsychotherapie (GwG)" für ihre Arbeit zum Thema Psychosomatik; Durchführung von Fort- und Weiterbildungen sowie Supervisionen zu diesem Thema; Gifhorn, Deutschland; *wichtigste Veröffentlichungen*: Verletzbare Nähe – Ein klientenzentrierter Weg zum psychosomatischen Patienten. München, Pfeiffer 1994.

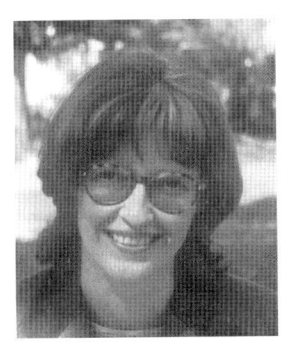

Reisel, Barbara, 1961, Dr.phil., Personenzentrierte Psychotherapeutin und Supervisorin in freier Praxis; psychotherapeutische Arbeit mit Kindern, Jugendlichen, Familien und Erwachsenen; Klinische Psychologin und Gesundheitspsychologin; Ausbilderin der „Sektion Forum" der „Arbeitsgemeinschaft Personenzentrierte Psychotherapie, Gesprächsführung und Supervision (APG)"; Universitätsassistentin an der Station für Heilpädagogik und Psychosomatik der Universitätsklinik für Kinder- und Jugendheilkunde, Wien.

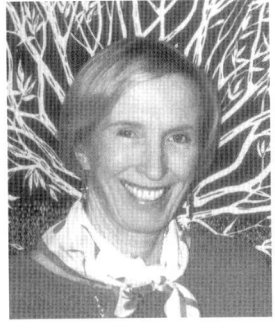

Rogers, Natalie, 1928, Ph.D., eingetragene Expressive Arts Therapeutin, Pionierin der expressiven Kunsttherapie; leitet Ausbildungen in Westeuropa, Russland, Lateinamerika, Japan und den Vereinigten Staaten; von ihrem Vater, Carl Rogers, ausgebildet und sieben Sommer lang seine Kollegin; nach Arbeit in einer psychiatrischen Klinik, einer universitären Beratungsstelle und als Psychologin in einer Schule für Kinder mit psychischen Problemen, 25 Jahre lang in Privatpraxis; gründete das Person-Centered Expressive Therapy Institute; dort vor kurzem in den Ruhestand getreten; Adjunktprofessorin am California Institute of Integral Studies und anderen Instituten in Nordkalifornien; von der International Expressive Arts Therapy Association 1998 mit dem ersten Lifetime Achievement Award ausgezeichnet; Künstlerin, Mutter von drei berufstätigen Töchtern und Großmutter; *wichtigste Veröffentlichungen*: Emerging woman: A decade of midlife transitions. Point Reyes (Ca.), Personal Press 1980 (dt.: Ich hab ein Recht auf mich. München, Knaur 1983); The Creative Connection: Expressive Arts as Healing. Palo Alto, Science & Behavior Books 1993; Homepage: *www.nrogers.com*.

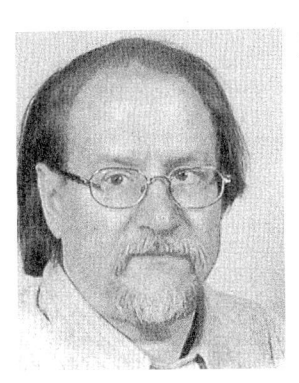

Sachse, Rainer, 1948, Dipl.Psych., Dr.phil., Univ.Prof., Psychotherapeut, Professur für Klinische Psychologie und Psychotherapie an der Ruhr-Universität Bochum, Klientenzentrierter Psychotherapeut, Ausbilder der „Gesellschaft für wissenschaftliche Gesprächspsychotherapie (GwG)", Begründer der Zielorientierten Gesprächspsychotherapie, Bochum; *wichtigste Veröffentlichungen*: Zielorientierte Gesprächspsychotherapie. Göttingen, Hogrefe 1996; Persönlichkeitsstörungen. Göttingen, Hogrefe 1997; Lehrbuch der Gesprächspsychotherapie. Göttingen, Hogrefe 1999.

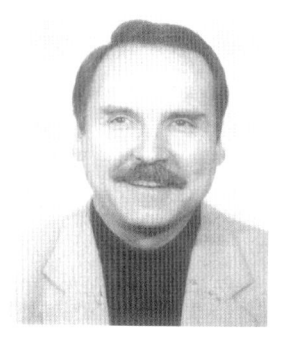

Schmid, Peter F., 1950, Mag. theol., Dr. theol., Univ.Doz., Hochschulprofessor (St. Gabriel/Mödling), Personzentrierter Psychotherapeut und Supervisor, Praktischer Theologe und Pastoralpsychologe, Begründer personzentrierter Aus- und Fortbildung in Österreich, Mitbegründer der „Arbeitsgemeinschaft Personenzentrierte Psychotherapie, Gesprächsführung und Supervision (APG)" und der „PCA", Zusammenarbeit mit Carl Rogers in den achtziger Jahren, Ausbilder der Akademie für Beratung und Psychotherapie des Instituts für Personzentrierte Studien (IPS der APG), Wien; *wichtigste Veröffentlichungen*: Person-zentriert. Grundlagen von Theorie und Praxis (gem. mit C. Rogers) Mainz, Grünewald 1991; Handbuch der Personzentrierten Psychotherapie (gem. mit P. Frenzel und M. Winkler) Köln, Edition Humanistische Psychologie 1992; Personzentrierte Gruppenpsychotherapie. Ein Handbuch. Drei Bände; I: Autonomie und Solidarität. Köln, Edition Humanistische Psychologie 1994; II: Die Kunst der Begegnung. Paderborn, Junfermann 1996; III: Im Anfang ist Gemeinschaft. Stuttgart, Kohlhammer 1998; Person-centered and experiential psychotherapy. A paradigm in motion (hg. gem. mit R. Hutterer, G. Pawlowsky und R. Stipsits) Frankfurt/M., Peter Lang 1996; Homepage: *www.pfs-online.at*.

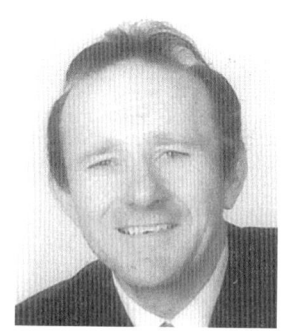

Speierer, Gert-Walter, 1941, Univ.Prof., Dr.med., Dipl.Psych., Leiter der Einheit Medizinische Psychologie der Universität Regensburg; Mitbegründer der „Gesellschaft für wissenschaftliche Gesprächspsychotherapie (GwG)" und der „Ärztlichen Gesellschaft für Gesprächspsychotherapie (ÄGG)", Klientenzentrierter Psychotherapeut, Ausbilder für Gesprächspsychotherapie in der GwG und der ÄGG; Urheber des Differenziellen Inkongruenz-Modells (DIM); *wichtigste Veröffentlichungen*: Dimensionen des Erlebens in Selbsterfahrungsgruppen. Göttingen, Hogrefe 1976; Das patientenorientierte Gespräch. München, Causa 1985; Das Differentielle Inkongruenzmodell (DIM). Handbuch der Gesprächspsychotherapie als Inkongruenzbehandlung. Heidelberg, Asanger 1994; Homepage: *http://www.biologie.uni-regensburg.de/med.psychologie/speierer*.

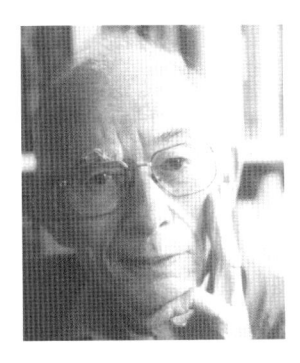

Swildens, Hans, 1924, Drs. med., Psychiater, Klientenzentrierter Psychotherapeut, Begründer der Prozessorientierten Gesprächspsychotherapie, Ausbilder und Supervisor in der „Vereniging voor clientgerichte psychotherapie", Heusden (Niederlande); *wichtigste Veröffentlichungen*: Prozessorientierte Gesprächspsychotherapie. Köln, GwG 1991 (holl. Orig.: 1988); Leerboek Gesprekstherapie. De cliënt–gerichte benadering (hg. gem. mit G. Lietaer, O. de Haas und R. Van Balen) Leusden, de Tijdstroom 1991.

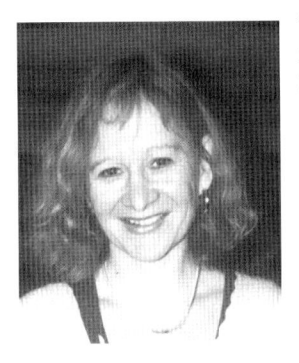

Teichmann-Wirth, Beatrix, 1956, Dr.phil., Klinische Psychologin und Gesundheitspsychologin, Personenzentrierte Psychotherapeutin, Ausbildungen in Bewegungsanalytischer Therapie nach C. Rick und Vegetotherapie nach Wilhelm Reich, Ausbilderin in der „Sektion Forum" der „Arbeitsgemeinschaft Personenzentrierte Psychotherapie, Gesprächsführung und Supervision (APG)", psychotherapeutische Tätigkeit in freier Praxis, Wien; *wichtigste Veröffentlichungen*: Psychotherapie: Schulen und Methoden (hg. gem. mit G. Stumm) Wien, Falter 1991; 1994.

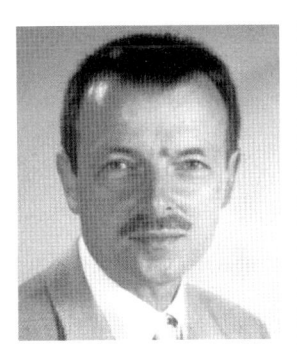

Teusch, Ludwig, 1947, Priv.Doz., Dr.med., Dipl.Psych., Facharzt für Psychotherapeutische Medizin, Psychiatrie und Neurologie, Chefarzt der Abteilung für Psychiatrie und Psychotherapie, Ev. Krankenhaus Castrop-Rauxel, Lehrtherapeut und 1. Vorsitzender der „Ärztlichen Gesellschaft für Gesprächspsychotherapie (ÄGG)"; *wichtigste Veröffentlichungen*: Gesprächspsychotherapie bei Neurosen und psychosomatischen Erkrankungen. Neue Entwicklungen in Theorie und Praxis (hg. gem. mit J. Finke) Heidelberg, Asanger 1991; Krankheitslehre der Gesprächspsychotherapie. Neue Beiträge zur theoretischen Fundierung (hg. gem. mit J. Finke) Heidelberg, Asanger 1993; Gesprächspsychotherapie bei schweren psychiatrischen Störungen. Neue Konzepte und Anwendungsfelder (hg. gem. mit J. Finke und M. Gastpar) Heidelberg, Asanger 1994.

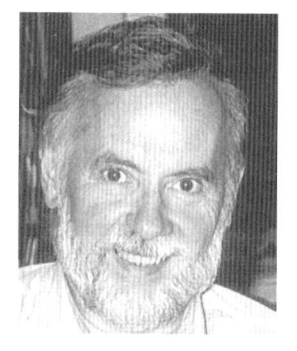

Van Balen, Richard, 1935, Dr.psychol., em. Prof. an der Universität Leuven; *wichtigste Veröffentlichungen*: Droom en werkelijkheid in client-centered psychotherapie (hg. gem. mit M. Leijssen & G. Lietaer) Leuven/ Amersfoort, Acco 1986; Client-centered and experiential psychotherapy in the nineties (hg. gem. mit G. Lietaer und J. Rombauts) Leuven, Leuven University Press 1990; Leerboek Gesprekstherapie. De cliënt–gerichte benadering (hg. gem. mit H. Swildens, G. Lietaer und O. de Haas) Leusden, de Tijdstroom 1991.

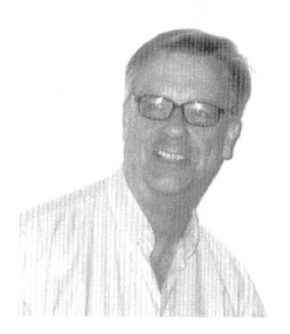

Van Kessel, Wim, 1937, Dipl. Psych., Ausbilder, Lehrtherapeut und Supervisor der holländischen "Vereniging voor Client–Gerichte Psychotherapie." *Wichtigste Veröffentlichungen*: Der psychotherapeutische Prozess: Abriss einer Beschreibung in Interaktionsbegriffen. In: Jankowski P. et al. (Hg) Klientzentrierte Psychotherapie heute. Göttingen, Hogrefe 1976; Die aktuelle Beziehung in der Klientenzentrierten Psychotherapie; der interaktionelle Aspekt. GwG-Zeitschrift 90: 19–32, 1993; De hier en nu relatie in cliëntgerichte therapie; het interactionele gezichtspunt. In: Swildens H, Lietaer G und de Haas O (red) Leerboek Gesprekstherapie. De cliënt–gerichte benadering (gem. mit P. van der Linden) Leusden, de Tijdstroom 1991.

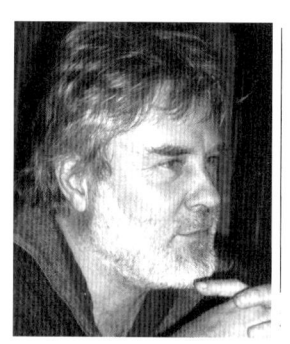

Wiltschko, Johannes, 1950, Dr.phil., Klinischer Psychologe, Klientenzentrierter Psychotherapeut, Gründer und – gemeinsam mit Klaus Renn – Leiter des „Deutschen Ausbildungsinstituts für Focusing und Focusing-Therapie (DAF)", Würzburg, und der Internationalen Focusing Sommerschule; 1979 von Eugene Gendlin autorisiert, Focusing zu lehren; *wichtigste Veröffentlichungen*: Anfänger-Geist. Hinführungen zur Focusing-Therapie I. Würzburg, DAF 1991; Von der Sprache zum Körper. Hinführungen zur Focusing-Therapie II. Würzburg, DAF 1992. Focusing-Therapie. Focusing Bibliothek, Studientexte, Heft 4. Würzburg, DAF 1995; Brauchen wir eine Focusing-Therapie? Focusing Bibliothek. Studientexte. Heft 3 (gem. mit E.T. Gendlin) Würzburg, DAF 1997; Focusing in der Praxis. Eine schulenübergreifende Methode für Psychotherapie und Alltag (gem. mit E.T. Gendlin) Stuttgart, Pfeiffer/ Klett-Cotta 1999.

SpringerPsychotherapie

Renate Hutterer-Krisch (Hrsg.)

Fragen der Ethik in der Psychotherapie

Konfliktfelder, Machtmißbrauch, Berufspflichten

Zweite, aktualisierte Auflage.
2001. XVIII, 747 Seiten. 4 Abbildungen.
Broschiert **EUR 49,90**, sFr 77,50
ISBN 3-211-83594-6

„Das Übel gedeiht nie besser, als wenn ein Ideal davorsteht."
Karl Kraus

Die Offenheit sich selbst gegenüber ist in der Psychotherapie ein Wert, der zur grundlegenden Basis der Berufsausübung zählt. In diesem Sinne beschäftigt sich dieses Buch mit kritischen Stellen in der Ausübung der Psychotherapie. Ethisch verantwortliches Handeln lässt sich letztlich nicht durch Gesetze und Richtlinien erzwingen. Sie können die Psychotherapeutinnen und Psychotherapeuten nicht entbinden, selbstverantwortlich ihre therapeutische Grundhaltung und ihr Handeln ständig unter dem Gesichtspunkt der ethischen Verpflichtungen zu reflektieren, die sich aus ihrer Aufgabe ergeben. Die Autoren dieses Bandes setzen sich sehr praxisbezogen mit der selbstverantwortlichen Berufsausübung auseinander. Die Neuauflage des bewährten Standardwerkes enthält neue Beiträge über narzisstischen Machtmissbrauch in der Psychotherapie, über sexuellen Missbrauch im Ausbildungsverhältnis sowie die aktualisierte Version des österreichischen Berufskodex.

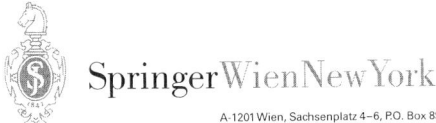

SpringerWienNewYork

A-1201 Wien, Sachsenplatz 4–6, P.O. Box 89, Fax +43.1.330 24 26, e-mail: books@springer.at, **www.springer.at**
D-69126 Heidelberg, Haberstraße 7, Fax +49.6221.345-229, e-mail: orders@springer.de
USA, Secaucus, NJ 07096-2485, P.O. Box 2485, Fax +1.201.348-4505, e-mail: orders@springer-ny.com
EBS, Japan, Tokyo 113, 3–13, Hongo 3-chome, Bunkyo-ku, Fax +81.3.38 18 08 64, e-mail: orders@svt-ebs.co.jp

SpringerPsychologie

Anton-Rupert Laireiter (Hrsg.)

Diagnostik in der Psychotherapie

2000. X, 501 Seiten. 35 Abbildungen.
Gebunden **EUR 69,90,** sFr 108,50
ISBN 3-211-83385-4

Die Diagnostik ist zentraler Bestandteil jeder psychotherapeutischen Behandlung und mit einer Reihe formaler Aufgaben verknüpft. Eine fachgerechte Diagnostik muss klinisch-psychiatrische und klinisch-psychologische Diagnosekonzepte berücksichtigen und in die psychotherapeutische Arbeit miteinbeziehen. Die Beiträge dieses Lehrbuchs sind von international anerkannten Fachleuten verfasst, die erstmals in dieser Breite und Systematik die Diagnostik in der Psychotherapie darstellen.

„... bietet ... eine knappe, übersichtliche Zusammenstellung der diagnostischen Methoden und Funktionen in den verschiedenen therapeutischen Ausrichtungen ..."

Verhaltenstherapie

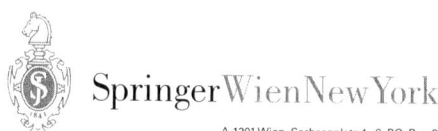

SpringerWienNewYork

A-1201 Wien, Sachsenplatz 4–6, P.O. Box 89, Fax +43.1.330 24 26, e-mail: books@springer.at, **www.springer.at**
D-69126 Heidelberg, Haberstraße 7, Fax +49.6221.345-229, e-mail: orders@springer.de
USA, Secaucus, NJ 07096-2485, P.O. Box 2485, Fax +1.201.348-4505, e-mail: orders@springer-ny.com
EBS, Japan, Tokyo 113, 3–13, Hongo 3-chome, Bunkyo-ku, Fax +81.3.38 18 08 64, e-mail: orders@svt-ebs.co.jp

SpringerPsychotherapie

Gerhard Stumm, Alfred Pritz (Hrsg.)

Wörterbuch der Psychotherapie

Unter Mitarbeit von Martin Voracek und Paul Gumhalter.
2000. X, 854 Seiten.
Gebunden **EUR 88,–**, sFr 92,50
ISBN 3-211-83248-3

Das „Wörterbuch der Psychotherapie" beschreibt methodenübergreifend und methodenbezogen in 1315 Stichworten die wesentlichen Begriffe der modernen Psychotherapie. 360 Autoren/innen aus 14 Ländern haben sich an diesem Werk beteiligt, das 51 Fachbereiche bzw. psychotherapeutische Ansätze einbezieht. Die Begriffe sind mit Querverweisen vernetzt und bieten 4500 weiterführende Quellenangaben. Das „Wörterbuch der Psychotherapie" ist ein wertvolles Nachschlagewerk für alle, die im psychotherapeutischen bzw. psychosozialen Bereich tätig sind oder sich dafür interessieren.

„... Gerade in Zeiten der Entwicklung Allgemeiner Psychotherapie bzw. Integrativer Psychotherapie ist ein Wörterbuch als eine Gesamtschau von Psychotherapie in der hier vorgelegten komprimierten Form mit der großen Bandbreite und der gut verständlichen Darstellung besonders hilfreich."

Gruppenpsychotherapie und Gruppendynamik

„... Logisch und übersichtlich gestaltet, ist das ‚Wörterbuch der Psychotherapie' ein wertvolles Nachschlagewerk für alle, die psychotherapeutisch bzw. psychosozial tätig sind oder sich für diesen Bereich interessieren ..."

Medical Tribune

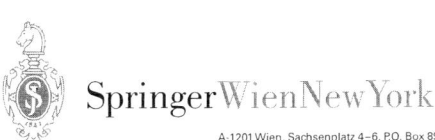

SpringerWienNewYork

A-1201 Wien, Sachsenplatz 4–6, P.O. Box 89, Fax +43.1.330 24 26, e-mail: books@springer.at, **www.springer.at**
D-69126 Heidelberg, Haberstraße 7, Fax +49.6221.345-229, e-mail: orders@springer.de
USA, Secaucus, NJ 07096-2485, P.O. Box 2485, Fax +1.201.348-4505, e-mail: orders@springer-ny.com
EBS, Japan, Tokyo 113, 3–13, Hongo 3-chome, Bunkyo-ku, Fax +81.3.38 18 08 64, e-mail: orders@svt-ebs.co.jp

Springer-Verlag und Umwelt

A͟l͟s͟ ͟i͟n͟t͟e͟r͟n͟a͟t͟i͟o͟n͟a͟l͟e͟r͟ ͟w͟i͟s͟s͟e͟n͟s͟c͟h͟a͟f͟t͟l͟i͟c͟h͟e͟r͟ V͟e͟r͟l͟a͟g͟ sind wir uns unserer besonderen Verpflichtung der Umwelt gegenüber bewußt und beziehen umweltorientierte Grundsätze in Unternehmensentscheidungen mit ein.

V͟o͟n͟ ͟u͟n͟s͟e͟r͟e͟n͟ ͟G͟e͟s͟c͟h͟ä͟f͟t͟s͟p͟a͟r͟t͟n͟e͟r͟n͟ (D͟r͟u͟c͟k͟e͟r͟e͟i͟e͟n͟, Papierfabriken, Verpackungsherstellern usw.) verlangen wir, daß sie sowohl beim Herstellungsprozeß selbst als auch beim Einsatz der zur Verwendung kommenden Materialien ökologische Gesichtspunkte berücksichtigen.

D͟a͟s͟ ͟f͟ü͟r͟ ͟d͟i͟e͟s͟e͟s͟ ͟B͟u͟c͟h͟ ͟v͟e͟r͟w͟e͟n͟d͟e͟t͟e͟ ͟P͟a͟p͟i͟e͟r͟ ͟i͟s͟t͟ ͟a͟u͟s͟ chlorfrei hergestelltem Zellstoff gefertigt und im pH-Wert neutral.